骨科疾病诊疗新进展

（上）

随　萍等◎主编

吉林科学技术出版社

图书在版编目（CIP）数据

骨科疾病诊疗新进展/ 随萍，李哲，杨震主编.——
长春 ：吉林科学技术出版社，2016.3
ISBN 978-7-5578-0326-1

Ⅰ．①骨… Ⅱ.①随… ②李 … ③杨…Ⅲ.①骨疾病
—诊疗 Ⅳ. ①R68

中国版本图书馆CIP数据核字(2016) 第068528号

骨科疾病诊疗新进展
GUKE JIBING ZHENLIAO XINJINZHAN

主　　编　随　萍　李　哲　杨　震
出 版 人　李　梁
责任编辑　孟　波　陈绘新
封面设计　长春创意广告图文制作有限责任公司
制　　版　长春创意广告图文制作有限责任公司
开　　本　787mm×1092mm　1/16
字　　数　936千字
印　　张　38
版　　次　2016年3月第1版
印　　次　2017年6月第1版第2次印刷

出　　版　吉林科学技术出版社
发　　行　吉林科学技术出版社
地　　址　长春市人民大街4646号
邮　　编　130021
发行部电话/传真　0431-85635177　85651759　85651628
　　　　　　　　　　　　85652585　85635176
储运部电话　0431-86059116
编辑部电话　0431-86037565
网　　址　www.jlstp.net
印　　刷　虎彩印艺股份有限公司

书　　号　ISBN 978-7-5578-0326-1
定　　价　150.00元

编 委 会

主　编:随　萍　李　哲　杨　震
　　　　朱建周　郑永智　牛云峰
副主编:许晓琳　刘光永　周瑜博
　　　　邓迎杰　李红卫　夏智昌
　　　　水　岩　赵　明　闫　伟
编　委:(按照姓氏笔画)
　　　　牛云峰　河南省安阳地区医院
　　　　邓迎杰　新疆医科大学附属中医医院
　　　　水　岩　中国人民解放军第202医院
　　　　朱建周　中国人民解放军第323医院
　　　　刘光永　新汶矿业集团中心医院
　　　　闫　伟　河南省安阳地区医院
　　　　许晓琳　郑州市惠济区人民医院
　　　　孙　敏　青岛大学医学院
　　　　杨　震　青岛市黄岛区中医医院
　　　　李红卫　郑州市骨科医院
　　　　李　哲　承德医学院附属医院
　　　　周瑜博　新疆医科大学附属中医医院
　　　　郑永智　河南省中医院
　　　　赵　明　河南省洛阳正骨医院 河南省洛阳骨科医院
　　　　夏智昌　乌鲁木齐市友谊医院
　　　　唐洪涛　河南省洛阳正骨医院 河南省洛阳骨科医院
　　　　随　萍　济宁医学院

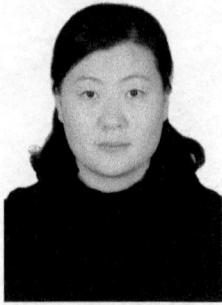

随萍,女,汉族,1977 年出生,2009 年毕业于山东大学,获医学硕士学位,济宁医学院工作,副教授,熟练掌握内科常见疾病的诊治,尤其擅长糖尿病、甲亢、骨质疏松治疗。主编(参编)著作及教材 10 部,第一作者发表论文 3 篇,主持市级科研课题 1 项,参与山东省教育国际交流协会研究课题一项,参与山东省卫生厅科研项目一项。2004 年 12 月获得山东省大中专学生志愿者暑期"三下乡"优秀指导者,2005 年 11 月、2014 年 10 月分别获得济宁医学院第三届、第七届青年教师教学比赛二等奖和三等奖。2011 年 11 月获得济宁医学院"教学优秀",2012 年 5 月获得济宁医学院"五四青年岗位能手"光荣称号。2014 年 10 月获得临床技能大赛优秀指导教师。

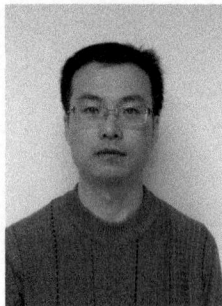

李哲,男,1981 年生,现于承德医学院附属医院脊柱外科一病区工作,医学硕士。2004 年毕业于河北医科大学临床医学专业,2011 年硕士毕业于河北医科大学。从事骨科临床工作 10 余年,对骨科常见病、多发病的诊治积累了丰富的临床经验和体会,并长期从事医学院的见习、实习等带教工作。目前主要从事脊柱外科工作,专业特长:腰椎后路减压、植骨、内固定术,腰椎滑脱后路椎弓根钉复位、内固定加椎间 cage 植入术,颈椎前路减压、植骨、内固定术,颈椎后路椎管扩大成形术,脊柱骨折的前、后路减压及植骨内固定术,椎体压缩骨折后路微创球囊技术椎体成形术,椎间孔镜技术微创治疗腰椎间盘突出症等。获河北医学科技奖二等奖一项,国内核心期刊发表论文 5 片,参编著作 2 部。

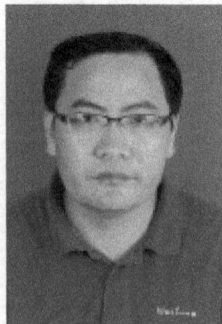

杨震,男,1969 年出生,主治医师,大学本科,于 1995 年 07 月毕业于青岛大学医学院临床医学,一直从事临床骨科医疗、教学和科研工作,并于 2003 年度在中日友好医院骨科、骨坏死和关节保留重建中心研修 1 年,对髋、膝关节疾病的诊断、治疗水平有了很大提高,尤其对早期股骨头坏死的保头治疗做了大量临床研究工作,积累了大量的临床资料,有自己独到的见解,参与编写专著 2 部,发表国家级论文 2 篇。

前　　言

由于社会发展、医学进步，骨科伤病谱不断变化，交通事故引起的骨创伤日益增多，更多更新的诊断及治疗方法、设备不断更新，骨科临床医务人员必须与时俱进，不断充实自己，才运用更多更新的医学诊断与治疗手段和方法，更好地帮助患者摆脱骨伤病困扰。鉴于骨科近年来的发展需要与相关进展，本编委会特编写此书，为广大骨科一线临床工作的医务人员提供借鉴帮助。

本书共分为三篇，第一篇骨创伤疾病共六章内容，包括：上肢损伤、下肢创伤、骨盆骨折、髋臼骨折、断肢（指）再植与手外伤以及骨骺损伤。第二篇脊柱疾病共七章内容，包括：上颈椎骨折脱位、下颈椎骨折脱位、胸腰段脊柱骨折、脊柱骨肿瘤、脊柱畸形、腰椎滑脱症以及脊髓损伤。第三篇关节疾病共五章内容，包括：肩关节疾病、肘关节疾病、腕关节疾病、髋关节疾病以及膝关节疾病。第四篇骨科疾病康复医学共八章内容，包括：颈肩痛的康复、腰背痛的康复、关节炎的康复、骨折的康复、截肢的康复、关节置换的康复、软组织损伤的康复以及手部损伤的康复。

本书把重点放在骨创伤、脊柱损伤及关节损伤等方面，从疾病的相关解剖、分类分型、病因病理、流行病学，到疾病的临床表现、诊断与鉴别诊断、辅助检查方法、最新的治疗方法及预后等，内容详细丰富。

为了进一步提高骨科医务人员诊疗水平，本编委会人员在多年骨科临床经验基础上，参考诸多书籍资料，认真编写了此书，望谨以此书为广大骨科临床医务人员提供微薄帮助。

本书在编写过程中，借鉴了诸多骨科相关临床书籍与资料文献，在此表示衷心的感谢。由于本编委会人员均身负一线临床工作，故编写时间仓促，难免有错误及不足之处，恳请广大读者见谅，并给予批评指正，以更好地总结经验，以起到共同进步、提高骨科临床诊治水平的目的。

《骨科疾病诊疗新进展》编委会

2016 年 3 月

目　　录

第一篇 骨创伤疾病

第一章 上肢损伤

第一节 肱骨近端骨折

一、疾病概述

肱骨近端骨折是成人常见的上肢骨折,在临床上约占在所有骨折的5%,在所有的肱骨骨折中占到将近一半。女性的发病率高于男性,比例约为3:1。多见于老年人群,大约3/4的肱骨近端骨折发生于60岁以上的老年患者,其发生明显与骨质疏松相关。通常继发于低能量损伤,如摔倒。大多数的老年肱骨近端骨折为无移位或轻微移位,保守治疗是首选治疗方法,包括患肩的悬吊保护和早期开始被动功能练习。由于此类患者多是老年人,长时间的肩关节制动容易导致肩部的疼痛和僵硬,因此,不要教条地将患肩制动4~6周,而是要在患者可以耐受的情况下尽早开始肩关节轻柔的被动活动。

有明显移位的骨折大约占15%~20%,常常需要手术治疗。年轻人的肱骨近端骨折多数继发于高能量损伤,如车祸伤、癫痫发作和电击伤。这类骨折通常移位明显或合并严重的软组织损伤,故多需手术治疗。

肱骨近端骨折的分型方法有多种,最常用的还是Neer分型。1934年,Codman描述了肱骨近端的四个解剖部分,即以骺线为基础,将肱骨近端分为肱骨头、大结节、小结节和肱骨干四个部分(图1-1-1)。1970年Neer在Codman的四部分骨块分类基础上提出新的分型方法,即Neer分型,将肱骨近端骨折分为一部分、二部分、三部分和四部分骨折或骨折脱位(图1-1-2)。此种分型方法包含骨折的解剖部位、骨块移位的程度和不同组合等因素在内。可概括肱骨近端不同种类的骨折,并可提供肌肉附着对骨折移位的影响和对肱骨头血液循环状况的估计。从而可更加准确地判断和评价肱骨近端骨折的预后,以便指导选择更合理的治疗方法。此外,四部分骨折中有一种特殊类型的骨折,即所谓的"外翻嵌插型"骨折。此概念最早由Jakob等提出。此类骨折的特点是肱骨头下方松质骨压缩造成外翻畸形,大结节向后上方移位,但小结节仍与肱骨干或肱骨头紧密相连,肱骨近端的内侧骨膜通常保持完整,理论上可以保留肱骨头的血供,出现肱骨头缺血坏死的几率相对于其他四部分骨折较低。肱骨头的劈裂骨折和关节面嵌压骨折是特殊类型的肱骨近端骨折,是Bigliani对Neer分型的补充。根据肱骨头关节面嵌压的范围大小可分为小于20%、20%~45%和大于45%三种。肱骨头劈裂骨折可参照上述标准分类。

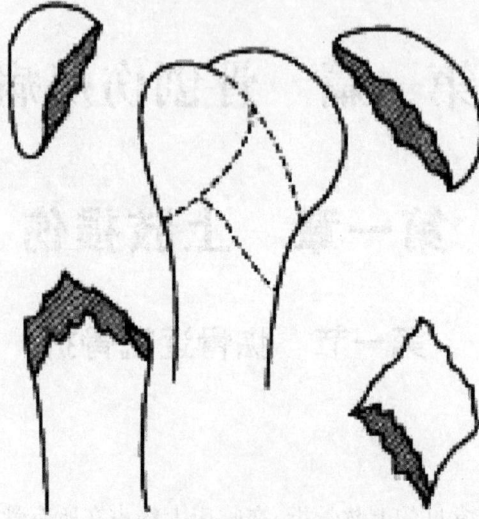

图 1-1-1　肱骨近端的四部分模型

图 1-1-2　肱骨近端骨折的 Neer 分型

肱骨头缺血性坏死是肱骨近端骨折的一个常见并发症。肱骨头的血液供应来源于何处？

Brooks 等通过研究证实旋肱前动脉的前外侧支提供了肱骨头大部分血运(图1-1-3)。此动脉为腋动脉的分支,沿肩胛下肌深面走行,而后沿结节间沟与肱二头肌腱外侧面平行上升,进入骨内形成弓形动脉,弓形动脉在肱骨头内走向后内侧,与旋肱后动脉的骨内分支广泛交通。旋肱后动脉内侧支在内后侧距内侧关节面1厘米内进入肱骨头内。以往认为旋肱后动脉只供给大结节后侧部分及肱骨头后下方小部分区域,而旋肱前动脉是肱骨头的主要供血动脉。但 Hettrich 最新的研究显示结扎旋肱前动脉的升支后肱骨头的血供仍然良好,提示旋肱后动脉对于肱骨头的血供有重要的代偿作用。

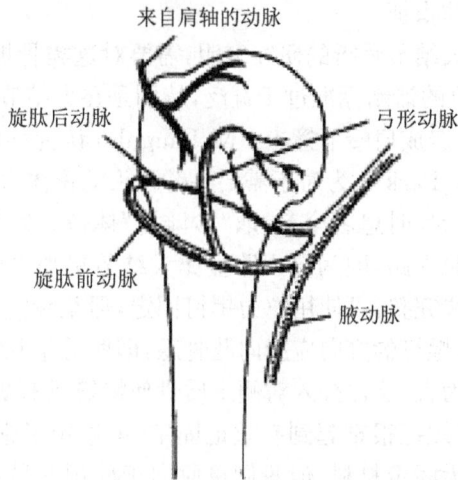

图1-1-3 肱骨近端血供

术前对骨折的严重程度进行确切的评估非常重要。常规对患侧肩关节进行创伤系列片拍摄,包括肩关节正位,侧位和改良的腋位片。标准的创伤系列片可以提供丰富的信息,包括是否累及肩胛盂,肱骨头的旋转移位方向及有无肱骨头骨折,大小结节受累的情况,内侧皮质有无粉碎,肱骨头脱位的方向等。但是,由于患者疼痛,体位经常不理想,导致拍片效果大打折扣。现在,CT 平扫+三维重建越来越受欢迎,对于复杂的肱骨近端骨折,我们常规进行CT 检查(图1-1-4)。

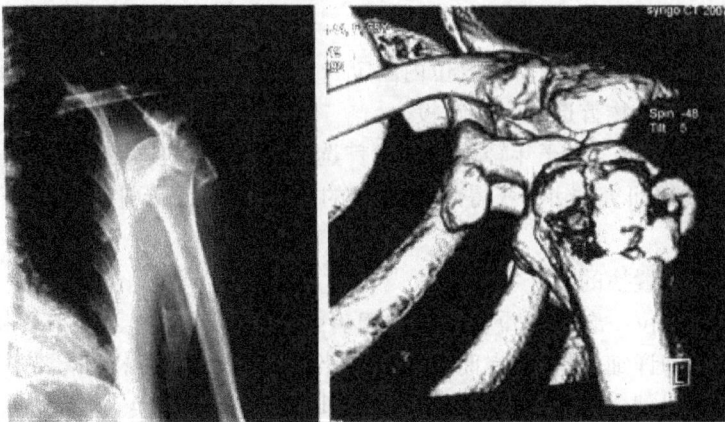

图1-1-4 CT 扫描并三维重建可以获得更多的信息

手术方式包括:闭合复位经皮螺纹针固定,切开复位内固定或肱骨头置换术。在制定手术计划时必须考虑患者的骨折严重程度、骨量、肩袖的状况、患者的年龄、活动量以及健康状况。对生活质量要求较低或存在有严重的内科并存疾病(如痴呆)的患者应选择保守治疗。肱骨近端骨折的治疗目的是重建无痛的功能正常的肩关节。医师必须熟悉肩关节手术的特殊技术和术后康复方法。

二、治疗要点

肱骨近端骨折的治疗具有挑战性。切开复位内固定和人工肱骨头置换是两种最常用的治疗方法,但如何选择手术适应证则存在极大争议。

(一)切开复位内固定的指征

1. 大结节骨折　针对大结节骨折的研究表明,需要对这类骨折进行更加慎重的评价。移位 1cm 或成角 45°作为移位的诊断标准过于宽泛,特别是在大结节在关节面上方时,当肩关节外展,畸形愈合的大结节会造成肩峰下撞击。McLaughlin 认为移位超过 5mm 的大结节骨折便会造成撞击和肩袖损伤。Park 认为对于需要手臂过头的重体力劳动者和运动员即使 3mm 的移位也应被矫正。手术治疗时患者全麻,取"沙滩椅"体位。通常选择三角肌胸大肌入路。也有学者推荐使用劈三角肌入路,因为该入路显露大结节更加方便,同时在必要时也可行肩峰成形术。若大结节骨折块完整,可使用拉力螺钉固定,但至少需要 2 枚螺钉,单纯的 1 枚螺钉无法起到抗旋转的作用,螺钉的方向应指向肱骨距,即肱骨干和肱骨头交界处的内侧皮质,螺纹以恰好刚刚穿透皮质为宜,这样拧入对侧皮质骨使螺钉具有更好的把持力。若大结节骨折块粉碎,单纯的克氏针或螺钉很难起到有效地固定,可采用了张力带的固定方法。张力带固定传统上是采用钢丝作为固定材料,但我们更倾向于使用 5 号不可吸收的缝线以"8"字的形式固定大结节骨块。钢丝易于剪切骨质或断裂。患者常可经 X 线注意到这种情况,并受其困扰。同时使用缝线还避免了取出内固定的二次手术。目前还有学者使用带 5 号不可吸收缝线的锚钉固定大结节骨块。关节镜技术在肱骨大结节骨折的治疗中亦具有积极作用。关节镜镜检发现隐匿大结节骨折及肩袖损伤后可一期修复。且具有术中骨折块显示清晰,刨刀可以对骨折床周围形成的纤维组织进行彻底清理,有利于精确复位。在临床丁作中可酌情采用。

2. 小结节骨折　如果骨折较大且移位超过 1cm 或小结节骨折块带有一部分肱骨头关节面则应考虑切开复位内固定。

3. 三部分骨折/脱位　首选切开复位内固定。手术方法前面已经描述。术中要争取对骨折进行解剖复位。内植物首选锁定接骨板。

4. 四部分骨折/脱位　对于年轻患者仍然首选切开复位,内固定。手术目标仍然是争取解剖复位。Gerber 的研究显示,获得解剖复位的复杂肱骨近端骨折仍有获得良好功能的希望。

(二)人工肱骨头置换的指征

1. 三部分骨折脱位　老年严重骨质疏松患者可以慎重选择人工关节置换。术前 CT 三维重建可以获得更为详细的信息,有助于评价肱骨头内骨质状况;术前既要备好内固定器械,也要备好关节置换器械。如果尝试内固定失败,即可进行关节置换。

2. 四部分骨折/脱位　四部分骨折术后发生肱骨头缺血坏死几率显著升高,且骨质疏松常常导致骨折复位丢失和内固定失效,因此,对于老年骨质疏松性四部分骨折/脱位可以常规选择人丁肱骨头置换。但,外展嵌插型四部分骨折应首先尝试内固定治疗。Compito 等统计对比了应用不同方法治疗 4 部分骨折的结果。在应用保守方法治疗的 5 个系列 97 例病例中,治疗满意率仅为 5%。在应用切开复位内固定治疗的 5 个系列 56 例病例中,术后满意率为 30%(17 例)。而在应用肩关节置换治疗的 9 个系列 171 例病例中,术后优良率为 80%(136 例)。

3.肱骨头劈裂并肱骨近端骨折　对于老年患者进行肱骨头重建并获得稳定固定的难度很大,一旦畸形愈合后再进行关节置换难度增大。因此,对于老年肱骨近端骨折合并肱骨头劈裂者可以选择关节置换。

（三）肱骨近端骨折的并发症

1.肩关节僵硬　肩关节僵硬是肱骨近端骨折晚期最为常见的并发症。可能同以下因素相关:损伤的严重程度,固定制动的时间,关节面的畸形以及患者对于康复治疗的配合程度。根本原因是瘢痕形成和关节囊挛缩。手术时软组织剥离和功能锻炼的延迟,可造成关节囊韧带滑囊粘连和肩周肌肉的挛缩。对于移位轻微的患者采用保守治疗,应在 2 周时开始功能锻炼,固定时间过长会增加肩关节僵硬的风险。过去曾采用麻醉下闭合手法松解的方法治疗肩关节僵硬,但存在骨折再移位、骨质疏松骨折和肩袖损伤的风险,我们不常规推荐。我们推荐对于术后经过积极功能锻炼仍存在肩关节僵硬的患者,于术后 6~12 个月,与取出内固定同时完成切开松解,松解瘢痕和挛缩的粘连组织,松解喙肱韧带和盂肱下关节囊。松解也可在关节镜下完成,关节镜技术可以在微创下对关节进行评价,可以松解前、后和下关节囊表面以及肩袖间隙,还可以对肩峰下和三角肌下的粘连进行松解和清理。

2.肱骨头坏死　肱骨头坏死的发生率取决于初次外伤的严重程度以及手术技术(软组织的剥离和内植物的植入)。三部分和四部分骨折或骨折脱位发生肱骨头坏死并不少见。肱骨头坏死最初可通过 MRI 检查发现。X 线检查可发现肱骨头塌陷,以及关节盂边缘的退变。对于肱骨头坏死所引起的肩关节严重疼痛和功能障碍可通过半肩关节置换术治疗,如果退变累及关节盂,需要行全肩关节置换术。

3.骨折不愈合　肱骨近端骨折不愈合并不常见,通常继发于老年骨质疏松的患者,发生率在该类别患者中达到了 23%。导致骨折不愈合的因素包括:软组织嵌顿,骨折复位不良,骨折固定欠稳定,酗酒以及内科并发症如糖尿病等。骨折不愈合的手术指征包括:严重的疼痛,畸形以及功能障碍。切开复位内固定并自体髂骨取骨植骨是常用的治疗方法。如果肱骨头已吸收或囊性变,就需要行肩关节置换术了。应尽量避免行肱骨头切除及肩关节融合术。

4.骨折畸形愈合　骨折畸形愈合通常继发于闭合复位不理想或切开复位内固定失败。大结节畸形愈合可以导致肩峰撞击综合征,从而引起疼痛和肩关节无力。如果大结节的畸形超过 5mm 同时合并肩关节疼痛及功能受限,就需要行手术治疗重新复位固定。对于大结节骨块移位程度较轻但存在症状的畸形愈合来说,同时做大结节部分切除、肩峰成型及粘连松解术也是一种治疗选择。外科颈骨折不愈合很少会引起严重的临床症状。但内翻畸形的形成会引起撞击,从而需要手术治疗,方法是关节镜下的肩峰成型术或大结节成型术。如果畸形成角较大导致前举受限,就需要行肱骨近端截骨内固定术了。对于三部分或四部分骨折畸形愈合后关节匹配不理想的病例也可行肩关节置换术。

5.异位骨化　异位骨化通常是由于严重的软组织损伤,反复进行手法复位以及伤后治疗延误所造成。但异位骨化很少造成肩关节强直。如果异位骨化造成肩关节功能障碍,需要手术切除异位成骨。

三、治疗原则

1. **无移位稳定的肱骨近端骨折**　采用保守治疗的方法,术后早期开始被动关节活动以避免由于长期制动所致的肩关节僵硬。

2. **对于移位不稳定的骨折**　年轻患者首选切开复位内固定,术中追求解剖复位和稳定的锁定接骨板固定,积极植骨降低内固定失效的风险。对年轻患者进行关节置换要非常慎重,仅可作为内固定无法实施时的备用方案。关节置换最常见的适应证是老年严重骨质疏松性四部分骨折,通过人工肱骨头置换获得解剖性肱骨近端的重建往往可以获得无痛且可以满足日常生活需要的肩关节。

3. **重视术后康复治疗**　对于切开复位内固定者,术后康复约半年;对于人工肱骨头置换,术后康复约9～12个月。

(赵明)

第二节　肱骨干骨折

一、概述

肱骨干骨折一般指肱骨外科颈以下 2cm 至肱骨髁上 2cm 之间的骨折,约占全身骨折总数的 1.31%。大多数肱骨干骨折通过的适当的非手术治疗可获得较好疗效。随着内固定技术、器材的进步,手术治疗很大程度上能够避免保守治疗存在的固定时间较长、生活质量差、肩肘关节容易僵硬、易出现肩手综合征、可能畸形愈合出现功能障碍等问题,因此目前手术治疗的适应证有逐渐扩大趋势。近年来,肱骨干骨折手术治疗方法有了较大改进,主要体现在骨折固定原则、方法及器材的演变,即由原来的解剖复位、坚强固定(AO 原则)转向如今注重微创、保护骨折局部血运的间接复位、弹性固定或生物学固定(BO 原则)。

二、应用解剖

肱骨干近端部分呈圆柱形,远端 1/3 呈三棱柱形,可分为三缘:前缘、内侧缘和外侧缘;三面:前外面、前内面和后面。前缘自大结节嵴至冠状突窝外缘,其下部由肱肌起始。内侧缘起自小结节嵴至内上髁嵴,其中段和下段分别为喙肱肌、肱肌和肱三头肌内侧头附着处。外侧缘从大结节后部,有小圆肌和肱三头肌外侧头附着,向下至外上髁嵴,有肱桡肌和桡侧腕长伸肌附着。前外面的中部有三角肌粗隆。前内面形成平坦的结节间沟。后面的中部相当于三角肌粗隆的后方,有由内上斜向外下的桡神经沟,此沟的外上方及下方分别为肱三头肌外侧头和内侧头附着处,桡神经和肱深动脉绕过该沟向下,故肱骨干中、下 1/3 的骨折容易合并桡神经的损伤。

内、外侧肌间隔膜将上臂分为前、后两个肌间隔,肱二头肌、肱肌、喙肱肌和肱桡肌位于前肌间隔内,神经、血管束沿着肱二头肌内缘向下走行,其中包括:肱动静脉、正中神经、肌皮神经和尺神经。后肌间隔内包括:肱三头肌和桡神经。肱骨髓腔最狭窄处位于肱骨髓腔中点下方约 10cm 处,大约在肱骨髓腔总长的(86±6)%处(距肱骨近段),肱骨髓腔的矢状面中轴线呈一略向后弯曲的弧线,术前可以利用髓腔的狭窄处直径来选择合适直径的髓内钉,术中当髓内钉到达髓腔中点下 10cm 处时,应减慢击入的速度,切忌暴力,以免造成新的骨折或穿通。

肱骨干骨折后,可因附着于骨干远、近骨折段肌肉的牵拉作用而使骨折段产生不同形式的移位。使肱骨干骨折发生移位的主要力量来源于胸大肌和三角肌。这对于制定治疗计划十分重要,因为医师需要判断非手术治疗能否维持复位。

三、损伤机制

肱骨干骨折可由直接或间接暴力造成。暴力直接作用于肱骨干,是造成肱骨干骨折的最常见原因,这类骨折常表现为开放性骨折,而且骨折多为横骨折或粉碎性骨折,肱骨上、中 1/3 更为常见。致伤暴力通过力的传导作用于肱骨干也可引发骨折。如摔倒时肘部或手掌着地、两人之间强力掰腕子等,甚至猛烈的肌肉收缩也可造成肱骨干骨折,如运动员投掷标枪、垒球时。多发生在中下 1/3 处,骨折类型常为斜形或螺旋形。如轻微外伤引起老年人骨折应考虑为病理性骨折,包括骨肿瘤及严重的骨质疏松。骨折类型与外伤史不一致可能是家庭暴力的标志。

四、骨折的分型

同其他骨折的分类一样,肱骨干骨折可依据不同的分类因素构成多种分类方式。AO 及骨创伤学会(OTA)根据损伤的位置及骨折特点来定义分型,基本原则是:每一骨折先分做三类,然后将每类再分为三组,而每一组又再分为三个亚组(图 1-1-5)。一共有 3 类,9 组,A 型为简单骨折,B 型为粉碎性骨折,C 型为复杂骨折。该分类中 A1 为最简单骨折、预后好,而 C3 骨折则最为复杂且预后最差。

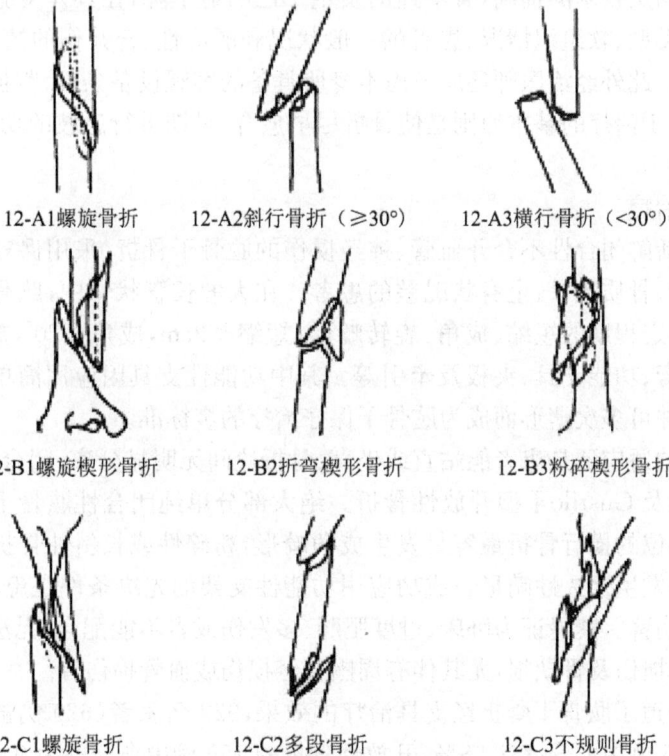

12-A1螺旋骨折 12-A2斜行骨折(≥30°) 12-A3横行骨折(<30°)

12-B1螺旋楔形骨折 12-B2折弯楔形骨折 12-B3粉碎楔形骨折

12-C1螺旋骨折 12-C2多段骨折 12-C3不规则骨折

图 1-1-5 AO 骨折分型

五、临床及影像学检查

肱骨干骨折的患者可出现长骨干骨折的典型特征:疼痛、肿胀、局部压疼、畸形、反常活动及骨擦音等。对于不完全或无移位的骨折,单凭临床体检很难判断,所以对可疑骨折的患者必须拍 X 线片。拍片范围应包括肱骨全长的正侧位及邻近的肩肘关节,累及关节内的损伤应加拍 CT。对于高度怀疑有骨折的患者,如急诊拍片时未发现骨折,可用石膏托暂时固定两周后再拍片复查,若有不全的裂纹骨折此时会因骨折线的吸收而显现出来。

当存在多发伤时,心肺复苏优于对肱骨干骨折的处理。对于开放骨折常用的分类方法有 Gustilo 分类和 Tscherne 分类。仔细进行神经、血管的检查。若骨折合并桡神经损伤,可出现垂腕、手部掌指关节不能伸直、拇指不能伸展和手背虎口区感觉减退或消失。局部血运的检查包括对比两侧桡动脉搏动、甲床充盈、皮肤温度等,必要时可行血管造影,以确定有无肱动脉损伤。当肱骨干骨折合并前臂骨折(漂浮肘)时,应警惕骨筋膜室综合征的发生。

六、治疗方法

肱骨是非负重骨,即使存在一定程度的短缩,以及旋转和成角畸形,也能获得良好的代偿功能。肱骨周围血供丰富,对骨折的愈合有利,因此即使固定不十分完善,单纯的肱骨干骨折非手术治疗也可获得满意疗效。同时肱骨干骨折不累及关节面,只要有足够的固定强度和稳定性,就可以允许患者早期功能活动,尽快恢复正常工作和生活。因此,大部分肱骨干骨折的治疗都不需要手术。近 30 年来,外科治疗被认为增加了骨折不愈合、感染及桡神经损伤的几率。但随着骨折固定技术的提高,骨不连的发生率已明显下降,在具体实施何种治疗方案时必须考虑骨折的类型、软组织情况、患者的一般状况和顺应性、合并伤的情况,患者的职业及对治疗的需求等。此外经治医师还应考虑本身所具备的客观设备条件,掌握各种操作技术的水平、经验等。对于治疗的基本原则是使骨折尽早愈合,早期进行患肢的功能康复,尽可能减少并发症。

(一)非手术治疗

对于大多数新鲜闭合性不合并血管、神经损伤的肱骨干骨折,采用保守治疗可获满意效果,尤其对于高龄、骨质疏松、全身状况差的患者。在大的长管状骨中,肱骨的保守治疗效果最好,它能耐受一定程度的短缩、成角、旋转畸形(短缩＜3cm,成角＜20°,旋转＜30°)。保守治疗包括悬垂石膏、功能支具、夹板及牵引等。其中功能性支具因应用简单,费用低,允许肩肘关节自由活动并可多次塑形而成为肱骨干保守治疗的金标准。

功能性支具的适应证是患者能站直或坐直、骨折块间无明显分离、闭合性骨折(包括创伤性桡神经麻痹)以及 Gustilo I 型开放性骨折。绝大部分单纯闭合性肱骨干骨折可用功能性支架治疗,但无移位的横行骨折最容易发生成角畸形,粉碎性或长斜性骨折者肌肉收缩可产生复位作用,不会发生永久性畸形。成功应用功能性支架的先决条件是患者能步行、接受治疗时能主动活动伤臂。禁忌证为卧床、过度肥胖、多发伤或者不能配合、无法获得或维持良好对线、严重软组织损伤及骨缺损,尤其伴有周围神经损伤或血管损伤者。

Sarmiento 报道了肱骨干骨折经支具治疗的效果,922 名患者(620 例被随访确定疗效),闭合性骨折的 465 例中愈合率达 98%,开放性骨折的 155 例中愈合率为 94%。Ekholm 等通过对 78 例单纯肱骨干骨折患者行功能支具外固定加功能锻炼治疗,结果 90% 的患者完全愈合并且获得满意的功能恢复,但是骨折不愈合患者中单纯 A 型最高(A 型 7/39,B 型 1/26,C 型 0/13),且大都发生在肱骨近端或中段。目前认为,A 型肱骨干骨折保守治疗更容易发生不愈合与此型骨折端应力更加集中有关。越是简单骨折(如 A 型)保守治疗越容易发生骨折不愈合,越应该积极手术治疗,而不是保守治疗,当然这还需要进一步的前瞻性随机对照试验去验证。

(二)手术治疗

保守治疗并不适用于所有情况,对于具有手术指征的肱骨干骨折,手术治疗较闭合性功能治疗可获得更好的疗效。手术治疗的绝对指征包括:开放性骨折,漂浮肩或漂浮肘,合并血管损伤,双侧肱骨骨折(多发伤),继发性桡神经损伤。还有很多是相对指征如:节段骨折,保守治疗无法维持复位的骨折,横行骨折,过度肥胖,病理性骨折,骨折不愈合,神经系统功能障碍(如帕金森病),臂丛神经损伤,原发性桡神经损伤。

值得注意的是单纯肱骨干粉碎骨折不是手术治疗的适应证,虽然直觉上认为粉碎性骨折较简单的横行骨折更可能发展为不愈合或延迟愈合,但事实并非如此。Sarmiento 在功能性支具的研究中发现,肱骨干粉碎性骨折的愈合时间为 11 周,而横行骨折为 12 周,其他学者也有相似报道。粉碎性骨折采用切开复位内固定可能会引起严重的并发症如骨折不愈合、感染等,而采用非手术治疗可避免此种情况发生。

肱骨干骨折的治疗有三种选择:接骨板、髓内钉和外固定。对于选择何种内植物治疗肱骨干骨折,接骨板和髓内钉各有利弊,争议很大。对于 A 型及 B 型骨折,接骨板及髓内钉均有大量成功的病例报道;对于 C 型骨折用锁定板或微创接骨板接骨术(minimal invasive plate osteosynthesis,MIPO)进行固定取得了很大成功;但应用髓内钉进行固定,避免了对骨折块血运的过度破坏,同样有利于骨折愈合。文献报道,总体上接骨板和髓内钉的骨愈合率相近。在 McCormick 的研究中,尽管髓内钉组比接骨板组的并发症率高,但两组在疼痛和功能评分上没有统计学的显著性差异。在另一项随机临床试验中,髓内钉组比接骨板组合并更多的肩关节疼痛和较差的肩关节活动度。不过相对髓内钉组,接骨板组的肘关节活动度较差,特别是在治疗肱骨远端 1/3 骨折时。选择何种内固定物取决于多种因素,但主要依据术者经验及偏好。

1.接骨板固定　尽管带锁髓内钉的使用趋于增多,但现阶段接骨板固定仍是最主要的内固定方式,缘于其操作简单、易于掌握,无需 C 形臂透视等较高档辅助设备,术后基本没有肩部疼痛现象。目前常用的有中和接骨板、AO 动力加压接骨板(dynamic compression plate,DCP)、点接触接骨板(point compression fixator,PC－Fix)、有限制接触型接骨板(limited contact dynamic compression plate,LC－DCP)、不接触型接骨板(noncontact plate,NCP)、锁定加压接骨板(locked compression plate,LCP)。成角稳定的板钉系统为接骨板固定肱骨干骨折或骨不连提供了更多的优势,特别是对于骨质疏松和骨折波及干骺端及关节时。而 MIPO 技术在肱骨骨折治疗中的应用也变得越来越成熟,其优势除减少对软组织的剥离以及对骨折端血运的影响外,还在于用很少的螺钉固定较长的接骨板,一是减少对骨折血供的进一步干扰,二是通过载荷分享,避免因应力集中导致的内固定断裂。更由于其避免肩肘关节的医源性创伤,从而使锁定加压接骨板比髓内钉拥有更广泛的手术适应证。

骨折位于肱骨中段或近端 1/3 时首选前外侧入路,操作中应避免损伤外侧的桡神经和内侧的前臂外侧皮神经。骨折线延伸到远端 1/3 时最好选择后侧入路,同时它也适用于对桡神经损伤进行的探查和修复,操作中避免损伤桡神经及肱深动脉。当上臂前方与外侧软组织条件较差或伴有血管损伤时,可选择内侧入路。

内植物需要根据具体情况进行个体化的选择。选用宽的 4.5mm LC-DCP 可以防止肱骨干纵行劈裂,对于较为瘦小的患者可选用窄的 4.5mm LC-DCP 或 3.5min LC-DCP。接骨板需选择至少 8 孔或更多孔,螺钉可以向内侧或外侧成角,以减少纵向应力。对于骨质较差的患者,锁定接骨板更利于骨折的愈合。由于旋转外力的存在,锁定钉必须采用双皮质固定。骨折两端螺钉各需穿透 6～8 层皮质,如条件允许可用拉力螺钉固定主要骨折块。术中应尽量减少对骨膜的剥离,对于粉碎骨折可采用 MIPO 技术。远离骨折端行小切口间接复位,经皮肌肉隧道下插入接骨板进行骨折端桥接固定,最大限度地保护骨折端血供,有效减少骨不连及感染的发生。此技术可行的重要解剖学基础是肱骨前侧扁平接骨板容易贴附,桡神经在肱骨后侧及前外侧走行,并不经过肱骨前方,且上臂旋后桡神经进一步远离肱骨。对于粉碎性骨折可考虑同时植入自体松质骨。在进行骨折复位及接骨板固定时,应始终确保桡神经远离接骨板且没有卡压在骨折块间。

2. 髓内钉固定 随着带锁髓内针的普及应用,以往的 Rush 针或"V"形针、矩形针已较少使用;交锁髓内钉技术进来被引进用于治疗肱骨干骨折,其在标准髓内钉基础上,从近端和远端斜行或横行锁钉,增加抗扭转力,软组织剥离少,术后可以适当持重,用于粉碎性骨折时其优点更为突出;虽然交锁髓内钉在治疗肱骨干骨折方面具有很多优点,但许多临床随机试验对髓内钉及加压接骨板进行比较,结果显示再次手术及肩部并发症较多。故应该严格掌握手术适应证和完善的手术技巧,才能获得满意疗效。肱骨干髓内钉适用于肱骨外科颈下 2cm 至鹰嘴窝上 4cm 的骨折,尤其适用粉碎、多段、长斜形骨折。对于有严重分离移位的节段性骨折、病理性骨折、过度肥胖、GustiloⅢ型开放性骨折及萎缩性骨不连的患者应谨慎使用。许多新型的髓内钉采用关节外的进针点降低进针部位的发病率,取得了良好疗效。

术前必须确定髓内钉长度和直径,这依赖于术前的 X 线片,从而达到髓内钉直径与髓腔直径最大匹配,又不造成骨折端分离移位及钉尾突出过长造成肩关节疼痛。大多数肱骨锁定髓内钉都需要扩髓,但与胫骨与股骨不同,肱骨在干骺端不存在可以排除扩髓产生的残渣和吸收钻头产生的热量的一个扩大的干骺端。已有报道表明,过度扩髓可引起大范围的热坏死,是产生并发症的因素之一。因国人骨骼的特点,适度的扩髓后,直径大多适用≤8mm 的规格,个别骨骼粗大患者可使用 9mm 直径髓内钉。

(1)顺行髓内钉固定:患者仰卧位或半坐卧位,在肩峰中点前方纵向切开皮肤 2～3cm,纵行劈开三角肌,切开肩袖。标准的进针点为大结节内侧沟,如进针点过于偏外易造成医源性肱骨近端外侧皮质骨折。当髓内钉穿过骨折部位时,可沿骨的纵轴进行适度的牵引和手法复位,但过度的复位可引起桡神经损伤。如出现复位困难应注意是否存在软组织卡压。髓内钉插入困难时,可适当扩大进针入口,使用手动钻适当扩髓或选择更小型号的髓内钉。

有学者建议远近端可各锁 2 枚螺钉(图 1-1-6)。在打入锁钉时要尽可能远离神经的解剖位置,可以通过一个小切口钝性分离软组织有效地避免损伤神经。在肱二头肌及其肌腱外侧做切口可使肱动脉、正中神经、肌皮神经损伤的发生率降到最低。锁定骨骼远段时最易损伤桡神经,应采用直视技术锁定并使用具有保护性的导钻及套筒。锁定钉不能超过对侧皮质 2mm 以上。

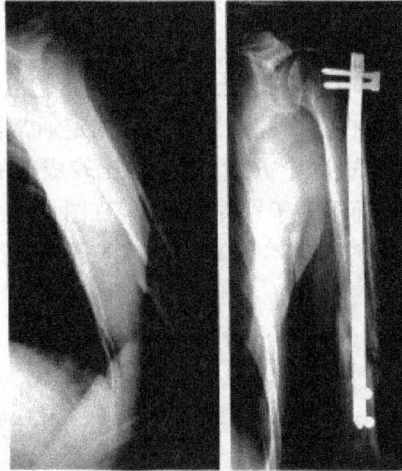

图 1-1-6 肱骨干 A-2 型骨折术前,顺行髓内钉固定术后

顺行交锁髓内钉治疗肱骨干骨折的主要并发症是肩关节功能障碍。肩袖损伤及髓内钉钉尾突出是主要原因(图 1-1-7),还与局部粘连骨化有关。因此术中髓内钉的钉尾必须埋于骨面以下,尽量避免肩峰撞击症状发生。术中纵行锐性切开肩袖,术中注意保护,仔细修复肩袖组织,可减少肩袖的损伤。

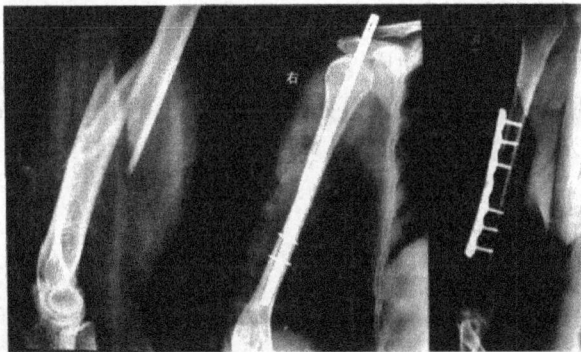

图 1-1-7 肱骨干 C-1 型骨折术前,行髓内钉固定术违反操作规程,钉尾过长突出于肩关节,造成肩关节功能障碍,后取出髓内钉改为接骨板内固定

(2)逆行髓内钉固定:逆行穿钉适用于肱骨中下段骨折,传统入钉点位于鹰嘴窝上 2cm,所以骨折线最低点应当位于鹰嘴窝上 4~5cm 以上。逆行穿钉操作不当容易发生医源性骨折,因肱骨髁部前、后径薄,在肱骨下段后侧开槽的形态要适合交锁钉打击进入角度,且开孔必须足够大,否则易造成进钉口周围骨质劈裂。近年来,提倡以鹰嘴窝本身为入钉点,这样可增加骨折远端部分的使用长度,并为髓腔提供较直的对线复位。不过,与传统入钉点相比,此入钉点在抗阻力方面的作用减弱。

逆行髓内钉固定与顺行髓内钉固定技术在骨折复位、扩髓及置入方面基本相同。逆行髓内钉必须锁定,否则术后易穿入肘关节,影响关节功能。髓内钉在锁定时,尖端应距肱骨头关节面约 1~1.5rm,可防止损伤腋神经。在闭合切口前应仔细冲洗,将扩髓产生的碎屑冲洗干净可有效防止异位骨化的发生。

3.外固定架固定 从严格意义上讲,外固定架固定是介于内固定和传统外固定之间的一种姑息的固定方式,其固定针进入组织内穿过两侧皮质,会显著增加并发症的发生率。外固定架适用于严重的开放骨折伴大面积软组织损伤及骨缺损,伴发于烧伤的感染性骨不连。优点是允许对软组织进行处理,可通过动力化、牵引及加压影响骨痂的形成。因为上臂有丰厚的软组织,肩、肘关节的运动可以增加骨折延迟愈合或畸形愈合的风险,导致针道刺激,使得感染和固定针断裂的发生率显著提高。肱骨干骨折外固定通常仅限于临时固定,待条件适合改为内固定。肱骨干骨折多用单边固定方式,有多种比较成熟的外固定架可供选择,治疗成功的关键在于熟悉和正确使用,而不在于外固定架本身(图1-1-8)。

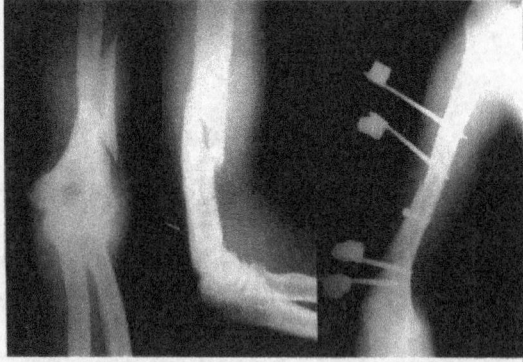

图1-1-8 肱骨干开放骨折B-2型术前,外固定架固定术后

七、术后治疗

术后第2天可在辅助下被动活动肩、肘关节,幅度逐渐增加至伤口愈合。随后可进行主动活动,当X线显示骨痂桥接时,可逐步开始抗阻力练习。髓内钉固定后,早期应避免抗阻力旋转运动。当X线显示骨痂桥接骨折端时,才可开始抗阻力旋转练习。

八、隐患与并发症

(一)桡神经损伤

肱骨干骨折后桡神经麻痹(radial nerve palsy,RNP)是长骨骨折后最常见的神经损伤。主要是由于骨折时桡神经沟处的桡神经挫伤和(或)牵拉引起的,RNP的风险区自肱骨干中段一直延伸至典型Holstein-Lewis骨折的水平。发生率与伤时的暴力程度呈正相关,约为3%~34%。一般认为RNP后超过95%的患者损伤可自愈,可先行保守治疗以减少不必要的手术及其并发症的发生,且延期修复和早期手术的最终结果是相似的。继发性桡神经麻痹或开放性骨折伴神经血管损伤需要早期手术探查。桡神经损伤后,患者应给予腕夹板固定,每日被动活动腕及手指各关节防止屈曲挛缩。损伤后3周行肌电图检查,以便和以后的恢复状况进行对比。伤后12周重新复查肌电图,如果没有发现恢复的迹象,则有手术探查和修复的指征。完全性桡神经损伤的二期修复效果一般比较满意,并不比早期的效果差。

(二)血管损伤

肱骨干骨折可合并肱动脉的损伤,但并不常见,开放伤和贯通伤可增加发生率。血管造影对判断损伤的有无和损伤的水平有较大的参考价值,对肱动脉损伤的处理应当非常积极,一旦怀疑有血管损伤,就应做好手术探查的各方面准备。修复动脉的损伤前应先对骨折进行固定,术前准备时可先采用压迫止血法止血。动脉壁裂伤短而洁净的可直接吻合;断端有挫伤参差不齐者,则需修整部分切除后再行吻合;吻合时血管张力过高可行自体静脉或人造血管移植。

（三）骨不连

不论采用何种治疗方法，通常认为肱骨干骨折一般应在4个月内愈合，如果6个月后仍无愈合迹象可诊断为骨折不愈合。肱骨干骨折中下1/3骨折不愈合率较高，由于肱骨干中段骨折，尤其是中下1/3交界处的骨折易于招致滋养动脉的损伤。开放骨折多为直接暴力致伤，软组织损伤严重，局部血运差，骨折类型也多为粉碎性，固定难度较大，而且开放的伤口容易发生感染，易于发生骨折不愈合。手术修复后骨不连的发生可能与手术技巧和内植物选择有关，包括接骨板型号不合适、骨折部位分离、螺钉固定不当或骨质减少导致的力学破坏。有研究表明接骨板和髓内钉固定中骨不连的发生率分别为5%和10%。非手术治疗导致的延迟愈合或骨不连的可能原因是软组织嵌顿、骨折端侧方移位、患者不配合、严重肥胖或严重的成角畸形。

手术是目前治疗肱骨干骨不连的首选方法，其关键在于准确复位、有效固定和植骨。常用的固定方法有接骨板、髓内钉和外固定支架等。适当的手术技术是愈合的基础，一般认为接骨板加压固定加植骨是骨不连重建治疗的"金标准"（图1-1-9）。治疗的基本原则包括：维持骨性结构的稳定，保护血运，纠正畸形，彻底清创根除感染（如存在感染）。对于短缩的骨不连，植骨至关重要。肥大型骨不连只需维持机械稳定一般可以愈合。骨不连通常合并严重的骨质减少，通过改进手术技术可减少此种情况的发生。包括使用更长的接骨板和更多的螺钉，螺钉孔内注入骨水泥以增强稳定性，采用锁定加压接骨板固定，为恢复骨端的活力截骨<3cm是可以接受的。

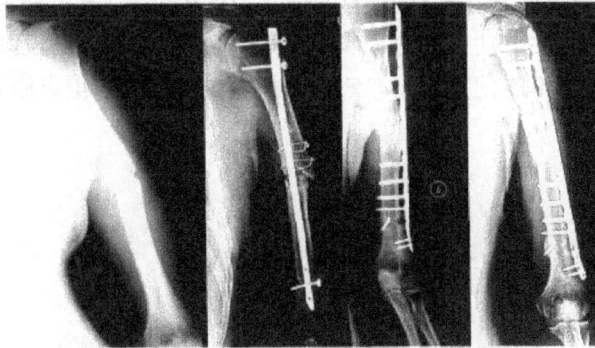

图1-1-9　肱骨干骨折不愈合

男41岁，初次为肱骨干骨折A-3型，带锁髓内钉固定7个月后骨折仍未愈合后改为接骨慨固定，髂骨取骨植骨，术后骨折愈合

影响肱骨干骨折不愈合的因素很多，不适当的固定、软组织处理及过度的骨膜剥离是导致不愈合的重要因素。术中应注意尽量减少骨膜剥离和损伤骨营养动脉的可能，严格选择内固定物，正确使用，保证达到可靠固定、骨折断端之间无异常活动，有条件的可选用带锁髓内钉、锁定接骨板或外固定架。如为粉碎性骨折，可在一期植足量的自体松质骨，以增加骨折端之间的接触面积，并可通过松质骨块内的骨髓细胞成分刺激成骨。

（四）感染

肱骨干周围有较厚的软组织包裹且血供丰富，即使是开放骨折深部感染也很少见，患者并发糖尿病或为严重损毁伤时高发。发生深部感染时，采用常规的治疗原则。行细菌培养后静脉输入敏感抗生素，对感染的骨折彻底清创冲洗，局部灌洗，有条件的可试用抗生素珠链。

如内固定稳定则不需取出,出现松动可取出后改为外固定。

(赵明)

第三节　肱骨远端骨折

一、肱骨远端骨折背景

1. 成人肱骨远端骨折比较少见,占全身骨折的 2‰～6‰,所有肱骨骨折的 30%。

2. 其中肱骨髁间骨折最为常见,老年女性多见。

3. 伸直型肱骨髁上骨折占成人髁上骨折的 80% 多。

4. 而肱骨远端关节内骨折发生率更低,但是损伤暴力多较大,对其治疗要求高。

5. 手术治疗的关键是骨折的解剖复位、坚强固定以及早期功能锻炼。

6. 任何原因的长期的关节制动会导致关节僵直和功能的丧失。

7. 目前最新的 LCP 接骨板和锁定螺钉技术可以保证坚强的重建,完成大多数关节内骨折的重建,关节置换的使用应该慎重选择。

二、肱骨远端骨折应用解剖

1. 拱桥"tie arch"(图 1－1－10A、B)　即肱骨远端骨性三角概念,即外侧柱、内侧柱、中间柱。外侧柱的主要部分是肱骨小头;内侧柱是非关节的内上髁;滑车是关节的中间柱,处在内上髁和肱骨小头之间,对关节功能而言相当于建筑学上的拱桥。肱骨远端关节内骨折后要注意滑车正常位置和宽度,不能使其变窄。三柱结构是重建过程中重点修复的结构。

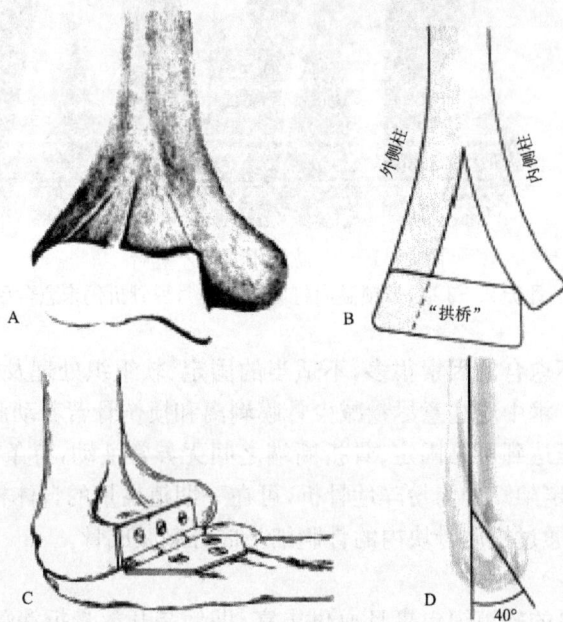

图 1－1－10　肱骨远端

A、B. 肱骨远端"拱桥样"结构;C. 肘关节功能类似一个合页;D. 肱骨远端相对肱骨纵轴前倾 40°

2. **肘关节环形稳定结构**（the ring concept of elbow stability） 肘关节在冠状面、矢状面都有环形相互拮抗的稳定结构。冠状面的内侧半环结构包括内侧副韧带、冠突、内上髁；外侧半环结构包括桡骨头、肱骨小头、外侧副韧带复合体。矢状面，前侧半环结构包括冠突、关节囊、肱二头肌；后侧半环结构包括鹰嘴、后关节囊、肱三头肌。环形结构中一处损伤整个环形结构是稳定的，如果两处以上出现损伤，环形结构会丧失稳定性，必须给以修复。

3. **肱骨远端前倾角** 肱骨远端相对肱骨纵轴前倾 40°（图 1-1-10D）。

4. **提携角** 肱骨滑车桡侧低于尺侧，约差 5～6mm，滑车关节面倾斜，肱尺关节也倾斜，所以肘关节完全伸展时，形成外翻提携角，男性 5～10°，女性 10～150°（图 1-1-11）。

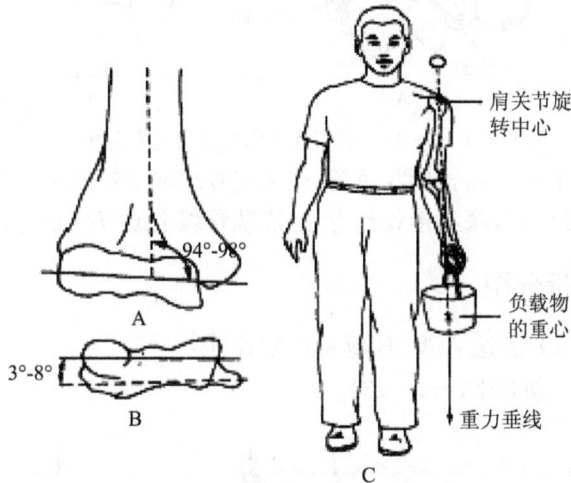

图 1-1-11 肱骨远端

A. 肱骨滑车与肱骨纵轴外翻呈 94°～98°；B. 肱骨滑车在肘关节屈伸过程中外旋 3°～8°；C. 上肢伸直位提重物时，提携角避免了骨盆的影响

5. **髓腔末端** 位于鹰嘴窝上 2～3cm，髓内钉过长会导致骨折。

6. 肘关节前方的冠状窝以及后方的鹰嘴窝在关节运动的全过程不能有任何阻挡，但可以有部分缺损，不必植骨。

7. 外侧柱后方没有关节软骨是接骨板放置的理想位置，需要注意此处 15% 的前倾角。

8. 侧副韧带是维持肘关节稳定的重要结构，损伤后应予以修复。

三、肱骨远端骨折损伤机制

1. **低能量损伤** 多见于中老年妇女，摔倒时肘关节直接撞击地面；或者上肢伸直位手部撑地，力沿前臂传导至肘关节。骨质疏松是主要矛盾，锁定接骨板技术可以使固定更加牢固。

2. **高能量损伤** 多见于年轻人，主要摩托车事故或运动损伤，合并伤常见。

3. **异位骨化** 常见于颅脑损伤的患者，更常见于内固定的延误以及被动的牵拉康复训练。

4. 骨折线方向与受力因素分析（图 1-1-12）。

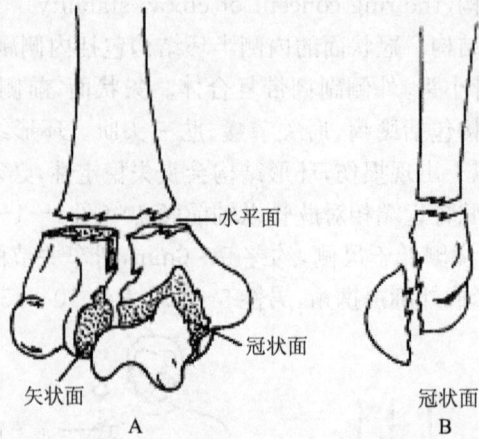

图1-1-12　骨折线方向与受力因素分析

（1）肘关节屈曲小于90°，前臂接收负荷，造成肱骨远端单柱或单髁骨折。

（2）肘关节屈曲超过90°，鹰嘴接收暴力，造成肱骨髁上或双柱粉碎性骨折。

四、肱骨远端骨折分型

肱骨远端骨折的AO分型：A型、B型和C型骨折。

（1）AO分型A型骨折（图1-1-13）

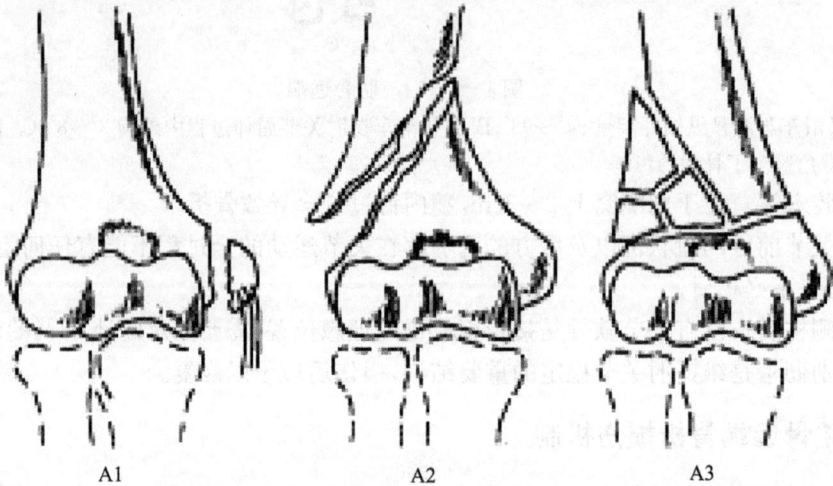

图1-1-13　肱骨远端骨折AO分型：A1型、A2型、A3型

（2）AO分型B型骨折（图1-1-14）

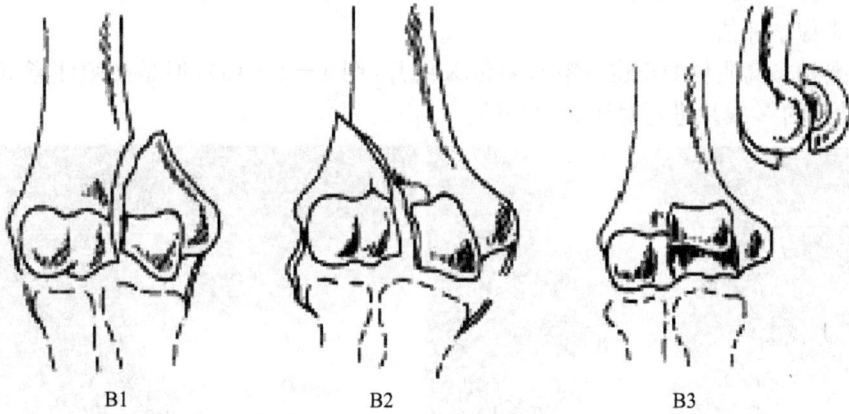

图1-1-14 肱骨远端关节内骨折AO分型:B1型、B2型、B3型

(3)AO分型C型骨折(图1-1-15)

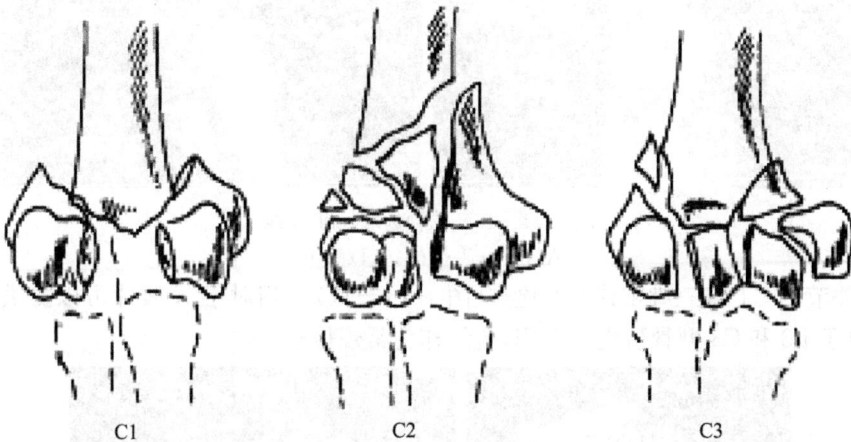

图1-1-15 肱骨远端关节内骨折AO分型:C1简单关节内,单纯干骺端;C2简单关节内,粉碎干骺端;C3关节内及干骺端均为粉碎骨折

五、肱骨远端骨折的术前评估

(一)临床评估

1.骨折移位、肢体肿胀程度不同,患者的症状和体征区别很大。

(1)肘关节严重肿胀,体表标志往往不能清楚触及。

(2)粗略判断尺骨鹰嘴、内侧髁、外侧髁是否呈现一个等边三角形。

2.肘关节活动过程中出现骨擦音、关节不稳定,均提示骨折的存在。

不要反复尝试诱发骨擦音,该过程中可能引起神经和血管损伤。

3.神经和血管的功能评估非常重要,尽管发生率不高。

(1)近端骨折块的末端可能刺穿、挫伤桡动脉、正中神经以及桡神经。

(2)因为良好的肘关节侧支循环,即使肱动脉损伤也可以触及远端动脉搏动。

4.当严重肿胀发生时反复检查神经血管功能、监测筋膜间室压力。

(1)肘窝肿胀可能引起的血运障碍、筋膜间室综合征、Volkmann缺血挛缩。

（2）严重的疼痛和不能忍受主动或被动的手指活动，都提示筋膜间室综合征的存在。

（二）影像学评估

1.需要拍摄高质量的正位、侧位、斜位 X 线片（图 1－1－16），但是必须注意 X 线片的假象；拍摄健侧的 X 线片进行对比会有帮助。

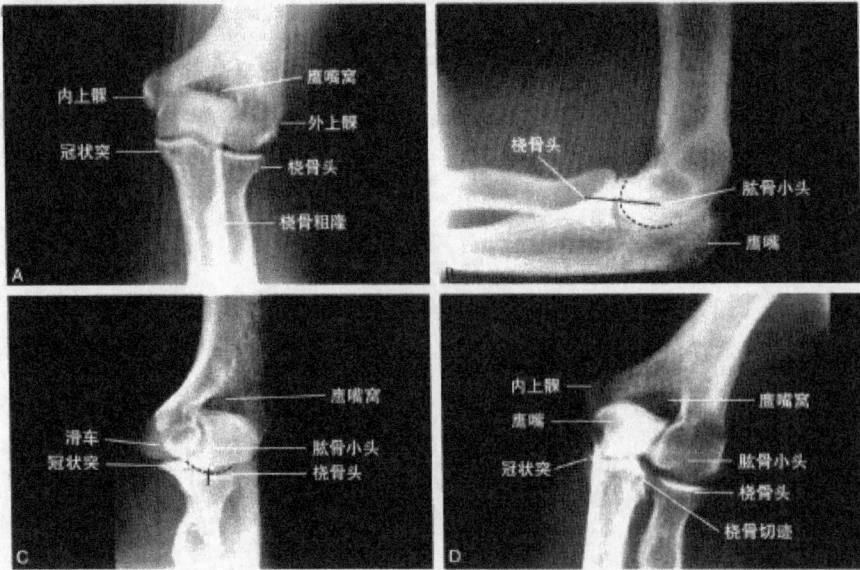

图 1－1－16　肱骨远端标准 X 线

A.正位；B.侧位；C、D.斜位

2.肘关节的 CT 或三维重建 CT 检查（图 1－1－17）　相对于 X 线片可以提供更为详细的信息，对于 B3 和 C3 型骨折更加有用，应该作为常规检查。

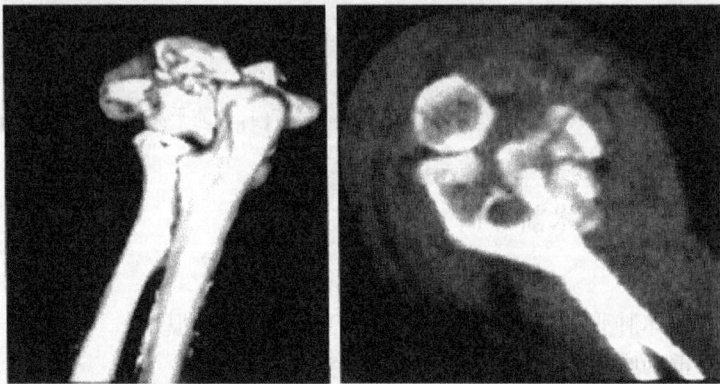

图 1－1－17　肘关节的 CT 及三维重建 CT

六、肱骨远端骨折手术治疗

（一）手术指征

肱骨远端关节内骨折有明确手术指征，要求解剖复位、坚强固定、早期功能锻炼。

（二）手术体位

根据患者全身情况、并发伤及骨折的类型决定；侧卧位和俯卧位均可以充分显露肘关节后方。

1. 侧卧位　将患肢放于专用体位支架上,允许肘关节屈曲120°。

2. 俯卧位　将患肢放于专用体位支架上。

3. 仰卧位　轻微侧身,将患肢放于胸前。

4. 透视机应该放于患者头侧,方便获取肘关节正侧位图像。

(三)手术入路选择

1. 肘后正中经尺骨鹰嘴V形截骨入路　显露肱骨远端关节面粉碎的骨折有较多的优势。

(1)鹰嘴截骨块连同肱三头肌向上翻起,完全暴露肱骨远端关节面,避免尺骨鹰嘴遮挡而妨碍复位肱骨滑车关节面。

(2)鹰嘴V形截骨后愈合为骨性愈合,不是瘢痕愈合,对伸肘装置影响小。

(3)截骨鹰嘴张力带固定,可早期进行肘关节屈伸活动。

2. 经肱三头肌舌形瓣入路

(1)尺神经暴露清楚、橡皮条牵开保护,增加手术暴露视野。

(2)肘关节显露清楚,滑车复位方便。

(3)舌形瓣愈合为瘢痕愈合,对伸肘装置有一定的影响。

(4)肘关节需要固定至少3周,术后发生关节僵硬较多。

3. 肘关节外侧入路　组织损伤小,但骨折断端暴露不清。

4. 经肱三头肌两侧或中间入路

(1)手术过程中需要不断改变关节屈伸位置,显露骨折断端。

(2)对肱骨滑车的显露存在困难。

(3)肱三头肌的牵拉会加重组织肿胀并损伤尺神经和桡神经。

肱骨远端关节内骨折(后路经尺骨鹰嘴V形截骨入路)。

(1)体位:侧卧位、肘关节屈曲90°,常规上气囊止血带。

(2)切口体表投影:肘后正中切口(肘后正中线尺骨鹰嘴尖端以上10cm处向下,经尺骨鹰嘴外侧再向远端延伸5cm做切口;在尺骨鹰嘴尖部弯向内侧,避免瘢痕位于肘关节负重部位)。

(3)切开皮肤、皮下组织,将皮肤牵向两侧,暴露肱三头肌下部、扩张部及尺骨鹰嘴近端。

(4)找到尺神经,向近端和远端充分游离尺神经后、用橡皮条牵开保护。

(5)沿鹰嘴长轴钻孔,拧入长度5cm长直径4.5mm松质骨螺钉,再次旋出。

(6)用骨刀行鹰嘴V形关节内截骨(截骨位置在滑车切迹的鹰嘴沟,截骨过程中纱布穿过尺骨鹰嘴切迹,提起鹰嘴、保护关节),V形尖端朝向远侧。

(7)截断鹰嘴骨块连同肱三头肌腱一起翻向近端,充分暴露肱骨远端后面、内、外髁及滑车。

(8)仔细辨别骨块的位置及相互关系,把骨折小碎片逐一拼成较大骨块、使关节面解剖复位,分别用0.8mm克氏针临时固定。

(9)滑车复位若有骨缺损,取自体髂骨植骨,支撑滑车关节软骨面或维持其正常宽度。

(10)滑车和肱骨小头复位满意后,用1~2枚空心钉贯穿滑车横轴固定。

(11)将肱骨远端C型骨折转化为A型骨折进一步处理。

(12)将内、外侧解剖锁定接骨板分别固定肱骨远端内侧柱骨嵴上和外侧柱的背面。

(13)最后用螺钉、张力带固定尺骨鹰嘴截骨部分。

（14）常规将尺神经前置皮下，放置引流后缝合切口。

（四）骨折复位技术

肱骨远端关节内骨折有两种复位和固定方法

1.传统方法　先修复关节面，用克氏针和小螺丝钉将破碎的关节面拼凑成一个整体，再将拼凑好的关节面部分与骨干复位固定。

2.另一种方法　是先用克氏针将所有关节面骨块依次固定到主骨块上后，再使用接骨板螺丝钉固定；顺序是先固定容易复位的较大的骨折块，再固定复杂较小的骨折块。同时预留出接骨板螺丝钉的位置。

3.小的关节面和骨折块对解剖复位关节面十分重要，可以用小螺纹钉或可吸收钉固定。

（五）内植物的选择

1.A1 型骨折　3.5mm 或 4.0mm 空心钉和螺丝钉固定骨折块。

2.B 型骨折　无头钉、埋头钉以及可吸收钉进行固定。防止内置物突出于关节面。

3.A2、A3、C 型骨折　双柱或完全关节内骨折需要双接骨板固定，建议使用预塑型的解剖型锁定接骨板。

4.慎重选择关节置换　仅对关节功能要求不高或已经存在严重的关节炎和无法修复的情况下才使用。

（六）手术处理技巧与建议

1.坚强固定是早期功能锻炼的基础，因此此类手术要求达到绝对稳定；儿童对于关节制动的耐受力较强，常常进行简单的固定已经足够。

2.制定周密的术前计划　包括复位的顺序以及接骨板的位置、螺丝钉的数量等。

3.接骨板分别固定肱骨远端内侧柱骨嵴上和外侧柱的背面。

4.先临时复位外侧柱，待内侧柱复位满意后再最终固定外侧柱；外侧柱前倾角度必须重建，可以使用带前倾角度的解剖接骨板重建，或将重建板塑型。

5.关节面极少需要植骨；但是必须重建每一块骨块，虽然它很小。

6.冠状窝和鹰嘴窝内不能有任何阻挡物，如内置物或骨折块等。

7.滑车常常用拉力螺丝钉加压固定，但是必须防止过度加压导致的滑车变小。

8.复杂的关节内骨折需要进行尺神经前置，应该详细记录。

（七）术后处理

1.术后第1天，即去除石膏，在皮下臂丛神经阻滞置管镇痛下行肘关节主动屈伸功能锻炼，每天1次，做极度屈曲、伸直各一次，活动时间约20分钟。然后石膏固定保护肘关节，做石膏固定下肱二头肌、肱三头肌等长收缩锻炼。

2.术后第2周，去除石膏、臂丛置管，改为三角巾悬吊固定，做每天至少1次极度屈曲、伸直锻炼。

3.6周后根据骨折愈合情况，开始进行轻微的抗阻练习。

4.若疼痛明显，可适当口服非甾体类止痛药。

5.建议采用保护性的主动功能锻炼，避免被动的牵拉训练。

（八）经验与教训

1.肱三头肌两侧入路对肱骨远端关节内骨折暴露不全。

2.尺骨鹰嘴截骨位置位于滑车沟（olecranon groove）内，该部位关节软骨最薄，对滑车关节面影响最小。

3.鹰嘴截骨后固定遵循张力带原则,可以使用螺钉钢丝张力带、克氏针张力带等(图1—1—18):

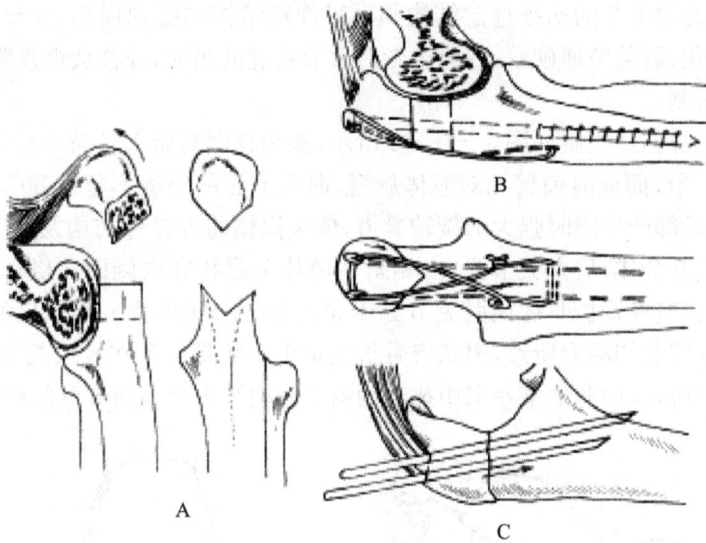

图1—1—18 鹰嘴截骨

A. V 形截骨,保证有较大的截骨接触面积,避免不愈合及旋转畸形愈合;B. 截骨术后螺钉钢丝张力带;C.克氏针张力带,要求两枚克氏针平行、并且穿过尺骨近端掌侧皮质

4.截骨固定术后第二天即可以开始肘关节功能锻炼,可以皮下臂丛神经阻滞置管。

5.复杂骨折尺神经常规前置皮下或制备新的神经筋膜孔道。

七、总结

熟悉肱骨远端骨折的损伤机制及局部复杂的解剖关系,切开复位解剖重建并进行绝对稳定的内固定手术,术后尽早开始功能锻炼,可以为肱骨远端骨折提供最好的功能结果;通过密切的医患配合,至少有 80%的患者可以获得满意的治疗结果。

(赵明)

第四节 复杂肘关节损伤

一、肘关节三联症

(一)概述

肘关节三联症是指肘关节脱位、合并桡骨头与冠状突骨折,属于一类较为严重的肘关节急性创伤。1996 年美国的 Hotchkiss 医师将这一创伤命名为"terrible triad",意指此种创伤虽然在临床上发生率较低,但由于其独特的创伤机制使得治疗较为困难,肘关节稳定结构难以恢复,往往会得到较为"糟糕"或"可怕"的结果。由于该种创伤发生率较低,至今尚未有流行病学的总结以及大宗病例报道,为建立临床治疗规范造成了很大困难。O'Driscall 曾在

2000 年报道 13 例肘关节三联症患者的治疗结果,仅 4 例满意;Ring 等对 8 例三联症患者随访超过 7 年,结果显示 7 例效果不佳,均出现明显的肱尺关节退行性变。由于肘关节脱位,内外侧副韧带均遭到不同程度的损伤,冠状突骨折和挠骨头骨折分别造成肘关节前方和外侧骨性结构破坏,因此肘关节的初级稳定结构和次级稳定结构均受到损伤,会导致肘关节急慢性不稳定、异位骨化、肘关节僵硬等,造成患者肘关节功能的丧失,往往会严重影响日常生活。

(二)损伤机制

肘关节脱位的创伤机制如图 1—1—19 所示,多为摔倒时腕关节背伸位着地,轴向应力经前臂传导至肘关节,而此时前臂相对躯体旋后,肘关节屈曲角度不超过 80°,外翻应力作用于肘关节,导致在局部产生瞬时强大的旋转暴力,依次损伤前方骨性结构及关节囊,外侧肱桡关节及外侧副韧带复合体,后方关节囊,内侧副韧带甚至冠状突内侧面。桡骨头与冠状突的骨折与其相似,但在造成骨折时往往肘关节处于屈曲 20°～80°位置。要指出的是,不仅仅桡骨头骨折是由于旋转剪切应力所致,冠状突骨折也是由于肱骨滑车在肱尺关节面上的强力旋转产生的剪切应力所致,而非如某些书中描述的由于肌肉强力牵拉所导致的脱骨折。

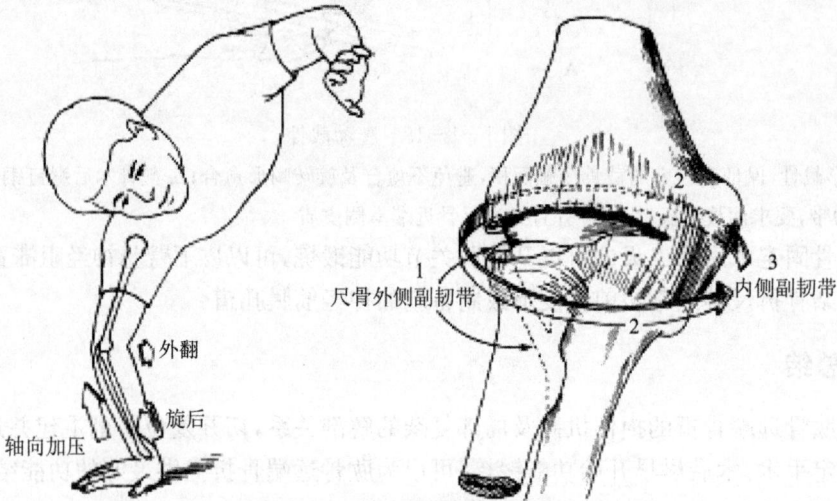

图 1—1—19　肘关节三联症的受伤机制

(三)肘关节的稳定结构

为完成日常生活需要,肘关节需借助骨与软组织结构提供稳定性,以充分发挥上肢在空间各向活动时肌肉力量的传导。肘关节最主要的初级稳定结构由肱尺关节、内侧副韧带前束、尺骨外侧副韧带构成。

研究表明,在肘关节伸直位,肱尺关节对抗内翻的作用占到 55%,对抗外翻的作用占到30%;而在最大屈肘位时,由于大部分软组织相对松弛,肱尺关节对抗内翻的作用可达到75%,对抗外翻的作用为 35%。肱尺关节的构成中,前方系由尺骨冠状突与肱骨滑车组成,是前方最主要的骨性稳定结构。生物力学试验表明,屈肘 60°～105°时冠状突是一个非常重要的稳定结构,可有效防止应力作用导致关节后向脱位、半脱位。尺骨冠状突在切除 25%,50%和 75%后,肘关节的稳定性会随之下降,最后仅能靠加大屈肘维持稳定。如肘关节切除50%,屈肘 60°位出现明显不稳定。

内侧副韧带是由前束、后束与横束构成的复合体。其中前束起自肱骨内上髁的前下方,止于尺骨的 subline 结节,是最主要的内侧稳定结构。后束起自内上髁下方偏后的部分,呈扇形止于尺骨半月切迹的内侧面,横束由于起止点均位于尺骨上,推测对于稳定性并无作用。内侧副韧带在伸肘位对抗外翻应力的作用可占到 30%,在屈肘位则上升到 55%。外侧副韧带也是由众多韧带结构组成的复合体,包括尺骨外侧副韧带(LUCL)、桡侧副韧带、环状韧带、副桡侧副韧带、方形韧带等,其中 LUCL 对外侧稳定性的维持至关重要,在尸体标本上切断LUCL,保留其他外侧韧带结构,会出现桡骨头向后外侧脱位;保留 LUCL,切断其他韧带,肱桡关节关系可保持正常。

当初级稳定结构遭到破坏无法修复时,肘关节的次级稳定结构则开始发挥主要的稳定作用。次级稳定结构由肱桡关节、伸屈肌群构成。由于肱桡关节在应力传导中承担着 60% 的比例,因此桡骨头的完整性对于应力顺利传导起着重要的作用。前述试验中冠状突切除如小于50%,不会严重影响肘关节的前方稳定性,但同时切除桡骨头时,即使屈肘 90°,肘关节仍明显不稳定。

另外,在桡骨头切除的力学试验中,发现与桡骨头完整时相比,肱桡关节的应力增加 9 倍以上。这也是为什么在临床上长期随访桡骨头切除患者会发现大部分出现肱桡关节退变的原因。

由于患者在发生肘关节三联症时,随着脱位会破坏内外侧副韧带,同时合并尺骨冠状突与桡骨头骨折,因此肘关节的初级与次级稳定结构均遭到破坏,如果处理不得当,会严重影响肘关节的稳定性。

(四)诊断

借助高质量的肘关节正侧位 X 线片,尤其是在急诊复位后拍摄的 X 线片,可对肘关节三联症做出正确的诊断。必要时可借助 CT 明确冠状突与桡骨头骨折块的具体移位情况。核磁检查并非必需。注意肘关节三联症的具有严格的定义,其他如合并尺骨鹰嘴骨折,尺骨近端骨折等均属于其他类型的肘关节损伤,其致伤机制与肘关节三联症完全不同,不可认为是三联症的变异。

(五)推荐治疗方法

2004 年 Pugh 报道 36 例肘关节三联症长达 34 个月的临床治疗随访结果,肘关节 Mayo功能评分平均为 88 分,伸屈活动范围 110°,旋转活动范围 136°。36 例患者中 34 例稳定性得以完全恢复,再次手术的患者仅有 8 例。Pugh 等根据自身治疗的成功经验提出对肘关节三联症的治疗原则,到目前已广为临床医师所认可。其原则包括:桡骨头骨折需采用切复内固定或人工桡骨头置换加以重建;对冠状突骨折进行固定;修复外侧副韧带复合体;采取上述措施后,若肘关节仍存在不稳定则需修复内侧副韧带和(或)使用铰链式外固定架。

肘关节三联症的治疗过程中需要注意以下几点:

1.肘关节脱位的处理　恢复稳定性的治疗包括骨折和软组织的处理。对于后者,如何治疗损伤的初级稳定结构,即内外侧副韧带,目前仍有不同的看法。尽管国际上比较公认的观点是"韧带重建是治疗成人肘关节不稳定的金标准",但我们在临床上经常可以发现在急性期单纯修补损伤的内外侧副韧带后,患者晚期并无不适主诉。一个原因可能是我国人民整体的运动生活水平与欧美发达国家尚有距离,目前生活对韧带稳定性的要求要远低于强力体育运动的要求。另一个可能的原因是,在急性期对损伤的韧带进行恰当方法的修复,可以使得韧带恢复、或基本恢复原本的强度与韧性。由于目前尚无定论,因此我们建议对待三联症的患者应加以"个体化"处理：年轻、要求较高、长期参与体育运动或重体力劳动的患者，职业运动员及军人，以韧带重建，尤其是外侧副韧带重建为宜；生活要求不高，年龄较大，平时较少参与体育运动的患者，可行韧带修复，但要在修复后仔细检查肘关节的稳定性。韧带修复时，强调以缝合锚钉、挤压螺钉或骨孔等方式进行肌腱起点附近腱—骨之间的修复，而不要进行肌腹—肌腹之间的缝合。

带铰链外固定架的使用，可有效保护组织愈合，并在肘关节伸屈活动时有效的分担侧方的应力，因此如果在处理侧副韧带和骨折之后仍存在肘关节脱位、半脱位的趋势，应附加外固定架治疗。佩戴外固定架的时间为 8～10 周，在软组织初步愈合后应予及时撤除，以避免针道感染。

2. 冠状突骨折的处理　按照 Regan 和 Morrey 的分类方法，冠状突骨折分为 3 型（图 1－1－20）：1 型为冠状突尖端骨折，此类骨折为剪切应力所致而非撕脱骨折；2 型为冠状突骨折块不足整个冠状突高度的 50%；3 型则为骨折块超过 50%，涉及基底部位。

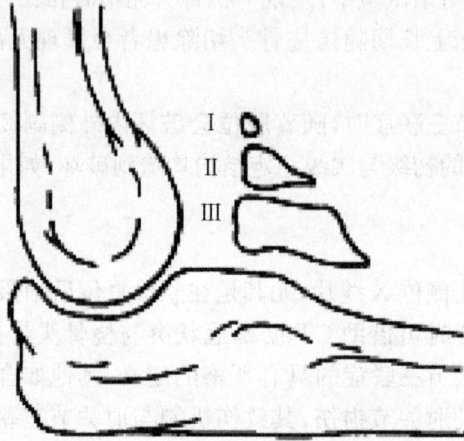

图 1－1－20　冠状突骨折分型

Closkey 在 2000 年提出针对冠状突骨折的治疗原则，即高度大于 50% 的冠状突骨折与小于 50% 者不同。1、2 型单纯冠状突骨折，发生后方半脱位的风险很小，允许早期活动；3 型骨折，在很小的生理应力下也可能发生后方半脱位，因此支持对 3 型损伤进行内固定。但由于肘关节三联症不仅仅涉及冠状突骨折，还存在桡骨头骨折，因此我们建议对 1、2 型骨折也应采取较为积极的措施，或通过缝线缝合，或通过螺钉固定，以尽可能重建冠状突，恢复肱尺关节前方的骨性稳定性。这样就不会因为晚期桡骨头骨折愈合出现问题，冠状突骨折未进行处理，以及软组织愈合不良而导致肘关节发生明显的不稳定。

3. 桡骨头骨折的处理　按照 Mason 分型，桡骨头骨折可分为 4 型（图 1－1－21）：①外侧面无移位或软骨下骨的压缩骨折；②外侧面移位骨折，简单或粉碎；③骨折涉及大部桡骨头，移位或粉碎；④合并肱尺关节脱位。

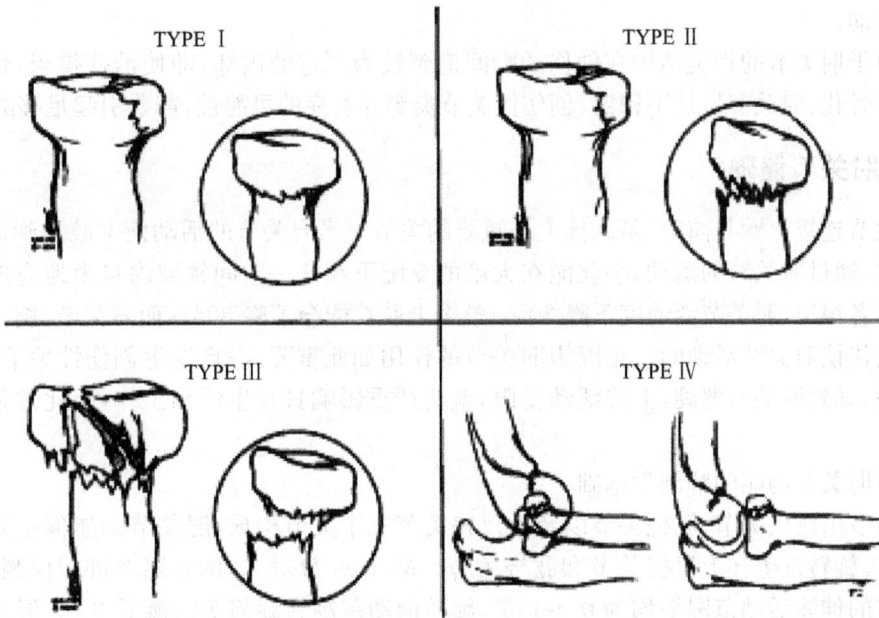

图 1-1-21 桡骨头骨折分型

对于 1 型骨折,可采用保守治疗,2 型及以上的骨折均需要手术治疗。尽管很多研究表明,单纯的桡骨头骨折,如果过于粉碎无法重建,可一期切除。但这是基于一个重要前提,即不合并侧副韧带及下尺桡关节、骨间膜等稳定结构的损伤(借助应力检查,与对侧肘关节比较,可以判断对抗外翻应力是否存在差异性。借助在下尺桡水平施加"Hook test",可以判断是否存在纵向不稳定)。否则会出现桡骨上移、握力下降、腕关节疼痛等晚期并发症。有鉴于此,我们强烈建议对三联症中的桡骨头骨折进行重建,以恢复这一次级稳定结构。当桡骨头碎裂严重(3 块以上)无法固定时,应选择人工桡骨头,尤其是合并 2、3 型冠状突骨折时,人工桡骨头置换是绝对指征。除肘关节局部的稳定性外,医师尚需检查前臂的纵向稳定性,当合并 Essex-Lopresti 损伤时,也应选择切复内固定或人工桡骨头置换。

(六)并发症

即便处理得当,由于肘关节的稳定结构遭到广泛的损伤,三联症的患者在手术后仍有较高的几率出现肘关节慢性不稳定、异位骨化以及肘关节活动受限。目前仍很难对这些并发症有效的预防,因此除规范治疗、术后科学合理的逐步康复锻炼,还需要在术前和患者很好的沟通,在一定程度上降低患者的期望值。

(七)总结

1.肘关节三联症通常需要手术治疗。

2.手术应按以下步骤进行:

(1)对冠状突骨折进行固定,1 型骨折可通过缝合固定,2、3 型骨折需要借助螺钉内固定,合并内侧面的骨折需要特制的钢板固定。

(2)对桡骨头骨折 ORIF 或采取人工桡骨头置换,严禁切除桡骨头。

(3)修复或重建外侧副韧带复合体。

(4)检查内侧稳定性,必要时可修复内侧副韧带。

(5)采取上述措施后,若肘关节仍存在不稳定,则使用铰链式外固定架增强稳定性,并利于早期活动。

3.由于肘关节的稳定结构在创伤的瞬间遭到较为严重的破坏,即使治疗得当,仍有可能出现异位骨化、肘关节慢性不稳定、创伤性关节炎等并发症的可能性,需要引起足够的重视。

二、肘关节僵硬

肘关节连接上臂与前臂,是人体上肢重要的关节。当肩关节的活动使上肢达到最大的空间位置时,通过肘关节的运动,手就能在大脑的支配下在这一空间领域内自由地完成各种动作。有学者报道,肘关节活动度下降50%,整个上肢功能会下降80%,而肩关节、腕关节的活动是无法代偿肘关节活动的。正因为肘关节的作用如此重要,一旦发生创伤性关节炎、退行性关节炎,导致肘关节僵硬,上肢活动受限,就会严重影响日常生活和工作,因此常常需要临床干预。

(一)肘关节功能的解剖学基础

肘关节由肱尺关节、肱桡关节以及上尺桡关节三个关节构成,肘关节的屈伸主要发生在肱尺关节,旋转发生在上尺桡关节和肱桡关节。Morrey 曾对 33 例志愿者进行评测,结果显示肘关节的伸屈活动范围平均为 0°~145°,旋转活动范围为旋前 70°,旋后 80°。但在日常活动中,肘关节的活动范围只要达到屈伸 30°~130°,旋前旋后各 50°就能基本满足要求。这个参数一直是外科治疗肘关节僵硬的目标。不过,这个标准日益受到冲击:因为临床上用于测量的仪器更加准确,人们日常生活内容发生改变,对上肢活动功能的要求也变得更高了。很多学者通过三维立体摄影与电磁感应的方法进行测量,发现肘关节屈伸活动需要达到 0°~140°,旋后需要达到 100°以上,才能完成开门、接听手机、敲击电脑键盘等工作。有鉴于此,临床上需要根据患者的生活要求制定肘关节僵硬的治疗目标,选择相应的治疗方法。

(二)肘关节僵硬的病因、病理及分型

导致肘关节僵硬的原因有静力性和动力性之分,具体的内容是多方面的。静力性因素在肘关节僵硬中占主要地位,包括各种疾病所引起的关节囊和韧带挛缩、随着年龄的增加而出现的骨骼退行性改变导致骨赘形成、关节周围异位骨化、关节内瘢痕形成与粘连、发育异常或骨折后畸形愈合导致关节对合关系紊乱。动力因素主要涉及越过关节的肌肉组织在各种致病因素作用下出现挛缩。

尽管人们很早就认识到,肘关节僵硬时会发生病理改变,但具体的病生理变化直到近年才有了较为明确的研究报告。Ohtera 在怀孕大鼠模型上证明了松弛素(relaxin)对关节囊的松弛作用;Akeson 证实了关节挛缩的基本病理改变为胶原纤维的交联增加、糖原和水分含量的降低;Trudel 发现关节周围组织的机械刺激会引发关节挛缩,自分泌调节对结缔组织各种生长因子的作用在关节挛缩的发展中有着重要作用。不过,基于细胞水平的研究仍有待进一步深入。

O'Driscall 曾将肘关节僵硬划分为简单性僵硬和复杂性僵硬,作为评估手术的标准。具备以下各个条件的病例是简单性僵硬,有任何一项是不符合的就被认为是复杂性僵硬:

(1)肘关节伸屈活动范围超过 80 度;

(2)肘关节既往未接受过手术,或者仅接受过局部很小的手术;

(3)未做过尺神经前置;

(4)局部无内固定物;

（5）没有，或仅有轻度异位骨化；

（6）关节的骨性结构正常。

原发的肘关节退行性关节炎、风湿、类风湿关节炎所引发的肘关节僵硬大多属于简单型，而创伤性关节炎造成的往往属于复杂型，因为其肘关节既往多接受过手术、甚至有骨折畸形愈合。复杂性肘关节僵硬在处理上要求手术者有丰富的临床经验，尤其在拟行关节镜下松解的病例，对医师的技术要求比较高，并且需要随时做好转为切开手术的准备。

（三）诊断与术前评估

肘关节僵硬可伴随一定程度的疼痛，最常在肘关节屈曲或伸直到极限位置时出现疼痛。另一个临床表现是关节内游离体所导致的关节交锁症状。肘关节活动过程中（而非在最大活动角度）出现疼痛者，提示关节本身已经遭到破坏。疾病发展到这一阶段，肘关节的破坏往往不可逆转，任何治疗都只能在一定程度上延缓关节退变的进程。影像学方面，肘关节常规 X 线正侧位片有助于了解原始损伤的情况，包括肱尺关节、肱桡关节及上尺桡关节 7 个关节有无变形，冠状突—冠状突窝、后方鹰嘴—鹰嘴窝是否存在骨质增生。由于骨性结构在 X 线平片上彼此互相重叠的关系，不能完全显示关节面的情况。例如上述病例，其左侧肘关节的正侧位 X 线片可以清楚地显示桡骨头骨折已经愈合，肘关节周围发生异位骨化，但肱桡和肱尺关节的具体病变在这些 X 线片上却不甚了了（图 1—1—22）。借助 CT 扫描，肱尺关节和肱桡关节的退行性改变可获得清楚的显示，异位骨化的位置和程度也一目了然，有助于诊断和手术的设计（图 1—1—23）。

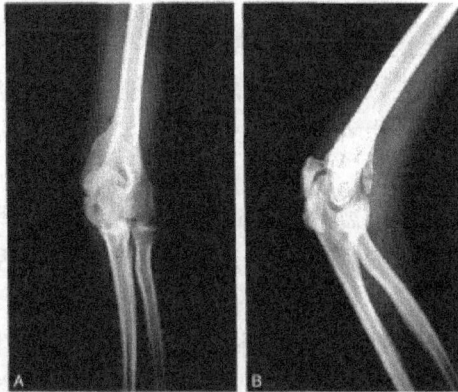

图 1—1—22　左肘正侧位线片，桡骨头骨折线消失，肘关节前后均有异位骨化和关节退变

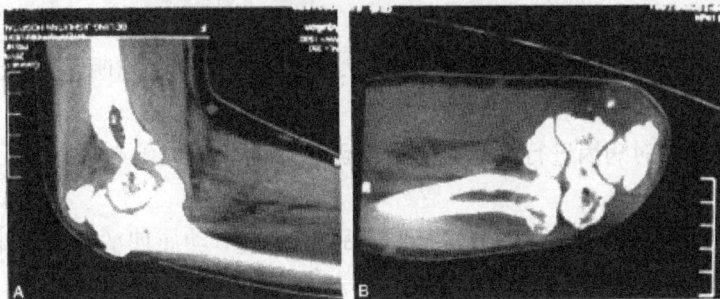

图 1—1—23　左肘关节 CT 扫描，显示肱尺关节和肱桡关节退行性改变，异位骨化的发生部位与关节的相对位置

另外，X 线片所看到的游离体的数目往往比实际的少，需要进行 CT 扫描来确定游离体

的位置与数量。CT 三维重建提供的信息更直观和全面,特别是显示鹰嘴与鹰嘴窝的增生情况,对于后室清理的决策和实施尤为重要。如图 1—1—24 所示,患者 44 岁男性,8 年前右肘外伤,未获治疗,伤后不能伸直肘关节。约半年前出现肘关节屈曲、旋转受限,极度伸屈时出现关节疼痛(VAS=4),时有肘关节交锁、卡压,活动时关节存在摩擦感。X 线平片可见肘关节前后都有关节游离体,CT 扫描片进而清楚地显示游离体位于关节间隙内,三维重建 CT 影像更加直观地揭示肘关节僵硬和交锁的病因所在。

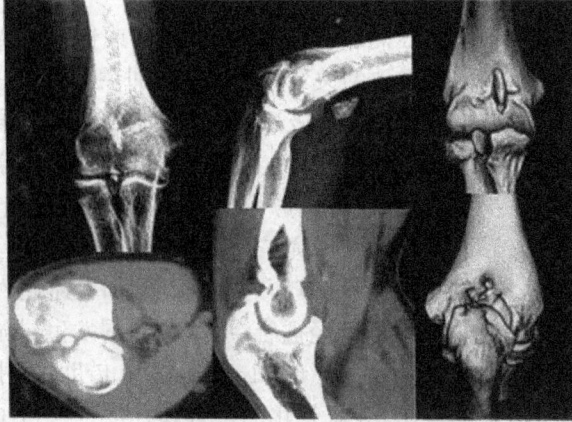

图 1—1—24 右肘关节 X 线、CT 扫描及三维重建影像学检查,可见前后方游离体的位置与数量,鹰嘴、鹰嘴窝、冠状突的增生情况

如果需要详细了解软组织,包括肌肉、韧带、滑膜的情况时,MRI 可提供更为有用的信息。鉴别诊断方面,需要除外风湿、类风湿关节炎、痛风、感染等特殊疾病。另外,部分肘关节内侧骨赘形成及关节周围组织粘连的患者可能有尺神经麻痹的症状,临床上需要仔细加以鉴别,必要时进行肌电图检查。

如果肘关节僵硬是由骨折畸形愈合所造成的,它可能随着时间的延长呈进行性发展,这样的患者大多在就诊时就有明显的活动受限,严重影响劳动和生活,保守治疗常常难以奏效。如果肘关节有交锁与卡压,或者在伸屈活动的过程中而不是在运动到极限的位置上出现疼痛,非手术治疗往往无效。因此,如果患者的临床症状严重,影响生活,而且经过 3 个月以上的保守治疗没有明显改善时,应尽早手术治疗。手术治疗包括传统的切开手术以及近年来发展较快的关节镜下肘关节松解术。

(四)治疗

1. 治疗原则　鉴于保守治疗效果有限,手术治疗的趋势越来越明显,但无论采用何种方法手术,都应当遵循以下原则:

(1)明确诊断,针对病因进行治疗。严格将创伤后肘关节僵硬与风湿、类风湿、感染等造成的肘关节僵硬鉴别开来。

(2)严格选择病例。手术治疗的适应证包括,肘关节活动屈伸活动范围小于 $30°\sim130°$,旋前旋后活动都达不到 $50°$,影响患者生活,保守治疗 3 个月以上无明显效果者;关节活动范围虽然达到以上范围,但仍主诉工作生活不方便,且经过保守治疗无效者;关节在活动的过程中频频出现疼痛,或存在关节卡压与交锁症状者。

(3)手术步骤要完整规范,包括清理滑膜、去除游离体、切除影响关节活动的骨赘、彻底去除前后关节囊,采取必要的辅助手段既维持关节的稳定又方便功能锻炼。

(4)手术治疗必须与计划的康复锻炼紧密结合,至少实施 6 个月,以最大限度维持手术松解的效果。

2.手术技术 临床上用于治疗肘关节僵硬的有两类手术:切开手术和关节镜手术。各有千秋,选择与效果取决于具体的病情、医疗机构的条件、手术医师的技术和偏好。

(1)切开手术治疗肘关节僵硬:手术采取内外侧双切口,充分显露肘关节前后室。根据具体情况分别从肘关节前侧和后方切除阻碍关节伸屈活动的,完整切除前后关节囊,完全松解粘连组织,使肘关节伸屈活动范围达到预期的治疗目标,不影响关节伸屈活动的骨赘可不做切除,以减少手术损伤,有利于康复,也可以避免再次发生异位骨化的机会。手术中经内侧切口找到、游离、保护尺神经,视情况于松解术后做神经前移。如果手术中出于松解的需要,对肘关节侧副韧带进行剥离的病例,松解手术之后应当予以一期进行修复,并附加带铰链外固定支架(图 1-1-25),既能加强关节的稳定性,又能在术后早期进行功能锻炼。外固定支架8~10周后拆除。只要术后坚持主动活动,避免强力或手法被动活动,异位骨化复发的几率就会大大减少。

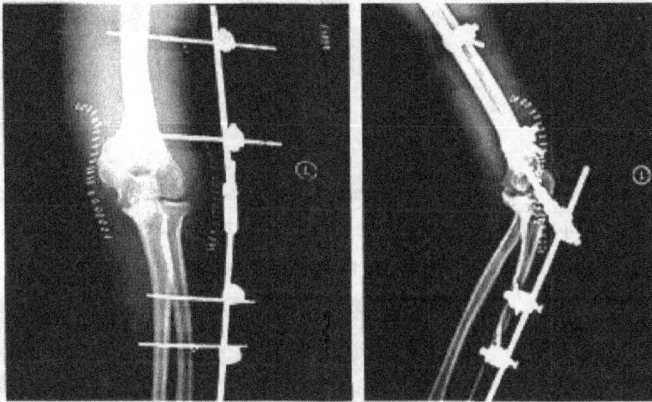

图 1-1-25 患者,术后 X 线片显示肘关节用带铰链的外固定支架固定,注意肘关节间隙恢复并得到维持

(2)关节镜手术治疗肘关节僵硬:通过在相应位置建立关节镜的工作入点,以便对肘关节做彻底的评估。操作过程中尽量避免伤及表皮神经:前方内侧入路建立在肌间隔前方,因此远离尺神经,但应注意避免伤及前臂内侧皮神经;外侧入路尽量位于关节近端,以避免伤及桡神经。由于前侧方入路位于肱肌深层,因此可有效地避免伤及肱动静脉和正中神经。后方入路的建立均位于肘后正中线及外侧,因此伤及血管神经的风险非常低(图 1-1-26)。

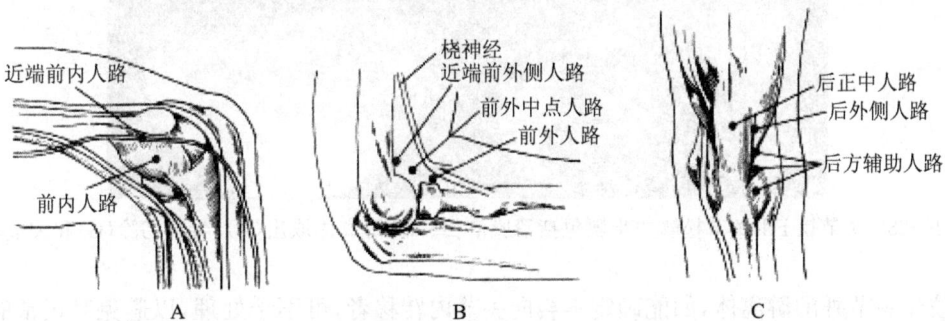

图 1-1-26 肘关节镜入路的解剖位置及毗邻血管神经

　　手术中首先要仔细检查关节内的各个部位,包括滑膜、关节软骨和游离体(图1-1-27)。手术操作包括清理滑膜,完全取出游离体,检查肘关节的三个关节面,对于已出现损伤的部位进行清创,必要时进行骨软骨移植。关节囊的松解应放在最后进行。对于后室的处理,一般不建议对鹰嘴进行过多的切除,因其会导致不稳定的发生,而应尽可能进行鹰嘴窝成型(图1-1-28)。

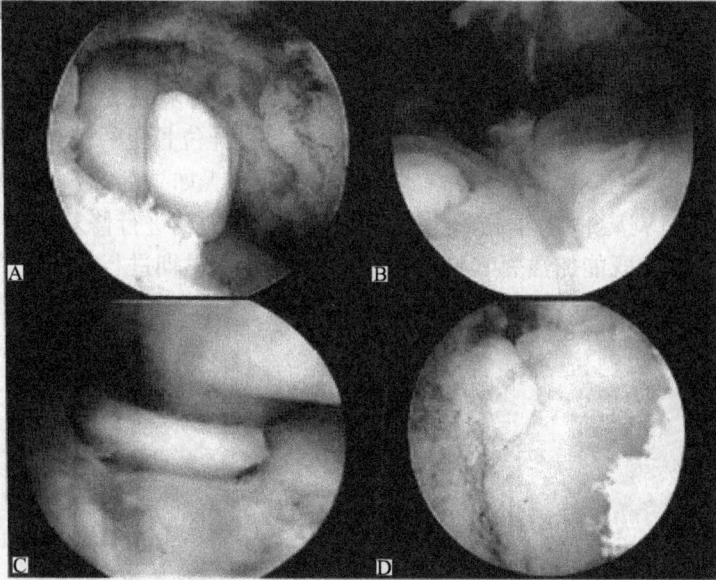

图1-1-27　关节镜下可见游离体(A)及关节面的骨性破坏,这种破坏可广泛分布于肱骨小头、滑车、甚至上尺桡(B)和尺骨半月切迹(C)等各个关节面,合并后方鹰嘴的骨性增生(D)

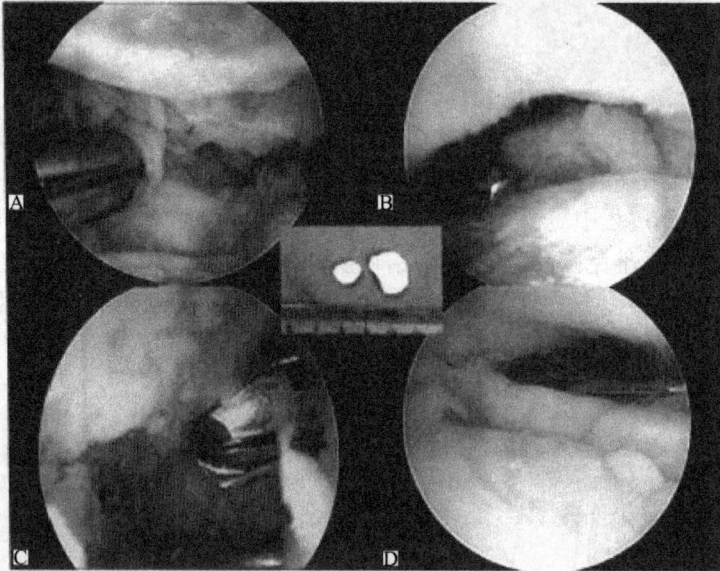

图1-1-28　关节镜下肘关节松解的步骤包括滑膜清扫(A)、游离体取出(B)、骨赘切除(C)和关节囊松解(D)

　　位于关节外的游离体,如能确定不会向关节内转移者,可不予处理,以避免对正常的肌肉组织造成破坏(图1-1-29)。

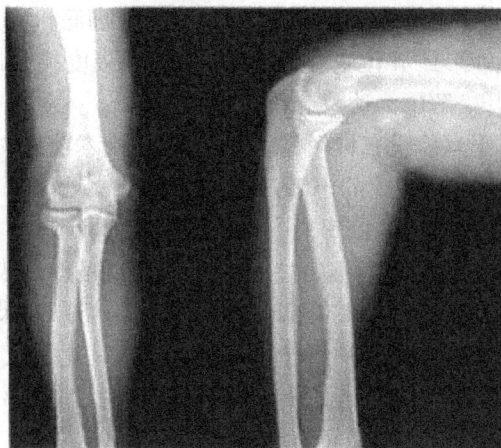

图1-1-29 病例二,术后X线显示,影响关节伸屈活动的骨赘已被完整切除,而位于肱肌肌肉纤维深层的游离体则留在原地,因为它不影响关节活动

关节镜下手术治疗肘关节僵硬,具有手术损伤小,术后疼痛轻,可以早期活动锻炼的优点,治疗效果比较好,患者的满意度比较高,值得推崇。

3. 治疗中的几个问题

(1)切开手术切口的选择:继发于创伤之后的肘关节僵硬原因较为复杂,既可能是由于原始创伤对关节的破坏,也可能是由于一期治疗不当,或晚期康复训练时强力被动活动所致。既往对此类疾病多采用切开手术治疗,其临床疗效较为确定。双侧切口在临床上应用较为普遍。通常先采取外侧切口,将伸肌起点从肱骨远端剥离下来,以显露关节。此时将肱肌向前方牵开,肱三头肌向后牵开,可充分暴露肘关节前后室。对于内侧的粘连、骨赘以及尺神经的处理,仅通过外侧切口难以显露,常需要附加内侧入路,部分剥离旋前屈肌起点,尽可能保护内侧副韧带前束不做切断。

(2)切开手术的不足:由于切开手术需要广泛剥离肘关节周围的软组织才能充分显露关节,而广泛的软组织剥离,势必造成较多的出血与损伤,以及随之而来的血肿机化、纤维瘢痕增生,结果很可能会影响患者术后活动度的恢复,在一定程度上降低了手术的效果。因此从术后长期随访的结果观察,患者最终的活动范围往往会小于手术结束时松解达到的范围。此外,广泛的显露势必造成对肘关节稳定结构的破坏,因此肘关节不稳定是切开手术一项常见的并发症。为避免该并发症的出现,往往在对关节进行彻底松解之后施加带铰链的外固定支架,既提供额外的稳定性,又保护组织顺利愈合,但需要增加额外的创伤与经济负担。另外一点,由于切开手术创伤较大,术后疼痛也会在很大程度上妨碍患者积极地开始早期进行功能康复,此时需要较好的疼痛控制才能保证患者配合功能锻炼。

(3)微创技术的利与弊:随着微创技术的发展肘关节镜的使用已成为国际上对肘关节挛缩患者进行松解的首选治疗方法。由于关节镜器械可从不同的工作通路对相应部位进行操作,不必破坏软组织稳定结构,又大大降低了神经血管损伤的风险,因此对患者的创伤较小,有利于患者更快的从手术中恢复,并可在手术早期开始功能锻炼,避免出血血肿造成术后关节粘连,最大程度的发挥手术松解的效果,因此越来越受到重视。关节镜操作,遵从的步骤与切开手术一致,均需要彻底清除影响关节活动的骨性及软组织结构,包括增生的滑膜、关节内的游离体、位于冠状突、桡骨头、鹰嘴等骨性突起和相应陷窝部位的骨赘、影响伸屈肘的前后关节囊。另一方面,虽然关节镜技术对患者的损伤较小,可彻底检查并处理整个肘关节,但如患者存在较为严重的骨性畸形或异位骨化,导致关节间隙极度狭窄或消失,则很难通过关节镜进行治疗,此时仍以切开松解更为适宜。

(4)尺神经的处理:对于术前没有神经症状的患者,以及术前屈肘超过 90°的患者,不必常规松解尺神经;术前已出现神经症状的患者,或者术前屈肘小于 90°,手术可以明显改善屈肘挛缩的患者,应考虑在术中进行神经松解。

松解手术可在肘管部位做局部切开,因为大多数尺神经的卡压发生在该部位。笔者的体会,对于大多数肘关节僵硬的患者,在肘管部位做 2cm 的小切口对尺神经的松解疗效较为理想。但对于术前已有充分证据表明尺神经已出现损伤变性表现的患者,建议采取常规内侧切口,近端松解至 Struhers 弓,远端松解至尺神经支配尺侧屈腕肌的第一个肌支为止,即广泛的神经松解,如仍存在较高张力应予以神经前置。

(五)术后康复

肘关节术后的康复锻炼与手术本身一样重要,且需要较长时间(超过 6 个月)才能维持住手术松解的效果。一旦患者放弃康复,晚期常会出现再次粘连,使得手术效果大打折扣,因此术前需要和患者认真沟通,并需剔除那些配合度不好,或无法密切随诊的患者。

对于异位骨化造成的肘关节僵硬的患者,笔者的经验,术前 2 个小时需要局部照射,手术中应对影响关节活动的骨化组织切除至无骨性阻挡为止即可,不必做广泛的骨化切除。术后应用 NSAID 类药物 6 周以预防再次骨化。

手术后早期的功能活动对于维持手术的效果是至关重要的,因此需要有效的疼痛控制,术后 PCA 的应用应作为常规使用。在整个康复锻炼期间,应注意避免强力被动活动,否则会适得其反。

对于长期僵硬的患者,肌肉的挛缩是术后再次僵硬的主要原因。长期的牵拉训练可在很大程度上避免再次僵硬。此类患者在术后建议佩戴可调节角度的带铰链的肘关节支具,持续 8～10 周,以伸肘困难为例,具体应用如下:

夜间:最大伸肘位;

8～9am:摘除支具,服用止痛、防止异位骨化药物;

9～12am:被动伸屈活动,冷敷;

12～2pm:佩戴支具,维持最大屈肘位;

2～5pm:被动伸屈活动,冷敷;

5～6pm:摘除支具,服用止痛、防止异位骨化药物;

6～9pm:被动伸屈活动。

(六)总结

1.肘关节僵硬是一类较为常见的疾病,主要表现为伸屈活动受限及不同程度的旋转受限。正确区分导致僵硬发生的原因是治疗成功的前提条件。

2.对于经过保守治疗无效的肘关节僵硬的患者,或存在交锁与卡压、活动过程中明显疼痛的患者应作为手术治疗的指征。

3.屈伸 30°～130°,旋前旋后各 50°一直是手术治疗的目标,以及是否需要手术的标准之一,但应针对患者个体化分析,如活动范围超过以上标准,但仍达不到患者日常生活要求,应适当放宽纳入标准。

4.无论切开手术还是微创手术,均应遵从以下步骤:增生滑膜的切除,完整取出游离体,影响关节活动的骨赘的切除,前后关节囊的完整切除,以及尺神经的处理。

5.术后康复与手术本身同样重要,且需较长时间。

(杨震)

第五节　尺桡骨干骨折

一、受伤机制

1.直接暴力与间接暴力均可造成桡、尺骨干单骨折。桡、尺骨干单骨折时,因为有对侧骨的支持,一般无严重移位;由于骨间膜作用,骨折断端容易向对侧骨的方向移位,但当移位加大超过一定范围时,就会合并上或下桡尺关节脱位,即孟氏骨折或盖氏骨折。成人桡骨干上1/3的骨折,当骨折线位于旋前圆肌止点近端时,由于附着于桡骨结节的肱二头肌以及附着于桡骨上1/3的旋后肌的牵拉作用,会使骨折的近段向后旋转移位(图1-1-30A);附着于桡骨中部及下部的旋前圆肌和旋前方肌的牵拉,使骨折远段向前旋转移位。桡骨干中1/3或中下1/3骨折,当骨折线位于旋前圆肌止点远端时,由于肱二头肌与旋后肌的旋后倾向被旋前圆肌的旋前力量相抵消,骨折近段往往处于中立位;骨折远段因受旋前方肌的牵拉而向前旋转移位(图1-1-30B)。桡、尺骨干单根骨折在幼儿多为青枝骨折。

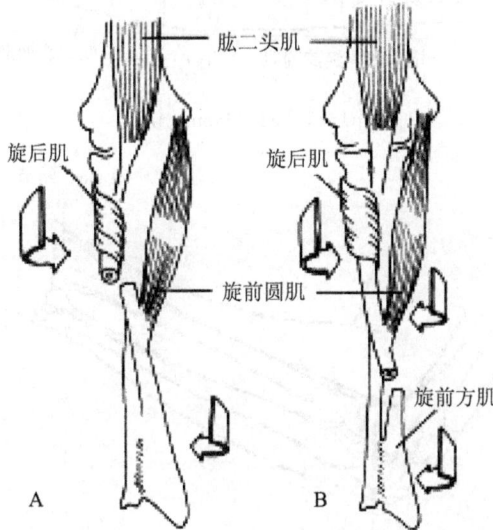

图1-1-30　桡骨不同部位骨折后,由于肌肉牵拉的影响产生不同的移位方式,桡骨近段骨折由于旋后肌作用,骨折的向外后(A)移位;桡骨远段骨折由于旋前圆肌的作用,骨折的近端向前移位(B)

2.桡、尺骨干双骨折较为多见,儿童占多数。桡骨上段包括桡骨头和桡骨颈,由上向下逐渐粗大,下端与腕骨相连接构成腕关节的主要部分,桡骨有一个向桡侧的生理弧度,尺骨近端与肱骨构成肘关节的主要部分,尺、桡两骨均向背侧有一个生理弧度,两骨之间有致密的纤维膜称为骨间膜,骨间膜上下松紧一致,对稳定上下桡尺关节及维持前臂旋转功能起重要作用。当前臂在中立位时,骨间隙最大,骨间膜上下一致紧张。而当前臂旋前或旋后时,骨间隙缩小,骨间膜上下松紧不一致,两骨间的稳定性降低。所以在处理桡、尺骨干双骨折时,为了保持骨间膜的最大宽度和前臂旋转功能,预防骨间膜挛缩,在骨折复位后,应将前臂置于中立位。桡骨、尺骨干双骨折的外因有三种:直接暴力:一般造成横断或粉碎骨折,两骨折往往在同一或相近平面上;间接暴力:两骨折线多不在同一平面,桡骨骨折线在上,以横断、短斜形为多,尺骨断面较低;扭转暴力:骨折线向一侧倾斜,桡骨干骨折线在下,尺骨干骨折线在上,以螺旋骨折多见。

二、尺桡骨骨折的手术入路

1. 前臂包含了很多肌肉、神经和血管组织,在前臂旋转过程中这些组织的位置都会随之发生变化。桡骨干显露的最佳切口是掌侧入路的 Henry 切口(图 1—1—31)及背侧入路的 Thompson 切口(图 1—1—32)。背侧的切口相对更加安全,使用也更广泛,但远段切口有时也会损伤到桡神经浅支、前臂外侧皮神经及头静脉,近段切口有损伤后骨间神经的风险。尺骨几乎全段都位于前臂后方的皮下,所以尺骨所有的部分都可以通过后侧入路来显露。

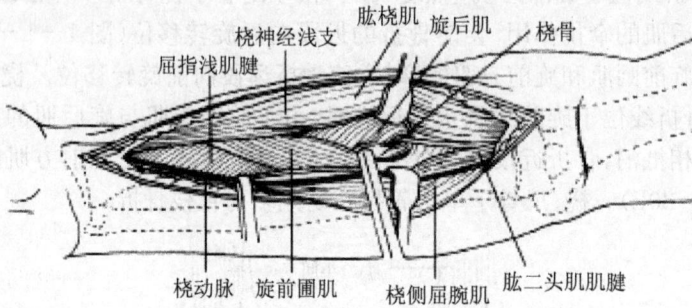

图 1—1—31　Henry 切口

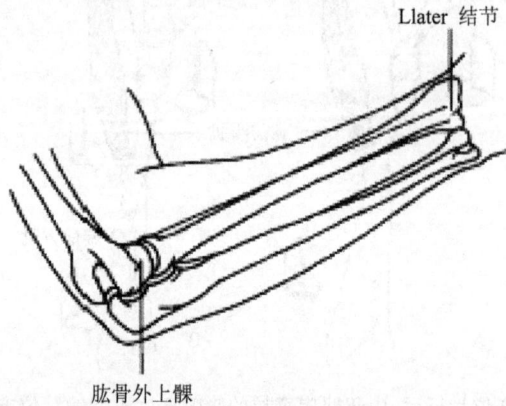

图 1—1—32　Thompson 切口

(1)尺骨近侧后侧 Boyd 入路(图 1—1—33):此入路同时可以用于显露桡骨近侧 1/4,治疗尺骨近侧 1/3 骨折并伴有桡骨小头脱位(孟氏骨折),也可以单独用于显露桡骨近侧 1/4,该入路比其他入路更不易损伤桡神经深支。切口从肘关节近侧 2.5cm、肱三头肌肌腱外侧开始,向远端经过尺骨鹰嘴尖的外侧缘,沿着尺骨的边缘,止于尺骨近、中 1/3 交界处,从位于内侧缘的尺骨和位于外侧缘的肘肌和尺侧伸腕肌之间的间隙分离。在切口近端的骨膜下剥离肘肌,并向桡侧牵拉,显露桡骨小头。在桡骨小头远侧骨膜下翻转起于尺骨的旋后肌,并向深部分离至骨间膜。从桡骨近端 1/4 剥离旋后肌,将整个肌肉向桡侧翻转,包括肘肌和尺侧伸腕肌的近侧部分,这样就暴露了尺骨的外侧面和桡骨近侧 1/4。翻转的旋后肌保护了桡神经深支,在切口的近侧结扎间骨返动脉,而不是骨间背侧动脉。

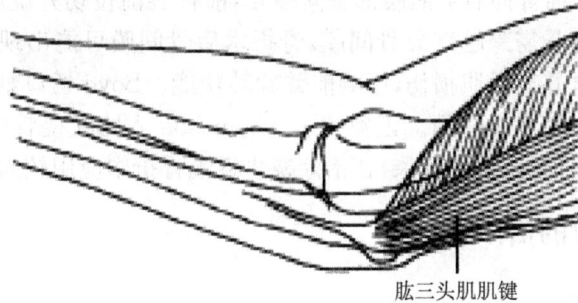

肱三头肌肌键

图 1-1-33　尺桡骨近端 Boyd 入口

(2)尺骨近侧 Gordon 入路:对尺骨近端粉碎性 Monteggia 骨折,Gordon 采用的切口保留了尺骨游离骨片上的肘肌附着点。采用复合切口,入路位于肘肌和尺侧伸腕肌之间,用于显露桡骨小头。远端采用 Boyd 入路,用于显露尺骨干。因而肘肌的骨性附着部可保留下来,在 Boyd 入路中肘肌是离断的。在显露尺骨干远段时,要防止损伤尺神经手背支。

(3)桡骨掌侧 Henry 入路:Henry 入路是在桡神经与正中神经之间进行分离,切口的远段位于肱桡肌和桡侧屈腕肌之间,近段位于肱桡肌和旋前圆肌之间。用于桡骨干骨折的切开复位内固定术的显露。桡骨掌侧入路的适应证包括:桡骨骨折切开复位内固定术;桡骨骨不连植骨内固定术;桡骨截骨术;桡骨骨肿瘤的活检和治疗;桡骨慢性骨髓炎的死骨摘除术;桡骨粗隆的前侧显露。桡骨掌侧入路操作时患者仰卧位,患肢置于手术桌上,前臂旋后。切口自肘窝屈侧肱二头肌外侧至桡骨茎突(根据需要确定切口长短),沿皮肤切口切开皮肤、浅筋膜和深筋膜,找到肱桡肌内侧缘;近端在肱桡肌与旋前圆肌之间、中远端在肱桡肌与桡侧腕屈肌之间进入;显露并保护肱桡肌深层的桡神经浅支、桡动脉及两条伴行静脉;结扎桡动脉到肱桡肌的分支;近端 1/3 深层显露:肱二头肌桡骨粗隆附着点外侧进入桡骨(防止损伤肱二头肌内侧的桡动脉);前臂充分旋后,将骨间后神经拉向后外侧可以避免损伤穿过旋后肌的骨间后神经;中部 1/3 深层显露:前臂旋前显露旋前圆肌止点并切断,向内侧作骨膜下剥离显露桡骨中1/3,远端 1/3 深层显露:前臂旋后,在拇长屈肌和旋前方肌的外侧切开桡骨的外侧骨膜。

2.桡骨前侧入路的特点包括

(1)位于桡神经与正中神经界面:远端位于肱桡肌(桡神经)和桡侧腕屈肌(正中神经)之间,近端位于肱桡肌(桡神经)和旋前圆肌(正中神经)之间;

(2)桡骨近端骨间后神经在旋后肌内围绕桡骨颈走行,只有当前臂旋后才能充分显露旋后肌止点,骨膜下剥离可以避免损伤骨间后神经;

(3)注意保护的组织有桡动脉,桡神经浅支。

3.桡骨后外侧 Thompson 入路　对桡骨近 1/3 骨折,一般行背外侧的 Thompson 切口,入路在桡侧腕短伸肌与指伸总肌之间,将接骨板放在背侧骨面,因为若将接骨板置放在掌侧,当前臂旋前时,接骨板有可能碰撞尺骨冠状突而使前臂旋前活动受限。也可采用掌侧 Henry 切口,使损伤骨间背侧神经的可能性大大减小。有学者则主张对桡骨上 1/3 和下 1/3 采用 Henry 切口,其优点是切口可以延长并可以切开掌侧深筋膜,其缺点是切口的近侧是神经、血管。有学者主张对桡骨中 1/3 骨折采用 Thompson 切口,其优点是骨折容易显露且接骨板可置于张力侧,其缺点是不易延伸切口。偏前的 Henry 切口从肱二头肌腱和肱桡肌之间进入需结扎桡动静脉的返支可能影响静脉回流,同时因切口偏前,固定接骨板时操作困难。后侧入路(Boyd 切口)将整个前臂伸肌群肌腹部翻向桡侧,前臂旋前位切开旋后肌尺骨起点,避免桡神经深支损伤;显露桡骨需跨越部分骨间膜,骨折术后骨间膜可能出现挛缩、钙化,甚至尺桡骨骨桥形成,还可能合并旋后肌损伤,影响前臂旋转功能。Boyd 切口难以向远端延伸显露桡骨中下段,此切口不作为常规应用。正确使用 Thompson 入路在桡骨中上段显露,可收到操作简易、显露充分,组织损伤小等效果,在治疗桡骨近端骨折中应用较为广泛。

三、尺桡骨骨折的治疗

1.非手术治疗

(1)桡骨骨干双骨折可发生多种移位,如重叠、成归、旋转及侧方移位等,若治疗不当可发生尺、桡骨交叉愈合,影响旋转功能,因此治疗的目标除了良好的对位、对线以外,特别注意防止畸形和旋转。麻醉常采用局部麻醉或臂丛神经阻滞麻醉,将患者置于仰卧位,在肩外 90°,屈肘 90°位,沿前臂纵轴向远端牵引,肘部向上作反牵引。远端的牵引位置以骨折部位而定,若为桡骨在旋前圆肌止点以上骨折,近折端由于旋后肌和肱肌的牵拉,而呈屈曲,旋后位,远折端因旋前圆肌及前方肌的牵拉而旋前,此时应在略有屈肘、旋后位牵引,若骨折线在旋前圆肌止点以下,近折端因旋后肌和旋前圆肌力量平衡而处于中立位,骨折端略旋前,应在略旋后位牵引,若骨折在下 1/3,由于旋前方肌的牵拉,桡骨多处于旋前位,应在略旋后位牵引,经过充分持续牵引,取消旋转,短缩及成角移位。术者用双手拇指与其余手指在尺桡骨间用力挤压,使骨间膜分开,紧张的骨间膜牵动骨折端复位。必要时再以折顶,反折手法使其复位。

(2)复位后可采用小夹板或石膏固定,小夹板固定时,用四块小夹板分别放置于前臂掌侧、背侧、尺侧和桡侧,用带捆扎后,将前臂放置于防旋板上固定,再用三角巾固定患肢,为了更好地维持复位位置,可在尺、桡骨间使用分骨垫和固定垫,但应注意松紧度,避免压迫引起皮肤、肌坏死,或引起骨筋膜室综合征。现多采用石膏固定,即上肢管型石膏固定。一般 8～12 周可达到骨性愈合。

2.髓内钉固定

(1)前臂骨折由于不同方向肌肉力量的牵拉,大多数为不稳定骨折,需要手术治疗,通过内固定的方法维持骨折复位后的稳定。髓内钉固定是治疗前臂骨折的常用的方法,分为顺行法治疗和逆行法治疗两种方式,髓内针包括很多种类:Rush 髓内针、Kuntschnaer 髓内针、克氏针、三角髓内钉和圆形髓内钉等。桡骨骨折进行髓内钉固定时,一般在上臂止血带下先行手法牵引复位,将前臂外展、肘关节屈曲,在 C 形臂机透视下观察骨折复位情况。

(2)桡骨干顺行法髓内针固定时采用 Stab 切口,显露桡骨茎突,在桡骨茎突上开髓穿入髓内针,髓内针直径约 2～3mm,通常为弹性髓内针。在 C 形臂 X 线光机下行骨折复位,并将髓内针通过骨折线进入桡骨近段,插至桡骨头下方的软骨下方。桡骨干在两个平面上具有弧度,在冠状面向外侧的弯曲及在矢状面向后方的弯曲。桡骨中段最为狭窄,这些解剖学特点使得桡骨干骨折不适合进行髓内固定,直的坚硬的髓内针很难适合这些特点,所以目前所使用髓内针往往都具有一定的弯曲度,并且有一定的弹性,通过骨折线后能够具有防止扭转力、旋转力及成角的力量。也有人尝试通过两枚不同直径和长度的髓内针固定桡骨干骨折,其中

1枚髓内针作为复位针,另外一枚作为固定针。获得了良好的临床结果。骨折断端非常不稳定时,很难通过顺行法完成固定,则需要逆行法髓内针固定,即在骨折断端位置进行限制性切开,显露骨折断端,在将髓内针先插入骨折远端,从桡骨茎突穿出后,再在直视下行骨折断端复位,并将髓内针穿入骨折近端。

(3)尺骨干骨折进行髓内针固定时:尺骨干骨折髓内针固定的进针点为尺骨鹰嘴,顺行法时,在C形臂X线机监视下,选多根直径1.5~2.0mm克氏针经尺骨鹰嘴后方正中或两侧由近端向远端进针或尺骨下端背侧尺骨茎突桡侧缘作为入针点,由远端向近端进针。透视下整复骨折,并将髓内针通过骨折线到达骨折对侧,完成固定。尺骨干骨折在复位困难或骨折复位后难以维持的情况下,需要逆行法固定,其方法是:在尺骨骨折部位行小切口显露骨折断端,将髓内针自断端插入骨折近端,并从尺骨鹰嘴处引出,直视下行骨折复位,并将髓内针通过骨折线,固定尺骨干,髓内针远端尽量靠近尺骨远端,近端留在尺骨鹰嘴皮下或者皮肤外面,以待骨折愈合后拔除。

(4)髓内针固定治疗前臂骨折优点是:切口小、不影响皮肤美观,手术操作微创,对软组织的剥离少,有效降低感染及降低了骨折延迟愈合和不愈合的发生率。但是髓内针固定也有一些不足,难以达到坚强的固定,对抗成角、扭转和旋转的力量较小。往往需要术后较长时间辅助外固定制动,从而影响了术后功能恢复。髓内针的针尾留在皮肤表面或者皮下,也对肌腱、软组织产生激惹作用。

(5)接骨板螺钉固定:接骨板螺钉固定是治疗桡骨干骨折最为常用的方法,也是最为适合的一种方法,能够提供坚强的固定来维持复位。早期的加压接骨板内固定治疗大多数的骨折,一般不用植骨。为了尽可能的保存前臂的具有旋转功能,前臂骨折的治疗遵循关节内骨折的治疗原则,对于简单的尺桡骨骨干骨折,需要进行解剖复位、断端之间加压、绝对稳定固定。而对于粉碎性骨折、或者严重骨质疏松性骨折,则需要通过锁定接骨板技术进行相对稳定固定,因为在这种情况下如果片面的追求绝对稳定固定,非但达不到断端之间的加压,反而有可能会导致骨折的继发性移位。在临床上最为常用的接骨板螺钉固定系统包括动力加压接骨板(Dynamic Compression Plate,DCP)、限制接触性动力加压接骨板(Limited Contact Dynamic Compression Plate,LC－DCP)及锁定加压接骨板(Locking Compression Plate,LCP)。LCP的出现大大方便了前臂骨折的治疗,它既能为简单骨折提供动力加压作用,也能为粉碎性骨折提供成角稳定固定(图1－1－34)。

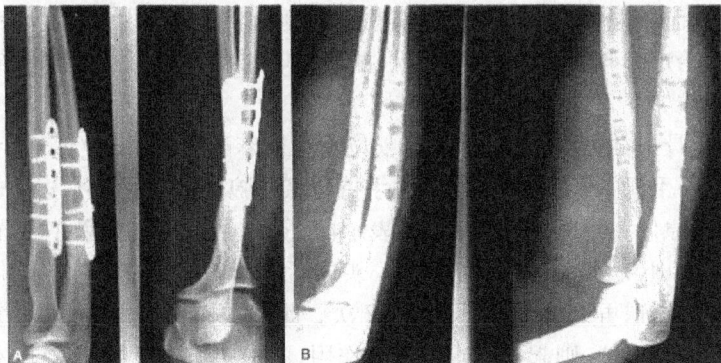

图1－1－34 LCP治疗尺桡骨干双骨折

(6)板钉固定治疗尺桡骨骨干骨折也存在很多问题,如软组织的广泛剥离,感染,延迟愈合或者不愈合,神经血管的损伤。接骨板内固定固定失效率为0~5%。发生感染率为3%~9%,延迟愈合和不愈合率为2%~13%。再次发生骨折率为术中神经损伤率更高,背侧后骨间神经损伤率为7%~10%。

四、孟氏骨折与盖氏骨折

在桡尺骨骨干骨折中,孟氏骨折和盖氏骨折是其特殊的类型,或者是损伤更重的类型。

1.孟氏骨折

(1)尺骨上1/3骨折合并桡骨小头脱位称孟氏骨折。孟氏骨折多发生于青壮年及小儿,直接或间接暴力皆可引起。1914年意大利外科医师Monteggia最早报道了这种类型骨折,故称孟氏骨折。孟氏骨折多为间接暴力致伤,根据暴力方向及移位情况临床可分三种类型:伸直型比较常见,多发生儿童。肘关节伸直或过伸位跌倒,前臂旋后掌心触地。作用力顺肱骨传向下前方,先造成尺骨斜形骨折,残余暴力转移于桡骨上端,迫使桡骨头冲破,滑出环状韧带。向前外方脱位。骨折断端向掌侧及桡侧成角。成人直接暴力打击造成骨折,骨折为横断或粉碎型。屈曲型多见于成人。肘关节微屈曲,前臂旋前位掌心触地,作用力先造成尺骨较高平面横形或短斜型骨折,桡骨头向后外方脱位,骨折断端向背侧,桡侧成角。内收型多发生幼儿。肘关节伸直,前臂旋前位,上肢略内收位向前跌倒,暴力自肘内方推向外方,造成尺骨喙突处横断或纵行劈裂骨折,移位较少,而桡骨头向外侧脱位。

(2)患者外伤后肘部及前臂肿胀,移位明显者可见尺骨成角或凹陷畸形。肘关节前外或后外可摸到脱出的桡骨头。前臂旋转受限。肿胀严重摸不清者,局部压痛明显。

(3)孟氏骨折分类:Ⅰ型:尺骨干骨折向前成角,桡骨头向前脱位,约占60%,石膏固定于屈肘110°,前臂旋后;Ⅱ型:尺骨干骨折向后成角,桡骨头向后脱位,约占15%,石膏固定于屈肘70°,前臂旋后;Ⅲ型:儿童尺骨近端干骺端骨折合并桡骨头前/外侧脱位,约占20%;Ⅳ型:尺骨近端1/3骨折并肱二头肌结节下桡骨上1/3骨折,桡骨头脱位,约占5%。

(4)X线检查:前臂正、侧位片可以确诊。应包括肘关节以免漏诊,注意肱桡关节的解剖关系,必要时可拍健侧X线片作对照。

(5)诊断:根据患者有明显外伤史,患肢疼痛,活动受限,局限性压痛。X线片可确定骨折部位及移位情况。

(6)治疗:由于此种损伤兼有骨折与脱位,治疗较为复杂。如果在具体措施上不能两者兼顾,则预后多不佳,已成为骨科临床上一大难题。即便手术复位及内固定,其疗效亦往往难以十分满意。因此,治疗时务必加以重视。需根据患者年龄及骨折情况等不同特点酌情加以处理,具体方法及要求如下。

1)儿童及幼儿骨折:绝大多数可用闭合复位治疗。麻醉后,将患肢置于上肢螺旋牵引架上,在牵引下术者一手拇指压住桡骨小头、另手持住患儿腕部,在边牵引,边旋转前臂的同时,迫使桡骨小头返回原位。当闻及弹响声时,表示已还纳,此时可将患肢肘关节屈曲至70°~80°,如此可减少桡骨小头的滑出率。如桡骨小头向后脱出,则应取略伸位。并以上肢石膏托固定。数天后,肿胀消退再更换上肢石膏1~2次。此种操作方式的特点是:复位疗效佳:桡骨头易于复位,且一旦还纳,则起内固定及支撑作用,尺骨亦随之复位;操作简便:复位手法几乎与单纯之桡骨头或颈骨折完全一致,易于操作;预后佳:根据对此类骨折患儿的远期随访,疗效均较满意。

2)成人骨折:治疗多较复杂,往往需要手术治疗。尺桡骨双骨折＋桡骨小头脱位:原则上采取切开复位及内固定,其中包括对环状韧带的修补或重建。尺骨及桡骨骨折宜选用髓腔三角钉内固定,并注意尺桡骨本身的生理弧度;其他类型者也可以先以手法复位及石膏固定。如手法失败,应尽早开放复位及内固定术。

3)孟氏骨折早期的处理非常关键,特别是在进行骨折复位固定的同时,一定要注意观察桡骨头的复位情况。一般情况下,尺骨干复位后,桡骨小头会自然复位并较为稳定,但是当关节内嵌入软组织时,会增加桡骨头的复位难度,甚至需要切开复位上尺桡关节。桡骨头的陈旧性脱位是肘关节不稳定的重要原因之一,常会出现肘关节屈伸功能受限,肘外翻畸形等,会给后期的治疗带来困难。

2. 盖氏骨折

(1)桡骨中下 1/3 骨折,合并下尺桡关节(Distal Radiou Ulnar Joint,DRUJ)脱位。此类损伤首先在 1824 年由 Astley Cooper 进行了描述,1934 年 Galeazzi 详细描述了此种损伤,并建议强力牵引拇指可以将其整复。此后就将此种类型的损伤称为盖氏骨折。还曾被称为 Piedmon 骨折。Compbell 还将其称为"必须骨折"(fracture of necessity),因为这种类型的损伤是必须通过手术治疗。此种损伤较孟氏骨折更为多见,其发生率约高于后者 6 倍,占前臂骨折的 6%~7%。盖氏骨折的受伤机制可以是由于直接打击桡骨远 1/3 段的桡背侧而造成;亦可因跌倒,手撑地的传达应力而造成,还可因机器绞轧而造成。受伤机转不同,其骨折也有不同特点。盖氏骨折分为 3 型。

1)桡骨远端青枝骨折合并尺骨小头骨骺分离,均为儿童。此型损伤轻,易于整复。

2)桡骨远 1/3 骨折,骨折可为横形,短斜形,斜形。短缩移位明显,下尺桡关节脱位明显。多为跌倒手撑地致伤。前臂旋前位致伤时桡骨远折段向背侧移位,前臂旋后位致伤时桡骨远折段向掌侧移位。临床上以掌侧移位者多见。此型损伤较重,下尺桡关节掌背侧韧带,三角纤维软骨盘多已断裂(三角纤维软骨盘无断裂时多有尺骨茎突骨折)。骨间膜亦有一定的损伤。

3)桡骨远 1/3 骨折,下尺桡关节脱位,并合并尺骨干骨折或尺骨干之外伤性弯曲。多为机器绞轧伤所致。损伤重,可能造成开放伤口。此时除下尺桡关节掌、背侧韧带,三角纤维软骨盘破裂外,骨间膜多有严重损伤。

(2)患者的症状和体征与创伤严重程度有关。骨折移位不明显时仅有疼痛、肿胀和压痛。如果骨折移位明显,桡骨干会出现短缩和成角,下尺桡关节处也会有压痛,尺骨头膨出。多为闭合性骨折,开放性骨折也多为桡骨骨折的近端穿破皮肤所致,伤口较小。神经血管损伤较为罕见。X 线片的表现是:骨折部位在桡骨中下 1/3 交界处,为横形或短斜形,多无严重粉碎。如桡骨骨折移位显著,下尺桡关节将完全脱位。于前后位 X 线片上,桡骨表现为短缩,远侧尺桡骨间距减少,桡骨向尺骨靠拢。侧位 X 线片上,桡骨通常向掌侧成角,尺骨头向背侧突出。

(3)盖氏骨折是一种少见的不稳定骨折,通常髓内钉不能获得良好的稳定性。切开复位接骨板内固定总体效果良好,但是也有一些并发症,即便是使用坚强的内固定技术也不能保证 DRUJ 的稳定复位,所以最佳治疗方法是切开复位坚强内固定治疗桡骨干骨折,同时检查 DRUJ 的稳定性,如果 DRUJ 随之复位并能维持正常的位置,则保持前臂旋后位石膏固定。如果 DRUJ 仍然不稳定,则需要用 2.0mm 克氏针固定 DRUJ 的尺桡骨。如果为陈旧性

DRUJ 不稳定,并且出现脱位或半脱位,根据患者的病情考虑是否需要在 DRUJ 松解复位后,行关节囊及关节韧带重建术。

(闫伟)

第六节　桡骨远端骨折

一、桡骨远端骨折概述

(一)桡骨远端骨折背景

1.桡骨远端骨折是四肢长干骨中常见的骨折类型,占到骨折总数的 1/6,多发于老年人,尤其是>60 岁的老年人。

2.由于老年患者常常合并骨质疏松,因此桡骨远端骨折多继发于低能量损伤,比如摔伤等。

3.年轻患者的桡骨远端骨折则继发于高能量损伤,比如交通事故以及运动损伤等。

4.腕关节是全身最重要、活动频率高、功能恢复要求较高的重要关节。

5.桡骨远端骨折是骨科临床常见的骨折类型,损伤机制复杂,骨折类型多样,治疗方法灵活。

6.治疗不当容易导致腕关节慢性疼痛和僵硬,严重影响手部的功能,给患者的生活造成不便。

7.全面详细地了解腕关节的诊疗常规是骨科医师的必修。

(二)桡骨远端骨折应用解剖

1.旋前方肌　旋前方肌位于前臂远侧,拇长屈肌和指深屈肌的深面,紧贴尺桡骨及骨间膜的前面,呈近似四方形,其血供有骨间前动脉,桡、尺动脉的旋前方肌支和骨间后动脉的穿支。桡骨远端掌侧入路手术中,钢板放置于旋前方肌的深层,钢板受到旋前方肌的覆盖保护,从而避免了肌腱刺激的产生。因此,桡骨远端骨折的切开复位内固定,更多倾向于选择掌侧入路。

2.分水岭　分水岭在桡骨远端的高度,位于额状面旋前方肌及关节线之间。从矢状位看,分水岭是桡骨远端掌侧的最高点。任何掌侧的内固定如果超越分水岭的高度,势必会造成掌侧的屈肌腱的刺激,容易导致屈肌腱鞘炎甚至肌腱断裂的风险。

3.伸肌腱　从腕关节标本切片及 MRI 检查可以清楚看到桡骨远端背侧伸肌腱与骨面紧密贴合。同时背侧 Lister 结节突起,造成桡背侧不够平坦的表面。如果术中背侧钢板放置不当,或者掌侧螺钉穿出背侧皮质都将导致背侧伸肌腱损伤、断裂或者伸肌腱鞘炎的发生。

(三)桡骨远端骨折损伤机制

1.低能量损伤　老年患者常常合并骨质疏松,因此桡骨远端骨折多继发于低能量损伤,比如摔伤等。

2.高能量损伤　年轻患者的桡骨远端骨折则继发于高能量损伤,比如交通事故以及运动损伤等。

3.三柱理论　近年来,桡骨远端骨折的理念进展在于三柱理论的提出图 1-1-35)。桡骨远端三柱理论由 Rikli&Regazzoni 于 19%年提出,桡骨远端由桡侧柱、中间柱、尺侧柱三柱组成。桡侧柱包括桡骨茎突、桡骨的桡侧部分、舟状关节面;中间柱包括桡骨的尺侧部分、月骨关节面、乙状切迹;尺侧柱包括尺骨远端、三角纤维软骨复合体(TFCC)、尺骨头的下尺桡关节面。桡侧柱对应舟状骨,中间柱对应月骨,尺侧柱对应三角骨。中间柱对桡腕关节的力学传导起着关键的作用,中间柱的损伤往往合并腕关节韧带的损伤,其中中间柱的掌侧缘是下尺桡关节(DRUJ)的附着点,因此中间柱的良好固定关系着 DRUJ 的稳定性。Palmer 等研究显示,正常情况下,桡骨远端也就是桡侧柱和中间柱承受了 80% 的轴向载荷,三角软骨和尺骨小头仅仅承受了 20% 的载荷。

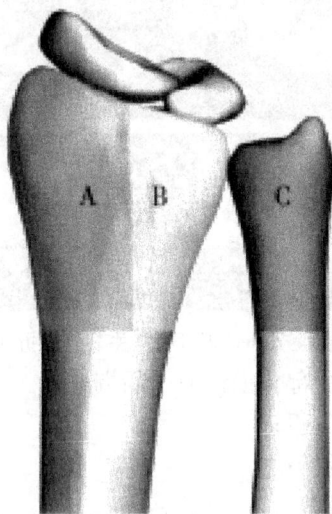

图 1-1-35 三柱理论

A. 桡侧柱;B. 中间柱;C. 尺侧柱

三柱理论应用于切开复位内固定的治疗原则包括:

(1)三柱当中任何一柱的损伤都需要稳定;

(2)中间柱关系到下尺桡关节(DRUJ)的稳定;

(3)桡侧柱可以从掌侧或背侧支撑;

(4)骨折向掌侧移位,需要选择掌侧入路;

(5)如果尺背侧骨块不能得到很好复位,应当考虑到由腕背侧韧带的牵拉引起,需要选择背侧入路。

三柱理论的推广及应用对于桡骨远端内固定的设计、治疗方法的判定、手术入路的选择均起到了重要的作用。

(四)桡远端骨折分型

1.桡骨远端 AO 分型桡骨远端按照 AO 分型为 23,具体又分为 A 型、B 型、C 型骨折(图1-1-36)。

(1)A 型:关节外骨折。

1)A1 桡骨正常,尺骨损伤均在关节囊外;

2)A2 桡骨关节外-单纯压缩或嵌插骨折;

3)A3 桡骨关节外-粉碎骨折。

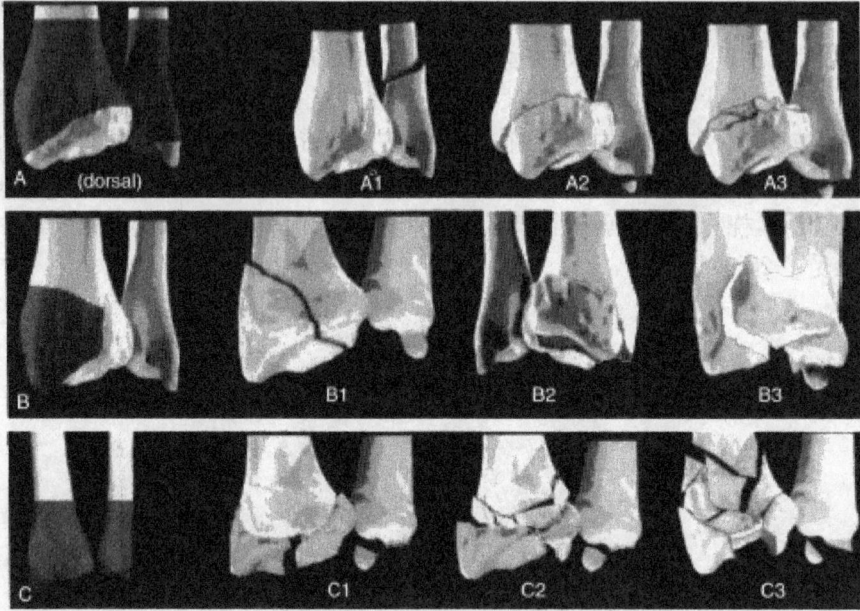

图 1-1-36　A 型:关节外骨折;B 型:关节外骨折;C 型:关节外骨折

(2)B 型:部分关节骨折关节面部分损伤但干骺端完整。

1)B1 Chauffeur's 桡骨茎突骨折;

2)B2 背侧 Barton's(巴通)骨折;

3)B3 掌侧 Barton's(巴通)骨折。

(3)C 型:完全关节内骨折。

1)C1 完全关节内桡骨和干骺端简单;

2)C2 完全关节内桡骨简单干骺端粉碎;

3)C3 完全关节内桡骨粉碎。

虽然,桡骨远端分类方法众多。但是,目前受到广泛应用的分型仍然是 AO 分型,AO 分型采用数字编码的方法,较其他分型方法更为细致全面,几乎涵盖了桡骨远端所有的骨折类型,是目前文章撰写、会议交流的主要分型方法。

2.桡骨远端其他分型　桡骨远端骨折分类方法繁多,除了 AO 分型之外常以人名方法命名,临床工作也便于记忆。例如 Colles 骨折、Barton 骨折、Smith 骨折、Chaufeur 骨折、Rutherford 或 Cotton 骨折等。除此之外还包括 Melone 分类法、Frykman 分型、Rayhack 分型、Fermandez 分类法、Mayo 关节内骨折分型等分型系统。各种分类方法侧重点不同,例如 Melone 分型和 Mayo 分型强调关节内骨折;Fermandez 分类法根据创伤的机制分类;Frykman 分型考虑到下尺桡关节损伤。

(五)桡骨远端骨折的术前评估

1.临床评估

(1)骨折移位、肢体肿胀程度不同,患者的症状和体征较为明显。

桡骨远端骨折可呈现明显畸形例如:"餐叉手"、"枪刺手"。

(2)腕关节活动过程中出现骨擦音、异常挥动,可提示桡骨远端骨折。

不要反复尝试诱发骨擦音,该过程中可能引起神经和血管损伤。

（3）神经、血管肌腱损伤发生率不高，但仍需充分重视。

1）骨折向掌侧移位可能导致正中神经、桡动脉等损伤。

2）骨折向背侧移位可能导致伸肌腱卡压。

（4）注意肿胀畸形引起的其他并发症。

腕管综合征存在一定的发生率。

2.影像学评估

（1）X线检查：是评估桡骨远端损伤的首要步骤。大部分的异常，比如骨折、脱位、力线不良、静态不稳定等等，可以很容易的从标准X线检查判别（图1—1—37）。因此，实施标准的X线投照是进行准确判断的前提要求。标准X线前后位投照方法是：手掌向下水平放置，肘关节外展与肩同高，屈曲90°，前臂与腕关节位于旋转中立位。标准X线侧位投照方法是：腕伸肌间沟与尺骨的尺侧面轮廓相吻合，同时掌骨与桡骨位于同一轴线。从标准的前后位及侧位X线，可以测量出桡骨远端的掌倾角、尺偏角和桡骨高度等重要参数。

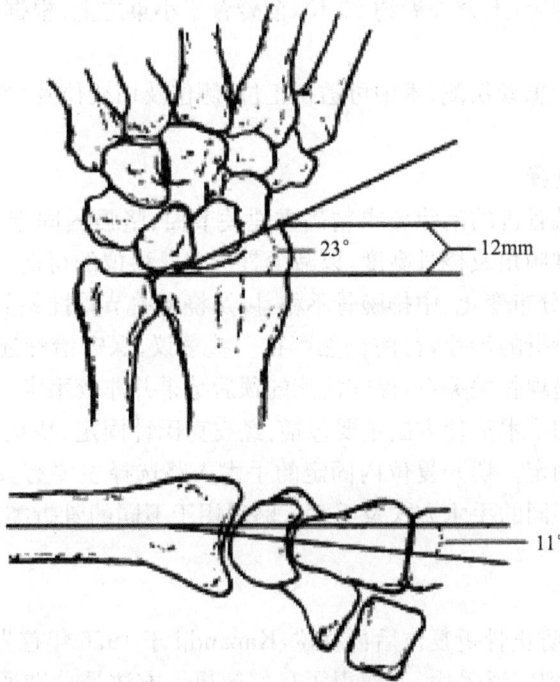

图1—1—37 肱骨远端标准X线

（2）CT检查：CT检查尤其是三维CT对于桡骨远端骨折的诊断起着重要的作用。CT检查可以明确骨折块的移位方向、角度，明确关节面的塌陷程度，发现隐蔽的腕骨骨折，从而提高诊断的准确率。涉及舟骨窝、月骨窝的桡骨远端骨折，由于骨块间重叠，传统X线检查只有依靠观察舟骨窝、月骨窝边缘和桡骨尺、桡侧缘的连续性改变判断舟骨窝、月骨窝骨折。但中央部分的塌陷、分离、甚至半脱位则往往不易被发现，对于掌侧的月骨面及背侧皮质缘的骨折往往容易漏诊。或者在复位后，由于损伤造成的畸形得到部分纠正，同时骨折块的重叠，石膏影的干扰及石膏固定后位置影响正侧位不够标准，这些将会影响X线片的观察。Harness NG指出增加CT或三维CT检查可使得约50%桡骨远端骨折病例的治疗方案发生改变。而且，CT检查对于桡骨远端三柱理论的应用，尤其是传统X线检查容易疏漏的中间柱损伤，包括月骨关节面损伤(die—punch损伤)的诊断具有重要意义。

(3)MRI检查:在桡骨远端骨折的应用当中起着不可替代的作用。MRI检查是评估桡腕骨间韧带撕裂、三角软骨(TFCC)损伤、软骨损伤以及肌腱损伤的最准确评估手段。此外，MRI还对于腕关节创伤性或非创伤性疼痛、炎症性疾病、腕骨骨折、缺血性坏死等伤病的诊断均起着至关重要的作用。

二、桡骨远端骨折手术治疗

(一)手术指征

1958年，AO明确阐明了骨折治疗的四项基本原则:解剖复位、稳定固定、保护血供、早期功能锻炼。

(二)手术体位

根据患者全身情况、并发伤及骨折的类型决定;一般选择仰卧位。

1.仰卧位　身体仰卧，上臂外展约90°位，前臂置于小桌之上，根据手术入路需要，旋前或者旋后前臂。

2.透视机应该置于患者伤侧，术中可透视正位、侧位及切线位片(判别螺钉是否穿出关节面)。

(三)手术治疗的选择

1.针对于桡骨远端骨折的治疗要求精确重建关节面、坚强内固定及术后早期功能锻炼。关节外骨折要求恢复掌倾角及桡骨高度，以减少骨折继发移位的可能。任何对位对线不良均可导致功能受限、载荷分布变化、中排腕骨不稳，以及桡腕关节骨性关节炎的风险。

2.对于桡骨远端骨折的治疗，目前仍然存在一些争议，保守治疗还是手术治疗对于桡骨远端骨折的预后并非呈现相关关系，保守治疗的预后结果并非较手术治疗差。

3.桡骨远端骨折的手术治疗方法主要包括:经皮克氏针固定、桥接或非桥接外支架固定、切开复位钢板螺钉内固定。切开复位内固定的手术入路选择主要有:掌侧入路、背侧入路以及掌背侧联合入路。不同的手术方式及手术入路适用于不同的骨折类型及个体情况，其各有优缺点。

(1)克氏针固定

Kapandji技术:为防止骨折复位后再移位，Kapandji于1976年首先采用骨折间穿针的撬拨复位技术，该方法得到广泛采用，并取得了良好效果。方法是分别通过腕背侧第1、2肌腱室，第3、4肌腱室，第4、5肌腱室小切口进针，将克氏计插入骨折间隙后，经杠杆作用恢复掌倾角，然后，把针固定在近侧皮质上，针尾埋于皮下，石膏外固定，6周后拔针。

特点:

1)适用于桡骨远端两部分或三部分骨折;

2)微创切口;

3)操作简单;

4)骨折愈合后便可取出，并且操作方便;

5)不存在内固定存留的风险。

适应证:

1)年轻人;

2)良好的骨质条件;

3)可复位的不稳定骨折;

4)大部分儿童骨折;

5)经皮可复位的关节内骨折。

禁忌证:

1)骨质疏松骨折;

2)严重移位粉碎的关节内骨折。

(2)接骨板固定

1)掌侧入路:掌侧入路也称 Henry 入路,取腕掌侧纵行切口,经桡侧腕屈肌与桡动脉之间隙分离,切开部分屈肌支持带,牵开指屈肌腱,注意保护正中神经,倒 L 形切开旋前方肌,自桡骨小心骨膜下剥离,注意避免超过桡腕韧带的远端,充分暴露骨折端,必要时可切断肱桡肌桡骨止点。大部分骨折可以通过手法复位得到一定程度的复位,术中 C 形臂机透视,经关节外复位,恢复掌倾角和尺偏角,手法复位困难的可以通过小骨剥撬拨复位。对于复位后骨缺损严重关节面无以支撑者,可考虑行自体骨、异体骨或人工骨植骨,透视下仔细复位骨折块,随后固定接骨板,确保螺钉对骨块的有效固定及支撑。为避免锁定螺钉拧入关节腔,需术中透视 20°切线位片,确定螺钉并未穿透软骨面。

掌侧接骨板固定适用于掌侧移位的 A2、A3 型,B1、B3、部分 B2 型及 C 型骨折,但对于远端关节面严重粉碎,难以固定及青少年患者则需慎重考虑。

掌侧入路固定优点:桡骨远端掌侧缘作为张力侧骨皮质较为完整,通常不是粉碎性骨折复位标志明显;有利于判断长度及列线的恢复,更加容易判断骨块的移位及旋转,符合张力带原则;桡骨掌侧较平整,钢板易于塑形及放置;掌侧表面旋前方肌覆盖,减少了对于软组织的刺激,利于骨折愈合;避免背侧入 Lister 结节对钢板的影响;扩大腕管容积,避免神经卡压;固定稳定,并发症少,瘢痕不明显,利于早期功能锻炼;可以作为矫形截骨的手术入路。

另外,利用解剖锁定接骨板在掌侧入路,可以间接复位背侧移位的骨块,优点如下:

A. 起到支架作用,便于复位、固定;

B. 对骨质疏松仍有良好的把持力;

C. 可以对小碎骨块进行固定;

D. 允许早期活动。

2)背侧入路:掌侧入路并不能处理所有类型的桡骨远端骨折,对于月骨关节面向背侧移位掌侧不能复位、舟状骨骨折、合并腕部韧带损伤的桡背侧骨折、桡骨茎突剪力型骨折、桡腕关节骨折脱位者均可以考虑选择背侧入路固定。

取腕背侧 2、3 肌腱室之间切开,可以避开桡神经浅支,若用钢板固定,可将 Lister 结节切除,从背侧可探查桡腕关节及下尺桡关节,修复桡腕关节背侧韧带。

优点:允许直视下复位;易于评估舟月关节及月—三角关节的损伤;便于复位固定背侧移位骨块。

缺点:手术时间长;伸肌腱刺激、断裂;肌腱间室瘢痕形成影响伸腕功能;疼痛;握力及腕关节功能减退。

背侧接骨板固定主要适用于向背侧移位的 B1.3、B2 型骨折,以及骨块较小、粉碎的以背侧移位为主的 C 型骨折。此外,背侧固定也能获得良好的生物学固定及支撑作用。

π形接骨板是以往用于背侧入路的解剖锁定钢板,适用于骨块向桡背侧明显移位的复杂类型骨折,钢板的桡侧柱可以有效固定桡侧移位的骨块,通过锁定螺钉的角稳定性达到良好的固定效果。但是由于其钢板尺寸偏大,手术暴露范围广,容易发生背侧肌腱的磨损及断裂,需要早期取出等不利因素,其应用日趋减少。

桡骨背侧锁定接骨板:如前所述,桡骨远端的掌侧固定多采用不同类型的T形钢板固定,桡骨远端的背侧固定却有所不同。从桡骨远端的轴向解剖图可以看到,桡骨远端关节面呈现屋顶形双斜面形状。以往也有选择T形钢板背侧固定的报道,但往往需要术中切除Lister结节,术后疼痛、肌腱磨损、断裂等并发症发生率高,临床效果欠佳。AO2.4mm桡骨远端背侧锁定接骨板采用低切迹设计,充分考虑到桡骨远端背侧的解剖特点,避免了对于Lister结节的损伤,减少了背侧伸肌腱刺激的发生。

3)桡侧入路:对于部分桡侧柱的骨折,可以选择桡侧入路。以往的报道中,并未强调桡骨远端骨折的桡侧固定,对于合并桡侧骨块包括桡骨茎突的处理则往往应用克氏针固定,这往往导致内固定断裂,复位丢失,钉道感染等情况的发生。也有采用T形钢板远端的桡侧螺钉达到对于桡侧骨块的把持。随着三柱理论的提出,在复杂骨折类型及骨质疏松患者,桡侧固定显得尤为重要。因为良好的桡侧固定可以在术后更好维持桡骨的尺偏角和桡骨高度,避免术后复位丢失及畸形愈合的发生。AO2.4mm桡骨远端桡侧支持板按照桡骨远端的解剖形状设计,其远端低切迹设计,避免了钢板与肌腱等软组织的摩擦及撞击。桡侧支持钢板适用于除A1、B1.3、B3型骨折外的所有类型骨折,尤其适用于严重粉碎或骨质疏松的患者,术中需要注意保护桡神经浅支。

4)并发症:切开复位接骨板内固定的并发症主要包括:拇长屈肌腱断裂、拇长伸肌腱断裂、指伸肌腱断裂、伸肌屈肌腱鞘炎、腕管综合征、骨折延迟愈合、畸形愈合、钢板螺钉松动断裂、关节面螺钉穿出、复杂性区域疼痛综合征(complex regional-pain syndrome)等。其中屈肌及伸肌腱断裂以及腱鞘炎占到并发症的大多数。

(3)外支架固定:对于桡骨远端骨折,目前常用的外支架有HoffmannⅡ外支架和Orthofix外支架。少数患者会用到Hybrid外支架或Wristore外支架(Zimmer)。

外支架固定有如下优点:是治疗尺桡骨远端粉碎性不稳定性骨折的便捷有效的方法,允许早期功能锻炼;对固定欠稳定的、复杂、难复位性骨折切开复位内固定提供方便,术后可调整复位,有效避免并发症;骨折局部皮肤损伤或皮肤质量差者为最佳适应证。

适应证:开放骨折:可以作为开放性骨折的临时固定或终极治疗;复杂不稳定骨折:对于复杂不稳定桡骨远端骨折,在钢板治疗不能达到预期稳定效果的前提下,外支架可以作为与钢板固定的联合治疗;外支架还可用作桡骨远端切开复位内固定术中,临时牵引复位的工具,内固定置入后可去除外支架。

在外固定支架的使用中,仍然需要预防如下并发症的发生:钉道感染;伸肌腱刺激;桡神经浅支损伤;复位丢失;手指活动受限;腕管综合征;反射性交感神经营养不良;钉道周围骨折。

外支架根据是否跨越腕关节分为桥接及非桥接外固定支架:

(1)桥接外固定支架

1)跨桡腕关节固定:适用于涉及关节面不稳定桡骨远端骨折;

2)采用桡腕关节韧带张力原理稳定骨折。

（2）非桥接外固定支架

1）单边非跨腕关节外固定：适用于桡骨远端关节外或简单关节内骨折；便于术后腕关节早期活动，减少手指、腕关节僵硬的风险。

2）Hybrid 外固定支架：结合了 Ilizarov 外支架及单边外支架的优点，形成框架即时稳定结构。

Hybrid 支架的固定需要考虑到在桡骨远端的"安全区"放置固定针，避免对于神经、血管、肌腱的损伤。

（3）桥接/非桥接：组配式外固定支架：wristore 外支架具有组配式可拆卸设计，可以根据患者的需要灵活选择跨关节或非跨关节固定，也可以在合适时机将跨关节固定组件拆卸，变为非跨关节固定，便于患者早期活动。

（四）骨折复位标准

一般来讲对于不稳定类型的桡骨远端骨折需要进行切开复位内固定或者外支架固定。

1. 不稳定骨折的影像学表现包括＞10°的成角骨折、＞5mm 的桡骨短缩、＞2mm 的关节面台阶、侧位片越过中线的粉碎性骨折、掌侧、背侧皮质骨粉碎性骨折、难以复位的骨折、复位后再丢失。

2. 稳定的桡骨远端骨折可以采用闭合复位，桡骨远端骨折闭合复位的标准如下：①正位片观尺偏角≥15°；②正位片观桡骨茎突长度超过尺骨茎突≥7mm；③侧位片观背侧成角＜15°或掌侧成角＜20°；④关节面台阶＜2mm。如果闭合复位达不到以上标准，则须采取手术方法治疗。

（五）内植物的选择

1. 锁定钢板螺钉系统较之非锁定系统可以更好的达到对于骨折的稳定作用，目前已经得到了广泛的应用。

2. 目前常用的锁定系统主要有 3.5mm 系统接骨板及 2.4mm 系统接骨板。主要包括 T 形、斜 T 形接骨板（辛迪思）、软骨下排钉接骨板（辛迪思）、LCP 掌侧柱接骨板（辛迪思）、万向掌侧双柱接骨板、倒 7 字形接骨板（捷迈）、史塞克桡骨远端接骨板、强生 DVR 接骨板。

3. 另外，对于桡骨远端合并桡骨干骨折，选择掌侧入路加长型掌侧锁定钢板治疗是一种更加安全有效的治疗方法。

（六）治疗中常见问题探讨

1. 保守还是手术　在桡骨远端骨折后是否手术的问题上，学术界争执已久。目前，越来越多的文献倾向于，对于部分类型的桡骨远端骨折，保守治疗与手术治疗相比，在功能评分及主观感觉方面没有统计学差异。Christoph Bartl 等报道，德国 15 家医学中心进行了为期 3 年 504 例桡骨远端关节内骨折的临床随机对照研究（RCT），内容涉及切开复位内固定与石膏固定对严重粉碎桡骨远端关节内骨折预后的比较（ORCHID）。研究内容包括 SF－36（Short Form36）评分、DASH（Disability of the Arm，Shoulder，and Hand）评分、PCS 评分（Physical Component Score）、EuroQol－5D 问卷。结果表明经过 504 例大样本随机对照分析，没有充分证据表明桡骨远端复杂骨折经过两种方法治疗后在功能评分、活动度及握力等方面存在统计学差异。

2. 内固定还是外支架　切开复位内固定的优势在于对骨折的解剖复位、坚强固定，以及在影像学评分方面表现的良好表现。随着锁定钢板技术的发展以及各种设计的桡骨远端钢板推陈出新,更多的桡骨远端骨折适用于切开复位内固定治疗。外支架治疗则利用桡腕关节韧带张力间接固定骨折,减少了对于血供的破坏,适用于开放骨折、严重粉碎不稳定骨折的治疗。

Jeudy,J 等人报道采用外支架及掌侧锁定钢板治疗复杂桡骨远端骨折进行前瞻性随机对照研究分析指出:在关节复位方面掌侧钢板优于外支架,Green 及 O'Brien 评分掌侧钢板优于外支架,早期活动度掌侧钢板优于外支架,主观评分掌侧钢板与外支架相比无统计学差异。

3.掌侧还是背侧 对于桡骨远端骨折是掌侧还是背侧固定,学术界倾向于选择掌侧固定。Chung 等报道掌侧锁定钢板因其良好的功能及影像学结果已经成为治疗桡骨远端关节内、外骨折的主流术式。背侧钢板与掌侧钢板相比存在较高的掌侧皮质塌陷及晚期并发症的发生率。

Kandemir 报道采用生物力学的方法比较掌背侧接骨板的生物力学稳定性,结果表明掌侧钢板的生物力学结果优于背侧接骨板固定。Anakwed 等报道采用掌侧锁定接骨板(3.5mm17 例,2.4mm4 例)治疗 21 例 C 型桡骨远端骨折,随访 12 个月。术后评分采用 Patient Rated Wrist Evaluation(PRWE)评分、握力与健侧对比。结果表明,桡骨远端锁定接骨板治疗桡骨远端复杂骨折获得良好的功能评分结果。

另外,掌侧钢板在功能评分方面优于背侧,背侧并发症高于掌侧,其中背侧锁定或非锁定的术后僵直发生率比掌侧高 2 倍,内固定失败方面背侧比掌侧高出 53%。

但是,对于背侧骨块移位,通过掌侧不能复位固定以及腕背侧韧带损伤需要修复者可以选择背侧入路。对于通过掌侧或背侧单切口仍然不能完成复位及固定者,可以选择掌背侧联合入路。

4.是否需要植骨 桡骨远端骨折患者大多合并不同程度的骨质疏松,对于骨质疏松患者,复位后常常遗留骨质缺损,对于不合并骨质疏松的患者,在高能量损伤情况下,也容易导致骨质的缺损和关节面的塌陷。以往的标准认为当存在以下情况者应该考虑植骨:短缩>10mm;桡骨的尺侧短缩>5mm;骨质疏松患者。随着桡骨远端锁定钢板的进展,大多数桡骨远端骨折通过锁定钢板系统的角稳定固定系统,已经获得了足够的生物力学稳定,不需要另行植骨。

5.老年骨质疏松性骨折 桡骨远端骨折是老年人群中常见的骨折类型,因合并存在的不同程度的骨质疏松,往往导致不同程度的骨折移位。因此,对于老年骨质疏松性桡骨远端骨折是骨科医师面临的棘手难题。治疗方法主要包括保守治疗、切开复位内固定、外支架、经皮穿针固定等手术方式。其中,外科手术治疗更加具有挑战性。内植物在骨质疏质中固定容易造成复位丢失,难以维持其稳定性。

但是,老年骨质疏松性桡骨远端骨折,未必一定导致最终的腕关节功能影响。部分对于腕关节功能要求不高的老年人,桡骨远端影像学参数不一定与患者的腕关节功能及临床结果呈正比。

虽然,以往老年患者桡骨远端骨折选择保守治疗,但是目前随着锁定钢板的出现,手术治疗的选择有增加的趋势,内固定的选择也往往集中于锁定钢板系统。手术治疗的优势在于,不仅可以使得骨折达到良好的解剖复位,并且可以达到良好的生物力学稳定,以便早期的功能锻炼及康复。

总之,老年骨质疏松性骨折的手术治疗比例仍然偏低,根据美国的统计数据,60~69 岁桡骨远端手术者占 10%,85 岁以上手术者仅占到 1%。

6. CT 还是 X 线　X 线检查因其简单便捷,得到广泛的应用。但对于特殊类型的桡骨远端骨折,X 线检查显然不够充分。

CT 检查用于诊断复杂类型桡骨远端骨折,不同层面的扫描用于判断不同部位的损伤。水平位扫描,用于检查 DRUJ 损伤、腕骨骨折、关节内游离骨片;冠状位扫描,类似于传统的 X 线正位片,可以更好判别关节面台阶、骨质缺损、韧带斯脱骨折;矢状位扫描,用于检查掌背侧关节缘骨折及掌腕关节脱位。Mader 认为,对于关节周围骨折、撕脱骨折或者复杂关节周围骨折,需要 CT 扫描才能避免漏诊,CT 扫描方便进行准确的术前诊断,制定详尽的术前规划。对于某些特殊类型的桡骨远端骨折,例如 Die-punch 骨折,只有进行 CT 检查才能进行明确诊断。对于怀疑 DRUJ 损伤的病例,甚至需要进行双腕关节的 CT 扫描才能明确诊断。

此外,三维 CT 也广泛应用于复杂桡骨远端骨折的术前诊断及手术方案制订。

7. 尺骨茎突是否固定　桡骨远端骨折往往合并尺骨茎突骨折。对于尺骨茎突骨折是否需要固定,目前尚存争议。涉及下尺桡关节韧带止点的尺骨茎突骨折往往导致 DRUJ 不稳。对于此种类型的尺骨茎突骨折还是需要行切开复位内固定手术。那么对于不合并下尺桡关节不稳的尺骨茎突骨折是否需要治疗呢? Sammer DM 报道 2003—2008 年间,选择 144 例不合并 DRUJ 不稳的桡骨远端骨折行桡骨远端切开复位内固定手术,其中 88 例合并尺骨茎突骨折。作者采用密歇根手部功能问卷(Michigan Hand Outcomes Questionnaire MHQ)对患者的手腕部功能进行评分,结果表明尺骨茎突骨折的存在并不影响 MHQ 的评分结果,并且,尺骨茎突的大小、移位程度以及康复的状况并不影响患者的 MHQ 评分。因此,作者认为对于 DRUJ 稳定的桡骨远端骨折术后,患者合并尺骨茎突骨折,并不影响患者的 MHQ 主观评分结果。

韩国的 Kim JK 医师也得出了类似的结论,选择一组 138 例桡骨远端骨折病例进行掌侧接骨板内固定,其中 65 例合并尺骨茎突骨折,所有合并尺骨茎突骨折的病例均未进行内固定治疗。患者被分为三组,非骨折组,非尺骨茎突基底部骨折组,尺骨茎突基底部骨折组,术后对患者握力、腕关节活动度、Mayo 腕关节评分等结果进行评分。结果表明,桡骨远端骨折合并尺骨茎突骨折经过可靠的掌侧接骨板固定后,尺骨茎突骨折并未对腕关节功能评分及腕关节的稳定性产生负面影响。

8. DRUJ 是否固定　下尺桡关节(DRUJ)的损伤首先要通过标准的腕关节正、侧位片评估。必要时需要行双腕关节 CT 扫描。不合并骨折的简单或复杂的下尺桡关节半脱位可以通过复位、石膏固定,或者临时克氏针的固定达到治疗效果。如果采用石膏固定,尺骨头向背侧移位者,选择前臂旋前位固定;尺骨头向掌侧移位者,前臂旋前位固定。如果经过前臂旋前旋后位固定,仍然不能稳定复位,则需要采用克氏针固定的方法。

对于复杂类型的 DRUJ 脱位需要切开复位内固定,必要时需要修复三角软骨复合体(TFCC)。

总之,DRUJ 损伤的治疗方法选择依赖于损伤的病因机制及患者对于腕关节功能的要求决定。

9. 跨关节还是非跨关节或者 HYBRID 外固定支架　外固定支架利用腕关节软组织夹板的原理治疗桡骨远端骨折,是临床中常用的治疗方法。传统的外支架采用跨腕关节的固定,其优点包括操作简单,便于术后调整。但是,跨关节外支架容易导致一系列并发症的发生,特别是支架的过度牵拉容易导致术后手指僵硬以及反射性交感神经营养不良的发生。

桡骨远端非跨关节外支架，由于其允许患者早期腕关节功能锻炼，术后可以获得良好的腕关节功能。在一组针对于跨关节外支架及非跨关节外支架治疗桡骨远端骨折的研究表明，非跨关节固定组腕关节功能优于跨关节固定组。但是，非跨关节固定组伸肌腱撕裂的发生率高于跨关节固定组，而跨关节固定组骨折畸形愈合的发生率高于非跨关节组。

Hybrid 外固定支架与传统外架的区别是，传统外支架大多为单边固定。Hybrid 外架结合了 Ilizarov 外架及单边外架的优点，形成框架稳定结构。这样可以形成良好的即时稳定效果，达到良好的解剖及功能评分标准。

此外，对于非跨腕关节的外支架固定，需要注意避免支架对于骨块的过度牵引，造成骨块间分离，从而影响骨折的愈合。

（七）总结

桡骨远端骨折发病率高，多数患者合并不同程度的骨质疏松。其损伤机制大致分为高能量损伤及低能量损伤。桡骨远端骨折分型目前主要采用 AO 分型进行分类，治疗方法包括保守治疗、切开复位内固定、外支架治疗。治疗方法根据患者的具体情况及骨折分型灵活处置。需要特别注意 DRUJ、TFCC、尺骨茎突等并发损伤的规范处理。

（杨震）

第二章 下肢创伤

第一节 股骨近端骨折

一、股骨近端骨折的概述

股骨近端骨折分为股骨头骨折、股骨颈骨折、股骨转子间骨折和股骨转子下骨折,本章节重点阐述股骨转子间骨折和股骨转子下骨折。股骨转子间骨折是指股骨颈基底至小转子水平之间的骨折,属于关节囊外骨折,多见于老年人,占髋部骨折的 34%～46%。股骨转子间血运丰富,骨折后极少出现不愈合。股骨转子下骨折是指小转子以下 5cm 以内的股骨上端骨折,占股骨近端骨折的 7%～10%。与转子间不同,股骨转子下区具有特殊的生物力学特性,高应力集中、坚硬的骨皮质特性使骨折愈合慢、易发生粉碎性骨折导致对位困难,使得股骨转子下骨折内固定失败率很高,患肢短缩畸形、骨折内翻畸形和骨折不愈合是常见并发症。

股骨近端骨折是老年人常见的骨折。随着社会老龄化的发展,人的寿命逐渐延长,骨质疏松的人数逐渐增加,发生股骨转子间骨折的概率逐渐上升。一项全球性预测研究显示,到 2050 年男性髋部骨折的发生率将上升 31%,女性髋部骨折的发生率将上升 24%。

国际骨质疏松基金会的报道显示,发生髋部骨折 1 年内,20%～24% 的患者会死亡;患者的生活质量会有明显的下降,40% 的患者不能独立行走,60% 的患者髋部骨折 1 年后仍需要辅助才能够行走,33% 的患者会丧失独立生活能力或者需要住疗养院治疗。而中国骨质疏松症诊疗指南中也指出,在中国发生骨质疏松性髋部骨折后,50% 以上的患者会致残或致畸;老年人发生股骨转子间骨折后,17% 会在 6 个月内死亡,25% 寿命会缩短,50% 日常活动会明显受限。因此,股骨转子间骨折是影响老年人生活质量的一种严重骨折,需要得到高度重视。

二、股骨近端骨折的诊断

首先要看患者有无明显的外伤史,以及典型的临床症状,包括外伤后局部疼痛肿胀和功能障碍,有时髋外侧可见皮下瘀血瘀斑,远侧骨折端极度外旋,严重者可以达到外旋 90°。

患者大多数为老年人,伤后髋部疼痛不能站立或行走,下肢短缩及外旋畸形明显。无移位的嵌插骨折或移位较少的稳定骨折,上述症状比较轻微。检查时可见患者转子升高,局部可见肿胀及瘀斑,局部压痛明显,叩其足跟,常引起患处的剧烈疼痛。

转子下骨折可为直接暴力或间接暴力所致,常与转子间骨折同时发生,或为转子间骨折延长劈裂的一部分。发病年龄存在两个高峰,第一个高峰是青壮年,多由交通事故以及高处坠落等高能量创伤引起,经常累及股骨干峡部,常合并其他器官系统的严重损伤;第二个高峰见于老年人,轻微的滑倒或跌倒,直接撞击股骨大转子,再加上沿着股骨干的轴向力作用以及肌肉的牵拉,导致各种类型的股骨转子下骨折。另外在所有长骨的病理性骨折中,约 1/2 骨折发生于股骨近端,一方面原因是全身代谢性骨疾病,如肾性骨营养不良、Paget 病等,另一方面是继发于其他部位的转移癌。

最终确诊需要 X 线检查。X 线检查需要照正位和侧位两个位置,有时虽经 X 线检查,仍不能明确诊断骨折的类型以及骨折块移位的程度,需要做 CT 检查来进行更进一步的明确诊断,并且根据详细的影像学检查,对骨折类型进行分类。

三、股骨近端骨折的分类

(一)转子间骨折的分型

临床上常用的有 Evans 和 AO 分型两大类。

1. Evans 分型　见图 1-2-1。

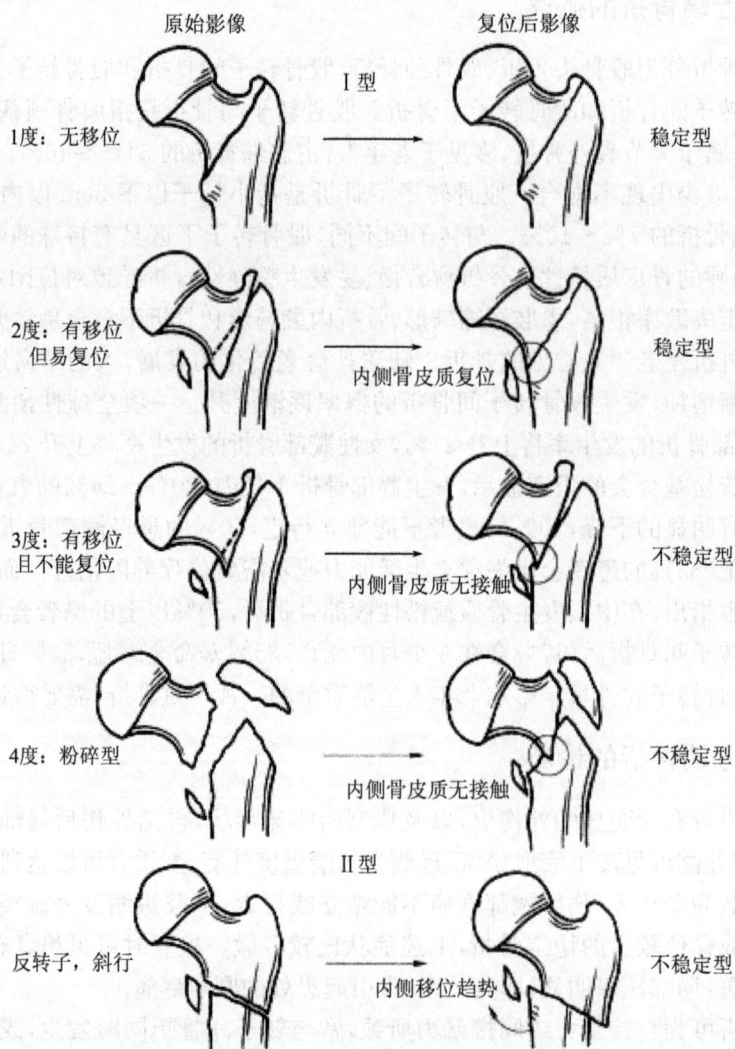

图 1-2-1　Evans 分型

2. AO 分型　见图 1-2-2。

31A1经转子，简单

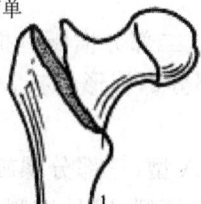 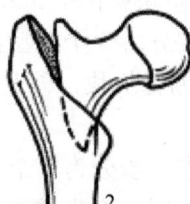 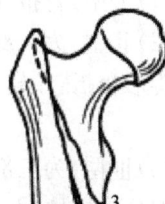

沿转子间线 1　　　　经大转子 2　　　　经小转子下 3

31A2经转子，多折块

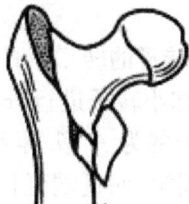 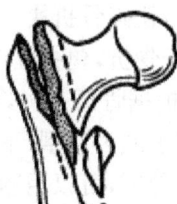 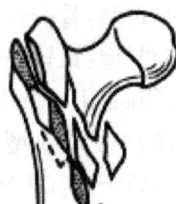

单一中间折块 1　　　多块中间折块 2　　　延伸至小转子以下>1cm 3

31A3反转子间

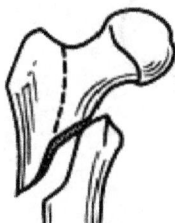 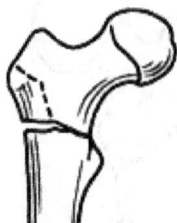 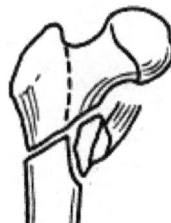

简单斜行 1　　　　简单横行 2　　　　多折块 3

图1-2-2　AO分型

（二）转子下骨折的分型

1. Seinsheimer 分型（图1-2-3）　特点是强调重建股骨内侧皮质的支撑作用，将骨折分为5型。

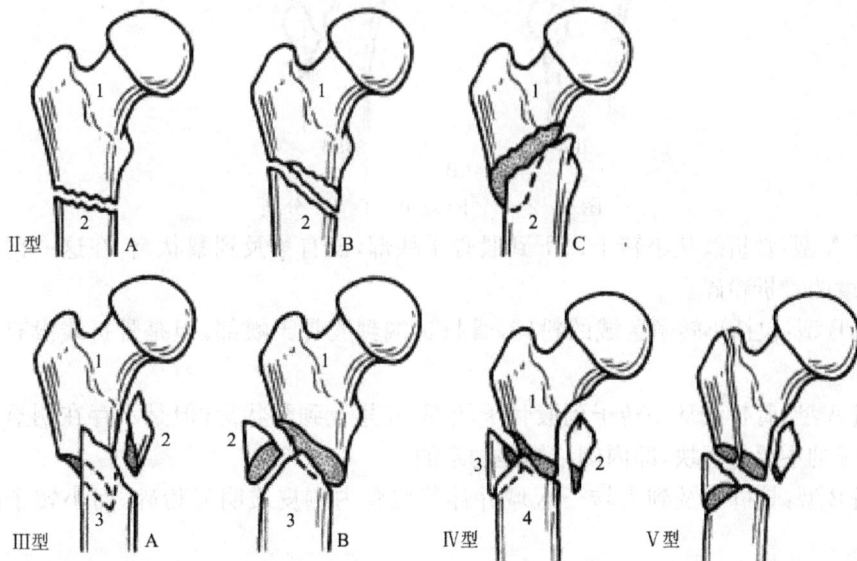

图1-2-3　股骨转子下骨折的Seinsheimer分型

(1)Ⅰ型:骨折无移位或骨折块移位<2mm。

(2)Ⅱ型:为二部分骨折,细分为 3 个亚型:①ⅡA 型,二部分横断骨折。②ⅡB 型,二部分螺旋形骨折,小转子位于近侧骨折块。③ⅡC 型,二部分螺旋形骨折,小转子位于远侧骨折块。

(3)Ⅲ型:为三部分骨折,进一步分为 2 个亚型:①ⅢA 型,三部分螺旋形骨折,小转子是第三部分骨折块,并下端带有不同长度尖的骨皮质。②ⅢB 型,股骨近侧 1/3 的三部分螺旋形骨折,第三部是蝶形骨折块。

(4)Ⅳ型:骨折有 4 个或更多粉碎骨折块。

(5)Ⅴ型:系转子间一转子下骨折,包括任何延伸到大转子的转子下骨折。

2.Russell-Taylor 分型　根据骨折是否累及大转子和小转子进行分类(图 1-2-4):不累及大转子的为Ⅰ型,累及大转子的为Ⅱ型;不累及小转子的为 A 型,累及小转子的为 B 型。治疗上,转子区和小转子以下的骨折,可以用髓内钉安全固定,而近端延长到大转子区的骨折可以用滑动加压螺钉固定。

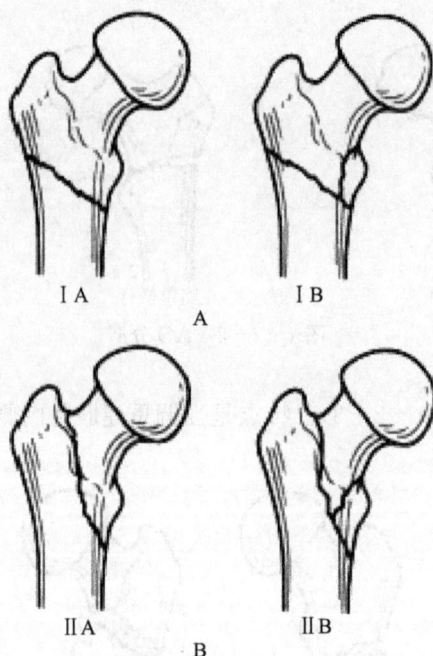

图 1-2-4　Russell-Taylor 分型

(1)ⅠA 型:骨折线从小转子以下到股骨干峡部,没有累及到梨状窝,在这一区域可以存在任何程度的骨折粉碎。

(2)ⅠB 型:包括小转子区域的粉碎,骨折远端到股骨干峡部,但是骨折线没有累及到梨状窝。

(3)ⅡA 型:骨折线从小转子到股骨干峡部,并累及到梨状窝,但是不存在明显的骨折粉碎或小转子的主要骨折块,即内侧结构是稳定的。

(4)ⅡB 型:骨折累及到大转子区域并伴行股骨内侧皮质明显粉碎,而小转子的连续性丧失。

四、股骨近端骨折的治疗

（一）概述

由于股骨转子部位的血液供应丰富，很少发生骨折不愈合或股骨头缺血坏死的情况，因此既往在股骨转子间骨折的治疗上，常常采取保守治疗的方式。保守治疗以卧床和牵引为主，需要 14 周左右。由于股骨转子间骨折多为老年患者，多伴有骨质疏松和其他内科疾病，如果保守治疗，会因长期卧床而发生肺部感染、泌尿系统感染、深静脉血栓、褥疮等严重危及生命的并发症。现在多主张对有条件的患者，尽早施行手术内固定治疗，以利于患者早期活动，减少长期卧床造成的严重并发症。

（二）影响治疗效果的因素

尽管近年来内固定技术发展迅速，不断有各种新的内固定物出现，但该部位骨折的内固定治疗并发症仍然很高，尤其是不稳定的转子间和转子下骨折的治疗，已成为创伤骨科具有挑战性的问题之一。决定手术成败的关键，取决于以下 5 个方面：①骨的质量。②骨折的稳定性。③骨折复位的质量。④内固定物的选择。⑤内固定物放置的位置。

1. 骨的质量　首先，骨的质量是由患者自身的条件决定的，在受伤之后，医生是无法干涉的。由于骨的质量差异很大，所以骨折后，患者的预后也有较大差异。骨质疏松的患者预后往往比较差。对于患者是否有骨质疏松，可以通过 2 个指标来判断：①Singh 指数，如果这个指数＞4 说明骨质疏松程度比较严重。②骨密度，如果发现股骨颈骨密度 T 值＜－2.5，说明患者有严重的骨质疏松，该患者的预后可能会比较差，内固定失败的概率也比较高。

对于骨质疏松的患者，通常需要采取药物治疗。首先通过骨内科的处理，针对骨质疏松性骨折的原因或者诱因，选择特异性的治疗，主要包括补充钙剂和维生素 D，使用鲑鱼降钙素或者双膦酸盐治疗。另外要保证摄入均衡的营养。

治疗骨质疏松的药物主要包括：①钙剂，一般选用碳酸钙 600mg，每天 2 次口服。②骨化三醇 500 国际单位，每天 1 次口服。③在骨折的急性期选用鲑鱼降钙素肌内注射，每天 50～100 国际单位，持续用 4 周，之后再用鲑鱼降耗素鼻喷，每隔 1 天喷 1 次，持续 3 个月。通过抗骨质疏松的治疗，可以有效增强患者骨质的强度。

2. 骨折的稳定性　骨折的稳定性也决定了手术的成败。一般来说，骨折的稳定性取决于小转子的完整性，如果小转子部位发生骨折，说明是不稳定的骨折，今后出现并发症的可能性就比较大。另外，骨折的稳定性也受致伤的外力和方向的影响，致伤的外力大小和方向决定了骨折的类型。骨折类型越复杂，出现内固定失败的可能性越大。

3. 复位的质量　骨折越复杂也就意味着以后的并发症可能越多，对于复位的要求就越高。复位的质量也是影响手术效果的一个关键因素，如果不能达到满意的复位，仅仅把内固定装置安置上，那么这个手术最后必定是失败的。复位的一般方法是让患者仰卧于牵引床上，患肢要内收内旋，在 C 型臂或 G 型臂 X 线透视机监控下，先行闭合整复。在整复的时候一定要确定透到标准的侧位，而不能是一个非标准的伪侧位。如果不能透视到标准的侧位，那么在术中置钉的时候钉子的位置很可能就会有偏离，有可能打入股骨颈以外。

对于常见的远端下沉问题，有以下几种解决的办法。①首先最简单的办法是用 1 个拐杖类的支撑物，把患肢的远端向上顶起，从而达到复位的目的。②也可以通过 1 个顶锥从股骨干的前方，顶压近端的骨折块使其达到复位。③也可以通过 1 枚提拉钉在骨折的远端提拉，将下沉的远端向上提拉,以达到复位的目的。④如果采取上述间接的方法还不能达到满意的复位,那么也可以采取骨折局部有限切开的方法进行复位。只要切开暴露骨折端,切口足够让复位器械放入即可,不必切很大的口子,从而达到保护血运的目的。这样通过器械复位,克氏针临时固定维持复位,然后再安置内固定物。

4. 内固定物的选择　正确地选择内固定物也是手术成功的关键。目前对于股骨转子间骨折治疗,有很多的内固定方式。但是归结起来,不外乎髓外固定系统和髓内固定系统两种。髓外固定系统的典型是动力髋螺钉固定(dynamic hip screw,DHS),而髓内固定的系统,有 γ 钉和 PFN 等。髓内系统和髓外系统的主要区别是髓外系统是偏心放置的系统,而髓内系统是中心放置的系统。因此髓外系统所受的张力比髓内系统的大,且髓外系统的作用力的力臂和力矩都比髓内系统大。因此从理论上来说,髓外系统相对髓内系统的失败率要高一点,尤其是在固定复杂骨折的时候。

内固定物的选择要根据骨折的稳定性。如果小转子出现骨折,这个骨折是一个不稳定的骨折;小转子没有出现骨折,这个骨折是一个稳定的骨折。对于稳定性的骨折,主要是 AO 分型的 A1 型骨折,选择髓内或者髓外固定都可以达到良好的手术效果。

对于不稳定的骨折,也就是 A2 型骨折。由于内侧小转子部位骨折,造成内侧缺乏支撑,骨折不稳定,选择髓外系统就比髓内系统的失败率高,因此这种类型的骨折一般要选择髓内钉髓内固定的方式。

还有一种更加不稳定的骨折,就是 A3 型骨折,也称为反转子间骨折。由于此类骨折的骨折线走向为内上至外下,骨折线的方向和 DHS 滑动加压的方向是一致的,加上内侧支撑结构的破坏,这类不稳定性股骨转子间骨折的外侧壁尤为重要。当小转子骨折移位时,稳定性已经明显丧失,此时外侧壁再因手术遭到破坏,加重了不稳定的程度,如果用 DHS 固定后,此类骨折会非常不稳定,因此此类骨折是使用 DHS 的禁忌证。对于这类骨折,一般需要采用髓内钉髓内固定系统,或者有角度固定的髓外固定系统,也就是锁定钢板固定系统。

股骨转子下骨折应用 DHS 或 DCS 治疗内固定失败率和并发症发生率较局,应该采用和 A3 型骨折相同的治疗方式,以髓内钉固定为主。对于合并外侧壁骨折,近端骨折粉碎呈爆散状,髓内固定困难诸如大转子骨块游离、转子部骨折冠状面劈裂、转子下骨折延伸至梨状窝、粉碎骨折存在后内侧骨折块以及股骨外侧壁严重粉碎者,适用锁定钢板固定。其他如股骨髓腔狭小,股骨前弓过大,病理骨折及假体周围骨折患者也适合用锁定板固定。

5. 内固定物放置的位置　内固定物放置的位置也是手术成败的关键。内固定物应该摆放在什么位置,首先取决于内固定的类型,是髓内系统还是髓外系统;另外也取决于手术者的手术技术。在放置髓内钉的时候要避免进钉点的失误,进钉点一般选择在大转子的尖部。在扩髓时应该避免进钉点偏外,造成髋内翻。有时患者比较胖,可以用 1 个血管钳的指环来向内推扩髓转的转杆,以防止扩髓偏外造成外侧骨皮质的缺损。

髋螺钉在股骨颈的位置也是非常重要的。理论上 DHS 的髋螺钉在正位和侧位上看,都要位于股骨头的中央,而并非是股骨颈的中央。钉尖距是一个数值(图1-2-5),它可以预测 DHS 髋螺钉的切出率,一般来说,钉尖距差<25mm 内固定的失败率就比较小,如果>25mm,失败的可能性就比较大。所谓的钉尖距指的是在正位和侧位两个位置上看,钉尖和股骨头中心之间距离的和。如果髋螺钉的位置放置不正确,很可能就会出现髋螺钉切出等严重的并发症,尤其是髋螺钉放置的位置偏上者最可能出现这个结果。对于髓内钉来说,髋螺钉在正位上看应该放置在股骨颈的中下 1/3,侧位上看在股骨颈的中央,因为这个部位的骨质是比较致密的,而股骨颈的上部骨质是比较疏松的,如果把螺钉放置在这个位置,就容易出现螺钉的切出。另外,髋螺钉的深度也是一个比较重要的因素。髋螺钉的尾部在放置时,要置于外侧骨皮质的外面,而不能埋在骨皮质下方,以避免髋螺钉失去骨皮质的支撑而导致内固定失败。

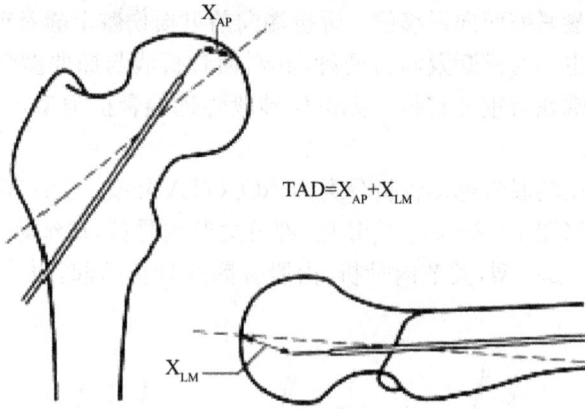

$$TAD=X_{AP}+X_{LM}$$

图 1-2-5 钉尖距示意图

五、小结

第一,股骨转子间骨折的治疗,要求骨折和骨质疏松同时治疗,如果不能很好地治疗骨质疏松,那么内固定也很容易失败。第二,要正确地掌握骨折的分型,只有正确了解骨折的分型,才能够选择正确的内固定方式。对于 A1 型稳定的骨折,选择髓外或髓内固定都能获得满意的疗效;对于 A2、A3 型及转子下等不稳定的骨折,髓内固定是最佳选择;对于转子周围类似四部分的粉碎性骨折,可以考虑锁定接骨板固定。第三,要掌握好各种复位技术,包括闭合复位、间接复位以及有限切开的复位技术,在手术中一定要使骨折达到满意的复位,才能在此基础上进行内固定的治疗。否则,没有满意复位的基础,任何内固定都会失败的。第四,要正确放置主钉,避免以后的松动和切出。第五,对于 些不稳定的骨折,术后要避免过早的负重,以免内固定失效。

（水岩）

第二节 股骨远端骨折

一、股骨远端骨折的概述

股骨远端骨折指的是距股骨髁关节面约 10cm 以内的骨折,但也可将距关节面 15cm 内的股骨远侧部分发生的骨折纳入股骨远端骨折。股骨远端骨折约占全身骨折的 1%,占股骨骨折的 3%~6%,是一较为常见的骨折。通常情况下,股骨远端骨折包括了股骨髁部(间)骨折和髁上骨折。直接暴力或间接暴力均可造成股骨髁上骨折,老年人常因骨质疏松,在受到低能量外力损伤时即可发生骨折,并以老年女性好发;而青壮年大多由高能量损伤造成。正由于这种高能损伤,才使股骨远端骨折情况复杂,治疗的并发症多,伤残率高,成为难治的骨折之一。

二、股骨远端骨折的分类

股骨髁上骨折根据受伤时的暴力方向及膝关节所处的位置可分为屈曲型和伸直型,以屈曲型较多见。屈曲型骨折的骨折线呈横行或短斜面形,骨折线从前下斜向后上,其远折端因受腓肠肌牵拉及关节囊紧缩而向后移位。近折端向前可损伤髌上囊及前面的皮肤,形成开放性骨折。伸直型骨折也分为横断及斜行两种,其斜面骨折线与屈曲型骨折相反,从后下至前上,远折端在前,近折端在后重叠移位。无论何种股骨远端骨折类型,只要骨折发生移位,均有刺伤腘动脉的可能。

目前临床上最常用的股骨远端骨折分类为 AO/OTA 分型。①A 型,关节外骨折,即股骨髁上骨折,有 3 个亚型(图 1-2-6)。②B 型,部分关节内骨折,单纯累及股骨髁部骨折,有 3 个亚型(图 1-2-7)。③C 型,关节内骨折,由股骨髁间骨折引起,也分 3 个亚型(图 1-2-8)。

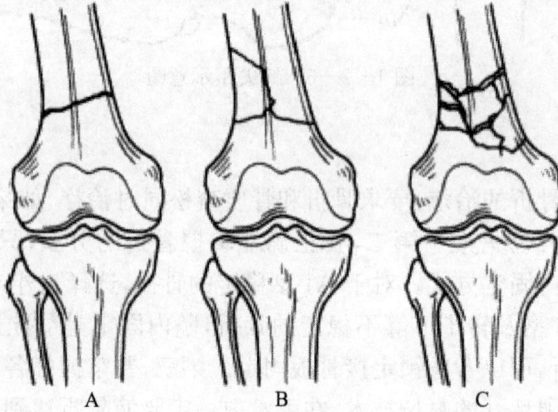

图 1-2-6　股骨远端骨折 AO/OTA 分型,A 型
A. A1 型;B. A2 型;C. A3 型

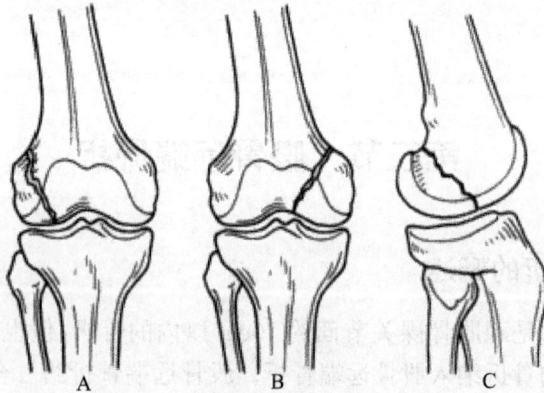

图 1-2-7　股骨远端骨折 AO/OTA 分型,B 型
A. B1 型;B. B2 型;C. B3 型

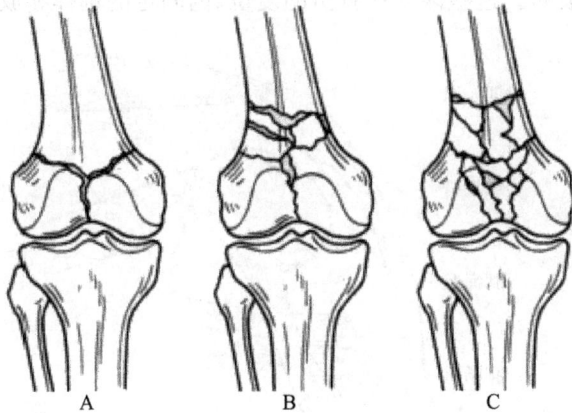

图 1-2-8　股骨远端骨折 AO/OTA 分型，C 型
A. C1 型；B. C2 型；C. C3 型

三、股骨远端骨折的应用解剖与损伤机制

　　股骨远端存在两个力学相对薄弱部位：①骨干与骨端的移行部即干骺部。②内、外髁的连接部，即髁间沟。这两个部位的骨折即形成股骨髁上骨折和髁间骨折。股骨干的解剖轴与膝关节线形成 6°～10°的外翻角，维持这一力线关系有利于关节功能的发挥和保持（图 1-2-9）。

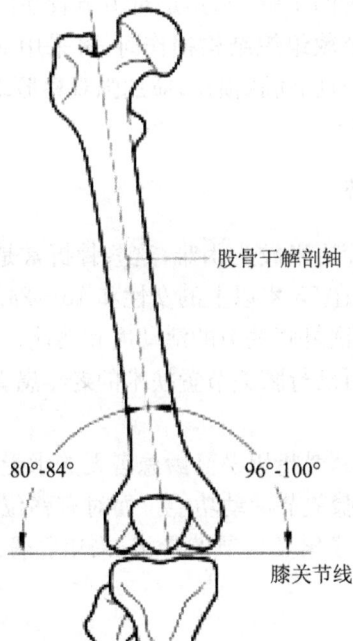

图 1-2-9　股骨干的解剖轴与膝关节线形成 6°～10°的外翻角

　　导致股骨远端骨折的外力可为轴向、侧方或旋转，也可是各向力量的复合，这些力量可产生初始移位，但最重要的移位因素是肌肉的牵张力。当股骨远端发生骨折后，大腿肌群的收缩和张力使骨折短缩，并依据骨折部位与内收肌结节的关系出现骨折的内翻或外翻畸形。腓肠肌的牵张可使股骨远端后倾（图 1-2-10），若为髁间骨折，腓肠肌的两个头可分别牵拉内、

外髁使其发生分离和旋转。这些因素在骨折的复位、内固定的选择和放置时均应予以考虑。

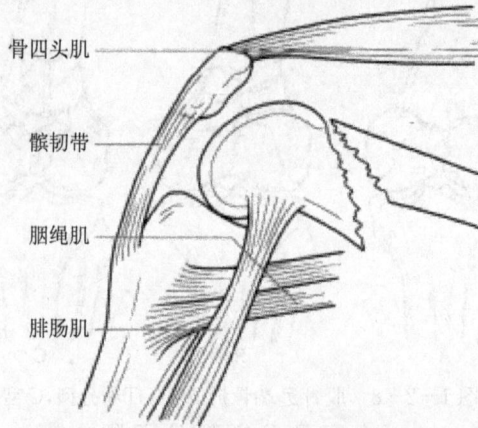

图1-2-10　股骨远端骨折块移位机制

四、股骨远端骨折的临床表现及诊断

一般患者都有外伤史,伤后大腿下段剧烈疼痛,膝关节活动障碍,局部肿胀压痛明显,有反常活动,患肢短缩畸形。有时患肢足背动脉搏动减弱或消失,足趾活动感觉障碍,需排除腘动脉或坐骨神经损伤。X线检查可明确诊断股骨髁上骨折,并可以根据骨折线分型;而CT平扫和重建则有利于对关节骨折的了解,尤其是对关节骨块的形态、位置和是否存在冠状面骨折线有帮助。当怀疑有膝关节软组织结构损伤时,可采用MRI检查。血管B超检查有助于判断有无腘动脉损伤,若怀疑有腘动脉损伤,应加强观察肢端的血液循环,也可动态行小腿血管B超检查,必要时行DSA检查。

五、股骨远端骨折的治疗

股骨髁上及髁间骨折的治疗历来较为困难,这些骨折常是不稳定的和粉碎性的,且多发生于老年患者或多发伤的患者,在75岁以上的女性和15~24岁男性发生率最高。由于这些骨折靠近膝关节,可能难以完全恢复膝关节的活动度和功能。在许多报告中,畸形愈合、不愈合及感染的发生率相对较高。对已行膝关节置换术的老年患者,其治疗可能更为复杂。

（一）非手术治疗

主要适用于无移位骨折、儿童骨折以及高龄患者无法承受手术者。可用长腿石膏管型屈膝20°~30°,固定6周开始锻炼膝关节活动功能。而对有移位的股骨髁上骨折,屈曲型骨折,可用股骨髁上牵引;伸直型骨折或累及关节的骨折,采用胫骨结节牵引。固定和牵引期间要注意和防止相关并发症的发生。

（二）手术治疗

手术的目的主要是恢复骨折端的稳定性、股骨的力线以及关节面的平整,并使膝关节尽早恢复活动功能,这就要求有良好的复位、足够坚强的固定以及尽量小的损伤。目前股骨髁上骨折手术内固定方式主要有髓外和髓内固定两大类。髓外固定的内植物主要有动力髁螺钉（DCS）、"L"形髁钢板、解剖钢板、解剖锁定钢板等;而髓内固定主要为逆行髓内钉。外固定架通常作为临时稳定骨折的方法,应用于软组织条件不佳、开放性骨折以及多发伤的处理中。

髓内与髓外固定均可获得良好的稳定性，但髓内系统的力学性能更优。如何选择髓内或髓外固定，则应根据骨折类型、软组织状况、伴随损伤以及医疗技术条件等各方面因素。只要能获得良好的复位、坚强的固定和微创的操作，何种内固定物并不重要。目前应用最广的为股骨远端解剖锁定钢板和逆行髓内钉。

1. 解剖锁定钢板　解剖锁定钢板具有与股骨远端相匹配的形态和角稳定的力学特性。在治疗股骨髁上骨折和简单的髁间骨折时，可经小切口置入钢板，而不显露和剥离干骺部骨折处的软组织，最大限度地保护骨折块的血供，有利于骨折的愈合。此种技术称为 MIPPO 技术（minimally invasive percutaneous plate osteosynthesis, MIPPO）。手术操作时采用股骨撑开器或者外固定架以恢复骨折部位的长度及对线，而对于干骺端粉碎性骨折，不必试图将骨折碎块解剖复位。将钢板经小切口于肌肉下（骨膜外）插入，钢板近侧置于股骨的侧中线，钢板远端置于股骨髁侧面的前中 1/3 处（股骨干侧轴线的延长线上），距关节面约 5mm；螺钉的方向应与关节面平行（图 1-2-11）。

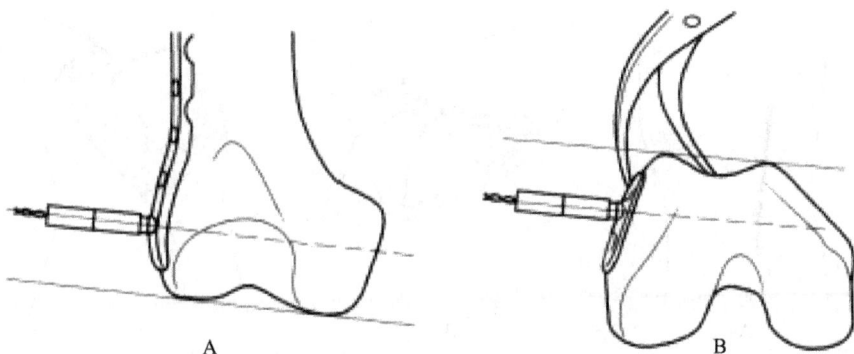

图 1-2-11　螺钉方向应与关节面平行示意图
A. 正位观；B. 轴位观

2. 逆行髓内钉　与钢板相比，髓内钉的中心固定和负荷分享型力学特点，使其具有更好的力学稳定性，在相对较简单股骨远端骨折（AO/OTA33-A 型、33-C1 型骨折）的治疗中更显优势。但对伴有关节骨折的股骨远端骨折的治疗，应首先复位固定关节骨折，再置入髓内钉。为减少钉尖处应力性骨折的风险，逆行髓内钉的近端钉尖以达小转子部为佳。

逆行髁上髓内钉也有潜在的缺点，关节内入口有可能引起膝关节僵硬和髌股关节问题，以及如果骨折部位感染则可导致化脓性膝关节炎，将严重损害膝关节。

3. 外固定架　外固定架大多情况下只是作为一种临时的骨折稳定方法用于股骨远端骨折的治疗。如开放性股骨远端骨折、局部软组织条件不佳、合并血管损伤、多发伤等不允许行内固定者。偶尔外固定也可作为终极性固定治疗。当骨折累及关节时，外固定架应跨膝关节固定，以避免由于针道感染进而导致膝关节感染的危险。当外固定架作为临时固定方法而计划二期更换内固定时，应考虑外固定针放置的位置和时间。若二期更换的内固定为钢板，外固定针的放置应远离钢板的放置区，以减少感染的可能性。更换内固定的手术时机既要考虑时间因素，更须考虑针道及软组织状况。若针道无炎症和渗出，可在外固定架术后 2 周内拆除外固定架后同期更换内固定；若已超过 2 周，则须先拆除外固定，待针道愈合后再行更换，一般需等待 10～14 天。若外固定针道存在炎症和渗出，则必须先处理针道炎症，待感染控制、针道愈合后再更换。这种情况下，均应分期更换，且等候的时间需相应延长。

（三）手术入路

手术入路的选择应满足复位固定的需求，并尽量减少手术创伤。应综合考虑以下各方面因素：骨折类型、全身及局部软组织条件、医疗技术水平等。目前股骨远端手术入路包括前外侧（髌旁）入路、外侧入路、前内侧（髌旁）入路、Swashbuckler 入路、正中（倒打钉）入路，最常用的是前外侧（髌旁）和外侧入路。

1.前外侧（髌旁）入路　可较好地显露股骨髁关节面，适用于需进行关节骨折复位和固定的股骨远端骨折，如 33－C3 型骨折。

（1）体位：平卧位。膝下垫枕，使膝关节屈曲 30°～40°，以减轻腓肠肌的牵拉力量，利于复位。

（2）显露：从胫骨结节外侧向近侧做 1 个长度 15～20cm 的皮肤切口，沿髌骨外侧 1～2cm 处切开髌旁支撑带（或关节囊），沿股外侧肌后缘将肌肉从股外侧间隔分开，此时可将髌骨牵向内侧，则可充分显露股骨髁关节面（图 1－2－12）。

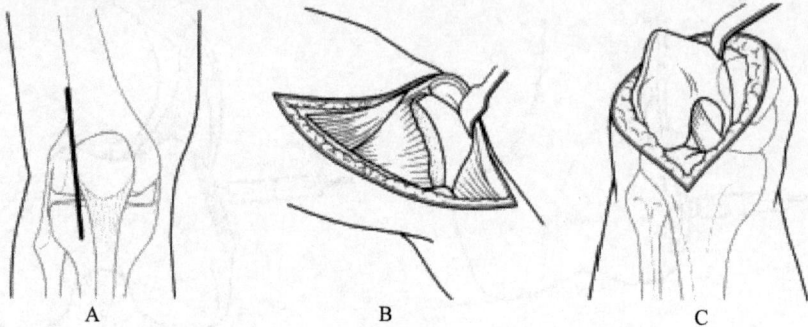

图 1－2－12　前外侧（髌旁）入路示意图

A. 切口标记；B. 切开髌旁支持带；C. 暴露股骨髁

2.外侧入路　仅显露股骨髁外侧面而不切开关节囊，能满足钢板经皮插入和放置即可。适用于无须进行关节内骨折直接复位和固定的股骨远端骨折，如 33－A 型和部分 33－C1 型、33－C2 型骨折。

（1）体位：与前外侧入路相同。

（2）显露：以股骨外上髁为中心做 1 个长度约 5cm 的纵行切口，切开深筋膜（髂胫束），显露股骨髁外侧面；在股外侧肌深面钝性分离，为在肌肉下骨膜外置入钢板作准备（图 1－2－13）。

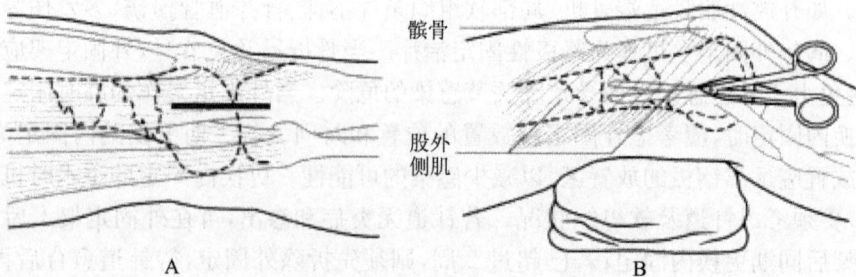

图 1－2－13　外侧入路（微创小切口）示意图

A. 切口标记；B. 入路

3. 正中(逆行髓内钉)入路　屈膝 20°,自髌骨下极向胫骨结节做 1 个 2cm 纵行切口(正中),沿髌韧带内侧切开将髌腱向内侧牵开,或直接将髌腱切开向两侧牵开显露股骨髁间,进针点位于后交叉韧带附着点的前方或 X 线侧位像的 Blumensaat 线的顶点(图 1－2－14)。

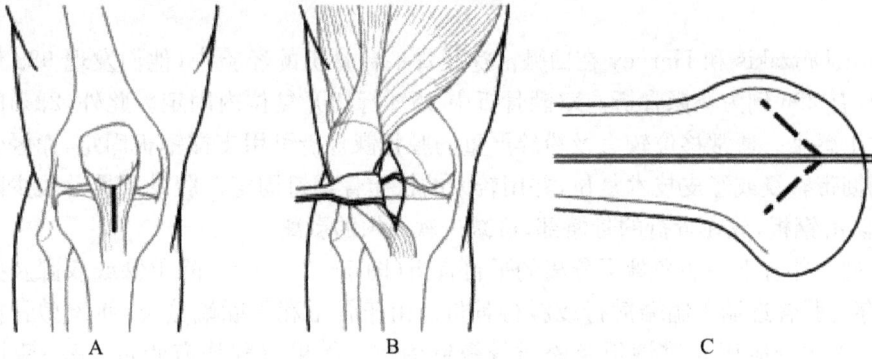

图 1－2－14　正中(逆行髓内钉)入路示意图
A. 皮肤切口标记;B. 显露股骨髁间;C. 髓内钉位置

(四)术后处理

术后预防感染、抗凝及止痛等治疗与股骨干及髋部骨折相似,按常规进行。术后康复应根据患者状况、骨折类型、内固定种类和复位情况等综合考虑。如复位固定满意而又无骨质疏松等情况,术后 3～5 天后即可屈伸膝关节,但负重时间一般在 8～12 周以后。

(五)术后并发症

手术相关并发症包括复位不佳、术后感染、内植物激惹、骨折愈合障碍、内翻畸形、内植物断裂、膝关节粘连僵硬等。老年患者则更易发生全身并发症,尤其是深静脉血栓形成及肺栓塞,应予以重视。

(随萍)

第三节　胫骨平台骨折

一、胫骨平台骨折的损伤机制与骨折分型

(一)Schatzker 分型

1. Ⅰ型　外侧髁单纯劈裂骨折(图 1－2－15)。典型的楔形非粉碎性骨折块向外下劈裂移位,此型骨折常见于无骨质疏松的年轻患者。如有移位,可用 2 枚横行松质骨螺钉固定。

2. Ⅱ型　外侧髁劈裂压缩骨折(图 1－2－16)。侧方楔形骨块劈裂分离,并有关节面向下压缩陷入干骺端。此型骨折最常见于老年患者,如果压缩超过 5～8mm 或存在膝关节不稳时,应切开复位,在干骺端植骨"整块"垫高压缩的平台,用松质骨螺钉和外侧支撑钢板固定。

3. Ⅲ型　外侧髁单纯压缩性骨折(图 1－2－17)。关节面被压缩陷入平台,外侧皮质完整。其易发生于骨质疏松者。如果压缩严重或应力位 X 线片证实不稳,压缩的关节面应植骨垫高,外侧的骨皮质用支撑钢板固定。

4. Ⅳ型　内侧髁骨折(图 1－2－18)。此型骨折可以是单纯的楔形劈裂或是粉碎和压缩骨折,常累及胫骨髁间隆凸,也可伴有脱位,此时要评估血管和神经的损伤。这种骨折倾向于

内翻成角,应行切开复位,内侧支撑钢板及松质骨螺钉固定。

5. V型 双髁骨折(图1-2-19)。此型骨折累及胫骨平台两侧。鉴别特征是干骺端和骨干仍保持连续性。双髁用支撑钢板及松质骨螺钉固定,最好避免用体积较大的内植物固定两髁。

Moore、Datzakis和Harvey在回顾治疗胫骨平台骨折的经验中,他们发现988例胫骨平台骨折中,有296例为双髁骨折。双髁骨折中95%行切开复位内固定。此外,23%的V型双髁骨折发生感染。通常移位较大及粉碎严重的胫骨髁骨折可用支撑钢板固定,而胫骨髁受累较少可用韧带整复或经皮技术复位,并用较大的松质骨螺钉固定。胫骨髁累及较少时也可用1块小的防滑钢板,放在骨折的骨嵴部,可减少软组织的剥离。

6. VI型 伴有干骺端和骨干分离的平台骨折(图1-2-20)。除单髁或双髁及关节面骨折外,还存在胫骨近端干骺端横行或斜行骨折。由于骨干和干骺端分离,使该型骨折不适合牵引治疗,大部分应用支撑钢板及松质骨螺钉治疗。如果双髁均有骨折,每一侧均应钢板固定。

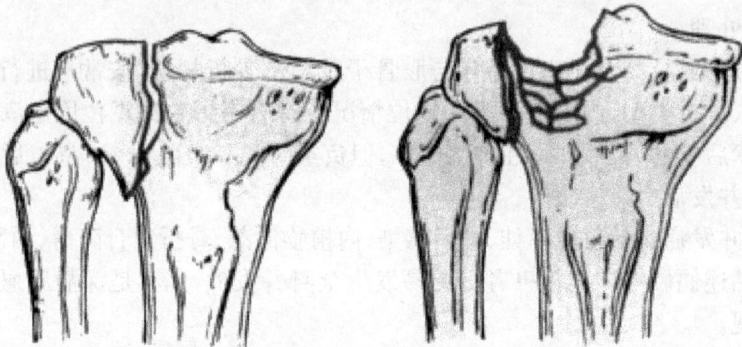

图1-2-15 Schatzker Ⅰ型骨折　　图1-2-16 Schatzker Ⅱ型骨折

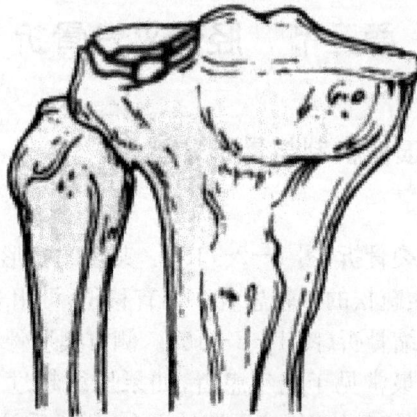

图1-2-17 Schatzker Ⅲ型骨折

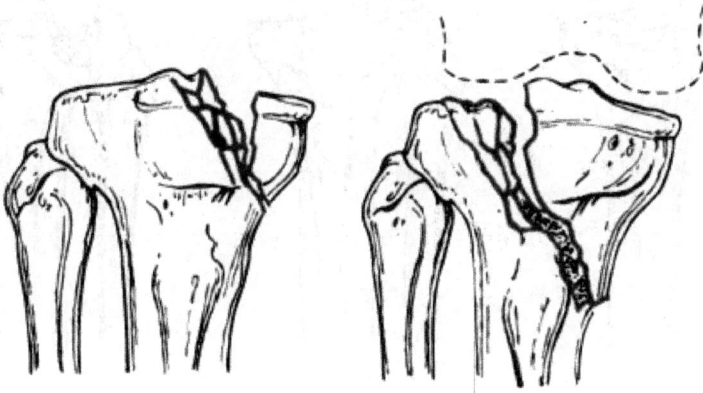

图 1-2-18　Schatzker Ⅳ型骨折

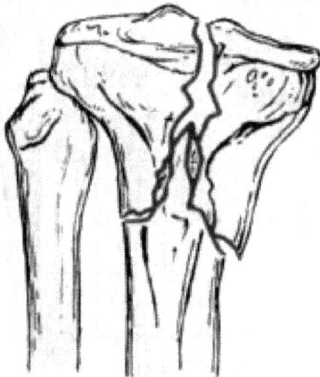

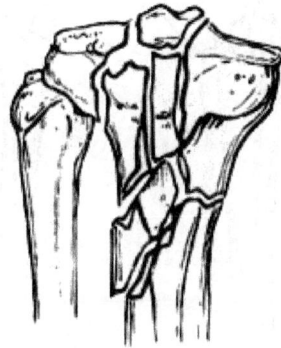

图 1-2-19　Schatzker Ⅴ型骨折　　图 1-2-20　Schatzker Ⅵ型骨折

（二）AO/OTA 分型

AO/OTA 分型系统于 1996 年正式被提出。在 AO/OTA 分型系统中,胫骨近端由数字 41 表示(4 表示胫骨,1 表示近端节段),每个节段的骨折都可以分成 A 型、B 型和 C 型。对于关节内骨折而言,A 型为关节外骨折,B 型为部分关节内骨折,C 型为完全关节内骨折。由于 A 型为关节外骨折,即骨折累及到干骺端或骨干部分,因此胫骨平台骨折主要指 AO/OTA 分型系统中的 B 型和 C 型骨折。其中 B1 型为部分关节内骨折和单纯劈裂骨折;B2 型为部分关节面骨折和单纯压缩性骨折;B3 型为部分关节内骨折和劈裂压缩骨折。C1 型为完全关节内骨折,关节面简单骨折,干骺端也简单骨折,胫骨结节和髁间嵴完整,或骨折累及胫骨结节或髁间嵴;C2 型为完全关节内骨折,关节面简单骨折,干骺端粉碎骨折;C3 型为完全关节内骨折,关节面粉碎骨折伴干骺端简单骨折,或干骺端内、外侧楔形骨折,或干骺端复杂骨折,或干骺端—骨干复杂骨折(图 1-2-21)。

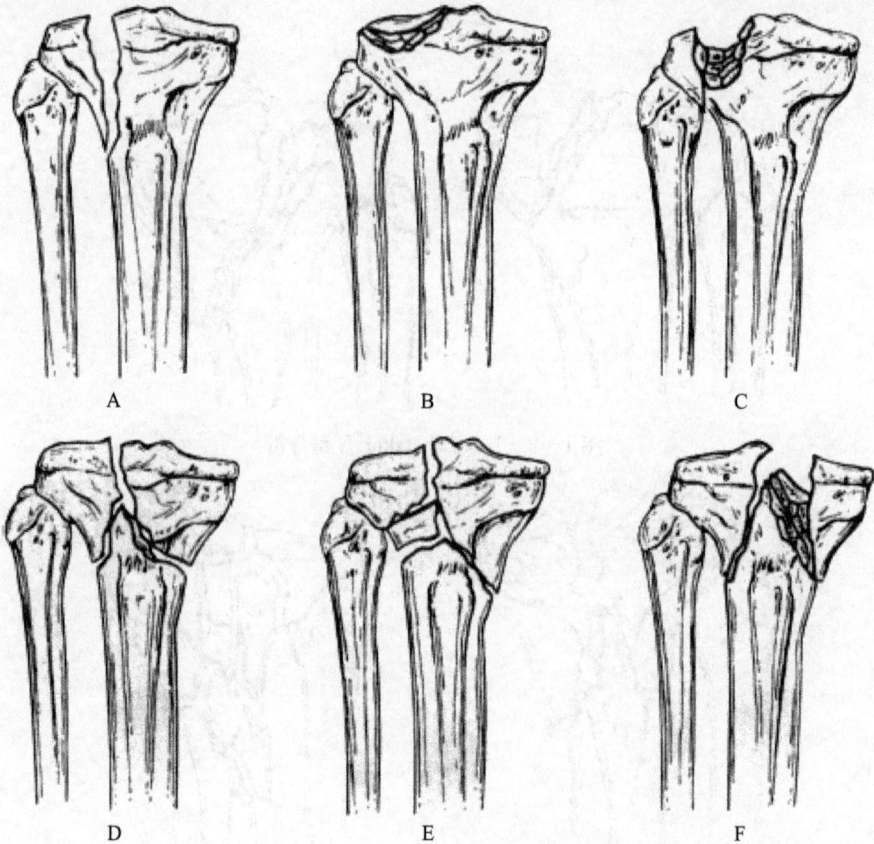

图1-2-21　AO/OTA分型

A. B1型；B. B2型；C. B3型；D. C1型；E. C2型；F. C3型

1.41-B1型　部分关节内骨折，单纯劈裂骨折。其中41-B1.1型为外侧关节面骨折，骨折累及边缘部、矢状面骨折、冠状面前方或后方的骨折；41-B1.2型为内侧关节面骨折，骨折累及边缘部、矢状面骨折、冠状面前方或后方的骨折；41-B1.3型为斜行骨折，骨折累及胫骨髁间嵴或内、外侧关节面(图1-2-22)。

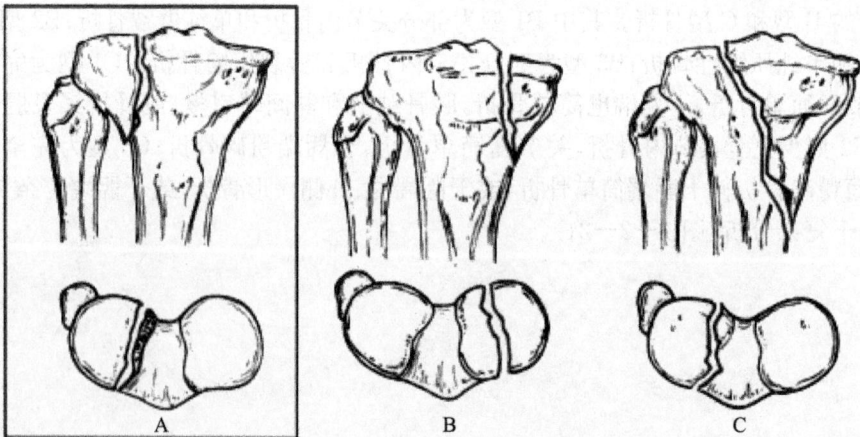

图1-2-22　B1型的3个亚型

A. 41-B1.1型；B. 41-B1.2型；C. 41-B1.3型

2.41－B2 型　部分关节面骨折,单纯压缩性骨折。其中 41－B2.1 型为外侧关节面完全压缩,压缩为单块压缩或马赛克型压缩;41－B2.2 型为外侧关节面局限性压缩,压缩累及边缘部分,关节面中央、前方或后方部分;41－B2.3 型为内侧关节面压缩,压缩累及边缘部分,关节面中央、前方或后方部分,或全关节面压缩(图 1－2－23)。

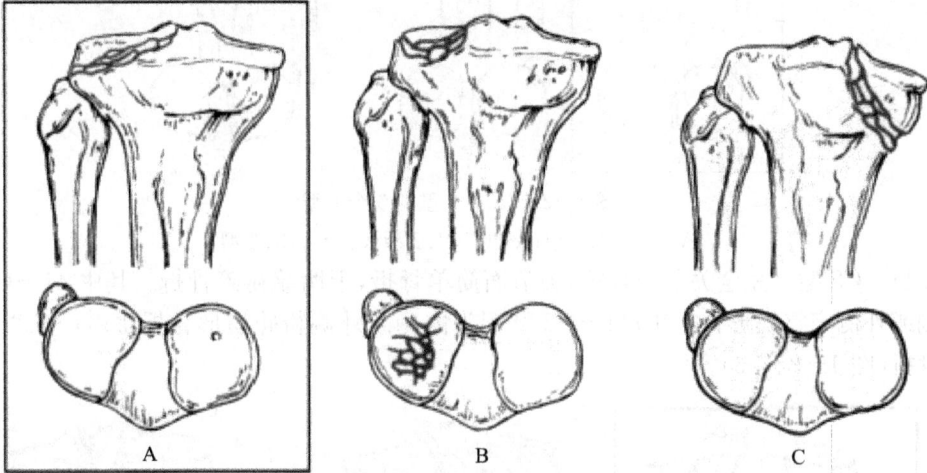

图 1－2－23　B2 型的 3 个亚型
A.41－B2.1 型;B.41－B2.2 型;C.41－B2.3 型

3.41－B3 型　部分关节内骨折,劈裂压缩骨折。其中 41－B3.1 型为外侧关节面劈裂压缩骨折,骨折累及外侧关节面的前外侧、后外侧、前内侧或后内侧;41－B3.2 型为内侧关节面劈裂压缩骨折,骨折累及内侧关节面的前外侧、后外侧、前内侧或后内侧;41－B3.3 型为斜行骨折,骨折累及胫骨髁间嵴或内、外侧关节面(图 1－2－24)。

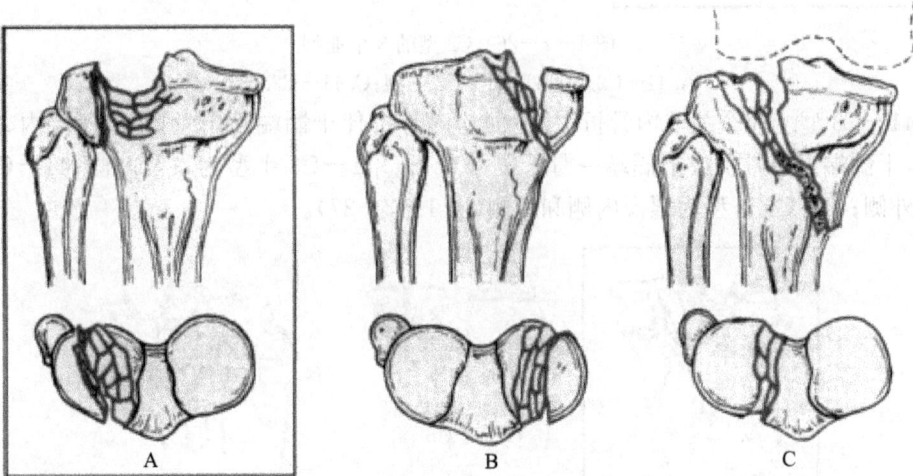

图 1－2－24　B3 型的 3 个亚型
A.41－B3.1 型;B.41－B3.2 型;C.41－B3.3 型

4.41－C.1 型　完全关节内骨折,关节面简单骨折,干骺端也简单骨折,胫骨结节和髁间嵴完整,骨折累及胫骨结节或髁间嵴。其中 41－C1.1 型为轻度移位;41－C1.2 型为单髁发生移位;41－C1.3 型为双髁发生移位(图 1－2－25)。

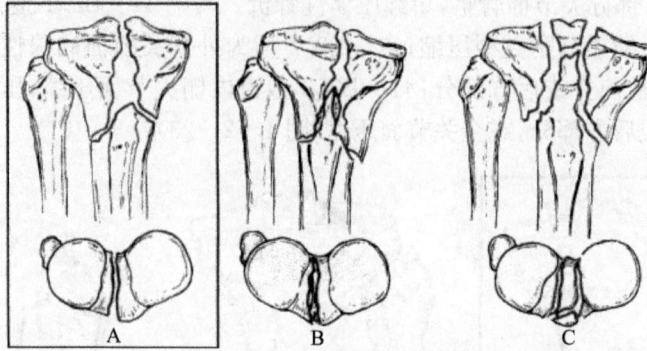

图 1-2-25　C1 型的 3 个亚型

A. 41-C1.1 型；B. 41-C1.2 型；C. 41-C1.3 型

5.41-C2 型　完全关节内骨折，关节面简单骨折，干骺端粉碎骨折。其中 41-C2.1 型为内侧或外侧完整楔形骨折块；41-C2.2 型为内侧或外侧粉碎楔形骨折块；41-C2.3 型为复杂骨折(图 1-2-26)。

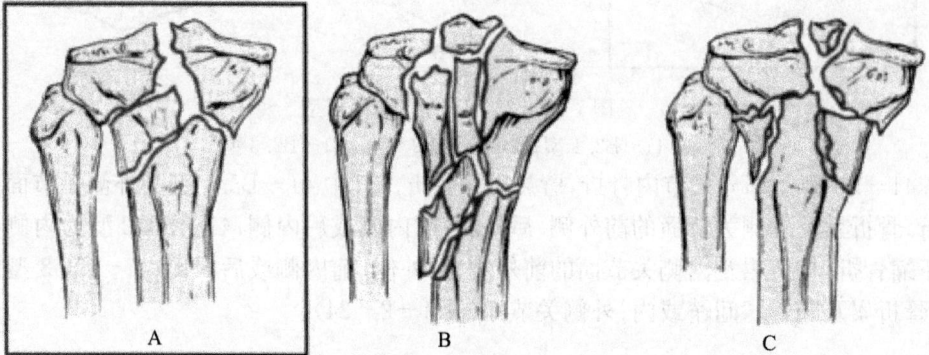

图 1-2-26　C2 型的 3 个亚型

A. 41-C2.1 型；B. 41-C2.2 型；C. 41-C2.3 型

6.41-C3 型　完全关节内骨折，关节面粉碎骨折伴干骺端简单骨折，干骺端内、外侧楔形骨折，干骺端复杂骨折或干骺端一骨干复杂骨折。41-C3.1 型为累及内侧；41-C3.2 型为累及外侧；41-C3.3 型为累及内侧和外侧(图 1-2-27)。

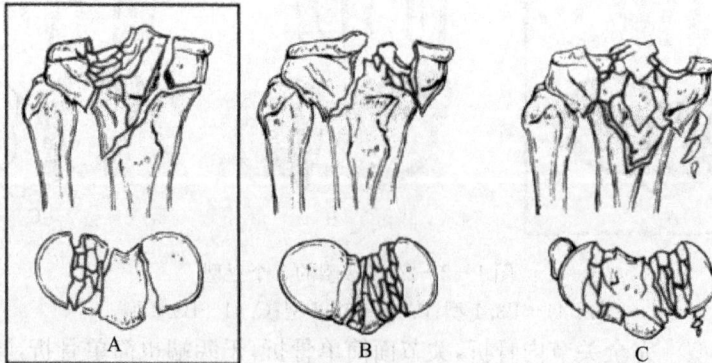

图 1-2-27　C3 型的 3 个亚型

A. 41-C3.1 型；B. 41-C3.2 型；C. 41-C3.3 型

（三）三柱分型

传统 Schatzker 和 AO/OTA 分型常常是建立在 X 线片的评估上，这在临床上极易忽略对后侧平台骨折的评估和诊断，为治疗带来困难。为了正确处理这一类型的骨折，我们需要建立一个更加正确客观的分型系统，同时使用合适的个性化固定方案。

罗从风教授根据多年治疗胫骨平台骨折的经验，提出在三维 CT 基础上立体评估胫骨平台骨折，为胫骨平台骨折的诊断提供立体思维和诊断策略，即"三柱分型"。该分型系统将横断面的平台分为内、外、后三柱，以胫骨嵴中点为中心，两侧延线分别至腓骨头前缘和胫骨后内侧嵴，向前延至胫骨结节前缘，以此分为三柱。

三柱分型较传统分型的优势在于：①基于三切面 CT 重建图像和三维重建图像，全面客观分析关节面损伤和骨块移位情况。②三柱分型有助于主刀医师合理地制订手术策略，因为入路选择是建立在立体观念上，根据不同柱的骨折特性来确定手术的合适切口。③该分型系统中不同的骨折类型，其损伤机制各有不同。因此，有助于根据不同的损伤机制，合理地制订术中复位和钢板固定的方案，也为术后康复提供指导。④配合使用后内侧倒"L"形切口，更能对后侧柱的骨折块进行有效固定。⑤经过对不同级别临床医生的调查及对三柱分型的准确度和可信度的流行病学调研发现，较之传统 Schatzker 和 AO/OTA 分型，三柱分型体现出较高的准确度和可信度，值得推广。

根据"三柱分型"理论，我们将胫骨平台骨折分为：零柱骨折、内侧柱骨折、外侧柱骨折、后侧柱骨折（细分为后内侧柱骨折和后外侧柱骨折）、双柱骨折（包括内侧合并外侧柱骨折、内侧合并后侧柱骨折、外侧合并后侧柱骨折）、三柱骨折。

（1）零柱骨折：损伤机制为伸膝或屈膝时轻度的内翻或外翻暴力。零柱骨折患者手术采取仰卧位；使用微创撬顶技术复位关节面（图 1—2—28）。

（2）内侧柱骨折：损伤机制为伸膝时内翻暴力。内侧柱骨折患者手术采取仰卧位；入路选用改良的前正中切口（图 1—2—29）。

（3）外侧柱骨折：损伤机制为伸膝时外翻暴力。外侧柱骨折患者手术采用仰卧位；入路选用前外侧切口（图 1—2—30）。

（4）后侧柱骨折：损伤机制为屈膝时垂直暴力或内、外翻暴力。后侧柱骨折患者手术采用俯卧位或"漂浮"体位；入路选用后内侧倒"L"形切口（图 1—2—31）。

（5）双柱骨折（内侧＋外侧）：损伤机制为伸膝时垂直暴力。内侧柱合并外侧柱骨折患者手术采用仰卧位；入路选用前外侧切口加前内侧切口（图 1—2—32）。

（6）双柱骨折（内侧＋后侧）：损伤机制为屈膝时内翻暴力。内侧柱合并后侧柱骨折患者手术采用俯卧位或"漂浮"体位；入路选用单纯后内侧倒"L"形切口或者前正中切口加后内侧切口（图 1—2—33）。

（7）双柱骨折（外侧＋后侧）：损伤机制为屈膝时外翻暴力。外侧柱合并后侧柱骨折患者手术采用"漂浮"体位；入路选用前外侧切口加后内侧倒"L"形切口（图 1—2—34）。

（8）三柱骨折：损伤机制较为复杂，可以是伸膝损伤，也可以是屈膝损伤，往往垂直暴力较大，也可伴有内、外翻暴力。三柱骨折患者手术采用"漂浮"体位；入路选用前外侧切口加后内侧倒"L"形切口（图 1—2—35）。

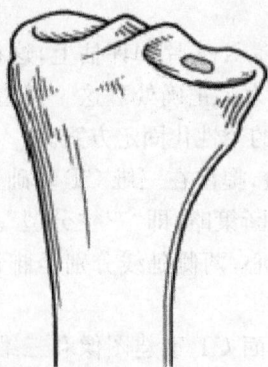

图 1-2-28　零柱骨折

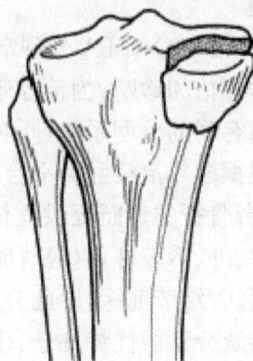

图 1-2-29　内侧柱骨折

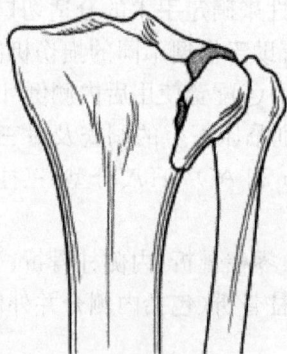

图 1-2-30　外侧柱骨折示意图

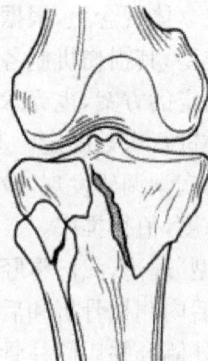

图 1-2-31　后侧柱骨折示意图

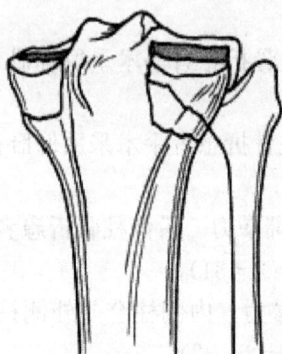

图 1-2-32　双柱骨折(内侧＋外侧)示意图

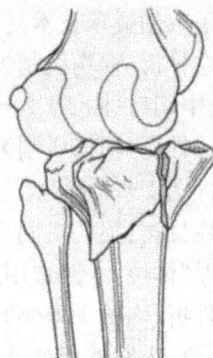

图 1-2-33　双柱骨折(内侧＋后侧)示意图

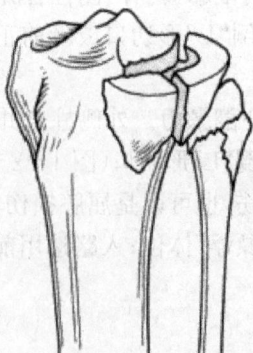

图 1-2-34　双柱骨折(外侧＋后侧)示意图

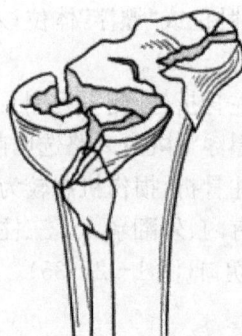

图 1-2-35　三柱骨折不意图

（四）Hohl－Moore 分型

胫骨近端关节内骨折的分类最初由 Hohl 提出，后来由 Moore 和 Hohl 改良为目前所常用的胫骨平台骨折分类。这种分类方法区分了 5 种类型原发性骨折及 5 种类型骨折脱位，骨折脱位的发生率占骨折的 1/7。

按 Hohl 和 Moore 分类，胫骨平台骨折分类包括：Ⅰ型，轻微移位；Ⅱ型，局部压缩；Ⅲ型，劈裂压缩；Ⅳ型，全髁型；Ⅴ型，双髁型（骨折脱位类型见后述）（图 1－2－36）。Hohl 观察到这种分类方法在分类中具有较好的中间等级，它反映了伴随骨折的韧带和软组织损伤的程度，有利于评价预后。

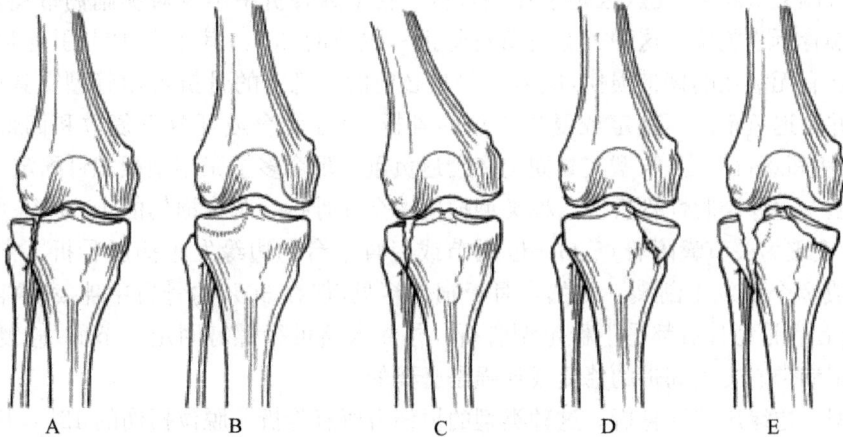

图 1－2－36　Moore & Hohl 胫骨平台骨折分类

A. Ⅰ型，轻微移位；B. Ⅱ型，局部压缩；C. Ⅲ型，劈裂压缩；D. Ⅳ型，全髁型；E. 型，双髁型

Hohl 和 Moore 骨折—脱位类型（图 1－2－37），除了伴发发生率较高的韧带损伤外，更常见的是半月板损伤，这一般是不可修复的；而神经血管伤的发生率更高，由Ⅰ型的 2％增加至Ⅴ型的 50％，总平均发生率为 15％，这与典型的膝关节脱位发生率相近。

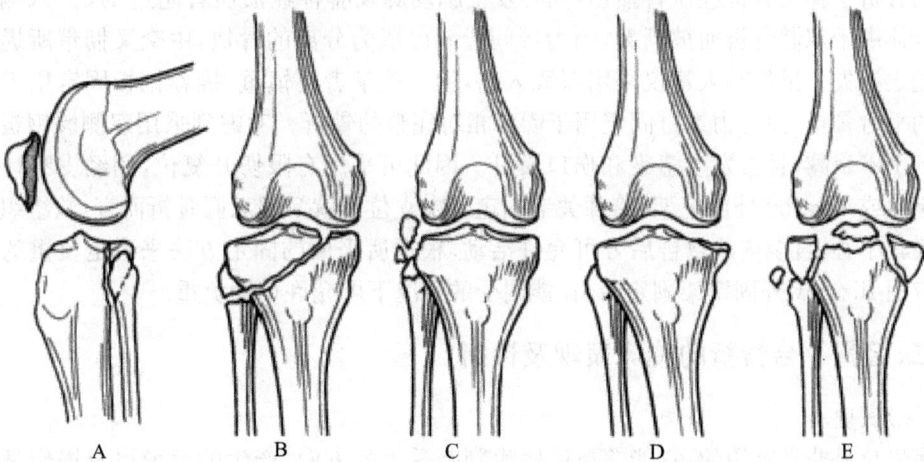

图 1－2－37　Hohl & Moore 骨折—脱位类型

A. 冠状劈裂骨折；B. 全髁骨折；C. 边缘撕脱性骨折；D. 边缘压缩性骨折；E. 四部分骨折

1. Ⅰ型　冠状劈裂骨折。Hohl 5 种类型骨折中最基本的一种，它占胫骨平台骨折—脱位

的 37%。累及胫骨平台内侧面的骨折在侧位上观察明显,有 1 条骨折线在冠状横切面上以 45°斜行至内侧平台。骨折可延伸至外侧,致使腓骨茎突、交叉韧带附着点、Gerdy 结也常发生撕脱骨折。这些骨折—脱位中的半数在应力 X 线片上观察是稳定的,虽然对它们能用伸直位石膏固定或在有限的活动范围内牵引等方法予以治疗,但我们常用闭合复位及经皮螺钉固定,以改善复位并允许患肢在管型支具内早期活动,并予以持续 8～10 周的保护性的负重锻炼。如需切开复位,骨折块通常在伸直位复位并用螺钉固定。合并韧带损伤者,可沿着关节囊撕裂部位进行修复。

2. Ⅱ型　全髁骨折。这种类型骨折—脱位可累及内侧或外侧胫骨平台,骨折线在髁间棘下延伸至对侧关节间室,此点区别于Ⅳ型骨折。在半数骨折中出现对侧副韧带受累,结果导致腓骨近端骨折或脱位。这种类型占所有骨折—脱位的 25%,其中有 12%引起神经血管损伤。为确定有无潜在的韧带损伤,应力试验是必要的。稳定的骨折可用管型支具固定治疗,密切随访并延迟负重。不稳定或复位欠佳的骨折,可在闭合或开放下复位和韧带损伤修复后,用骨折块间螺钉固定,管型支具固定和延迟负重。现今多主张用钢板螺钉固定。

3. Ⅲ型　边缘撕脱性骨折。这种类型损伤占全部骨折—脱位损伤的 16%,几乎都发生在外侧平台,表现为关节囊附着点、Gerdy 结节或胫骨平台的边缘发生撕脱骨折。常见交叉韧带中 1 个或 2 个都发生断裂。虽然半月板损伤罕见,但在 30%的骨折中伴发有神经血管损伤,几乎所有的Ⅲ型骨折都是不稳定型骨折。外侧入路可行螺钉固定关节唇、修复撕脱的髂胫束及侧副韧带。交叉韧带的修复或加强是必要的。

4. Ⅳ型　边缘压缩性骨折。这种类型的损伤占所有骨折—脱位损伤的 12%,几乎都是不稳定的。这种损伤致使对侧侧副韧带复合体及多数的(75%的患者)交叉韧带撕脱或撕裂,胫骨发生半脱位,造成股骨髁压迫前部、后部或中部关节唇。稳定性损伤可采用石膏固定治疗直至韧带愈合。如需手术,取髌旁入路,清理小碎骨片、垫高和固定较大骨块,修复交叉韧带及对侧的侧副韧带。术后活动很大程度上取决于韧带损伤的性质及其修复的情况。

5. Ⅴ型　四部分骨折。占全部骨折—脱位损伤的 10%,这种损伤几乎都不稳定。在 50%的骨折中伴发有神经血管损伤,同时发生腘动脉及腓神经损伤者超过 1/3。双侧侧副韧带复合体由于双髁骨折而被撕裂,因为髁间隆起已成为分离的骨块,由交叉韧带所提供的稳定性随之消失。虽然有人建议采用双髁入路,但一些学者更慎重,推荐钢板固定用于粉碎更严重的平台骨折,而拉力螺钉固定用于髁部相对完整的骨折。考虑到采用双侧髁钢板固定需广泛的手术暴露,且常发生感染和伤口裂开。因此可采用有限切开复位,用经皮穿计的三角外固定架或 Ilizarov 外固定架,将膝关节固定于中立位。就Ⅴ型双髁骨折而言,软组织的处理必须极其小心,直至皮肤愈合后方可允许活动,根据所采用的固定方法来决定负重的延迟时间。应用 Ilizarov 外固定架固定者,在能耐受的情况下可允许早期负重。

二、胫骨平台骨折的临床表现及诊断

(一)病史

病史总是非常有用的,它能够帮助医生判断受力的方向、产生的畸形以及损伤是由高能量还是低能量所致。同时患者的全身情况及合并疾病(如糖尿病等)也对治疗方案的制订有很重要的意义。应了解患者完整的病史,包括确切的受伤机制、患者的全身情况、年龄、功能要求和经济情况等。

(二)体格检查

体格检查是评估患者的重要方面,它能提供许多实验室检查所不能获得的非常有价值的信息。必须进行详细的体格检查以发现伴发的韧带损伤、神经血管伤、骨筋膜室综合征、其他骨折和损伤。体格检查是评估软组织及有无开放或闭合损伤的最准确的方法,检查应该集中在软组织的连续性、有无水疱及浅表擦伤挫伤情况,手术入路应该尽可能避免累及这些区域,或者手术应该延迟至软组织恢复良好,能够耐受手术后进行。

体格检查也是评估肢体神经状况最准确的方法,是评价血管状况及侧副韧带有无较大撕裂最快速的方法。受伤后膝关节肿胀疼痛或活动障碍,此系关节内骨折,均有关节内积血。所以,应注意询问受伤史,是外翻还是内翻损伤,注意检查有无侧副韧带损伤。关节稳定性检查常受到疼痛、肌肉紧张的限制,特别是在双髁粉碎骨折者。在单髁骨折者,其侧副韧带损伤在对侧,该侧副韧带的压痛点,即为其损伤的部位;在断裂者,侧方稳定性试验为阳性,清晰的膝正侧位 X 线片可显示骨折情况,特别对于无移位骨折。

腿部任何间室的肿胀和紧张以及被动牵拉某一间室肌肉引起剧烈疼痛都非常准确地表明筋膜间室压力增高,可能出现筋膜室综合征。必须早期、反复评估骨筋膜间室压力。

(三)影像学检查

1. 标准 X 线检查 X 线片是准确评估骨折类型和严重度的重要方法。标准前后位和侧位摄片并不充分,必须补充膝关节内外旋位时的双斜位摄片。内侧斜位主要显示外侧平台,而外侧斜位主要显示内侧平台。斜位片常常可以提供标准前后位上被完全遗漏的信息。如果 X 线平片显示内侧平台或双髁骨折,医生应该警惕可能会有合并伤的存在,需要详细地进行体格检查。如果考虑进行手术治疗,牵引位 X 线片可用来判断牵引效果。牵引位平片可以显示韧带复位是否可能,也可以帮助设计手术切口。

2. 计算机断层扫描 CT 目前横断面、冠状面、矢状面的 CT 重建已基本取代了 X 线断层成像。CT 能够为医生提供骨折的横断面解剖以及任何所需厚度的冠状面或矢状面重建。当代创伤骨科利用越来越多的间接方法进行复位和固定,因此需要准确了解骨折的三维结构。CT 扫描是一种非常有价值的,甚至是必需的骨折显像方式。它有助于描述骨折线的位置、粉碎程度及关节粉碎塌陷的部位和程度,使医生对骨折有一个三维概念。与 X 线平片相比,CT 扫描还能够提供一些附加的信息如半月板损伤,尤其对于复杂的 SchatzkerⅣ、Ⅴ、Ⅵ型骨折。

3. 磁共振成像 磁共振成像(MRI)在评估软组织损伤(如半月板和韧带损伤)方面具有明显的优越性,且胫骨平台骨折并发软组织损伤的发生率很高,因此 MRI 在胫骨平台骨折术前评估中的应用越来越广泛。尽管 MRI 在显示软组织细节方面优于 CT,但其显示骨折的能力不如 CT。

4. 动脉造影 一旦怀疑有动脉损伤的可能就应做动脉造影。内膜撕裂可以没有临床表现,当进行骨折手术时,这种损伤可能会导致闭塞性血栓形成而危及肢体。最常伴有动脉损伤的骨折类型是内侧平台的 SchatzkerⅣ型骨折,这种损伤时膝关节非常不稳定,在损伤时可能已经发生脱位。对于任何高能量的胫骨平台骨折(包括 SchatzkerⅣ、Ⅴ、Ⅵ型),医生都应作为术前评估的一部分考虑进行动脉造影。

三、胫骨平台骨折的治疗

(一)治疗原则

胫骨平台骨折属于关节内骨折，严重威胁到膝关节的结构及功能，对患者的生活质量影响很大。其骨折类型众多，治疗方法不统一，总的目的是要恢复膝关节正常的功能。目前有关胫骨平台骨折非手术和手术治疗的适应证仍然存在争议。非手术治疗往往伴有较多的畸形愈合及关节活动丧失，远期创伤性关节炎发生率也较高，目前其仅适用于少数不完全骨折、无移位骨折以及无法进行手术治疗的患者。非手术治疗对高能量损伤的患者预后极为不佳。长期随访研究发现关节面残留塌陷与骨性关节炎的发生和发展并不存在确切的相关性，但如果关节塌陷能造成关节不稳定，预后多不佳。手术治疗现在已成为治疗这类骨折的首选，根据患者全身情况、局部条件、损伤机制、骨折移位程度及合并伤的不同，可采用多种不同的手术方法。但是采用何种手术方法，均应遵循下列治疗原则：①术前对骨折类型、受伤机制及合并伤进行正确评估，以选择合适的治疗方法。②对关节内骨折力求解剖复位和坚强固定，对塌陷关节面进行植骨支撑。③对关节内外骨折需纠正旋转及成角畸形，恢复下肢力线。④术后行早期功能锻炼及积极康复治疗，促进关节软骨再生及骨折愈合，最大限度地恢复膝关节功能。

胫骨平台骨折累及关节面，因此非手术治疗的作用有限。完整的伸膝装置容易使胫骨近端骨折块向前成角；腓骨如果完整，胫骨骨折则易发生内翻畸形。对涉及关节面的胫骨平台骨折，保守治疗的效果更差，表现为骨折畸形愈合、关节僵硬、活动度降低及发生创伤性关节炎。由于胫骨平台骨折保守治疗10年后创伤性关节炎的发生率可高达32%，目前只有对那些没有明显移位的关节内骨折，或者不具备手术治疗条件的病例采取保守治疗。常用的方法是闭合手法复位及长腿管型石膏固定、骨牵引或支具固定。使用长腿管型石膏固定膝关节容易造成股四头肌萎缩和膝关节僵硬。骨牵引具有减少关节僵硬及改善活动度的优点，但也不能矫正关节面的塌陷，且至少需要卧床6周，所以目前使用越来越少。可以选择佩戴铰链式可屈支具保护患肢，并进行早期膝关节功能锻炼（图1-2-38）。同时进行股四头肌等长收缩，逐步开始膝关节被动、辅助主动或主动活动锻炼。伤后8~12周内部分负重（15~20kg），然后根据X线片显示骨折愈合进度逐渐增加到完全负重。如果出现骨折移位加大，可以考虑手术治疗。

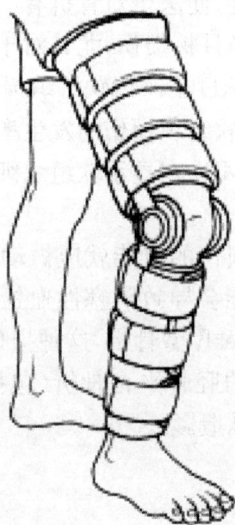

图1-2-38 膝关节可屈性支具

(二)术前准备

1.骨折预后的影响因素

(1)软组织条件:胫骨平台骨折早期处理的重点在软组织,因为软组织处理的正确与否事关胫骨平台骨折治疗的成败,必须予以特别的重视。高能量创伤特别是开放性骨折,软组织损伤严重。开放性骨折清创时,胫骨近端肌肉的损伤情况不容忽视或低估,必须充分认识到将损伤坏死的肌肉遗留在创面深部的危害性。皮肤损伤可以是直接暴力作用的结果,也可以是移位的骨折端压迫所致,要通过手法牵引初步复位,解除骨折片对皮肤的压迫,防止发生坏死。手术切口应尽量避开挫伤的皮肤,否则将大大增加发生皮肤切口并发症的危险。另外,应待皮肤软组织水肿充分消退后方可进行切开复位内固定手术,否则极易引起切口并发症,影响治疗的过程和结果。高能量胫骨平台骨折二期手术时机的选择标准是以软组织条件为前提,一般以原先肿胀发亮的皮肤恢复皱褶为手术时机。对手术时机的选择学者们一般建议在肢体肿胀消退、局部炎症控制后再手术,一般在伤后5～7天较佳,有利于降低切口皮肤缺血坏死与感染的发生率。

(2)其他因素:目前已知的对胫骨平台骨折治疗预后有意义的其他影响因素包括关节面复位以及肢体的力线恢复等,此外年龄、骨折类型、膝关节稳定性的恢复以及对软组织损伤的处理对胫骨平台骨折预后的影响尚存在较多争议,而且各种相悖观点百家争鸣。其中年龄和骨折类型不是人为可控因素,对膝关节稳定性的恢复不属于胫骨平台骨折创伤治疗的范围,而对软组织损伤的评估和处理在这里不作赘述。需要强调的是肢骨平台关节面的恢复和肢体力线的纠正。

2.关节力线的测量 膝关节周围力线特别是胫骨近端的力线,对于胫骨平台骨折特别是一些复杂胫骨平台骨折内固定手术的成败关键,对于膝关节获得完整的功能也是非常关键的。目前对临床有指导意义的膝关节及胫骨近端力线有以下4种。

(1)胫骨力学轴与髋—膝—踝角(图1—2—39):胫骨力学轴被定义为1条连接膝关节中心和踝关节中心的直线,其与股骨力学轴在内侧的夹角被称为髋—膝—踝角(hip—knee—ankle angle),代表了下肢的整体对线情况。如果髋—膝—踝角恰为180°,则表示胫骨与股骨的力学轴相互重叠构成1条直线,下肢的力学轴通过膝关节的中心。实际上,在正常膝关节中髋—膝—踝角常<180°,这就意味着下肢的力学轴有轻度的内翻,胫骨和股骨的力学轴并不在一直线上。下肢的力学轴常在膝关节的内侧通过。基于下肢力学轴有向内翻的特点,膝关节内侧关节面所承载的应力负荷要大于外侧,相对地内侧膝关节面磨损较快。

(2)胫骨解剖轴与股胫角(图1—2—39):胫骨解剖轴为胫骨干上两个中点的连线。在正常膝关节中,胫骨解剖轴与力学轴一致,为同一直线。在负重X线片上,胫骨解剖轴与股骨解剖轴之间外侧的夹角称为股胫角(femorodbialangle,FTA)。其在常规前后位X线片上非常容易测量,临床上最常用于评价下肢的轴向对线情况。男性的股胫角平均为178°,亚洲女性的股胫角平均为176°。股骨干与胫骨干之间存在一外翻角,即正常的膝外翻。股胫角的测量对于反映下肢对线情况非常敏感,膝内翻或外翻10°即可引起股胫角的明显改变。所以胫骨平台骨折术前、术中及术后测量股胫角改变对指导手术治疗及判断下肢的内、外翻非常有意义。

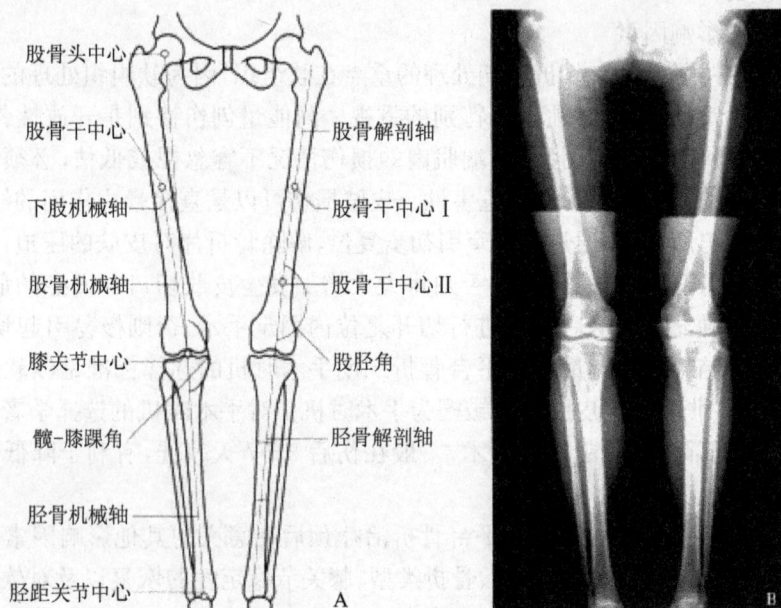

图 1-2-39　膝关节周围力线示意图

A. 胫骨力学轴与髋-膝-踝角和股胫角；B. 双下肢全长片

（3）胫骨平台-胫骨干角：胫骨平台-胫骨干角（tibial plateau-tibial shaft angle）是由胫骨平台切线与胫骨解剖轴所构成的内侧夹角。男性胫骨平台-胫骨干角为 85.1°，女性为 84.6°，平均为 85°，这说明膝关节表面相对于胫骨干有 5°的内翻成角。胫骨平台-胫骨干角对胫骨平台骨折的治疗非常重要。在复杂胫骨平台骨折治疗中，我们推荐使用加强后内侧的接骨板以恢复并支撑胫骨平台-胫骨干角，从而达到预防内翻畸形的目的。另外在矫正陈旧性胫骨平台骨折畸形愈合的截骨术中，胫骨平台-胫骨干角也可以作为决定截骨角度的指标（图 1-2-40）。

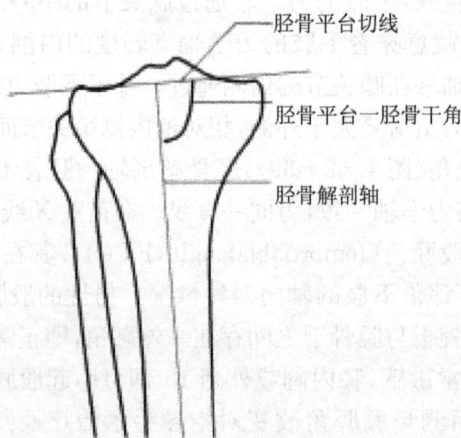

图 1-2-40　胫骨平台-胫骨干角示意图

（4）胫骨平台后倾角：由于测量方法的不同，胫骨平台后倾角（posterior slope）的定义就有所差异。目前使用的测量方法有：①胫骨平台前后缘连线与胫骨中上段前侧骨皮质切线的垂线之间的夹角。②胫骨平台前后缘连线与胫骨中上段轴线的垂线之间的夹角。③胫骨平台前后缘连线与胫骨中上段后侧骨皮质切线的垂线之间的夹角。然而胫骨平台连线有内外侧之分,故每一种方法又相应具有内侧和外侧两个不同的胫骨平台后倾角。尽管后倾角的测量缺乏统一的方法,但其大小不等则是正常膝关节的恒定特点。已有文献报道的中国人胫骨平台内侧后倾角平均为 14.8°,外侧后倾角平均为 11.8°。不同的国家、不同的测量方法测得的胫骨平台后倾角有较大差异,究竟哪一种方法最好尚无定论,但以胫骨中上段前侧骨皮质切线的垂线为参考线在临床应用更为方便。随着我们对一部分特殊胫骨平台骨折损伤机制及流行病学研究的深入,我们更加强调在手术治疗复杂的累及后侧的胫骨平台骨折时,恢复并维持胫骨平台的生理性后倾角度对预后是至关重要的(图 1-2-41)。

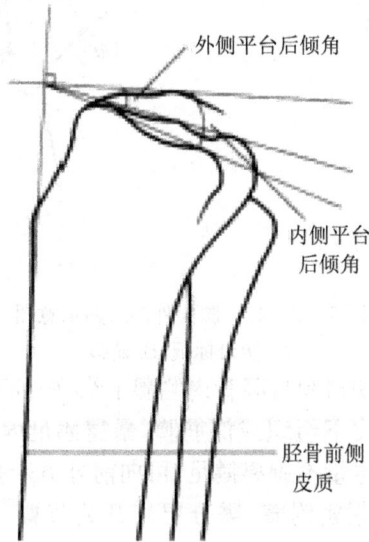

图 1-2-41　胫骨平台后倾角示意图

(三)手术入路的选择

1.膝前侧入路

(1)膝前正中入路:膝前正中直切口由髌上 2cm 经髌骨正中、胫骨结节止点至胫骨中上段前嵴,长 18~20cm,依次切开皮肤、皮下组织、深筋膜、深筋膜下分离直至内外侧髁。以往藉此入路,可以对内侧(SchatzkerⅣ型)或外侧平台骨折(SchatzkerⅠ~Ⅲ型)分别进行复位固定操作,或对复杂胫骨平台骨折(SchatzkerⅤ~Ⅵ型)进行双侧复位双接骨板固定。

膝前正中直切口双接骨板内固定适用于膝前正中皮肤组织无明显开放伤与血运障碍,且合并需要探查膝关节半月板、膝内外侧副韧带、膝关节前后交叉韧带的内侧和外侧胫骨平台均骨折的患者。其优点是单切口操作简单,减少手术时间,可满意显露胫骨双侧髁部及关节腔,同时可提供牢固而有效的内固定支撑,达到早期无痛功能锻炼的目的,减少术后关节粘连,改善关节功能,且内固定物不直接暴露于切口下方。由于膝关节前方是缺乏血运区域,其缺点是切口愈合不良或皮肤坏死导致的内固定外露的发生率较高,皮肤坏死率较高。同时,对合并后柱劈裂塌陷的骨折无法满意显露和达到有效固定。

(2)膝前外侧入路(图 1-2-42):切口起自胫骨外侧髁上缘,向内下弧形延伸至胫骨结节下方,长约 15cm,沿切口切开皮肤、皮下组织及深筋膜,然后切开胫前肌群于胫骨的附着点并向外侧剥离显露胫骨外侧平台。切开冠状韧带后直视下显露胫骨平台外侧关节面,于胫骨外侧髁安置外侧支持接骨板,必要时在骨折端可植入自体髂骨或异体骨。膝前外侧入路单接骨板内固定仅适用于外侧平台劈裂塌陷的胫骨平台骨折患者,优点是手术切口简单,可节约手术时间。但其缺点是无法显露与复位内侧柱骨折断端,后期负重活动时内侧柱骨折块极易发生移位,内固定失效率高,易并发严重的创伤性关节炎。因此不适用于以内侧柱骨折为主的类型(Schatzker Ⅳ型)或不能单独应用于复杂高能量胫骨平台骨折的治疗(Schatzker Ⅴ～Ⅵ型)。

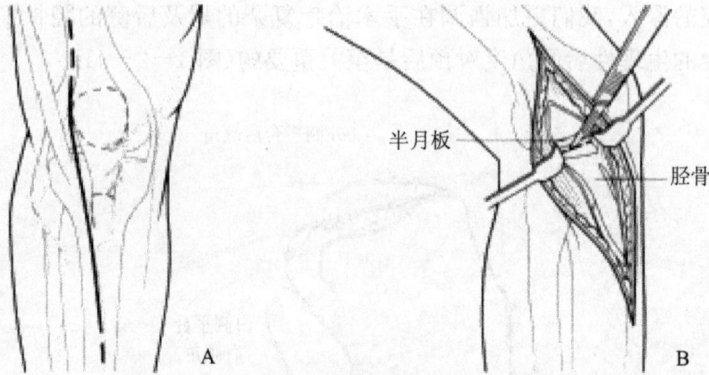

图 1-2-42 膝前外侧入路示意图
A. 切口标记;B. 显露

(3)膝内侧或前内侧入路:切口起自胫骨内侧髁上缘,向外下弧形延伸或纵行直切口至胫骨结节下方,沿切口切开皮肤、皮下组织或深筋膜,暴露鹅足内侧副韧带。尽量保护鹅足,在不妨碍内固定物放置的情况下尽量不剥离鹅足,可向前外方牵拉。纵行劈开内侧副韧带。由于内侧副韧带与内侧关节囊无紧密附着,需分层切开关节囊,在关闭切口时亦需逐层关闭。内固定物需偏前放置时可部分或完全剥离鹅足,在放置内固定物后可将鹅足完整缝合至骨面或内固定物表面。于胫骨前内侧或后内侧可安置内侧或后内侧支撑接骨板,因此膝前内侧或内侧入路单接骨板内固定可适用于内侧柱明显移位和(或)内侧关节面塌陷者。

2.膝后侧入路 尽管临床上采用前侧入路能对大多数胫骨平台骨折实施手术治疗,但 William J 等的总结认为,前路切口对累及胫骨平台后侧的复杂骨折的处理存在局限。胫骨平台后柱劈裂压缩骨折,由于骨折线偏后,从复位角度来看,前侧入路无法显露骨折线,难以进行直视下复位,通过骨折窗复位,又很难做到解剖复位。从固定稳定性角度来看,前侧入路只能利用自前向后置入的拉力螺钉进行骨折固定,骨折的稳定性主要依靠拉力螺钉所提供的骨折片间的压力来维持。随着对后柱骨折认识的深入,越来越多的学者尝试用各种膝关节后侧入路治疗胫骨平台后柱骨折,以便达到直视下解剖复位和坚强支撑固定。针对后柱中的后外侧骨折,目前可用的手术径路也有多种选择。不同的手术入路所达到的骨折暴露效果不同,同时对手术安全性、操作便利程度以及固定方法的影响各不相同。由于膝关节屈曲时胫骨平台后侧所受剪切应力很大,后柱骨折块处于压力侧,因此使用支撑钢板固定骨折块,可以提供充分的支撑作用,其力学稳定性更佳。为了做到这一点,后侧手术径路无疑是必要的。现有的后侧入路有膝关节后正中入路、后外侧和后内侧"S"入以及 Lobenhoffer 入路等。

(1)胫骨平台后柱骨折后侧正中入路:有以下优点:①同时充分地暴露胫骨平台内外髁的后侧部分。②对骨折块进行解剖复位和接骨板固定。③对血管损伤的修复具有明显的优势。

其缺点是局部解剖结构较复杂、有损伤血管神经的风险以及技术要求高。

（2）胫骨平台后柱骨折后侧双"S"入路：有以下优点：①有利于直接暴露、解剖复位和稳定内固定。②避免翻起较大的皮瓣及容易造成血管神经损伤的弊端。

缺点包括：①常需要联合入路。②对股骨远端后侧造成不必要的剥离。③组织张力较大，复位固定操作受限。④术后屈曲挛缩并发症可能。

（3）Lobenhoffer 入路主要针对Ⅳ型或单纯后内侧骨折，无法满足双髁后侧骨折治疗。

（4）膝关节后内侧倒"L"形入路：随后的临床研究发现，上述后侧入路对胫骨平台后柱骨折块的治疗虽然有一定优势，但其缺点不容忽视，为此罗从风教授提出了膝关节后内侧倒"L"形入路（图1-2-43）。该入路不仅继承了前述入路的所有优势，而且避免了其他入路的弊端。胫骨平台后柱骨折倒"L"形入路中，首先屈伸膝关节以确定膝关节后方间隙并标记，然后在腘窝区做长 10～15cm 的倒"L"形切口。切口的横行部分位于膝后皮肤皱褶，然后沿腓肠肌内侧头弯向远侧呈倒"L"形切口。掀起全厚的筋膜皮瓣后，于切口近端保护小隐静脉、腓肠内侧皮神经及腓总神经，远端保护小隐神经及大隐静脉，纯性分离后显露腓肠肌内侧头，然后将其向外侧牵拉并保护腘动脉及胫神经，即可显露膝关节后内侧关节囊。如需显露后外侧平台，可将腘肌及比目鱼肌从平台后方纯性剥离并以 Hoffmann 拉钩等将其掀向外侧。纵向切开关节囊并剥离部分比目鱼肌起点即可显露出后外侧平台及胫骨近端后侧面。可观察后交叉韧带（PCL）有无损伤，可在直视下复位劈裂骨折块。经临床应用证实，后侧倒"L"形入路具有损伤小、安全性高，暴露直接、充分，解剖简单等优点，可以同时治疗后内和后外侧骨折。

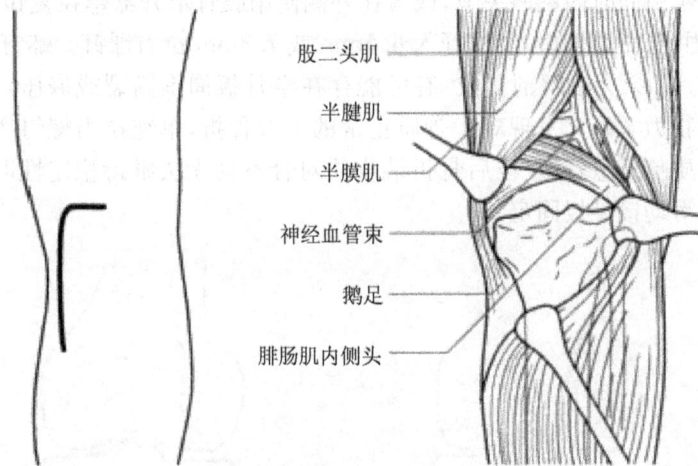

图1-2-43 膝关节后内侧倒"L"形入路示意图
A. 切口标记；B. 显露

3. 膝周围联合入路

（1）膝内外侧双入路：膝内外侧双切口双接骨板内固定适用于累及内外侧双柱的复杂胫骨平台骨折，可适度探查膝关节内外侧半月板、内外侧副韧带，但对膝关节前、后交叉韧带无法满意显露。其优点是可满意显露、复位内固定双髁，提供早期稳定、有效的内固定，可满足早期功能锻炼的要求，保留较好的关节功能。缺点是双切口若距离较近，易出现切口皮肤缺血坏死，内固定物直接暴露于切口下方，若出现皮肤切口愈合不良或坏死，则内固定较易外露，临床处理困难。

（2）膝内侧双入路：膝前内侧或前正中入路暴露内侧柱骨折，联合后内侧入路暴露后内侧骨块，采用内侧双接骨板技术可以有效固定骨折—脱位型胫骨平台骨折。

（3）膝前后联合入路：膝前外侧入路暴露复位及固定外侧柱骨折，联合后内侧倒"L"形入路可以显露内侧柱和后侧柱，达到对三柱骨折的治疗。在膝前外侧切口的基础上，另取胫骨平台的内后侧倒"L"形入路，两入路切口间宽度相距达 8cm 以上，大大降低了皮桥坏死率。在采用前后联合入路时，对患者体位的调整可能会影响整个手术进程和重要结构的显露和固定难易度。目前学者们多建议采用"漂浮"体位来配合前后联合入路。患者取"漂浮"体位时，即上身接近于侧位，下身俯卧位。"漂浮"体位便于在不重新消毒铺巾的条件下完成前后联合入路。联合入路包括了俯卧位完成后内侧倒"L"形入路后，翻身侧卧位屈膝完成前外侧入路。出现后侧柱骨折合并内侧柱或外侧柱骨折或塌陷时，可采取后内侧倒"L"形入路联合前正中入路，但是应特别注意两切口间皮桥宽度至少大于 7cm。

（四）手术方法

胫骨平台骨折手术治疗的绝对适应证包括：开放性骨折、合并血管损伤或骨筋膜室综合征的骨折。相对适应证包括：能引起关节轴向不稳定的劈裂或塌陷骨折；内侧平台移位骨折；双侧平台移位骨折；浮膝伤或同侧肢体多处骨折；后侧平台冠状面骨折—脱位（后柱骨折）。

以往学者们都建议根据 Schatzker 分型来选择治疗方案。

1. Schatzker Ⅰ型（图 1—2—44、1—2—45）　Ⅰ型劈裂骨折属于"三柱"分型中的外侧柱骨折。通常可以闭合复位经皮固定。术前 MRI 检查如发现外侧半月板完整，闭合复位就有可能成功。纵向牵引同时内翻膝关节，或者在外侧使用股骨牵开器牵拉复位。复位后大巾钳经皮加压，临时固定，做小切口，经皮拧入 6.5mm 或 7.3mm 拉力螺钉。螺钉固定方向根据术前 CT 扫描确定。如果无法解剖复位，有可能存在半月板周围撕裂或嵌压，需要切开关节囊探查半月板。生物力学研究发现对于骨质正常的Ⅰ型骨折，单纯拉力螺钉固定效果可靠；对于粉碎骨折或骨质疏松患者，复位后骨折端皮质对合不良无法维持稳定性时，应在外侧使用支撑接骨板或抗滑动接骨板固定。

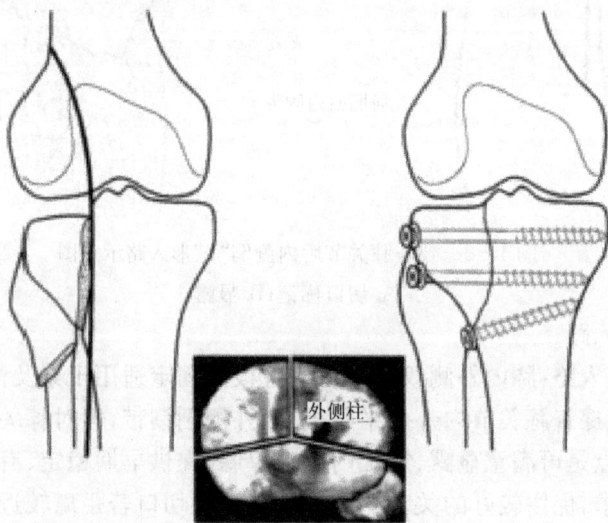

外侧柱

图 1—2—44　Schatzker Ⅰ、Ⅱ型骨折治疗

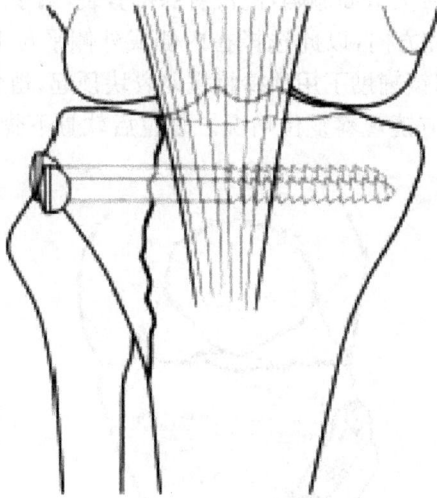

图1-2-45 Schatzker I 型骨折固定示意图

2. Schatzker II 型(图1-2-44,1-2-46) II 型骨折关节面塌陷骨块多位于前侧或中央,亦属于"三柱"分型中的外侧柱骨折。由于无法间接复位,所以需要经前外侧入路显露切开复位。当骨折位于后外侧时,则需经后外侧入路或后内侧倒"L"形入路显露。横行切断半月板胫骨韧带,用牵拉缝线或小拉钩将半月板向近端拉开,内翻膝关节,观察外侧平台关节面。塌陷关节面骨折块的复位有2种方法。①纵行打开劈裂骨折,显露塌陷骨块后,直视下用椎板撑开器撑开(或顶棒敲打)予以复位,复位后在其下方植骨填充干骺端缺损。②先复位劈裂骨折,复位钳临时加压固定,干骺端开骨皮质窗,通过下方植骨将塌陷骨块及其下方的软骨下骨和骨松质一起顶高复位。复位后拉力螺钉固定劈裂骨折,并用接骨板加以支撑。在软骨下骨水平固定多枚螺钉能支撑关节面骨块,防止再塌陷。

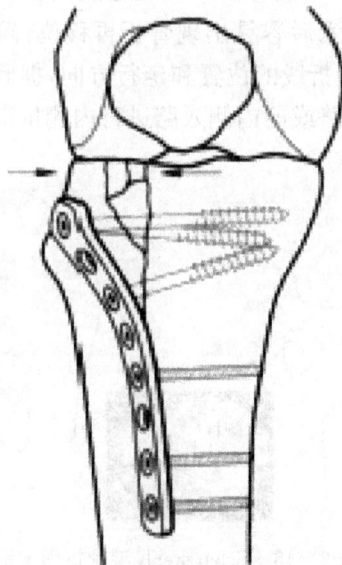

图1-2-46 Schatzker II 型骨折固定示意图

3. Schatzker III 型(图1-2-47) III 型骨折少见,好发于高龄骨质疏松患者,多由低能量外翻应力损伤所致。外侧平台关节面塌陷,但没有髁部劈裂,属于"三柱"分型中的零柱骨折。根据术前 CT 确定塌陷部位和方向,以此选择在内侧或外侧平台下方做小切口,在干骺端开骨皮质窗,在透视导航或关节镜辅助下用顶棒将塌陷骨块顶起,植骨填充干骺端缺损,经半月板下关节囊切开或是通过关节镜观察复位情况。复位后软骨下骨水平经皮拧入多枚螺钉支撑关节面骨块。

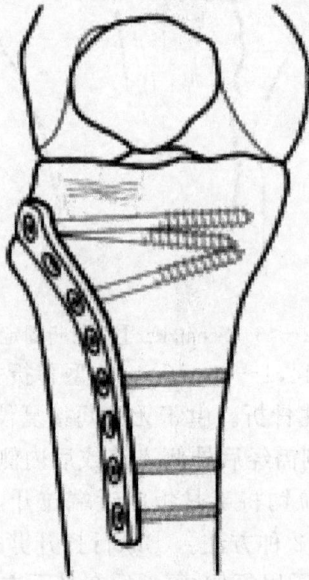

图 1-2-47 Schatzker Ⅲ型骨折固定示意图

4. Schatzker Ⅳ型(图 1-2-48) Ⅳ骨折多是高能量损伤,常伴有其他损伤,包括血管神经损伤、膝关节脱位和韧带断裂。骨折可表现为内侧柱单柱骨折,亦可为内侧柱合并后柱中的后内侧骨折呈现为双柱骨折。双柱骨折即以往已经认识到的骨折-脱位型损伤。由于内侧平台应力巨大,单纯螺钉固定术后容易出现骨折再移位,需要用支撑接骨板对抗所受剪切力。术前 CT 扫描能明确内侧骨折线的位置和走行方向,据此选择手术切口。对于内侧柱单柱骨折,可以采用改良前正中入路或前内侧入路进行内侧抗滑支撑接骨板固定。

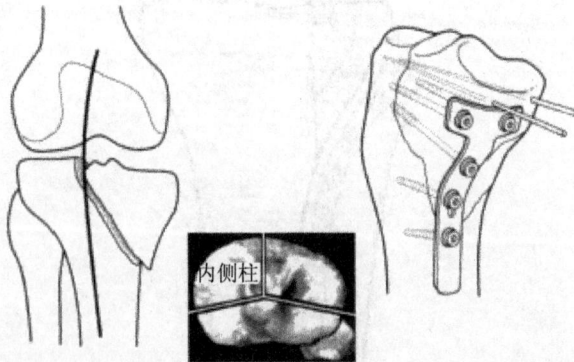

内侧柱

图 1-2-48 Schatzker Ⅳ型骨折固定示意图

内侧单柱骨折根据骨折表现为劈裂或塌陷分为 Ⅳa 和 Ⅳb 两个亚型。对于 Ⅳa 型劈裂骨折,以骨折尖端皮质为准复位骨折,无需显露关节面(图 1-2-49)。

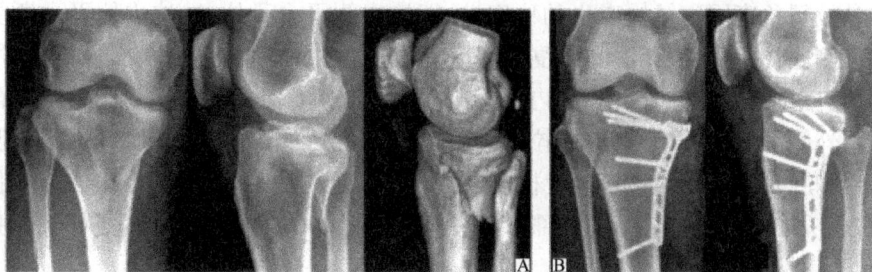

图 1-2-49　后内侧支撑钢板固定治疗内侧骨折

A. 术前 X 线片和三维 CT 重建;B. 术后 X 线片

对于Ⅳb 型塌陷骨折(图 1-2-50),仍需半月板下关节囊切开复位。固定与Ⅱ型骨折类似。如果为双柱骨折,在前内侧入路的基础上,还需对后柱骨折进行暴露和固定。

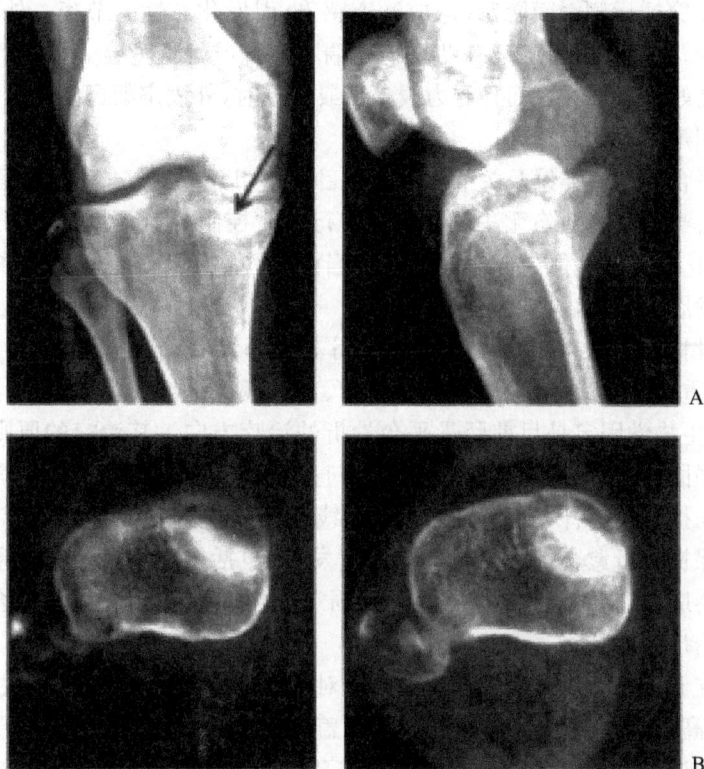

图 1-2-50　胫骨平台Ⅳb 型塌陷骨折

A. 术前 X 线片;B. 术前 CT 扫描影像

5. Schatzker Ⅴ型和Ⅵ型　Ⅴ和Ⅵ型复杂骨折损伤暴力巨大,周围软组织破坏严重,一般属于"三柱"分型中的双柱骨折甚至是三柱骨折。以前经前正中切口显露,使用内外侧双接骨板固定的软组织并发症较多,所以目前常采取分期手术治疗方法。急诊跨关节外固定 A 架固定,恢复肢体长度、力线,通过韧带牵拉作用复位关节面,待软组织条件允许时(多在伤后 2~3周)再行最终固定。在这两类骨折的处理中,软组织因素尤为重要。

就一般的内外侧双柱骨折而言,当内侧柱骨折完整,间接技术能够复位时,可以经皮使用拉力螺钉固定,同时经外侧入路显露复位外侧柱塌陷或劈裂骨折,外侧锁定接骨板固定,通过螺钉与接骨板间角度固定结构产生的稳定性,把持内侧平台骨块,对抗内侧平台所受剪切应力。如果内侧柱骨折粉碎、无法闭合复位或是存在后柱中的后内侧冠状面骨折,则需经内侧或后内侧切口,显露内侧柱骨折和后内柱骨折,使用抗滑接骨板支撑后内侧骨折。再经前外侧切口显露外侧平台,用空心螺钉或拉力螺钉固定复位后的髁间部分骨折,再用外侧锁定接骨板将平台和胫骨干固定。锁定接骨板可以从外侧固定内侧柱骨折,而且多数锁定接骨板都可经皮插入,桥接干骺端一骨干粉碎部分,进一步减小了对软组织的损伤,更好地保护骨折端血供,有利于骨折愈合。

6.开放性骨折　开放性关节骨折需要彻底清创、冲洗,降低细菌污染。彻底清创后对关节面骨折行切开复位有限内固定。如有必要48小时后再次清创。当软组织破坏严重时,可用跨关节外固定架临时制动,待软组织条件允许后,再更换为混合外固定架或内固定。外固定架使用的带橄榄头细克氏针可以加压固定关节面骨折。克氏针固定必须位于关节面下方10~14mm,以免穿透后侧滑膜隐窝,造成针道感染,引发化脓性关节炎。外固定架的优点包括软组织剥离少,动力化外固定架有助于干骺端不愈合或延迟愈合。即使骨缺损严重,外固定架也能达到良好的稳定性。而且在力线不良或畸形时,外固定架还能予以调整。

(五)骨折固定方法的选择

针对胫骨平台骨折这类累及关节面的骨折目前以切开解剖复位坚强内固定为主要目标。而固定由于其自身技术的缺陷无法对关节面进行有效控制并对骨折端之间进行强有力地把持,所以其无法达到切开复位内固定的效果。当前内固定治疗方法向着更加微创、更有把持力固定的方向发展,新技术、新理念不断涌现。

随着现代骨科的发展,胫骨平台骨折的治疗概念不断更新,从坚强的内固定转变到生物学固定,除了注重骨折的治疗,也注意关节韧带、半月板等组织的保护和治疗。有限切开、直接或间接复位、生物学固定是目前胫骨平台骨折的治疗方向。其治疗的原则是:关节内骨折要解剖复位坚强固定,以期早期功能锻炼,常需直接复位,植骨及拉力螺钉固定;关节外骨折应尽可能采用间接复位,要恢复肢体的长度、力线及旋转排列,不必一味追求解剖复位。固定方法的选择以保护骨折愈合的生物学环境为出发点,包括经皮螺钉接骨板微创固定、环形或组合式外固定器应用、临时跨越式外固定支架固定、内固定与外固定器的联合使用,或将上述方法分期进行治疗。

1.外固定支架系统　闭合复位外支架固定对软组织损伤较小,可以有效降低软组织并发症的风险,故在高能量创伤所致骨折、软组织覆盖较差及开放性损伤中具有明显的优越性,能更好地固定胫骨近端骨折块,复位也相对容易控制,从而降低畸形愈合的发生率。实施时应尽量避免跨关节固定,以防关节僵硬。传统的单臂半针外固定架操作简单易行,使用方便,置于胫骨前侧时还可起到张力带固定的作用,能有效对抗伸膝装置使胫骨近端向前成角的力量。但对于小骨折块的控制力较差,维持复位的稳定性也不够,常会导致复位丢失,目前很少单独应用。标准的Ilizarov环形外固定架对较小的关节周围骨块有良好的抓持力,但由于体积庞大且技术要求较高,也较少应用。以上问题均可以通过应用所谓"混合支架系统"来克服。近年来出现的Hybrid半针结构组合式外固定架,近端采用改良的细张力固定针,配以半环形支架可以固定胫骨平台周围的小骨块,而远端保持相对简单的标准支架的半针结构(图1-2-51)。虽然其轴向及抗弯强度略逊于Ilizarov环形外固定架,但其操作简单,临床应用日益增多。许多文献报道应用Hybrid外固定架治疗胫骨平台双髁骨折能够获得与双接骨板固定相似的力学稳定性,且可早期关节活动,早期负重。

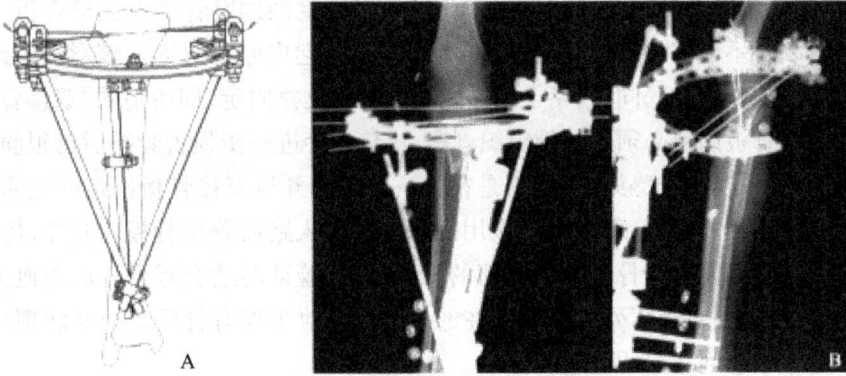

图1-2-51 Hybrid外固定支架固定治疗胫骨平台骨折
A.支架结构示意图;B.术后正侧位X线片

多数文献认为外固定支架可有效地减少胫骨近端骨折的畸形愈合及骨不连。有学者认为外固定支架结合有限内固定可有效地治疗胫骨平台关节内骨折(图1-2-52)。这种固定方法对伴有严重软组织损伤、开放性损伤的胫骨平台或胫骨近端骨折有一定积极作用。在治疗骨折的同时兼顾对软组织的修复。

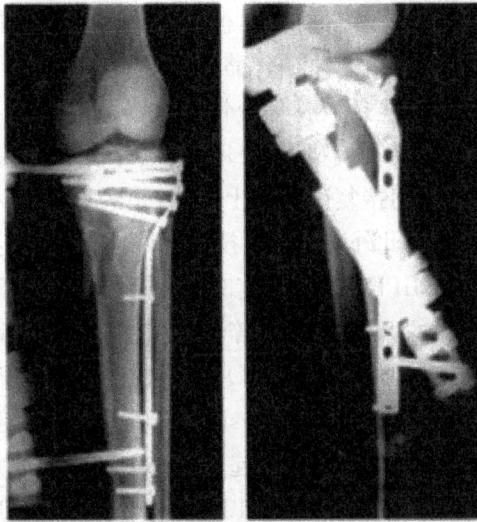

图1-2-52 单边外固定支架固定结合有限内固定治疗有脱位倾向的胫骨平台骨折术后X线片

外固定架的主要并发症是针道感染,由此引起的固定针松动会缩短外固定器的使用时间,而过早移除外固定器会导致迟发畸形。一般认为高发生率的针道感染的危害性较低,但在胫骨平台由于膝关节囊向下延伸可覆盖胫骨髁达15mm,针道感染有引起感染性关节炎的可能(其发生率低,却具有灾难性后果)。此外,骨筋膜室综合征、固定失效及骨不连等并发症也较常见。外固定架近端针的入针点邻近关节,膝关节屈曲时会引起患者不适感;其外形笨重,护理不便也会影响患者的整体满意度。鉴于此,外固定支架的治疗价值受到质疑。不过,作为一种临时固定的措施,外固定支架的作用毋庸置疑。

2.接骨板系统 在胫骨平台骨折中,接骨板可提供比外固定支架更稳定的固定,切开复位时还可在直视下恢复解剖力线。但是,接骨板固定是非对称性固定,可导致接骨板对侧的成角畸形,干骺端粉碎性骨折时可引起内翻塌陷。对于复杂的胫骨平台三柱骨折,单纯外侧固定使内侧骨块得不到有效支撑,膝关节强大应力会引起内侧骨块迟发畸形。因此,临床上常对这类骨折在外侧固定的同时,给予后内侧或前内侧支撑固定,即所谓的"双接骨板技术"。另一个问题是接骨板固定必须进行软组织剥离,这势必会进一步损害骨折后已很脆弱的软组织,增加皮肤坏死率及伤口感染率,尤其是在单一入路切开行双接骨板固定时更明显。为了降低软组织并发症的发生率,现在通常应用两个独立的入路放置接骨板。此外,传统接骨板固定稳定性的维持主要靠接骨板与骨之间的摩擦力,实验证明这会减少骨皮质血流,延缓骨折愈合过程,甚至会导致骨坏死而成为潜在的感染灶。对于伴有骨质疏松及病理性骨折者,接骨板通常也难以达到稳定的固定。

在传统接骨板切开复位基础上,随着对微创原则及骨折局部生物力学环境的日益重视。为了减少对皮肤软组织的干扰,保护骨折部位的生物学环境,一种经皮放置接骨板的内固定技术(minimally invasive percutaneous plate osteosynthesis,MIPPO)逐渐得到推广和应用。这项技术不同于传统的切开复位,需要有良好的间接复位技术和体外良好的接骨板塑形。随着这项技术的发展,又出现了更利于 MIPPO 技术应用的带锁加压接骨板(locking compression plate,LCP)。LCP 的螺钉头部与接骨板螺孔上有匹配良好的螺纹,安置到位能提供良好的角稳定性,不需要在接骨板和骨膜之间加压,彻底解决了传统接骨板压迫骨膜影响其血液供应的弊端。而且,由于接骨板不需要紧贴骨骼因而没有必要进行精确的预弯,使手术步骤简化。文献报道应用该方法治疗复杂胫骨平台骨折的感染率为 4%~11%,不愈合率为 0~2%。这项技术需要体外良好的接骨板塑形,采用"长接骨板,少螺钉"固定,从而避免了全部螺钉应用时产生的应力集中;在间接复位基础上,接骨板经肌下插入,经皮拧入螺钉固定,最大限度地减少了软组织并发症。此外,MIPPO 技术允许骨折间一定程度的微动,这也有促进骨折愈合的作用。但是,应用 MIPPO 技术固定时接骨板与骨膜间仍然存在压力,骨折端的稳定性仍然依赖于接骨板与骨间的摩擦力;对粉碎性骨折,即使接骨板较长,也通常需要辅助固定来增加稳定性;对骨质疏松患者,采用 MIPPO 技术时应选用 LCP 作为内植物。

微创内固定系统(less invasive stability system,LISS)是在微创原则基础上吸取交锁髓内钉技术和生物学接骨技术的优点,新近发展起来的一种新型内固定系统。专门为治疗胫骨近端骨折而设计的胫骨近端微创内固定系统(LISS for proximal tibia,LISS-PLT),配有导向器,支持 MIPPO 技术。其主要特点包括:①具有角稳定性和轴向稳定性,能够有效防止螺钉滑动、退出及术后再移位。②可在导向装置辅助下经皮固定螺钉,保护局部生物学环境,减少了感染及软组织并发症的危险,具有明显的微创优势。③接骨板经骨膜外放置和接骨板与骨之间采用非加压固定可以保护接骨板下骨皮质血供,有利于骨痂形成及骨折愈合。④采用自钻、自攻螺钉固定,只需固定单侧皮质,简化了手术操作。

近十年来 LISS 接骨板开始应用于治疗累及胫骨近端的胫骨平台骨折。其采用解剖型设计,与胫骨前外侧壁的轮廓相适应。固定时对骨折端无加压作用,通过桥接骨折端,利用锁钉与螺孔锁定提供的角稳定性固定骨折端,因此其作用机制可理解为一种力臂更短的内支架。由于其具有角稳定性,可以防止干骺端骨折或累及胫骨内侧髁骨折后的内翻塌陷,因此适用于所有累及内、外侧柱的胫骨平台骨折，包括 AO/OTA 分型中的 41－A2、41－A3、41－C1、41－C2、41－C3 型骨折。参照胫骨平台骨折的 Schatzker 分型，LISS 适应证为 Schatzker Ⅴ型和Ⅵ型。而参照胫骨平台骨折"三柱"分型，LISS 适用于累及外侧柱的骨折、外侧柱与骨干分离的骨折以及辅助三柱骨折治疗。对于孤立的胫骨中段骨折，LISS 固定无明显优势，但是对于累及胫骨近侧的多处骨干骨折及同侧骨干骨折伴有平台骨折，则非常适合。在少数情况下，LISS 也可应用于胫骨近端病理性骨折。

生物力学研究表明，LISS 接骨板的力学稳定性与双接骨板固定类似。Cole 等应用 LISS接骨板治疗 54 例包括胫骨平台骨折的胫骨近端骨折，结果显示临床愈合率为 96%，感染率为4%，关节功能满意。Stannard 等应用 LISS 接骨板治疗 25 例高能量胫骨平台骨折及 10 例胫骨近端骨折，短期随访（平均 12 个月）发现疗效满意，关节功能及稳定性很好，软组织并发症发生率低（深部感染率为 4.9%）。但 Goesling 等应用单侧 LISS 治疗 62 例双髁平台骨折，有14% 发生复位丢失（6.5% 内侧平台塌陷，4.8% 后内侧骨片移位），其他并发症有深部感染2%、浅表感染 6%、骨不连 2% 及延迟愈合 6%。该研究认为 LISS 在生物力学测试中具有良好的力学稳定性，然而在临床实践中仍不能完全替代双接骨板等双柱固定方法。

LISS 相对于传统接骨板固定具有明显的生物学及生物力学优势，但其对骨折片间加压复位作用有限，因此通常需用额外拉力螺钉对关节骨块进行骨块间复位及加压固定；其对骨折端闭合复位的技术要求亦较高；其接骨板固定对后内侧移位的骨块支持和固定不够，所以对内侧柱非常粉碎的骨折或后柱骨块较小的平台骨折有一定的失败率，常需内侧或后侧有限切开进行支撑固定。

3. 组合固定技术　对于某些软组织损伤较重的胫骨平台骨折，其软组织条件难以耐受广泛剥离的内固定治疗，单独应用外固定架治疗又难以实现关节骨折的良好复位，有学者提出内、外固定联合应用的方法，即外固定架结合有限内固定，或在软组织条件较好的一侧采用接骨板固定，条件较差的一侧辅以外固定架固定以增加固定稳定性，防止继发成角畸形，即所谓的"混合技术"。这种组合固定方法结合了内固定的力学优势和外固定架的生物学优势。Marsh 等对 21 例复杂胫骨平台骨折采用空心螺钉固定关节面骨块结合单臂半针外固定架固定，外固定平均时间为 12 周，平均随访 38 个月，结果所有骨折均愈合，绝大多数患者获得优良疗效。Kumar 报道一组病例，认为外固定支架结合有限内固定治疗复杂胫骨平台骨折是一种令人满意的方法。Gerber 等对 18 例复杂 E 骨近端骨折采用外侧支持接骨板结合内侧外固定架治疗，发生 1 例深部感染，1 例延迟愈合，1 例畸形愈合，所有患者均获得良好功能。也有学者采用分期治疗方法治疗此类高能量骨折，即首先采用跨关节外固定架固定以维持肢体力线，待软组织情况允许后行内固定治疗。Goesling 等采用此方法治疗 67 例高能量胫骨近端骨折，深部感染发生率为 5%，骨不连发生率为 4%，膝关节僵硬（活动度＜90°）发生率为 4%。

（六）高能量胫骨平台骨折的处理

1979 年，Schatzker 提出胫骨平台骨折分型，将劈裂、压缩型的Ⅰ－Ⅲ型骨折定义为低能量骨折，而将Ⅳ－Ⅵ型骨折定义为高能量骨折。低能量骨折主要累及外侧单柱，而高能量骨折主要累及内侧柱或同时累及多柱，即双柱、三柱骨折。此外，Watson 将关节面严重压缩、胫骨平台骨折移位明显、干骺端严重粉碎、软组织广泛损伤的胫骨平台骨折定义为高能量胫骨平台骨折。

1. 初期评估及处理　高能量胫骨平台骨折常伴有胫骨近端粉碎骨折、周围软组织严重损伤,如水肿、脱套、水疱形成;且开放性骨折、污染、血管神经损伤、筋膜室综合征等发生率较高;膝关节周围相关软组织损伤发生率可高达80%,包括半月板损伤、韧带断裂。手术治疗胫骨平台骨折的目的是解剖复位关节面平整、恢复下肢力线,从而降低远期并发症。然而,高能量的胫骨平台骨折初期伴有严重的软组织损伤,经常引起治疗效果不理想。早期切开复位内固定,会出现伤口裂开、感染等软组织并发症,治疗这种类型骨折的关键在于软组织能否耐受切开复位内固定手术引起的额外创伤。

对多发骨折或伴有严重血流动力学不稳定的多发伤患者,如即刻行内固定治疗需较长麻醉时间和手术时间,将导致失血量增加以及对软组织和骨组织血运进一步破坏。应该用跨关节外固定支架对骨折处做快速而简单的处理,达到初期稳定、减少手术时间和出血量。这对于血流动力学不稳定的患者尤为重要。目前学者们大多主张对高能量胫骨平台采取分期治疗的原则。对开放性骨折、血管损伤、骨筋膜室综合征及软组织条件较差的患者,急诊用临时跨关节外固定支架获得肢体稳定,减少额外创伤,有利搬运,有利于对软组织评估,减少患肢疼痛以方便进一步影像学检查,同时有利于患肢的护理。待患肢水肿消退及患肢周径减小,水疱处的皮肤再上皮化,皮肤皱纹出现后可行二期的切开复位内固定手术,重建关节面,挽救关节功能。Egol等对57例高能量胫骨平台双髁骨折患者(其中22例为开放性骨折)在入院当日即行跨关节支架固定,待软组织条件允许时再行切开复位、接骨板螺钉固定或环形支架固定,二次手术平均间隔时间为15天(3～111天);平均随访15.7个月后结果显示膝关节活动度1°～106°;膝关节WOMAC评分平均91分;有3例(5%)出现深部感染,2例(4%)发生骨不连,2例(4%)膝关节有明显僵硬(膝关节活动度＜90°)。该研究认为临时跨关节外固定支架既保护软组织、维持骨的固定、阻止关节面进一步破坏从而有利于后期复位,还可减轻患者不适以及减少止痛药用量。

如果评估认为软组织条件短期内无明显好转希望,可使用Hybrid外固定或环形外固定支架固定作为最终确定治疗。这些混合外固定支架也可以同时获得稳定的固定、保护软组织的目的。用间接复位、混合外固定的方法治疗高能量胫骨平台骨折已经取得了较好的效果。混合外固定支架治疗高能量胫骨平台骨折的适应证主要包括:①Schatzker V～VI型的骨折。②干骺端及软骨下骨严重粉碎,骨折块太小以致无法用内固定固定。③开放性骨折。④严重软组织损伤的骨质疏松患者。术中通过手法复位或跨膝关节牵开器牵开骨折断端,在安放外固定支架前可在透视下通过开窗复位塌陷的关节面骨折块,复位后经皮置入空心螺钉固定关节面骨折块以利于关节功能的保留。Ali等采用Sheffield环形外固定支架治疗11例胫骨平台双髁骨折老年患者,术后早期功能锻炼,3周后下肢部分负重,6周后拆除支架,平均随访38个月,结果骨折全部愈合,平均膝关节活动度为101°,Rasmussen放射学评分9例优良,Lowa膝关节功能评分8例优良。

在外固定手术过程中,若考虑后期更换内固定治疗的可能,胫骨侧半针的置入位置不能影响后续手术切口选择。固定针经皮置入时要用保护套保护软组织,防止螺钉间距过紧,造成取钉后应力性骨折;螺钉置入时还应避免软组织损伤区域,包括水疱形成的部位、有皮肤挫伤的部位和有伤口的部位;外固定连接前尽量牵引复位骨折,恢复肢体力线和长度。在某些情况下,部分骨折可以通过软组织张力复位,但应注意避免过度牵引。在屈膝20°体位下固定,让患者更舒服。软组织条件恢复到可行内固定手术的体征包括:水疱再上皮化,压痕性水肿消失,皮肤出现皱纹,一般为7~14天。在完成外固定支架固定初期处理后应再次X线摄片及CT扫描重建以明确骨折分类和损伤机制,同时行下肢深静脉多普勒超声检查排除血栓形成。高能量胫骨平台骨折分阶段治疗的流程图(图1-2-53)。

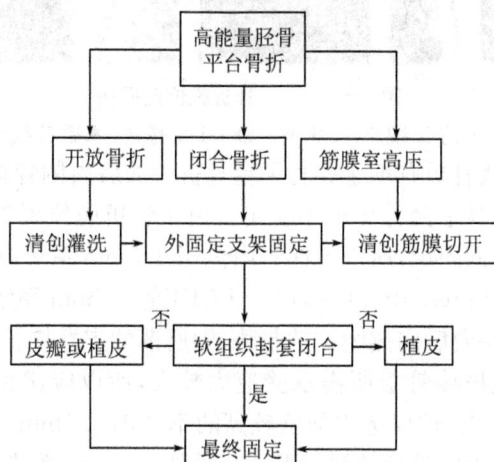

图1-2-53 胫骨平台开放性骨折治理流程

2.二期治疗

(1)胫骨平台内髁骨折脱位型骨折(双柱骨折):这类损伤的原因为膝关节受到高能量外伤,通常是内翻及垂直外力,股骨髁向后侧半脱位,常并发较严重的软组织损伤。这类骨折的半脱位很少由于韧带损伤引起,大部分由胫骨平台后内侧劈裂或股骨髁失去支撑而向胫骨平台后内侧移位引起。胫骨平台骨折中单纯交叉韧带损伤不会引起膝关节侧向不稳定及脱位,合并侧副韧带断裂的可能性也较小。临床上如怀疑膝关节脱位为韧带损伤引起,术前可行MRI检查以明确诊断。笔者所治疗的病例中在后内侧骨折块解剖复位后膝关节侧向移位均得到纠正,术中膝关节应力试验也均呈阴性。由于骨折涉及胫骨髁间区或平台外侧柱的内侧区,同时伴随后柱中的后内侧劈裂,故符合双柱骨折类型。

该骨折类型非常不稳定,通常需切开复位内固定来恢复关节面和下肢力线。Calla等认为,为防止膝关节屈曲时骨折块向后下方脱位,应当经后内侧倒"L"形入路在后内侧骨块行抗滑动接骨板固定。Fakler等采用Galla的后侧入路治疗2例胫骨平台骨折脱位型损伤,随访1年后骨折全部愈合,无复位丢失,下肢力线良好,关节活动度为0~130°,无术后并发症。笔者等首次采用联合入路:膝前正中入路和后内侧倒"L"形入路双接骨板治疗42例骨折脱位型损伤患者,前正中入路复位及固定内侧柱,后内侧入路复位及支撑固定后柱中的后内侧骨块。结果37例(88%)关节面复位满意,41例(98%)下肢力线满意,术后1年未出现骨折块移位或力线不满意,膝关节HSS评分平均为90.9分(83~97分);所有患者术后无浅表或深部感染,仅4例患(9.5%)术后1周内出现伤口渗液。笔者认为只有采用后内侧切口才能将复位骨折块的支撑接骨板置于最佳位置(图1-2-54)。

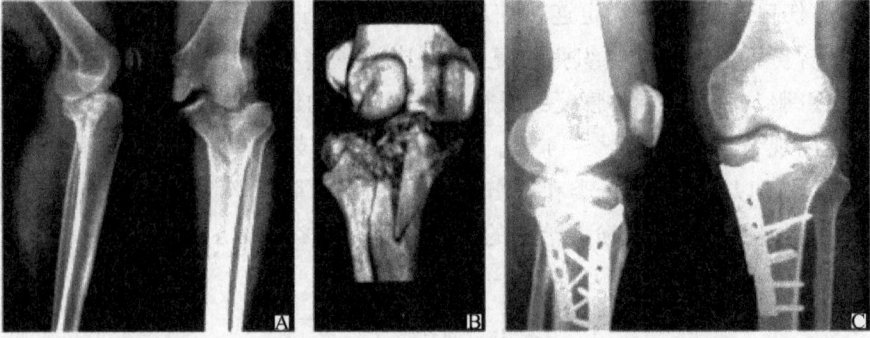

图 1-2-54　骨折脱位型损伤

A. 术前 X 线片；B. 术前三维 CT 影像；C. 术后 X 线片

另一方面，后内侧小接骨板有助于胫骨平台骨折中的后内侧骨折块的解剖复位与坚强固定。伴有后内侧劈裂的胫骨平台骨折很不稳定。由于骨折脱位型骨折的后内侧骨折块单纯从前方用拉力螺钉很难牢固固定，所以可在后内侧用 3.5mm 系统有限接触加压接骨板（limited contact-dynamic compression plate，LC-DCP）或 4.5mm 系统 1/2 管型接骨板系统固定，既可以有效抵抗骨折块向后内侧脱位的趋势，即所谓的支撑接骨板（Buttress Plate），又可以帮助骨折复位。由于支撑接骨板所需承受应力较大，所以应避免使用强度较低的钛合金 3.5mm 系统 1/3 管型接骨板，建议选用强度较高的不锈钢 4.5mm 系统 1/2 管型接骨板。其形状也较符合胫骨近端后内侧骨嵴的解剖形态。另外，3.5mm 系统的 LC-DCP 接骨板的强度较高螺钉较细，对外侧内固定影响小，建议采用。

对这类复杂的胫骨平台骨折，手术成功的关键之一是恢复膝关节的力线。Honkonen 通过对 131 例胫骨平台骨折患者随访发现，残留内翻将严重影响膝关节术后功能。在高能量损伤中，由于内侧柱常呈粉碎性，所以仅用外侧接骨板不但难以固定，而且易发生再移位。生物力学研究表明，胫骨外侧角稳定接骨板联合内侧小接骨板固定后，胫骨平台所承受的最大载荷是单纯外侧角接骨板的 4 倍且胫骨平台骨折可即刻获得稳定。

内侧双入路双接骨板内固定为这类复杂双柱骨折提供了持续且稳定的固定，有效地防止了骨折再移位及膝关节力线的改变，术后切口及软组织并发症明显减少，膝关节功能恢复满意。

（2）胫骨平台双髁骨折（双柱骨折或三柱骨折）：胫骨平台双髁骨折，一般指 Schatzker Ⅴ型和Ⅵ型骨折，一般累及内外侧双柱或内外后三柱。因为作为高能量损伤，其软组织的损伤较严重，故治疗比较棘手。外侧锁定角稳定接骨板，如 LISS 接骨板的问世为避免皮肤坏死、伤口感染等并发症带来了希望。手术只需做 1 个外侧切口，可减少对内侧软组织的剥离，故可减少感染和骨延迟愈合的发生率。Stannard 等报道 34 例胫骨平台双髁骨折采用 LISS 接骨板治疗的早期数据，平均随访 21 个月（12~38 个月），结果骨折全部愈合，仅 2 例有浅表伤口感染。Egol 等治疗 38 例胫骨平台双髁骨折患者，平均随访 17 个月（8~39 个月），结果 95% 患者未发生复位丢失和术后感染，仅 5 例出现明显膝关节活动障碍（膝关节活动度<90°）。笔者治疗 36 例胫骨平台双髁骨折患者，平均随访 16.2 个月（12~23 个月），术后 1 年膝关节 HSS 评分平均为 89.6 分（65~97 分）；1 例出现下肢深静脉栓塞，1 例出现植骨后排异反应，2 例发生浅表感染（经保守治疗后愈合），1 例出现关节面复位丢失。由于缺少了内侧柱的支撑，采用外侧锁定角稳定接骨板技术是否能避免内侧平台的塌陷，引起了不少学者的关

注(图1-2-55)。Gosling等采用LISS接骨板治疗69例胫骨平台双髁骨折患者,有16例(23%)出现复位不佳,9例(14%)出现继发性复位丢失。Egol等经生物力学试验发现,单一外侧LISS接骨板组术后膝关节稳定性与内外侧双接骨板组的差异无统计学意义,然而对胫骨平台施加压力500N的循环负荷时单一外侧LISS接骨板组内侧骨折块的塌陷移位程度是内外侧双接骨板组的2倍;该研究认为这可能与LISS接骨板的成分是钛合金,而内外侧双接骨板为不锈钢有关。Higgins等的研究结果与上述结果相似,施加压力100~1000N的循环负荷并作用10000次后测量内侧平台关节面塌陷程度,显示单一外侧角稳定接骨板组的塌陷程度是内外侧双接骨板组的2倍。

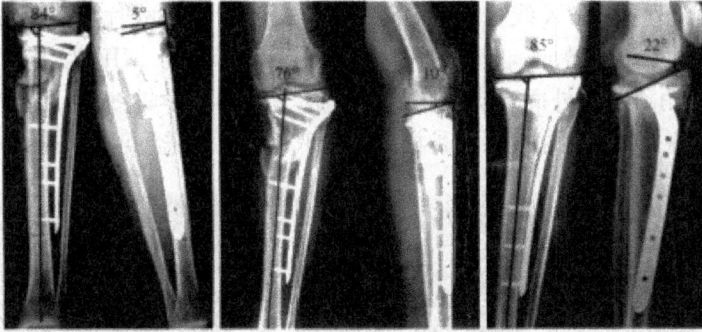

图1-2-55　LISS失效
术后不同时间X线片显示成角逐渐增加

目前采用内外侧双入路双接骨板治疗复杂胫骨平台双髁骨折已被广为接受,治疗的目的不仅要恢复外侧平台的完整性,同时又要给予塌陷的内侧柱一个支撑,以防止出现内翻畸形。由于胫前区在解剖上是一个相对缺血区,若采用传统的前正中切口同时暴露内外侧平台,对平台周围软组织进行广泛的剥离,会破坏骨折端的血运,影响骨折愈合的生物学环境,导致骨折延迟愈合或不愈合(图1-2-56)。

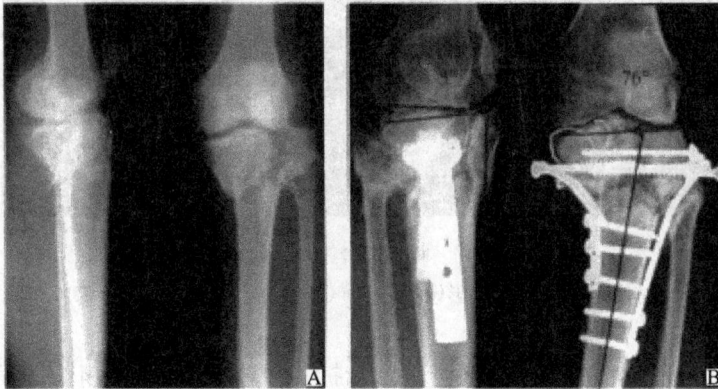

图1-2-56　双钢板固定失效
A.术前X线片;B.术后X线片

另外,该显露方式还伴有较高的并发症,特别是术后感染、皮肤坏死的发生率较高。有文献报道术后感染率可尚达23%~100%。Georgiadis于1994年首先提出了用则后联合入路以减少复杂胫骨平台骨折的软组织并发症。笔者改良了这一联合切口,采用改良的双入路即膝前外侧入路联合后内侧倒"L"形入路治疗高能量三柱骨折。以较大的前外侧入路暴露外侧柱,避开了胫前缺血区,并通过前外侧"骨折窗"复位后外侧胫骨平台的关节面,前外侧切口下丰富的肌肉可很好地覆盖较大的内植物;内侧柱较表浅,易暴露,故通过后内侧小切口即可在直视下进行复位;偏后的切口可保证两切口间留有足够宽的皮桥,也有利于后侧肌群对内植物的覆盖。后内侧倒"L"形入路可以满足后柱包括后内侧和后外侧骨折的复位和固定。该方法治疗 29 例患者,平均随访 27.3 个月(24~36 个月),除 1 例出现胫骨平台前缘 4mm 的塌陷外,其余病例均比较满意。没有发生翻修病例。术后 2 年膝关节活动度 2.7°~123.4°(图 1-2-57)。Barei 等采用改良双切口治疗 41 例胫骨平台双髁骨折并平均随访 49 个月,结果 2 例出现深部感染,10 例有深部静脉血栓形成;其中 31 例有完整的影像学随访资料,显示 17 例关节面复位满意,28 例正位 X 线片显示力线良好,21 例侧位 X 线片显片示力线良好,所有 31 例患者均无明显的髁宽度增加。有学者采用改良双接骨板结合 MIPPO 技术治疗胫骨平台双髁骨折,术中先采用跨关节外固定支架牵引恢复膝关节的力学轴线,再用点状复位钳间接复位,整复胫骨平台关节面,内外侧双接骨板结合 MIPPO 技术进行可靠的内固定。

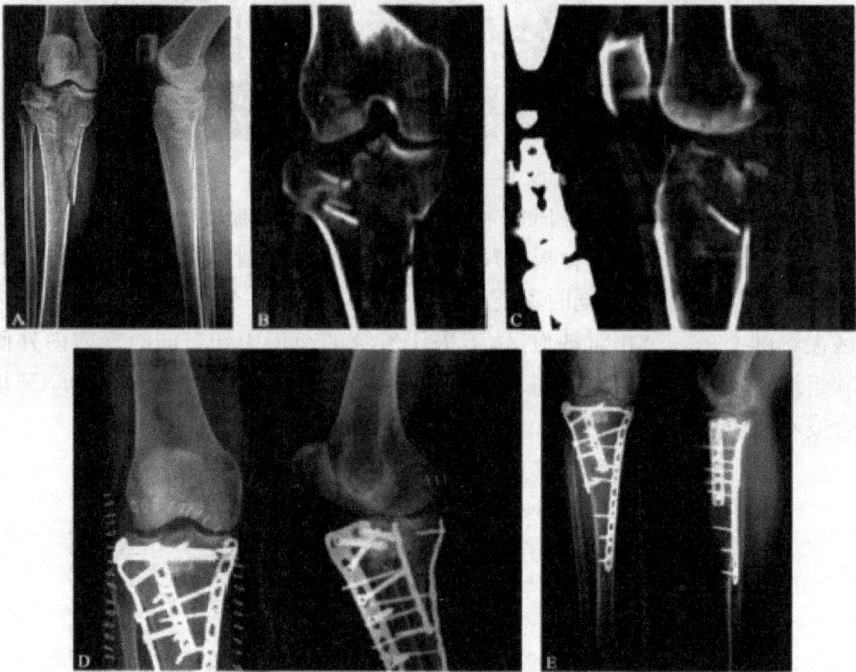

图 1-2-57　胫骨平台三柱骨折三柱固定

A. 术前 X 线片;B. 术前 CT 冠状位扫描影像;C. 术前 CT 矢状位扫描影像;D. 术后 X 线片;E. 骨折愈合后 X 线片

　　总之,治疗高能量损伤所引起的胫骨平台骨折,要特别重视对软组织并发症的预防。固定时必须保护骨折愈合的生物学环境,根据骨折的类型合理选用包括外固定支架、经皮接骨板固定术在内的各种生物学固定方法。但是由于伤情复杂,任何胫骨平台骨折都存在独特的病理解剖特点,个体化的有效治疗非常重要。而且,每一种治疗方法都有其优势和局限性,在计划治疗方案时必须予以考虑。胫骨平台骨折的治疗依然是对创伤骨科医师的一大挑战,医生一定要全面详尽了解损伤的情况,认识各种治疗方法的优势与缺陷,选择正确的治疗方法,精心设计、精心操作,力求达到最好的治疗效果。随着胫骨平台骨折一般性诊治技术的深入和普及,如何提高复杂胫骨平台骨折手术的成功率和长期效果已经成为许多骨科医生近年探讨的焦点。

(七)胫骨平台后柱骨折

胫骨平台后柱骨折比较特殊,主要累及胫骨内、外侧髁的后 1/3,有关这种骨折类型的文献报道比较少(图 1-2-58)。

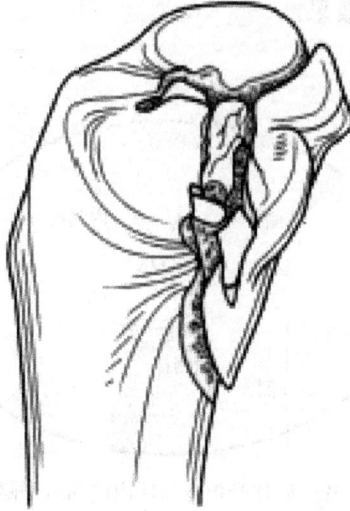

图 1-2-58 后柱骨折示意图

De Boeck 和 Opdecam 报道了 7 例胫骨平台后内侧骨折的复位,并使用 T 形接骨板固定,未发生任何并发症。Gerogiadis 报道了 4 例联合应用前侧和后内侧入路进行骨折复位的病例,于平台后内侧放置 4.5mm 的半管形或"T"形接骨板固定骨折块,无严重并发症,复位固定良好。Lobenhoffer 报道了 29 例,其中 9 例采用后内侧入路,12 例采用后外侧入路,3 例联合使用后内侧和后外侧入路,另外有 2 例联合后侧和前侧入路,对后内侧骨折块使用了软骨下拉力螺钉和抗滑接骨板固定,后外侧骨折块则使用了支撑接骨板。笔者曾报道了 11 例(3 例后内侧劈裂骨折,4 例后外侧劈裂骨折,4 例同时累及双髁的整体后柱骨折)的病例,随访 12~24 个月(平均 17.4 个月)后全部愈合;术后 12 个月膝关节 HSS 评分平均为 85.4 分(68~95 分),优良率为 90.9%;术后 12 个月膝关节活动度平均为 1.8°~122.3°;术后有 1 例患者出现切口裂开,1 例患者发生切口皮缘部分坏死,1 例术后出现小腿内下方感觉麻木。Bhatta-charyya 等采用相同方法治疗 13 例,随访 13~27 个月(平均 20 个月)后骨折全部愈合;骨骼肌功能评分平均为 19.5 分,显示功能良好;仅 2 例出现并发症(1 例伤口裂开,1 例膝关节屈曲挛缩)。Carlson 等采用后外侧入路联合后内侧入路治疗 5 例胫骨平台后侧双髁骨折,随访 6~24 个月后患者膝关节功能基本恢复正常;膝关节活动度为 2°~121°;术后有 1 例出现深静脉血栓形成,1 例切口裂开,3 例出现短期隐神经感觉功能缺失。Khan 等分析了 80 例胫骨平台骨折,其中也仅有 10 例是后柱骨折。由于骨折块的位置偏后,复位和固定都比较困难,处理不当会影响复位的准确性和固定的稳定性,还可能增加并发症的发生率,因而胫骨平台后侧骨折需要认真分析和处理。

到目前为止,以传统的 Schatzker 分型和 AO 分型为代表,大多数对胫骨平台骨折的理解、分型和影像学诊断的描述都是以膝关节的前后位 X 线片为基础的,很少考虑到膝关节的矢状面移位。胫骨平台后柱骨折的骨折线主要位于冠状面上,准确的诊断必须依靠CT扫描。胫骨平台后柱骨折属于"三柱"分型中特殊的一类骨折。依据"三柱"分型,又将其分为后内侧和后外侧两部分(图1-2-59)。以CT扫描影像为依据的胫骨平台骨折的"三柱"分型有助于外科医生更好理解骨折类型,是胫骨平台骨折有价值的分型系统,是与损伤机制相关联的分型系统,有助于指导手术入路和内固定方法的选择及对损伤机制的判断,从而能显著提高复杂胫骨平台骨折的治疗效果。

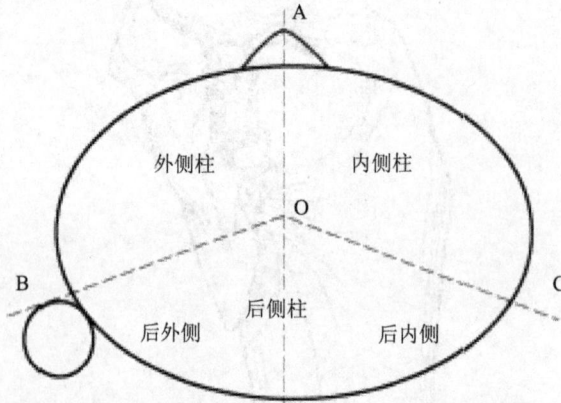

图1-2-59　后柱骨折分为后内侧和后外侧柱示意图

　　尽管临床上采用前侧入路多能对胫骨平台骨折实施手术治疗,但笔者认为,前侧入路对Schatzker Ⅳ～Ⅵ型中累及胫骨平台后柱的复杂骨折的处理存在局限。平台后柱劈裂压缩骨折,由于骨折线偏后,从复位角度来看,前侧入路难以显露骨折线,无法进行直视下复位;通过骨折窗复位,又很难做到解剖复位,而后侧入路占有优势。从固定稳定性角度来看,前侧入路只能利用自前向后置入的拉力螺钉进行骨折固定,骨折的稳定性主要依靠拉力螺钉所提供的骨折块间的压力来维持(图1-2-60)。由于膝关节屈曲时后侧平台所受剪切应力很大,胫骨平台后柱骨块处于压力侧,因此需要使用接骨板固定骨折块,提供充分的支撑作用。笔者已经通过生物力学实验证实从后侧固定后柱骨折具有明显的力学优势,其力学稳定性更佳。为了做到这一点,后侧入路无疑是必要的。现有的后侧入路有膝关节后正中入路、后外侧和后内侧"S"入路、Lobenhoffer入路等。随着临床研究发现,上述后侧入路对胫骨平台后柱骨折块的治疗虽然有一定优势,但其缺点不容忽视,为此笔者提出了膝关节后内侧倒"L"形切口。这一入路不仅继承了前述入路的所有优势,而且避免了其他入路的弊端。

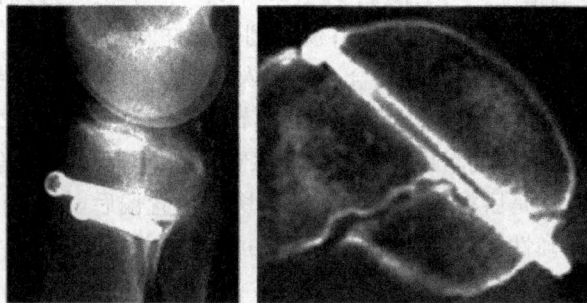

图1-2-60　胫骨平台后柱骨折前方入路拉力螺钉固定
术后侧位X线片和CT扫描影像显示复位不完全,固定不可靠

手术入路的选择不仅关系到手术能否有效地进行,甚至直接影响手术和治疗的效果,需要在实践中探索、实践、改进和完善。目前的趋势是在治疗复杂胫骨平台"三柱"骨折时有必要采用联合入路。当然,除手术入路之外,手术操作的技术更是举足轻重。胫骨平台后柱骨折的手术固定方法与其他类型骨折无殊,但在内固定物的选择上,由于平台后方的解剖轮廓并不规则,与干骺端移行区弯度较大,使各种接骨板难以精确塑形与骨折端帖服,又没有相关的形态解剖学研究描述其特征,临床上尚无符合该解剖特点的内固定物。不同学者尝试使用LC-DCP、重建接骨板、"T"形接骨板、小型"T"形接骨板及三叶草接骨板等适度预弯后进行支撑固定,其短期临床结果无明显差别。尽管文献报道过不同学者采用不同的内固定物治疗胫骨平台后柱骨折的经验,但远期疗效尚无定论,且不同内植物无法统一评判。

有了对胫骨平台后柱骨折的认识和理解,这使得对三柱骨折的治疗得心应手。对于三柱骨折,我们推荐采用后内侧倒"L"形入路联合前外侧入路。胫骨平台的"三柱"骨折不常见,发生率只有9.3%,然而,后柱骨折采用传统入路手术非常困难,采用后内侧倒"L"形入路后,后外侧及后内侧骨折块都能在直视下复位及固定,内侧柱骨折块沿切口内侧缘向前分离也可复位,外侧柱通过前外侧切口显露并复位固定;患者采用"漂浮"体位,可以避免术中二次消毒。

(八)导航技术在胫骨平台骨折中的临床应用

1.二维透视导航技术的应用 随着医疗水平的不断提高,人们对手术的安全性和有效性的要求也日益增加,计算机辅助技术就成为目前骨科的一个主要发展方向。骨科导航技术,如今已涉及脊柱外科、关节外科、创伤外科、骨肿瘤和矫形外科。其中X线透视导航尤其适用于创伤骨科。自从引入导航技术后,医师可以做到多角度实时监控操作,显著提高了内植物准确率并减小了手术创伤。通常手术能在短时间内完成,且属于微创手术,切口相当小,所以大大减少了患者的出血量。同时,骨科手术无法避免透视,这也是患者和医护人员相当关心的问题,由于采用了导航技术,可以多视角观察,且可以虚拟手术过程,所以无须反复透视,大大降低了X线透视时间,节省了医疗资源。对于多发骨折的患者,导航技术的优点还在于无须过多改变手术体位,从而减少手术带来的风险。导航技术也能准确指导内固定物放置的位置,从而提高手术的一次性成功率。

在胫骨平台骨折的适应证方面,目前导航技术主要适用于骨折无移位或能手术复位的平台劈裂骨折且能采用螺钉加压后复位固定的骨折,或单纯压缩骨折且能通过导航下顶棒抬高复位的骨折。手术操作主要有以下步骤:①通过一系列导航操作的准备,C型臂X线透视机采集影像学数据资料。通常采集2幅图像,以骨折端为中心,包括正位和侧位(图1-2-61A)。②在虚拟影像学图像上模拟胫骨内侧开窗位置及方向(图1-2-61B)。③在胫骨近端内侧做1个3cm切口,逐层分离至骨面,并沿原虚拟导针方向置入1根克氏针做标记。开窗后用顶棒抬高外侧塌陷的关节面,并置入人工骨填补骨缺损(图1-2-61C)。④再次在图像上虚拟拉力螺钉的进针方向、位置和角度(图1-2-61D)。⑤一般置入2枚拉力螺钉。分别在进针处做1个1cm切口,分别置入1根克氏针后,再次透视确认位置良好后,拧入相应长度的拉力螺钉。透视确认螺钉位置满意后,取出克氏针(图1-2-61E、F)。

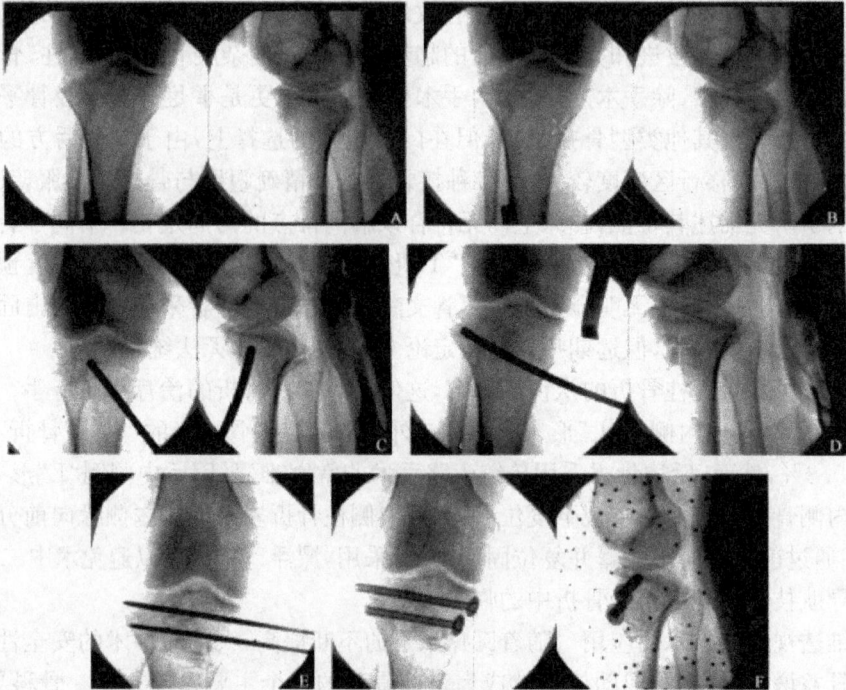

图1-2-61 胫骨平台骨折透视导航复位内固定
A～F.术中透视影像显示手术步骤

导航技术的优点总体可以概括如下：透视导航的实时监测功能减少了术者的X线照射量，提高了手术的精确度、准确度和安全性，缩短了手术时间和减小了手术创伤等。此外，透视导航系统将在虚拟外科环境中的外科培训和评价中发挥重要作用。这一技术将不仅为年轻外科－医师进行外科实践提供机会，而且也将出现涉及外科技术资格客观评价的检测系统。

2.术中三维透视成像（三维C型臂）的应用 术中清晰的断层三维图像具有更好的图像质量，对术中判断胫骨平台骨折的复位情况及内固定位置是非常必要的。术中的断层图像使得术中立即进行三维评价复位和固定成为可能，能避免可能出现的二次翻修手术。对于复杂的胫骨平台骨折，术中无法看到关节面，而传统的二维透视诊断价值有限，通过经验的积累也难以解决问题，可以使用三维成像来更好地观察关节面的复位情况以及螺钉的位置。术中的三维透视成像给术者提供了更多必要的信息。对于富有经验的骨科医生而言，一些简单骨折通过传统的二维透视就能很好地处理，如四肢骨干骨折以及术中可以直视关节面的关节内骨折，没有必要术中使用三维成像。但是在急诊室，一些经验还不是很丰富的年轻医生常常需要独立完成骨折内固定手术，此种情况下，术中三维成像很有必要，能起到术中验证的作用，避免可能的二次翻修手术。

通过对术中三维成像与术后CT图像质量的比较，对骨皮质、骨松质、关节面、金属伪影及临床判断等方面进行评分，对图像质量形成临床判断发现，3D导航在对骨皮质的显示方面可以与CT相媲美，对关节软骨下的软骨下骨显示比较清楚，所以对关节面的描绘比较突出。对关节内骨折而言，判断关节面的复位及螺钉是否进入关节腔的临床诊断价值可以与CT相当。在创伤骨科的应用可能基本替代术后CT扫描。

目前,术中 3D 导航还存在诸多缺点:①虽然维护成本比较低,但购置费用较昂贵。②射线剂量较普通二维透视导航大,但比普通 CT 的射线剂量要小很多。③对软组织以及骨松质的成像质量还不高,特别是三维立体重建的效果需要提高,而且对不锈钢材质的伪影还比较大。④成像范围局限(12cm×12cm×12cm)。⑤需要强有力的技术团队配合,一般需要包括手术医生、器械护士到专门的 C 型臂操作技师、导航仪图像调度人员等诸多人员的相互配合。通过熟练而默契地配合,从体位准备到获得所需要图像,在短短几分钟就能得到所需要的断层图像和强大的图像后处理能力,用于指导手术。

(九)胫骨平台骨折畸形愈合的治疗

胫骨平台骨折畸形愈合的原因通常与最初的治疗相关,但并不意味着当时选择的治疗方法有误,因为当时的很多因素使术者无法选择最佳骨折治疗方案;另一畸形愈合原因可能与复位不良、植骨及内固定不充分以及术后处理不当有关。胫骨平台骨折畸形愈合的短期影响可在骨折愈合后很快出现,畸形严重且其程度超过邻近关节代偿极限时症状即出现;远期影响可能是一缓慢发展过程,往往由相应的关节超负荷和退变引起。

胫骨平台骨折畸形愈合常伴有膝内外翻、胫骨平台不完整、股胫关节应力对应关系改变所致创伤性关节炎等。畸形愈合手术治疗难度大,不能单一化,应根据影像学资料,术前充分准备,以不同骨折类型、愈合情况、初始治疗方法等制订详细的手术方案。

1.手术适应证　胫骨平台骨折畸形愈合引起临床症状是矫形手术的适应证,而骨骼畸形对肢体的影响及其伴随的症状却是变化的。以往有研究努力寻找影响畸形矫正手术适应证的主要因素,如关节有非生理性力学负荷及功能状况,对邻近关节的关节囊—韧带结构的影响,骨骼、软骨及软组织形态条件,患者主诉及美容要求等。Honkonen 研究认为,胫骨平台向内或向外倾斜>5°、压缩>5mm、胫骨髁宽度增加>5mm 均应手术治疗。Bennett 等将胫骨平台骨折关节面塌陷或移位>5mm 或轴向不稳定>5°作为手术治疗指征。Rasmussen 则认为手术指征不在于骨折块大小或关节面塌陷程度,而在于膝关节屈曲 20°时有无 10°以上的不稳。胫骨平台骨折凹陷型台阶畸形在关节活动时不会磨损对应的关节面,而隆起型台阶畸形在关节活动时则会磨损对应的关节面,最终导致骨关节炎。因此,关节内骨折复位要尽量避免遗留隆起型台阶畸形,以避免患肢持续被动活动时磨损与骨折对应的关节面。Schatzker 报道证实当隆起型台阶畸形的高度为关节软骨厚度 1 倍时,关节软骨还可修复,如果达到 2 倍时,骨折处软骨下骨质将会裸露。因此,关节软骨全层损伤遗留隆起型台阶畸形的高度最多不得超过关节软骨厚度的 2 倍。有其他学者认为,胫骨平台骨折台阶畸形手术修复适应证为:①非裸区移位>8mm、裸区移位>5mm 的隆起型台阶畸形。②移位>10mm、塌陷面积占平台面积 1/3 以上的凹陷型台阶畸形(如为裸区塌陷则适应证适当放宽)。③移位>5mm、膝内翻或外翻畸形>5°的单侧平台整体或大部分骨折塌陷。④单侧胫股关节对应关系不佳,处于半脱位状态。

2.截骨矫形术　截骨矫形术适用于伴有膝关节内外翻或股胫关节对应关系改变导致创伤性关节炎的胫骨平台骨折畸形愈合患者。胫骨高位截骨术是畸形愈合矫形术最常用的手术方法。适用于年轻患者。目前该方法可在计算机导航辅助技术支持下进行,可达到非常满意的效果。但过度纠正力线也会导致手术早期失败或关节面倾斜。

(1)胫骨近端闭合截骨术:胫骨近端闭合截骨术切口位于膝关节外侧中部,弧形向下,止于腓骨头远端,显露并截除与拟截骨楔形底面等长的腓骨,注意保护腓总神经,剥离显露胫骨外侧髁。在胫骨平台关节面下方1cm处平行关节面置入2mm克氏针。在克氏针下方避开上胫腓关节联合，由前外向后打入槽形刀，安装截骨导向器，将第二根克氏针与第一根克氏针平行打入导向器孔内，按术前计划测量楔形骨块底边长度，并在其下方斜行打入第三根克氏针。去除槽形刀和截骨导向器，沿槽形刀路径植入接骨板并紧贴胫骨外侧皮质。沿第二和第三根克氏针方向截除楔形骨块，用细克氏针钻孔折断对侧薄层骨皮质，以保证对侧骨膜和软组织袖的完整。轻轻折断对侧骨皮质使截骨面合拢。将2根骨皮质螺钉斜行拉入远端骨块内，穿出对侧皮质并固定。

（2）胫骨近端张开截骨术：胫骨近端张开截骨术是在胫骨近端内侧做一个短弧形切口，自胫骨结节内侧延伸至关节线附近。平行髌腱内缘和内侧副韧带前缘切开筋膜。保护内侧副韧带纤维，有限剥离胫骨近端骨膜。X线监视下由内向外打入2根克氏针标记截骨平面，直至恰好位于胫骨外侧皮质水平。使用摆锯截骨，截骨面呈斜行，止于上胫腓关节，然后在胫骨结节后方与第一个截骨平面成角截骨。在双侧截骨面间插入撑开器使截骨面逐渐张开至拟矫正角度。选择合适的胫骨近端锁定接骨板并放置于胫骨前内侧，在截骨间隙放入骨替代材料或自体骨松质粒并嵌实，向后外侧钻孔后拧入锁定螺钉并与接骨板锁定固定。

胫骨近端闭合截骨术作为首选治疗方法已沿用多年，它的优点在于较低的并发症发生率及较高的愈合率，同时可增加稳定性；缺点主要是引起下肢短缩和总神经损伤。胫骨近端张开截骨术不需截断腓骨，无神经损伤风险，同时增加了内侧副韧带的稳定性；缺点在于可增加髌股关节应力，引起医源性关节内骨折、骨延迟愈合及骨不连等。有多项研究比较了闭合型截骨术与张开型截骨术的疗效。在术后力线改变方面，Hoell等发现闭合型截骨术与张开型截骨术没有差异。在固定强度方面，有研究证实闭合型截骨术与张开型截骨术之间无差异。在矫正精确性方面，Brouwer等认为闭合型截骨术具有更精确的矫正效果；而Gaasbeek、Magyar等认为张开型截骨术的精确性更高。Luites等发现闭合型截骨术与张开型截骨术在稳定性上没有差异，但在精确性上张开型截骨术优于闭合型截骨术，因此推荐采用张开型截骨术。另有研究发现闭合型截骨术后胫骨平台后倾角减小，而张开型截骨术后胫骨平台后倾角则增大。针对不同的畸形情况，选择张开型截骨术抑或闭合型截骨术取决于多方面因素，如医生对某一类截骨手术的偏好和熟练程度、畸形的类型、并发症的考量、固定稳定性和精确性的因素等。

（3）单髁截骨术（经关节截骨术）：单侧平台干骺端截骨术适用于内侧或外侧平台单侧倾斜所致膝内、外翻畸形及骨性不稳定。手术取患者膝前内侧或前外侧切口，自干骺端截骨至胫骨髁间下方，整体撬拨上抬内侧或外侧平台并矫正畸形，取修整好的楔形自体髂骨块植骨支撑，而后用接骨板内固定。

（4）关节软骨下截骨术（关节内截骨术）：关节内软骨下截骨术适用于中央部塌陷而边缘并未塌陷（即原始骨折为O柱骨折）的胫骨平台骨折畸形愈合，但不适用于胫骨高位截骨术病例。对SchatzkerⅡ、Ⅲ型胫骨平台骨折畸形愈合，可采用膝外侧切口；对Ⅳ型胫骨平台骨折畸形愈合，可采用膝内侧切口；对Ⅴ型胫骨平台骨折畸形愈合，可视情况选择膝内侧或外侧切口。直视下用锐利骨刀在塌陷关节软骨下约2mm处开窗，顶起塌陷的关节软骨，缺损区取髂骨植骨，先用骨松质往里打压填塞，再用块状带骨皮质的髂骨块填塞在骨松质下面并压实，然后用支撑接骨板、螺钉坚强固定。对胫骨平台不是整体塌陷、侧后方并未塌陷或有边缘骨赘形成的胫骨平台骨折畸形愈合患者，采用胫骨高位截骨、整体顶复的方法并不能恢复关节平整;对 Schatzker Ⅲ 型胫骨平台骨折畸形愈合患者,开窗顶起关节面的方法也非常困难,因为畸形愈合后软骨下骨质因压缩塌陷变得非常坚硬,开窗也很难顶起,很容易造成关节面新的损伤。此外,软骨下截骨术截出的骨质较薄,很容易塑形并恢复关节面平整,这是该术式最大的优点。

胫骨平台骨折畸形愈合晚期重建的优势在于可充分利用关节组织再生能力,恢复关节活动度,恢复关节面平整和关节稳定性,矫正肢体畸形。使一些以前认为没有希望的关节恢复令人满意的功能。关节重建术后近期可明显改善关节功能,提高关节活动度,矫正肢体畸形,增强关节稳定性,缓解疼痛;远期可防止或延缓骨性关节炎发生,恢复肢体解剖形态,修复骨缺损,维持骨量,为未来治疗提供方便。胫骨平台骨折畸形愈合手术难度大,治疗不能单一化,故术前需充分准备,了解患者期望,完善手术计划,选择最合适的治疗方案。

四、胫骨平台骨折的术后处理及并发症的预防

(一)术后处理

应根据术中所见及固定的稳定程度决定胫骨平台骨折的术后治疗。最初,以厚棉垫从足趾至腹股沟加压包扎,术后继续抗炎治疗,负压吸引至少持续 24 小时或维持至引流量很少。

下肢关节损伤的处理方法是早期运动和保护下负重。如果软组织损伤不严重,伤口闭合后没有太大的张力,可以立即进行持续被动运动(CPM)。医生应注意运动弧度,以避免伤口形成过大的张力。如果缝合处有明显的肿胀和张力存在,持续被动运动应延至术后 48 小时肿胀消退后进行。可去除厚重敷料,将肢体放置在较链支具上逐渐增加运动范围。尽管早期活动开始有些疼痛,但是好处不言而喻。1 周后通常停止持续被动运动,鼓励患者进行主动的康复训练或轻柔的辅助运动。

术后应当早期开始理疗,辅助移动和步态训练,增加活动范围,保持肌力。出院患者 2 周内复查拆线,随后每月随访。复查 X 线片,随关节愈合进程负重程度逐渐增加,但所有类型的骨折均应保持至少 6～8 周的严格不负重。一旦伤口早期愈合,就可以更有力地进行主动的及主动辅助下的关节活动度练习。术后 4 周内膝关节屈曲应该达到 90°,这一点很重要。

根据 X 线检查显示的骨折愈合情况,通常在 6～8 周并始不完全负重。对于高能量的 Ⅴ型和 Ⅵ型损伤,患肢的不完全负重需推迟至 10～12 周进行。大多数患者可以在 12～14 周开始完全负重。股四头肌和腘绳肌肌力训练应持续进行,并随活动需要而增加。

Ⅴ型和Ⅵ型损伤在干骺端和骨干连接处可能有骨缺损或粉碎骨折片,尤其骨折最初为开放性骨折时,该区域的骨折愈合可能会延迟。如果骨折愈合无明显进展,应该在负重开始增加以前早期植骨。一旦软组织情况允许就可以进行自体骨移植。通常损伤后 8～10 周就可以观察到有延期愈合的表现。

对于使用组合式或环形细针外固定架的患者,应尽可能早地开始关节主动活动。有些情况下,贯穿腓骨的固定针和胫骨内侧面固定针的存在会撞击局部软组织。这些固定针会引起疼痛,抑制了患者的主动伸屈活动。一定要注意早期松解这些针周围软组织的张力,这样可以避免局部组织的坏死及随后的针道感染。而且,由于早期关节活动疼痛较轻,所以比较容易。如果需要,可以逐渐调整支架以矫正力线及对骨折粉碎区域进行加压。这样可以获得骨与骨之间的接触,形成一个更稳定的骨折构型。随着骨折愈合进展,这些支架可以允许完全、无限制的负重。如果支架动力化后患者疼痛增加或 X 线可见有细微变化,可以认为是骨折尚

未完全愈合。如果出现这种情况,支架需重新加固,以保护骨折进一步愈合,同时需考虑植骨。

(二)并发症的预防

基于上述观念,胫骨平台骨折的治疗效果大为改善。术前计划中的新观念,微创的暴露方法、微创的内植物放置方法,微创的手术技术(例如关节镜辅助下重建,细张力固定针的组合式外固定架的使用)都能降低并发症的发生率,提高这类损伤的治疗效果。但了解这些并发症及其正确处理方法同前面所述观点一样重要。尽管胫骨平台骨折的诊断和治疗已大为改善,但是并发症仍然会发生。

手术切口如果通过受伤的软组织需慎重选择手术时机,时机不当且术中广泛剥离容易导致伤口皮肤软组织坏死和感染。通过仔细评估软组织损伤情况,延期手术,限制皮瓣范围,骨膜外剥离骨折块,减少骨折处软组织剥离等方法能够降低组织坏死的风险。术前 CT 资料能够帮助设计骨折部位的手术切口。使用外固定架、股骨撑开器或大号经皮复位钳,经皮置入的空心螺钉等间接复位技术能够减少软组织的额外手术损伤。

一旦伤口皮肤软组织坏死发生,即使看起来表浅,也应立即进行手术处理。必须对所有失活的皮肤、肌肉和骨进行清创冲洗,只有确保伤口闭合后无张力存在,才能立即闭合伤口,留置负压吸引。

如果出现深部脓肿,应尽早敞开伤口,进行清创冲洗。如果伤口的细菌培养确认为阴性,可以二期闭合伤口。多数患者需要采用外侧或内侧腓肠肌旋转皮瓣,少数大面积皮肤溃烂,软组织坏死的患者需要游离皮瓣移植。

应当保持骨折的固定使其稳定。如果内固定物明显松动或固定不充分,应当去除后更换跨关节外固定架固定。固定失效合并伤口溃烂和感染通常是灾难性的并发症,最终会导致继发性膝关节强直。关节内感染合并不稳会迅速导致软骨溶解,关节破坏。

因胫骨平台主要由骨松质构成,周围有软组织附着,具有良好的血液供给及成骨能力,骨折容易愈合,但由于过早负重,致胫骨内髁或外髁的塌陷;内固定不牢靠,粉碎骨折有缺损,未充分植骨造成畸形愈合。

无菌性不愈合也可发生,尤其是在高能量的 Schatzker Ⅴ 型、Ⅵ 型骨折,通常会发生在干骺端和骨干连接处。前面已经提到,这种损伤一旦有明显的骨缺损,应该进行植骨。某些情况下,需要重新固定。如果因为大的关节骨块移位导致关节复位丢失,要尽可能考虑重新固定,尤其是移位引起关节不稳时,因为晚期调整将非常困难。畸形愈合可以与迟发关节塌陷,干骺端—骨干连接处畸形一同发生。如果力线改变,需要截骨恢复正常力线。如果老年患者发生关节面畸形愈合,关节内截骨或经关节截骨或全膝关节置换都是补救措施。

胫骨平台骨折后创伤性关节炎的发生率仍不十分清楚。但已有多位学者证实,关节面不平滑和关节不稳定可导致创伤后关节炎。青壮年骨折后出现退行性关节炎,并不是人工全膝关节置换的理想适应证。若关节炎局限于内侧室或外侧室,可用截骨矫形来矫正;若是 2 个室或 3 个室的严重关节炎,则需行关节融合或人工关节置换术。在决定是否手术治疗时,年龄、膝关节活动范围及是否有感染等因素起着重要作用。

严重的骨折或术后没有立即进行早期关节活动会发生关节纤维化。这种难治的并发症,是由于伸膝装置受损、原始创伤致关节面受损以及为内固定手术而做的软组织暴露所致。术后的制动使上述因素进一步恶化,一般制动时间超过 3～4 周,常可造成某种程度的关节永久僵硬^为了降低伸肌挛缩的风险,不能进行 CPM 操练的患者及伤口不能耐受屈曲姿势的患者可以在术后 2～3 天将膝关节固定于屈曲 60°～90°。如果伤口愈合情况满意,鼓励进行主动运动。这些情况下,屈曲活动非常有利于术后膝关节的活动。

(随萍)

第四节　Pilon 骨折

一、Pilon 骨折的概述

Pilon 骨折是指累及胫距关节面的胫骨远端骨折,也有人称之为胫骨远端平台骨折或胫骨远端爆裂骨折(图 1-2-62)。法国人 Destot 在 1911 提出 Pilon 一词,并沿用至今。胫骨 Pilon 骨折目前尚没有明确的定义,一般是指踝关节和胫骨远端的干骺端骨折,通常伴有踝关节关节面的粉碎或压缩性骨折。Pilon 骨折仅占下肢骨折的 1% 和胫骨远端骨折的 8%,但是由于其复杂性而备受关注。

Pilon 骨折常合并有腓骨下段骨折(75%～85%)和严重软组织挫伤。Rockwood 等认为,Pilon 骨折应包括:①踝关节和胫骨远端的干骺端骨折,通常伴有踝关节的关节面粉碎性骨折。②内踝骨折。③胫骨前缘骨折。④胫骨后面横行骨折。

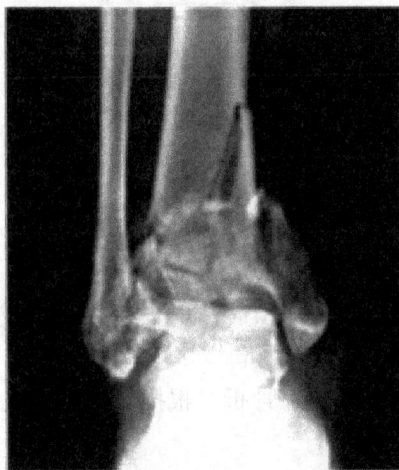

图 1-2-62　Pilon 骨折 X 线片
显示胫骨远端爆裂骨折,关节面塌陷

二、Pilon 骨折的损伤机制

胫骨轴向暴力或下肢的扭转暴力是胫骨远端关节面骨折的主要原因。两种不同的损伤机制导致 Pilon 骨折,其预后亦不同。引起 Pilon 骨折的轴向作用力是高能量暴力,造成关节面内陷、破碎分离,干骺端骨折粉碎,多见开放性骨折或者伴有严重软组织损伤的闭合性骨折,大部分同时有腓骨骨折,主要见于高处坠落、车祸。随着交通运输业等的发展,高能量损伤造成的胫骨远端关节内爆裂性骨折越来越常见,其术后并发症多,伤残率高,临床治疗上仍是一个难题,亦是本章节讨论的重点。低能量的扭转暴力使胫骨远端骨折呈螺旋形,关节面破坏较轻,干骺端粉碎性骨折及软组织损伤较小,腓骨骨折不一定发生,多见于滑雪或绊脚前摔,预后较好。

三、Pilon 骨折的分类

关于 Pilon 骨折的分类,其主要目的还是在于如何指导治疗及提示预后情况。1969 年 Ruedi 和 Augower 根据关节面和干骺端的移位及粉碎程度,将 Pilon 骨折分为 3 型:Ⅰ型,经关节面的胫骨远端骨折,较小的移位;Ⅱ型,明显的关节面移位而粉碎程度较小;Ⅲ型,关节面粉碎移位及粉碎程度较严重(图 1-2-63)。这种分型的意义在于强调关节面的损伤程度。

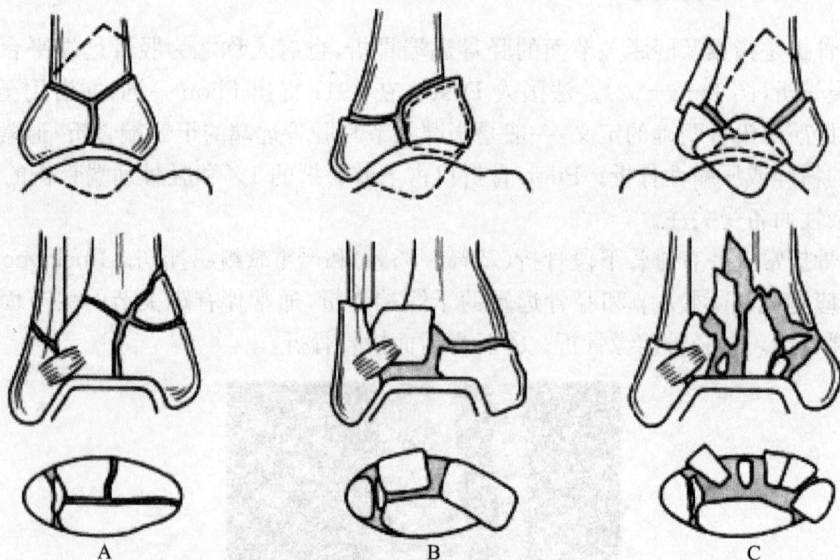

图 1-2-63　Ruedi 和 Augower 分型
A. Ⅰ型;B. Ⅱ型;C. Ⅲ型

AO/OTA 分类系统较全面,能揭示预后情况,临床应用比较广泛,但较复杂,分为 3 型:关节外骨折、部分关节内骨折和关节内骨折。

1. A 型骨折　是胫骨远端的关节外骨折。根据干骺端情况再分 A1、A2 和 A3 3 个亚型(图 1-2-64)。

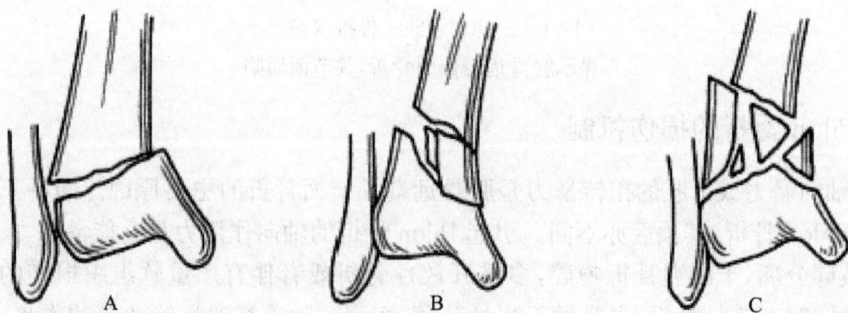

图 1-2-64　A 型骨折
A. A1 型;B. A2 型;C. A3 型

2.B 型骨折　是部分关节内骨折,一部分关节面仍与胫骨干相连。根据关节面撞击和粉碎情况再分为 B1、B2 和 B33 个亚型(图 1-2-65)。

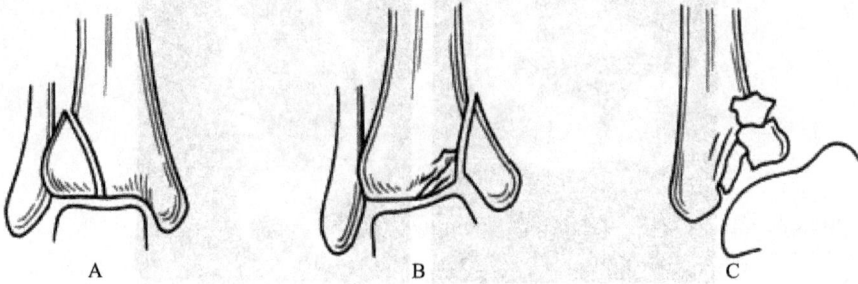

图 1-2-65　B 型骨折
A. B1 型;B. B2 型;C. B3 型

3.C 型骨折　是累及关节面的干骺端完全骨折。根据干骺端和关节面的粉碎程度再分为 C1、C2 和 C3 3 个亚型(图 1-2-66)。

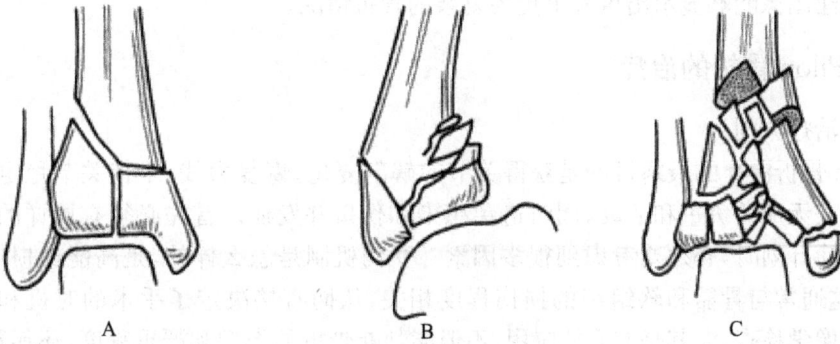

图 1-2-66　C 型骨折
A. C1 型;B. C2 型;C. C3 型

这里面提到的 B3 和 C1、C2、C3 几个亚型都属 Pilon 骨折。

四、Pilon 骨折的诊断

(一)症状和体征

外伤后踝部肿胀、畸形、疼痛,追问受伤时的情况来判断受伤机制。

(二)X 线检查

1.踝关节正、侧位像。

2.外旋斜位像　可很好地显示胫骨前内侧和后外侧关节面骨折情况。

(三)CT 的应用

在评价骨折的移位程度、术前制订治疗方案以及指导手术治疗方面,CT 较普通 X 线片有明显的优势(图 1-2-67)。

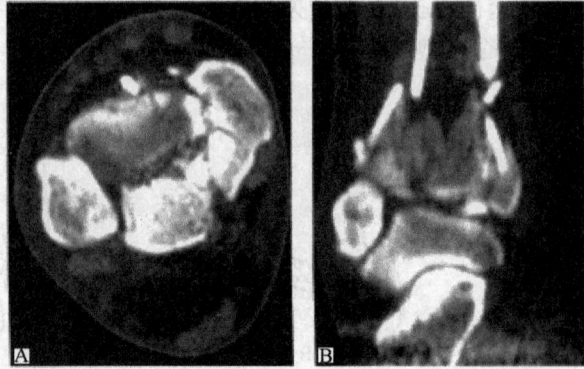

图 1－2－67　CT 扫描

A. 横断面；B. 冠状面

（四）CT 三维重建技术

CT 三维重建技术能够很好地显示骨折的形态、骨折块的数量以及移位的程度，矢状位和冠状位重建图像能够显示出事实上更为复杂的骨折情况。

五、Pilon 骨折的治疗

（一）治疗原则

Pilon 骨折治疗的最终目的是获得关节的解剖复位，恢复力线，维持关节稳定，达到骨折愈合和重获无痛的负重和活动，同时避免感染和伤口并发症。首先必须有周详的术前计划。在制订治疗计划时，必须要考虑到很多因素。受伤机制是怎么样的，是高能量损伤还是低能量损伤，这通常与骨骼和软组织的损伤程度相关，从而直接决定了手术的时机和方式选择。充分的影像学检查，尤其是 CT 的应用，不但能判断骨折的类型和严重程度，还能帮助我们设计手术切口和发现未知的损伤。关注胫骨干和足部的其他骨折可能会影响治疗的选择。开放伤要按 Gustilo 系统分类。闭合伤的软组织情况甚至可以更严重。Tscheme 软组织损伤分类系统广泛用于 Pilon 骨折治疗方案的设计。根据患处软组织情况分为 C0、C1、C2、C3 和 C4 这 5 级。通常情况下，软组织分型在 C3 以上原则上需要分期手术治疗。

（二）一期切开复位内固定（ORIF）

手术步骤包括：①恢复腓骨长度并做内固定。②重建胫骨远端关节面。③干骺端骨缺损的松质骨植骨（支撑关节面、填补缺损、刺激成骨以及促进骨折愈合）。④胫骨内侧支持钢板固定，早期功能锻炼，晚负重。Ruedi 报道的病例优良率达 85%～90%，研究认为达到远期满意疗效的关键是关节面解剖复位和坚强内固定。

这样的手术方案仅适用于低能量损伤所致的 Pilon 骨折，即软组织损伤分型为 C0、C1、C2 的部分患者，开放伤中只有 GustiloⅠ型骨折有可能行一期切开复位内固定术。这种手术方式的预后往往很好，这主要是与骨折类型和软组织损伤较轻有关。

（三）有限内固定结合外固定支架

对于高能量损伤：Pilon 骨折，越来越多学者主张用有限内固定结合外固定架方法来治疗，术后并发症少，疗效好。这种方法先将腓骨复位和内固定，再切开复位胫骨远端关节面并用螺钉等有限内固定，最后超关节外固定架固定干骺端骨折。有限内固定能在保护骨与软组织活力的情况下，尽量进行关节面的解剖复位，更能提供踝关节早期固定，便于早期功能活动。符合 Pilon 骨折手术治疗的生物学原则，即强调细致的软组织暴露，骨折块的有限剥离、间接复位，坚强固定后早期活动和晚负重等。

（四）分期手术在 Pilon 骨折治疗中的应用

对于软组织损伤严重、肿胀明显、粉碎性 Pilon 骨折或延误治疗的，往往不能立即行内固定术，主张行分期手术。

处理步骤如下：

1. 入院后先行腓骨内固定（伤后 24 小时内），同时超踝关节外固定支架维持解剖长度。

2. 待软组织情况稳定后二期再行胫骨切开复位内固定（通常为 7～14 天）。利用肌腱、韧带及软组织的张力使骨折复位，在恢复肢体长度的同时，腓骨的固定亦可增强胫骨骨折端的稳定性。两步法由于避开了软组织水肿缺血期，使得软组织的并发症明显减少，改善了踝关节功能。

（五）开放伤的处理

开放性 Pilon 骨折不仅存在胫骨远端骨干的分离与碎裂，累及踝关节面的损伤，还伴有严重的软组织损伤。

制订开放性 Pilon 骨折的治疗方案时必须保证损伤 3 个方面的平衡：①骨折包括关节面、踝穴和骨干的顺列、成角畸形和肢体长度必须达到满意的复位。②必须保护软组织避免进一步损伤，防止外科并发症。③必须注意保护骨折端及周围血运，使骨折尽快愈合。

因此，对 Gustilo 分型的Ⅰ型开放伤，8 小时内清创，按闭合损伤进行治疗。对于Ⅱ型和Ⅲ型开放伤，彻底清创后，除非腓骨骨折处软组织条件欠佳或开放伤，都选择腓骨切开复位钢板螺钉固定（图 1－2－68）。

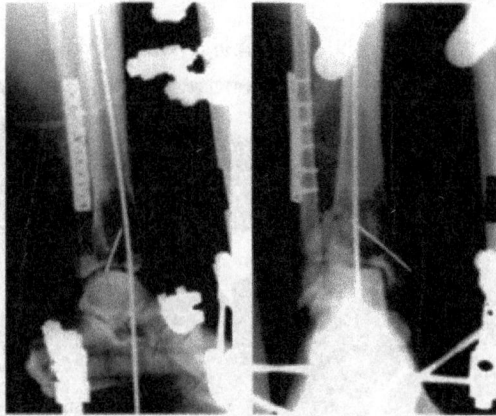

图 1－2－68　腓骨切开复位内固定
术后 X 线片显示腓骨及胫骨固定方式

急诊手术时，胫骨选择跨关节的外固定支架，目的是恢复胫骨长度、力线和旋转，利用开放伤口进行简单的复位，可以应用克氏针临时固定，严禁植骨。无张力关闭伤口，放置引流条。若存在大量软组织缺损，应用 VSD 引流。

跨关节的外固定支架通常不作为最终治疗方案。急诊术后 10～14 天，观察开放伤口无红肿渗出，可行皮瓣转移和骨折内固定术。植骨首选自体髂骨，亦可选用硫酸钙人工骨作为植骨材料。

（六）微创技术在 Pilon 骨折治疗中的应用

随着微创技术的发展，近年来，利用微创技术治疗 Pilon 骨折的报道逐渐增多。微创技术利用间接复位技术，尽量减少骨折端不必要的暴露，注重保护周围皮肤软组织，避免损伤骨折端及周围组织的血供，提高骨折愈合能力。微创治疗的要点在于胫骨关节面的间接复位技术和胫骨关节面复位的判定。但对于移位大、碎块多的骨折，间接复位很难达到解剖复位，故其主要适用于移位程度较小的骨折。

（七）术中复位与固定的技巧

1. 复位窗的利用　Pilon 骨折复杂，类型多变，但是总是有迹可循，所有的骨折块基本都在这 6 种类型里（图 1－2－69）。其中位于后方的 3、5、6 这 3 类骨折块，无法从前方入路直接暴露复位，需要用骨折块 2、4 作为"窗口"复位骨折（图 1－2－70）。

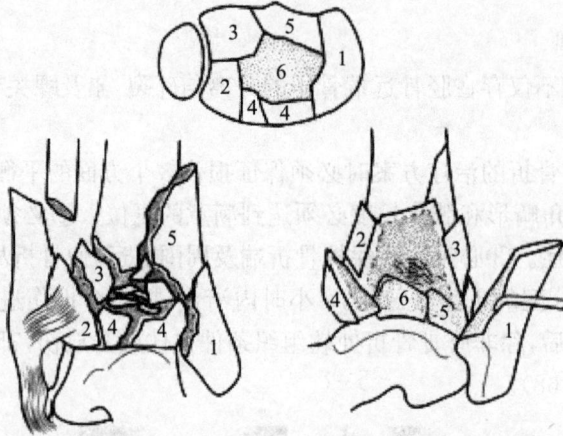

图 1－2－69　Pilon 骨折骨块分布模式图

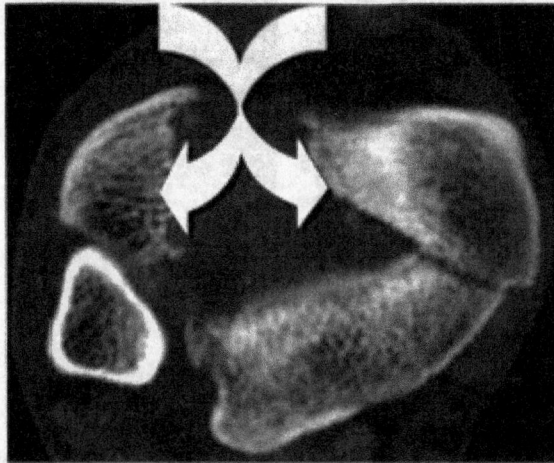

图 1－2－70　CT 横断面扫描图
示意利用前方骨窗复位后方骨块

2. 牵引的应用　Pilon 骨折由于是高能量损伤，各种骨折块移位明显，同时又存在压缩，缺乏正常的对位关系。经过牵引恢复长度之后，通过软组织使骨折块复位（图 1－2－71）。

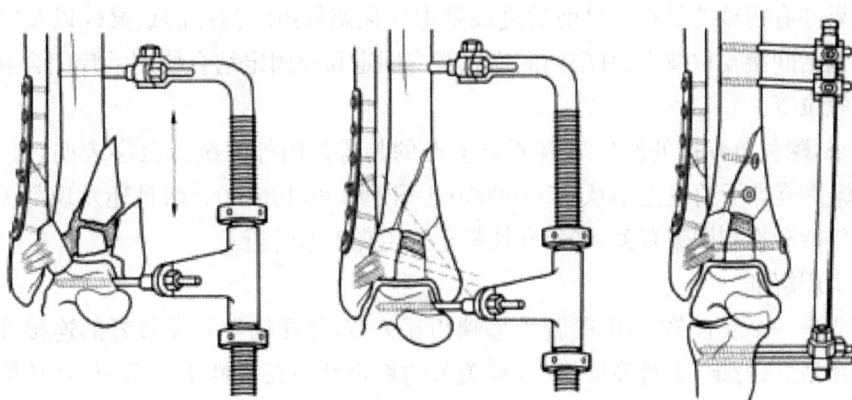

图1-2-71　利用骨折牵开器进行牵引复位示意图

3.克氏针的应用　Pilon骨折的骨折块通常为骨松质,骨折线斜行或者螺旋形不稳定,以笔者的经验,克氏针临时固定骨折块,可以起到损伤小、固定牢固以及易于变换等特点。我们用的克氏针直径通常为1.5mm,在一个手术中通常使用6~8根,甚至更多。

六、Pilon骨折的功能康复

术后功能锻炼也是恢复关节功能的有效措施,一般术后第2~5天即行踝关节主动功能锻炼。功能锻炼采取个体化指导方式,原则上早期活动,晚期负重。

七、Pilon骨折的并发症及其防治

高能量Pilon骨折,并发症的发生率很高,并发症的处理是治疗Pilon骨折成败的关键。切口闭合困难,裂开及皮肤坏死很常见,主要是因为创伤本身严重和手术时机选择不当,或者两切口间皮桥过窄;术中操作粗暴和软组织剥离过多等也常见,恰当的手术时机很关键。感染也是常见的并发症,其发生与创伤本身、手术时机、内固定方式以及术者的操作技巧均有关系。

创伤性骨关节炎、关节强直、骨折畸形愈合、延迟愈合和不愈合也是值得关注的问题,术中牢靠固定、植骨、术后早期锻炼、晚负重都是很必要的。若有严重影响正常生活的创伤性关节炎可考虑行关节融合。

（随萍）

第五节　踝部损伤与骨折

一、踝关节骨折脱位

踝关节骨折脱位是创伤骨科常见的骨折脱位之一。AO组织在1958年成立以后积极推广内固定技术和用手术方法治疗踝关节骨折脱位,但与非手术治疗比较,结果类似。1970年以后,大量解剖学、生物力学以及临床研究的综合结果表明了准确重建踝关节的重要性,手术

治疗的结果亦有明显的提高。目前的进展是重新强调软组织治疗的重要性以及"生物固定"的概念。包括间接复位技术、有限内固定以及内固定和外固定结合使用治疗闭合和开放的踝关节骨折脱位等。

近年来，踝关节骨折的发生率有明显上升的趋势。国外的统计数字表明，自1970年至1994年，踝关节骨折的发生率从57/100000上升到130/100000。而且还发现踝关节骨折的发生率与年龄和性别因素有关，老年女性易于发生踝关节骨折。

（一）实用解剖

踝关节是一个复合关节，由胫腓骨远端相互关节，并在韧带和关节囊的连接和支持下构成。人体在站立、行走、下蹲等动作中，踝关节的稳定性与灵活性十分重要，其功能上的特点由踝关节的骨性结构、韧带与关节囊以及通过踝关节的肌腱的动力作用共同完成的。踝关节的稳定性主要由以下三个结构维持：①内侧结构（包括内踝、距骨内侧面和三角韧带）；②外侧结构（包括腓骨远端、距骨外侧面和外侧韧带复合体）；③下胫腓联合（包括下胫腓联合韧带）和骨间膜。

1. 骨性结构　踝关节骨性结构由胫、腓骨远端与距骨组成。胫、腓骨远端构成踝穴，距骨体容纳其中。从冠状面观察，外踝较内踝低1cm左右，从矢状面观察，外踝较内踝偏向后方1cm左右。另外，在矢状面中，胫骨远端的后缘较前缘更向下方延伸而形成后踝，下胫腓横韧带又加深了这个延伸，从而可以限制距骨在踝穴内的后移。

内踝是胫骨远端的一个延伸，其里面覆盖着关节软骨，与距骨内侧面相关节。内踝顶端分成两个钝性的突起，即前方较大的前丘前结节和后方较小的后丘后结节，有三角韧带附着。内踝的后侧面还有一个沟，胫后肌腱由此经过，其腱鞘附着于此。

外踝即腓骨的远端，在踝关节上方它位于由胫骨前、后结节构成的切迹中。胫、腓骨之间没有关节面，但两骨之间可有一定的活动。外踝远端是锥形的，其后方有一个沟，腓骨肌腱由此经过。

距骨可分为头、颈、体三部分。与足舟骨、跟骨、胫骨和腓骨均形成关节。距骨体呈前宽后窄形状，其横径之差平均约为2.5mm（0～6mm），在踝关节背屈活动时距骨体前部较宽部分进入踝穴，而在踝关节跖屈活动时距骨体后部较窄部分进入踝穴。

踝关节背屈时腓骨发生轻微之向后、向外及外旋的活动以适应距骨体前部进入踝穴。非负重下踝关节屈伸活动时踝穴增宽0～0.6mm，负重下踝穴增宽（0.2～5.22）mm±0.94mm。因此，踝关节的接触面积（contact area）在踝关节处于中立位、背屈位和跖屈位时有所不同。如Macko的研究指出：踝关节于中立位时其关节接触面积为5.22cm2±0.94cm²，于跖屈15°位时为3.81cm2±0.93cm²，而于背屈10°位时则为5.4cm2±0.74cm²。由于骨折后复位不满意，距骨在踝穴内残留有侧方移位或倾斜或者由于踝关节不稳定均可导致踝关节接触面积的减少，从而应力发生异常的集中，最终可以使关节发生退行性改变。

腓骨与外踝的重要性日益受到更多的重视，James D. Michelson指出在踝关节负重期80%～90%的负荷经距骨体顶部传导至胫骨下端，17%通过腓骨向近端传导。外踝构成踝穴的外侧壁，外踝本身的轴线与腓骨干纵轴之间相交成向外开放的10°～15°以适应距骨外侧突。在外踝骨折行复位及内固定时，应注意不要使该角度变小而导致踝穴变窄。在治疗踝关节骨折脱位中,尤其是合并有下胫腓分离时,在恢复下胫腓联合的完整与稳定的同时更应注意腓骨骨折的正确复位,应该防止腓骨骨折的旋转、重叠以及前后或侧方的移位。

2.韧带 踝关节外侧结构中除去外踝与腓骨之外尚有外踝韧带。外踝韧带自前向后腓距前韧带腓跟韧带和腓距后韧带(图1-2-72)。腓距前韧带在踝关节跖屈位有限制足内翻活动的作用,而在踝关节中立位时,有对抗距骨向前移位的作用,腓距前韧带断裂以后可以出现踝关节前抽屉试验阳性。腓跟韧带较坚强且不同于内侧之三角韧带,腓跟韧带与外侧关节囊分离,而三角韧带则与内侧关节囊紧密相连。腓跟韧带在踝关节0°位时限制足内翻活动,并同时也限制距骨的向前移位,因此,当腓跟韧带断裂时,不仅距骨在踝穴内受到内翻应力时可以发生倾斜,距骨外侧降低、内侧升高,而且踝关节前抽屉试验会出现明显阳性。当足受到内翻应力时不仅应注意到腓跟韧带断裂的可能性,而且还应注意是否有距下关节不稳定的存在。Tetsuya Kato指出足受到内翻应力时,距下关节骨间韧带可以发生损伤,此时如做跟骨向前移位之应力下X线诊断时,可以发现跟骨向前移位,如果移位大于4mm则可诊断距下关节不稳定。腓距后韧带坚强,可限制踝关节过度背屈活动,腓距前韧带与腓距后韧带加强踝关节之关节囊。

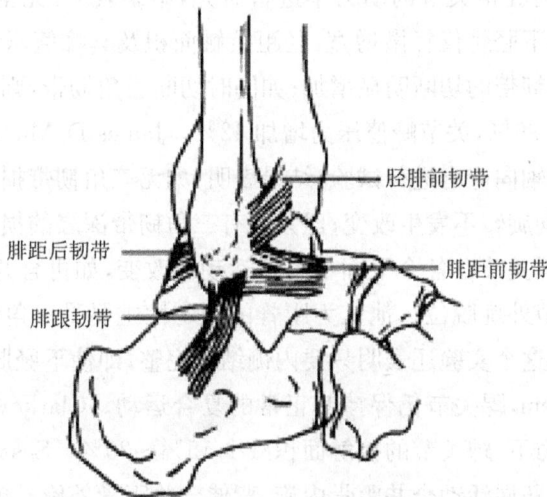

图1-2-72 外踝韧带

踝关节内侧结构为内踝与三角韧带,三角韧带自前向后又分为胫距前韧带、胫跟韧带和胫距后韧带,其中胫距前韧带向足部延伸又可分出胫舟韧带。三角韧带又可分为浅、深两部分,浅层起于内踝前下方(前丘)呈扇形止于距骨颈和跟骨,深层起于内踝后下方(后丘)止于距骨内侧和后内侧,浅层对抗后足外翻的应力,深层则对抗距骨外旋的应力,在踝关节处于跖屈位时,深层牵拉距骨而使距骨内旋,其对抗距骨外旋的作用十分明显(图1-2-73)。当踝关节承受轴向负荷时限制距骨外旋主要是三角韧带。通过尸体标本实验做腓骨截骨而内侧结构保持完整,距骨不发生外旋。因此,如果是单纯外踝骨折,可行保守治疗,不影响踝关节稳定。而如果外踝骨折合并内侧三角韧带损伤,则应切开复位内固定外踝。同时应用石膏外固定使三角韧带愈合,而不应过分强调早期活动。

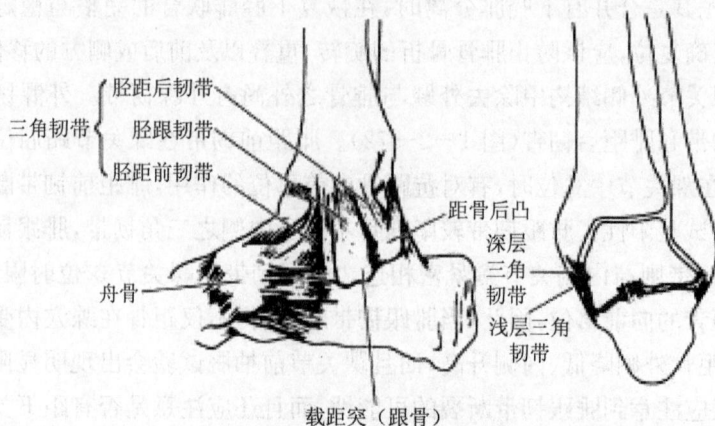

三角韧带
胫距后韧带
胫跟韧带
胫距前韧带
舟骨
距骨后凸
深层三角韧带
浅层三角韧带
载距突（跟骨）

图 1-2-73　内踝韧带

虽然 20 世纪 90 年代初仍有文章强调外侧结构是维持踝关节稳定性的关键，但近年来生物力学研究结果基本倾向于踝关节内侧结构对维持踝关节稳定性起到了最重要的作用。Bums 等通过尸体试验对胫距关节的动力学进行研究，结果表明：完全切断下胫腓联合韧带后，如内侧结构完整，则下胫腓仅轻微增宽，胫距接触面积及其峰值压力均无明显变化，但三角韧带的张力随下胫腓韧带的切断明显增加；如同时切断三角韧带，则下胫腓联合明显增宽，胫距关节接触面积减少 39％，关节峰值压力增加 42％。James D. Michelson 等通过尸体模型对旋前-外旋型损伤的轴向应力进行试验，结果表明：如无三角韧带损伤，作腓骨截骨和下胫腓分离后，踝关节的轴向旋转不发生改变；但只要有三角韧带深层的损伤，无论外踝或下胫腓联合是否完整，均造成踝关节在各个平面上复合运动的改变，如再合并有腓骨骨折并未予固定，则引起跖屈时踝关节外旋脱位。他认为距骨的稳定性主要受三角韧带控制，尤其是在跖屈过程中控制其外旋。这个实验还表明只要内侧结构完整，即使下胫腓联合及骨间膜撕裂至踝关节水平间隙上方 6cm，踝关节仍保持其正常的复合运动。Clarke 等的试验表明：单独切开三角韧带，在轴向应力下，踝关节的接触面积减少 15％～20％。Sasse 等在尸体试验中观察到，在正常情况下，足的跖屈活动合并距骨内旋，背伸合并距骨外旋。单独腓骨骨折移位对于距骨在足跖屈、背伸中的旋转活动无明显影响，但如果同时切断三角韧带，则距骨在足跖屈背伸的旋转活动显著减小。Thordarson 等在制作旋前-外旋损伤模型的过程中发现完全切断三角韧带后，踝关节极不稳定，只要施加轴向应力即可发生脱位。James D. Michelson 也强调了踝关节内侧结构的重要性，并且指出在由于外旋外力引起单纯外踝骨折而内侧结构保持完整时，通过 CT 检查证实，外踝骨折的外旋移位实际上是骨折近段的内旋，外踝与距骨之间相对应的关系并未改变。Marsh 和 Saltzman 则强调如果踝关节内侧结构完整，距骨在踝穴内不发生外移，踝关节骨折则为稳定型。

三角韧带十分坚强并与关节囊紧密相连，当踝关节受到外翻、外旋应力时常发生内踝撕脱骨折而不发生三角韧带断裂。当内踝骨折时三角韧带可保持完整，但也可以发生三角韧带深层的损伤，因此有的内踝骨折虽经以螺丝钉内固定但如给予外旋应力仍可表现内侧间隙增宽，尤其易发生在内踝骨折较小时。Paul Tometta 指出：在侧位 X 线上，如内踝骨折线之长度

＞2.8cm 则三角韧带完整附着于内踝骨折块上；如＜1.7cm 则有可能后侧深层三角韧带同时撕裂。因此在固定内踝骨折块后仍可出现三角韧带失效。

下胫腓韧带由胫腓前韧带、骨间韧带、下胫腓后韧带以及下胫腓横韧带组成，其中以骨间韧带最为坚强，并与小腿骨间膜相延续。下胫腓前韧带起于胫骨远端的前结节和胫骨远端的前外侧面，止于腓骨前方。下胫腓后韧带起于胫骨远端的后结节，止于腓骨的后方。下胫腓后韧带较下胫腓前韧带厚实坚强，因此下胫腓联合后方的损伤经常表现为胫骨远端后结节的撕脱骨折，而前方的损伤通常是下胫腓前韧带的撕裂。下胫腓横韧带也被认为是后韧带的一部分，有加深踝关节后方的作用。下胫腓韧带保持踝穴紧固而又有一定的弹性，当踝关节背屈时下胫腓联合轻微增宽。下胫腓韧带是维持下胫腓联合稳定的重要结构。

3. 肌腱和神经血管　有 13 根肌腱、2 组主要的动静脉血管以及 5 根神经经过踝关节。肌腱可分为 4 组。后方是跟腱和跖肌腱，与踝关节的关系不是很密切。内侧从前向后分别是胫后肌腱、趾长屈肌腱和跗长屈肌腱（夹在后二者之间的是胫后动、静脉和胫神经），它们从内踝的后方经过。前方由内向外分别是胫前肌腱、踇长伸肌腱和趾长伸肌腱（夹在前二者之间的是腓深神经和胫前动、静脉），它们从踝关节前方的宽厚的伸肌支持带下经过。外侧是从外踝后方经过的腓骨长、短肌腱。另外，还有 3 根浅表感觉神经经过踝关节，分别是：经过内踝前方的隐神经、经过前正中线偏外侧的腓浅神经和沿腓骨后方走行的腓肠神经。

（二）关节的运动与负荷

踝关节运动的方式是由距骨体滑车关节面的形状所决定的；踝关节在矢状面屈伸运动的运动轴不是水平的而是倾斜的。内侧通过内踝前丘之稍下与稍后方，外侧通过外踝的顶端，运动轴与胫骨干纵轴相交 68°～88°（平均 79°）。踝关节屈伸运动的瞬时转动中心位于距骨体内而且靠近，以至于可以认为是一个点，实际上在踝关节背屈与跖屈运动中其运动的形成是滑动与滚动的联合，并不是真正合页式铰链关节，而且在踝关节屈伸运动的同时还存在水平方向的旋转运动，踝关节跖屈时距骨有内旋活动，而背屈时距骨有外旋活动。踝关节的运动与距下关节和足的运动是联合发生的。

正常踝关节受力的峰值约为体重之 4 倍。在内翻位时，22％的负荷经胫距关节面的内侧部分传导；当外翻位时，10％的负荷经关节面的外侧部分传导。距骨如果在踝穴内有向外侧移位 1mm，则减少胫距关节的接触面积 42％；向外侧移位 3mm，关节接触面积减少 60％以上。距骨在踝穴内发生倾斜，主要是外踝韧带陈旧损伤后距骨体在踝穴内外侧降低内侧升高的向内侧倾斜，胫距关节的接触面积减少，关节所承受的应力必然集中，可以导致关节退行性改变。

正常踝关节在背伸时，腓骨向外、后方有移动，同时伴有外旋。这是一个重要的对于距骨运动的功能适应，使得距骨前方较宽大的部分能更好地适应踝穴。

（三）踝关节损伤的 X 线诊断方法

对踝关节损伤应充分重视临床检查，在临床检查的基础上决定 X 线诊断的投照方法及某些特殊的要求。标准的踝关节 X 线片包括前后位、侧位和踝穴位。Michelson 等通过总结推荐常规使用踝穴位＋侧位，因为这样与三者同时使用相比，其准确性基本相同。但是 Brandser 等研究后认为，此三者同时使用更为准确。Gouririneni 等通过尸体试验研究表明，前后位

X线片对于显示内踝关节面更为准确,因为只有在前后位X线片上,内踝关节面的前后缘才能发生重合,从而使内踝关节面从前到后均能清晰地显示,他认为评价内踝固定物的位置时应使用前后位X线片。

除去常规的踝关节前后位、侧位和踝穴位以外,当临床考虑到为旋前-外旋型损伤或AO分类中的C型损伤时,应该想到腓骨骨折位置可以达到腓骨近端的可能性。当踝关节X线未能显示诊断之依据时,则应拍患侧小腿全长并包括膝关节之X线片,以防止漏诊腓骨近端骨折,譬如腓骨颈骨折,甚至上胫腓分离。此时踝关节的X线片往往显示内踝骨折或有三角韧带损伤的表现,下胫腓分离而外踝完整,仔细的临床检查可发现腓骨中上段或腓骨头压痛。

关于踝穴宽度的测量Marvin Tile指出在距骨体关节面下方5mm处作与距骨体关节面之平行线,此线与内踝关节面、外踝关节面以及距骨体内侧缘、外侧缘分别相交为a、b、c、d4个点,在正常情况下ab-cd=4mm,正常变异范围为2.0~6.0mm,如果数值变大则踝穴增宽(图1-2-74)。在临床上多以踝关节内侧间隙应与水平间隙等宽为标准,如内侧间隙增宽则提示距骨有向外侧移位,或有下胫腓分离存在。

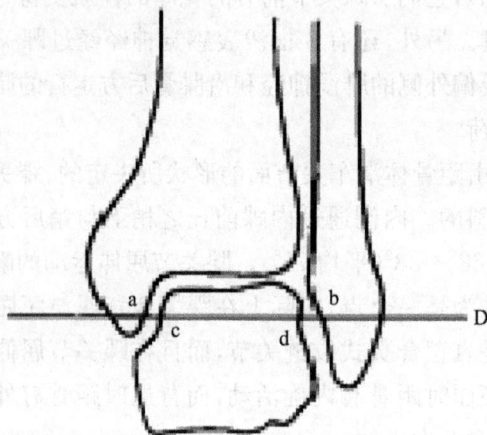

图1-2-74 踝穴宽度的测量(Marvin Tile)D线:距骨关节面下方5mm平行于胫骨关节面,与胫骨腓骨和距骨相交于a、b、c、d四个点。正常:ab-cd=4mm

对于下胫腓联合分离的判断可测量胫腓间隙(构成腓骨切迹的胫骨后结节外缘与腓骨内缘之间的距离)和胫腓重叠(胫骨前结节外缘与腓骨内缘之间重叠的距离)。胫腓间隙在前后位X线片上大于5nun或胫腓重叠在前后位X线片上小于10mm、在踝穴位X线片上小于1mm,即表示存在下胫腓联合的分离(图1-2-75)。Ostrum等发现这两个测量值因性别不同而有明显的差异,他们建议采用与腓骨宽度的比值来决定正常的范围,正常情况下,胫腓重叠应大于腓骨宽度的24%,而胫腓间隙应小于腓骨宽度的44%。为防止个体解剖发育中的差异,除去参考上述数值以外,还应参照骨折的类型与X线中其他表现去诊断下胫腓分离,必要时可在外旋、外翻应力下拍摄应力下正位X线片,可以进一步明确诊断。

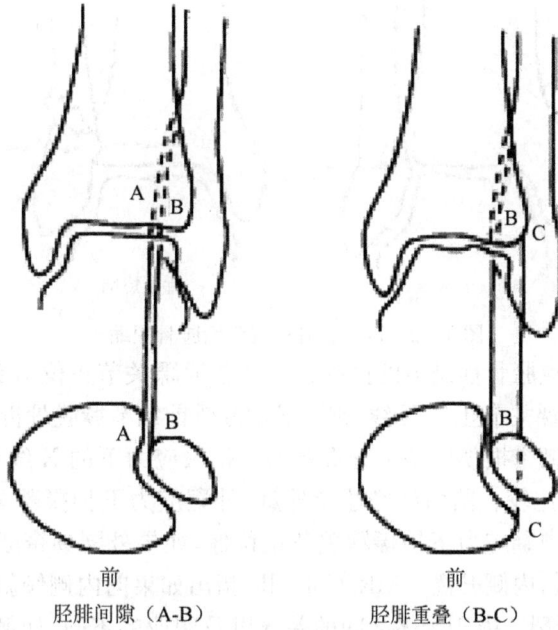

前　　　　　　　　　　　前

胫腓间隙（A-B）　　　　胫腓重叠（B-C）

图 1-2-75　胫腓间隙和胫腓重叠

　　对于腓骨短缩的判断，主要通过在踝穴位 X 线片上测量内、外踝尖端的连线 A 与距骨近端关节面平行线 C 的夹角，正常值为 8°～15°，与健侧相差 3°以上即表示有腓骨短缩，但 Ebraheim 和 Amemlola 则认为这个数值应该是 5°。对于如何判断距骨在踝穴内有无倾斜，Marvin Tile 提出在此图上如再作胫骨远端关节面的平行线 B，A 与 B 两线之交角为 T，A 与 C 两线之交角为 t，正常情况下 T 与 t 角之差为 0°，正常变异范围为－1.5°～＋1.5°（图 1-2-76）。另外，还有一种判断腓骨短缩的方法，如胫骨远端软骨下骨板与外踝形成一个连续的连线，称之为胫腓连线（tibiofibular line），如果腓骨或外踝骨折后发生重叠短缩移位或旋转移位时则此线不连续（图 1-2-77）。

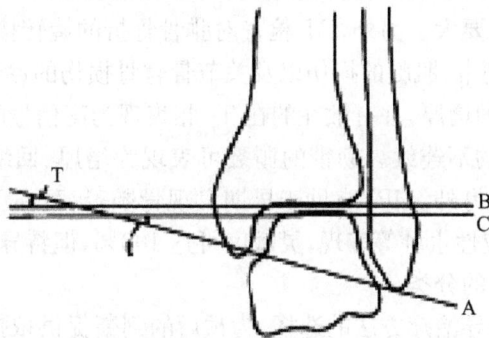

图 1-2-76　判断腓骨短缩的画线测置（Marvin Tile）A 线：内外踝尖端连线；B 线：胫骨远端关节面的平行线；C 线：距骨近端关节面的平行线；∠T：B 线与 A 线的夹角；∠t：A 线与 C 线的夹角；正常：∠T＝8°～15°

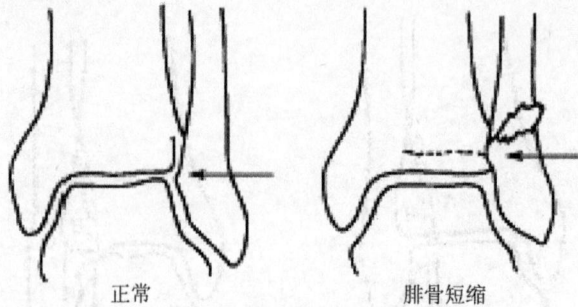

正常　　　　　　　　　腓骨短缩

图 1-2-77　胫腓连线判断腓骨短缩

下胫腓前韧带附着点胫骨前结节的撕脱骨折在普通踝关节正位 X 线中常显示不十分清楚，可将小腿外旋 45°拍踝关节正位 X 线，则可显示胫骨前结节撕脱骨折（Tillaux 骨折）。

应力下拍片在诊断韧带损伤中是十分重要的。拍摄应力下的 X 线片时应同时拍摄对侧的应力下的 X 线片进行比较。前面已经述及外旋、外翻应力下拍摄踝关节正位 X 线可以有助于诊断下胫腓分离。内翻应力下拍摄踝关节正位像，如果外踝韧带断裂，则显示距骨在踝穴内发生倾斜，外侧降低，内侧升高。MR. Collville 指出如果向内侧倾斜大于 10°或超过健侧 5°，则可诊断外踝韧带断裂。由于个体之间的差异以及职业的不同，如舞蹈演员、体操运动员等在正常情况下距骨在踝穴内可能出现倾斜，因此，双侧对比拍片是重要的诊断依据。对于外踝韧带损伤的诊断还应拍向前应力下的侧位 X 线像，相当于临床之前抽屉试验检查，固定小腿，使足跟尽可能向前移动的应力下拍踝关节侧位像，如果距骨前移超出正常 10mm 或与健侧对比超出 5mm 则可诊断外踝韧带（腓距前韧带）断裂。

此外，如果在前后位或踝穴位 X 线片上测得内踝与距骨的间隙大于 5mm，无论 X 线片是否是在应力下拍摄，都表示有三角韧带的损伤。

胫骨远端粉碎骨折且波及关节面时，针对骨折粉碎的严重情况以及如何选择内固定方法，CT 是必要的。对距骨体顶部、距骨体内侧缘或外侧缘之骨折或骨软骨骨折进行 CT 检查在诊断中有重要意义。对判断后踝骨折块的大小 CT 也很有帮助，因为通过 X 线平片判断后踝骨折块往往比实际情况要大。另外，CT 检查对腓骨骨折的旋转移位有一定意义。

MRI 检查对踝关节韧带、肌腱的损伤以及关节骨软骨损伤的诊断具有一定意义。肌腱部分损伤时，可见局部梭形的增厚，并有散在的在 T_2 相表现为高信号的水肿或出血。肌腱完全断裂时，表现为肌腱纤维的不连续。韧带的撕裂可表现为增厚、回缩、变细或不连续，而且其信号密度通常是增高的。另外，MRI 有助于早期发现骨髓炎，可在 X 线片有异常表现的 7～10 天前观察到骨髓的反应性水肿等表现，灵敏度可达 100%，但特异性较差。

（四）踝关节骨折脱位的分类

分类的主要作用是指导治疗方法的选择、为预后的判断提供依据以及便于病例的统计和结果的比较。1922 年，Ashurst 和 Brommer 将踝关节骨折分为外旋型、外展型、内收型与垂直压缩型，又根据骨折的严重程度分为单踝、双踝和三踝骨折。目前，临床上踝关节骨折脱位最普遍使用的分类系统有两种，即 Lauge-Hansen 分类系统和 AO/Danis-Weber 分类系统。Lauge-Hansen 按损伤机制将踝关节骨折脱位分为旋后-内收、旋后-外旋、旋前-外展、旋前-外旋和垂直压缩五型，而 AO/Danis-Weber 则主要根据腓骨骨折的水平将其分为 A、B、C 三型。近来又发展为 AO/OTA 分型（Orthopaedic Trauma Association，OTA）。

1. Lauge－Hansen 分类 20 世纪 40 年代末 50 年代初，Lauge－Hansen 提出了他的分类方法，根据受伤时足所处的位置以及距骨在踝穴内受到外力作用的方向而分为旋后－内收型、旋后－外旋型、旋前－外展型、旋前外旋型以及垂直压缩型。Lauge－Hansen 分类法是基于实验、临床和 X 线的观察产生的。此分类法依据受伤时足所处的位置以及距骨在踝穴内受到外力作用的方向而分为旋后－内收型、旋后－外旋型、旋前－外展型、旋前－外旋型以及垂直压缩型。旋后与旋前均指受伤时足所处的位置，而内收、外展与外旋则分别为距骨在踝穴内受到外力作用的方向。有 95% 以上的踝关节骨折脱位可分在此五型中。Lauge－Hansen 分类法强调踝关节骨折波及单踝、双踝或三踝是创伤病理的不同阶段。在重视骨折的同时必须也重视韧带的损伤，只有全面地认识损伤的发生和发展过程，才能正确估价损伤的严重程度，确定恰当的方案。

必须指出踝关节骨折脱位时经常并非单一的间接外力引起，联合外力致伤者并不少见，如足部处于旋后位，距骨不仅受到外旋外力，而且同时可以受到垂直压缩外力，此时后踝骨折则不表现为单纯撕脱骨折，骨折片较大可波及胫骨下端关节面的 1/4，甚至 1/3 以上。相比之下 Lauge－Hansen 分型更符合于临床的实际情况。Lauge－Hansen 以尸体标本的实验证实了临床常见的骨折类型，并阐述了损伤发生的机制。

(1)旋后－内收型(supination－adduction)足于受伤时处于旋后位，距骨在踝穴内受到强力内翻的外力，外踝部位受到牵拉、内踝部位受到挤压。

数字表示骨折分度。

Ⅰ度：外踝韧带断裂或外踝撕脱骨折，外踝骨折低于踝关节水平间隙。

Ⅱ度：第Ⅰ度加以内踝骨折，骨折多位于踝关节内侧间隙与水平间隙交界处，即在踝穴之内上角，骨折线多呈斜形向内上方常合并踝穴内上角关节软骨下方骨质的压缩或软骨面的损伤(图 1－2－78，图 1－2－79)。

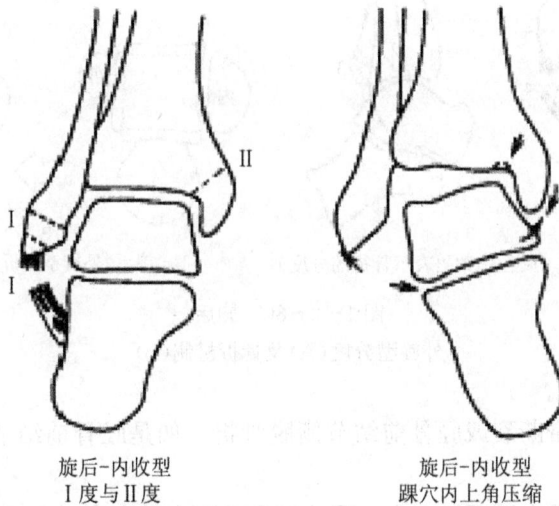

旋后-内收型
Ⅰ度与Ⅱ度

旋后-内收型
踝穴内上角压缩

图 1－2－78 旋后－内收型骨折分型示意图

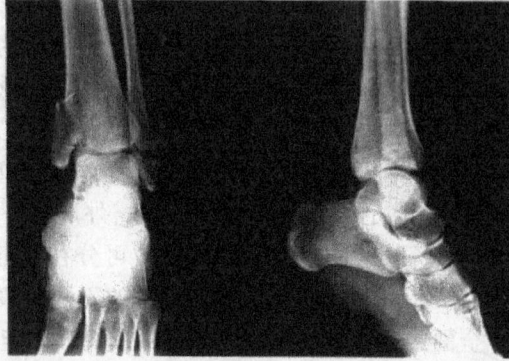

图 1-2-79　旋后-内收型第Ⅱ度,外踝骨折低于踝关节水平间隙。内踝骨折位于踝关节内侧间隙与水平间隙交界处,骨折线呈斜形向内上方常合并踝穴内上角关节软骨下方骨质的压缩或软骨面的损伤

　　外踝韧带断裂的治疗见后述。外踝顶端的撕脱骨折或撕脱骨折片较大,可用外翻位 U 形石膏固定 4~6 周,也可行切开复位小松质骨镙钉内固定或用克氏针与钢丝行张力带固定。第Ⅱ度骨折中对内踝骨折可行切开复位内固定,亦可行闭合复位以 U 形石膏外固定,如行切开复位时应注意踝穴内上角是否塌陷,如有塌陷,则应予以复位并充填以松质骨,然后经内踝以螺钉作固定,在旋后-内收型中有时后侧结构与内踝同时损伤,即后踝与内踝同时发生骨折,则应同时行螺钉内固定。旋后-内收型相当于 AO 分型的 A 型。

　　(2)旋后-外旋型(supination-external rotation,supination-eversion)足处于旋后位,距骨在踝穴内受到外旋外力或足部固定而小腿内旋,距骨受到相对外旋的外力,距骨在踝穴内以内侧为轴向外后方旋转,迫使外踝向后移位(图 1-2-80)。

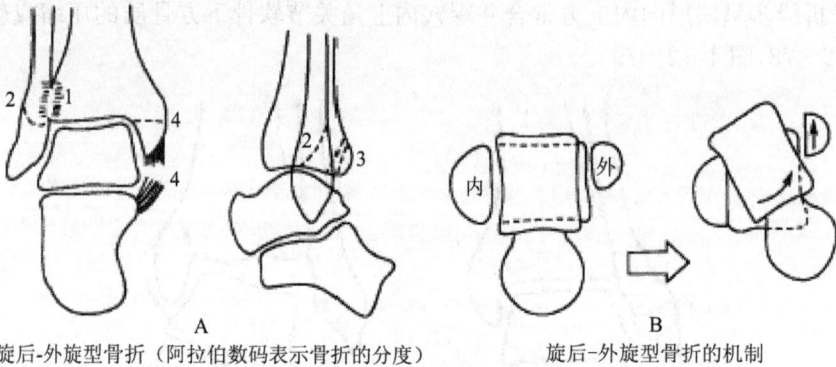

A
旋后-外旋型骨折（阿拉伯数码表示骨折的分度）

B
旋后-外旋型骨折的机制

图 1-2-80　旋后
外旋型分度(A)及骨折机制(B)

　　数字表示骨折分度。

　　Ⅰ度:下胫腓前韧带断裂或胫骨前结节撕脱骨折。如是胫骨前结节撕脱骨折,又被称为Tillaux 骨折。

　　Ⅱ度:第Ⅰ度加外踝在下胫腓联合水平位于冠状面自前下向后上的斜形骨折。

　　Ⅲ度:第Ⅱ度加后踝骨折,下胫腓后韧带之撕脱骨折时其骨折片较小,但如合并有距骨向后上方之外力时,后踝骨折片则较大,可以波及胫骨远端关节面的 1/4 甚或 1/3。

　　Ⅳ度:第Ⅳ度加内踝骨折或三角韧带断裂(图 1-2-81)。

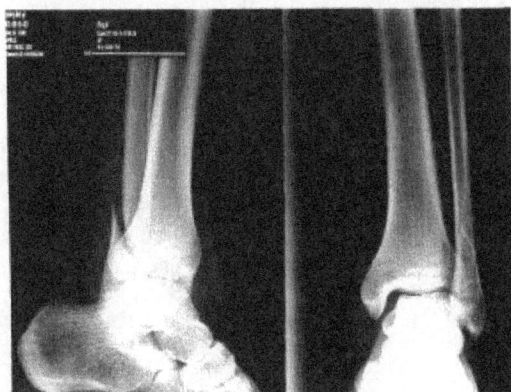

图1-2-81 旋后-外旋型Ⅳ度,内踝三角韧带断裂,内侧间隙增宽,外踝在下胫腓联合水平位于冠状面自前下向后上的斜形骨折

旋后外旋型第Ⅳ度可以合并有下胫腓分离,由于外踝骨折位于下胫腓联合水平,其下胫腓分离的程度较旋前外旋型为轻,且于原始X线片中可以不显现,而于外旋、外展应力下拍片时方可显现。旋后-外旋型相当于AO分型中的B型。

旋后外旋型骨折可行闭合复位,将足内翻、内旋并将踝关节置于0°位以U形石膏或短腿前后石膏托固定,如内踝骨折复位困难或后踝骨折较大并有移位时,则应行切开内固定,将外踝骨折以螺钉或接骨板作内固定,也可用抗滑动接骨板(antiglide plate)置于腓骨下端后侧,骨折线远端不用螺钉,只依靠接骨板的阻挡作用也可维持良好的稳定。内踝骨折可行螺钉或张力带钢丝与克氏针固定,后踝骨折可自前方向后方也可自后方向前方以松质骨拉力螺钉作固定,应注意拉力螺钉之螺纹必须完全跨过骨折线(图1-2-82)。如内固定稳定术后可不用外固定而仅以敷料作加压包扎,可允许早期开始踝关节功能锻炼。

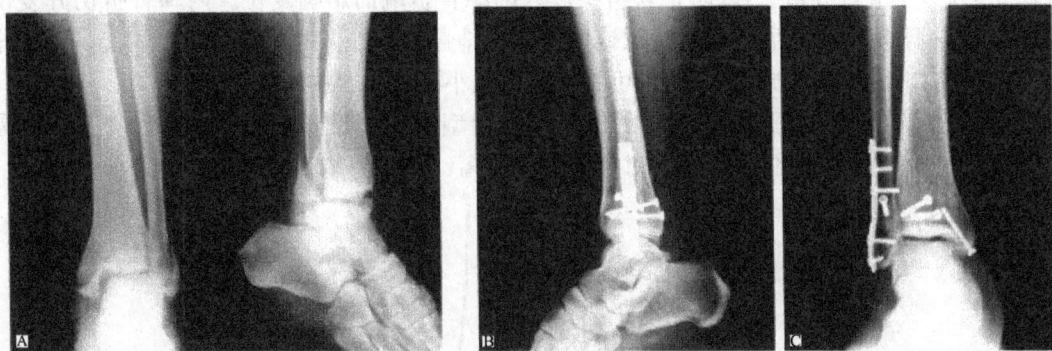

图1-2-82 A.旋后-外旋型Ⅳ度,内踝骨折,外踝在下胫腓联合水平位于冠状面自前下向后上的斜形骨折,后踝骨折涉及胫骨远端1/4以上关节面;B、C.术后X线片,外踝解剖复位后以拉力螺钉和1/3半管状接骨板固定,内踝解剖复位后以半螺纹松质骨螺钉固定,后踝用松质骨拉力螺钉从后向前固定,拉力螺钉之螺纹必须完全跨过骨折线

(3)旋前-外展型(pronation-ahduction)足处于旋前位、距骨在踝穴内受到强力外翻的外力,内踝受到牵拉外踝受到挤压的外力(图1-2-83)。

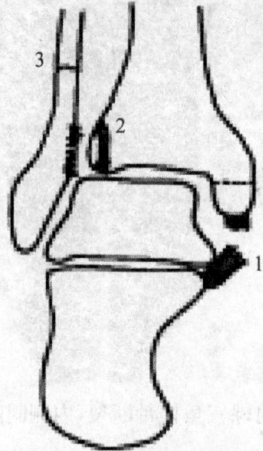

旋前-外展型Ⅰ、Ⅱ、Ⅲ度

图1-2-83　旋前一外展型Ⅰ度、Ⅱ度、Ⅲ度

数字表示骨折分度。

Ⅰ度:内踝撕脱骨折或三角韧带断裂。

Ⅱ度:第Ⅰ度加下胫腓韧带部分或全部损伤,其中下胫腓前韧带损伤也可表现为骨附着部的撕脱骨折,如胫骨前结节或腓骨下端的撕脱骨折,而下胫腓后韧带损伤也表现为后踝之撕脱骨折。

Ⅲ度:第Ⅱ度加外踝在下胫腓联合稍上方之短斜形骨折或伴有小蝶形片的粉碎骨折,蝶形骨折片常位于外侧。

旋前一外展型相当于 AO 分型的 C 型。治疗可行闭合复位 U 形石膏固定,闭合复位时应将足内翻,不应过分牵引,以防止软组织嵌入内踝骨折端而影响复位。内踝骨折切开复位可行钢针与钢丝张力带固定,也可行螺钉内固定。腓骨下端骨折可行接骨板内固定。下胫腓前韧带损伤如系胫骨前结节撕脱骨折可将骨折片以小松质骨螺钉固定。

Dupuytren 骨折脱位是一种少见的旋前一外展型损伤,即腓骨高位骨折、胫骨下端腓骨切迹部位撕脱骨折、三角韧带断裂同时有下胫腓分离(图1-2-84)。

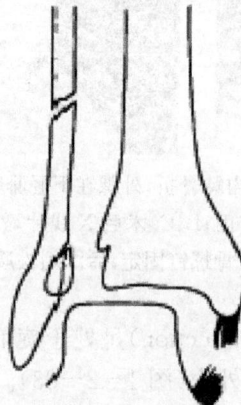

Dupuytran骨折脱位

图1-2-84　Dupuytren 骨折脱位

(4)旋前一外旋型(pronation－external rotation,pronation－eversion)足于受伤时处于

旋前位,距骨在踝穴内受到外旋的外力或小腿内旋之相对外旋之外力,踝关节内侧结构首先损伤而失去稳定作用,距骨则以外侧为轴向前外侧旋转移位。

Ⅰ度:内踝撕脱骨折或三角韧带断裂。

Ⅱ度:第Ⅰ度加下胫腓前韧带、骨间韧带断裂,如下胫腓前韧带保持完整也可发生胫骨远端前结节撕脱骨折(Tillaux 骨折)。

Ⅲ度:第Ⅱ度加腓骨在下胫腓联合水平以上的短螺旋形或斜形骨折。

Ⅳ度:第Ⅲ度中下胫腓后韧带断裂,导致下胫腓分离,如下胫腓后韧带保持完整也可发生后踝撕脱骨折(图1-2-85)。

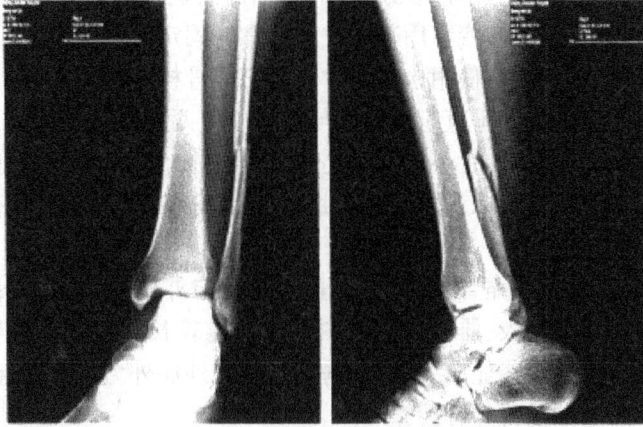

图1-2-85　旋前-外旋型Ⅳ度,内踝三角韧带断裂,内踝间隙增宽,排骨在下胫腓联合水平以上的斜形骨折,下胫腓联合分离

旋前-外旋型骨折相当于 AO 分类中之 C 型,此类型由于腓骨骨折部位较高,可达腓骨中下 1/3 甚或中 1/3 部位,骨间膜损伤范围也较大,文献中描述骨间膜损伤范围与腓骨骨折之水平一致,因此,在所有上述骨折分型中,以旋前-外旋型骨折其下胫腓分离最为明显。如果腓骨骨折达到中上 1/3 甚或腓骨颈骨折或上胫腓分离则称之为 Maisonneuve 骨折(图1-2-86),在这类损伤中如果内侧结构损伤是三角韧带断裂,同时下胫腓全部韧带损伤,而从 X 线片上仅可见到腓骨中上 1/3 骨折,甚或腓骨颈骨折或上胫腓分离,此时不应忽略踝关节损伤与下胫腓分离存在的重要性,在治疗中应该给予足够的重视。北京积水潭医院经实验研究以及 MRI 检查证实这种类型损伤其骨间膜损伤约达中下腓骨 1/3 水平,并未达到高位骨折水平。

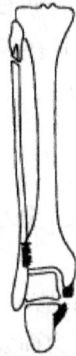

图1-2-86　Maisonneuve 骨折

Maisonneuve 骨折关于下胫腓分离的条件应包括：踝关节内侧结构的损伤（内踝骨折或三角韧带断裂）、下胫腓全部韧带断裂（或表现为胫骨前结节或后踝之撕脱骨折）、骨间膜损伤三个条件。如果在骨间膜损伤同时还有腓骨骨折则下胫腓分离更为明显。对旋前一外旋型骨折多数应采取切开复位内固定方法治疗，腓骨骨折以接骨板螺钉固定。内踝及后踝骨折均可用螺钉行内固定，当将腓骨与内踝固定以后，可检查下胫腓联合是否稳定，如果不稳定则需行下胫腓联合的固定。腓骨骨折达到中 1/3 或更高时（骨间膜损伤广泛）；以及陈旧性骨折进行切开复位内固定，在清理踝穴内瘢痕组织后；这三种情况均应行下胫腓联合内固定。作下胫腓联合内固定时，应在下胫腓联合之上方用皮质骨螺钉横行与踝穴成平行之方向自腓骨向胫骨作固定（因腓骨在胫骨之后侧，故在水平面中，自腓骨向前倾斜 25°～30°进钻），螺钉则可位于胫骨干的中央。为不使踝穴变窄用普通皮质骨螺钉固定且只穿过 3 层皮质，也就是螺钉并不穿过胫骨内侧皮质。一般不使用松质骨拉力螺钉或骨栓进行固定。

（5）垂直压缩型可分为单纯垂直压缩外力与复合外力两种不同的骨折。单纯垂直压缩外力骨折依受伤时踝及足所处的位置不同又可分为背伸型损伤：胫骨下端前缘压缩骨折；跖屈型损伤：胫骨下端后缘压缩骨折以及垂直损伤胫骨下端粉碎骨折，常同时有腓骨下端的粉碎骨折或斜形骨折。

由复合外力引起的垂直压缩骨折，可分为垂直外力与外旋外力复合引起者，多见于旋后一外旋型骨折中，后踝骨折较大、腓骨冠状面斜形骨折也较长。垂直外力与内收外力复合引起者，胫骨下端内侧呈粉碎或明显压缩骨折；垂直外力与外展外力复合引起者，胫骨下端外侧呈明显压缩骨折，腓骨下端呈粉碎骨折。

为达到踝关节面解剖复位并维持复位后的位置，对垂直压缩型骨折多需切开复位内固定，并应将压缩引起之塌陷部位复位后遗留之空隙用松质骨或人工骨充填以增强稳定性。垂直压缩骨折损伤外力较大，闭合或牵引复位存在困难，且由于肿胀迅速进展皮肤易出现水疱，故应及时选择手术方法，不宜反复试行闭合复位或观察等待而延误手术时机，从而影响治疗结果。

2. AO（ASIF）系统的分类法　主要依据腓骨骨折的高度以及腓骨骨折与踝穴水平间隙、下胫腓联合之间的关系而将踝关节骨折分为 A、B、C 三型。

为便于用计算机统计各个部位的骨折，按身体不同的部位给予编号，踝关节部位代号为 44，而在 A、B、C 三种类型中又有不同的亚型，分别以 1、2、3 等数字代表，故 AO 分型可概括为 44－A－1 或 44－A－2，44－A－3 等。

（1）44－A－（1～3）型踝关节骨折外踝骨折低于踝关节水平间隙以下，可为外踝撕脱骨折（外踝顶端小骨折片撕脱或外踝较大骨折片撕脱），也可为外踝韧带断裂。

44－A－1：外踝骨折（或外踝韧带断裂）。

44－A－2：44－A－1 型加上内踝骨折。

44－A－3：44－A－2 型加上后踝骨折。

AO 分型之 44－A 型与 Lauge－Hansen 分型中的旋后一内收型是一致的，在这种类型中下胫腓联合是完整的，不会发生损伤。

（2）44－B－（1～3）型腓骨骨折位于下胫腓联合水平。

44－B－1：单纯腓骨骨折或由于复合外力而发生粉碎骨折。

44－B－2：44－B－1 型加内踝骨折或三角韧带断裂，同时下胫腓前韧带可合并断裂。

44－B－3：44－B－2 型加后踝骨折。

在 44－B－(1～3)型损伤中下胫腓分离发生的可能性为 50％。由于腓骨骨折位置在下胫腓联合水平，骨间膜损伤范围相对较少，因此，这类损伤中下胫腓分离的严重程度要比 C 型或旋前－外旋型为轻。44－B－(1～3)型与 Lauge－Hansen 分型中的旋后－外旋型基本一致。

(3)44－C－(1～3)型腓骨骨折位于下胫腓联合以上，常见为腓骨中下 1/3 部位，但也可高达腓骨中上 1/3 甚或达到腓骨颈部位。

44－C－1：简单腓骨中下 1/3 骨折合并内侧结构损伤(三角韧带断裂或内踝骨折)。

44－C－2：腓骨中下 1/3 粉碎骨折，内侧结构损伤(三角韧带断裂或内踝骨折)。

44－C－3：腓骨高位甚或可达腓骨颈部位骨折，内侧结构损伤(三角韧带断裂或内踝骨折)。

44－C－(1～3)型中均合并后踝骨折，并且三型中均合并有下胫腓分离，在踝关节骨折脱位中 C 型伤下胫腓分离 100％发生，而且最为严重。

在 44－C－3 型骨折中，腓骨骨折如位于中上 1/3 或高达腓骨颈水平则称之为 Maisonneuve 骨折，对于这种类型骨折其骨间膜损伤之范围文献中意见不一致，一种意见认为骨间膜损伤与腓骨骨折水平一致，另一种意见认为骨间膜损伤范围较广泛但不会达到腓骨中上 1/3 甚或更高水平。经过尸体标本实验人工造成骨间膜断裂获得 MRI 影像结合临床病例的证实。Maisormeuve 骨折中骨间膜损伤只达到腓骨中下 1/3 以下水平。

对于垂直压缩型踝关节骨折在 AO 分类中列入腔骨远端骨折，波及踝关节者称之 Pilon 骨折。胫腓骨远端骨折代号为 43，其中又分为 A、B、C 三型。A 型未波及踝关节，而 B 型与 C 型均波及踝关节。因此，典型之 Pilon 骨折为波及踝关节的胫骨远端骨折，其中多数合并有腓骨骨折，其代号为 43－B 与 43－C。43－B 为部分关节内骨折，43－C 为完全关节内骨折。根据压缩与粉碎程度又依次分为 1～3 三种类型。

按照 AO 的观点大部分踝关节骨折特别是骨折有移位时主张切开复位内固定，为避免肿胀加重甚至皮肤发生水疱而延误手术时机以及术后发生感染，手术应尽可能在伤后 6～8 小时以内施行；如果皮肤条件不好可以推迟 4～6 天进行手术。术中以先复位并暂时稳定腓骨为原则，但有时内侧结构损伤如内踝折端之间有软组织嵌入阻碍腓骨骨折的复位，则需同时探查内侧。暂时固定并观察骨折端得到解剖复位、关节面恢复完整以后再行钢针、张力带钢丝或螺钉内固定。当内侧、外侧以至后踝行内固定以后，可以检查下胫腓联合是否稳定，如果不稳定则需行下胫腓联合内固定。术后一般可不用石膏固定，仅用棉垫加压包扎，如为防止足下垂可用石膏托或支具将踝关节保持在中立位，鼓励患者早期开始足趾背伸活动，一般在 1～2 周以后开始不负重进行踝关节屈伸功能练习。术后 4～6 周骨折已有愈合时可令患者挂拐部分负重。

(五)治疗

对于踝关节骨折脱位治疗的目标是将骨折脱位解剖复位，并维持至骨折愈合，最终使踝关节恢复良好的功能。结果与踝关节解剖重建的好坏直接相关。治疗的手段也不外乎分为保守治疗和手术治疗两种。近 30 年来，由于人们对生活质量和功能结果的要求的提高，结果评价的标准发生了变化，保守治疗和手术治疗的适应证有了明显的变化。闭合整复对于某些类型的踝关节骨折脱位很难达到或保持其解剖复位，复位的丢失和反复整复将影响治疗的效果。另外,长时间的制动也可能导致失用性骨质疏松和踝关节僵硬。

考虑治疗的选择时,习惯上可以把踝关节骨折分为稳定骨折和不稳定骨折。稳定骨折通常是指只有单独外踝的骨折,距骨位于踝穴中央,无向外侧移位。如果外踝骨折合并内踝骨折或三角韧带损伤或后踝骨折时,往往被称为不稳定骨折。

目前,对于踝关节骨折的保守治疗的适应证一般来说包括以下几个方面:①无移位的或稳定的骨折;②无需反复整复可达到并维持解剖复位的有移位的骨折;③由于全身或局部条件的影响,患者不能接受手术治疗。

另外,如手术延期进行,对踝关节骨折脱位进行适当的复位和制动也是需要的。

关于是否需要手术治疗,应根据不同患者的不同的损伤类型并结合其他相关情况综合考虑。总的说来,手术治疗的指征大约包括以下几个方面:①保守治疗失败;②有移位的或不稳定的双踝骨折,并且有距骨的脱位或踝穴增宽超过 1~2mm;③后踝骨折涉及大于胫骨远端关节面的 25%,并且关节面的移位超过 2mm;④垂直压缩型骨折;⑤多数的开放的踝关节骨折。

对于闭合的踝关节骨折脱位,手术的时机有两个,一是在伤后发生明显的肿胀之前急诊手术,一是在肿胀的高峰期过后,一般为一周后。选择哪个手术的时机对于治疗结果没有影响。只是在一周后手术,复位和固定的难度可能会有所增加。另外,急诊手术也会缩短住院时间并减少患者的痛苦。如果决定延期手术,一般来说应对骨折脱位进行初步的闭合复位,石膏或支具固定,并注意抬高患肢以利于消肿。

具体的治疗方法主要是根据踝关节骨折的 Lauge-Hansen 分型和 AO/OTA 分型来选择。分型的主要作用也是指导治疗方法的选择,为预后的判断提供依据以及便于病例的统计和结果的比较。以下根据临床上常见的具体情况并结合损伤的分型情况介绍具体的治疗方法。

1.单独的外踝或内踝骨折　踝关节骨折中,单踝骨折的发生率最高,约占所有踝关节骨折脱位的 2/3,而其中单独的外踝骨折又最为常见。

(1)外踝骨折:单独外踝骨折实际上多为旋后-外旋型第Ⅱ度或 AO/OTA 分型的 B-1型。单独的外踝骨折很常见,往往被称为稳定骨折,多数情况下保守治疗能取得非常好的效果,是否需要手术治疗主要取决于腓骨移位的程度,但是关于具体的手术治疗的指征目前尚存争议。Michelsen 等的生物力学试验表明单纯的腓骨骨折不会造成踝关节动力学的异常。Clarke 等认为腓骨骨折移位在 6mm 以下是可以接受的,他在尸体试验中将外踝固定在向外侧移位 6mm 的位置上,发现胫距关节的接触面积没有明显的减少,而且在切断三角韧带后,外踝的移位也并不影响胫距关节的接触面积。Thordarson 等的试验结果是,腓骨短缩 2mm、外移 5mm 或外旋 5°,均引起踝关节压力的明显变化,他认为只要是能够测量出来的腓骨移位都应将其解剖复位。Bauer 等和 Hansen 等进行的长期临床随访研究表明,保守治疗的旋后-外旋第Ⅱ度的踝关节骨折(外踝骨折)中,结果功能优良的为 94%~98%。Yde 等发现,对于旋后~外旋第Ⅱ度的踝关节骨折手术治疗的结果并不优于保守治疗。

(2)内踝骨折:单独内踝骨折实际上是指旋前-外旋型或旋前-外展型第Ⅰ度损伤。由于旋前-外展型的受伤机制是外展应力,其内踝折线可能多为水平横行,而旋前-外旋型因外旋的旋转应力,其内踝折线可能多为斜行,但在临床上不易区分。

单独的内踝骨折如无移位,由于外侧结构完整,所以内踝骨折可允许保守治疗,通常进行石膏制动即可。但如果患者功能要求高,也可行内固定促进恢复的过程。有移位的内踝骨折一般需手术切开复位内固定,因闭合复位很难维持,而且持续的内踝移位可能会导致距骨的内翻倾斜。

固定内踝的方法通常是使用两枚 4.0mm 的半螺纹松质骨螺钉。如果内踝骨折块较小,可用一枚螺钉和一枚防止旋转的克氏针。如果骨折块太小或粉碎,无法用螺钉固定也可使用两枚克氏针加张力带钢丝固定。

近来生物可吸收材料在内踝骨折的使用也受到了人们的重视。因为这样可能会省去二次手术取内固定物,也不会因钉尾长期顶皮而产生局部的疼痛。Bstman 和 Frokjaer 等报道的结果表明可吸收棒或螺钉的使用可能导致较高的不愈合率,而且有 5%～10% 的患者由于可吸收材料的崩解导致无菌性窦道和渗出。但最近 Bucholz 等对使用不锈钢螺钉和可吸收螺钉治疗的两组患者进行比较,发现二者的功能结果和并发症情况没有明显差别。因此可吸收螺钉可能是治疗内踝骨折的一种值得考虑的内固定选择,但需要进一步的研究和经验的积累。

2. 双踝骨折 主要指 AO/OTA 分型中的 A－2 和 B－2 型,或 Lauge－Hansen 分型的旋后－内收型第Ⅱ度和旋后－外旋型第Ⅳ度损伤,但是后侧结构的损伤为下胫腓后韧带损伤或者后踝撕脱骨折很小不需要内固定。此处不包括旋前－外展型第Ⅲ度和旋前－外旋型第Ⅲ、Ⅳ度的损伤,或 AO/OTA 分型中的 C 型损伤,因为这些损伤往往合并下胫腓联合的损伤,在治疗方面需要有特殊的要求(见后文)。

双踝骨折使踝关节的内、外侧稳定结构都被破坏,骨折移位使胫距的接触面积减小并改变了踝关节的生物力学特性。闭合整复经常可以达到复位,但随肿胀的消退又常常使复位难以维持。据报道,保守治疗的踝关节骨折脱位中大约有 10% 出现骨折不愈合。前瞻性的随机对照研究表明,手术治疗双踝骨折的结果明显优于保守治疗。Bauer 等的长期随访研究也证明,手术治疗旋后－外旋Ⅳ度的踝关节骨折脱位的结果优于保守治疗。AO 组织建议对所有的双踝骨折施行内、外踝的切开复位内固定。对于 AO/OTA 分型的 B－2 型损伤应注意下胫腓联合分离的可能,有时除将内外踝骨折固定外还需固定下胫腓。

当内踝的损伤是三角韧带断裂时由于其解剖位置和结构决定了它很难予以修补、固定,故一般均不主张常规显露或修补三角韧带,认为只要将腓骨和距骨解剖复位并牢固固定,恢复内侧的解剖关系,即可以使三角韧带获得愈合;只有当三角韧带进入关节内并阻止距骨复位时,才有显露三角韧带的指征。但是,也有个别作者认为,对于腓骨骨折合并三角韧带损伤者,应常规一期显露内侧间隙并查看关节面,同时修补三角韧带。Tornetta 近来发现有 26% 的内踝撕脱骨折同时合并深层三角韧带的损伤,此时即使将骨折块解剖复位并固定,也会出现三角韧带的功能不良。经试验表明,三角韧带浅层主要起始自内踝的前结节,而三角韧带中作用最重要的深层主要起自内踝的后结节。如果内踝前方骨折的宽度小于 1.7cm,往往合并其后方三角韧带深层的撕裂,此时如单纯固定骨折块,由于三角韧带深层的损伤而仍会出现三角韧带的功能不良。但如果内踝骨折的宽度大于 2.8cm,骨折在结节上方,因此三角韧带一般是完整的,此时单独固定骨折块即可恢复内侧结构的稳定性。

3. 后踝骨折 一般认为,当后踝骨折涉及胫骨远端关节面 25% 以上并且移位大于 2mm 时,需手术切开复位内固定。后踝骨折通常是通过踝关节侧位片来评价的,但这种方法的可靠性不是很强,结果往往比实际情况要偏大。CT 检查对于判断后踝骨折块的大小很有帮助。

当外踝复位后,后踝经常会因下胫腓后韧带的作用而复位,背伸踝关节时也可通过后关节囊的牵拉作用辅助后踝复位。如果将内、外踝复位固定后距骨仍有向后方脱位的趋势或后踝骨折块影响外踝的复位,此时无论后踝骨折块大小,均应考虑对其施行固定。复位固定时,可以通过切口直接复位以螺钉由后向前固定,也可以在透视下间接复位以螺钉由前向后固定。如以松质骨螺钉作加压固定则螺纹不能跨越骨折线。

4. 下胫腓联合损伤 使距骨在踝穴中外旋的暴力是造成下胫腓损伤的最常见的机制。此外便是致使踝关节过度背伸和外展的应力。因此下胫腓联合损伤通常发生于旋前-外旋和旋前-外展型踝关节骨折脱位及部分旋后-外旋型踝关节骨折脱位时(即 AO 分型的 C 型和 B 型)。另外,也有极少的一部分下胫腓分离并不合并踝关节的骨折。

荣国威等曾通过尸体标本,观察下胫腓韧带、骨间膜、腓骨、内踝和三角韧带等的损伤分别与下胫腓联合分离的关系。结果表明,形成下胫腓分离必须具备三个条件,即内踝或三角韧带损伤、下胫腓韧带损伤、腓骨与骨间膜在同一水平(经常是腓骨中下 1/3 水平)的损伤。将内踝与腓骨内固定以后,虽施以外翻、外旋应力,不出现下胫腓分离,因此,如果内侧损伤是内踝骨折,将内踝骨折与腓骨骨折均行内固定后,则下胫腓联合一般不需固定。北京积水潭医院的丁占云等通过对临床病例的研究证实,对于旋前-外旋Ⅳ度的踝关节骨折脱位,如果将内踝骨折和腓骨中下 1/3 骨折分别进行牢固内固定,踝穴即可以获得稳定,虽然对下胫腓联合不作内固定,但无论在术后或随诊时拍摄应力下 X 线片均未出现下胫腓分离。结论是,如果踝关节内侧结构和外侧结构得到牢固内固定后,无需再固定下胫腓联合。Boden 等进行了一个著名的模拟旋前-外旋型踝关节骨折脱位的生物力学试验,结果表明,如果内外侧结构均能牢固固定,下胫腓联合即可获得满意的稳定性;但如果有三角韧带的损伤,当腓骨骨折在踝关节水平间隙上方 3~4.5cm 以上时,将其牢固固定后下胫腓联合也不能获得满意的稳定性,此时应对下胫腓联合进行固定。这个试验结论在近年来曾被广泛引用。

(1)固定下胫腓联合的指征 随着对踝关节生物力学研究的不断深入,提高了对踝关节稳定性的认识,需要固定下胫腓联合的范围有所缩小。首先,对于内外踝均能解剖复位并牢固固定者,一般认为无需进行下胫腓联合的固定。如果有三角韧带损伤或内踝不能牢固固定,多数学者认为需根据腓骨骨折的水平决定是否需要固定下胫腓联合:如腓骨骨折在踝关节水平间隙上方 3~4.5cm 以内,则不需固定下胫腓联合,否则需要固定下胫腓联合。Michelson 等认为只有内侧损伤不能修复或复位,才是固定下胫腓联合的唯一指征。也有一部分学者与 AO 组织的观点相同,主张在术中根据具体情况决定是否固定下胫腓联合,即对内、外踝骨折进行了固定以后,用 Cotton 试验或其改良方法,判断下胫腓联合的稳定性,如不稳定则需将其固定。Cotton 试验是固定胫骨远端,对足施以向外的应力,通过观察足向外移动的程度判断下胫腓联合的稳定性。由于很难评估此试验的结果,目前多使用其改良方法,比如用拉钩、巾钳等器械牵拉外踝并观察其活动情况,或者外展外旋足部拍摄应力 X 线片。Ebraheim 等认为固定下胫腓联合的绝对指征是:对腓骨和内踝进行固定后仍存在下胫腓联合的不稳定。但 Yamaguchi 等曾对这种方法的可靠性提出质疑,因为:①术中牵拉的力度因人而异,没有明确的标准;②对于腓骨移位的程度很难进行客观的测量,因为要想真正显露下胫腓联合常常需要过多的剥离,以致影响其稳定性;③向外侧牵拉腓骨远端的力量并不是一种实际的病理应力,因此其临床意义也不能确定;④Cotton 试验中对足部施加内收或外展力量并不能说明踝关节的旋转稳定性。他认为,关于是否需要下胫腓螺钉固定,根据术前常规 X 线片即可做出决定。

总体来说，目前广泛认同的固定下胫腓联合的指征是：①内踝三角韧带损伤，腓骨骨折高于踝关节水平间隙上方3cm；②下胫腓联合损伤合并腓骨近端骨折，如Maisonnneuve骨折；③陈旧的下胫腓分离。

（2）内固定物的选择文献里曾描述过很多种内固定材料用于固定下胫腓联合，如缝合、使用Ⅱ形钉、螺栓、克氏针、斯氏针等，近来也有使用有弹性的合成材料取得良好效果的报道，但是绝大部分学者公认的仍是使用螺钉固定。关于螺钉的选择，一般均使用直径3.5～4.5mm的皮质骨螺钉，并且有的作者认为必要时可使用两枚。

（3）下胫腓螺钉的具体使用方法：第一，关于螺钉的位置，AO组织建议在踝关节水平间隙上方2～3cm，Geissler等认为应紧靠下胫腓联合的上方，Griend等认为应在胫骨的腓骨切迹的顶端，即踝关节水平间隙上方3～4cm，McBryde等通过试验对比得出的结论是，胫距关节间隙上方2cm是最佳位置。第二，关于螺钉的方向，各位学者的意见基本一致，即平行于胫距关节面且向前倾斜25°～30°。第三，关于螺钉穿透几层皮质的问题，AO组织已经改变过去螺钉贯穿四层皮质的方法，而只固定三层皮质（腓骨两层胫骨一层皮质），螺钉顶端位于胫骨髓腔内，允许在踝关节屈伸过程中适应下胫腓联合的正常宽度变化的活动；当然，也有个别作者主张最好穿透四层皮质，比如Griend等认为，螺钉穿透四层皮质能提供更好的稳定性，即使负重后不取出螺钉，一般只会造成螺钉的松动，并不影响踝关节的活动。第四，关于是否使用拉力螺钉的问题，近来的观点比较一致，均认为使用下胫腓螺钉的主要目的是维持下胫腓联合的正常位置，不应对其加压，因为加压螺钉会使下胫腓联合变窄，从而导致踝关节背伸受限。而且如下胫腓联合固定过紧，在负重时容易发生螺钉弯曲或折断。

（4）固定下胫腓联合时踝关节的位置考虑到距骨体关节面略呈前宽后窄，多数学者认为应在踝关节最大背伸位时进行下胫腓联合的固定，以防止踝穴过紧影响术后背伸活动。但Griend等却认为在踝关节最大背伸位固定下胫腓联合将使踝穴一直处于最宽的状态，易出现不稳定的倾向，建议在踝关节背伸5°固定下胫腓联合。

（5）内固定物是否取出多数学者建议术后常规取出下胫腓螺钉，认为长期保留下胫腓螺钉会限制踝关节活动或导致螺钉松动和断裂。一般认为术后12～16周取出螺钉比较合适。Ebraheim等认为应在腓骨出现愈合征象后再取出螺钉，以避免下胫腓联合分离，平均时间为9周。也有一些研究认为可以永久保留螺钉，Michelson等进行的生物力学试验即表明如果下胫腓联合固定在解剖位置上，与完整踝关节相比，下胫腓螺钉不会导致踝关节复合运动的改变，他认为只有当出现局部症状时，如皮肤刺激等，才考虑取钉。AO组织的意见是可以在取出踝关节其他内固定物的同时取出下胫腓螺钉，由于螺钉只贯穿三层皮质，允许螺钉适应下胫腓联合的活动，不会发生弯曲或折断。在随诊X线片中，可以见到螺钉周围有钉痕出现。

（六）踝关节陈旧骨折

超过3周以上的踝关节陈旧骨折如踝穴恢复不完整、下胫腓联合残存分离、腓骨骨折重叠移位且有短缩、距骨在踝穴内有移位、或有倾斜等情况存在时，应行切开复位、清除关节内瘢痕及肉芽组织，再行复位并作内固定，如腓骨骨折重叠移位且已短缩者应行矫正或截骨延长以恢复腓骨之正常长度，并用接骨板行内固定，如存在下胫腓分离者则应固定下胫腓联合。一般陈旧骨折在伤后3个月内者均可试行切开复位内固定，不应过早决定施行踝关节融合术。

（七）踝关节开放性骨折脱位

踝关节开放性骨折脱位多由压砸、挤压、坠落和扭绞等外力引起。北京积水潭医院刘军等通过对踝关节开放性骨折脱位的研究发现，压砸外力多来自外侧，开放伤口多位于内踝部分，呈横形、L 形或斜形。坠落伤以及由外旋外力引起之开放伤口亦多位于内侧，即骨折近端或脱位之近侧骨端自内向外穿出皮肤而形成开放伤口。

踝关节开放性骨折脱位，伤口一般污染较重，感染率相对较高。彻底清创并行固定对防止感染及保持骨折稳定是必要的，如单纯依靠石膏外固定则不易观察伤口情况，而且一旦发生感染，在进行换药与更换敷料中不能维持骨折位置，骨折发生移位甚至踝关节出现脱位。对于严重的踝关节开放骨折如 Gustilo Ⅲ 型，可能需反复清创并延期关闭创口，外固定架的应用具有一定的适应证。

（八）踝关节骨折脱位之并发症

踝关节骨折脱位常见之并发症为骨折不愈合、畸形愈合与踝关节创伤性关节炎。

在骨折不愈合中最常见者为内踝骨折，其原因有复位不良、断端分离以及骨折断端间软组织嵌入。内踝骨折不愈合的诊断主要依赖受伤后超过骨折应该愈合的时间而在 X 线片中仍可见到清晰的骨折线、骨折断端硬化、吸收等征象，一般至少伤后半年以上在 X 线片上有上述表现时方可诊断不愈合。由于部分患者有较为坚强的纤维性愈合，出现的临床症状并不严重。另外，也有部分患者经观察开始怀疑为不愈合者，又进展为愈合。因此，在手术治疗之前应结合临床症状进行分析，确系内踝骨折不愈合所致，必要时可拍足内翻与足外翻应力下踝关节正位 X 线片，以确定内踝骨折部位有无异常活动，来决定是否进行切开复位内固定并同时进行植骨。可选用松质骨嵌入或松质骨充填于断端之间的方法进行植骨。

外踝骨折不愈合较少见，据文献报告仅占 0.3% 左右，但外踝骨折不愈合所产生之症状远较内踝骨折不愈合为重。因为在步态周期的负重期中期跟骨轻度外翻、距骨外侧挤压外踝，同时当外踝骨折不愈合时对距骨外移和旋转的支持作用减弱，最终将导致踝关节退行性改变，因此，如已明确诊断外踝骨折不愈合则应行切开复位内固定及植骨术。

踝关节骨折畸形愈合多由复位不良引起，也见于儿童踝关节骨骺损伤以后导致的生长发育障碍，当前十分强调应恢复腓骨的正常长度，以恢复踝穴的完整性，如果腓骨中下 1/3 骨折有重叠移位并有短缩畸形，可行腓骨截骨延长术。在矫正腓骨或外踝骨折畸形愈合时也应注意纠正旋转畸形以及腓骨下端与下胫腓联合中胫骨远端腓骨切迹之间的正常对位关系。由于胫骨远端骨折畸形愈合引起踝穴倾斜者，可行胫骨远端截骨术进行矫正。

踝关节创伤性关节炎的发生与原始损伤的严重程度、距骨复位不良仍残存有半脱位或倾斜以及骨折对位不良而影响踝穴完整性等因素相关，踝关节关节软骨与距骨关节软骨的损伤也是继发创伤性关节炎的重要原因。对踝关节创伤性关节炎应紧密结合临床症状、踝关节功能情况与 X 线表现来决定是否施行踝关节融合术，不应只依靠 X 线表现做出治疗决定。有的患者尽管 X 线表现有明显之创伤性关节炎改变，但踝关节仍保留有 20°～30° 左右的活动，而且疼痛症状又不十分严重，这种情况则可适当推迟踝关节融合术。在施行踝关节融合术之前还应注意距下、中跗、跖趾以及趾间关节的功能情况，以判断在踝关节融合术后其余足部关节可否代偿损失的功能。经过步态分析证明关节融合术应融合于 0° 位，不应留有 5° 左右的跖屈，轻微跖屈将使足外侧第 5 跖骨头部位负重增加，日久会形成胼胝引起疼痛症状。

迄今为止，踝关节人工关节置换术未被广泛推广使用。1994 年 Mayo Clinic 的资料表明在

204 例全踝人工关节置换术后,经统计学分析患者年龄在 57 岁以上,而且在人工关节置换术前患侧踝、足未曾作过其他手术者,其置换后 10 年保留率达到 73%。尽管如此,依然强调对年轻患者仍应考虑施行踝关节融合术,如果骨关节病波及踝及距下关节者,建议行胫跟融合术。

二、踝关节韧带损伤

(一)外踝韧带损伤

踝关节韧带是维持踝关节稳定的重要结构,踝关节韧带损伤又经常是踝关节骨折脱位创伤病理的一个组成部分,从创伤机制与创伤病理方面不应将踝关节韧带损伤与踝关节骨折脱位分割开去分析与认识。在临床上主要的韧带损伤为外踝韧带损伤,在诊断与治疗方面有其特殊性。

当踝关节跖屈位受到内翻应力时,首先发生腓距前韧带损伤,完全断裂则前抽屉试验出现阳性,在向前应力下拍踝关节侧位 X 线像,可显示距骨向前轻度移位出现半脱位,如系单纯腓距前韧带损伤,可行足外翻位、踝背屈位 8 字绷带加压包扎制动,或辅以石膏固定,2～3 周去除固定。

在腓距前韧带损伤之后如内翻外力继续作用,则可发生腓跟韧带断裂。当踝关节位于 0°位受到内翻应力时,亦可单纯发生腓跟韧带损伤;但以继发于腓距前韧带损伤之后较为常见,有时表现为外踝顶端之撕脱骨折。如外力持续作用,则由于距骨体在踝穴中的向内上方倾斜,内踝可以发生较垂直的斜形骨折。腓跟韧带损伤则前抽屉试验明显阳性,应力下侧位 X线像,距骨明显向前半脱位。内翻应力下正位 X 线像,显示距骨体在踝穴内发生倾斜,外侧降低,内侧升高。腓跟韧带的急性损伤,主要是早期诊断,不应漏诊,以避免由于早期未做及时、适当的处理而造成日后发生踝关节不稳定。腓跟韧带的急性完全断裂可行手术修复,如系外踝顶端撕脱骨折可将踝关节置于 0°位,外翻位以短腿石膏托或 U 形石膏固定 4～6 周,亦可行手术以可吸收缝线经骨折近端钻孔与穿过韧带近骨折片部位缝合固定,如撕脱骨折片较大,可用小螺钉进行固定,亦可行克氏针与钢丝张力带固定,术后均应辅以石膏外固定 3～4 周。

(二)踝关节不稳定

外踝韧带损伤早期未得到及时、适当的治疗,晚期可出现持续性踝关节功能性不稳定,对外踝韧带重建之适应证是前抽屉试验阳性、内翻应力试验阳性;经过肌力锻炼、支具与矫形鞋等保守治疗无效;症状持续存在而且患者有手术要求。重建手术又分为非加强重建手术方法与加强重建手术方法,非加强重建手术方法(non-augmented reconstruction)包括将已伸长之翻带紧缩后通过骨孔固定、将腓骨远端骨膜瓣缝合于韧带表面等方法,其优点是恢复解剖正常关系并保距下关节的活动,也避免选用腓骨肌腱而影响外翻肌力的减弱。其缺点是用薄弱的局部软组织重建难以达到稳定,因此不适用于过分松弛的关节、病史超过 10 年或更长的损伤以及既往曾经进行过韧带修复手术的病例。

加强重建法(augmented reconstruction)系指以肌腱移位进行重建,其结果主要取决于所选择的移位肌腱以及移位肌腱放置的位置是否恰当与准确。一般多选用腓骨短肌腱移位,其方法有 Evans、Watson Jones、Chrisman Snook 等;Anderson 方法系选用姆肌腱进行重建,但应注意姆有先天性变异及缺如之可能。

(三)内踝韧带损伤

单独的内踝韧带损伤非常少见,而合并下胫腓或外踝损伤的三角韧带损伤更为常见。损伤机制往往是过度外展或外旋的应力。对于单独的三角韧带损伤,保守治疗即可,一般采用弹力绷带、支具或石膏制动。

三、跟腱断裂

尽管过去数十年间报道跟腱断裂的例数增多,跟腱断裂仍是一种相对少见的损伤。Jozsa对 35 年间 292 例跟腱断裂进行统计后提出,这种损伤常发生于终年从事脑力劳动,偶尔进行强体力劳动或运动的中年人。总计有 59％的损伤发生在休闲运动时,多为踢球、跑步、打篮球。有人通过精确的统计发现跟腱断裂与 ABO 血型间存在一定的联系,O 型发生率最高。

(一)实用解剖

跟腱是人体最强大的腱性组织之一,成人跟腱约长 15cm,始于小腿中部,约 70％腱束源于比目鱼肌,其余部分源自腓肠肌。由于跟腱的构成中大部分纤维并不跨过膝关节,因此,为很多作者提出应用短腿石膏固定受伤的肢体提供了理论基础。跟腱由上而下逐渐变窄,至跟骨结节近端约 4cm 处又逐渐展宽直至跟骨结节后面中点的附丽点。

跟腱的血液供应主要来源于腱腹移行部和跟骨附着部分。腱体的中下部分血液供应最差。

跟腱的内侧有与其相同走向的跖肌腱与其伴行,并止于跟骨结节内侧。此肌腱对跟腱断裂的诊断和手术均产生影响。

(二)损伤机制

损伤多由于踝关节突然变为背屈位,暴力经前足传向过度拉紧的跟腱所致。跟腱断裂发生在其跟骨附着近端 2～6cm 处,Langergren 和 Lindholm 的血管造影揭示,此处为跟腱血运最薄弱处。Astrom 和 Westlin 通过激光多普勒对血流检测,同样发现跟腱于跟骨附丽处附近血流最薄弱,女性更为明显。他们还发现被动牵拉和等长收缩均会使灌流持续减少。Peacock 和 Hastad 证明跟腱的血管的大小和数量随年龄的增加而减少。Kannus 和 Jozsa 发现他们调查的 891 例跟腱断裂患者电镜下显示有退行性改变。随年龄的增加胶原组织发生改变,使肌腱硬度增加,弹性降低,容易损伤。反复微小损伤造成的磨损作用于低血流状态区域,可能是很多跟腱断裂的原因。

跟腱的开放性损伤多是锐器切割有一定张力的跟腱所致,可能发生在跟腱的任何水平。

(三)诊断

明确外伤史和异常响声。闭合性跟腱断裂的患者通常能记得在损伤发生时,随着一声响声,即感觉行走困难,跖屈无力。物理检查时,可看到并摸到肌腱缺损形成的凹陷。有时腱鞘扩张可能将裂隙填充造成假象。主动跖屈消失或减弱,而被动背屈反而增加。

Thompson 试验或腓肠肌挤压试验阳性。正常情况下,挤压腓肠肌将使跟腱张力增加,使足发生跖屈运动。急性断裂时,跖屈运动消失,称为 Thompson 试验或腓肠肌挤压试验阳性。患者可能在跖肌腱或其他跖屈肌作用下有轻微的跖屈动作,但无法同时足趾背屈。单足提踵试验阳性。

还有作者提出了一些较少用的检查手段,如 O'Brien 设计的针刺实验:用一枚针经皮刺入近端肌腹中线,活动足时观察针是否活动,以此判定跟腱连续性。Copeland 设计的诊断实验是将血压计缚于患者腓肠肌,并加压至 100mmHg,跖屈足。若跟腱断裂则汞柱活动轻微,若连续则压力将升高至约 140mmHg。

跟腱断裂的漏诊、误诊并不少见。Ingliss,Jahss 等报道有 20％～30％的病例发生漏诊、误诊。因此，必要的辅助检查可以减少诊断错误。

影像检查包括侧位 X 线片，超声波检查等。超声波检查范围和清晰度有限。MRI 是不错的影像学检查，对软组织断裂很敏感，它能显示断端情况。

开放性跟腱损伤诊断并不困难，只须注意伤口的位置，清创时仔细检查即可。

（四）治疗

1. 保守治疗 保守治疗的基础是可通过足的跖屈使跟腱的断端有足够的对合。Gillies 和 Chalmer、Lea 和 Smith、Nistor 的研究推荐保守治疗，认为可与手术治疗在强度和活动范围上取得近似的疗效。Carden 发现，在创伤后 48 小时内石膏固定效果近似手术。Nistor 认为手术和保守治疗在跖屈力量上无明显区别。

保守治疗方法有很多报道，Stein 和 Leukens 建议用长腿石膏管型固定于足跖屈位 6 周，再用短腿管型继续固定 4 周，拆除后 2～4 个月进行不超过 2cm 的提踵锻炼。Lea 和 Smith 则建议立即在跖屈位短腿行走管型内负重，固定 8 周，继而进行 4 周 2～5cm 内的提踵练习。

然而，有些病例保守治疗无法获得足够的对合，愈合薄弱，易发生再断裂。相关报道中，再断裂的发生率在 10％～35％之间。Ingliss 及合作者报道为 29％，Haggmark 等为 35％，Stein 和 Leukens 报道为 12％，而 Lea 和 Smith 则为 11％。

2. 手术治疗 手术治疗是主要的治疗方法。由于手术治疗后跟腱愈合强度大，跖屈力量强，再断裂发生率低而更为常用。据统计，过去 2647 例手术治疗发生并发症为 8％，包括瘘管 3％；感染 2％；皮肤坏死 2％和再断裂 2％。Bekin 等、Inglis 等 Jacohs 等报道手术治疗后再断裂的发生率是 2％～3％，远较保守治疗的 10％～30％为低。Inglis 等证实手术固定强度远大于保守治疗。Haggmark 等比较了功能恢复情况，手术组明显占优。Cetti 等对 111 例患者进行的前瞻性研究显示，手术组（56 例）中发生 3 例再断裂，2 例感染，而保守组 8 例再断裂，手术组从恢复运动的能力、腓肠肌挛缩情况、踝关节活动方面，均远优于保守组。

（1）经皮缝合：对跟腱强度要求不高，有美容要求的患者，可经皮缝合。在跟腱近侧断端 2～5cm 处刺一小口，用一直针带 0 号或 1 号不可吸收缝线由外而内穿过近端，于腱体处交叉缝合，并于断端稍远处穿出皮肤，用弯针于外侧穿出孔将线引至远侧断端水平穿出，改直针穿过远侧断端，再用弯针将缝线引出内侧切口，将足置于内翻位拉紧缝合跟腱。Bradley 和 Tihone、Hynes 和 Ma 分别报道经皮缝合再断裂率为 13％和 10％。后者还发现 1 例腓肠神经损伤和 3 例轻微感觉障碍。Kosanovic 等改进了局麻下的缝合方法，在 36 例报告中未发现再断裂和神经损伤。Bradley 和 Tihone 将经皮缝合（12 例）和切开手术（15 例）的再断裂率做了比较，经皮组复查 1～8 年后有 2 例再断裂。

（2）切开缝合：常用的方法是患者取俯卧位，取 10cm 后内侧切口，切口于胫骨后 2cm，向外弧至跟骨。切口于皮下应尽可能少的剥离，以便小心处理腱鞘。清除血肿，显露断端，锐性剥离腱膜，5 号不可吸收缝线以 Krackow 针缝合远近端，跖屈位拉紧缝合，清理断端，2 号可吸收或不可吸收缝线简单加强。可吸收缝线缝合腱鞘。采用内侧切口并发症最少。外侧切口有伤及腓肠神经的风险，正中切口术后粘连严重。辫式缝合通常在污染或感染情况下应用，单丝缝合强度差可用跖肌腱加强。

跖肌腱可用于加强断端吻合处。Lawrence 等提出可将跖肌腱穿过远断端，折回加强于吻合处。Ralston 和 Schmidt 则直接将肌腱游离加强。而 Lynn 则将肌腱修为 2～5cm 的扇形，管状缝合于吻合处。

Lindholm 提出用两个 1cm 宽 8cm 长的近端肌腱和胫背侧腱膜瓣加强吻合，并减少皮肤粘连。腱膜瓣于断端近端 3cm 翻转 180°缝至远端；Gerde 等将此法改进为使用一个筋膜瓣。在 18 对跟腱尸体标本上，经过加强的可平均承受 218N 拉力，反之，只有 154N。Teuffer 的方法是用腓骨短肌腱动力和静力加强。用后外侧切口显露跟腱，另选切口将腓骨短肌腱自第五跖骨基底的附丽处分离，经跟骨钻孔将肌腱自内侧拉至近端加强。Turco 和 Spinella 将跟骨钻孔改为于跟腱远端冠状面切口。Lindholm 法较常用。

(3)术后处理：大多数作者认为应严格跖屈位固定 3～4 周，然后足中立位继续固定 2～3 周。Rantanen 报道了 32 例直接缝合后将踝固定于中立位，未发生并发症。一般主张在手术 6～8 周后负重，在跖屈位管形或防背屈支具保护下进行。Levy 等报道未行术后固定取得良好结果。Getti 描述了新缝合法，并提出了允许术后立即进行超过 20°跖屈的管形。Solveborn 和 Moherg 采用了允许踝关节自由活动的髌韧带支持管形，可以立即负重。他们的 17 例治疗结果 15 例优，2 例良。

(4)陈旧性跟腱断裂：由于腓骨肌或屈趾肌的跖屈踝关节的作用，跟腱损伤可能被忽略而延误治疗，发展为陈旧性损伤。手术修补很难进行，端端吻合也因肌肉挛缩而无法进行。

Bugg 和 Boyd 采用三根 1cm 宽，3～6cm 长的阔筋膜修补。腱鞘管状缝合，钢丝加强。Basworth 用近断端中 1/3 腱腹反复穿插连接断端。Abraham 和 Pankovich 则用 V—Y 法，长腿石膏屈膝 30°，跖屈 20°固定 6～8 周。White 和 Kraynick 还报道使用腓骨短肌腱的方法。Mann 等提出了一种新技术，用屈趾肌腱结合近端腱束完成修复(图 1—2—87)。于肌腱分叉处切断屈趾肌腱，远端与屈肌腱吻合，近端穿过由内而外的跟骨钻孔自身固定，近端腱束滑下后与远端吻合或固定于跟骨。他们报道了 7 例，随访 39 个月，6 例优良。

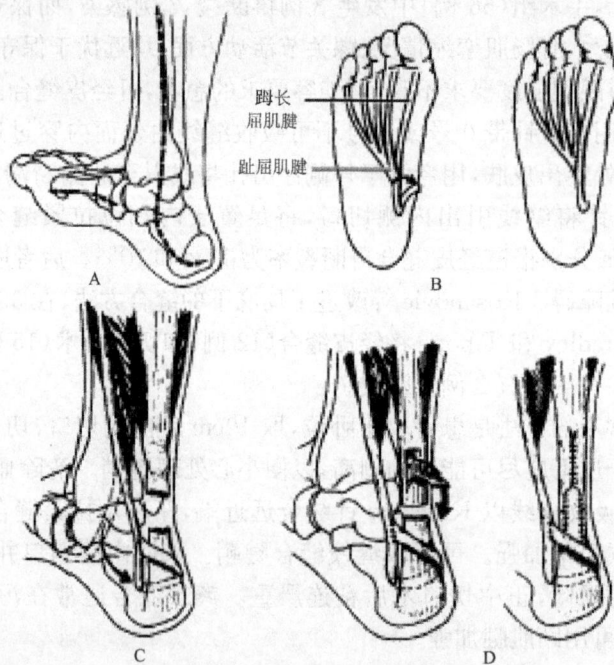

图 1—2—87　屈趾肌腱结合近端腱束修复跟腱

A. 切口位置；B. 肌腱分叉处切断屈趾肌腱，远端与屈肌腱吻合；C. 近端穿过由内而外的跟骨钻孔自身固定；D. 近端腱束滑下后与远端吻合或固定于跟骨。北京积水潭医院常用 Bosworth 法

四、创伤性腓骨肌腱滑脱

创伤性腓骨肌腱滑脱并非少见损伤，国外常见于滑雪伤。然而，所有引起踝关节损伤的原因，均可能引起腓骨肌腱滑脱，但通常源于足极度的背屈和内翻力量。由于临床医师认识不足，急性损伤很易被误诊为一般的踝部软组织扭伤而未行适当的治疗，固定不够或早期活动，以至晚期每当踝关节背屈活动时，腓骨肌腱即滑向外踝前方，形成所谓复发性腓骨肌腱滑脱，一旦滑脱则踝关节表现为疼痛无力，不稳定。

腓骨长短肌起自腓骨外侧、小腿外侧肌间隔和小腿筋膜，肌腹延续斜行向下成为肌腱，两肌腱向下共同通过外踝后方的骨性浅沟而抵止于足部各自的附丽点。自外踝后方的前唇至跟骨侧面有一腱鞘组织横过腓骨长短肌腱浅层，于外踝顶端上方约1cm处的腱鞘增厚部分称之为腓骨肌上支持带。因此，实际上腓骨长短肌腱在外踝后方被包在一个纤维骨管内，管的内侧壁后为距腓韧带与跟腓韧带，前壁由外踝的前唇和起自唇的支持带构成，支持带和止于跟骨的跟腓韧带形成管的后壁。

腓骨远端与腓骨肌上支持带时常有解剖变异，如外踝后方骨性浅沟缺如，或呈突起。腓骨肌上支持带也可以先天性缺如、或后天由于小儿麻痹后遗症、姿势性（骑马者）慢性扭伤导致松弛。无论是先天的或后天的因素都是腓骨肌腱易于滑脱的内在因素，但并不是创伤性腓骨肌滑脱的必要条件。

腓骨肌腱滑脱的伤因多数为运动损伤，当足处于轻度内翻位时，受到突然强力被动背屈的外力，引起腓骨肌强烈地反射性地收缩，由于腓骨肌腱强力向前顶压腓骨肌上支持带，从而使其断裂，腓骨肌腱冲破上支持带的束缚以后即滑向前方。

创伤性腓骨肌腱滑脱的早期症状为外踝后方软组织肿胀、皮下有淤血斑。触诊时外踝后缘和外踝后沟处均有明显压痛，主动外翻足部或抗阻力外翻时上述部位疼痛明显加重，明确的体征是当背屈、外翻踝与足部时，腓骨肌腱滑向外踝前方，并可伴有弹响及疼痛。而当跖屈踝关节时可自行复位。但有时急性损伤后因局部组织的出血和肿胀，不一定都能使肌腱滑脱重复出现，值得注意的是绝对不能仅凭没有肌腱滑脱出现而否定诊断。腓骨肌腱滑脱在 X 线片上往往没有异常发现，有时可见外踝后缘有一小骨片，CT 检查更清楚。所谓"三联征"即骨块，外踝后方压痛，局部肿胀有助于诊断。晚期腓骨肌腱滑脱已成为习惯性，诊断一般并无困难，明确体征是踝关节背屈时，肌腱滑向外踝前方，伴有弹响及疼痛，当踝跖屈时自行复位。

早期治疗可将踝及足置于轻度跖屈、内翻位，使腓骨肌腱纳回至外踝后沟内，以短腿石膏制动4～6周。或以小块毛毡压住外踝后方，再以胶布贴紧将足固定于跖屈内翻位4～6周。也有医师建议做一期缝合术。

晚期治疗采用非手术疗法多难奏效，手术方法有加深外踝后沟，重建腓骨上支持带，或骨性阻挡。

Watson－Jones 法于外踝外侧翻起一骨膜瓣，蒂于后方，将瓣翻向后方，越过腓骨肌腱后与跟骨外侧软组织缝合。中立位短腿石膏固定 4 周。

Jones 法切取跟腱外缘长宽各 6～7cm 腱条，保留跟骨附丽，于外踝前后方向钻孔，复位肌腱，将腱条穿过骨孔，拉紧缝合。短腿石膏固定 4～6 周。也有医师将骨孔下移，经过外踝后沟。

Du Vrie 法自外踝切取长 3cm、宽 2cm、厚 0.3cm 骨片，后移，用螺钉固定，形成骨性阻挡。

术后短腿石膏固定 6 周。

（随萍）

第六节　跟骨骨折

一、跟骨的功能

跟骨的功能主要包括三个方面：①承重功能。在人体静止站立时，双侧足跟承担超过 70％的人体重量；在步态周期的支撑相，足跟触地时，足跟承重超过两倍体重；在运动中足跟着地时承重更大。②结构式支撑作用。跟骨是足弓的重要组成部分，也是唯一同时参与内外侧纵弓的跗骨，对于维持足弓的正常解剖形态和功能具有重要作用。另外，跟骨的结构式支撑作用还表现在为前足的血管、神经和肌腱行走提供通道和相应保护。③运动功能。跟骨后结节是人体最强大肌肉（比目鱼肌－腓肠肌复合体）的远端止点，在人体运动时，跟腱牵拉力通过跟骨传递至前足，提供推进的始动力量，而在此过程中，跟骨主要作为杠杆的力臂。

二、损伤机制和分类

跟骨骨折的损伤机制多样，其中以坠落伤最为常见，约占全部跟骨骨折的 75％，由于足跟着地后跟骨与距骨撞击所致，其他原因包括交通伤、挤压伤、运动伤等。跟骨骨折的损伤机制比较复杂，不同的损伤机制会导致不同的损伤类型，治疗要求也不尽相同。导致跟骨骨折的损伤暴力主要有压力、剪切力、牵拉力和直接暴力等，这些损伤暴力往往合并存在。低能量损伤暴力导致的跟骨骨折常移位不明显，而高能量时，由于跟骨的特殊解剖结构，骨折常为粉碎性。

（一）跟骨骨折的损伤机制

1. 压缩暴力造成的跟骨骨折　　较多的跟骨关节内骨折由垂直压力造成。当身体从高处坠落，足跟着地后，身体的动量通过距骨经由距下关节作用于跟骨，形成对跟骨的垂直压力。由于解剖结构的关系，距骨的外侧突直接楔入跟骨交叉角（Gissane 角）部位，此压力超过跟骨骨质的载荷能力时，便造成跟骨后关节面骨折，骨折线常由前外侧斜向后内侧。如果压缩暴力持续作用，后关节面受压后产生继发骨折线，此继发骨折线的走行取决于暴力的作用特点和后足的位置。若继发骨折线水平向后延伸，至跟骨结节跟腱止点下方，由跟骨结节后缘穿出形成舌形骨折（图 1－2－88，图 1－2－89A、B）。如果继发骨折线向后向垂直延伸，至跟骨结节跟腱止点前侧距下关节后侧穿出，则跟骨后关节面骨块被挤压进入松质骨，形成关节压缩型骨折，此型骨折中，跟骨的中立三角区（Neutral Triangle）被压缩，跟骨丘部的后关节面骨折块向下塌陷，并向前下方倾倒，严重时可显著塌陷造成爆裂骨折，粉碎的跟骨外侧壁和跟骨体部骨折块向外侧移位，导致外侧壁膨出（图 1－2－90A、B）。

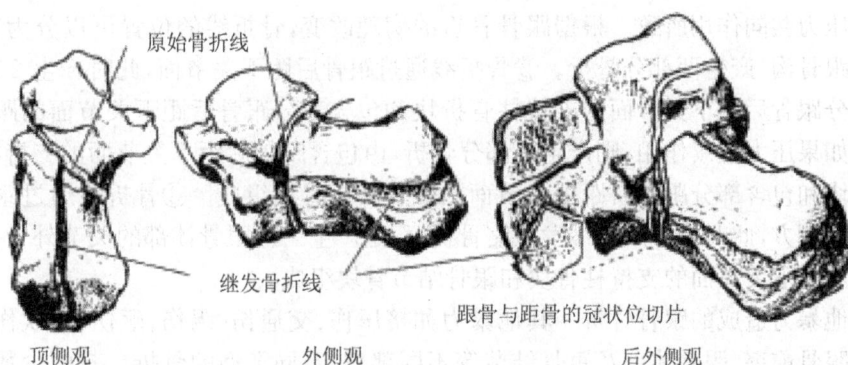

原始骨折线

继发骨折线

跟骨与距骨的冠状位切片

顶侧观　　　　　　　　　　外侧观　　　　　　　　　　后外侧观

图1-2-88　跟骨舌形骨折的损伤机制：原始骨折线位于跟骨后关节面，由前外侧斜向后内侧，继发骨折线水平向后延伸，由跟骨结节跟腱止点下方穿出

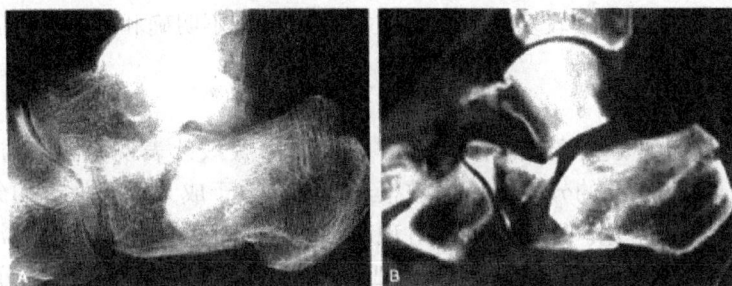

图1-2-89　跟骨舌型骨折的影像学特征
A. 舌型骨折的 X 线侧位片；B. 舌型骨折的 CT 表现

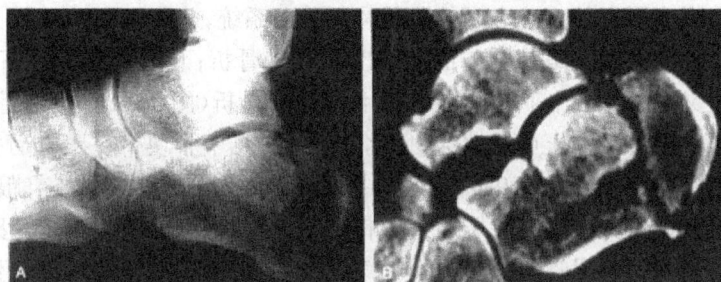

图1-2-90　跟骨关节压缩型骨折的影像学特征
A. 关节压缩型骨折的 X 线侧位片；B. 关节压缩型骨折的 CT 表现

2. 剪切暴力造成的跟骨骨折　根据患者着地时后足的具体位置和暴力的大小，位于矢状面内的原始骨折线可偏向内侧或外侧。如果受伤时后足处于外翻位，原始骨折线的位置偏外，可不经过跟骨后关节面，形成经典的两部分劈裂骨折。如果受伤时，后足处于内翻位，载距突和跟骨后关节面内部承受主要压力，原始骨折线易偏向中央部或内侧，有时也可产生经过后距下关节面的骨折线，形成跟骨关节内骨折。理论上，骨折线内移将可能不经过后关节面，而是穿过跗骨窦，形成单纯载距突骨折。在后关节面骨块塌陷或翻转进入跟骨体时，由于剪切力作用，跟骨的外侧壁可能会膨出。由于跟骨骨间韧带较为强大，损伤中较少累及，因此，带有载距突的跟骨前内侧骨块在跟骨骨间韧带的作用下仍保留在原来的骨折线位置，较少发生移位。

3. 压缩暴力和剪切暴力共同造成的跟骨骨折　在临床上遇到的跟骨骨折，绝大多数是由剪切力与压力共同作用所致。根据跟骨骨折的病理改变，骨折线的位置可以分为三种：①骨折线通过跟骨沟，产生两部分骨折。②骨折线通过跟骨后距下关节面，此时产生2部分骨折，由包含部分跟骨后距下关节面的支持柱骨折块和包含部分跟骨后距下关节面的跟骨结节骨块组成。如果压力继续作用，则产生3部分骨折，由包含跟骨后距下关节面的支持柱骨块、跟骨结节骨块和包含部分跟骨后距下关节面的跟骨外侧骨块组成。③骨折线通过跟骨后距下关节面的外侧方，此时将不产生继发压缩骨折，而是产生一种跟骨体部的关节外骨折，由包含完整跟骨后距下关节面的支持柱骨块和跟骨结节骨块组成。

4.其他暴力造成的跟骨骨折　其他暴力如挤压伤、交通伤、踢伤、砸伤、刀砍伤等直接暴力可造成跟骨前突、跟骨体部及跟骨结节等不同部位、不同类型的骨折。其中少数患者骨折为开放性，可存在不同程度的软组织损伤或缺损，极少数患者可存在跟骨部分缺损。

总之，尽管目前研究对跟骨骨折的损伤机制有了一定的认识和了解，但多数跟骨骨折的损伤机制复杂，相关影响因素较多，仍有一些方面的机制尚不明确和存在争议，有待进一步研究探讨。

（二）跟骨骨折的分型

跟骨骨折的分型主要基于影像学工具，早期主要以X线片表现为依据的分型，随着CT技术的出现，以CT为依据的分型也逐渐被报道。目前关于成人跟骨骨折的分型有58种之多，但多数并未被广泛应用。Schepers等对现有成人跟骨骨折分型系统进行汇总分析，对临床预后具有较好的评估符合性的分型主要有四种，包括一种基于X线表现的分型和三种基于CT表现的分型：Essex—Lopresti分型、Zwipp分型、Crosby分型和Sanders分型。

1.Essex—Lopresti跟骨骨折分型系统　1952年Essex—Lopresti通过对Palmer跟骨骨折分型分析完善，提出了一种广泛应用的跟骨骨折分型系统，此分型基于X线片技术，将跟骨骨折分为两型，Ⅰ型为未波及跟骨关节面的关节外跟骨骨折；Ⅱ型为波及距下关节面的跟骨关节内骨折，Ⅱ型又细分为两个亚型，Ⅱa型为舌型跟骨骨折（图1—2—91），骨折的继发骨折线向后延伸，由跟骨结节跟腱止点远端穿出，此型中跟骨结节骨块带有跟骨后关节面；ⅡB型为关节压缩型跟骨骨折（图1—2—92），继发骨折线向后上延伸，由跟骨结节跟腱止点前侧穿出，压缩暴力继续作用使关节面骨块压缩入跟骨体，此型跟骨结节骨块不带有跟骨后关节面。该分型系统简单，主要基于跟骨的X线侧位片表现，患者在初诊时便可分型，且有研究报道此分型的临床预后相关性较好，临床应用广泛。

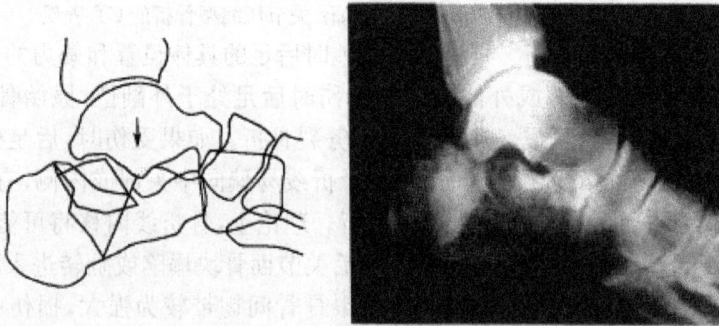

图1—2—91　Essex—Lopresti跟骨关节内骨折分型（关节压缩型骨折）

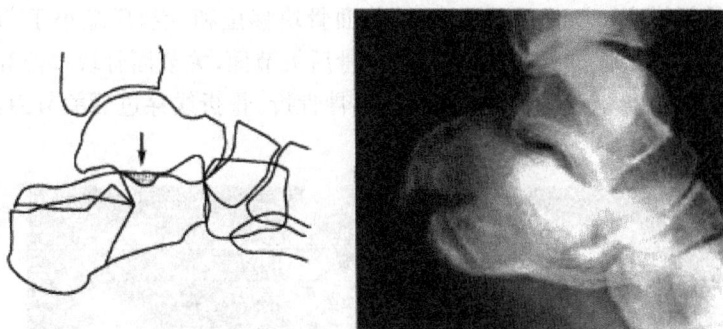

图 1-2-92　Essex-Lopresti 跟骨关节内骨折分型（舌型骨折）

2. Zwipp 跟骨骨折分型系统　ZwiPP 等通过跟骨骨折的 CT 扫描图像特征,结合跟骨软组织损伤程度提出了一种全新的跟骨骨折分型系统,较为全面的对跟骨骨折的严重程度进行系统的分类。该分型系统将跟骨看作一个整体,并认为跟骨骨折可能出现 5 个骨折块,并可累及 3 个主要关节面(跟骰关节面、距下关节前中关节面和距下关节后关节面),骨折类型可能存在两部分、三部分、四部分和五部分的不同组合(图 1-2-93)。Zwipp 分型系统采用综合评分法,包括骨性评分和软组织评分,总分为 12 分,得分越高提示跟骨骨折损伤程度越严重。骨性评分等于骨折块总数加上受累关节面总数,总分为 8 分;软组织评分总分 3 分,其中闭合性软组织损伤根据严重程度分为四级,分别为 0～3 分,开放性软组织损伤根据严重程度分为三级,分别为 1～3 分;如果骨折块出现粉碎,或存在距骨、舟骨、骰骨骨折则再加 1 分。该分型系统对于正确判断跟骨骨折的严重程度较具意义,同时有助于选择合适的治疗方案和固定方式,且对预后判断具有较高的预测和指导意义。然而,由于此分型系统较为复杂,不同医师间判断的一致性不高,也限制了此分型的广泛应用。

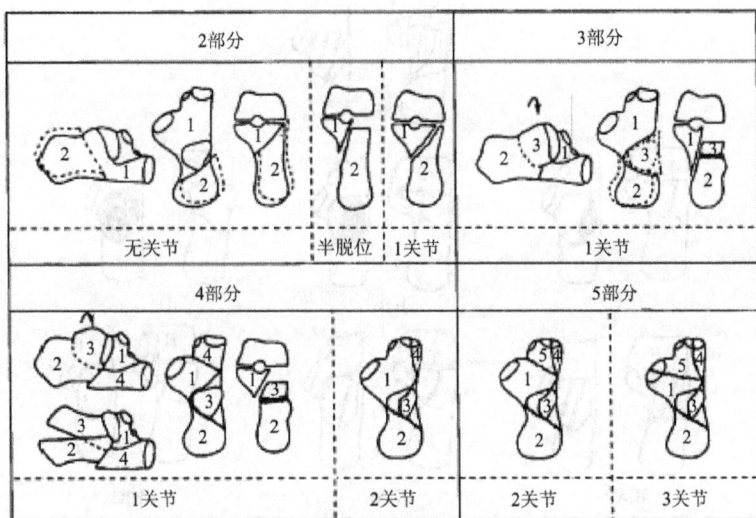

图 1-2-93　跟骨骨折的 Zwipp 分型。五个主要骨块分别为:1 为载距突骨块;2 为跟骨结节骨块;3 为距下关节骨块;4 为跟骨前结节骨块;5 为前距下关节骨块。三个关节面分别为距下关节后关节面,跟骰关节面和距下关节前关节面(包括距下关节前、中关节面)

3. Crosby 跟骨骨折分型系统　1990 年 Crosby 和 Fitzgihhons 基于跟骨冠状面 CT 扫描图像,根据跟骨后关节面骨折移位和粉碎情况,将跟骨骨折分为三型。Ⅰ型:无移位或轻度移位的跟骨骨折,骨折线穿过跟骨后关节面,关节面骨块移位和(或)压缩小于 2mm(图 1-2-94);Ⅱ型:存在移位的跟骨骨折,骨折线穿过跟骨后关节面,关节面骨块移位和(或)压缩大于 2mm,关节面骨块较大,无粉碎;Ⅲ型:粉碎性跟骨骨折,骨折线穿过后关节面,关节面骨块较小,关节面粉碎。

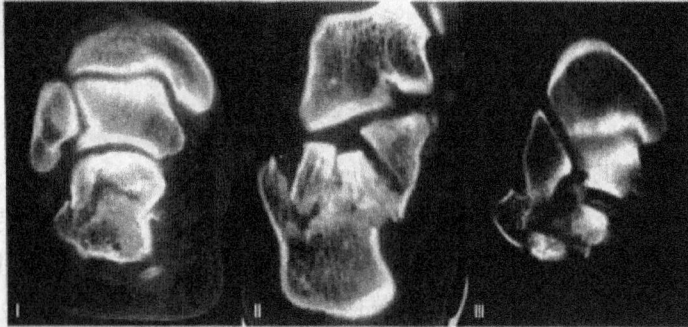

图 1-2-94　跟骨骨折的 Crosby 分型

4. Sanders 跟骨骨折分型系统　1993 年,Sanders 在跟骨 CT 扫描的基础上提出了一种以跟骨后关节面骨折线的位置和数量为依据的分型。此分型在距下关节面最宽处,以 2 条线将跟骨分为 3 柱,即内侧块、中央块和外侧块,这 3 块与载距突一起构成潜在的 4 个关节骨块。没有移位的骨折(<2mm),无论骨折线的数量多少均属于Ⅰ型骨折。一条骨折线存在移位的骨折属于Ⅱ型,根据骨折线的位置又分为Ⅱa(骨折线位于外侧柱)、Ⅱb(骨折线位于中间柱)和Ⅱc(骨折线位于内侧柱)型。Ⅲ型骨折一般存在一个中间压缩骨块,根据两条骨折线的位置又分为ⅢAB、ⅢBC 和ⅢAC 型。Ⅳ型骨折包括 4 个或以上骨折块,骨折较为粉碎(图 1-2-95)。

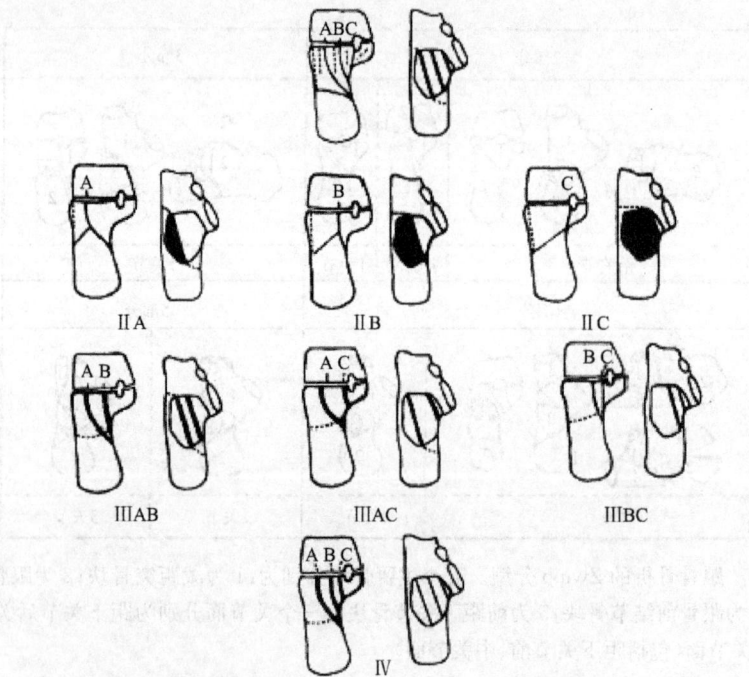

图 1-2-95　跟骨骨折的 Sanders 分型系统

三、关节外骨折

跟骨关节外骨折主要指跟骨体部关节外骨折,部分跟骨后结节骨折也属于跟骨关节外骨折。损伤能量相对较低,预后相对较好。

（一）跟骨体骨折

跟骨体骨折的损伤特征及临床评估方法与跟骨体关节内骨折几乎完全相同。此类损伤常伴有严重的软组织肿胀和疼痛,较少出现严重畸形。多数骨折类型简单,为两部分或三部分骨折。对于此类损伤,应注意根据影像学检查(特别是 CT 检查)排除关节内骨折。

跟骨体骨折由于未累及关节面,保守治疗多可以获得满意疗效。如果骨折无明显移位,在急性肿胀和疼痛期可采用石膏托或夹板固定,但禁止急性期便采用管形石膏固定,避免负重,可采取一些物理治疗来缓解疼痛和促进肿胀消退。由于采取保守治疗,骨折稳定性较差,应注意避免早期负重,防止骨折移位和复位丢失。如果随访时,发现骨折明显移位,应及时纠正,必要时可行手术干预。

如果跟骨体骨折影像学评估显示跟骨显著增宽或 Bohler 角丢失,应采取闭合复位后石膏或克氏针固定。良好复位可以避免后期出现腓侧撞击、前踝撞击和跟部刺激症状。闭合复位尽管无法达到骨折解剖复位,但对于关节外简单骨折,多数可以较好的纠正跟骨力线,恢复跟骨的宽度和高度,如果复位后的位置能维持到骨折愈合,多可获得良好的功能预后。

为了患者早期功能锻炼,且避免手术创伤,可在透视下对骨折进行撬拨复位,并经皮螺钉固定。基本方法为,将 1 枚斯氏针插入后部主要骨折块的中心,进行撬拨,松解压缩的骨块,并恢复骨折块的良好对线和 Bohler 角;如果存在跟骨高度丢失,可以通过跟骨结节牵引恢复跟骨的高度和长度。透视骨折复位满意后,再通过经皮小切口打入 2～3 枚螺钉固定,螺钉的数量取决于骨折类型和主要骨折块的多少,螺钉一般需要垂直骨折块固定。该方法可以使患者在术后早期开始功能锻炼,并早期部分负重,与保守治疗相比可以改善患者伤后生活质量,并促进康复,同时避免克氏针临时固定可能出现的钉道感染及固定松动等并发症。对于合适的患者,疗效肯定。

（二）跟骨后结节骨折

跟骨后结节骨折在临床并不常见,约占跟骨骨折的 1%～3%。跟骨后结节上部主要分为两种类型:撕脱性骨折和鸟嘴样骨折。在撕脱性骨折,骨折线位于跟腱附着点下方,跟腱与骨折块相连。临床主要表现为后跟部疼痛,存在局部肿胀或后足瘀斑,患者行走困难。鸟嘴样骨折的骨折线位于跟腱附着点上方,骨折块不包含跟腱附着点。临床表现与撕脱性骨折相似,但多不存在行走困难。跟骨后结节下部骨折包括内外侧突骨折。此类损伤通过临床检查及影像学表现多可明确诊断。

骨折治疗方法根据患者的年龄、健康状况、功能要求就骨折块移位程度确定。对于部分跟骨后结节骨折,如果无显著移位(分离移位<1cm),可采取保守治疗。对于撕脱性骨折,可通过足跖屈位石膏或矫形靴固定 3～4 周,然后通过管形石膏维持或穿带跟垫的鞋子逐渐承重,维持 3～4 周,多数患者可取得满意愈合。对于鸟嘴样骨折,如果无显著移位,通过功能位石膏或矫形靴固定,可早期负重和功能锻炼。

对于骨折块较大,且移位显著时(多为撕脱性骨折),保守治疗多难以维持复位,常需要通过手术干预。另外,如果合并跟腱断裂,保守治疗会使一些患者的跖屈功能部分丧失。如果为双侧骨折,保守治疗会影响步态,造成足趾分离,出现夸张步态。这种情况下,也主张早期手术治疗,一般采取切开复位螺钉或钢丝内固定。手术切口可根据骨折类型和位置、皮肤损伤情况等,选择后侧、后外侧或后侧正中入路。可选用2.7mm或3.5mm的螺钉,需要有1枚垂直跟腱方向拧入,对抗跟腱的牵拉力量,避免固定失败(图1—2—96)。手术操作时,注意避免损伤足跟后侧区域的软组织。当骨折块较小时,可通过张力带技术固定。

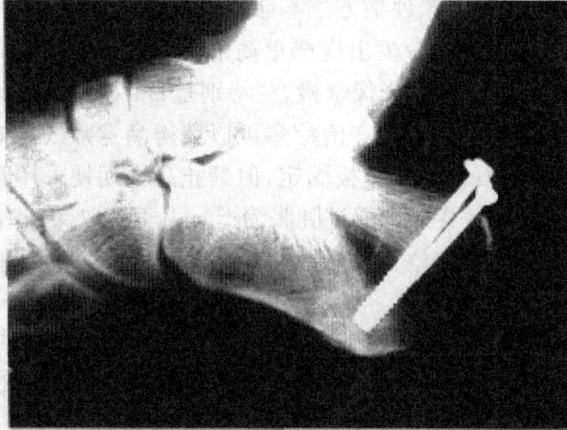

图1—2—96 跟骨后结节撕脱骨折螺钉固定后骨折再移位

跟骨内外侧突骨折的治疗根据骨折的移位程度而定。无移位的骨折可通过短腿石膏托固定6~8周,有明显移位的骨折可通过闭合复位后石膏固定。跟骨内侧突骨折移位超过1.5cm时,保守治疗可能导致跟底部疼痛和步态改变。可在足跟内下侧做一小的弧形切口,复位后用拉力螺钉固定;如果骨折粉碎,也可通过小的支撑接骨板固定。

四、关节内骨折

跟骨关节内骨折的治疗一直是骨科和足踝外科治疗的热点话题,治疗方法也在不断改进。19世纪以前,保守治疗是跟骨骨折治疗的主流方法,主要提倡"患肢抬高、休息及止痛治疗"。之后,随着X射线的发现和影像学技术的进步,跟骨关节内骨折的治疗经历了快速的发展,但治疗方法并不统一。主要方法包括:闭合复位,经皮撬拨复位,切开复位,关节镜辅助复位,不复位并早期活动,早期关节融合等。随着CT技术的临床应用,使跟骨关节内骨折的复位程度有了较为客观的评价标准,目前较为统一的跟骨关节内骨折复位依据是:在纠正跟骨宽度、高度及力学轴线后,关节内骨折移位小于1mm认为复位满意。无论何种复位方法的使用,只要能达到良好的复位效果并维持至骨折愈合,均为临床治疗所接受。

20世纪80年代以来,AO/ASIF内固定理论和技术的进步和推广,极大地促进了跟骨骨折内固定的发展,目前,切开复位内固定仍是跟骨关节内骨折的主流治疗方案。

切开复位内固定(ORIF):

ORIF的手术适应证主要包括:①Sanders Ⅱ、Ⅲ、Ⅳ型骨折存在关节面骨块明显移位,均为手术治疗的适应证;②后关节面塌陷和跟骨外侧壁膨出多数情况下需要手术治疗;③其他复位方法难以复位或复位失败的跟骨关节内骨折均可以考虑ORIF治疗。禁忌证主要包括:①高龄或其他内科疾病导致行走需求和能力较少的患者,建议保守治疗;②患有下肢周围血管缺血性疾病的患者;③糖尿病或其他神经系统疾病等导致肢体感觉减退或丧失而不能适应手术者;④不能或不愿意配合手术者;⑤局部皮肤软组织条件差,术后覆盖困难者;⑥局部感染等。

手术时机的选择由多种因素共同决定,其中以软组织条件最为重要。临床上跟骨关节内骨折多属于高能量损伤,有 2/3 以上的患者软组织损伤程度达到或超过 Tscherne Ⅱ级,早期很难准确判断软组织损伤情况,因此,多主张软组织肿胀消退后(皮纹征阳性)再行手术治疗,一般在伤后 10 天左右。对于微创或内侧小切口治疗患者,时机可相对提前。手术时机尽量不超过 2 周,因为那时骨折开始硬化,复位操作存在困难。需要强调的是:时机选择不应受到具体时间限制,应根据患者的局部及全身情况,如果在最佳手术时机内无法手术,仍有多种方法对跟骨骨折进行治疗,不应为了追求手术而为患者带来更大灾难。

跟骨骨折的手术入路较多,以外侧入路最为常用。外侧延长的 L 形切口是目前使用最多,适应于 90% 以上累及后关节面的关节内跟骨骨折和跟骰关节的移位骨折。对于内侧骨折严重的患者,可选择内侧入路,部分患者可结合使用内外侧入路。对于单纯载距突骨折,也可使用内侧载距突入路。应注意的是,每种入路均有自己的适应证和优缺点,术者应了解各种入路的特点,根据患者损伤情况灵活掌握并选择使用。

对于外侧扩大入路,由于软组织薄、切口较大,术后皮瓣容易出现问题。术中应尽量做全厚皮瓣,避免钝性分离和电刀使用,切口暴露尽量使用"不接触"牵开技术(图 1-2-97),即根据切口情况和暴露需要,分别在腓骨远端、距骨颈和(或)骰骨钻入 3 枚 2~2.5mm 克氏针,向切口外围折弯并保持显露。这在很大程度上避免了人工牵拉对跟部皮瓣造成的损伤,对预防术后切口边缘坏死和感染有重要作用。

术中要取得满意复位,需要掌握一定的复位方法和技巧。复位之前,先对跟骨结节进行牵引,可松动主要骨块,使骨折易于复位,且可有效的恢复 Bohler 角和跟骨长度,从而避免反复或粗暴操作对骨质造成的破坏。对于跟骨关节面的复位有不同的方法和顺序,医师可根据自己习惯进行,但有几点需要注意:①恢复 Gissane 角,关键在于正确复位向前倾斜和下沉的后关节面;②恢复 Bohler 角,关键在于复位上移短缩的跟骨粗隆骨折块和抬高下沉的后关节面;③恢复距下关节面的解剖关系;④恢复跟骨体长轴的短缩,关键在于向后下牵拉粗隆骨块;⑤恢复跟骨体的宽度,关键在于抬高后关节面,并将向外膨出的外侧壁向内挤压并纠正跟骨轴的外翻成角;⑥重视关节面平整复位。

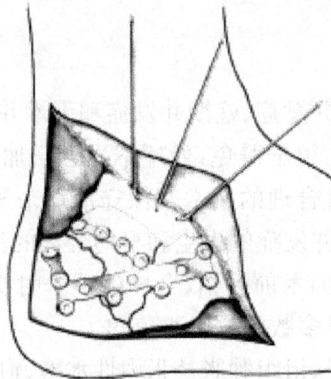

图 1-2-97　跟骨骨折外侧扩大入路的克氏针无张力牵开技术示意图

对于手术治疗跟骨关节内骨折,特别是粉碎性骨折,内固定的可靠性一直是临床医师担心的问题。这既要求固定材料强度可靠，同时也要求固定方法可靠。生物力学研究已经证明，目前使用的各种跟骨钉板固定系统均可满足固定强度的需要。因此，跟骨骨折固定的关键问题在于如何利用跟骨的骨折特点、解剖及生物力学特点来获得可靠的固定效果。在跟骨骨折采用钉板系统固定时，有以下几点需要注意：①跟骨主要由松质骨构成，内部有三组骨小梁，其交汇点分别位于跟骨丘部与载距突部、跟骨前部和跟骨结节部，此三处骨质致密且皮质较厚，内固定材料通过将此三部分连接，可形成一个立体三角构架，以稳定跟骨的整体结构；②跟骨骨折时，因外侧壁皮质较薄而多呈粉碎，内侧壁较厚，载距突部位可达 4mm，故内侧骨皮质和载距突可为螺钉提供较好的把持力，接骨板置于外侧可与复位后的外侧壁成为一个整体，使破损的跟骨外侧壁重新获得新的支撑点，并为螺钉提供足够的力学支撑；③载距突骨块由于强大的韧带连接，骨折时常不移位，因此，对于绝大多数跟骨骨折患者，载距突骨块是复位和固定的一个关键点。

对于关节内骨折，后关节面解剖复位是影响治疗效果的一个主要决定因素。Broden 位 X 线检查可显示关节内不能直接看到的部分（图 1-2-98），但由于分辨率较低，中间骨块的较小移位很难评估。所以，术后早期 CT 评估可以较早发现关节内骨折复位不良，以便早期纠正，而这便意味着对于一些患者需要再次手术或延长康复时间。近年，也有通过开放性距下关节镜来评估骨折复位情况，认为效果肯定。

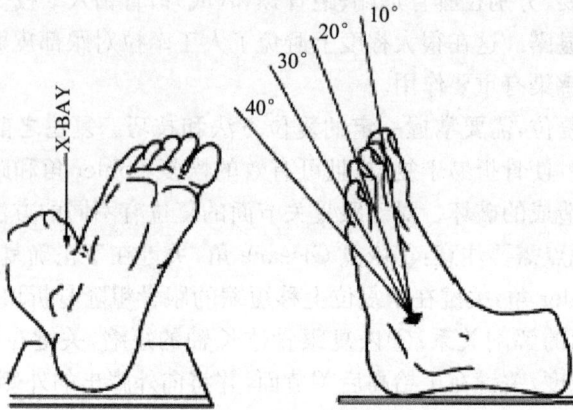

图 1-2-98　跟骨骨折 Broden 位 X 线检查方法

五、并发症

跟骨骨折的并发症包括早期并发症、晚期并发症和手术并发症。对于不同时期的并发症的处理要求也不相同，早期并发症很难避免，处理不当会增加手术操作难度和术后并发症的发生率；晚期并发症部分可以通过合理的手术及保守治疗来避免，有些则只能减缓其发生和发展进程，但可以明确的是，晚期并发症的发生和早期合理的治疗方案具有较大的相关性；手术并发症则需要通过全面而准确的术前评估、合理的手术时机把握、规范准确的术中操作及恰当的术后处理来预防其发生，且多数是可以避免的。

常见的早期并发症主要包括软组织肿胀及张力性水疱、血管神经损伤、骨筋膜室综合征、深静脉血栓形成等。这些早期并发症必须及时得到妥善的处理，否则会增加后期治疗的难度和远期及术后并发症的发生率。跟骨骨折的晚期并发症主要包括骨折畸形愈合、肌腱及神经撞击症状、创伤性骨关节炎、跟腓及踝关节前方撞击综合征、关节僵硬、足踝疼痛等,其他还包括以反射性交感性营养不良及缺血性骨坏死等。常见的术后并发症包括切口愈合问题、皮瓣坏死、感染、神经血管损伤、内固定相关并发症及骨折复位不良、复位丢失等。

(闫伟)

第七节　距骨骨折

临床上距骨骨折并不多见,约占所有骨折 1%,但由于其特殊的解剖特性,治疗上极具挑战性。距骨无肌肉或肌腱附着,表面 60% 以上为关节软骨,供血区域十分有限。距骨骨折治疗不当,易发生畸形愈合与缺血性坏死及踝关节、距下关节的创伤性关节炎。

一、解剖特点

距骨位于胫骨、腓骨及跟骨之间,支撑体重并传导重力至足。距骨由前向后可分为头、颈、体三部分,有五个关节面:踝关节面、距舟关节面和距下关节前、中、后关节面,分别与胫腓骨、足舟骨、跟骨接触构成关节。距骨头呈半球形,向前与足舟骨构成关节,被跟舟韧带、分歧韧带和胫后肌腱等结构包绕并维持稳定。距骨的血运主要由胫前、胫后动脉及腓动脉的分支提供,其中胫后动脉在三者中最重要。这些动脉的分支相互吻合,形成一个骨膜血管网,为距骨供血。

二、距骨骨折的分类

根据距骨骨折发生的部位可将其分为距骨头、距骨颈、距骨体骨折。由于距骨骨折多累及距骨颈,目前常用的分类系统为 Hawkins 于 1970 年在前人基础上提出的距骨颈骨折分类系统。Ⅰ型:无移位的距骨颈骨折,骨坏死发生率小于 10%;Ⅱ型:移位的距骨颈骨折合并距下关节的脱位或半脱位,骨坏死发生率约 40%;Ⅲ型:移位的距骨颈骨折合并踝关节和距下关节的脱位,骨坏死发生率约 90%。1978 年 Canale 和 Kelly 在此基础上提出了距骨颈骨折的Ⅳ型:除了距骨颈骨折移位,距骨体从踝关节和距下关节中脱出外,还伴随距舟关节的半脱位,其骨坏死的发生率几乎 100%(图 1-2-99)。Hawkins-Canale 分型基于骨折的移位和脱位程度进行分类,能很好地预测距骨缺血性坏死的发生率,但对于骨折的粉碎程度未加以重视。

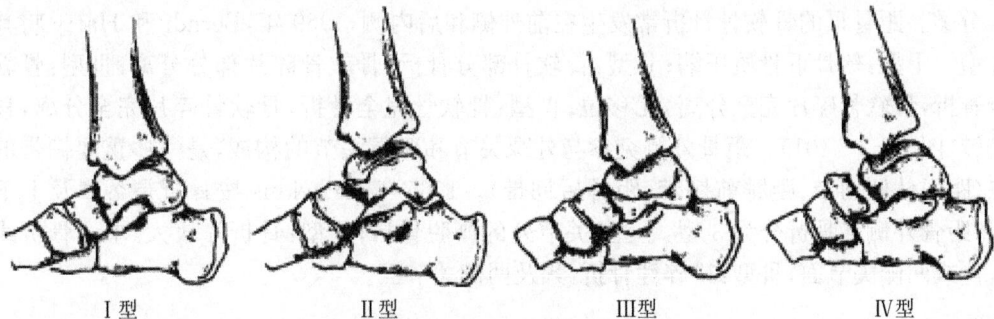

Ⅰ型　　　　Ⅱ型　　　　Ⅲ型　　　　Ⅳ型

图 1-2-99　距骨颈骨折 Hawkins 分型

距骨体骨折与距骨颈骨折有时难以区分,Sneppen 等把距骨体骨折分为 6 型。Ⅰ型:距骨滑车的压缩骨折,仅累及滑车的内侧或外侧,不包括内外踝部分;Ⅱ型:冠状面的剪切力骨折,该型骨折易与距骨颈骨折混淆,但骨折线更靠后,累及距骨滑车,影响踝关节背屈;Ⅲ型:矢状面的剪切力骨折。两种剪切力骨折一般均累及踝关节和距下关节。Ⅳ型:距骨后突骨折;Ⅴ型:距骨外侧突骨折;Ⅵ型:距骨体粉碎性骨折,踝关节和距下关节严重失稳(图1-2-100)。

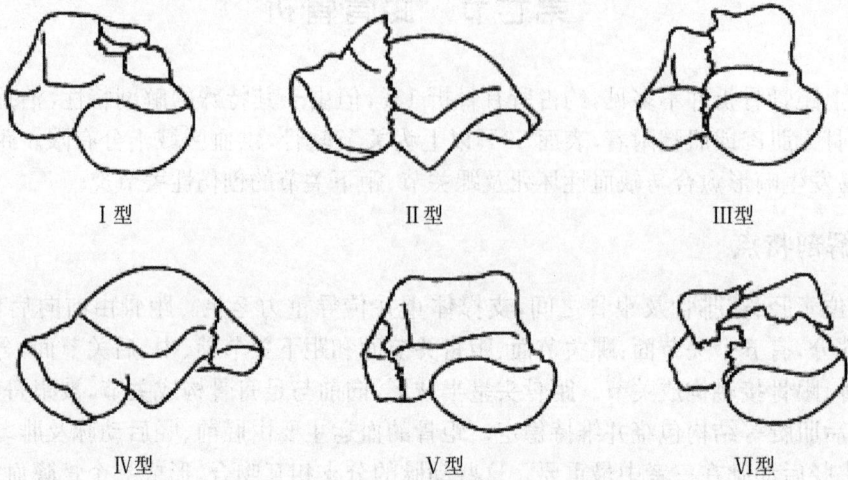

图1-2-100　距骨体骨折Sneppen分型

AO/OTA对距骨骨折的分型较为全面,但是比较复杂,临床应用困难。距骨骨折可分为关节外骨折(72-A),部分关节内骨折(72-B),完全关节内骨折(72-C)。关节外骨折包括距骨颈骨折(72-A1)和撕脱骨折(72-A2)。距骨颈骨折分为简单骨折(72-A1.1)、粉碎骨折(72-A1.2)和骨折合并距骨体或距骨头脱位(72-A1.3)。撕脱骨折包括距骨颈上部撕脱骨折(72-A2.1)、距骨外侧突骨折(72-A2.2)和后突骨折(72-A2.3)。部分关节内骨折包括距骨体的外侧半骨折(72-B1)、内侧半骨折(72-B2)及距骨体后方冠状面骨折(72-B3)。三种骨折又各分为劈裂骨折(72-81.1,72-82.1,7243.1)、压缩骨折(7231.2,7242.2,728-3.2)和劈裂压缩骨折(72-B1.3,72-B2.3,72-B3.3)。关节内骨折包括简单骨折(72-C1)和粉碎骨折(72-C2)。两者又可细分为无移位骨折(72-C1.1,72-G2.1)及移位骨折(72-C1.2,72-C2.2)。

其他的特殊分类有距骨骨软骨骨折的Berndt-Harty分类和距骨外侧突骨折的Hawkins分类。距骨顶的骨软骨骨折常发生在前外侧和后内侧,1959年,Berndt和Harty将其分为4型。Ⅰ型:软骨下骨质压缩;Ⅱ型:骨软骨部分骨折,骨软骨碎片部分分离;Ⅲ型:骨软骨完全骨折,骨软骨碎片完全分离,无移位;Ⅳ型:骨软骨完全骨折,骨软骨碎片完全分离,移位或翻转(图1-2-101)。距骨外侧突参与外踝关节和距下关节的构成,是一些重要韧带的附着点(距跟外侧韧带、距腓前韧带、距腓后韧带)。1965年,Hawkins按骨折是否累及上下关节,将距骨外侧突骨折分为3型,Ⅰ型:关节外的撕脱骨折;Ⅱ型:骨折片较大,单一骨折线穿过一侧或两侧关节面;Ⅲ型:粉碎性骨折,累及两侧关节面。

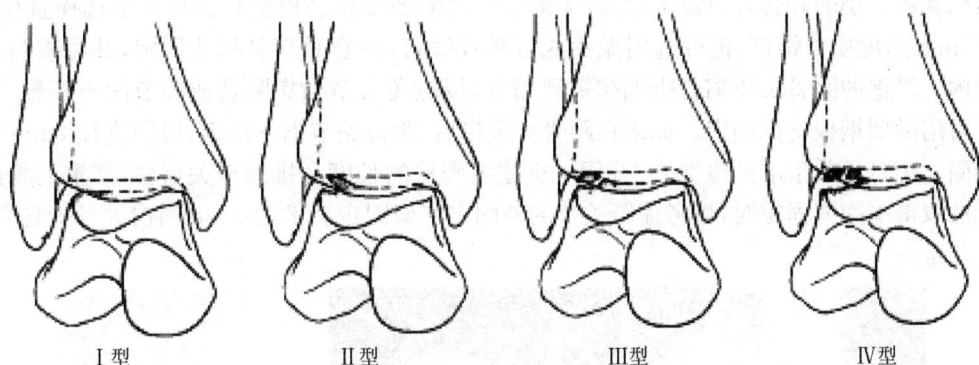

Ⅰ型　　　　　　Ⅱ型　　　　　　Ⅲ型　　　　　　Ⅳ型

图1-2-101　距骨骨软骨损伤

三、距骨头骨折

相对距骨颈及距骨体骨折,距骨头骨折发生率较低,在距骨骨折中所占比例不足10%,常与距骨颈、距骨体或足部其他部位骨折同时存在多数情况下,骨折线累及距骨头关节面,影响距舟关节稳定。骨折脱位较为严重,特别是伴有跗跖关节、跟骰关节损伤等中足明显不稳时,认识不足和治疗不当常可导致日后的创伤性关节炎或中足的慢性不稳定(距骨头因有充分的血供,发生坏死的几率相对较低。

（一）损伤机制

距骨头骨折通常由通过足舟骨施加于距骨头的轴向暴力导致。骨折多为压缩性骨折并伴有足舟骨和距骨头关节面的明显挤压。Coltart认为足在充分跖屈的情况下突然受到背屈暴力,力通过跖骨和足舟骨沿着足纵轴进行传递,距骨头被挤压而产生骨折。过度背屈情况下,距骨头撞击胫骨下缘也可导致骨折。距骨头骨折常伴有不同程度的粉碎。一些情况下,距骨头骨折与中足损伤,特别是跗跖关节分离有关,在这些情况下中足通常受到外展力和纵向压缩力。

（二）诊断

患者多有坠落伤史,有距舟关节区的疼痛、肿胀、淤血,压痛明显。但距骨头骨折的临床表现可以很轻,常可漏诊。高度怀疑距骨骨折时,X线片检查通常可明确诊断。如常规X线片很难发现骨折,需行CT检查。仔细检查常可发现并发的中足损伤。影像学检查有助于发现由于骨折移位导致的足内侧柱短缩。距骨头骨折的骨折片通常位于距骨头的内侧或背内侧,距舟关节通常向背内侧脱位。

（三）治疗

治疗原则在于复位移位的距骨头骨折片,恢复足弓排列和长度,维持距舟关节完整和稳定。如骨折没有移位或为累及关节面程度较小的压缩骨折,则采用短腿石膏固定,6周后开始负重。去除石膏完全负重时可考虑鞋内放入矫形支具支撑内侧足纵弓,增加足弓刚度,减少距舟关节处应力,直到患者症状消失。如骨折移位,骨折片较大,伴有距舟关节不稳定(半脱位或脱位),需行切开复位内固定(图1-2-102A～C)。手术入路与距骨其他部位骨折相似,采用距舟关节前内侧切口,注意避开附于足舟骨的胫后肌腱。该切口主要适用于距骨头粉碎、冠状面、内侧剪切力骨折,偏中间及偏外侧的骨折,选择前内侧切口容易导致暴露困难,需延长切口,此时可据骨折实际情况选用跨越骨折线的背侧切口,容易在直视下复位,避免过多软组织剥离。小的碎骨片可以去除,较大的骨折片需要复位。根据骨折片大小选择直径 1.5～3.5mm 的皮质骨螺钉,也可选用无头或可吸收螺钉,注意垂直骨折线固定,并将螺钉沉入软骨内。严重的距骨头压缩骨折偶尔需要植骨,以避免关节面塌陷造成关节间不匹配,在植骨后可用微型钢板支撑固定。如果在距骨头重建后,距舟关节仍不稳定,可用直径 2mm 的克氏针固定距舟关节于解剖位置 4～6 周。重建内侧柱的长度和排列至关重要,严重的粉碎骨折无法取得牢固内固定时,可考虑跨关节的外固定支架固定。术后 6～8 周内为骨折愈合期,禁止负重。

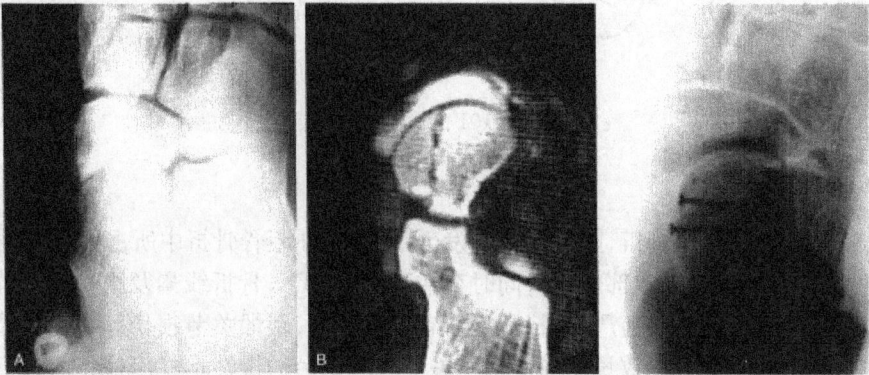

图 1-2-102　距骨头骨折
A. 术前 X 线片;B. 术前 CT 片;C. 术后 X 线片

(四)预后和并发症

如果距骨头没有严重粉碎,获得解剖复位,那么骨折预后相对良好。但是距骨头骨折往往难以发现,容易导致距舟关节慢性不稳。相对于骨折不愈合而言,距骨头骨折更倾向于发生距舟关节炎。距舟关节持续不稳,骨折不愈合,或术后创伤性关节炎需考虑距舟关节融合由于后足关节活动存在耦联性,距舟关节融合可减少距下关节和跟骰关节的活动,应该仅能作为一种补救措施,必要时也可考虑行三关节融合。

四、距骨颈部骨折

距骨颈骨折在年轻的成年男性中更常见,男女比例约为 3:1。距骨颈骨折在所有骨折中所占比例<1%,但距骨骨折却以距骨颈骨折最为多见,约占距骨骨折的 50%,64% 的距骨颈骨折并发其他部位骨折。既往文献报道,16%～44% 的距骨颈骨折为开放性骨折,高达 20%合并内踝骨折。距骨颈骨折有较高的畸形愈合、缺血性坏死、不愈合、感染和踝关节及距下关节创伤性关节炎发生率。

(一)损伤机制

从解剖的角度来讲,距骨颈是距骨最薄弱的部位。距骨颈的易损伤性与其较小的横断面积、局部多孔性和骨小梁的特性有关。1919 年,Anderson 报道了 18 例距骨骨折脱位,将其定义为"飞行员距骨",首次强调这种损伤的机制为足受到背屈暴力所致。随暴力进展,距跟骨间韧带和距下关节韧带复合体可断裂,最终导致距骨体从距下关节及胫距关节的半脱位或脱位。在高能量损伤中,距骨体经常旋转到三角韧带上方并停留在内踝后方和跟腱之间,这个地方容易损伤胫后血管神经束。在某些极端情况下,三角韧带可以撕裂并使距骨体完全挤出。总之,距骨颈骨折可发生于背屈暴力,也可发生于高能量的内翻、外翻、旋转暴力,甚至较为少见的从足背侧施加的直接暴力。

（二）诊断

患者多为高处坠落伤或发生车祸。查体可见后足和中足明显肿胀，可有不同程度的畸形。晚期表现为踝关节内外侧的淤血，以及潜在的皮肤坏死。常规的足踝前后位、侧位和斜位 X 线片检查有助于诊断。Canale 和 Kelly 描述了一种特殊的距骨颈斜位片（踝关节处于最大跖屈位，足旋前 15°，球管投射方向指向头侧并与水平面呈 75°），可对距骨颈的成角和短缩及骨折移位情况进行最好的评估。Broden 片（足内旋 45°，球管位于外踝上方，向患者头侧倾斜 10°至 40°连续摄片）有助于判断距骨后部关节面情况，因需多次改变投照方向，多在术中经 C 形臂机透视获得。CT 对术前评估距骨骨折方式、粉碎程度、跗骨窦内游离骨片等情况有价值，最好行薄层扫描并三维重建。MRI 在紧急情况下很少有必要，但是在后期骨坏死的评定中有用。

（三）治疗

距骨颈骨折的治疗目标是解剖复位，保护活动，稳定关节，减少感染、不愈合、畸形愈合、创伤性关节炎和缺血性骨坏死等并发症。对距骨颈骨折进行解剖复位，要求恢复距骨颈的旋转、长度和角度。距骨颈骨折导致后足力学改变可能是导致距下关节创伤性关节炎的因素之一。因此，对移位的骨折推荐切开复位内固定。

1. Ⅰ-型骨折　最好拍摄 Canale 距骨颈斜位片，排除移位或旋转不良。真正无移位的距骨颈骨折可通过石膏固定。将足固定于跖屈位还是中立位仍有争议，推荐固定于跖屈位，因为相对于中立位而言，踝关节会更稳定。另外，将足固定于跖屈位，患者可能会更顺从于不进行负重。但固定于跖屈位可能会导致踝关节周围韧带及小腿后方肌肉的挛缩，诱发马蹄足的发生。固定时间 8～12 周左右，在最初的 4～6 周内禁止负重，之后可在保护下负重，直到临床和 X 线提示骨折愈合。

2. Ⅱ-型骨折　易损伤距骨颈下方的血管环和跗管动脉，需立即复位以最大限度减少软组织损害，通常于急诊完成。注意避免反复暴力复位。可在静脉麻醉或踝关节阻滞麻醉下进行闭合复位。复位方法为将膝关节屈曲，足跖屈，使距骨头和距骨体成线性，根据距下关节向内侧还是向外侧脱位，使后跟外翻或内翻。过去认为，可以接受的复位标准为：内翻<5°，移位<5mm，也有学者提出移位<2mm 可作为复位满意的标准，目前多提倡完全解剖复位。如果 X 线片评定满意，可以用短腿石膏固定或螺钉固定。但石膏长期固定会造成关节僵硬，现在很多学者主张对所有的Ⅱ型骨折进行切开复位内固定（图 1-2-103A～E）。

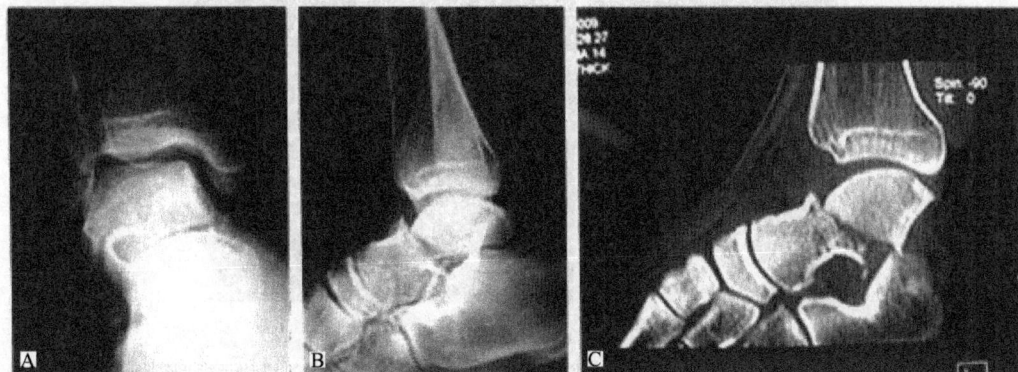

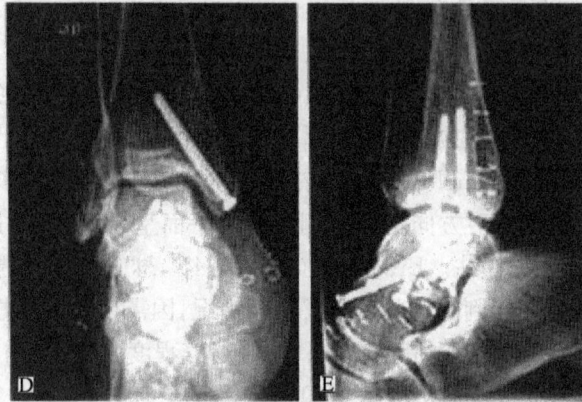

图 1－2－103　Ⅱ－型距骨颈骨折

A、B. 术前踝关节正侧位 X 线片；C. 术前 CT 扫描；D、E. 术中、术后踝关节正侧位 X 线片

3. Ⅲ型骨折　以距骨体从踝关节和距下关节中脱位为特征，属骨科急症，治疗难度较高。即使在全麻下也很难做到成功的闭合复位。谨慎的办法是先在全麻下进行闭合复位，如果不成功，再进行紧急切开复位。在尝试进行闭合复位时，可使用 Steinman 计横穿跟骨进行轴向牵引，将足背屈，然后直接加压或通过克氏针作为操纵杆对骨折进行手法复位。若尝试 1～2 次后，闭合复位仍不成功，需要进行切开复位。骨折复位，临时固定后可按照Ⅱ型骨折进行相关处理，对于严重粉碎的距骨颈骨折可采用微型钢板固定（图 1－2－104A～D）。50% 以上的Ⅲ型骨折为开放性骨折，须按照开放性骨折的处理原则紧急进行严格的灌洗和清创，经验性的使用抗生素。如果仍有残留软组织覆盖距骨体，可以先充分切开和引流，后期进行切开复位内固定。也有作者提倡初期进行胫距关节融合或距下关节融合。如果存在伤口感染，距骨体被完全挤出，缺乏软组织覆盖等情况，必须考虑去除或部分去除距骨并计划后期重建。

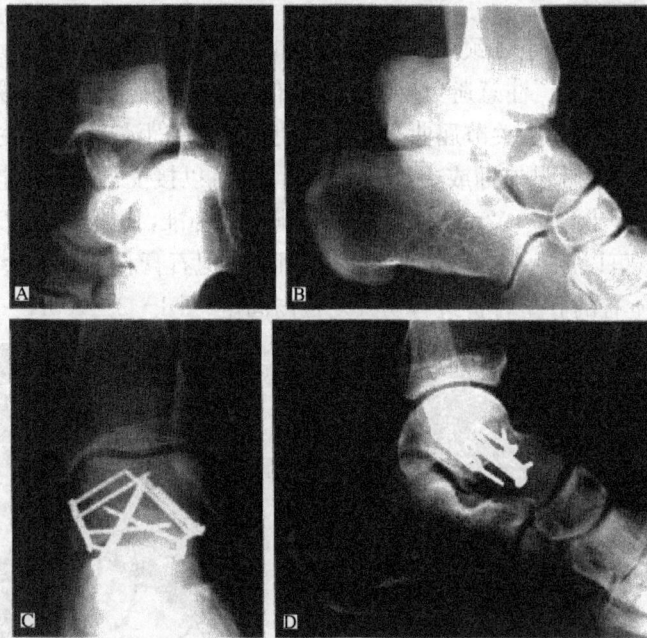

图 1－2－104　Ⅲ型距骨颈骨折

A、B. 术前踝关节正侧位 X 线片示距骨从踝关节中脱位；C、D. 术后踝关节正侧位 X 线片示微型钢板及螺钉固定

　　距骨颈骨折的手术入路有多种,选择入路时要考虑到骨折粉碎程度和部位,常推荐前内侧入路。手术暴露时有可能破坏距骨血供,尽量沿着骨折的软组织平面进行有限剥离,以免血管损伤。内侧颈部粉碎或塌陷容易被低估,这样,对距骨颈的加压螺钉固定会导致距骨颈短缩和内翻。此时,联合一个外侧切口可以更准确的评估复位和更好的固定。一旦骨折复位,临时用克氏针固定。如果活动可以接受,2枚螺钉分别从距骨头关节面上缘的内外侧插入,指向距骨体后方。可以选择拉力螺钉,但是如果距骨颈粉碎,使用拉力螺钉会因骨折处压缩而造成距骨颈短缩或排列不良。如果距骨颈内侧存在较大的塌陷缺损往往需要植骨支撑(图1-2-105)。

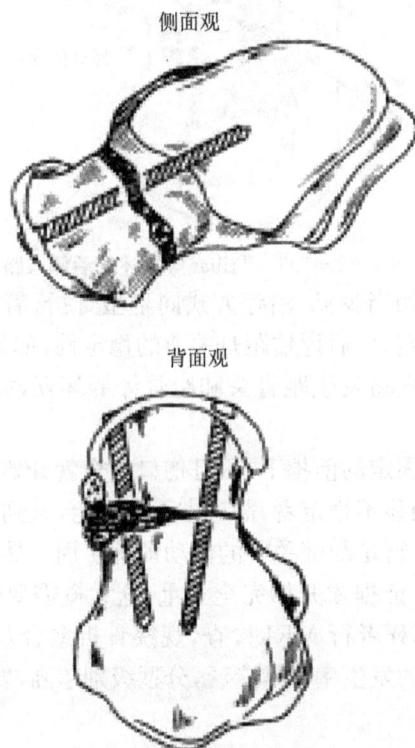

侧面观

背面观

图1-2-105　距骨颈内侧压缩,植骨由前向后螺钉固定

　　临床上常用的手术入路还有 Trillat 等描述的后外侧入路(图1-2-106)。切口位于跟腱外侧,在拇长屈肌和腓骨肌之间的间隙内。切口行向下到达后关节囊,暴露拇长屈肌腱和肌腹以及距骨后突。分离暴露时需注意避免损伤腓动脉及其分支。如果闭合复位能做到解剖复位,也可以采用一个单独的后侧入路,采用后一前螺钉固定骨折。如果复位不佳,可与前内侧或前外侧入路联合应用。

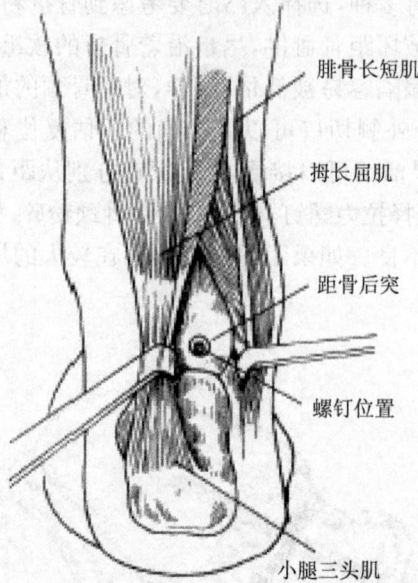

腓骨长短肌

拇长屈肌

距骨后突

螺钉位置

小腿三头肌

图 1-2-106　Trillat 等描述的后侧入路

4. Ⅳ型骨折　Ⅳ型骨折相当少见,治疗方式同Ⅲ型骨折,需紧急切开复位内固定。距骨体和距骨头需复位和牢固固定,然后评估距舟关节的稳定性,如果距舟关节不稳定,需考虑克氏针固定距舟关节。Ⅳ型损伤易发生距骨头和距骨体的坏死,如同Ⅲ型骨折,紧急处理至关重要。

5. 术后处理　获得稳定固定的前提下,一旦伤口愈合就开始早期活动。粉碎性骨折和踝关节、距下关节或距舟关节明显不稳定者,需考虑石膏固定,直到骨折暂时愈合(4～6 周)。石膏拆除后,嘱患者非负重下进行足踝部关节的活动训练 4 周。然后嘱患者扶拐进行部分负重练习,直到有明确的骨折愈合证据才开始完全负重,这大概需要数月时间。术后每 2 周复查X 线片,对怀疑距骨缺血性坏死者行 MRI 检查,观察骨折愈合及骨坏死情况,以判断负重行走时间。距骨颈骨折并发症的发生率非常广泛,分型级别越高,发生并发症的倾向越高。

五、距骨体骨折

距骨体骨折较距骨颈骨折少见。因为距骨体骨折为关节内骨折,涉及踝关节和距下关节后方,需要对关节面进行准确重建。普通 X 线片往往低估了关节损伤的程度,CT 对于判定骨折分型、粉碎程度和关节累及范围十分必要。

(一)距骨体的剪切力骨折

距骨体的剪切力骨折相对常见,在距骨骨折中所占比例约 $13\%～20\%$。Inokuchi 等以下方骨折线所处的位置区分距骨颈骨折与距骨体骨折。下方骨折线在距骨外侧突以前是距骨颈骨折,在外侧突后方累及距下关节关节是距骨体骨折。距骨体骨折的损伤机制主要为胫骨远端和跟骨的挤压和撞击,是高能量轴向暴力的结果。

治疗方面,非移位骨折可以保守治疗,移位的距骨体骨折最好进行解剖复位内固定。由于骨折方式复杂且位于关节内,暴露骨折端通常需要内踝截骨或内踝合并外踝截骨。粉碎性骨折,由于为高能量损伤,有较高的骨关节炎和缺血性坏死发生率。早期的文献推荐距骨摘除后行胫跟关节融合。目前有经验的骨科医师多采用切开复位内固定,使用可吸收螺钉和无头螺钉(图1-2-107)。若存在骨缺损,需进行植骨。

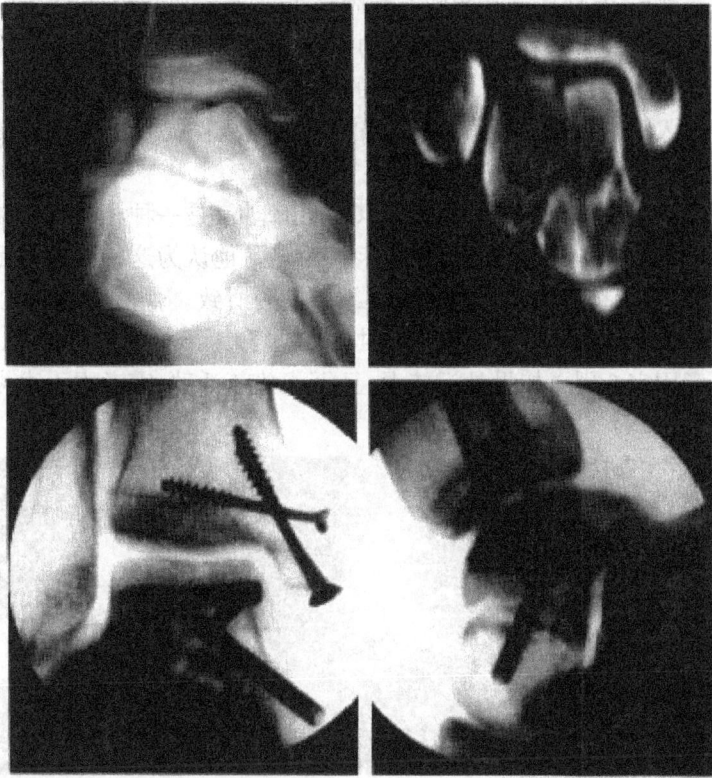

图1-2-107　距骨体骨折术前、术后X线片及CT

距骨体骨折多采用联合手术入路,内侧入路和沿腓骨前缘的外侧入路。每个入路都应显露踝关节和距下关节。若需要充分的显露和复位固定时可进行内踝或外踝的截骨。距骨穹隆重建首先应显露并松解所有的骨折块,也有利于距下关节的显露。所有的骨折块都应进行复位固定,中间的骨折块应先与外部的骨块复位固定,再与另一侧的骨块固定。负重的距骨穹隆需要固定时可采用生物可吸收螺钉或加压螺钉。对于严重粉碎的距骨体骨折可采用微型钢板固定,骨缺损较大者,行植骨支撑,以防距骨短缩。内固定完成后,活动足踝部各关节,确保诸关节的正常活动及内置物与邻近骨骼间无碰撞。术中微创操作,尽量保护相连于距骨上的软组织,不要干扰跗骨窦内软组织,以免损伤跗管动脉,保护距骨的血运,避免内置物与邻近骨或肌腱直接接触。

(二)距骨后突骨折

距骨后突骨折并不多见。距骨后突包括2个结节:内侧结节和外侧结节。外侧结节的上表面为非关节面,但有距腓后韧带附着,下表面为距下关节的后侧部分。内侧结节比外侧结节小,为三角韧带的距胫后韧带提供附着。

1.外侧结节骨折　外侧结节骨折又称为Shepherd骨折,可发生于压缩或分离损伤。在芭蕾舞演员和足球运动员中可见到这种反复性损伤。与之相反的作用机制为足的过度背屈,由此导致距腓后韧带牵拉造成撕脱性骨折。普通X线片显示骨片从后结节处脱离,表面粗糙而不规则。为了提高诊断的准确性,Paulos描述了一种30°距下关节斜位片,可以较为清晰的显示距骨后突。如果X线不能确定是否骨折,可行骨扫描检查看是否为急性损伤,CT扫描也能帮助诊断。

如果骨折没有移位,足跖屈 5°用短腿石膏固定 4～6 周。如果保守治疗失败,应该手术去除骨折片。大的移位骨块通常都附着有强大的韧带(距腓后韧带),因此后突骨折不仅涉及踝关节和距下关节,而且在很大程度上影响关节的稳定。故对于这样的骨折最好采用切开复位内固定。关于手术入路,可以选择后外侧入路或后内侧入路。骨折复位后常使用细的螺钉(直径 2.0mm)固定,以免妨碍踝关节和距下关节的活动。

2. 内侧结节骨折　内侧结节骨折又称为 Cedell 骨折,是一种相当不常见的骨折。1974年,Cedell 发现了 4 例这种骨折,便以他的名字来命名。他认为这种骨折为足受到背屈旋前暴力,三角韧带的距胫后韧带从距骨后突内侧结节撕脱所致。骨折块通常位于内踝后方,有时可以产生跗管综合征。如果骨折较小,不干扰踝关节和距下关节活动,可以进行保守治疗,用非负重短腿石膏固定 6 周。如果骨折较大,且干扰关节活动,需考虑手术去除或进行内固定(图 1－2－108)。

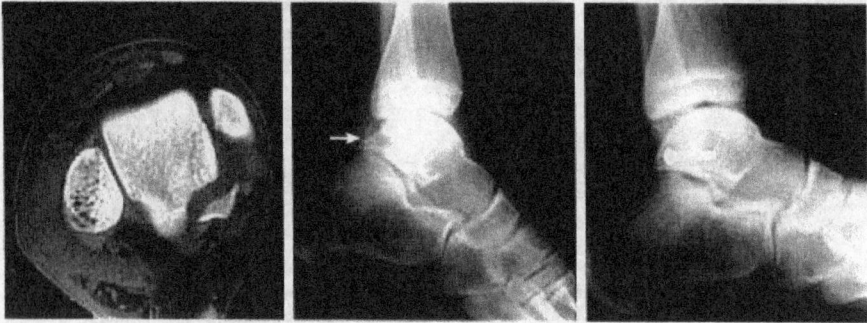

图 1－2－108　距骨后突内侧结节骨折螺钉内固定(术前 CT、侧位片,术后侧位片)

(三)距骨外侧突骨折

距骨外侧突骨折多见于滑雪事故,因而被称为"滑雪板骨折"。从解剖上看,外侧突作为距跟外侧韧带、距腓前韧带和距腓后韧带的附着点,在维持踝关节外侧稳定方面有重要作用。这种损伤常发生于足的急性背屈和内翻暴力。

距骨外侧突骨折的患者与踝关节扭伤的患者在临床表现上有部分差异,往往有持续的疼痛和活动度的丢失。如果腓骨远端有明显压痛,需行 X 线检查,一旦怀疑骨折,有必要行 CT检查。CT 扫描可判定骨折的确切大小、部位和手术复位固定的可行性。

治疗方面,应根据骨折的大小和粉碎及移位程度决定是否进行切开复位内固定。无移位的简单骨折采用保守治疗,避免负重 4～6 周,随后进行早期活动,如果活动仍产生疼痛,可考虑切开复位内固定。如果骨折片较大或者移位超过 2mm,需要切开复位固定。由于骨折多累及关节面,建议使用无头螺钉固定。

(四)距骨骨软骨损伤

1856 年,Monro 第一次描述了踝关节内软骨游离体的存在,他把这种情况归因为创伤而非骨折。1888 年,Konig 描述了软骨下骨和关节软骨的自发性坏死和膝关节内游离体形成,并命名为"剥脱性骨软骨炎"。1959 年,Berndt 和 Harty 将命名修正为"距骨软骨贯穿骨折"。其他的命名有"骨软骨骨折"、"距骨顶骨折"等,目前常用的命名为"距骨骨软骨损伤"。

绝大多数距骨骨软骨损伤与受伤有关,但是局部骨软骨组织缺血也可导致这种损伤,也有报道与代谢和遗传紊乱有关。距骨骨软骨损伤可以是内侧或外侧。通常来讲,内侧损伤常位于距骨顶后部,而外侧损伤常发生于前外侧。如果没有外伤史,外侧损伤非常少见,外侧损伤疼痛位于踝关节的前外侧。如果踝关节内存在游离体,抽屉试验可引出弹响。常规 X 线有时很难发现骨软骨损伤,Broden 位 X 线片和踝关节背屈和跖屈情况下的踝穴位 X 线片有助于诊断。目前基于 X 线片、CT、MRI 以及关节镜下表现对距骨骨软骨损伤有较多的分型。临床上常用的分型为 1952 年 Berndt 和 Harty 提出的分型。

骨软骨损伤的治疗基于损伤程度、位置和附着软骨与骨组织的特性。Ⅰ型损伤,使用踝部支具分担负重,限制活动 6 周,直到症状消失。Ⅱ型损伤,用短腿石膏保护 6 周,看骨折是否愈合。对Ⅲ型损伤的处理要看具体损伤部位。外侧损伤要立即使用关节镜清理和刮除,直到软骨下骨组织。如果存在较大的软骨下骨和关节软骨碎片可予重新附着。这种损伤可以钻孔后使用无头螺钉、可吸收螺钉进行固定。最需要进行复位固定的是有重要骨组织的软骨贯穿损伤。如果软骨下骨碎片较小,最好予以清除并对基底进行钻孔,以促进纤维软骨形成。而对年轻的内侧Ⅲ型损伤患者可采用石膏固定 6 周,因为年轻患者有较好的愈合能力,保守治疗无效后再手术。急性Ⅳ型损伤,理想情况下,骨软骨片可以重新复位固定。晚期患者有慢性锁定等情况出现时须对骨片进行去除和钻孔等治疗。若损伤大于 1cm 预后较差,需要刮除和钻孔。对于Ⅲ型和Ⅳ型距骨骨软骨损伤,保守和手术治疗失败,或者损伤大于 1cm 者,可使用新鲜同种异体骨软骨移植。

预后方面,关节炎的发生与损伤大小和部位有关。通常损伤大于 1cm,特别是体重较重或者从事高强度活动者,一段时间之后很可能产生关节退行性改变。Flick 和 Gould 报道,84%的患者长期随访没有发生关节炎。

六、距骨脱位

(一)距骨周围脱位

距骨周围脱位又称距骨下脱位。一般包含距跟关节和距舟关节同时脱位,但踝关节和跟骰关节保持正常。其发生率较低,约占全身关节脱位的 1%～2%。

距骨周围脱位中 75%因高能暴力所致,故单纯脱位相对少见,一半以上伴有骨折发生,如载距突、距骨头、足后部跗骨、第五跖骨基底部或双踝的骨折。且大约有 10%的内侧脱位(图 1—2—109)和 20%的外侧脱位(图 1—2—110)不能闭合复位。由于解剖结构的限制使闭合复位不能完成。影响内侧复位的主要原因是腓深神经血管束的缠绕,距骨头锁扣在周围伸肌支持带、跟舟韧带或关节囊中,腓骨嵌插或舟状骨阻挡。常见的妨碍外侧复位的因素是胫后肌腱(图 1—2—111)和距骨的骨软骨骨折。闭合复位不宜反复进行,切开复位内固定或小骨折块切除会降低关节退变的发生。故切开复位的指征有:开放性脱位;闭合复位失败;并发明显骨折;肿胀明显,脱位的距骨头压迫皮肤,可能导致皮肤坏死;伴随其他部位损伤。

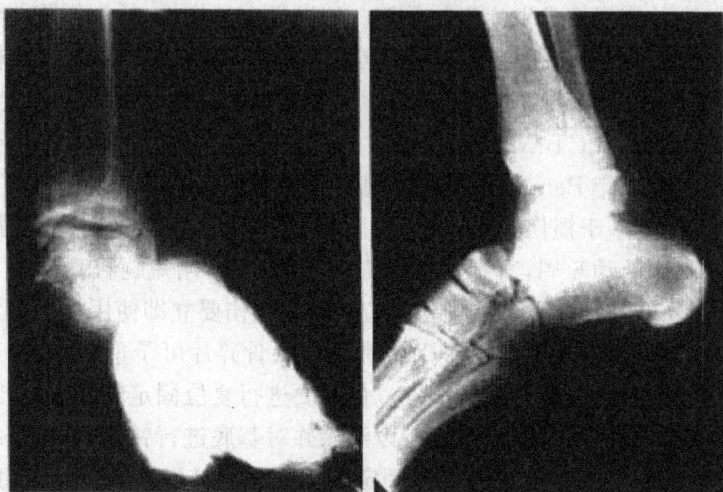

图 1-2-109　距下关节的内侧脱位

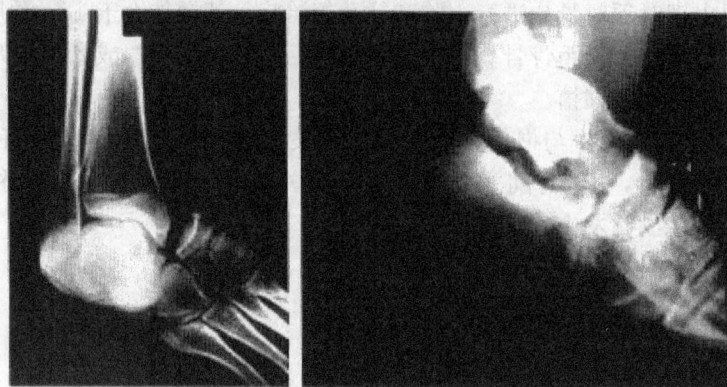

图 1-2-110　距下关节的外侧脱位

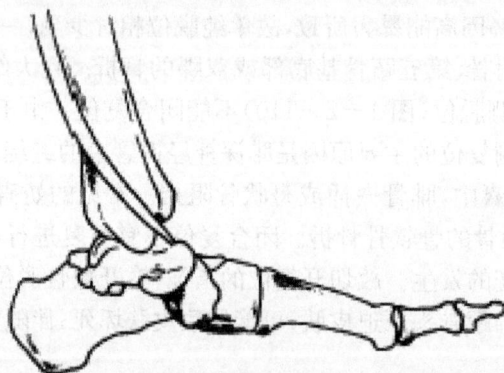

图 1-2-111　距下关节外翻脱位后胫后肌腱阻止闭合复位

　　尽管有时 X 线片很难对距骨周围脱位作出确切诊断,但可以清楚地观察踝关节是否受到损伤以及是否伴有邻近部位的明显骨折。当距下关节的脱位和周围是否伴发骨折不能确诊时应行 CT 扫描。

　　根据脱位的具体位置和方向来决定手术体位和入路。可自踝关节近端向骰骨做长7.5cm的前外侧纵行切口,切开跨越距骨头、颈部的关节囊,将切口向距骨中部延伸。如内侧脱位,助手外展、外翻足以帮助复位;如外侧脱位,助手内收、内翻足以复位。外侧脱位时,复位前先将胫后肌腱牵出距舟关节,也可提起背侧的神经血管束及妨碍的肌腱或切开距舟背侧关节囊以利复位。内侧脱位也可采用前内侧切口,起于距骨头远端并延伸至近端。如伴有开放性损伤时,应在急诊下进行冲洗、清创。如确定有大块的骨软骨骨折,或不稳定,或闭合复位后关节不匹配,应进行适当的切开复位内固定。

（二）距骨全脱位

距骨全脱位由高能量损伤所致,须紧急复位（图1－2－112）。由于解剖结构的限制常使闭合复位不能成功。影响复位的主要因素有周围的肌腱、骨折碎块及关节囊等软组织。闭合复位不宜反复进行,以免加重关节软骨的损伤及骨折移位更加显著。切开复位会降低距骨缺血性坏死、关节退变及感染等并发症的发生。故闭合复位一旦失败,应立即行切开复位。

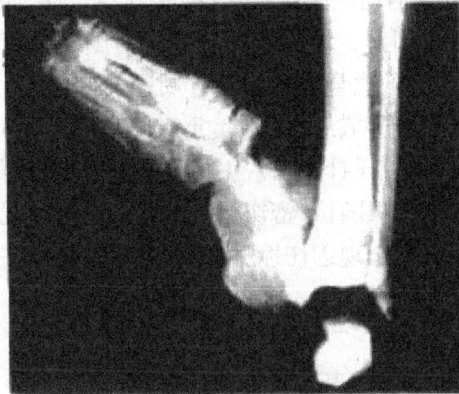

图1－2－112　距骨完全脱位

应根据距骨脱位的方向和部位,可采用前内侧或前外侧切口,也可两者联合应用。虽然少数有作者指出为减少距骨全脱位引起的缺血性坏死或创伤性关节炎的发生,建议早期行距骨切除,胫跟融合术。但是如果能对骨及软组织床进行有效的清创,并极为谨慎地将距骨重新放入其软组织床内以维持其长度,并修复其解剖关系,有利于距骨周围组织的愈合（图1－2－113）。如伴有开放性损伤时,应在急诊下进行冲洗、清创。当距骨全脱位为开放性且伴有严重的距骨骨折（特别是距骨颈骨折）时,术后感染、缺血性坏死、创伤性关节炎等并发症的发生率很高,应早期行距骨切除,胫跟关节融合术（图1－2－114）。

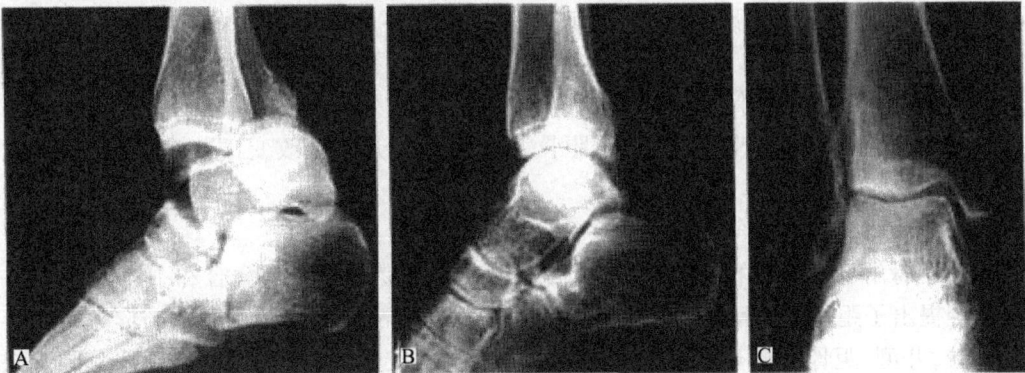

图1－2－113　距骨完全脱位

A.距骨完全脱位术前X线片;B、C.距骨完全脱位术后X线片

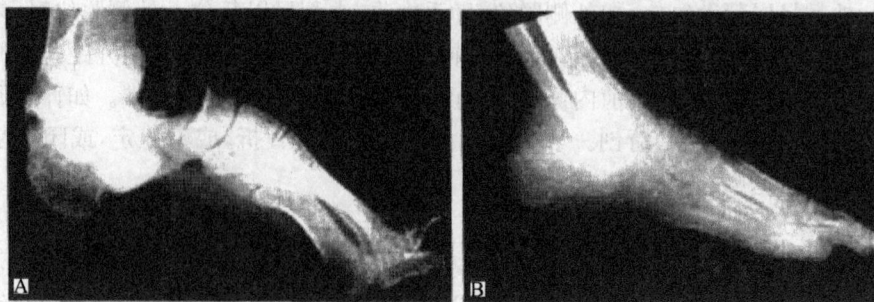

图 1—2—114　距骨完全脱位

A. 距骨完全脱位术前 X 线片；B. 胫跟关节融合术后 X 线片

术后应拍摄 X 线片并进行活动范围检查，以证实其稳定性、四配性及有无骨片或软组织嵌顿。术后非负重短腿石膏托固定。术后 3 周更换为短腿石膏管型并拆除缝线。非负重石膏固定至少 6 周，以满足软组织的愈合来获得距骨周围的稳定。6 周后换行走型短腿石膏或行走型支具，要根据术后 X 线片检查决定下地负重时间。若手术时对距下或距舟关节进行了克氏针固定，应在术后 6 周时将克氏针取出。去掉石膏后，康复训练应循序渐进、慢慢递增的进行一系列的动作运动。术后积极随访，密切检视距骨的愈合情况，应行 MR 检查，以了解距骨是否出现缺血性坏死以及是否出现创伤性关节炎，以便尽早的采取治疗措施。

七、距骨骨折脱位并发症处理

距骨表面超过 60% 被软骨覆盖，其余部分覆以骨膜，借以维持血供。距骨无肌肉附着，故血供较差。当其发生骨折时，若不及时进行合理有效的治疗，容易发生距骨缺血性坏死、骨折畸形愈合或不愈合及踝关节、距下关节的创伤性关节炎等。

（一）距骨缺血性坏死

由于距骨血供较差，骨折后易继发缺血性坏死。Hawkins 分型的 Ⅰ 型骨坏死发生率约 10%；Ⅱ 型约 40%；Ⅲ 型约 90%；Ⅳ 型骨坏死的发生率几乎为 100%。Horst 等按时间顺序将距骨缺血性坏死分为早期和晚期。距骨受损后 9～12 个月为早期，这段时期要密切观察距骨坏死的演进情况，一般采用保守治疗，等待距骨自行愈合。若超过 9～12 个月，多考虑手术治疗且疼痛是决定手术的重要指征。距骨缺血性坏死按骨坏死量分为少量坏死（骨软骨缺损）、部分坏死和完全坏死。对于距骨骨软骨缺损的治疗，手术治疗主要包括软骨碎片清理、微骨折及软骨下钻孔，内固定术，骨软骨移植，自体成软骨细胞移植术等。微骨折和钻孔是一项有效而简便的治疗手段，适用于塌陷之前的有症状的距骨坏死。骨软骨移植可使移植组织与受体组织相愈合，减少疼痛，改善功能。若距骨大部坏死，外形发生改变，患者疼痛剧烈，难以负重行走时，应行关节融合术。

（二）距骨骨折畸形愈合或不愈合

由于距骨解剖及血供的特殊性，骨折后若治疗不当易发生畸形愈合和不愈合。2003 年 Zwipp 等提出了距骨创伤后畸形愈合和不愈合的分类标准，Ⅰ 型：距骨骨折畸形愈合或伴有关节脱位；Ⅱ 型：距骨骨折不愈合伴关节脱位；Ⅲ 型：在 Ⅰ 或 Ⅱ 型的基础上出现部分距骨缺血性坏死；Ⅳ 型：在 Ⅰ 或 Ⅱ 型的基础上出现整个距骨缺血性坏死；Ⅴ 型：在 Ⅰ 或 Ⅱ 型的基础上出现有菌性距骨缺血性坏死。对于年轻、治疗积极且骨、软骨条件好的 Ⅰ、Ⅱ、Ⅲ 型畸形患者可行二次截骨矫形、解剖复位内固定术。若Ⅰ、Ⅱ、Ⅲ型畸形患者患有严重创伤后关节炎或系统性疾病时应行关节融合术。Ⅳ型患者可行死骨切除、自体骨移植加胫距跟关节融合术。Ⅴ型患者应对感染组织彻底清创、距骨大部摘除术,但应尽量保留距骨头及距舟关节的功能。当长时间的畸形愈合或不愈合并发距骨大部缺血性坏死或严重创伤性关节炎,后足活动功能丧失时,应重塑后足的力学并融合相应的关节,关节融合术详见后面距骨缺血性坏死和创伤性关节炎的治疗。

(三)创伤性关节炎

距骨骨折会引起踝关节和距下关节的创伤性关节炎。其发病原因主要包括:距骨缺血性坏死、软骨损伤、长期固定及畸形愈合等。创伤性关节炎早期症状不严重时可行保守治疗,如理疗、固定、支具、消炎镇痛及营养软骨的药物来对症治疗,延缓创伤性关节炎的恶化。而创伤性关节炎的中晚期关节退变严重,行走时疼痛,严重影响生活质量时,常需手术治疗。基于创伤性关节炎的关节软骨具备某些修复活动的假说,不少专家应用关节牵引术来治疗创伤性关节炎。当关节软骨间没有力学接触时,可防止额外的磨损。通过牵开器上的铰链维持周期性的关节液压力,从而利于关节软骨的营养和修复。该方法适用于关节退变较重的年轻患者,要尽量的保留关节的活动度;也可作为关节置换或融合的前期治疗。

(杨震)

第八节　跖跗关节损伤

跖跗关节的损伤可涉及该关节任何骨性或韧带结构,狭义的损伤临床较熟悉,仅累及跖楔关节、跖骨—骰骨间关节,而广义的损伤不仅累及楔骨间关节和舟楔关节,还可能合并舟状骨和骰骨的骨折。近年来,跖跗关节损伤的临床发病率逐年提高,临床上也已经认到,这类损伤有很高的漏诊和误诊率,特别是对于诊断困难的跖跗关节轻微损伤或复合体损伤,一旦漏诊误诊后致残率极高。目前跖跗关节损伤的临床治疗仍存在一定的争议,本章将论述常见的损伤类型和我们对于这类损伤的一些治疗经验。

一、跖跗关节的解剖学基础

跖跗关节又称 Lisfranc 关节,由 5 个跖骨和 3 个楔骨、骰骨构成,将前足与中足分开。5个跖骨形成的"罗马拱门形"结构(图 1—2—115),与第 2 跖骨基的"拱顶石"结构,共同维持了整个跖跗关节骨性结构的稳定性。Chiodo 和 Myerson 等将中足分为三柱:内侧柱由第 1 跖骨、内侧楔骨构成,由独立关节囊包裹;中柱包括第 2、3 跖骨及其对应的中间和外侧楔骨;外侧柱由第 4、5 跖骨与骰骨的关节组成;内侧柱及中柱同时与舟楔关节关联。中足内侧柱有 5°～10°的活动度,中柱活动度最小,外侧柱活动度最大,为 10°～20°,这对于指导治疗有重要意义,鉴于此,治疗时要求内侧柱和中间柱坚强固定,而外侧柱则只需弹性固定。

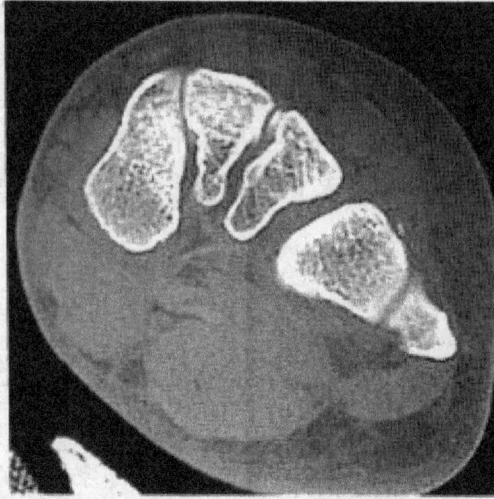

图 1—2—115　跖骨基的"罗马拱门形"结构

　　跖跗关节主要依靠跖底韧带、背侧韧带及骨间韧带的连接维持整个关节的稳定性(图 1—2—116),其中背侧韧带最弱,故损伤时常向背侧脱位;第 1、2 跖骨基间无骨间韧带相连,因此,自内侧楔骨向第 2 跖骨基走行的 Lisfranc 韧带是维持内侧柱稳定最重要的部分,也是整个跖跗关节最重要、最强大的韧带。跖跗关节一旦失去韧带的稳定作用,其"罗马拱门形"结构将会塌陷。

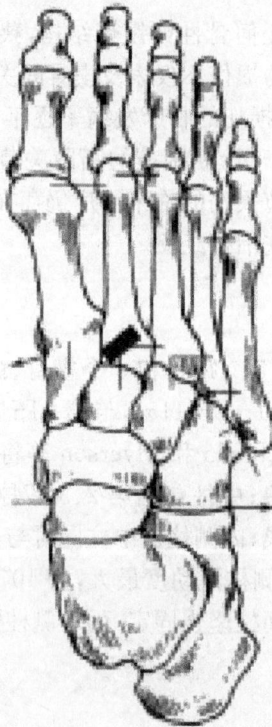

图 1—2—116　跖跗关节的韧带连接

　　由于跖跗关节损伤常累及舟楔关节和楔骨间关节,可造成以上两关节的骨折或脱位,甚至合并舟状骨及骰骨骨折,故临床诊治时不能只局限于跖骨基底与对应楔骨和骰骨关系的复位,应强调"跖跗关节复合体"这一概念,将相应的楔骨间关节及舟楔关节乃至整个中足作为一整体进行复位固定。如跖跗关节损伤累及舟楔关节和楔骨间关节时发生漏治或误治,其预后比单纯跖跗关节损伤更差,致畸致残率更高。

二、损伤机制

跖跗关节损伤临床相对少见,大约占所有骨折的 0.2%,虽然高能量损伤是典型的机制,但也有一些发生在相对低能量的扭伤中,且常导致容易漏诊的轻微损伤。

直接暴力损伤多见于碾压伤及重物砸伤,在直接暴力作用下,关节移位方向主要取决于暴力的作用点,常见作用于足背部。若损伤时韧带撕裂,可造成跖跗关节复合体不稳,而韧带损伤取决于暴力的强度及角度。此外,直接暴力损伤常合并软组织损伤,重者可能发生骨筋膜室综合征;而间接暴力常见于运动损伤,足部跖屈时的轴向暴力负荷或严重的外展暴力所致背侧韧带断裂。了解损伤机制有助于判断损伤的严重性、稳定性及提示预后。若仅为轻微或部分扭伤,可能只有背侧跗骨间韧带撕裂,坚强的足底韧带仍完整。此类患者跖骨间间隙未增宽,可根据疼痛和不适程度决定恢复正常活动的时间。当受到更强大的暴力作用时,足底韧带也可发生撕裂,可能造成整个跖跗关节复合体不稳,跖骨常向背侧脱位。

三、诊断及影像学评估

由于跖跗关节损伤高误诊、漏诊率可能导致严重后果,因此,对于任何有中足外伤史的患者均应警惕跖跗关节损伤的可能。若患者外伤史明确且表现为中足肿胀和疼痛,难以负重,应高度怀疑为跖跗关节损伤;若出现足底瘀斑,即使 X 线片无骨折表现,也应怀疑严重软组织撕裂及跖跗关节损伤3 对于无骨折患者,麻醉下行应力试验是评估跖跗关节不稳程度的可靠方法。无论直接或间接暴力造成的跖跗关节骨折或脱位,均应高度警惕骨筋膜室综合征的可能。

影像学检查是临床诊断跖跗关节损伤的重要方法。因此,了解其正常影像学表现和细微异常变化对作出精确诊断非常重要。通过足正、斜和侧位 X 线片可发现明显的跖跗关节损伤,读片时应特别注意跖骨与相应的中足跗骨间的相应关系。若普通的正、斜及侧位片无法明确诊断,可加摄患足负重位摄片或健侧 X 线片排除异常,这对评估跖跗关节的轻微损伤至关重要。有时平片上可出现斑点征(Fleck's sign),即第 2 跖骨基的撕脱小骨片,高度提示Lisfranc 韧带损伤。CT 扫描应作为常规检查,除了可明确骨折脱位类型、指导手术入路、复位、固定方式及是否需要植骨外,还有助于发现轻微损伤,对于这些患者,CT 上常表现为第 2 跖骨基的撕脱骨折;此外,对于漏诊患者继发创伤性关节炎及畸形的评估也有指导意义。MRI 扫描,尤其是冠状位扫描,有助于判断轻微损伤时韧带的损伤及受累范围,若出现足底韧带断裂及 2 级扭伤高度提示中足不稳。

四、治疗

由于病理解剖学的多变性,对跖跗关节损伤患者需根据具体损伤类型和不稳程度,制定个体化治疗方案。对于负重位 X 线片第 1、2 跖列分离小于 2mm 的患者,往往可先采用石膏固定、非负重制动 6 周,但期间需加强随访,预防转变为不稳定型损伤;对于移位不稳的跖跗关节损伤均应考虑手术治疗,手术治疗的原则为:解剖复位、坚强固定、恢复足内外侧列线和长度,稳定整个跖跗关节。对于第1、2跖列分离2~5mm的患者,虽然骨折移位不明显,但中足常继发不稳,主张采用闭合或切开复位内固定。固定时需同时处理所有不稳定因素,特别是楔骨间关节或舟楔关节的不稳定。对于跖跗关节完全脱位或粉碎性骨折的患者亦可考虑一期行关节融合术。

跖跗关节损伤的手术时间选择主要取决于软组织情况及是否存在骨筋膜室综合征。若已行筋膜切开术,内固定是理想的治疗方法,软组织可完全覆盖内植物,不能覆盖时可采用克氏针或外固定支架固定;若已出现骨筋膜室综合征,则必须立即行筋膜切开,待软组织肿胀缓解后再行二期手术。

1. 轻微损伤－闭合复位内固定　对于仅有第1、2跖列间隙增大的轻微损伤,可先尝试在透视下进行闭合复位经皮固定,该技术具有软组织损伤小,手术操作简便,术后软组织并发症率低的优点。闭合复位需在透视下进行,牵引前足,并向前内及跖侧推压脱位的跖骨基底部,复位后用点式复位钳分别置于第2或第3跖骨背外侧及内侧楔骨的跖内侧,稳定内侧柱或中柱,透视确定复位效果。然后用克氏针或空心螺钉的导针临时固定,再植入螺钉。

2. 骨折脱位－切开复位内固定　对于损伤类型复杂且软组织条件已改善,或因软组织的嵌入尤其是胫前肌腱的嵌入导致闭合复位失败的,以及伴骨折严重粉碎或存在较大骨折块时,建议行切开复位内固定。复位固定顺序应为先内侧柱、然后是中间柱、最后是外侧柱,一般情况下外侧柱常会随内侧和中间柱的复位而复位。对于内、外侧柱短缩明显的病例,有时可利用微型外固定支架来恢复和维持内、外侧柱的长度。

如果是三柱损伤可选择双切口,切口一般位于足背第1、2跖骨间和第4、5跖骨之间,两切口间应保持3cm间距,避免皮瓣坏死。内侧和中间柱复位后需要坚强内固定,由于外侧柱活动度最大,应采用克氏针行弹性固定,6周后拔除以保留外侧柱的活动度。以往临床上习惯用螺钉作内侧和中间柱的固定,文献报道经关节的螺钉固定会导致已受累的关节面再次损伤,如果使用空心螺钉导针的反复进入会破坏10%~30%的跖跗关节面。生物力学研究亦表明经关节的螺钉固定常会改变此关节的生物力学。因此,除了闭合复位内固定的病例和切开复位病例需行Lisfranc螺钉及楔骨间螺钉固定外,我们更常选择低模量微型钢板作跨跖－楔关节固定,特别是对于跖骨基粉碎骨折,钢板固定指征更加明确。文献报道钢板固定可获得与螺钉相似的力学稳定性,同时还避免了关节软骨的破坏,固定技术要求也相对较低。

对于是否需要取出内植物目前尚无统一说法。一般认为,6周后需拔除外侧柱的克氏针,3个月影像学随访确定骨愈合后,可考虑取出Lisfranc螺钉,1年后才考虑取出钢板等其他内植物。术前需告知患者长期负重可能导致内植物断裂而无法取出。

3. 跖跗关节复合体损伤－切开复位内固定　对于跖跗关节复合体损伤病例,由于累及楔骨间关节或距舟关节,导致整个中足不稳,处理更为困难,预后也更差。跖跗关节复合体损伤的手术切口同样选择内、外侧双切口,但内侧切口往往需向近端延伸以充分暴露损伤的舟、楔关节。楔骨的复位是复合体损伤治疗的关键,因此,手术原则上应先复位距舟关节和楔骨间关节,恢复正常的楔骨间解剖关系后,用螺钉稳定楔骨间关节,然后再以楔骨为模板,分别复位固定内侧柱和中间柱,最后再复位外侧柱。对于合并骰骨压缩骨折者,压缩的骰骨需撑开后植骨,再行微型钢板内固定,有时还需用微型外固定支架维持外侧柱长度,防止短缩、外翻畸形。

4.是否需要一期融合　我们认为,对于主要韧带撕裂、跗跖关节多向性不稳或脱位,第1、2跖骨关节内粉碎性骨折,或中足挤压伤致关节内骨折脱位患者,以及那些即使无骨折或骨折轻微,但关节完全脱位的患者,由于整个中足稳定结构完全破坏,预后往往很差,这些患者切开复位内固定术后创伤性关节炎发生率及二期再手术率均较高,一期关节融合可能是有效的治疗方法,该方法可避免出现持续性疼痛及创伤性关节炎造成的残疾,同时也可减少再手术率。

一期融合技术要求相对简单,但融合前仍需恢复整个跗跖关节正常解剖关系;若骨结构保持良好,术中即可在去除关节软骨后予以自体松质骨植骨,以加压方式植入螺钉融合;而对于骨折严重粉碎的患者可改用桥接钢板固定。一般认为,手术仅需部分融合内侧柱及中柱,保留外侧柱的活动度,以利于关节功能和活动范围的保留恢复,不建议行三柱完全融合。

5.开放性跗跖关节损伤的处理　开放性跗跖关节损伤的处理相对棘手,术后并发症率高,预后也往往欠佳,因此,正确的急诊处理尤为重要。彻底清创,临时固定骨折脱位是治疗的关键,术中应彻底清除污染物及失活组织,用过氧化氢、碘伏及大量生理盐水反复冲洗,若合并皮肤脱套,同时还需彻底清除皮下脂肪组织,将皮肤削薄后打孔回植;对于重要血管神经及肌腱损伤应予以修复;然后,恢复中足列线后,采用克氏针固定脱位的骨块,而外固定支架适用于合并有内、外侧柱短缩的开放损伤,可恢复并维持正常列线及长度;术后积极抗感染对症治疗,待软组织条件改善后,可考虑二期更换内固定,对于软组织条件很差的患者,克氏针也可作为终极固定方式。对于开放性跗跖关节损伤,伤口表面覆盖负压引流敷料(VSD)作持续负压吸引可促进肉芽组织生长,有助于创面愈合,是等待二期手术或延期缝合时有效的治疗方法,我们通常持续吸引5～7天后打开敷料,观察皮肤存活情况,如果患者出现局部皮肤坏死,可在二期更换内固定时同时行软组织覆盖手术。

五、总结

1.跗跖关节损伤的早期诊断极其重要,漏、误诊后致残致畸率高。

2.对于骨折移位不稳的患者应在软组织条件改善后早期手术治疗。手术的原则为解剖复位、坚强固定、恢复足内外侧列线和长度,稳定整个跗跖关节。

3.复位固定顺序应为内侧柱、中间柱、外侧柱,但对于合并骰骨压缩性骨折的患者可考虑先重建外侧柱。内侧柱及中间柱要求坚强内固定,外侧柱则需弹性固定。

4.若为跗跖关节复合体损伤,应先复位固定楔骨,然后以楔骨为模板复位固定对应的跗－楔关节。

5.开放性跗跖关节损伤的急诊处理很重要,彻底清创及复位后临时固定是治疗的关键。VSD作持续负压吸引是等待二期手术或延期缝合时有效的治疗方法。

(水岩)

第三章 骨盆骨折

第一节 骨盆骨折的急救

骨盆骨折多为高能量损伤，不仅导致骨盆本身严重损伤，而且常伴有复杂严重的合并伤，资料显示，骨盆骨折合并低血容量休克患者的死亡率约为43％，而开放性骨盆骨折的死亡率可高达50％。因此，骨盆骨折的急救是降低死亡率的重要环节之一。

在骨盆骨折的急救中，一定要有清晰正确的路线指导整个急救过程。整个过程可分几个阶段，也就是说，在急救中根据患者病情的变化，在病情发展的不同阶段，逐步采取相应的措施，这样才能使病情得到控制，提高抢救成功率。

一、骨盆骨折的急救流程

骨盆骨折的急救流程是指导骨盆骨折急救的纲领，纵观国内外关于骨盆骨折急救流程的多个版本，虽然具体细节有所差别，但是总的流程还是分为三步或四步走，或者分三到四个阶段进行，其急救手段逐步升级，主要内容包括：①急救复苏、抢救生命；②控制出血；③合并伤的处理；④骨折的急救处理。北京积水潭医院王满宜教授通过分析国外各个版本骨盆骨折的急救流程，总结出适合于我国目前骨盆急救现状的急救流程，大致如图1－3－1所示。本文推荐按照图1－3－1的处理流程，根据损伤控制理论（Damage Control Surgery，DCS)的原则对骨盆骨折进行急救。

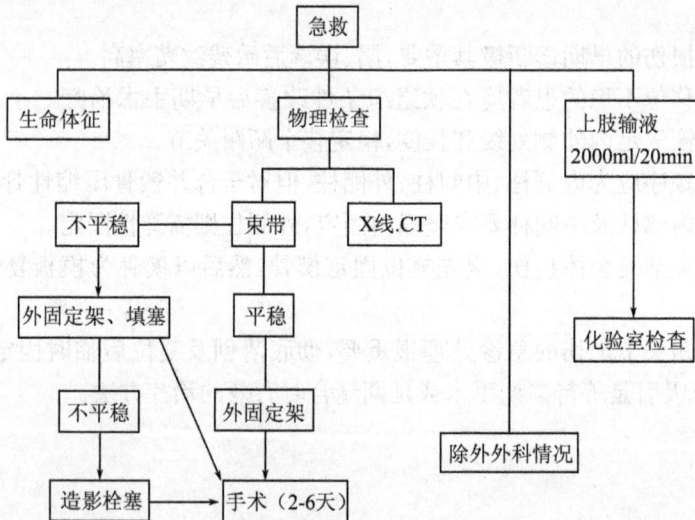

图1－3－1 骨盆骨折的急救流程图

二、早期骨盆急救具体步骤

（一）抢救生命、液体复苏（第一步）

骨盆骨折急救早期首先是抢救生命,抢救与检查评估同时进行,争取在"第一黄金抢救时间"(伤后 3~4 小时内)内采取有效的措施,提高抢救成功率。

当骨盆骨折患者进入院内(急诊室)后,立即行简单、迅速的初步评估后,可将患者分为两类:一类为病情相对稳定的患者,另一类为病情不稳定的患者。病情稳定者,只有血压偏低,一般情况较好,经双上肢快速输液,骨盆带或床单临时稳定,患者在 1~2 小时内病情稳定,此类患者可进一步行 X 线、CT 等检查或转入病房。

另一类病情不稳定者,应立即建立多条静脉通道,在对气道、颅脑、颈椎、呼吸状态、循环状态进行评估后,及时发现危及生命的损伤,迅速进行有效处理。原则上评估与治疗同时进行,迅速按 ABC 复苏原则进行急救,必须立即处理的重症包括:呼吸心搏骤停、严重颅脑外伤、血气胸、张力性气胸、大出血和休克等。

如患者出现心跳呼吸骤停,应立即进行体外心脏按压,并尽快给予高浓度、高流量面罩吸氧或气管插管接呼吸机辅助呼吸;在心电监测下电除颤,开胸心脏按压;药物除颤等。对于呼吸系统,应保持呼吸道通畅,血凝块、呕吐物或舌后坠等可造成呼吸道阻塞,导致通气功能障碍,可在很短时间内使患者窒息死亡,故应争分夺秒解除呼吸道阻塞,维持呼吸道通畅,如果改变体位、吸氧等措施难以维持气道通畅时应行气管插管。对存在不稳定颈椎骨折脱位的伤员,在行气管插管时一定要注意不要过多地搬动头部以免加重损伤。紧急情况下,气管切开术是保持气道通畅最有效的方法。

在本阶段抢救生命中,液体复苏是主要的手段,可以达到快速有效的扩充血容量,维持有效循环的目的。液体复苏原则应按液体复苏的三阶段进行,第一阶段:活动性出血期(伤后 8 小时内),以平衡盐液和浓缩红细胞(或全血)为主,比例 2.5:1,酌情应用血管活性药物。第二阶段:血管外液体扣押期(组织水肿)(伤后 1~3 天),胶体与晶体液相结合。第 5 阶段:血管再充盈期(休克恢复期)(伤后 3 天后),减少输液量,适当应用利尿剂。本阶段液体复苏主要是第一阶段复苏,输液原则即以平衡盐液和浓缩红细胞(或全血)为主,酌情应用血管活性药物。1 小时内输入液体应达到 1000~2000ml。另外,需进行简单有效的骨盆外固定,如骨盆带或床单等。

经以上处理,如病情基本稳定,可行进一步检查及处理。如果经 3~4 小时抢救,输血 2500~3000ml,输液 3000ml,病情仍得不到控制,应考虑腹腔脏器破裂出血或骨盆骨折大出血等因素的存在,进行下一步处理。

(二)骨盆骨折出血的控制(第二步)(容积控制、填塞、髂内动脉结扎、动脉造影栓塞)

在以上紧急处理后,如生命体征仍不稳定,需再次评估病情、分析原因,进入本阶段的处理,即骨盆骨折出血的控制。

应分析病情不稳定的原因,请相关专业学科进行会诊。如怀疑肝脾破裂,立即请普外科会诊及床边 B 超检查,如诊断明确为肝脾破裂,应由普外科医师处理腹腔脏器损伤,创伤骨科医师同时行骨折的处理。如怀疑膀胱破裂,立即请泌尿外科会诊并进行相应的处理,创伤骨科医师同时行骨折的处理。

如无明显的腹腔脏器损伤,而血流动力学仍不稳定,则其原因多为骨盆骨折导致的出血,常见的出血来源有:①骨盆壁血管;②盆腔静脉丛;③骨折断端;④盆壁软组织。如有骨盆影像学资料,可有助于判断出血的来源,如髋臼骨折可导致臀上或臀下血管的损伤,如为耻骨支骨折可导致髂外血管或"死亡冠"(corona mortis)血管的损伤。

本阶段根据病情需要和医院急救设备、水平等采取不同的措施,骨盆容积控制＋填塞止血适合于大部分基层医院,而如果出血控制不理想,可进一步行髂内动脉结扎。急救条件设备较先进的医院,可先行造影栓塞止血,再行填塞止血。

本阶段的具体治疗步骤如下:

1. 骨盆容积控制　骨盆骨折导致的骨盆环破裂增加了骨盆容积,会引起"负吸效应",造成不断出血,而且,骨盆骨折反常活动可破坏凝血块或刺伤血管,进一步增加出血量。Stover等认为骨盆近似于球形,其容积计算可近似于 $4/3\pi \times$ 半径^3,随着骨盆环的破裂,骨盆容积会成倍增加。有学者研究发现,耻骨联合分离 3cm,则骨盆容积增加 1 倍,出血的空间大大增加。因此,骨盆容积控制既能迅速稳定骨盆环,又是控制盆腔内出血的重要措施。目前国内外专家一致认为:在复苏及抗休克的同时,应尽早迅速进行骨盆骨折的复位与固定,临时稳定骨盆,实现骨盆容积控制。其常见措施主要包括:骨盆带(或床单)、骨盆外固定架及 C 形钳等。

(1)骨盆带(图 1-3-2):其优点是迅速、有效、无创、操作简单,可迅速恢复骨盆稳定性,达到骨盆容积控制,尤其适用于"开书样"骨盆骨折。在情况紧急没有专用的骨盆带时,可使用床单等制作"骨盆带"。注意:骨盆带临时固定应避免过紧、时间过长。

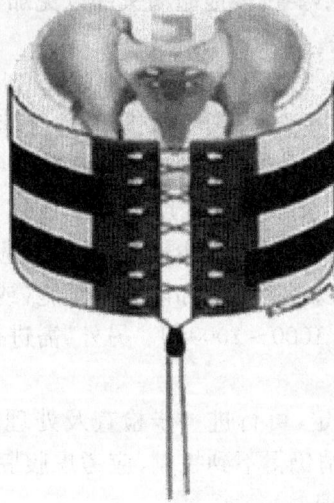

图 1-3-2　骨盆束缚带临时稳定骨盆

Bottlang 等对尸体进行力学实验表明,采取不同位置复位不稳定骨盆所需的力不同:经股骨大转子及耻骨联合为(180±50)N,经耻骨联合和髂骨翼正中为(228±55)N,经髂前上棘和髂骨翼之间为(262±79)N。因此,综合固定效果及所加压力等因素,推荐经大转子固定。另外,经大转子固定可以使腹部检查、腹股沟血管穿刺、血气分析操作较方便地进行。

(2)外固定架(图 1-3-3):是应用最为广泛的骨盆临时外固定装置,主要作用为:稳定骨盆、减少骨盆容积、控制失血性休克、减少输血量,从而降低 MODS 的发生率。其主要作用机制为:通过复位固定骨折,使骨折面的出血量和渗血量减少,同时有效减少骨盆容积并能保持恒定,从而发挥血管加压填塞效应,控制微小动脉和静脉的出血;骨折稳定后,能够防止搬动过程中已凝集的血栓脱落而再次出血,不会因反常活动破坏凝血块或刺伤血管,也起到了升压作用,有利于抢救生命,同时为进一步诊断及处理相关损伤提供便利。早期可使骨盆骨折患者获得有效和可靠的抢救效果,明显降低患者致残率和死亡率,该观点近年来已得到国内外同行的认同。其优点是操作相对简单。值得注意的是,外固定架在骨盆前环产生压力的同时可使后环移位加大,所以较多学者认为对于 Tile C 型骨折(尤其是 C2、C3)不建议使用。

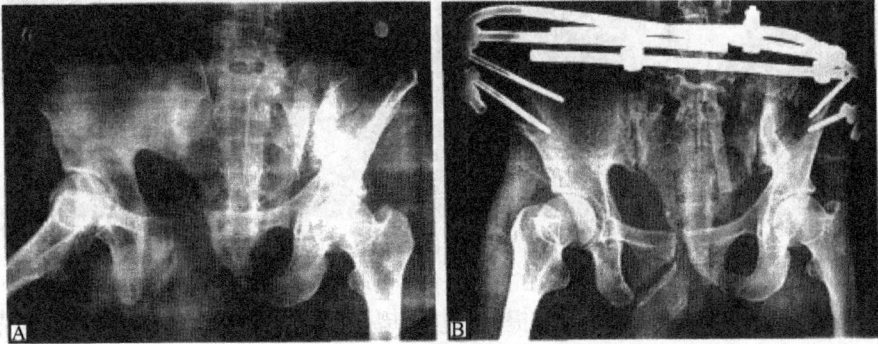

图 1-3-3 外固定架稳定骨盆

A. 术前 X 线片可见骨盆前环分离较大;B. 骨盆骨折外固定术后 X 线片,可见耻骨联合分离基本复位

(3)C 形钳:主要应用于骨盆后环,通过经皮技术对骨盆后方骶髂关节施加压力而迅速复位并稳定骨盆后环,其固定效果确切,且操作方法简便。其与外固定支架相比的优点是:可绕固定轴向下或向上旋转,便于显露腹部或股部。

具体操作注意事项:

C 形钳的构件包括 1 根方形横杆和套接于横杆的 2 根侧方支柱(臂),后者能在横杆上平行滑动,可根据骨盆宽度调整其间距进行固定,骨盆 C 形钳可在急诊室安放,患者取仰卧位,在髂前上棘与髂后上棘之间画一连线,于股骨纵轴线交点处用尖刀片戳一小口,将钉端锤达髂骨翼,此时牵伸下肢将骨折复位,然后拧紧螺纹向后骨盆环加压和牢固固定,钉的位置亦可放在髋臼上部,其目的是使骨盆前后环受到一致的加压固定。注意:对于骶骨骨折应慎用,因 C 形钳有损伤骶神经及加重骶骨骨折的可能;另外,操作时要注意进针位置,以免位置不当造成骨盆穿孔、骨折移位加大、血管损伤等并发症。

2.填塞止血 在进行骨盆容积控制后,需在外固定架或 C 形钳稳定骨盆的基础上,进行填塞止血(图 1-3-4,图 1-3-5)。局部填塞是一种简单有效的止血方法,主要应用于严重大出血,尤其是对于来源于静脉丛的出血,局部填塞技术通过将纱布填塞至小骨盆内,从而在骨盆容积控制的基础上,进一步减少骨盆的相对容积,使骨盆的自填塞作用得到进一步增强,使出血得到控制。

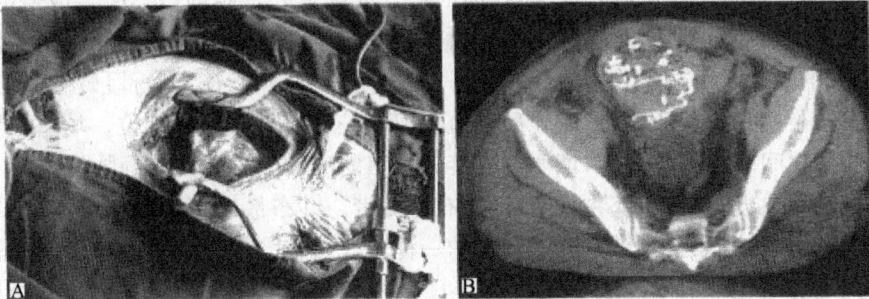

图 1-3-4 经耻骨上横切口行填塞止血

A. 纱布填塞术中;B. 术后 CT 可见填塞于耻骨后的纱布

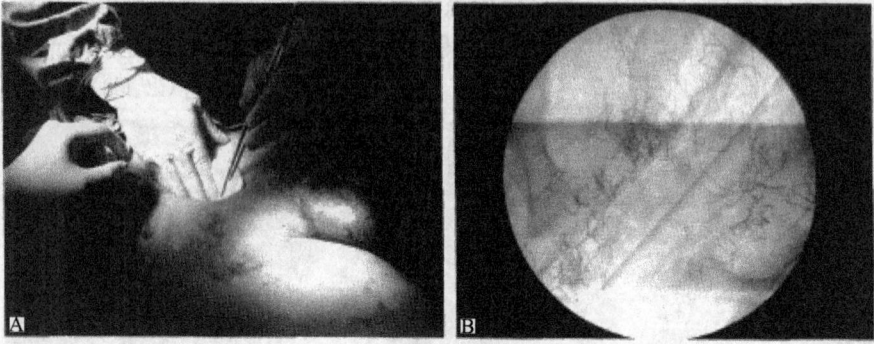

图 1-3-5　经剖腹探查切口行填塞止血

A. 纱布填塞术中;B. 术中透视可见填塞于腹膜后的纱布

优点:①在外固定架控制容积的前提下,进一步缩小盆腔的有效容积,直接压迫静脉性出血,止血效果显著;②操作快速简单,技术操作难度相对较低;③设备、技术要求相对不高,适合于基层医院。④如出血量大,可同时结扎髂内动脉。

填塞止血适用于两种情况:一是应用于闭合性骨盆髋臼骨折所致的出血。二是应用于在开放性骨盆骨折中的填塞止血,直接填塞于出血部位。

(1)适应证

1)经上述止血措施,仍不能控制出血。

2)3～6小时内输血3000ml、输液3000ml血流动力学仍不稳定者。

3)休克不能纠正者。

4)顽固性出血。

(2)注意事项

1)单纯填塞止血:适合于腹腔内出血量不大,只是血流动力学不稳定,仅靠填塞止血也能达到目的。

2)填塞加髂内动脉结扎:适合于出血量大,病情危重。

3)填塞前准备工作:在患者处于休克状态时,避免在填塞止血操作中出现血压偏低心脏骤停,可先行暂时性腹主动脉阻断术,暂时性控制出血。因在骨盆骨折腹腔内大出血时,腹腔内出血量较大,腹内压较高,当打开腹腔时,腹内压骤降,患者往往出现血压骤降,导致患者心脏骤停,因此,在填塞时一定要评估患者的生命风险。

4)填塞的入路及位置:填塞的入路分两种:剖腹探查切口(腹直肌切口)和耻骨上切口(横竖切口均可,竖切口可用于剖腹探查膀胱损伤等)。如患者并发腹内脏器破裂或需剖腹探查,则行剖腹探查切口,该切口切开腹膜,与普外科医师联合进行探查或处理腹部损伤,同时行填塞止血,填塞的纱布可填在腹膜内或腹膜外。如普外科无探查指征,则行耻骨上横切口,该切口不切开腹膜,纱布直接填塞压迫耻骨后出血及双侧耻骨支骨折出血部位。填塞位置在骨性骨盆环与腹膜之间的腹膜外间隙,填塞物直接压迫髂内动脉分支与骶前静脉丛。

5)填塞物及取出时间:填塞物分两种:纱布与绷带。纱布最好带透视标记(如金属丝等),并在填塞前进行连接打结;绷带也是填塞物的一种选择,因其连续性,取出时不易遗漏。

3. 髂内动脉结扎术　该方法主要适用于:①出血量较大,休克一直不能纠正,经填塞后同时行髂内动脉结扎;②难以明确知名血管出血的患者。该方法对骨盆骨折大出血是一种有效的止血手段,因为将髂内动脉结扎后其远端的动脉搏动消失,局部动脉压显著下降,使破裂的血管血流量减少,从而达到控制出血的目的,而且,盆腔血管的侧支循环丰富,髂内动脉结扎后不影响盆腔脏器的血供,单侧结扎后可由对侧供血,双侧结扎后则依赖丰富的侧支循环供血。因此,可行一侧或双侧髂内动脉结扎术,大量的临床实践表明,行双侧髂内动脉结扎后未见循环障碍的报道。

优点:操作简单,损伤小,手术时间短,只要熟悉解剖关系即可短时间内操作完成,且不需要特殊的器械设备。

注意事项:①在结扎前一定要辨识清楚髂内动脉与髂外动脉,并在结扎前后触摸足背动脉搏动,以防止误结扎髂外动脉;②注意勿损伤髂内静脉(在寻找髂内动脉时,要将髂内静脉分离出来);③只需将髂内动脉进行结扎(双 10 号线),无须切断;④注意保护好输尿管。

4.选择性动脉造影栓塞 选择性动脉造影栓塞技术是近年来发展的介入诊疗技术,可有效诊断并控制盆腔动脉出血,直接判断出血动脉,并有的放矢的对出血动脉进行阻断,但本技术对时间、技术、设备等均要求较高,基层医院开展的可行性相对较低。

适应证及优点:该方法适合于中等量出血以及老年体弱无法耐受开放手术的患者,可以栓塞多个部位。优点:微创止血,创伤小、效果好。

注意事项:①充分评估确定患者在造影期间无心跳骤停的风险;②对于出血量大、生命体征不稳定者不适合;③注意栓塞后再次出血;④穿刺部位及时压迫;⑤设备和技术需达到相应要求。

5.暂时性腹主动脉阻断术在骨盆骨折出血控制中的应用及注意事项 暂时性腹主动脉阻断术主要应用于骨盆骨折出血难以控制时,暂时性的应急止血。尤其应用于腹部大量出血,准备行剖腹探查、纱布填塞、血管结扎时。可预防因患者本身处于失血性休克状态,当打开腹腔后,腹内压骤降,导致血压骤降甚至心搏骤停。在诊断出知名血管破裂时,例如股动脉破裂行腹主动脉阻断后,可减少在操作中的出血,迅速完成手术。

该方法是指将导管经股动脉插入腹主动脉,并在肾动脉水平以下用球囊将其阻断,其机制是在此水平阻断腹主动脉,能够阻止循环血量的继续流失,维持有效循环血量和保证重要组织器官的血流灌注,为抢救生命争取时间。并且在阻断水平以下的供血范围内,没有对缺血较为敏感的器官,止血效果显著。

(三)合并伤的处理(第三步)

骨盆骨折常见合并伤主要为腹部脏器损伤、直肠肛管损伤、泌尿系损伤、阴道损伤及创伤性膈疝,在对患者急救复苏成功后,合并伤的处理是此类患者进一步治疗的重点。

本部分介绍的关于直肠肛管、泌尿系及阴道等损伤的处理原则与开放性骨盆骨折合并伤的一致。开放性骨盆骨折是指与外界(包括直肠、阴道、尿道)相通的骨盆骨折,约占整个骨盆骨折的 2%～4%,常是高能量损伤的结果,其死亡率高达 23%～57%。

1.开放性伤口(开放性骨盆骨折) 严重开放性骨盆骨折伤口的特点是伤口面积大、位置深、污染重,伤口可涉及会阴部、臀部和腹股沟区,并可深达肛周、直肠前和骶前间隙,出血较多。伤口处理的目的是止血、减少感染及促进愈合,除用大量生理盐水、过氧化氢、碘伏反复彻底冲洗伤口外,还应彻底清除伤口内的坏死组织。如果伤口条件允许,可在清创后一期缝合伤口,伤口内放置引流管。如果伤口深而狭窄,应考虑放置双腔引流管,术后从旁边的侧孔注入冲洗液冲洗伤口。伤口的充分引流对污染重的伤口尤为重要,烟卷引流条通常在术后 2～3 天拔除,双腔引流管在术后 5 天左右拔除。多数伤口因需压迫止血而不能一期缝合,可用纱布填塞,填塞的纱布在 3~5 天后去除后置入双腔引流管,通过换药及冲洗伤口,使伤口逐渐缩小、愈合。如伤口较大不能自行愈合者,可二期直接缝合、植皮或转移皮瓣覆盖创面。对软组织大面积缺损的,一期不能闭合创口,可应用负压吸引技术,一方面充分引流了创面,另一方面又临时覆盖了创面为二期闭合创面创造了条件。

对于贯通伤,需对伤道彻底探查止血,辨认是否损伤盆腔重要组织器官,如有损伤需急症探查修复;如无重要脏器损伤,对相对较清洁的伤口可一期封闭,对污染伤口(尤其是火器伤)应延期缝合。

2.腹部脏器损伤　骨盆骨折常伴发腹部损伤,其可分为实质脏器及空腔脏器损伤。实质脏器如肝、胰、脾、肾损伤,主要表现为腹内出血,可有移动性浊音体征;空腔脏器如胃肠道损伤等,主要表现为腹膜刺激征、肠鸣音消失和肝浊音界消失等体征。腹部损伤对多发创伤的患者常规行腹腔穿刺,有助于鉴别诊断空腔脏器损伤还是实质性脏器损伤,腹部 B 超和 CT可协助确诊腹部脏器损伤。如高度怀疑或确定存在腹部脏器破裂,应立即请普外科医师会诊处理,急症行剖腹探查术。

3.直肠、肛管损伤　直肠和肛管损伤是骨盆骨折较为常见、且较难处理的合并损伤,其主要由坐骨骨折端移位所引起,骶骨、耻骨骨折移位也可引起。直肠损伤如破裂在腹膜反折以下,可引起直肠周围严重感染及盆腔蜂窝组织炎;如破裂在腹膜反折以上,可导致弥漫性腹膜炎。对予其治疗,国内外观点一致:早期行转流性结肠造瘘术。因此,早期确诊并采取及时而有效的治疗是提高创伤性直肠肛管损伤疗效的关键。

综合国内外观点,直肠肛管损伤的具体治疗措施是:①直肠损伤应及早(48 小时内)行转流性结肠造瘘术,降低污染的发生率;②低位直肠破裂处修补不满意者,必须行局部引流,而且经会阴的引流应达盆膈以上,使坐骨直肠窝完全敞开;③清创要尽可能彻底,必要时用邻近有活力的组织覆盖已暴露的骨折端;④腹股沟及其他适当位置均放置引流,必要时持续负压吸引;⑤术后足量、联合应用抗生素预防感染。

4.膀胱及尿道损伤　膀胱及尿道损伤是骨盆骨折常见的合并伤,在骨盆骨折中,膀胱和尿道损伤的发生率为 13%。尿道损伤常见于男性(通常为尿道膜部损伤);而女性患者中,膀胱损伤更常见。

(1)膀胱损伤:骨盆骨折合并膀胱破裂多由耻骨联合分离及耻骨支骨折后间接暴力引起。临床上常根据膀胱破裂口与腹膜的关系将膀胱破裂分为腹膜内型、腹膜外型和腹膜内外型三种。膀胱造影检查确诊率可达 85%~100%,是诊断膀胱破裂的可靠方法。一旦确诊膀胱破裂,则应根据情况施行膀胱修补造瘘术,手术适应证:①尿外渗或出血严重;②腹膜内型膀胱破裂;③合并后尿道断裂;④合并腹内脏器损伤。外伤合并腹膜内型膀胱破裂是一种严重的多发伤,要有全局观念,优先处理合并的腹内重要脏器损伤肝、脾、肠,然后修补膀胱。术中充分清除血块,术后充分引流,留置导尿管时间要达 4 周以上。

(2)尿道损伤:尿道损伤多由于骨盆骨折时的撕裂、牵拉甚至是移位的骨折块切割所致。尿道外口滴血或有血迹,有尿意但不能排尿,是尿道损伤的重要临床表现。但有时大多数患者在早期可能无此典型表现,仅有下腹或会阴部的疼痛。尿道完全断裂者尿液可渗至膀胱颈和前列腺周围,引起耻骨上或会阴部肿胀、疼痛,肛门指诊可发现前列腺窝处肿胀、压痛,前列腺移位或触诊有漂浮感。可试行导尿来判断有无尿道断裂,如尿管不能进入膀胱,无尿液流出,或仅流出少量血液,则可判断尿道完全断裂。尿道逆行造影或排泄性尿道造影是确诊尿道、膀胱损伤的有效方法。尿道断裂如早期处理不当可导致尿道狭窄、尿失禁、勃起障碍等并发症，直接影响疗效和生活质量。

关于尿道损伤的治疗，对于能顺利将导尿管插入膀胱的尿道损伤，可以尿管为支架，留置3周。对并发于骨盆骨折的后尿道完全断裂，目前治疗方法主要有早期进行尿道吻合修复术、耻骨上膀胱造瘘延期尿道成形术、尿道会师术等。尿道会师术能早期恢复尿道连续性，避免了单纯耻骨上膀胱造瘘的缺点，而且手术简单、创伤相对较小，是骨盆骨折后尿道断裂较为合适、有效的方法。对于一些病情危重，血流动力学不稳定的患者，在早期急救时不适合行尿道会师术，此时应单纯行耻骨上膀胱造瘘术，待患者病情稳定后再早期行尿道会师术。

5. 阴道损伤　严重的骨盆骨折可累及女性阴道，骨盆前环耻骨支、坐骨支骨折端移位可直接刺入阴道，使得骨折与阴道相通，导致开放性损伤，并可伴大量出血。骨盆骨折合并阴道损伤者应尽早在严格清创后，缝合修补阴道损伤，放置引流。如在创口内探及耻骨或坐骨骨折，应尽量使骨折复位，对于碎裂的骨块应予以取出，以免影响创口愈合，尽量使创口一期愈合。

6. 创伤性膈疝　骨盆骨折合并创伤性膈疝的发生率为1.9%，其机制为：造成骨盆骨折的巨大暴力挤压盆部和腹部，使腹内压骤然升高，挤压腹腔脏器穿破膈肌的薄弱区进入胸腔，同时因胸腔内负压的作用，进入胸腔内的腹腔脏器不易复位。右侧的膈疝内容物通常为肝脏，左侧通常为脾脏、胃、小肠等。当腹腔内脏器疝入胸腔可致肺塌陷，肺通气障碍，严重时纵隔移向健侧，致回心血量减少，循环障碍；膈肌破裂口勒紧疝内容物，可导致其血循环中断，发生嵌顿、绞窄、坏死、穿孔及胸腔积液，最后形成脓毒血症。

当遇到如下情况即应高度怀疑创伤性膈疝：①不能用其他原因解释的持续性上腹痛，或继发胸闷、胸痛、呼吸困难；②胸部听诊有肠鸣音，伴呼吸音减弱或消失；③胸腔闭式引流引出大网膜或胆汁；④胸腹部X光片对于创伤性膈疝有较高的诊断价值。创伤性膈疝常见X线征象包括：膈面失去正常光滑的轮廓线或全面变形、缺如，膈上有异常阴影与膈下器官影相连；纵隔偏移；左半胸充满血液致不透光，有时见气泡影、脾脏影、胃泡影或胃肠蠕动影；CT检查可确诊。如怀疑创伤性膈疝时应立即请胸外科医师会诊处理。

创伤性膈疝一经确诊，多需急症手术，如经腹修补膈肌，虽然操作有些困难，特别是右侧的膈疝，有时需要切断右三角韧带以增加显露，但经腹的优点是可以同时探查和处理腹腔脏器的损伤，必要时可延长切口为胸腹联合切口。

(四)骨折的急救处理(第四步)

对于骨盆骨折患者，骨折本身往往并非造成患者死亡或严重后果的直接原因，因此在患者抢救成功、出血得到有效控制并处理完急需处理的合并伤后，可进行骨折的处理。

1. 稳定性骨盆骨折　急性期可暂不处理骨折，待病情稳定后确定进一步治疗方案。

2. 不稳定性骨盆骨折

(1)闭合性骨盆骨折：在进行抢救生命、液体复苏的同时，应对骨盆进行临时性外固定，包括骨盆束缚带(或床单)、C形钳、外固定架等。这些措施不仅可暂时稳定骨盆骨折，有效恢复骨盆容积，提高生存率，而且可以减少骨折端活动与出血，有利于抗休克治疗。对于合并腹部损伤需剖腹探查时可一并行骨盆骨折内固定。

(2)开放性骨盆骨折：外固定架为开放性骨盆骨折的传统固定方法，其可迅速完成，并可起到预防感染扩散的作用。

内固定指征：①待胸腹部重要脏器损伤被排除或处理完毕后，对伤口污染较轻的骨盆骨折，可一期行内固定，但应尽可能减小软组织损伤，且不宜行复杂的内固定手术；②若急诊行腹部手术（剖腹探查、膀胱修补、造瘘等），可一并行前路简单内固定。

三、总结

1. 骨盆骨折急救的成功首先要有正确合理的急救路线和流程，应根据损伤控制理论（damage control surgery，DCS）的原则对骨盆骨折进行急救，根据患者病情发展的不同阶段，逐步的采取相应的措施，逐步升级。具体流程分三到四步处理模式进行：第一步：抢救生命、液体复苏；第二步：骨盆骨折出血的控制；第三步：合并伤的处理；第四步：骨折的急救处理。

2. 控制出血是骨盆骨折急救的重中之重，其处理包括：①输血输液，补充血容量；②骨盆容积控制；③局部填塞止血；④髂内动脉结扎术；⑤选择性动脉造影栓塞；⑥暂时性腹主动脉阻断术。在不同的急救阶段，采取相应不同的止血措施。

3. 开放性骨盆骨折又称致命性骨盆骨折（fatal pelvic fractures），其死亡率非常高（23%～57%），急救处理难度大。其急救要点包括：①出血的控制；②开放伤口的及时恰当处理；③合并伤的早期诊断、鉴别与处理；④骨盆骨折的临时固定非常重要；⑤一定要发挥多学科、多专业相互协作的精神。

（杨震）

第二节 骨盆骨折

骨盆骨折约占全身骨折的 3%，常见原因包括机动车碰撞，行人被车辆撞伤，摩托车碰撞，高处坠落伤，挤压伤等，青少年患者骨盆骨折发生率较低，老年因为骨质疏松等原因，可以由摔伤等低能原因导致。随着社会发展，交通事故和工伤等意外伤害的增加，骨盆骨折有上升趋势。骨盆骨折包括稳定骨折和不稳定骨折，后者有较高的致死率和致残率，准确判断骨盆骨折是否稳定，对于其后的治疗有重要的指导意义。骨盆骨折患者死亡率在 5%～30% 之间，伴有血流动力学不稳的骨盆骨折患者死亡率 8.8%～35.5%。大多数稳定骨折患者经对症处理、保守治疗，可以治愈。不稳定性骨盆骨折常伴有严重的并发症：如大血管损伤、主要脏器损伤、重要神经损伤等，其中骨盆骨折大出血是骨盆骨折最严重的并发症，是致死的首要原因，对此必须高度警惕、积极处理，降低骨盆骨折的致死率。对于骨折本身的处理应根据患者年龄、一般状况、骨折类型等情况综合判断，决定是否手术治疗，手术时机以及制定个性化内、外固定方法。

一、骨盆骨折的解剖基础

骨盆是脊柱与下肢间的栋梁，具有将躯干重力传达到下肢，将下肢的震荡向上传到脊柱的作用。骨盆由骶尾骨和两侧髋骨构成环状结构，髋骨由耻骨、坐骨和髂骨构成，两侧髂骨与骶骨构成骶髂关节，并借腰骶关节与脊柱相连；骨盆的两侧耻骨在前方由纤维软骨连接构成耻骨联合；两侧髋臼与股骨头构成髋关节，与双下肢相连。

骨盆呈环状，前环由耻骨联合连接的耻骨支和坐骨支构成，耻骨联合中间为纤维软骨盘；后环由骶骨和两个髂骨经骶髂关节连接而成，其连接结构为骶髂前韧带、骨间骶髂韧带、骶髂后韧带、骶结节韧带、骶棘韧带和髂腰韧带。这些韧带对于维持骨盆环的稳定性非常重要。前环系骨盆结构薄弱处，耻骨联合更像个支撑结构，而非主要的负重和稳定结构，故前环骨折较后环骨折为多。但是骨盆负重时的支持作用主要在后环，因此骨盆后环骨折较前环骨折对于稳定性维持更为重要。

骨盆对盆腔内脏器、神经、血管等有重要的保护作用，骨盆骨折时，也容易损伤这些器官，尤其是位于前方的膀胱、尿道和位于后方的直肠易受损伤。盆腔主要血管包括髂内动脉、静脉，在骶髂关节前方由髂总动脉发出后，很快即分为前后支；后支主要供应盆壁，也称壁支，分有闭孔动脉、臀上、下动脉、阴部内动脉；前支除供应盆壁外，还供应盆腔内各脏器和外生殖器，也称脏支，分有膀胱上、下动脉、直肠下动脉和子宫动脉。静脉分为壁静脉和脏静脉，前者与同名动脉伴行，后者构成静脉丛，最后都注入髂内静脉。由于盆腔内血管丰富，骨盆本身亦为血循丰富的松质骨，因而骨盆骨折时，常常出血很严重，应该分析骨盆出血原因、部位并进行相应处理。

二、骨盆骨折的诊断应注意的几个问题

（一）了解病史，分析受伤机制

骨盆骨折一般都有明确的外伤史，对于同样的骨盆骨折，老年患者可能只需要很小的外力，而年轻患者就需要非常大的外力。受伤时外力的方向可以导致不同类型的骨盆骨折，前后方向的外力常导致"开书"样损伤，但一般不会累及骶髂后韧带；剪切外力可造成骨盆垂直移位，表现为严重不稳。询问外伤史时应详细了解外力的性质、方向及大小，以便于判断损伤机制，骨折部位与骨折类型。

（二）在不同时间段，查体方法与重点有所不同

骨盆骨折早期，应更注重全身状况，生命指征变化，胸腹部合并伤情况，检查应迅速，全面、不漏诊为主。对于存在下肢不等长或有明显的旋转畸形，两侧的脐一髂前上棘间距不等，耻骨联合间隙显著变宽，伤侧髂后上棘较健侧明显向后凸起，骨盆有明显变形等表现患者，应考虑有不稳定性骨盆骨折，不必进行骨盆分离挤压试验等检查。对于有神志淡漠、皮肤苍白、四肢厥冷、尿少、脉快、血压下降等失血性休克表现者，应在快速输液、输血等治疗的同时进行相关检查，检查要轻柔、稳妥，搬动患者、伸屈髋关节等检查应尽量避免，以免加重出血和疼痛。患者病情稳定入院后，患者全身的检查，骨折本身的检查都应进行，尤其应注意以下几方面：双下肢神经功能，肢端血运，会阴部淤血与损伤情况，肛诊，尿道及排尿情况，妇科情况，股外侧有无皮下淤血等。

（三）影像学检查应在合适的时机有选择地进行

1.X线检查　X线检查可以让临床医师快速获取评估骨盆骨折的资料，对损伤严重的患者及时进行抢救和处理，降低骨盆骨折的病死率和致残率。骨盆骨折的X线评估包括骨盆正位片、骨盆入口位片、骨盆出口位片，怀疑髋臼骨折可以包括髂骨斜位及闭孔斜位片，但在实际应用中，拍斜位片时因骨折挤压等原因，调整体位时许多患者特别痛苦，而且现在CT检查已经普及到县级医院，因此1张良好的平片结合CT检查已经足够，不必强调多体位投照。

2.CT检查　CT平扫可以清晰显示骨盆骨折细节及移位情况，在普通X线片上无法显示的细小骨折和轻度移位，在CT平扫图像中都可以清晰地显示出来。CT平扫对评价骨盆的稳定性和治疗方案的制定具有重要参考价值（图1-3-6）。

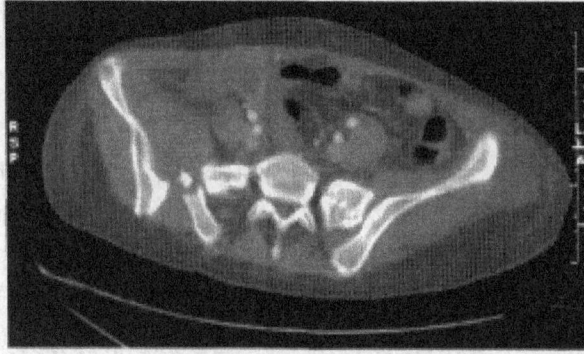

图 1-3-6 CT 横断面显示右侧髂骨骨折,后弓已完全破裂

多层平面重建是一种基于 CT 平扫数据的影像重建技术。对骨盆骨折来说,冠状面和矢状面的重建图像最有价值,与平扫图像相结合可以使临床医师对骨盆骨折的移位情况进行综合的评价。对于骨盆单侧骨折,通过 MPR 调整距离,消除扫描时体位不正造成的骨盆两侧不对称,然后与健侧相比较,可以精确地测量骨折移位的程度(图 1-3-7)。

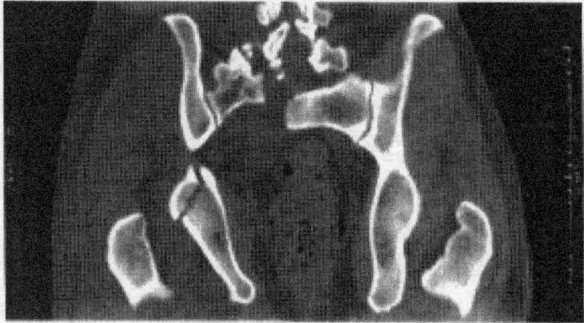

图 1-3-7 CT 冠状面示右侧骶骨骨折,右侧半骨盆向上移位

CT 三维重建可以提供直观、立体的图像,医师可以在任意角度观察骨盆骨折移位情况和骨盆环变形情况,从而得到直观印象。需要注意的是 2mm 或以下薄层扫描可以使重建图像更加清晰逼真,但是增加患者放射剂量,因此可以在骨折部位薄层扫描,在骨盆其他层面层厚适当加宽(图 1-3-8)。

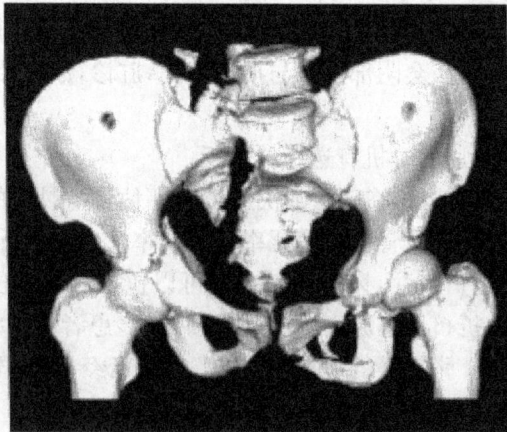

图 1-3-8 CT 三维重建显示骨盆左侧耻骨支骨折,右侧骶骨骨折,完全不稳定

3. 磁共振检查　MRI 检查具有软组织结构显像对比好,多平面扫描、非侵袭性及无放射

损害等特点。对于骨盆骨折，MRI 不作为常规的检查方法，对于骨盆部位的肌肉、韧带、神经等软组织损伤及隐匿性的骨盆应力骨折 MRI 可以早期发现。

4. 椎管或骶管造影 CT　椎管或骶管造影 CT 扫描：将造影剂从腰$_{4/5}$椎间隙注入椎管或从骶裂孔注入低管。在扫描摄片前定位观察，见造影剂完全充盈骶管，集中于后侧，最终达低 1 部位。骶管造影 CT 扫描属硬膜外造影，安全可靠，对于诊断骶骨骨折及骶神经损伤很有价值，可作为诊断骶骨骨折及骶神经卡压的放射学诊断技术（图 1－3－9）。

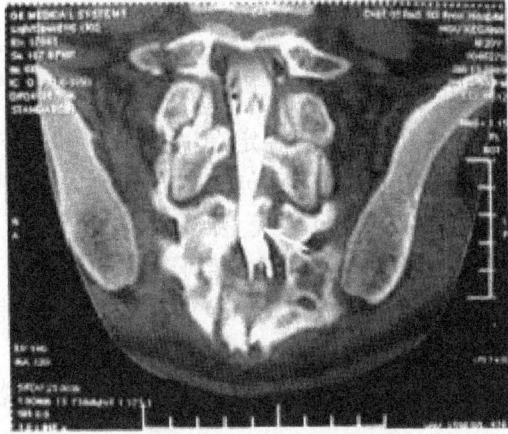

图 1－3－9　椎管造影 CT 冠状面可见骶骨骨折卡压骶管，骶神经受压（箭头所示）

5. CT 血管造影（CTA）　CT 血管造影即 CTA，静脉内注入如碘^{131}等血管造影剂同时进行 CT 扫描，可以比较清晰的显示出动脉血管图像（图 1－3－10）。该检查有助于诊断动脉出血，也有助于显示骨折部位和重要血管的比邻关系，有利于加强保护，减少医源性损伤。

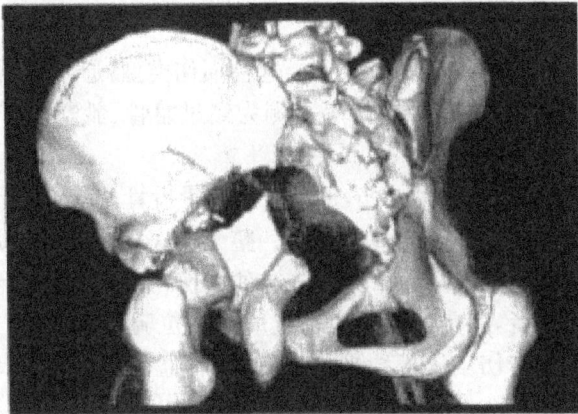

图 1－3－10　CTA 示骨折断端嵌压血管形成假性动脉瘤，假性动脉瘤形成于髂窝内侧

三、骨盆骨折的分型

将骨盆骨折进行科学分类，有助于正确判断骨折的受伤机制以及受伤程度，有利于正确选择手术入路、手术方法以及手术器械，可以取得更满意的治疗效果。自 20 世纪 50 年代以来，国内外学者提出了许多骨盆骨折的分类方法，但至今尚未有一种分类系统能完全、精确地反映骨盆骨折的特点，将 AO 分类与图 36－5CTA 示骨折断端嵌压血管形成假性动脉瘤，假Young－Burgess 分类结合应用可以更加全面评估骨盆性动脉瘤形成于髂窝内侧骨折。

（一）骨盆骨折的 OTA/AO 分类

OTA/AO 以 Tile 分类为基础，基于骨盆的稳定性、后方结构的完整性以及外力作用方向将骨盆骨折分为 A、B、C 三型，按顺序病情严重程度逐渐增加。每型又分为 3 个亚型，每个亚型又可以进一步分型。这种分类方法现已被多数医师所接受，但是该分类方法复杂难记，即使是有经验的医师也需要经常将患者的片子与分类表核实对比才能准确分类。

1. A 型（稳定型）

A1 型：撕脱骨折。

A2 型：稳定的髂骨翼骨折或移位较小的骨盆环骨折。

A3 型：骶/尾骨的横向骨折。

2. B 型（部分稳定型）　这类骨折旋转不稳定，但垂直方向和后方却是稳定的。垂直方向稳定的 B 型损伤可以由外部的旋转暴力（前后向的挤压）导致，也可由内部的旋转暴力（侧方挤压）所导致。B 型损伤的特征是后部张力带完整或骨盆底完整。

B1 型：书样损伤（外旋不稳定）：经实验研究，若耻骨联合分离小于 2.5cm，则不会伴有盆底或骶棘韧带的破坏，若耻骨联合分离大于 2.5cm，常常会伴有骶棘韧带、骶髂前韧带的断裂和盆底的破坏。这种损伤可以是单侧 B1 型或双侧 B3－1 型。

B2 型：侧方挤压伤：这类损伤的特点为单侧骨盆后弓的部分破裂而维持着垂直方向的稳定性。

B3 型：双侧 B 型损伤

3. C 型（不稳定型）　C 型损伤的特征是后部骶髂关节结构的严重破坏，髂骨、骶髂关节或骶骨可发生严重的移位。前部的损伤可以是耻骨联合分离和（或）单侧耻骨支或双侧耻骨支的骨折。

C1 型：单侧损伤

C2 型：双侧损伤：一侧 B 型，另一侧 C 型。这种损伤类型，通常一侧为部分不稳定的 B－1 型"开书"损伤或 B－2 型侧方挤压伤，而另一侧为经过髂骨、骶髂关节或骶骨的不稳定的 C 型损伤。

C3 型：双侧损伤：双侧均为 C 型损伤，这种类型的骨折骨盆移位最严重，最不稳定并且预后最差。两侧的半骨盆都是不稳定的 C 型损伤。整个盆底双侧都受到破坏。

C3 变异型：双侧骶髂关节脱位，前弓完整，这种损伤，实际上是变异的 C3 型损伤。这种损伤常发生在年轻女性患者，多是由于患者在过度屈曲位骑马时，因马摔倒而患者向后摔落在地上而遭受了持续的撞击伤。从 X 线平片上看，其骨盆前部结构保持完整，但双侧骶髂关节后脱位。

（二）Young－Burgess 分类

Young－Burgess 分类是基于受伤力学与骨盆稳定性相结合的分类方法，简单易记，但有些骨折的受力及稳定性比较难判断，因此同一例患者不同医师可能会有不同看法。Young－Burgess 分型主要有以下四个主要类型，每型又可分为不同亚型：

1. APC 型（前后挤压型损伤）

APCⅠ型：耻骨联合分离不超过 2.5cm，有单侧或双侧耻骨支的垂直骨折或骨盆环的破裂。

APCⅡ型：耻骨联合分离大于 2.5cm，伴有骶髂关节的分离，但是仍保留有垂直稳定性。

APCⅢ型：前方和后方结构的完全破裂，伴有明显的骶骨分离或垂直方向的骨折移位，该类型稳定性差，常伴有严重的复合伤。

2. LC 型（侧方挤压损伤）

LCⅠ型：后方应力使骶骨受到冲击，是稳定性骨折。

LCⅡ型：前方应力导致后部韧带结构破裂，但是垂直稳定性仍然被保留，可能伴有骶骨前方挤压伤。这种损伤常常并发许多其他创伤，包括颅脑外伤和腹腔内脏损伤。

LCⅢ型：侧方暴力持续通过骨盆产生双侧半骨盆的损伤，与被挤压或碾压引起的孤立性损伤类似。这种损伤一般不伴有严重的复合伤。

3. VS 型（垂直不稳定型骨折或剪力型损伤）　轴向暴力作用于骨盆产生骨盆环前后韧带和骨复合体破裂。骶髂关节分离并纵向移位，偶有骨折线通过髂骨翼和（或）骶骨。它导致不稳定骨折，常有较严重的腹膜后出血。

4. CM 型（复合机制损伤）　前部和（或）后部纵形和（或）横形骨折，可见各类骨折的组合形式（LC－VS 型和 LC－APC 型等）。

（三）骶骨骨折的分型

骶骨是骨盆的一部分，骶骨骨折可与骨盆其他部位骨折合并存在也可单独存在。由于骶骨的解剖特点，骶骨骨折极易造成神经损害或者遗留下顽固性疼痛。有学者对骶骨骨折单独进行了分型。

关于骶骨骨折的分型，Denis 分型法已被广泛认可，Ⅰ型指骨折发生在骶孔的外侧方，Ⅱ型指骨折位于骶孔区，Ⅲ型指骨折位于骶孔内侧骶骨中间。这种分类只描述了纵向骨折，而没有描述横行等其他类型骨折。但是骶骨横行骨折也被列入Ⅲ型骨折。骶骨横行骨折有时涉及骶孔并且常常呈复杂的 H 形骨折或 T 形骨折。这类骨折在骶骨侧位片上可见显著移位。

四、骨盆骨折的治疗

骨盆骨折常有严重的伴发伤，骨盆骨折的早期治疗应以抢救患者的生命为主，首先治疗危及患者生命的颅脑、胸、腹损伤，其次是治疗合并伤或伴发伤，最后及时有效的治疗包括骨盆骨折在内的骨与关节损伤。对于骨盆骨折本身来说，其治疗目的是恢复骨盆环的完整性和稳定性。对于稳定型及大多数部分稳定型骨盆骨折一般采用非手术治疗，包括骨盆束缚带、骨牵引等方法。对于某些部分稳定型和不稳定型骨盆骨折，如患者一般情况允许，应采用手术治疗。如患者不能耐受手术，存在手术禁忌证，则只能采用非手术治疗。

（一）骨盆骨折的治疗原则

1. OTA/AO A 型的治疗原则　OTA/AO A 型骨折为不累及骨盆环的稳定性骨折，如撕脱骨折、无移位或移位轻微的骨盆前环骨折以及骶 2 以下的骶尾骨骨折脱位等，均不需要手术治疗，方法主要有卧床、骨牵引、骨盆束缚带等。只有髂骨骨折移位明显者，才需切开复位内固定治疗。

2. OTA/AO B 型的治疗原则　耻骨联合分离＜2.5cm 或无移位的耻骨支骨折等稳定性 OTA/AOB 型骨折可以保守治疗。对于：①耻骨联合分离多 2.5cm 者；②耻骨联合交锁；③耻骨支骨折移位者；④双下肢不等长≥2cm 者；⑤耻骨支骨折伴有股神经或股血管损伤者可考虑手术治疗。手术治疗方法：耻骨联合分离切开复位，可用重建及锁定接骨板固定；也可经皮用1枚或2枚空心螺钉固定。耻骨支骨折可用重建接骨板固定，也可在透视或导航下经皮置入空心螺钉固定。

3. OTA/AO C型的治疗原则　OTA/AO C型损伤具有旋转和垂直不稳定，原则上以手术治疗为主，治疗应同时固定前后环，使骨盆成为闭合环形结构，使其抗变形能力大大增强，这样可以获得最大限度的骨盆稳定性。

OTA/AO C型骨盆骨折中，后环损伤包括骶髂关节骨折脱位或移位的骶骨骨折等。对于骶髂关节骨折脱位或骶骨纵形骨折，可采用重建接骨板，空心螺钉或经骶骨棒固定；而对于引起脊柱骨盆不稳定的骶骨粉碎性骨折，可采用脊柱－骨盆内固定系统，重建中轴骨和骨盆的连续性。前环损伤辅助固定的指征包括耻骨联合分离及移位明显的耻骨支骨折，可采用接骨板或螺钉固定；前环若是耻骨联合分离，双接骨板固定的效果好于单一接骨板固定；前环若是耻骨支骨折，则可采用接骨板或空心螺钉固定。手术入路采用骨盆前入路或后入路，或前后联合入路。

关于骨盆前后环联合固定的顺序，按解剖及损伤机制，应遵照由近及远，由后及前的顺序。首先复位固定后环损伤，再行前环的复位固定，后环的复位固定通常能够改善前环的移位情况。

下面主要介绍骨盆骨折切开复位内固定的手术入路，复位和固定方法。

(二)骨盆骨折内固定手术入路选择

骨盆骨折类型不同，固定方法不同，手术入路也会不同，常用的入路包括 Pfannenstiel 入路，髂腹股沟入路，骶髂关节前方入路，骶骨后入路等，不同入路可以联合应用或根据骨折不同而进行适当改良或简化，总体原则是尽量采用创伤小、方便，熟悉的入路，能闭合完成的则不切开，能微创操作的则不要大切口。对于耻骨联合分离、耻骨支骨折等可选择 Pfarnnenstiel 入路或改良 Stoppa 入路或联合髂腹股沟入路，髂骨骨折通常采用髂骨翼斜行切口即可。骶髂关节前方入路能直视骶髂关节，适用于骶髂关节脱位和(或)累及髂骨的骨折脱位的切开复位内固定。骶髂关节的后方显露比较困难，可采用骶髂关节后方入路：俯卧位或"漂浮"体位。自髂后上棘的内侧或外侧直切口沿髂嵴的外侧缘或内侧缘延伸，向深部剥离至髂嵴，切断下腰背筋膜、骶棘肌腱膜、骨膜，向内牵开，即可显露骶髂关节的后缘。显露时注意避免损伤臀上动脉。对于骶骨骨折可采用骶骨后正中入路，涉及骶髂关节的，可在髂后上棘和内侧骶骨嵴之间的中线附加小切口，锐性剥离以显露双侧髂后上棘，便于放置内置物。

(三)骨盆骨折的复位与内固定技术

1. 耻骨联合分离复位固定技术　复位注意的几个问题：①采用 Weber 复位钳复位或于双侧耻骨体的前方各打入1枚螺钉，利用螺钉复位钳或 Fannbeuf 钳夹持复位。②复位时应逐渐分次地复位，尤其是分离移位明显的骨折，或者陈旧性的骨折，更应逐渐复位。③复位困难时，可于两侧髂骨翼旋入 Schanz 螺钉以增加复位力臂，或安放外固定架通过机械力量逐渐复位。固定技术：通常采用重建接骨板或动力加压接骨板经塑形后，置于耻骨前上方(图1－3－11，图1－3－12)，若是单纯的耻骨联合分离，可用4～6孔接骨板，每侧2～3孔，螺钉应与耻骨后侧面平行；若放置第2块接骨板，则按耻骨前侧面形状塑形，且螺钉由前向后打入，不要将螺钉打入耻骨联合(图1－3－13，图1－3－14)；现在耻骨联合锁定接骨板已逐渐应用于临床，但是临床报道较少，长期效果尚不清楚。也有1枚或2枚空心螺钉交叉固定耻骨联合分离(图1－3－15)。

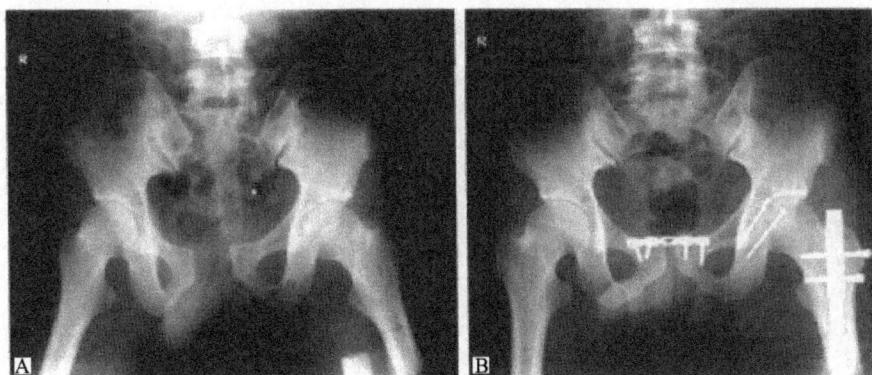

图 1-3-11　耻骨联合分离经前路接骨板固定术

A. 术前骨盆前后位 X 线片示耻骨联合分离、左股骨干、左髋臼后壁骨折；B. 术后骨盆前后位 X 线片示骨折基本得到解剖复位，耻骨联合接骨板位于前上方

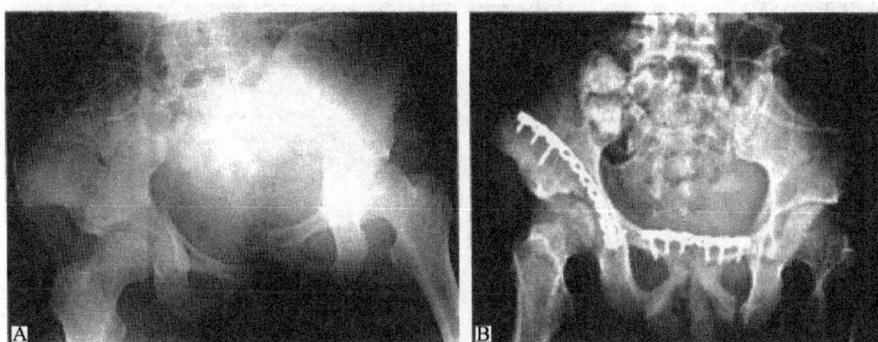

图 1-3-12　耻骨联合分离经前路接骨板固定术

A. 骨盆前后位 X 线片示耻骨联合分离、右髋臼横形骨折；B. 术后骨盆前后位 X 线片示，骨折解剖复位，耻骨联合接骨板放于前上方

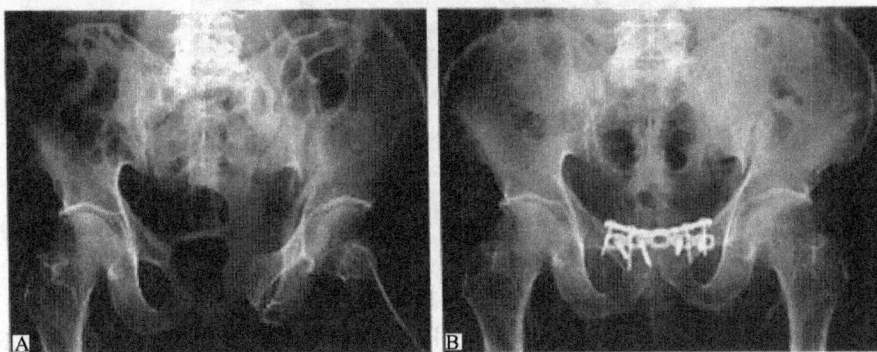

图 1-3-13　耻骨联合分离经前路接骨板固定术

A. 术前骨盆前后位 X 线片示耻骨联合分离；B. 术后骨盆前后位 X 线片示骨折得到解剖复位，耻骨联合上方及后侧各放置一块接骨板

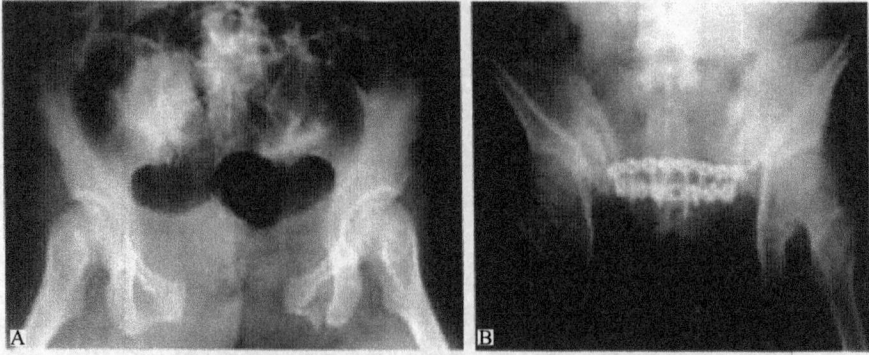

图1－3－14　耻骨联合分离经前路双接骨板固定技术

A.术前骨盆前后位X线片示耻骨联合分离；B.术后骨盆出口位X线片示耻骨联合复位良好，接骨板、螺钉位置佳

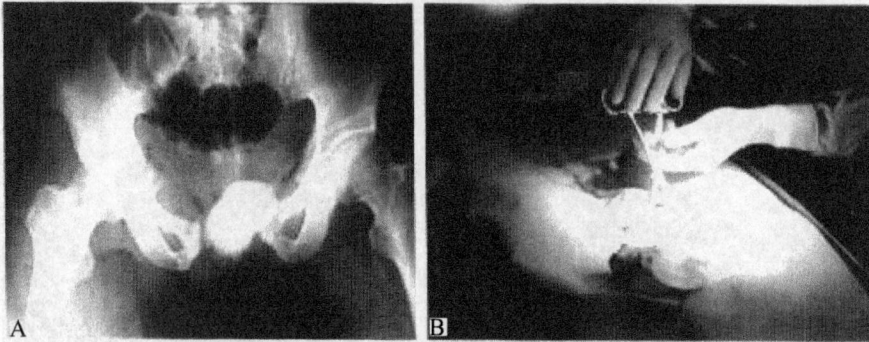

图1－3－15　耻骨联合螺钉固定

A.术前骨盆前后位X线片示耻骨联合分离；B.术中耻骨联合复位；C.术中X线显示复位固定良好

2.耻骨支骨折的复位固定技术　耻骨支骨折端显露困难，通常很难直视复位，因此应掌握骨折的闭合复位技巧，以减少手术创伤。主要使耻骨上支复位，不必强求下支解剖复位。耻骨支骨折采用重建接骨板固定时，应精确塑形，要有足够的长度，以便每一骨折块都有螺钉固定，若接骨板越过髂耻隆起外侧，须防止螺钉穿入髋关节（图1－3－16，图1－3－17）。靠近耻骨联合附近的耻骨支粉碎骨折，在固定时可以跨越耻骨联合以增加稳定（图1－3－18，图1－3－19）。透视或导航下经皮打入空心螺钉固定耻骨上支骨折手术创伤小，适用横断型耻骨支骨折，值得推广。

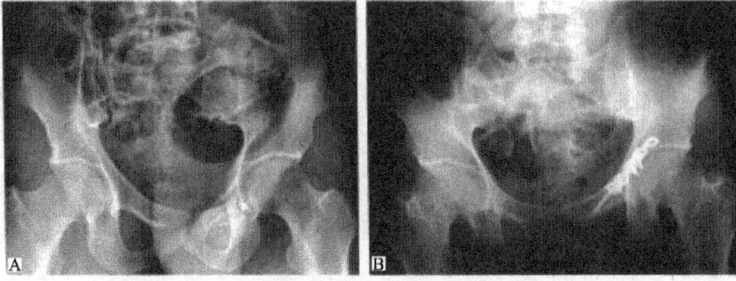

图 1－3－16　耻骨支骨折接骨板固定术

A. 骨盆前后位 X 线片示左侧耻骨支骨折；B. 术后骨盆前后位 X 线片示骨折解剖复位，螺钉位置佳，未进入关节

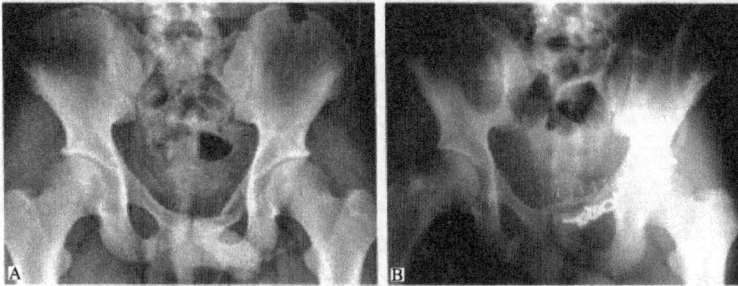

图 1－3－17　耻骨支骨折接骨板固定术

A. 骨盆前后位 X 线片示右耻骨支骨折；B. 术后骨盆前后位 X 线片示骨折复位良好，螺钉未进入关节

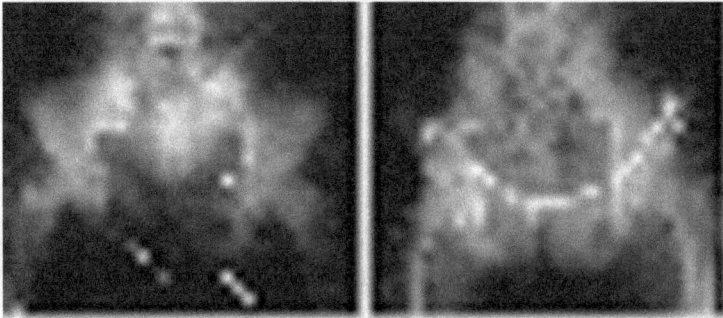

图 1－3－18　双侧耻骨支骨折接骨板固定技术

A. 术前骨盆前后位 X 线片示双侧耻骨支骨折（箭头所示）；B. 术后骨盆前后位 X 线片示一块长接骨板固定双侧耻骨支骨折

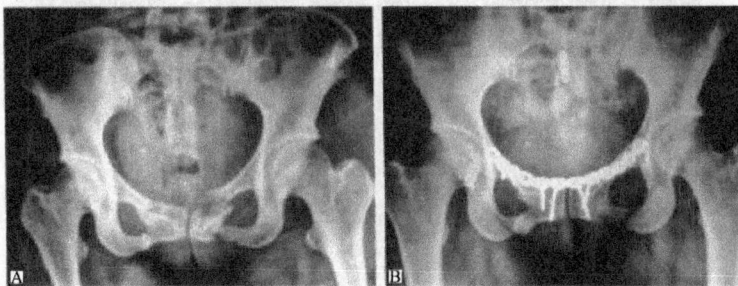

图 1－3－19　游离耻骨支骨折接骨板固定技术

A. 术前骨盆前后位 X 线片示双侧耻骨支骨折，耻骨支"游离"；B. 术后骨盆前后位 X 线片示耻骨骨折解剖复位，"游离"耻骨支行跨耻骨联合接骨板固定

3.髂骨骨折的复位固定技术　骨折暴露后,在髂前上棘处安放 Schanz 钉,通过 T 形把手提拉、旋转使骨折复位;也可用尖端复位钳钳夹、提拉使骨折复位;对于移位明显的骨折,可借助顶棒,在骨折线两侧钻孔安放螺钉,再借助 Farabeuf 复位钳来夹闭、挤压使骨折复位。固定技术:髂骨复位后,可以用 3.5mm 或 4.0mm 空心螺钉斜行固定并加压。也可采用重建接骨板固定,因为髂骨中央部骨质非常薄,接骨板应靠近髂嵴边缘放置。也可以螺钉和接骨板联合固定,先在接近髂后上棘、髂后下棘、髂嵴等处打入带垫圈的拉力螺钉,拧入螺钉后可加用跨骨折线的重建接骨板固定(图 1-3-20)。

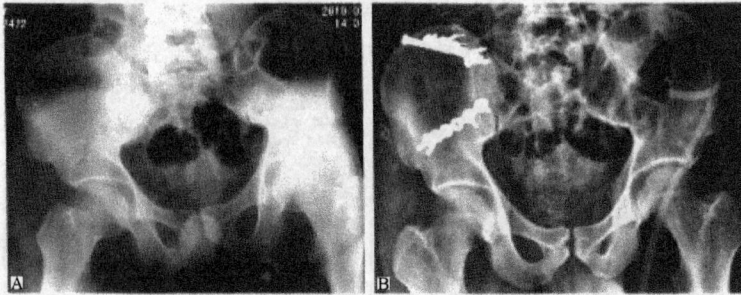

图 1-3-20　右髂骨骨折接骨板螺钉固定

A.术前骨盆前后位 X 线片示右髂骨骨折;B.术后骨盆前后位 X 线片示接骨板、螺钉固定位置良好

4.骶髂关节脱位前路复位固定技术　复位技术:骶髂关节显露清楚后,观察其脱位情况,在多数情况下,髂骨向后、向上脱位,所以可采用屈髋,轴向牵引患侧下肢,同时用持骨钳或尖头复位钳夹在髂前上棘处的内外侧面上,也可以在髂结节处沿髂骨翼方向打入 1 根 Schanz 螺钉,借助螺钉和(或)复位钳向上牵拉并内旋,使骶髂关节复位。一旦骶髂关节复位,应设法维持复位状态,并在关节两侧骶、髂骨上各打入 1 枚螺钉以 Farabeuf 钳或螺钉复位钳夹持以维持复位。

固定技术:重建接骨板固定,通常选择 2 块 3 孔的重建接骨板,将其中 1 孔置于骶骨侧,1 孔或 2 孔置于髂骨侧。2 块接骨板可平行放置,也可略交叉(图 1-3-21,图 1-3-22)。

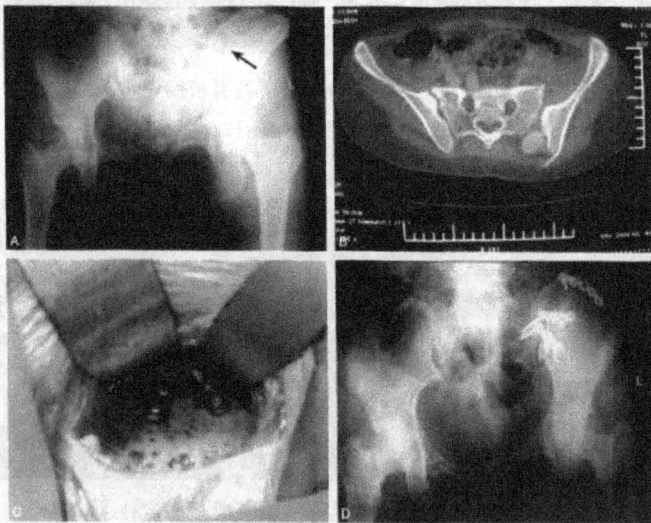

图 1-3-21　骶髂关节骨折脱位经前路接骨板固定技术

A.术前骨盆前后位 X 线片示骨盆 OTA/AO C 型骨折,右侧耻骨上下支骨折、左侧骶髂关节骨折脱位(箭

头所示);B. CT 横断面示左侧骶髂关节骨折脱位;C. 术中复位后以 2 块 3 孔接骨板固定骶髂关节;D. 术后骨盆前后位 X 线片示髂骨及骶髂关节接骨板固定位置好

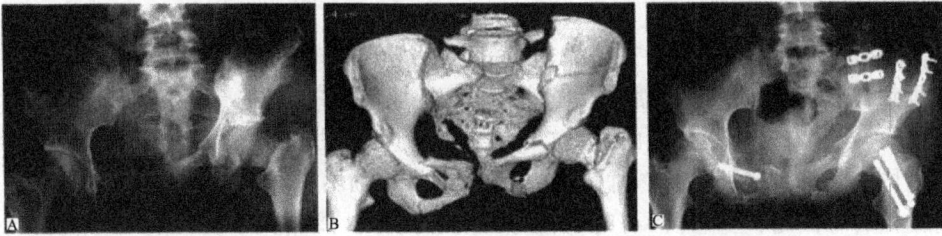

图 1-3-22　骶髂关节骨折脱位经前路接骨板固定技术

A. 术前骨盆前后位 X 线片示双侧耻骨上下支骨折、左侧骶髂关节骨折脱位、左髂骨翼骨折、左股骨颈骨折;B. CT 三维重建所示;C. 术后骨盆前后位 X 线片示骨折固定良好

5. 骶髂关节脱位的后路复位固定技术

(1)复位技术

1)将 Weber 钳的一端放在骶骨正中棘上,另一端置于髂后柱上,钳夹复位(图 1-3-23)。

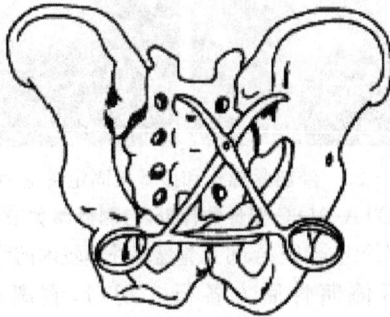

图 1-3-23　使用复位钳,钳尖从 S_1 棘突跨到髂骨

2)经坐骨大切迹、跨过骶髂关节安放尖端复位钳,安放复位钳时必须小心,经坐骨大切迹用手指进行钝性分离骶孔外侧的骶骨前方区(图 1-3-24)。

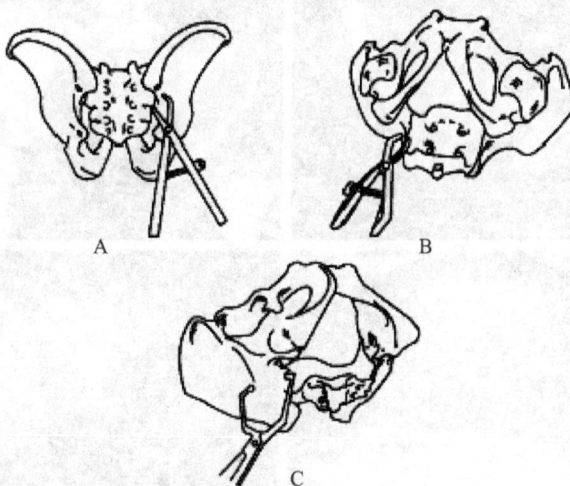

图 1-3-24　2 经大切迹放置锯齿持骨钳

A. 后方观;B. 前面观,显示 $S_1 \sim S_2$ 水平骶孔外侧的内侧钳爪;C. 也可使用角度复位钳

3)将 Schanz 钉打入髂嵴用以牵拉复位；或在骶骨Ⅰ区、髂嵴或髂后柱上拧入螺钉，以复位钳钳夹复位。

（2）固定技术

1）骶髂螺钉固定：S_1 周围有很多重要的结构，所以螺钉的位置要求十分准确。打入 S_1 的螺钉的理想位置。其入点在自髂嵴至坐骨大切迹连线中点的两边，在髂嵴前方约 1.5cm 处，并与之平行，进钉方向与髂骨表面垂直。随着微创技术和理念的发展，对于骶髂关节脱位，经皮微创内固定越来越受到骨科医师的重视，临床应用逐渐增多。

2）经髂骨棒固定：经髂骨棒有时也被称为"骶骨棒"。骶髂关节复位后，在髂后上棘附近以导针钻孔，经骶骨背侧，打入对侧髂后上棘附近，然后在其下方约 2～4cm 处再钻一对孔，第一根棒应放置在椎间隙水平的 L_5/S_1 椎孔的近端，第二根棒则在 S_1 椎孔的远端，两根棒至少要相距 2cm。若合并骶骨Ⅱ区骨折时，不要对骶骨过度加压，以免损伤神经（图 1-3-25）。

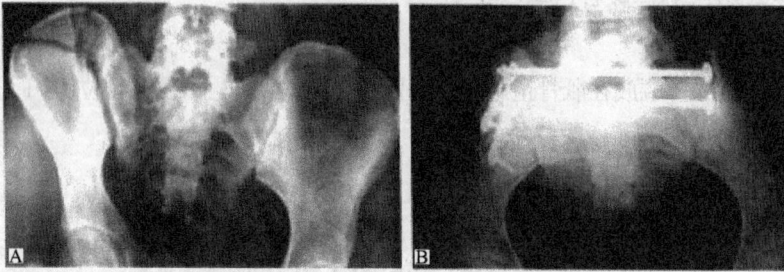

图 1-3-25　经髂骨螺栓和接骨板固定骨盆后环技术

A.术前骨盆前后位 X 线片示 OTA/AO C 型骨盆骨折，右侧骶髂关节骨折脱位并累及髂骨；B.术后骨盆前后位 X 线片示接骨板与经髂骨螺栓组合、固定，可见骨盆环外形较术前明显改善

3）骶骨后方接骨板：在双侧髂骨后方各行一切口，剥离至髂后柱，可使用 3.5mm 或 4.5mm 的重建接骨板，将其预弯塑形后，钝分离骶骨后方形成筋膜下隧道，将接骨板经隧道穿过，经骶骨后方向下到髂骨翼，两端以螺钉固定于髂骨翼上，其中 1 枚螺钉要打入髂骨翼剖面，长度要足够。可将锁定接骨板塑形后使用，固定加压效果更佳（图 1-3-26）。

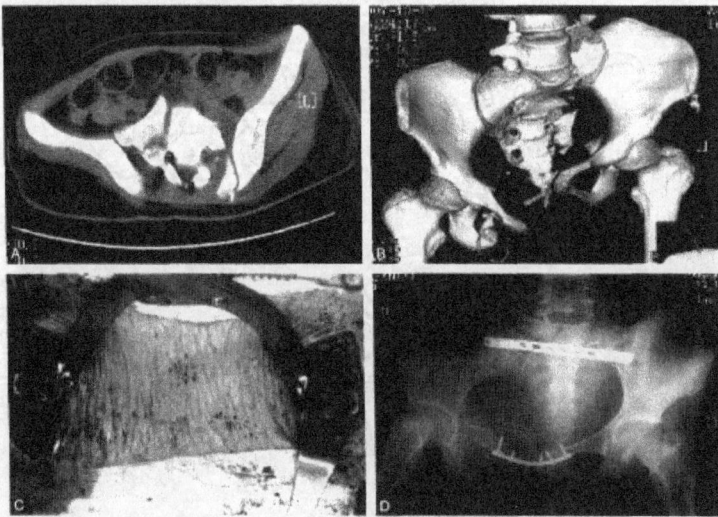

图 1-3-26　骶骨后接骨板固定骶骨

A.CT 平扫示骶骨骨折、骶髂关节脱位；B.CT 三维重建示耻骨联合分离；C.术中骶骨、骶髂关节复位及接

骨板的塑形;D. 术后骨盆前后位 X 线片示骨折复位良好

6. 骶骨骨折的复位固定技术

(1)复位技术:经手术入路切口显露后,利用椎板撑开器谨慎地牵开骨折线,检查并清理整条骨折线,根据术前 CT 来确定造成骶椎管狭窄的碎骨块的位置,压迫骶神经的骨碎片要完全取出;仔细探查骶神经根,至腹侧骶孔水平,操作谨慎细致,避免损伤骶前静脉丛引起出血。对于移位的骨块,可用尖端复位钳夹持骨块,轻柔操作使其复位。

(2)固定技术:骶后接骨板:为适合骶骨后方的形态,可以把接骨板预弯成 M 形,也可通过接骨板螺孔,应用螺钉对移位的骶骨骨折进行复位,并增加固定的稳定性(图 1-3-27)。为加强骶骨骨折的稳定性,可在其下方加用横行接骨板直接固定骶骨纵行骨折。有时低骨骨折并非为单一骨折线,如纵行骨折伴有横行骨折时,可另外加用一接骨板纵行固定。

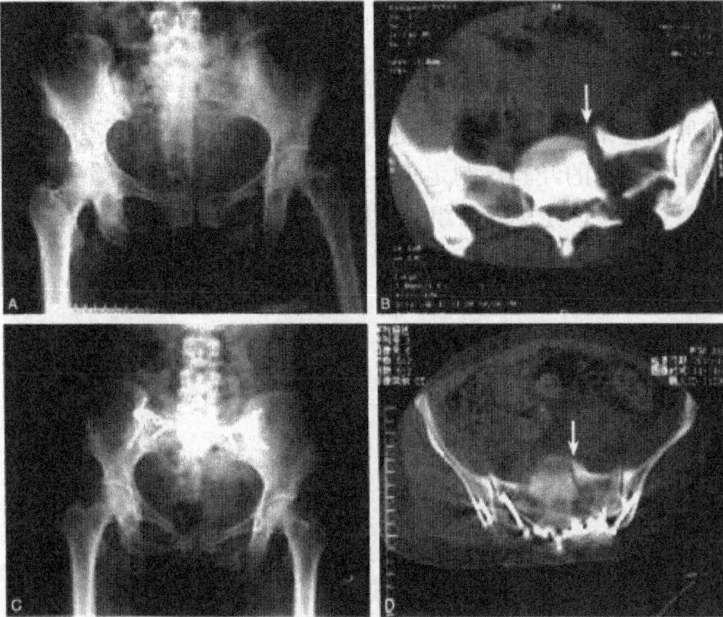

图 1-3-27　骶骨骨折骶后接骨板固定技术

A. 术前骨盆前后位 X 线片示左侧耻骨上下支骨折及左侧骶骨骨折;B. CT 横断面示双侧骶骨骨折,左侧移位明显(箭头所示);C. 骶骨骨折行后路接骨板固定术后 X 线片;D. 术后 CT 横断面示 M 形接骨板固定骶骨骨折,骨折复位良好(箭头所示)

髂腰固定术:即自腰椎固定至髂骨后区来获得稳定。适合于骶骨横行、"井"、H、T 形等粉碎性骨折。对于伴有骶神经损伤的 Ⅱ 型或 Ⅲ 型骨折应先进行骶椎板切除、骶管减压、骶神经探查,在神经减压、骨折复位完成后,向两侧分离显露双侧髂嵴后区,分别植入椎弓根螺钉,在 L_4 和 L_5 的两侧椎弓根分别拧入 2 枚椎弓根螺钉,然后在双侧髂骨内各拧入 1 枚螺钉,采用标准的椎弓根内固定系统,插入连棒,根据骨折移位情况提升、固定钉棒。该固定系统可单侧固定,也可双侧同时固定(图 1-3-28)。

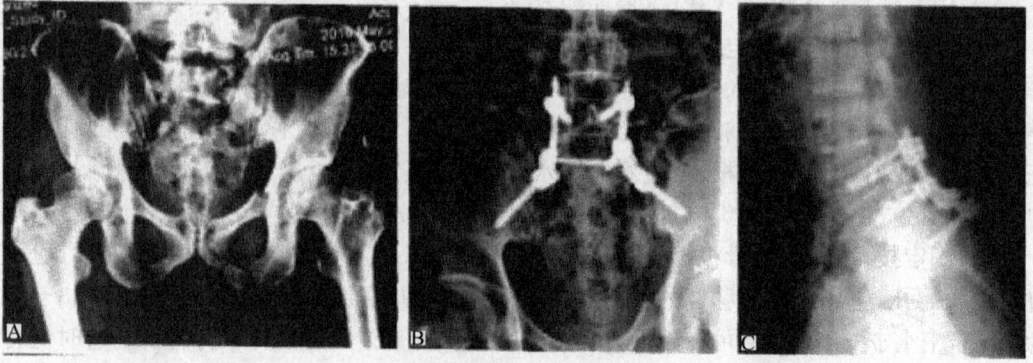

图 1-3-28　脊柱-骨盆内固定系统治疗粉碎性骶骨骨折

A. 术前骨盆前后位 X 线片示左侧骶骨粉碎性骨折；B. 术后骨盆前后位 X 线片示双侧骨盆-脊柱内固定，内固定物位置良好，骨折复位可；C. 术后腰骶侧位片示脊柱内固定螺钉均在椎弓根内，位置良好

7. 前后环联合复位固定技术　骨盆骨折前后环联合损伤，可以为单侧损伤，也可为双侧同时损伤，其治疗原则应采用前后联合固定，要根据具体骨折类型，患者年龄、职业、经济状况、主观要求以及主管医师的经验等制定具体固定方法。通常将前路接骨板技术、后路接骨板、骶骨棒、骶髂螺钉、髂腰固定等方法组合应用。

（杨震）

第四章　髋臼骨折

"髋臼骨折对于骨外科医师来说仍然是一个未解之谜"，Tile M 在他的经典专著《骨盆与髋臼骨折》第三版中这样写道。确实，随着我国现代化及工业化进程的高速发展，工业建筑和交通事故以及各种自然灾害逐年增多，髋臼骨折的发生率较以往明显增加。造成髋臼骨折的高能量损伤可以是直接暴力，也可以是间接暴力，不仅会导致髋臼骨折移位，还可能导致髋臼以外部位的合并伤，同时这些合并伤可能危及生命，给治疗和处理带来困难。加之髋臼骨折由于其位置深、解剖结构复杂、骨折形态多变，长期以来其手术显露、复位及内固定对骨科医师都是一个巨大挑战。为了提高髋臼骨折的治疗水平，每一位专科医师都需要对髋臼骨折的规范治疗进行系统学习。对于髋臼骨折的治疗尚有不少争论，但无论保守治疗还是手术治疗，大部分学者提倡这样一个基本原则－要获得长期满意的疗效，关键在于股骨头和髋臼必须有良好对位。

第一节　髋臼骨折的诊断

一、病史及临床表现

髋臼骨折一般由高能量暴力导致，如车祸伤或坠落伤等。机动车辆引发的交通事故是引起髋臼骨折的最重要因素，骨折类型取决于暴力的方向以及在碰撞发生时股骨头在髋臼中的位置。这种暴力通常作用于大转子、髋关节屈曲时的膝部、膝关节和髋关节伸直时的足部以及骨盆的后部 4 个部位。受伤时的负重情况和肌肉反应程度决定了初期骨折移位的程度。高能量损伤常会导致较大量的失血，常常合并其他脏器的损伤，对该类患者需行全面检查。对于下肢局部检查，可发现大转子或膝关节周围等部位有瘀斑、患肢表现为类似髋关节脱位的症状、缩短和旋转畸形。症状不明显或没有明显临床畸形的患者，大多数髋臼骨折能够在受伤初期 X 线检查所拍摄的骨盆前后位片上清楚地看到。髋关节的稳定性可以用于判断骨折的稳定程度，髋臼骨折时经常表现为髋部或腹股沟区疼痛。

二、影像学诊断

影像学检查对骨折诊断、分类、制订手术方案都是必须的。骨盆前后位 X 线片应该作为骨盆创伤的一项常规检查，如果患者病情稳定也应该加拍 Judet 系列位片，即髂骨斜位和闭孔斜位片（图 1－4－1）。髋臼骨折合并有髋臼和骨盆环损伤时应加拍骨盆上口位片和下口位片，但只有髋臼骨折时可以不拍。骨盆 CT 扫描可以反映髋臼骨折移位情况和压缩程度，还能确定是否有关节内骨折等其他信息。尽管如此，骨盆前后位片和 Judet 斜位 X 线片仍然是准确判断髋臼骨折分类的金标准。

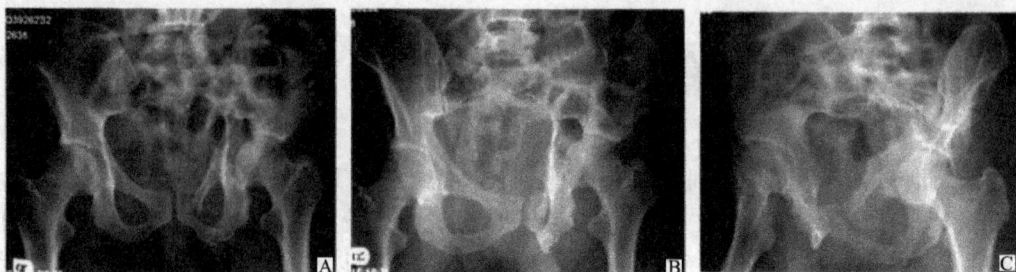

图 1-4-1 Judet 系列位片

A. 骨盆前后位片；B. 左侧髂骨斜位片；C. 左侧闭孔斜位片

1. 髋臼骨折的 X 线表现　借助传统的 X 线检查，能全面显示髋臼的解剖结构，对髋臼骨折的诊断、分类及处理非常重要。一张单纯的骨盆前后位 X 线片只能初步诊断是否有髋臼骨折的存在，而不能对髋臼骨折作出准确的解剖学诊断。对于髋臼骨折，常规需拍摄 3 张 X 线平片，分别是：骨盆前后位、髂骨斜位和闭孔斜位，统称为 Judet 系列位片。各个位置的 X 线片表现特点如下。

（1）骨盆前后位片（图 1-4-2）：患者取仰卧位，X 线球管中心对准耻骨联合。在骨盆前后位 X 线片上，主要观察骨盆环的骨折以及少见的双侧髋臼骨折。在此位置上，可看到 6 个重要标志：①髂耻线，该线代表真骨盆上口前缘，该线中断表示前柱骨折。②髂坐线，该线代表整个四边体后下边即后柱，该线中断表示后柱骨折。③髋顶线，该线代表髋臼负重区，该线中断说明骨折累计髋臼负重区。④髋臼前唇线，该线中断提示髋臼前缘或者前壁骨折。⑤髋臼后唇线，该线代表髋臼后缘，如中断说明有后壁骨折。⑥泪滴（"U"形线），由髋臼最下和最前面部分的边缘及四边体前方平坦部分的边缘构成，分为泪滴内支及泪滴外支，内支代表闭孔管及四边体前下面，外支代表髋臼前壁的上面，两者在前后位片上相互重叠，该线中断代表涉及四边体的骨折。

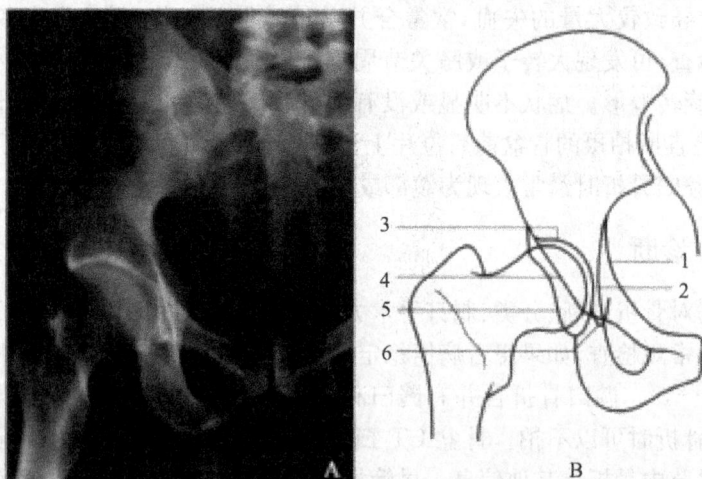

图 1-4-2 骨盆前后位解剖标志

A. 前后位 X 线片；B. 示意图：1. 髂耻线；2. 髂坐线；3. 髋臼顶；4. 髋臼前唇线；5. 髋臼后唇线；6. 泪滴

（2）闭孔斜位片（图 1-4-3）：垫高患髋 45°并调节球管位置，使其对准患侧髋关节。理想时，闭孔斜位片显示尾骨末端接近髋臼中心上方，由于髂骨旋转只能看见其侧面（就如同一把刀立起来只见其刀背一样），而坐骨和闭孔则显示很大。闭孔斜位片主要显示以下结构：①髋臼后唇线，此线中断说明有后壁骨折。②髂耻线，该线中断表示前柱骨折。③髋臼顶。④耻骨上下支和闭孔。

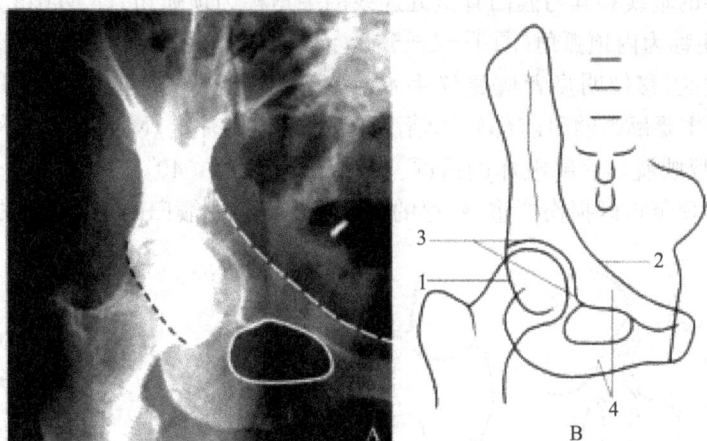

图1-4-3 髋臼闭孔斜位解剖标志
A.右闭孔斜位X线片；B.示意图：1.髋臼后唇；2.髂耻线；3.髋臼顶；4.耻骨上下支（闭孔）

（3）髂骨斜位片（图1-4-4）：患者健侧髋部抬高45°，患侧半骨盆外旋，球管正对髂前上棘。标准的髂骨斜位片可见宽大的髂骨，而坐骨只能显示其侧面，闭孔极小或者看不见。在髂骨斜位片上主要显示：①髋臼前唇和前壁，髋臼前缘在此位时显示清晰，避免与髋臼后缘线的重叠，该线中断提示髋臼前缘或者前壁骨折。②坐骨大切迹，该线中断表示后柱骨折。③坐骨棘和坐骨支。④髂骨翼，重点显露了髂翼、髋骨，可使该部位骨折充分显露。

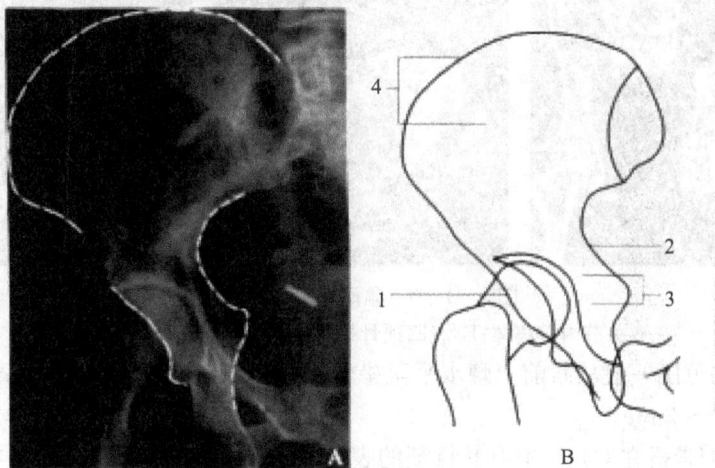

图1-4-4 髋臼髂骨斜位解剖标志
A.髂骨斜位X线片；B.示意图：1.髋臼前唇和前壁；2.髋臼后柱；3.四边体；4.髂骨翼

2.Matta顶弧角的测量及其意义 1986年Matta利用Judet系列位片提出了顶弧角的概念，用以弥补Letoumel-Judet分类时只说明骨折部位，并不能表示骨折粉碎程度的不足。Matta顶弧角的测量是对Letoumel-Judet分类的补充，测量的基础是Judet系列位片。测量的方法是首先找到髋臼的几何中心：在髋臼周边任两点做横切线，然后从两个切点分别画出切线的垂直线,两条垂直线的交点,就是髋臼的几何中心。正常情况下髋臼的几何中心与股骨头的中心位置是重合的。但当髋臼骨折时,股骨头向下、向盆腔内移位,导致两者分离。此时,髋臼中心应从残存的髋臼上部完整区取点测量,而不能以股骨头中心作为髋臼的几何中心。髋臼中心的垂线和其与髋臼骨折处连线的夹角称为顶弧角,即 Matta 角。在骨盆前后位片上,Matta 角称为内顶弧角(图 1-4-5A),该角>30°表明髋臼负重区完整,该角<30°表明骨折侵及负重区,移位明显者应建议手术治疗;在闭孔斜位片上,Matta 角称为前顶弧角(图 1-4-5B),主要反映髋臼前部破坏情况;在髂骨斜位片上,Matta 角称为后顶弧角(图 1-4-5C),主要反映髋臼后部破坏的情况。如果前顶弧角<40°且后顶弧角<50°,则说明髋臼前部或后部臼顶负重区损伤严重,残存的臼顶不足以控制髋臼的稳定,建议手术治疗。

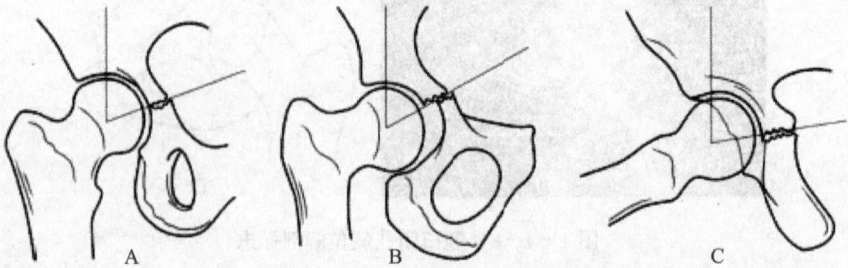

图 1-4-5 顶弧角示意图

A. 内顶弧角;B. 前顶弧角;C. 后顶弧角

3. 髋臼骨折的 CT 诊断 髋臼骨折属于关节内骨折,要详细评价髋臼骨折情况 CT 检查必不可少,因为 X 线平片难以精确评估关节面损伤情况,尤其是髋臼顶骨折、四边体骨折、股骨头骨折及关节内游离体(图 1-4-6)。

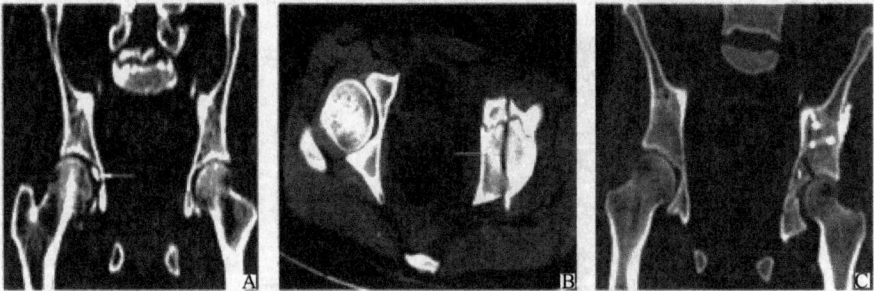

图 1-4-6 髋臼的 CT 扫描视图

A. 关节内游离体;B. 髋臼顶骨折;C. 四边体骨折及髋臼顶骨折

CT 扫描的范围一般从髂前上棘水平至坐骨结节水平,为了防止骨折小碎片的漏诊,扫描间隙要缩小至 2~3mm。

不同类型的骨折在 CT 片中有其特征的表现:①横行骨折的 CT 特点是在髋臼顶稍下层面可以显示,而在髂前上棘至髋臼顶及髋臼窝以下水平面均无骨折表现,横行骨折在 CT 平扫上是纵行的贯穿前后柱的骨折线(图 1-4-6B 箭头所指)。②前壁骨折中髋臼前方骨折线及移位情况可在 CT 髋臼层面被显示。③前柱骨折:CT 在髂前上棘至闭孔的所有层面均可显示骨折线。④后壁骨折:CT 显示骨折位于髋臼后缘,四边体内面一般不波及。由于骨折块往往向后上移位,在髋臼平面显示为后缘缺损表现。⑤后柱骨折:CT 扫描自大切迹水平出现骨折线,髋臼水平可见骨折线涉及四边体后面。⑥前柱伴后半横行骨折:在前上棘以上平面可见骨折线,髋臼平面可见骨折线涉及四边体,股骨头常有移位。⑦"T"形骨折:在髂前下棘以下平面可见骨折线,髋臼水平碎裂为3部分,前后柱均断裂。⑧双柱骨折:在髂前上棘平面出现骨折线,髋臼水平可见骨折线将髋臼分为前后两部分,耻骨降支水平也有骨折。⑨横行伴后壁骨折:骨折线局限于髋臼水平,下方部分往往内移,后壁亦有骨折。⑩后柱伴后壁骨折:骨折线自坐骨大切迹处起至髋臼,向下延伸至坐骨结节。

4. 髋臼骨折的三维重建　应用计算机软件可以将CT原始数据重组转换成三维立体图像,这样便可以全角度反映骨折的整体形态(图1-4-7),在电脑上可以360°旋转,全面观察骨盆髋臼骨折的形态。三维CT是髋臼骨折影像学诊断的重大飞跃,就显示骨折情况的清晰度及完整性而言,三维CT具有其他影像学无可比拟的优越性。而且,还可以利用软件从三维重建的影像中将股骨头移除,从而更直观地显示整个髋臼关节面的形态。

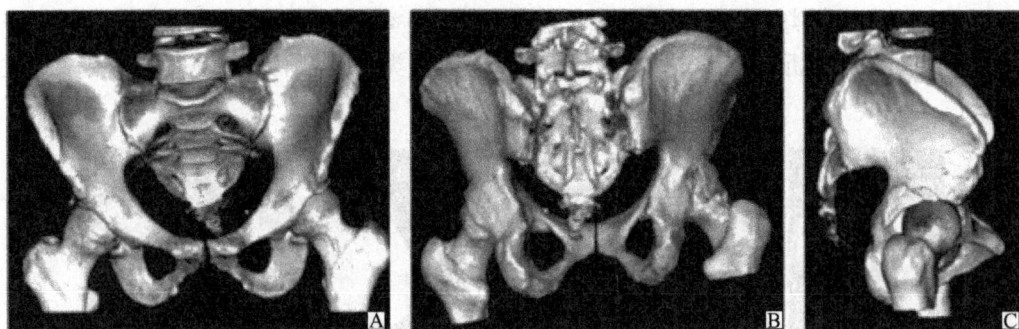

图1-4-7　骨盆髋臼的CT三维重建

随着3D打印技术的发展与三维软件的衔接,可以导出处理好的原始数据进行三维打印(图1-4-8)。3D打印技术可以制作等比例的实体模型,使观察诊断更直观;还可以模拟手术复位、预弯钢板等;另外还可以辅助制订手术方案,这在骨盆骨折畸形愈合矫正时制订术前计划尤其实用。

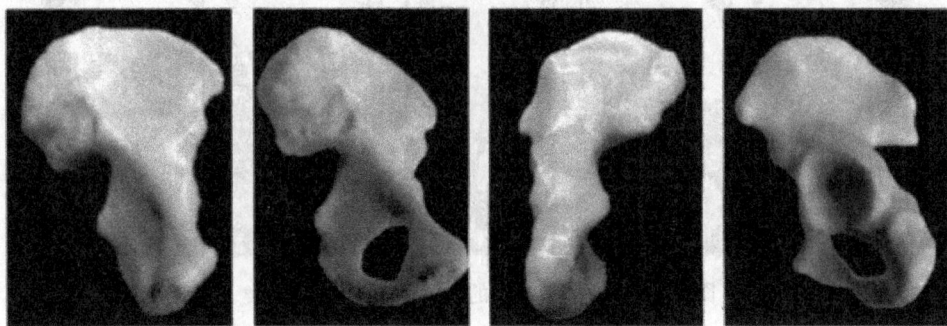

图1-4-8　3D打印技术重建半骨盆模型

(随萍)

第二节　髋臼骨折的分类

髋臼骨折分类是理解骨折损伤的一个重要元素,也是手术计划的第一步。髋臼的三维解剖结构复杂,加上可能有多种损伤类型交集在一起,使得这类髋臼骨折的分类显得非常棘手。

任何骨折的分类方式都要满足以下 4 个目的:①判断骨折的严重程度。②指导治疗方式的选择。③判断预后及便于结果比较。④便于学术交流。

关于髋臼骨折的分类方式有多种,目前国际普遍采用的髋臼骨折分类方式有 Letournel－Judet 分类和 AO 分型 2 种,其中 Letournel－Judet 分类方式更为常用。

Letournel－Judet 解剖分类分为简单骨折和复杂骨折两组,每组又分为 5 型,该分类方式是现在外科医生中使用最广泛的分类系统。Tile 在此基础上又提出了改良分类,将复合的骨折分为 A、B、C3 型,还充分体现了分类与手术入路和复位方案的关系。

一、Letournel－Judet 分类

Letournel－Judet 分类系统经历了时间的考验,自从 1961 提出,1965 年经过部分修改后基本保持不变。该分类属解剖分类,将髋臼骨折分为两类(图 1－4－9),每类又分为 5 个亚型。第一类即简单骨折,只有一条主要的骨折线。第二类即复杂骨折,有 2 条或更多的主要骨折线。

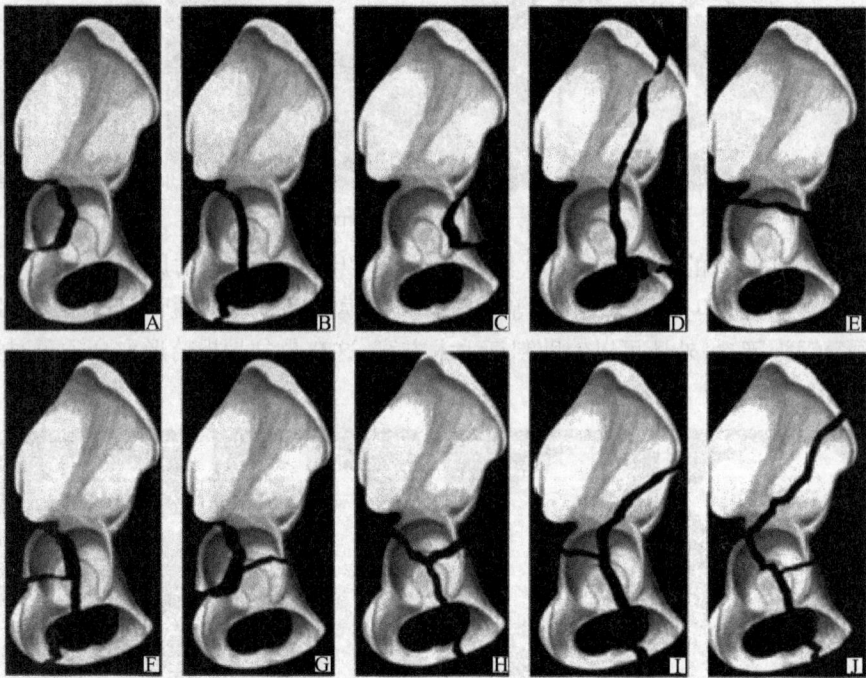

图 1－4－9　髋臼骨折的 Letournel－Judet 分类

A～E. 简单骨折;F～J. 复杂骨折

1.简单骨折　简单骨折是涉及 1 个柱或者 1 个壁的骨折,或者只有 1 条骨折线的骨折,共有 5 种骨折类型。

(1)后壁骨折:后壁骨折是髋臼骨折中最常见的骨折之一,发生率约为 17.2%,仅次于双柱骨折。常见的后壁骨折如图 1－4－10,往往合并髋关节后脱位,髋臼后关节面有不同程度的损伤破坏。骨折块的大小、后壁移位的程度以及压缩骨折都可以在前后位和 Judet 斜位片上看见;由于整个后柱未断裂,所以髂坐线可以是完整的。Anglen 等把髋臼内上方负重区塌陷的典型 X 线表现描述为"海鸥征(gullsign)"(图 1－4－11)。臼顶上内侧如果塌陷,就会出

现"海鸥征"。后壁骨折的髋臼稳定性取决于后壁骨折块的大小及其在负重区的位置,骨折块可位于后方、后上方或后下方。后上方的骨折块之所以特别重要是因为它涉及髋臼顶的负重区。骨折块的大小、是否粉碎及边缘压缩骨折的程度都会影响髋关节的稳定性和发生退行性关节炎的可能性,因此会影响到手术策略的决定。后壁骨折累及负重区越大,边缘压缩和粉碎程度越高,预后越不好。

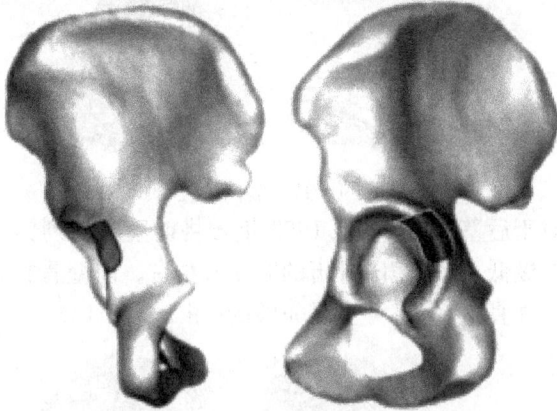

图 1-4-10　髋臼后壁骨折

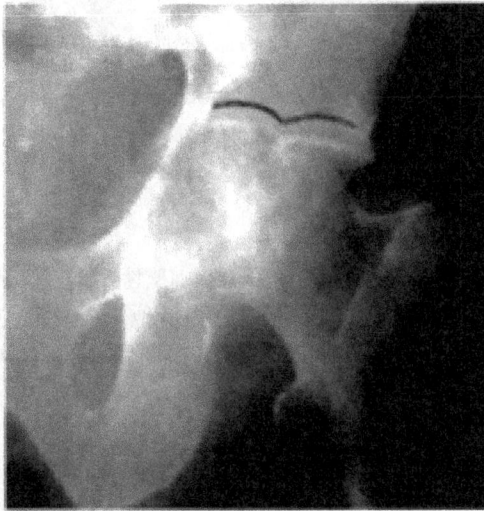

图 1-4-11　"海鸥征"(gull sign)

X 线片显示髋臼骨折负重区关节面塌陷,出现"海鸥征"(黑线)

(2)后柱骨折:后柱骨折在前后位片和髂骨斜位片上表现为髂坐线的断裂。单独的后柱骨折非常少见,Letournel 报道在髋臼骨折中只占 3% 左右。尽管如此,识别后柱骨折也是很重要的,因为典型的后柱骨折会将完整的后柱分离,骨折线最高从坐骨大切迹的角开始,向下经过髋臼后壁,纵穿髋臼窝底,最后到达耻、坐骨支(图 1-4-12)。

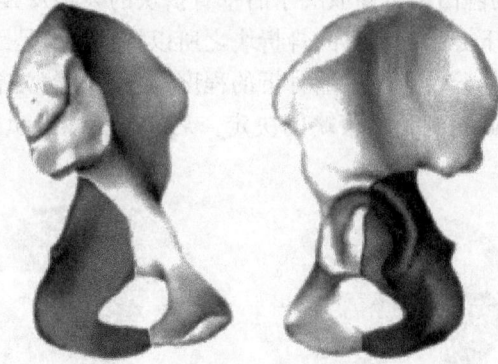

图 1-4-12　髋臼后柱骨折

　　(3)前壁骨折:相对于后壁骨折,直到 1968 年才将前壁骨折列为一个单独的骨折类型来描述。此类骨折发生率极低,仅占髋臼骨折的 1.7% 左右。前壁骨折是仅涉及髋臼前柱的中间而累及前关节面的一种骨折,但耻骨支是完整的(图 1-4-13)。

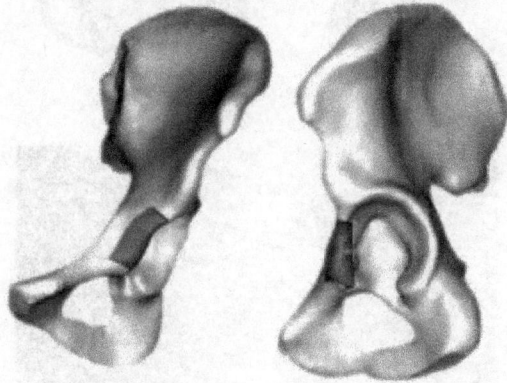

图 1-4-13　髋臼前壁骨折

　　(4)前柱骨折:根据骨折线波及的范围可以分为低位骨折和高位骨折(图 1-4-14),高位起自髂嵴,低位起于髂前下棘,累及髋臼前半,延及耻骨支。X 线表现为髂耻线中断移位,闭孔斜位片更加清楚,显示为耻骨支断裂和移位。

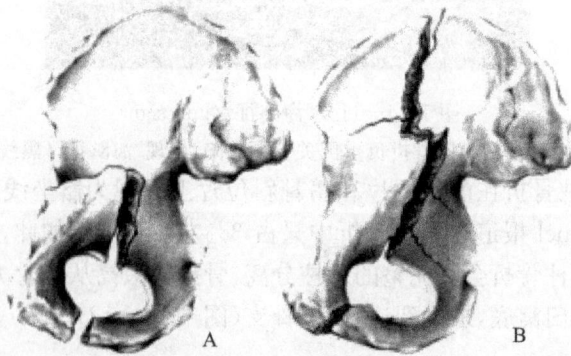

A　　　　　　　　　B

图 1-4-14　髋臼前柱骨折
A.低位;B.高位

　　(5)横行骨折:1 条横行的骨折线把髋骨分成上下两部分,而断裂的髋臼柱上下两部分都保持完整(图1-4-15)。此类骨折约占髋臼骨折的8.2%。前唇线、髂耻线和髂坐线中断,后壁也常受累。尽管横行骨折累及双柱,但只有单一骨折线且前后柱之间本身没有分离,因此横行骨折不算是双柱骨折,被归于简单骨折。横行骨折的骨折线可在髋臼的任何水平位置:①高位型,骨折线在髋臼顶水平。②臼缘型,骨折线通过髋臼窝和臼顶的交界处。③低位型,骨折线经过髋臼负重区的下方。横行骨折中闭孔是完整的。骨折线不仅能与水平线成任何角度的倾斜甚至是垂直,还可以起自髋臼的后下方,前柱的上部,反之亦然。股骨头移位的程度可从很小到完全的中心性脱位。骨质疏松患者发生横行骨折时经常合并股骨头中心性脱位,因为四边体的粉碎性骨折的移位程度是影响预后的重要因素,特别是在高能量损伤中尤为突出。

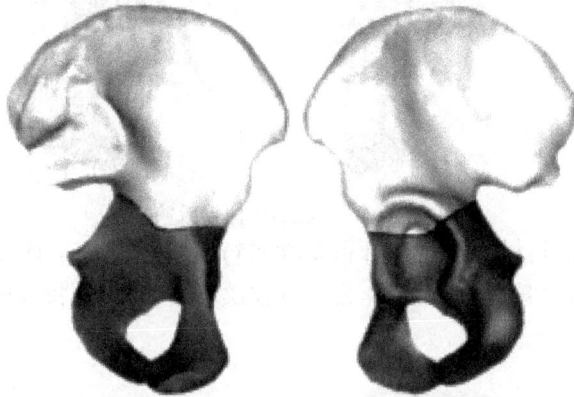

图1-4-15 髋臼横行骨折

2.复杂骨折 由两个及以上的简单骨折组合起来的骨折称为复杂骨折,一般包括5个类型。

(1)"T"形骨折:如果髋臼仅有1条横行骨折线和与之垂直的纵行骨折线构成,称为"T"形骨折。此类骨折约占髋臼骨折的9.8%。其实就是在横行骨折基础上,再由1条垂直骨折线将横行骨折的远端分为两部分(图1-4-16)。X线表现为前唇线、髂耻线和髂坐线中断,闭孔环破裂。

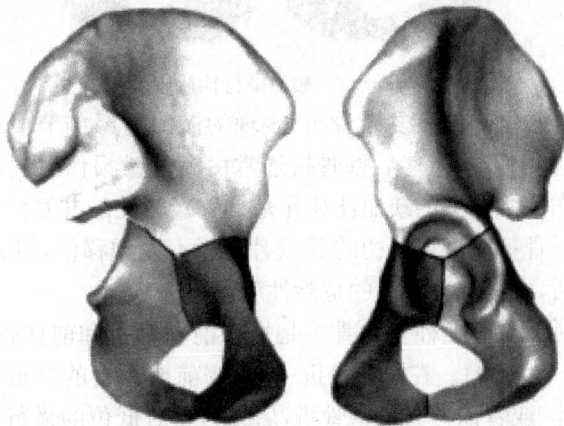

图1-4-16 髋臼"T"形骨折

（2）后柱伴后壁骨折：此类骨折是在后壁骨折的基础上伴有后柱骨折，包括两部分：一部分为髋臼后壁骨折，后壁在一处或者多处骨折，骨折可累及髋臼边缘，后壁骨折多伴髋关节后脱位；另一部分为后柱骨折，后柱骨折可以是不完全的，骨折常无明显移位（图1—4—17）。此类骨折约占髋臼骨折的5.5%。

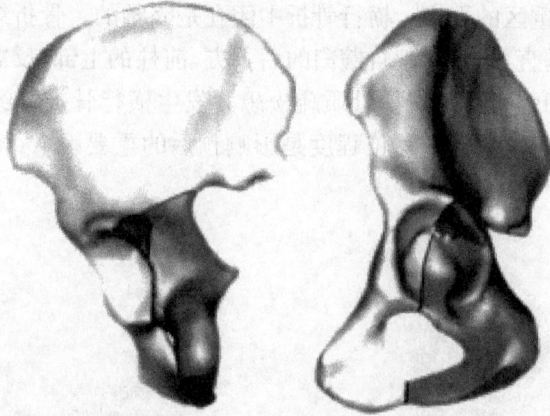

图1—4—17　髋臼后柱伴后壁骨折

（3）横行伴后壁骨折：横行伴后壁骨折是在横行骨折的基础上伴有后壁骨折（图1—4—18）。此类骨折约占髋臼骨折的14.6%，发生率仅次于后壁骨折，排在所有髋臼骨折类型的第三位。

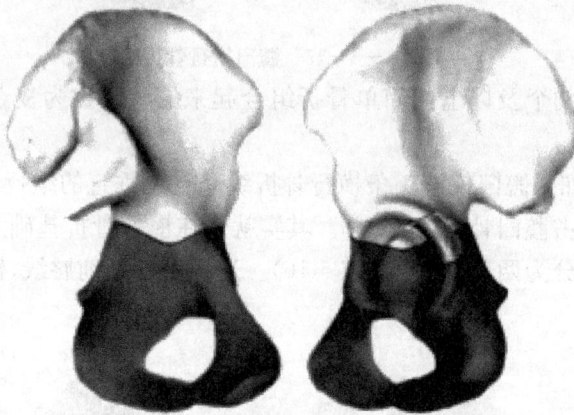

图1—4—18　髋臼横行伴后壁骨折

横行伴后壁骨折是常见的髋臼复杂骨折，表现为髋臼后缘的节段性中断，髂坐线和髂耻线中断，闭孔通常是完整的。横行伴后壁骨折通常由高能量损伤引起，并发症发生率很高且很常见。坐骨神经损伤和股骨头的缺血性坏死是具有破坏性的并发症，可以导致无法逆转的继发性损伤。部分横行骨折或许在最初的X线片上没有发现移位，但如果在固定后壁骨折时髋臼没有获得固定的话，发生继发移位的危险性就很大。

（4）前柱伴后半横行骨折：此种复杂骨折是指在前壁骨折和前柱骨折的基础上伴有1个横行的后柱骨折（图1—4—19）。在此型骨折中，强调前方骨折的严重程度大于后方，前柱骨折范围通常很高且粉碎，或者前方为前壁骨折，后方为相对低位的横行骨折，仍有一部分未骨折的髋臼顶和主骨相连。此类骨折约占髋臼骨折的7.1%。

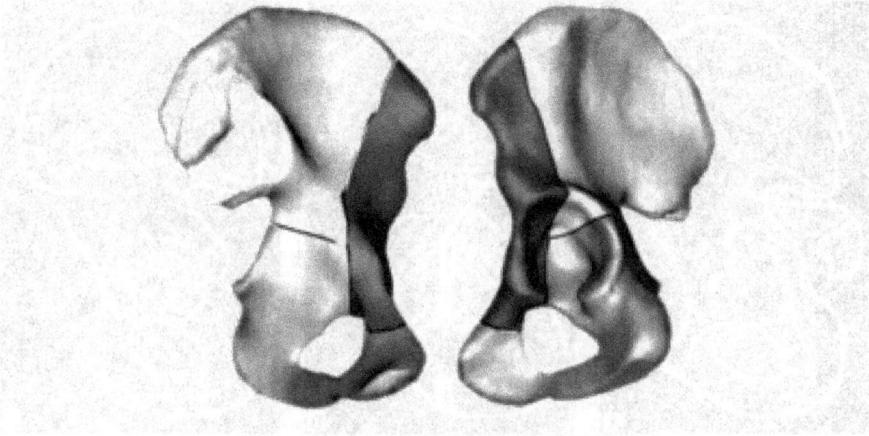

图1－4－19　髋臼前柱伴后半横行骨折

（5）双柱骨折：该型骨折发生率很高，可达 20％左右，是发生率最高的髋臼骨折。相对其他累及前柱和后柱复杂骨折而言，双柱骨折是独具特色的。双柱骨折中关节面完全与后部髂骨分离，而后部髂骨仍然和中轴骨相连。随着关节面骨折块的中心性移位，髂骨未被累及的这部分在闭孔斜位片上呈"马刺征"（图1－4－20）。双柱骨折时可认为是漂浮的髋关节或髋臼关节面完全分离，主骨上已没有任何的关节面。

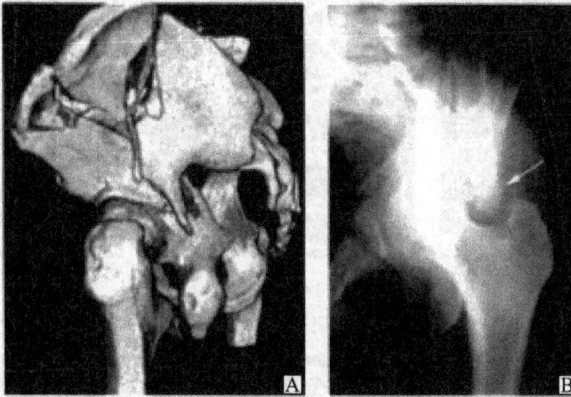

图1－4－20　双柱骨折的"马刺征"
A. 三维 CT 重建；B. 闭孔斜位 X 线片显示"马刺征"（箭头）

二、AO 分型

Tile 的 AO 分型是对 Letournel 分类的改良，试图做到适应各种骨折类型使之成为通用的分类方法。AO 分型将骨折分为 A、B、C 三型，每型再分为 1、2、3 三组，每组又进一步分出亚组。在 AO 通用分类系统，骨折根据解剖位置和形态赋予希腊数值码，髋臼骨折的数值码为 62。因此每个骨折都有单一的标记符，方便数据录入和统计分类。62－A 型，单一柱或壁的骨折（图1－4－21）；62－B 型，骨折累及双柱，骨折线是横行的，仍有部分骶髂关节面保持完整（图1－4－22）；62－C 型，即 Letournel－Judet 分类的双柱骨折，髋臼关节面与主骨完全分离（图1－4－23）。

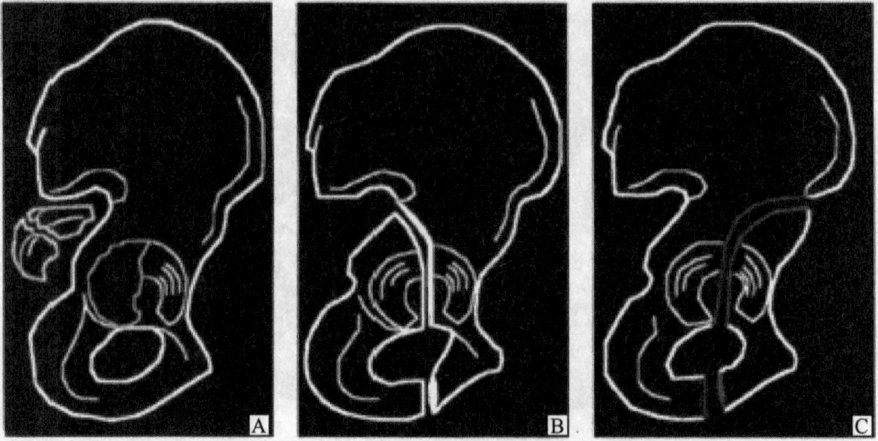

图 1－4－21 62－A 型骨折
A. A1 后壁骨折；B. A2 后柱骨折；C. A3 前柱骨折

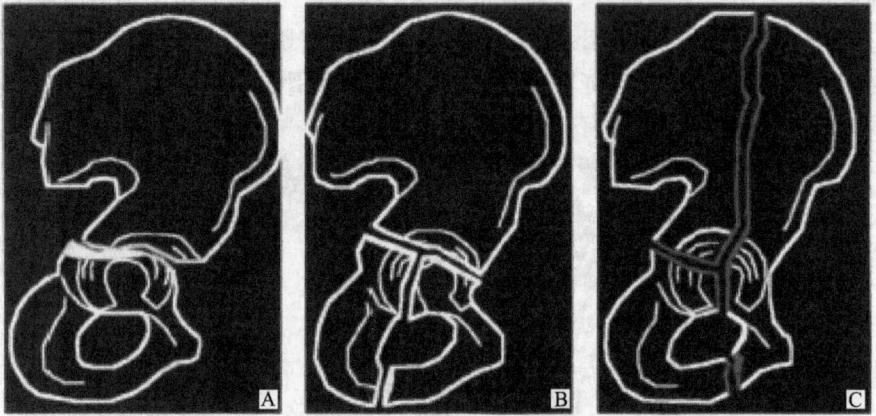

图 1－4－22 65－B
A. B1 横行骨折；B. B2"T"形骨折；C. B3 前柱伴后半横行骨折

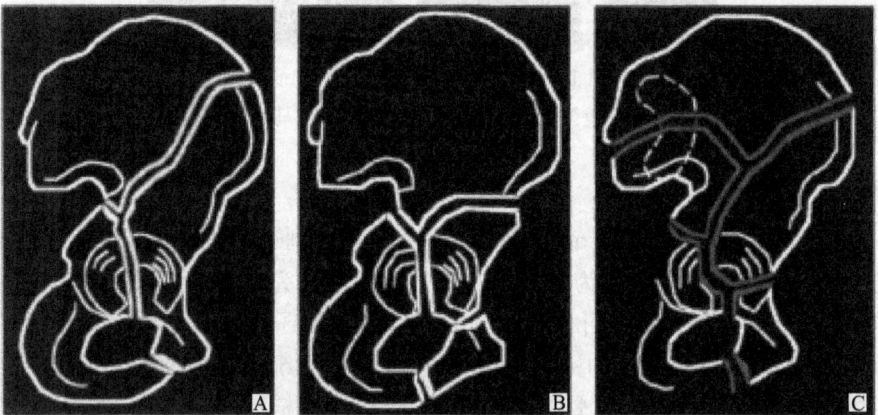

图 1－4－23 62－C 型骨折
A. C1 高位骨折；B. C2 低位骨折；C. C3 累及骶髂关节

（随萍）

第三节　髋臼骨折的治疗原则

既往髋臼骨折多采取保守治疗,但随着髋臼骨折治疗经验的不断积累,手术效果也在不断提高。髋臼骨折治疗方法的选择有时仍然是很困难的,因为无论是非手术治疗还是手术治疗,不同学者对其疗效评价各异,目前常用的 D'aubigne 评分法有较大的主观性,而且不够全面。

在决定采取何种治疗方案前,我们需对患者病情及医疗条件作出评估。包括:①患者的一般情况,如患者年龄、职业、骨骼质量、既往和现在身体状况、是否有严重合并伤等。②髋臼损伤特点,如骨折类型(结合术前 X 线及 CT 检查对骨折仔细评估)、皮肤软组织条件、神经血管情况、患肢功能等。③医疗团队及医院条件,髋臼骨折治疗难度较大,如考虑手术治疗,手术只能由具有丰富经验的医生或专科医生来完成,同时需有经验丰富的医疗团队及良好的医疗条件。G. F. Zinghi 在《骨盆与髋臼骨折》一书中曾写道:将此类骨折患者交给有大量病例经验的专家进行处理,如果每年处理此类患者少于 5 例,很难有好效果。

髋臼骨折作为关节内骨折,无论是保守治疗或手术治疗,均应尽量采取措施复位关节内骨折块,使头臼匹配。如果患者适宜手术治疗,AO 关节内骨折的治疗原则同样适用于髋臼骨折,即解剖复位、坚强内固定。如果患者不适宜手术,也要采取办法尽量使关节面骨折块复位和维持复位。所以对髋臼骨折选择手术治疗还是非手术治疗,要全面权衡利弊。如果决定手术治疗,要考虑手术能否给患者带来益处,同时术前要全面查体,仔细、反复阅片并根据患者具体情况,做出治疗规划,从而选择正确的治疗方法。

一、早期评估和处理原则

任何创伤患者的早期处理原则都应该遵循高级创伤生命维持的指导方针(ATLS)。虽然髋臼骨折在没有同时合并骨盆环骨折时很少出现威胁生命的大出血,但任何血流动力学不稳定的患者都必须主动地按照 ATLS 原则来观测和处理。对于突发的力学稳定的髋臼骨折患者,没有使用外固定来控制出血或维持骨折复位的指征。虽然动脉损伤很少见到,但仍有动脉血管损伤的病例报道。双柱骨折联合移位引起髂内动脉损伤已有文献报道,前柱骨折的牵拉伤可导致股静脉和髂股动脉的损伤,横过坐骨大切迹的骨折损伤动脉的风险更大,至少有一篇研究表明,增强 CT 扫描的图像能够高度预测是否需要进行血管造影检查。如果有活动性出血而又找不到出血源的情况下,可考虑行动脉造影。动脉造影作为一种治疗手段能够发现出血的动脉并进行选择性栓塞;尽量避免非选择性栓塞动脉,因为闭塞某一动脉可能导致其所供养区域的软组织发生缺血性坏死。臀外展肌的血供主要来自臀上动脉,延长的手术入路如果损伤臀上动脉可导致外展肌皮瓣的血供中断;不过,供养臀外展肌群的还有旋股外侧动脉的升支和旋髂深动脉。一些学者认为,如果怀疑有动脉损伤,或者已经实施非选择性动脉栓塞,在决定实施髋臼延长的手术入路之前,术前首先应该进行动脉血管造影。

髋臼骨折的治疗原则:①及时诊断和处理可能危及生命的器官损伤。②开放性骨折或髋关节脱位难以手法复位者应急诊手术。③无需急诊手术者早期应行骨牵引。④争取在伤后 3 ～7 天内手术,最迟不超过 3 周。⑤恢复完美的解剖结构。

二、非手术治疗的原则

1. 非手术治疗的适应证

（1）自身因素

1）老年患者、伴有严重内科疾病和全身多系统损伤的患者以及难以耐受手术的患者,均应考虑行非手术治疗。但是单一的年龄因素并不是手术治疗的绝对禁忌证。

2）根据 Letoumel 的经验,髋骨的骨质疏松是重要的手术禁忌证。严重的骨质疏松会使骨折既得不到满意的复位,也未获得牢固的内固定,导致临床效果不佳。

3）患侧伤前即存在骨性关节炎,势必会降低手术治疗髋臼骨折的疗效。但是早期的骨性关节炎并非手术禁忌证。

4）对局部的感染应积极抗感染治疗,在治疗感染过程中,非手术治疗对髋臼骨折是必需的。

（2）骨折因素：髋关节稳定、头臼匹配良好的患者应行非手术治疗,有以下几种情况。

1）无移位的髋臼骨折：但需通过影像学检查和应力试验评估骨折的稳定性,如骨折不稳定或关节易脱位则建议行手术治疗。

2）较小移位的髋臼骨折：①裂缝骨折或移位<3mm 的骨折。②髋臼骨折在非牵引情况下,股骨头与髋臼顶对合良好。③按 Matta 法测得前顶弧角、内顶弧角及后顶弧角均≥45°,提示髋臼顶尚完整。④在所有 CT 层面上,后壁至少有 50%完整。⑤有 10mm 软骨下 CT 弧完整。以上情况通常采用非手术治疗,可牵引治疗。在非手术治疗期间必须定期拍摄床边 X线片,密切观察骨折端的移位情况,一旦移位>3mm 且符合其他手术指征,应及时改手术治疗。牵引时间需要持续 8～12 周直到骨折愈合为止。

3）低位前柱骨折：此类骨折通常只累及臼顶的最远端和前部,股骨头和髋臼顶的关系正常。骨折部可有 1cm 或 1.5cm 的移位,但不影响预后。如果仔细检查,则往往会发现此类骨折股骨头完全复位而且是稳定的,因此无需手术治疗。

4）低位横行骨折：位于髋臼窝顶部以下的横行骨折并不破坏臼顶的主要部分,通常可通过手法复位获得头臼的良好匹配,并能通过牵引得以维持。多数学者认为,非常低的横行骨折,它们仅累及髋臼关节面的角,即使骨折有移位,也仅产生较少的头臼不对称'而且经过长期随访其预后是良好的。

5）某些双柱骨折：双柱骨折有时可通过闭合复位的方法获得满意结果,虽然此类骨折在 X线平片上看起来十分复杂,但骨折的移位主要在髂骨翼。如果髋臼关节面移位不大,这时可试行闭合复位获得股骨头和髋臼骨折片的继发性匹配(二次匹配),如果这种匹配在标准的 X线平片、CT 扫描下能够确定,这种骨折就可以行非手术治疗。大部分患者 5～6 周基本愈合,按 D'aubtgne 评分其预后是良好的,尤其是老年患者。但是如果臼顶或后柱有较大的旋转或移位,由于骨折的移位和髋臼的狭窄,患者可逐渐丧失部分外旋功能,此类骨折仍需手术复位内固定。

6）内壁骨折：业内对内壁骨折的治疗尚存争论,其往往是前柱、后柱或横行骨折的一部分。如髋臼顶保持良好的关节面,股骨头复位后内壁能随之复位,经牵引维持后可以获得满意结果,这在老年患者发生低能量创伤时更是如此。牵引时间一般为 8～12 周。老年人的髋臼内壁骨折不适宜行手术治疗,因为老年人的骨质疏松可能会导致内固定失败。如果年轻人的髋臼内壁骨折不能获得良好复位,当牵引去除后髋关节仍然不稳定,并影响臼顶的完整性,应考虑手术治疗。

2.非手术治疗的方法

(1)牵引:通常采用股骨髁上牵引,如膝关节韧带无损伤,也可考虑胫骨结节牵引,牵引重量以股骨头与髋臼不发生分离为宜。一般需持续牵引6~8周,期间定期复查X线观察骨折愈合情况及是否发生进一步移位。去除牵引后非负重下练习患肢髋膝关节功能,8~12周复查,如骨折愈合良好,可考虑逐渐下地负重。

(2)康复锻炼:对于骨折无移位且稳定的患者,可早期被动活动,有限地和逐渐地负重。对于严重骨质疏松的老年患者或遭遇骨代谢疾病而没有合适的骨质进行内固定的患者应该考虑行早期的非手术治疗,单一的老年因素并不是非手术治疗的适应证,若干文献报道老年人的髋臼骨折行切开复位内固定治疗取得了良好的效果,通过无张力的显露进行髋臼骨折复位内固定,尤其是后壁骨折,如果患者完全按照要求所做的话,在后期可以取得一个良好的关节功能效果。

对患者进行非手术治疗的决定通常要求患者经历一段卧床时期,有些需要进行骨牵引。骨牵引对一部分髋臼骨折复位是有用的,也可以允许关节轻微的运动,尤其是对于移位骨折伴有继发性关节匹配的患者。在某些病例中,通过拄拐杖或乘轮椅等方式进行早期活动是恰当的。在进行骨牵引的过程中要经常拍摄X线片,如果骨折移位或关节不匹配,就要考虑行手术治疗。若考虑手术治疗,手术应该在21天内进行,因为随着时间的推移,手术重建的效果将越来越差。

三、手术治疗的原则

对于没有达到上述非手术治疗标准的所有髋臼骨折都应该考虑行手术治疗。髋臼骨折的手术技术要求很高,这类骨折的处理存在明显的学习曲线,因此这类手术只能由具有丰富经验的医生或专科培训医生来完成。髋臼骨折手术治疗的历史非常短暂,在20世纪60年代末之前,基本上都采用非手术处理,预后基本上都比较差。因为髋臼手术暴露及固定困难,建议手术治疗的文献鲜有出现。1964年,Judet建议对所有的髋臼骨折均应进行解剖复位及内固定手术,在此之后,外科处理变得更常见,不少文献都提示手术有助于取得优良的预后。

1.手术治疗的适应证及禁忌证

(1)手术治疗的适应证:手术治疗适应证包括患者因素,例如全身情况良好,没有严重的骨质疏松和严重的内科禁忌证;同样重要的是骨折因素,例如髋关节的稳定性、头臼匹配的情况等。

1)关节内骨折移位≥3mm。当骨折线累及髋臼顶负重区,即便骨折移位很小,髋关节亦可能处于不稳定状态。按Matta法测量前顶弧角、内顶弧角及后顶弧角均≤45°,提示髋臼顶可能受累。而当前顶弧角≤20°、内顶弧角或后顶弧角≤30°时,为手术治疗适应证。股骨头与髋臼对合不佳是影响髋臼骨折治疗效果的重要因素之一。通常在正位片上髋臼顶弧与股骨头的几何中心不重合时提示股骨头与髋臼对合不良。多数认为当髋臼顶弧与股骨头的几何中心间距>3mm时,即应手术治疗。关节腔内游离体是导致股骨头与髋臼对合不良的常见原因。在髋臼骨折合并股骨头脱位时,应先行闭合复位。如果行闭合复位失败或复位后坐骨神经损伤,须急诊行切开复位内固定治疗。

2)后壁和(或)后柱骨折合并股骨头后脱位。髋臼后壁或后柱的大块骨折常伴有髋关节后脱位,若 CT 扫描显示骨折块占整个后壁的 40% 以上时,不论是简单骨折还是复杂骨折,该类骨折均属不稳定骨折,是手术治疗的绝对适应证。与其他关节相比,髋关节的稳定更多地依赖于髋臼的骨性阻挡作用,后壁和(或)后柱骨折合并股骨头后脱位的患者,即使股骨头复位,但由于缺少后部骨块的阻挡,股骨头仍有向后滑脱的倾向,髋关节仍然不稳定,这种情况在后柱骨折时更为明显。对这类骨折,只有手术治疗才能取得满意疗效,而非手术治疗不能恢复髋关节的稳定性,会形成向后的半脱位,从而导致髋关节的早期创伤性关节炎。

3)其他尚存争论的手术适应证:①髋臼顶部移位 2～4mm 的骨折。②髋臼的残留部分有较多的移位,可能产生明显畸形的骨折。③边缘压缩骨折＞5mm,特别是后壁。④后壁骨折超过 50% 的"稳定"的髋关节骨折。⑤需要早期活动的多发性创伤的髋臼骨折患者。⑥合并需要手术治疗的股骨颈或股骨头骨折。

4)其他支持手术治疗的因素:①坐骨神经损伤,如果发生于复位或牵引中,必须进行神经和骨折块的探查。对于外伤当时发生的神经损伤是否进行手术治疗还没有明确的指征,除非合并髋关节的后脱位。在没有脱位和切开复位指征的情况下,可以对患者进行观察,如果没有恢复需二期探查和修复。②合并股骨骨折时,髋臼和股骨的合并损伤称为"浮髋损伤"。此类损伤无法进行有效的牵引,应该先对股骨骨折进行手术固定。但股骨内固定术后进行牵引将造成不良后果,所以髋臼骨折应尽早进行切开复位和内固定。③同侧膝关节损伤,如果膝关节需要手术治疗,牵引针不应该通过胫骨或股骨髁。对髋臼骨折进行手术固定有利于整个肢体进行早期康复和避免使用牵引。

(2)手术治疗的禁忌证

1)患者全身情况不稳定或合并明显的骨质疏松。

2)骨折粉碎严重,难以达到预定的治疗目标。

(3)急诊手术治疗的适应证

1)不可复性脱位:如果在全麻和肌肉松弛的情况下股骨头仍不能复位,应该行早期切开复位。股骨头不能复位的常见的原因包括:①关节内存在较大的骨折块。②软组织嵌入。关节囊或髋臼唇可以被嵌压在关节内,股骨头也可以通过关节囊狭窄的裂口脱位。

2)髋关节复位后不稳定:对于后脱位可采取外展、后伸和外旋位牵引;对于前方脱位应采取内旋、屈曲和内收牵引。有时即使在肢体牵引的情况下也不能使股骨头复位到髋臼内,在这种情况下,应该积极准备切开复位内固定,或是将患者转诊到可以紧急处理此情况的治疗中心。

3)神经损伤加重:在闭合复位前坐骨神经损伤加重是紧急行闭合复位的指征;闭合复位后坐骨神经损伤加重是急诊手术切开复位的指征。有条件的最好使用神经监测。

4)合并血管损伤:这是一种很少见的适应证,可见于累及前柱的髋臼骨折造成股动脉破裂。

5)开放性骨折:髋臼开放性骨折十分少见,应按开放性骨折的治疗原则进行处理,包括清洗、清创和稳定。这种情况下,内固定只有在理想的条件下才能使用。因此,根据情况进行骨牵引、二期切开复位和内固定可能是首选的治疗方案。

2.手术前准备　骨盆髋臼骨折患者多为严重暴力损伤所致,并发症多,伤情严重。术前应进行常规检查以明确伤情,对于危及生命的伤情应当优先处理。术前影像学检查除常规使用正位片和 Judet 斜位片外,还需行 CT 三维重建以明确骨折类型、移位方向和程度。骨牵引主要用于不稳定的髋臼骨折,以避免股骨头因长时间点状受力而形成软骨坏死,对于不稳定的骨盆骨折则应避免行股骨牵引以免加重神经损伤。如没有禁忌,从患者入院即开始应用低分子肝素直到术后 3 周以避免深静脉血栓(deep vein thrombosis,DVT)的形成。除开放性损伤外,髋臼骨折一般不立即手术,Matta 等认为手术应在伤后 48 小时以后进行。只要患者全身情况允许,骨盆和髋臼骨折的手术应当尽快进行,尽量不要超过 1 周。通常手术治疗在伤后 3～10 天内完成,如超过 3 周则已发展为陈旧性骨折,将增加手术难度并影响手术效果。术前留置尿管不仅可用于术中监测液体平衡,还可使膀胱容积缩小,便于保护膀胱和扩大手术视野。

患者入院后在等待手术治疗期间,不应被动地期待患者一般情况的好转,而应为手术治疗做好积极的准备工作。①完善各项辅助检查,包括心、肺、肝、肾功能,血糖,血、尿常规及出凝血时间等。常规拍摄髋臼前后位片、闭孔斜位片和髂骨斜位片,应常规行 CT 扫描,如条件允许可行多方位、多角度 CT 三维重建,以便直观、形象地反映骨折情况,然后根据 X 线平片和 CT 片进行全面、仔细地分析,精心设计手术方案。术前应检查骨盆周围皮肤是否有伤口、瘀斑或皮下血肿等软组织损伤,还应仔细行神经系统检查。②伤肢骨牵引,外伤后若无特殊情况可行骨牵引,可使肌肉韧带松弛,使术中复位易于成功,并可减少股骨软骨面的再损伤。但 AO 认为术前骨牵引好处有限,而且决不要在股骨近端牵引。③组织一组有经验的医生,许多骨科医生缺乏对髋臼骨折的充分认识,而髋臼骨折的切开复位手术又相当复杂,因此不但对手术者的技巧和经验有较高要求,也要求手术组配备合格的助手、护士和麻醉师。不具备手术条件的医院,应请求支援或将患者转院。④使用透射线的手术台,便于术中行 C 臂透视或摄片以检查骨折复位及内固定情况。使用骨科手术台以利于肢体的放置,并通过牵引使股骨头与髋臼分开一定距离,方便复位和检查关节面。术中应使患者保持膝关节屈曲 45°～60°,以防止坐骨神经受牵拉。⑤由于手术时间长、创伤大、出血多,故所有患者均应术前预防性应用抗生素,一般于术前 12 小时静脉给予头孢菌素类抗生素,术后继续应用 7 天。⑥准备充足的全血(1000～3000ml),术中使用自体血液回收装置。⑦术前 1～2 小时,静脉输入生理盐水 1000～1500ml 以稀释血液,减少术中丢失全血的危险。⑧术前消毒一般骨科器械和髋臼复位盒中的特殊器械。⑨准备 C 形臂 X 线机和神经检测装置。⑩Calder 等主张在术中采用诱发电位监护坐骨神经等。

(周瑜博)

第四节　髋臼骨折的手术入路

复位及固定髋臼骨折的手术技术依赖于对骨折的良好暴露,而正确选择手术入路是获得良好的骨折暴露、满意复位、取得良好疗效的关键性因素之一。目前临床上髋臼骨折的手术入路有:后方入路(Kocher－Langenbeck 入路)、前方入路(髂腹股沟入路)、改良 Stoppa 入路以及前后联合入路,其他还有髂股入路、三叉形扩展入路等。最常用的手术入路是 K－L 入路、髂腹股沟入路、改良 Stoppa 入路、髂股入路和前后联合入路,其他入路经过多年的临实践由于存在各种各样的问题临床上已很少应用。笔者体会,应用上述 4 种入路基本可以满足所有的髋臼骨折手术,因此其他入路本部分内容不讲述。

手术入路的选择通常由骨折的类型决定：对后柱、后壁、后柱伴后壁及以后方移位为主的横行骨折应行后入路手术；对前柱、前壁及以前方移位为主的横行骨折则行前入路手术。扩展入路比单一入路并发症多、创伤大，前入路比后入路更加安全。对于累及到后柱的骨折，笔者的经验是：①对于简单无明显移位的后柱骨折可经髂窝入路，显露骶髂关节、四边体后采用我们自行研究设计的后柱螺钉导航模板置入后柱拉力螺钉；而横行骨折也可经前方入路复位骨折后，采用前方钢板加顺行拉力螺钉固定后柱骨折。②对于所有累及到后柱的复合型髋臼骨折，如双柱骨折、"T"形骨折、前柱伴后半横行骨折，如果后柱移位不大或者能够通过前入路解剖复位，我们采用单一前入路复位前、后柱骨折，前柱骨折采用重建钢板固定，后柱骨折可在后柱螺钉导航模板辅助下置入顺行位力螺钉固定。

总之，不同入路或者联合入路的灵活运用是可取的，但不应将手术入路绝对化。

一、Kocher－Langenbeck 入路

手术入路的选择通常由骨折的类型决定，伴有后壁的骨折通常需要首选 Kocher－Langenbeck（简称 K－L）入路。许多髋臼骨折可通过前方或者后方入路来复位及固定，这取决于术者的经验及骨折的合并伤情况。横行骨折常常可以通过后方入路或改良的后方入路来复位。

1. 适应证　①髋臼后壁骨折。②后柱骨折。③横行伴后壁骨折。④后柱伴后壁骨折。⑤"T"形骨折。⑥横行骨折。⑦需要同时探查坐骨神经的髋臼骨折。

2. 应用解剖　应注意坐骨神经及臀上神经、血管的解剖。手术中需准确辨认下列后侧结构：坐骨神经、梨状肌、短外旋肌、股方肌等。需注意解剖变异情况。

3. 麻醉　气管插管全身麻醉或 L1～L2 平面硬膜外麻醉。

4. 体位　侧卧位或俯卧位，视术者经验而定。手术期间患膝始终维持屈膝 90°位以减轻坐骨神经张力，允许术中应用牵引，当患者取俯卧位时应用加压装置可以防止 DVT 的发生。笔者常使用侧卧位，在切开皮肤皮下后，令 1 个助手负责抱腿，使患肢始终处于髋关节内旋、屈膝 90°脚掌朝天位。

5. 体表标志　髂后上棘、大转子及股骨外侧面可以清晰地分辨。

6. 显露范围　整个髋臼后壁和坐骨大切迹以下的后柱（图 1－4－24）。

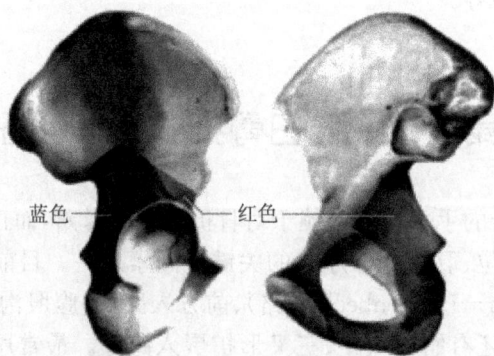

蓝色――　　　――红色

图 1－4－24　K－L 入路显露范围
蓝色为直接显露区域，红色为间接显露区域

7. 操作步骤

（1）切口：自髂后上棘与股骨大转子尖连线中上 1/3 起，经大转子沿股骨外侧向远端延长 8～12cm（图 1－4－24）。切口转弯处可以呈弧形或直角，先切开臀区皮肤及浅筋膜，再切开臀大肌筋膜。遇肥胖患者，宜在切开皮肤之后，通过触摸确认大转子的位置，必要时向股骨远端延长切口 8～12cm；沿股骨长轴方向切开髂胫束和股外侧深筋膜，筋膜切开起始于臀下皱褶处水平，因为这是臀大肌肌腱止点，为增加后方显露可以部分剥离切断肌腱止点；沿臀大肌纤维方向切开臀大肌筋膜后，可用手指钝性分离。笔者常先切开大转子滑囊，这时会有少许滑液流出，便于辨认。切开大转子滑囊后，可用组织钳提起近端扇形的臀大肌，用电刀切开筋膜，自下向上钝性分开臀大肌。当臀大肌掀开后，先用电刀或骨膜剥离子将深层肌肉表面的疏松脂肪组织推开，将髋关节内旋、膝关节屈曲 90°，足底朝向天花板，可使外旋肌群紧张，便于显露和切断。可见坐骨神经在梨状肌下方自骨盆内穿出，自上而下覆盖于臀小肌、梨状肌、上下孖肌、闭孔内肌之上，最下是股方肌。股方肌的肌纤维是横行的，而其他外旋肌则都是斜行的，此点便于术中辨认。在梨状肌与臀小肌之间可见粗大的臀上动脉穿出（图 1－4－25）。辨认大转子后方的短外旋肌群，将其于止点 0.5～1cm 处标记并切断。

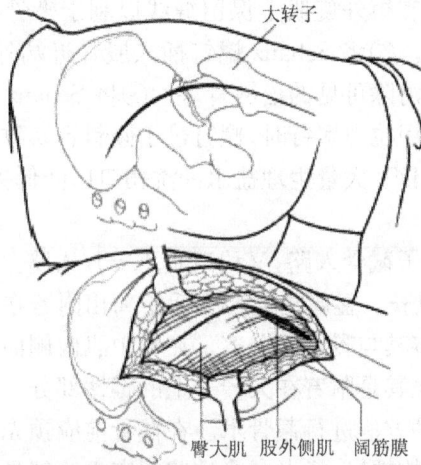

图 1－4－24　K－L 入路
皮肤切口及臀肌筋膜切开示意图

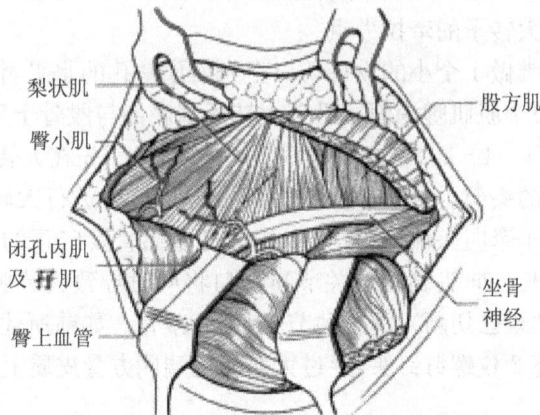

图 1－4－25　K－L 入路显露神经血管
臀大肌切开后可见坐骨神经自梨状肌穿出，在外旋肌和股方肌表面下行可见臀上血管

标记、切断短外旋肌,任其回缩,于骨膜下剥离髋臼后方;梨状肌向后剥离后至坐骨大切迹,闭孔内肌以及上孖肌、下孖肌向后剥离至坐骨小切迹,此时将外旋肌与坐骨神经一同牵向内侧,将 Hohmann 拉钩插入坐骨大、小切迹并牵开。在臀小肌下剥离,向前牵拉外展肌;可将 Hohmann 拉钩置于髋外展肌之下,以进入髋臼的上面并可将内植物在这一区域更靠前放置。这样用 3 把 Hohmann 拉钩可将后壁和后柱上部清晰显露。术中应注意始终保护坐骨神经;在臀小肌下剥离,向前牵拉外展肌时,不要切开股方肌以免损伤股骨头血运。对髋臼骨折进行复位、固定之后,短外旋肌重新复回到大转子。如果患者处于俯卧位且手术床情况允许,可将腿外旋以做短外旋肌的无张力修复。

(2)技术技巧:①如果在俯卧位下实施手术,手术暴露时将腿置于内旋位可使短外旋肌处于紧张状态,这样更有利于辨认和显露这一部位肌肉的腱性部分。②在一些肌肉发达或肥胖患者中需要进一步向后牵开肌肉瓣,此时需将臀大肌肌腱的一部分股骨止点切开。③患者置于俯卧位时,可通过股骨远端置入牵引针并实施外后侧牵引以便于髋关节的暴露。④可应用台式牵引装置牵开髋关节,这有利于关节内骨块的清理,并有助于评估股骨头的关节软骨损伤情况。⑤在分离的梨状肌和短外旋肌上保留缝线以利于坐骨神经的保护。⑥抬起闭孔内肌可暴露后柱到下方的坐骨。⑦将 Schanz 螺钉插入股骨近端外侧可控制股骨头的活动,并可实施牵引以检查髋关节和清除可见的松散骨块。⑧将 Schanz 螺钉插入坐骨可利于后柱骨块的复位。⑨后壁骨折在应用拉力螺钉时,螺钉过于倾斜容易致关节穿透。⑩关闭切口前应实施细致的清创,去除坏死组织,大量生理盐水冲洗伤口以降低关节周围异位骨化的风险,至少放置 2 根引流管。

8.显露的扩大　经大转子截骨入路,又称改良 K—L 入路。手术体位和手术切口与 K—L 入路相同,只是向下稍作延长。显露出大转子后游离出附着在大转子的臀中肌。在股骨头颈交界水平切开臀中肌,并将其与臀小肌分离。在臀中肌内侧面使用钳子,并从侧面观察,即可准确确定臀中肌的前界,尤其是附着在大转子上的腱性部分。一旦清楚地确定了臀中肌的前界及内侧面,则可使用几种方法进行截骨术。在截骨前应预先计划大转子如何固定。大转子截骨术使用张力带或者 2 枚螺钉,或者联合这些固定方法都是可行的。如果要使用螺钉固定,则需预钻孔。预期钉道是从大转子尖到小转子的双层骨皮质钉道,35mm,45mm 或者 65mm 螺钉都可以使用。理想状态下,螺钉应该位于前后中间,通过双层骨皮质的拉力来抵抗患者醒后外展肌群对大转子的牵拉力量。

平行于臀中肌腱纤维做 1 个小的纵行切口至先前预钻孔的水平,将臀中肌与臀小肌充分的分离后,将线锯穿过臀中肌肌腱深面。沿着大转子基底部与股骨干顶端所成的角度放置线锯,小心保护软组织(图 1—4—26)。在完成截骨之前,由助手先在大转子上放置一器械,防止锯片因反弹而伤到术者的头部。骨刀、电动锯、线锯等均可以进行大转子截骨。截骨后将臀中肌连同臀小肌和大转子牵向头侧,这样可以扩大显露髂骨及臼顶的外侧。切开关节囊,或者将关节囊受损裂口延长。向头侧延长关节囊切口将同时导致关节脱位。关闭转子延伸切口时必须修复臀小肌(如果已切断),缝合关节囊,修复截骨。如前所述,截骨修复可用 2 枚螺钉,或者加上张力带围绕 2 枚螺钉钉头,穿过大转子远端侧方骨皮质上的孔来固定。

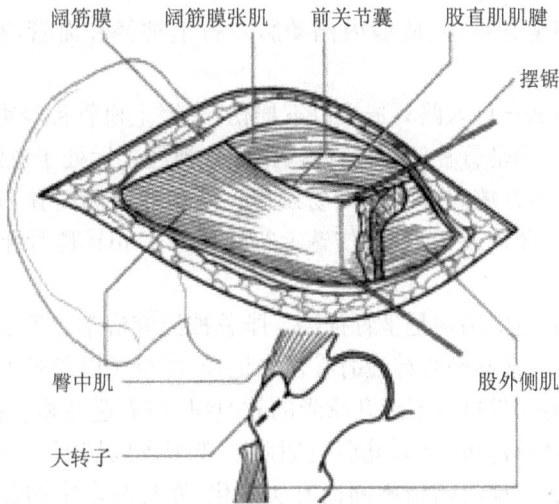

图 1-4-26　大转子截骨示意图

转子截骨术的潜在并发症主要是截骨本身带来的问题。文献报道截骨后不愈合率为 0～39%。术后早期,要求患者限制髋关节主动外展 4～6 周。转子截骨术的远期并发症可能有骨折块的碎裂或者是截骨术引起的小骨折块的切割。

转子截骨术的优点包括上方及侧方更大范围的暴露、减少股骨头脱位及便于关节内的检查、容易延伸关节囊切口。在一些经转子的截骨术中,通过 12 点钟方向直视髋臼是必须的。当前运用此入路的原则是强调骨膜下及骨膜外最少的环形剥离,以及防止异位骨化而达到臀肌的最小伤害。此入路适用于髋臼粉碎严重、体型肥胖的患者。

9. 异位骨化的预防　异位骨化是髋臼骨折术后最常见的并发症,指的是术后髋关节周围软组织出现的异位新生骨。按照严重程度不同可分成 Brooker0～Ⅳ级,Ⅰ级和Ⅱ级异位骨化对髋关节功能影响有限,而Ⅲ级和Ⅳ级异位骨化包绕在髋关节周围,致使髋关节活动受限,甚至形成关节僵硬。有研究发现虽然异位骨化总发生率高达 20.1%,但术后髋关节功能造成严重影响的 Brooker Ⅲ级以上的异位骨化发生率并不高,仅为 5.3%。但是一旦发生异位骨化,这些骨化会严重影响预后,即使再次手术切除也不可能恢复到理想的活动范围。

一直以来,有关消炎痛对异位骨化的预防作用都存在争议,许多学者坚持在术后规范化使用消炎痛 2 周以上,甚至直到患髋负重为止;但亦有荟萃分析结果并不支持消炎痛对异位骨化的预防作用。而另外一方面,不少文献认为异位骨化的发生率与手术切口有关,尤其是扩展的髂骨股骨入路和后方 K-L 入路,要求广泛剥离软组织和肌肉,会导致严重的软组织创伤和炎性反应,局部因素导致了异位骨化的高发生率。也许我们对异位骨化的预防应当更注重对手术入路的探索,以尽量减少术中对髋臼周围软组织的损伤。放射疗法亦是目前用于预防异位骨化的常用方法,放射线可通过抑制成骨细胞的前体细胞增殖和转化而抑制异位骨化形成,但因其治疗方式繁琐,副作用大,疗效不确切,也限制了其在临床上的使用。二膦酸盐曾被用于异位骨化的预防,但研究结果表明其只是抑制了骨形成时的矿化过程,仅能推迟异位骨化的发生,并无实际的预防作用。

10. 优缺点

(1)优点:①多数医生对这一入路的解剖较为熟悉。②仔细解剖可将出血减少到最低限度。③能满意暴露后壁、后柱骨折。

(2)缺点包括易损伤坐骨神经、旋股内侧动脉及臀上神经和血管,有一定的异位骨化发生率。

11.并发症　传统的 K—L 入路易造成以下损伤:①臀上血管神经束损伤:显露髂骨翼和坐骨大切迹时容易发生。②坐骨神经损伤:此入路坐骨神经永远处于危险之中。③阴部神经损伤:粗暴切除或在坐骨棘处放置撑开器时易发生。④旋股内侧动脉损伤:后柱骨折时或在松解股方肌时易发生。⑤髋外展无力:损伤臀上神经所致。⑥异位骨化:见于所有髋骨外侧手术。

后侧入路可能损伤的主要结构是坐骨神经。腓总神经麻痹常是原发性、医源性以及外伤性的,并有较高的发病率。暴露坐骨神经时必须先记录,尽量予以骨膜下剥离及少使用电刀。

复位骨折块常需要清除骨折线附近几毫米的软组织,但需避免将骨折块完全剥离。保留股方肌对股骨头的血供是非常重要的,此肌的肌腹一般不予以切断。据报道,异位骨化的发生率随骨折的类型及术后的预防措施不同而有所变化,而且与术中的最低风险技术有关,如止血、坏死清创、大量冲洗、深部引流等防止臀部血肿形成。

髋臼骨折手术治疗的长期效果受到多种因素的影响,其中包括骨折和(或)脱位类型、股骨头损害程度、伴发骨折、手术时机、复位程度、局部并发症以及手术入路等。后壁骨折修复手术后不满意率达 18%～32%。异位骨化、医源性坐骨神经瘫痪以及股骨头缺血坏死是后侧延长手术入路最常见的并发症。

髋臼骨折手术治疗的目的在于使髋关节获得无痛的功能活动,并稳定地持续于患者的后续生活中。股骨头的关节病、坏死以及异位骨化的发生常会使髋臼骨折的治疗效果减低,即使骨折复位良好的情况下也是如此。对臀肌进行分离的患者最常发生异位骨化,对坏死的臀小肌实施切除可减少异位骨化的形成。

二、髂腹股沟入路

髂腹股沟入路是 Letournel 发明的,它便于从骶髂关节到耻骨联合扩大显露骨盆前环,同时又使骨折的死亡率降至最低。由此避免外展肌群的损伤,做到尽早进行功能锻炼。与扩展的外侧入路比较,异位骨化的发生率也较低。该入路的缺点主要是术者可能对几个有危险的主要解剖结构不熟悉,同时由于术者无法直视骨折,也就使得复位变得较困难。虽然一些后柱或者横行骨折的复位和固定可通过此入路完成,但它却不适用于后壁骨折及后缘的嵌插骨折。如果存在明显的双柱骨折,或者合并前、后环骨折,可同时或分阶段行髂腹股沟入路和后方入路,联合应用这两个入路的死亡率较扩展的外侧入路要低。

1.适应证　所有骨盆前侧和前柱的骨折均可采用,包括:①前壁骨折。②前柱骨折。③横行骨折。④"T"形骨折。⑤前柱伴后半横行骨折。⑥双柱骨折以及前后联合入路的前路部分。

2.应用解剖　不同于后方入路,很多骨科医生对前方的许多结构不是很熟悉。腹外斜肌、腹内斜肌、腹横肌这 3 块腹壁扁肌,在浅表入路来说是完整的,这 3 块肌肉联合成一层筋膜止于髂嵴前方。但是,在髂前上棘的下方,这 3 块肌肉又分开,形成腹股沟管的前壁和后壁。腹外斜肌形成腹股沟管的前壁,并向下延伸为腹股沟管浅环,腹内斜肌和腹横肌混合形成联合腱,由此形成腹股沟管的后壁,同时 3 块肌肉的腱膜又重新联合在一起形成腹股沟韧带。腹股沟管内通过精索(男性)或者子宫圆韧带(女性)。成年人腹股沟管长度 4～5cm,自腹股沟深环(腹横筋膜的 1 个缺口)延伸至腹股沟浅环。

在腹股沟韧带下方有两个不同的间隙,这两个间隙对该入路很重要。外侧的间隙内有髂腰肌、股神经及股外侧皮神经,而内侧的间隙内有股动静脉、淋巴系统。这两个间隙有 1 个间隔—髂耻韧带,它由髂筋膜自骶髂前关节开始沿骨盆缘向耻骨结节纵向延伸而形成。在应用髂腹股沟入路时,仔细鉴别这些结构是非常重要的。如果术中不剪断髂耻筋膜,髋臼前壁就不能显露,也不能通过第二窗复位、固定后柱和四边体。

3.麻醉 气管插管全身麻醉或硬膜外麻醉。

4.体位 通常仰卧位或者"漂浮体位",决定于是否需要联用后方入路。

5.体表标志 髂前上棘及耻骨联合。

6.显露范围 整个髋臼的前面和内面,包括从骶髂关节前方到耻骨联合几乎整个髂骨的内侧面(图 1－4－27)。

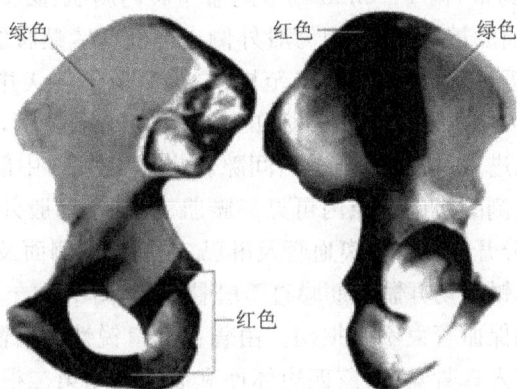

图 1－4－27 髂腹股沟入路显露范围
绿色为直接显露区域,红色为间接显露区域

7.操作步骤

(1)切口:此切口分为 3 部分,完全显露后形成 3 个显露窗,3 个窗在底下是相通的,但在表面分别被髂腰肌、股动静脉和精索(子宫圆韧带)所分隔。因此,在手术显露时常用粗的柔软的乳胶管将上述 3 个表面重要结构提起以免损伤,同时方便手术操作。手术切口起自髂骨嵴前 2/3 交界处沿髂嵴内侧 1cm 至髂前上棘,再在腹股沟韧带上方 2cm 向内侧延伸,横过下腹部至于耻骨联合上方 2cm。

(2)操作

1)切开皮肤和筋膜,沿髂骨嵴切开骨膜及腹肌附着点和髂肌起点行骨膜下剥离,将髂肌由髂骨内窝上推开,后方到髂骶关节内侧的骨盆上口,前方到髂腰肌外侧、髋臼前上方。在髂骨内窝用大纱布填塞止血,此为该切口的第一窗。经切口下半部可显露腹外斜肌腱膜、股直肌筋膜。沿皮肤切口方向切开这些组织直至距腹股沟环 1cm 处,向外翻开腹外斜肌腱膜,打开腹股沟管,显露腹股沟韧带。在切口内侧可见精索或圆韧带。可用粗的硅胶管绕过精索或圆韧带及附近的腹股沟间神经,将其牵引拉开,以便于术中操作(图 1－4－28)。

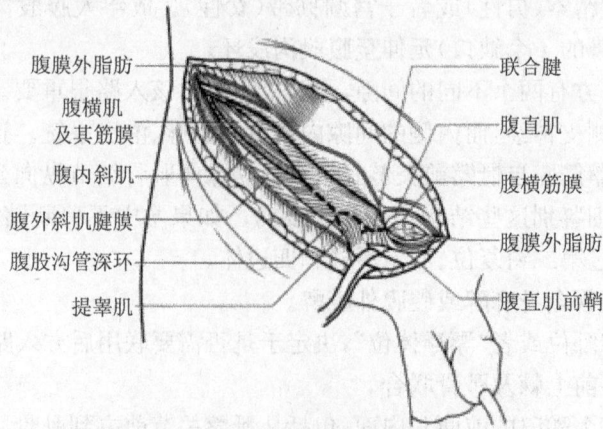

图 1－4－28　腹股沟韧带的显露

腹膜外脂肪
腹横肌及其筋膜
腹内斜肌
腹外斜肌腱膜
腹股沟管深环
提睾肌
联合腱
腹直肌
腹横筋膜
腹膜外脂肪
腹直肌前鞘

2)锐性切开腹股沟韧带,留1～2mm韧带附着于腹内斜肌、腹横肌和腹横筋膜的共同起点上。小心避免损伤下面的神经血管,因为股外侧皮神经就紧贴腹股沟韧带下方进入股部。此神经可在髂前上棘附近、上方或内侧3cm范围内找到,应予辨认并在术中加以保护。切口中央的下方有髂外血管,自血管内侧于耻骨上的起点处切开联合腱,也可能需要在耻骨上方切开一部分腹直肌腱,以进入Retgius耻骨后间隙。此时,在切口中部的血管间隙内可显露股血管和周围的淋巴,在外侧的肌肉间隙内可见髂腰肌、股神经和股外侧皮神经。髂腰肌鞘或髂耻筋膜将这两个间隙分开。小心剥离血管及淋巴,在筋膜内侧面及髂腰肌和股神经外侧面之间用甲状腺拉钩拉开,锐性切开髂耻筋膜直至耻骨隆起(图1－4－29)。在此步骤之前先通知髂外动脉的搏动,以确保血管束不受损伤。由骨盆上口锐性切断髂耻筋膜,可用手指进行剥离,切开髂腰肌筋膜进入真骨盆,显露四边体面和后柱。用第二根粗硅胶管绕髂腰肌股神经和股外侧皮神经以利于向前拉开。第三根粗硅胶管绕过股血管和淋巴结,注意不要将血管周围的脂肪蜂窝组织刮掉,因为其内有淋巴管通过,干扰这些淋巴组织会导致术后淋巴引流受损和水肿。

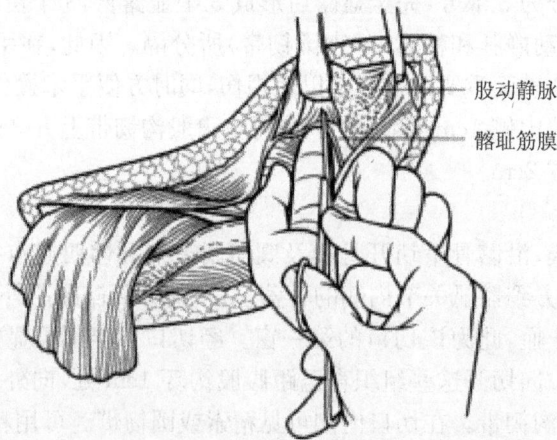

股动静脉
髂耻筋膜

图 1－4－29　锐性剪开髂腰肌与血管鞘之间的髂耻筋膜

在牵开髂外血管前,必须在血管后内侧方分辨出闭孔神经和血管,要分辨出闭孔动脉和髂外动脉之间的交通支,此时这个交通支可能非常靠近髂耻弓,在分离耻骨和髋臼前壁时,有可能导致该血管的损伤,损伤后血管可能缩入盆腔,寻找和止血困难,所以被有些学者称作"死亡冠"(图1－4－30)。因此,安全的操作方法是在切开此处之前先仔细触诊筋膜以确定有无明显的血管,如果有就先烧灼或结扎它,以防止手术中拉断血管而导致难以控制的出血。但据笔者的经验,只要在切开髂耻筋膜后,在其下方切开耻骨骨膜,行骨膜下剥离,一般不会伤及该血管,不像部分文献介绍的如其名称那样恐怖。

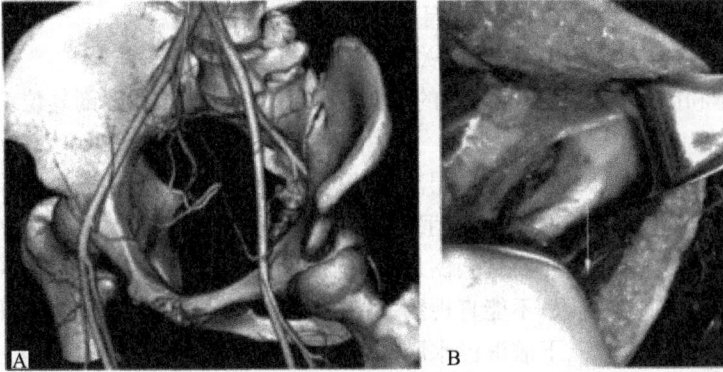

图1－4－30　"死亡冠"

A. CT三维重建;B. 术中所见,髂外血管与闭孔血管的交通支,正好横过耻骨表面(箭头所指)

骨膜下剥离显露骨盆上口和耻骨上支,四边体骨面将骨膜剥离。此时用3条粗的乳胶管分别将髂腰肌、髂外血管鞘和精索提起,显露出3个窗口。

向内拉开髂腰肌和股神经,经第一窗观察整个髂骨内窝、骶髂关节和骨盆上口(图1－4－31)。经此窗可以进行骶髂关节的复位和固定、髋臼前柱的复位和固定以及从前柱向后柱顺行打拉力螺钉固定后柱。

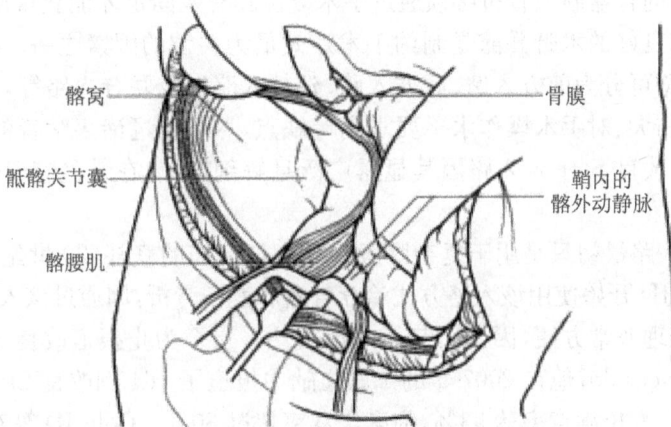

图1－4－31　髂腹股沟入路第一窗显露

整个髂骨内窝、骶髂关节和骨盆上口得以显露

向外拉开髂腰肌和股神经,并向内侧拉开髂外血管,打开第二窗,经此窗口可进入骨盆,观察到由骶髂关节到耻骨结节之间的范围,也可进到四边体骨面以复位后柱骨折。在此窗操作时,应经常触诊检查髂外动脉的情况。向外侧拉开髂外血管并向内侧拉开股直肌和精索形成第三窗,以便进入上耻骨支和耻骨联合,如需要可将精索或圆韧带拉向内或外侧。经此窗可以进行耻骨远端和耻骨联合的复位和固定。如有对侧的耻骨远端骨折,亦可向对侧延长切

口,用同1块钢板或再加钢板固定。

8.优缺点

(1)优点

1)根据骨折类型分别在1个或几个间隙内操作,方便显露髋臼的内面和前面。

2)与 Langer 皮纹平行,手术瘢痕小,切口线美观。

3)不切开关节囊,手术创伤小,有利于保护股骨头血运。

4)不剥离臀肌,异位骨化发生率低,关节功能恢复较满意。

5)易于显露和固定作为髋臼延伸段的髂骨骨折,有利于髋臼的解剖复位。

(2)缺点

1)该入路解剖较为复杂,要求手术层次分明,分清内、中、外窗口。

2)需要耐心且细致地解剖,股动脉、股静脉和股神经用胶管牵起才能显露髋臼前壁,易造成一些并发症,如大出血、股神经损伤、髂外血管血栓形成、股外侧皮神经损伤等。

3)髋臼外侧显露范围有限,不能直视髋关节内面,影响对关节面复位程度的检查。

4)术后易发生腹股沟疝、下肢淋巴水肿和耻骨后 Retzius 间隙高感染率等并发症。

9.并发症 髂腹股沟入路的并发症主要是神经和血管的损伤:①股外侧皮神经损伤是最常见的神经损伤,常导致大腿外侧麻木。②股神经损伤多为牵拉伤,由于暴力牵拉髂腰肌和股神经所致。③坐骨神经损伤,可能是在坐骨大切迹放置牵开器所致,也可能是钻头直接损伤所致。④髂外血管附近的淋巴组织损伤导致术后大腿高度肿胀。⑤直接损伤髂外动脉、静脉,过分牵拉血管可致髂外动脉的内膜损伤而继发动脉栓塞。⑥术后可并发不全腹股沟疝。

三、改良 Stoppa 入路

绝大多数移位的骨盆髋臼骨折必须通过手术复位和有效固定才能获得满意的疗效,而骨折端的充分显露和良好的术野暴露是制约手术疗效最为关键的因素之一。根据入路位置的不同,经典手术入路可分为前方入路、后方入路、延长入路以及联合入路等,这些入路有显露不够充分、手术创伤大、对手术操作水平要求高等缺点,尽管经过诸多学者的改进,但以上缺点仍无明显改观。改良 Stoppa 入路因其显露广泛且解剖简单,在骨盆髋臼骨折手术中的使用越来越为广泛。

改良 Stoppa 入路最初只是用于复杂腹股沟疝和切口疝的修补,20 世纪 90 年代初,Hirvensalo E 和 Cole JD 开始使用该入路方式治疗骨盆和髋臼骨折,因通过该入路进行骨盆前环和髋臼四边体的处理非常方便,因此引起了广泛关注。迄今为止报道改良 Stoppa 入路例数最多的作者为 Hirvensalo,他在 2007 年的 1 篇文献中报道了 164 例改良 Stoppa 入路用于前方和侧方骨盆骨折,复位满意率达 93%,临床优良率超过 80%。Cole JD 等对改良 Stoppa 入路的使用主要集中于髋臼骨折,报道认为该入路可以广泛用于前柱、后柱、前壁、双柱、累及后半横的前柱、部分横行和"T"形骨折,如果髋臼后柱上的骨折线较高,也可以采取改良 Stoppa 入路。国内最早报道改良 Stoppa 入路的是朱世文和陈仲,近年来有关该入路的报道也越来越多。

1.适应证与禁忌证

(1)适应证

1)前柱骨折。

2)后柱骨折。

3)前壁骨折。

4)双柱骨折。

5)前柱伴后半横的前柱骨折。

6)部分横行骨折。

7)部分"T"形骨折。

8)骨折线高的后柱骨折。

(2)禁忌证

1)单纯后部的骨折。

2)坐骨棘平面以下的横行骨折。

3)有下腹部手术史者,如疝气、剖腹产、子宫切除、膀胱损伤、膀胱手术史、前列腺切除等,因既往手术史容易发生腹膜外粘连,导致手术无法进行,故不宜选用此入路。

2.应用解剖 该入路为下腹部正中入路,普通外科、泌尿外科和妇产科医师对该入路比较熟悉,如为第一次开展此入路可请熟悉该入路的其他外科医师协助显露。切开腹白线后在近端显露时注意不要打开腹膜和伤及膀胱。行此入路复位和固定耻骨时要注意骨折粘连或骨折端有刺伤膀胱的风险。在显露耻骨支时,基本上都可以见到髂外或腹壁下血管与闭孔血管的交通支,要注意仔细分离和处理。闭孔血管紧贴四边体表面,在处理四边体骨折时,注意不要伤及这些血管。

3.麻醉 全麻或椎管内麻醉。

4.体位 仰卧位或"漂浮"体位(如需同时后路手术时)。

5.体表标志 下腹肚脐和耻骨联合、耻骨结节。

6.显露范围 耻骨和耻骨支的后麵、四边体、耻骨结节、耻骨下支表面、坐骨壁、坐骨结节和前骶髂关节(图1-4-32)。

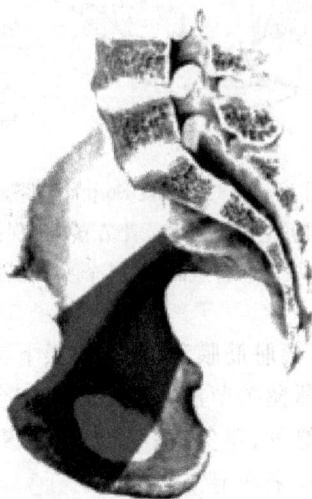

图1-4-32 改良 Stoppa 入路显露范围

阴影部分为改良 Stoppa 入路的显露范围

7.手术操作

(1)入路

1)术者站位：站在健侧，便于观察与操作。

2)切口：最为常见的为耻骨联合上方 2cm 的横切口（比基尼线），也可采用腹部正中纵切口。前者与腹横纹相平行，外观较好，但后者术中牵拉腹膜囊和腹壁肌肉时更为轻松。

（2）操作：切开腹直肌前筋膜，沿腹白线切开腹直肌（图 1－4－33），结扎腹壁下动脉。

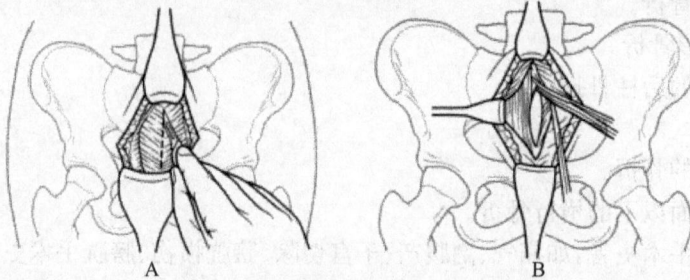

图 1－4－33　改良 Stoppa 入路示意图

A. 纵行切开腹白线；B. 切开腹直肌

在耻骨联合上方切开腹横筋膜后，用手指钝性分离潜在的耻骨后间隙，推开腹膜囊和膀胱，将下腹壁肌、髂腰肌和股神经牵向外侧，髂外血管牵向外侧，即可暴露由耻骨联合至骶髂关节前方的真性骨盆缘全程（图 1－4－34）。

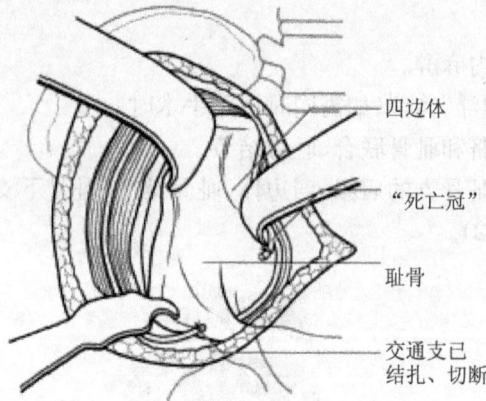

图 1－4－34　改良 Stoppa 入路显露

拉钩拉开髂外血管（左上侧），窄的可塑拉钩置于坐骨结节处以保护闭孔神经束（右侧），小 Hohmann 置于耻骨支前面（左下侧），清晰显露暴露由耻骨联合至骶髂关节前方的真性骨盆缘全程。钳夹"死亡冠"以确保手术操作可以到达骨盆缘和四边体表面

沿耻骨上支和耻骨基底切开髂耻筋膜和骨膜，骨膜下剥离，往下游离可显露后柱和四边体，向后方游离则可一直显露至骶髂关节前方。该过程中全部操作都在腹膜外进行，如术中不慎穿透了腹膜囊，应及时予以修补，避免进一步损伤到腹腔内的肠管。当四边体位置不明确时，可通过触及坐骨结节和闭孔来确定。

（3）复位及固定技巧：术中要求屈曲髋关节，以减少髂腰肌、股神经和髂外血管的张力，以便更好地到达高位骨盆及髂骨翼。

通过改良 Stoppa 入路可以在直视下对四边体进行操作，2mm 克氏针有助于骨折块的临时固定，对粉碎的、不稳定的四边体骨折进行固定时需使用四边体支撑钢板。钢板可以根据骨折线走向进行预弯,最好能放在真性骨盆缘下方或四边体的表面,这样就可以在耻骨支后方和坐骨垫上分别进行螺钉固定。这两个部位骨量丰富,固定相对牢靠,而且能尽可能地避开髋关节。但即使是最熟练的高年资骨科医师,尽管术中多次透视,也无法完全避免螺钉进入关节腔。改良 Stoppa 入路与髂腹股沟入路不同,前者是在盆腔内操作,面对骨盆的内壁,正好真骨盆缘下方的耻骨、髂骨和四边体区骨质平坦,非常适合安放钢板。而且螺钉的进钉方向是内上向前下,便于固定(图1-4-35)。而髂腹股沟入路属于在骨盆上方操作,就如同修理房屋,髂腹股沟入路是站在房顶向下修理屋内墙壁,而改良 Stoppa 入路就像站在屋内修理,显然更加适合骨盆内壁损伤的修复。

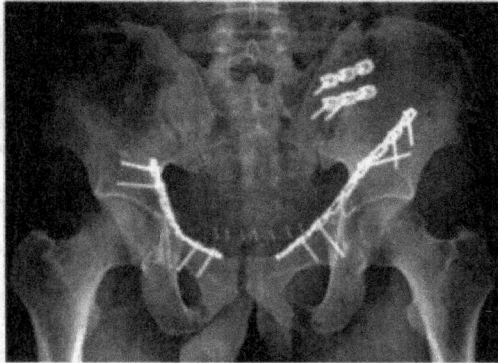

图1-4-35 改良 Stoppa 入路髋臼骨折切开复位钢板螺钉内固定
术后 X 线片显示钢板与骨面紧密接触,螺钉方向自前上向外下

后柱骨折复位时常需要使用专门用于髋臼复位的不对称复位钳,根据骨折线的高低,将下方尖头放在坐骨大切迹或坐骨棘,必要时活动患髋以帮助后柱和四边体复位。

高位后柱骨折的固定采用骨盆重建钢板,而低位的后柱骨折多需从附加的外侧切口内顺行打入后柱拉力螺钉。

四边体部的骨折常由股骨头撞击引起中心性脱位导致。通过股骨头侧方牵引的辅助,可以使四边体复位。不过,由于四边体骨质非常薄,股骨头就在其外侧,有时很难用钢板螺钉固定。此时只能采用将重建钢板预弯成"L"形,近端用螺钉固定在髂骨上,而远端只能贴附在四边体表面以阻挡碎骨块,常常因为塑形的钢板与四边体骨面不匹配,导致复位丢失(图1-4-36)。

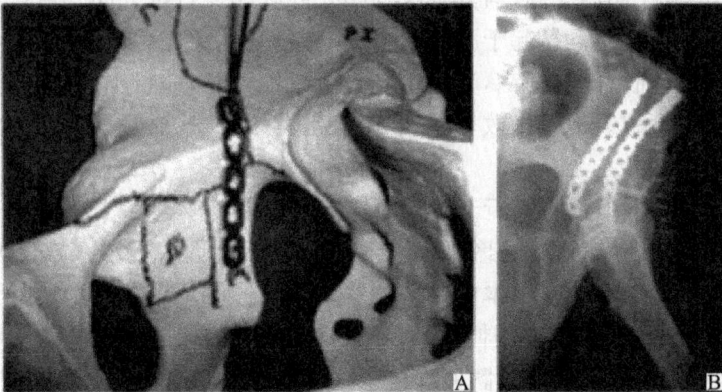

图1-4-36 四边体部骨折内固定钢板位置的选择
A. 四边体骨折靠近后柱,钢板预弯成"L"形,两端用螺钉固定;B. 四边体中部骨折不能用螺钉固定

为此,笔者研制出四边体组合钢板,既可用作后柱螺钉的导向器,又可固定四边体和前柱的骨折。显示其效能,既可单独使用在四边体,也可组合起来用于固定前柱和后柱骨折。临床应用证实四边体组合式钢板能够很好地解决四边体骨折固定困难的问题。如图1-4-37所示,右侧髋臼前柱伴后半横骨折、后柱向内移位,股骨头突进盆腔,切开复位,应用新型四边体组合钢板结合后柱顺行拉力螺钉固定,复位满意,固定可靠。

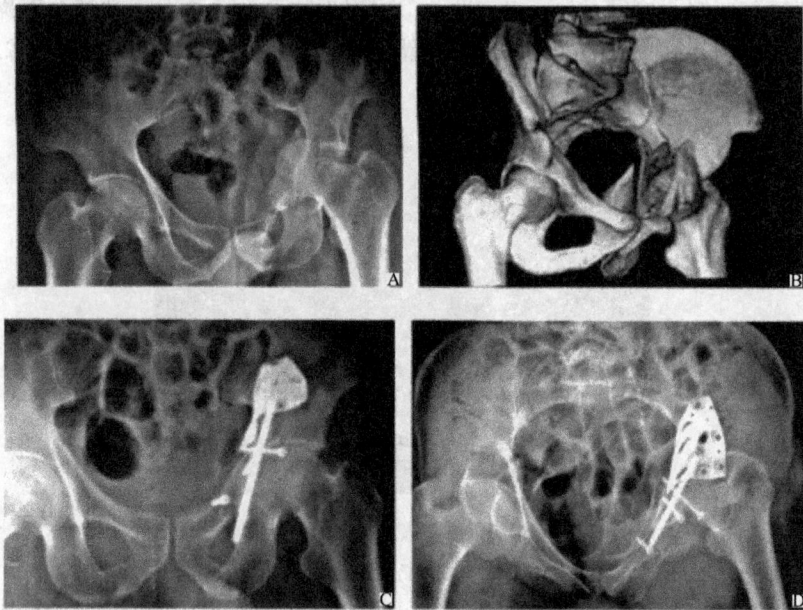

图1-4-37　髋臼前柱伴后半横骨折切开复位新型四边体组合钢板内固定

A.术前骨盆前后位 X 线片;B.术前三维 CT 重建影像;C、D.术后骨盆前后位 X 线片和上口位片显示后柱和四边体骨折复位良好固定可靠

骨折线位置较高的前柱和髂骨翼骨折,需要沿髂嵴上方加行外侧切口,即髂腹股沟入路的第一窗,又称"髂窝入路"。在此切口内不仅可对整个髂骨翼进行暴露处理,还能对位置较低的后柱骨折进行拉力螺钉固定。

8.术中容易损伤的结构　该入路中最容易损伤的结构为闭孔血管和神经,其次为髂腰血管。闭孔动脉大多起于髂内动脉,与其下缘的闭孔静脉相伴行进入闭孔,行经方向基本与髂耻线平行,但也有部分闭孔动脉起于腹壁下动脉,跨过耻骨上支后进入闭孔。Corona Mortis 为闭孔血管和腹壁下血管的交通支,其发生率各家报道不一,一旦损伤术中大量失血将难以避免,故有"死亡冠"之称。但经由改良 Stoppa 入路操作时,该血管显露充分,可在直视下进行结扎止血。

闭孔神经起于腰丛神经,因其行经过程中与髂耻线相交,术中牵拉和放置钢板容易损伤。Burkey 等报道闭孔神经与髂耻线相交处位置相对固定,距骶髂关节约 2cm,在此处放置内固定物时应小心解剖。不仅如此,标本中该部位的闭孔神经活动范围较小,即使经过分离也仅能活动 2.6cm 左右,活体中该部位神经张力更大,活动范围要更小,术中要避免暴力牵拉。

髂腰血管因靠近髂耻线并与骶髂关节相邻,术中容易损伤,而且一旦损伤则止血困难,但髂腰血管与髂腰肌相邻,术中可将两者一起牵开加以保护,但仍应注意间断松弛拉钩以免损伤血管。髂腰动脉起于髂内动脉,行于腰大肌内面,常分为 2～3 支后跨过髂耻线,而髂腰静脉较少分支,部分标本上该静脉甚至缺如(40%)。

9.手术并发症 与其他入路相比,改良 Stoppa 入路因对髋周肌肉损伤小,因此术后患者不仅异位骨化发生率要低很多,而且术后肌力的恢复也快,这有助于早期患髋的功能锻炼。其他术后并发症如医源性血管、神经损伤、伤口感染、深静脉栓塞等也因改良 Stoppa 入路涉及的组织结构相对简单而发生率相对较低。改良 Stoppa 入路的主要并发症包括闭孔神经损伤和腹壁疝。但根据文献报道,绝大多数闭孔神经损伤所致的外展肌力下降能够在 6 个月内缓解,而腹壁疝则很少有需要手术处理的报道。另外,术中有损伤膀胱的危险,如有损伤应请泌尿外科医师协助处理。

10.优缺点

(1)优点

1)损伤小,不需对腹股沟管内结构进行分离和显露。

2)视野宽阔,能对从耻骨联合到骶髂关节前方之间的整个真性骨盆缘进行显露。

3)能够在直视下保护髂外动脉并可对"死亡冠"血管进行止血操作。

4)可以在直视下对四边体进行骨折复位和有效固定。

5)能够对从坐骨大切迹到坐骨棘之间的后柱骨折在直视下进行复位和固定。

6)术中对髋周肌肉损伤小,术后恢复快,异位骨化发生率低。

7)在双侧骨盆和髋臼骨折时可以通过 1 个切口完成双侧的手术。

8)该入路所经过解剖结构相对简单,学习曲线短。

(2)缺点

1)对髋臼后壁骨折无能为力。

2)对髋臼后柱骨折的旋转移位纠正困难。

3)无法直视髋臼关节面。

4)常需要与其他入路联合使用。

5)有髂血管损伤风险。

四、前后联合入路

累及髋臼双柱的骨折,单一手术入路常常难以获得良好的暴露及固定,而扩展入路易发生异位骨化和其他严重并发症,目前越来越多的学者倾向于前后联合入路。Routt 指出,在一般情况下,若移位的骨折累及两个柱,骨折块移位超过 3mm,就可使用联合入路。吴新宝认为,对于需要进行前后暴露者,前后联合入路优于延长的髂股入路。

前后联合入路的组合方式有两种:①K-L 联合髂腹股沟入路。②K-L 联合髂股入路。对于髂腹股沟入路及髂股入路的选择问题,Routt 认为若骨折累及前柱的髂耻结节的远侧或者波及耻骨联合,应使用髂腹股沟入路;而骨折累及前柱髂耻结节的近侧,则选用髂股入路。

1.适应证

(1)"T"形骨折。

(2)横行伴后壁骨折。

(3)前柱伴后半横行骨折。

(4)双柱骨折。

(5)涉及两柱的陈旧性髋臼骨折。

2.体位 "漂浮"体位,笔者的"漂浮"体位指上半身是患侧在上的侧卧位,健侧腋下垫软枕,双上肢固定,患侧臀部垫薄枕不需与手术台固定。笔者一般是先做前路,使患侧臀部呈垫起30°～40°的半平卧位,需做后路时将患侧推起呈90°的正侧卧位,亦即术中取半仰卧及正侧卧位。

3.麻醉 采用气管插管的全身麻醉。

4.切口选择 术中需注意第一切口的选择,根据影像学的显示,哪一柱受累最严重,移位最大,旋转最明显,就首先选择最容易暴露那个柱的入路。

5.优缺点

(1)优点

1)可以显露髋骨内外侧面的全部区域,方便从内外侧面进行骨折的复位,适用于髋臼的各种复杂骨折和陈旧性骨折。

2)可以在前后柱均放置内固定物,达到坚强固定,便于术后早期功能锻炼。

3)与扩展入路相比,前后路依次进行,切口不相连,不翻开皮瓣,没有皮瓣或肌肉破坏,创伤出血少,血管栓塞机会小。

(2)缺点

1)由于采用平卧和侧卧结合的"漂浮"体位,手术时间长,出血多,感染率高。

2)与其他单一的切口相比,出现神经损伤、异位骨化、关节僵硬等并发症相对较高。

(周瑜博)

第五节 髋臼骨折的复位与固定技术

一、概述

复位与固定两者相辅相成,只有复位满意才能达到良好的固定效果,也只有良好的固定才能维持满意的复位,两者缺一不可。要做到满意复位和牢固固定,还得有熟练的复位技巧、固定技术与合适的手术器械。

髋臼的解剖结构复杂,骨折复位需要很高的技巧和特殊的器械,此对经验不足的医师来说是一件非常困难的事情,如果不能达到髋臼的解剖复位或者近似解剖复位,那么就会落为一个失败的手术。骨折获得解剖复位需要以下条件:①需要在治疗骨盆创伤方面有丰富经验的专家。②需要能够对患者实施良好的麻醉并能处理术中意外的麻醉师。③需要必要的复位器械、特殊的骨盆复位钳和特殊的固定器材等。髋臼骨折的复位目的在于用尽可能小的手术创伤恢复髋关节的完整和光滑,并且能保存股骨头和关节内骨折片的血运,使髋关节有一个良好的功能。

髋臼骨折的复位方法有直接复位与间接复位两种,复位技术包括牵引技术和其他技术。直接复位在大部分后方入路,关节面的观察主要通过后壁的骨折,骨折的复位也是直接可见的。后柱和横行骨折可以通过将 Schanz 螺钉拧在坐骨上直接进行旋转复位,而前柱骨折复位则需要将手指头通过坐骨切迹探查才能确定。间接复位在大部分髂腹股沟入路,由于看不到关节面,骨折的复位是通过间接复位进行的。清除掉血肿和骨痂后,通过牵引肢体和直接按压骨折块来进行复位,至于复位与否,主要依据髋臼的外侧面来判断。

为了叙述方便,可以将髋臼骨折的复位和固定技术进行标准化,将大部分的复位和固定技术命名,按照显露方法＋复位或者固定的部位＋器械名称的顺序命名。例如:臀面后柱球端弯钳技术,臀面为采用后侧入路显露髂骨的臀面(外侧面),盆面为采用前侧入路显露髂骨的盆面(内侧面);前柱和后柱是根据这种技术复位和固定的部分或复位器械放置的部位而言;球端弯钳为这种技术所用的器械。有时对于比较简单的复位和固定技术,可能会在前面省略盆面或臀面。在拉力螺钉固定技术中,顺行是指螺钉拉入的方向是从髋臼向周围方向,逆行是指螺钉拧入的方向是从周围向髋臼。

1.复位原则　手术入路显露完成以后,医生面临的首要问题就是骨折的复位,即使正确地判定了骨折类型,选择了正确的手术入路,准备好了各种器械,髋臼骨折的复位仍是极富挑战性的难题。复位技术会因骨折类型不同而不同,甚至对某一复杂骨折来说,其每一部分的复位技术也不一样。各种各样的骨折复位钳和顶棒对髋臼骨折的复位非常有用。骨折复位时应该使用复位钳配合下肢牵引,如果完全依赖下肢牵引复位骨折易发生坐骨神经牵拉性损伤。

髋臼的复位常需分步骤进行,首先复位并固定单一的骨折块,然后再将其他的骨折块固定于已固定的骨折块上。手术野狭小造成的器械及内固定物操作不便是术中经常遇到的问题,可用克氏针临时固定骨折以便操作。为了保证关节面复位,每一复位步骤都应力求准确,其中关节上骨折块的复位质量将直接影响到关节面复位的质量。由于往往是关节外复位,实际操作中可以将髋臼前、内和后 3 个外表中的 2 个作为判断关节面是否解剖复位的依据,避免打开关节脱出股骨头而增加手术创伤。骨折的复位可通过直视下观察骨折线的对位或非直视下的触摸来判断,当然直视下检查关节面是最好的检查方法。如果为了直视下检查关节面的复位情况需进行额外的软组织和关节囊的剥离,则最好通过检查髋骨骨皮质的复位情况来间接判断关节面复位的好坏。骨盆与髋臼骨折有个特点,即在手术复位时出血较多,而一旦解剖复位或者基本复位则出血明显减少。此时,因骨折移位而导致的各种软组织回到了原有的生理解剖状态,所以出血减少。这一点也可以作为判断骨折是否复位的参考指标。

对累及前柱和后柱的“T”形、双柱骨折等,通常应先复位固定前柱,然后复位固定后柱,如复位次序颠倒,则骨折复位固定较难。髋臼骨折伴有骶髂关节或骶骨骨折,需首先处理这些骨折,然后再复位固定髋臼骨折。髋臼骨折合并坐骨大切迹上方的髂骨骨折时应首先复位和固定髂骨骨折,然后复位和固定髋臼骨折。对骨柱合并壁的骨折,如后柱合并后壁骨折,应先复位柱再复位壁。只有掌握正确的复位固定次序,才能达到事半功倍的效果。在复位固定双柱骨折时,应注重解剖复位固定髂骨上的每一个骨块,因髂骨复位的满意度将与关节面的复位密切相关。简言之,髋臼骨折的复位顺序一般是先复位骨盆骨折,再复位髋臼骨折;先复位柱的骨折,再复位壁的骨折;先复位复杂一侧的骨折,再复位简单一侧的骨折。

2.内固定原则与技术　髋臼骨折内固定的目的在于维持复位,由于髋臼骨折属于关节内骨折,AO 关节内骨折的治疗原则适用于髋臼骨折解剖复位和坚强固定。常用的内固定技术有钢板技术、螺钉技术和拉力螺钉技术等。

3.内固定选择　在髋臼骨折内固定中,选择何种内植物,对维持骨折的复位及稳定极为重要。临床上应根据骨折的类型及生物力学要求合理选择。目前常用的内植物有:①钢板类:是目前使用最为广泛的内固定方式,主要有重建钢板、弹性钢板、锁定加压钢板以及 Letournel 钢板等。②螺钉类:常用的螺钉有松质骨螺钉(适用于较大的碎骨块固定)、加压螺钉

（适用于前后柱的骨折固定）、空心加压螺钉（常用于计算机导航的经皮固定似及可吸收螺钉（用于＞5mm的骨块）、同种异体骨螺钉等。③钢丝类：常用于骨折线延伸到坐骨大切迹的骨折，包括后柱、横行和双柱骨折。④记忆合金类：主要为国内张春才等研制的髋臼三维记忆内固定系统等。

二、复位和固定器材

1. 髋臼复位器械　骨盆骨折内固定手术中最常用的复位器械有骨盆复位钳（大小型号）、尖端复位钳（大小型号、二三爪型）、Farabeuf复位钳及Weber复位钳。骨盆复位钳主要借助固定于骨盆上的螺钉进行复位；Farabeuf钳可以夹持骨块或骨块上的螺钉；尖端复位钳和Weber复位钳可直接作用于骨表面、骨皮质已钻过的浅孔或辅以垫圈而实施复位。顶棒可顶推骨块以助复位；Schanz螺钉既可做外固定使用，又可在内固定复位时，将其置于骨内以助牵引和复位。目前国内常用的有进口公司（AO、捷迈、史赛克等）器械以及国产公司（华森、创生、威高等）器械和内固定材料，它们分别有自己的髋臼和骨盆复位器械盒，便于术中应用。

这些器械是由专门研究骨盆和髋臼骨折的专家设计，其中任何有关节的钳子统称为骨盆骨位钳。医生在应用任何有尖头的复位钳时都必须注意避免损伤血管和神经。这些器械的使用方法将在下面结合复位技术介绍。

2. 髋臼固定器械　骨盆、髋臼固定器械以重建钢板和螺钉为主。

（1）重建钢板：有直形和弧形2种，厚2.8～3.6mm，宽10mm，螺孔长12mm，螺孔数4～22个。

1）设计特点：孔距较短，且螺钉孔之间边缘有便于塑形的凹槽；有3.5mm和4.5mm两种规格。临床以3.5mm的直形和弧形重建钢板应用较广，一般髋臼周围和骨盆的界限常用弧形钢板固定，其他部位的骨折多用直形钢板固定。

2）钢板材质：常用较软的金属材料制成，便于将钢板做任意方向的弯曲塑形以使钢板与不规则的髋臼骨面相吻合，尤其是可以沿其宽度方向塑形，这是普通钢板办不到的。螺钉允许在其孔内有15°～30°倾斜范围，以便于固定。目前临床上常用的强生、捷迈等公司的重建钢板以特殊不锈钢材料制成，可塑性好，而且可以术后行MR检查。国产产品仍以钛合金材料为主，钢板较进口的要厚，塑形比较困难。如不能很好地塑形以紧贴髋臼骨质表面，常会造成骨折复位丢失。目前还有更易于塑形的低切迹钢板和带状钢板应用于临床。

（2）螺钉：①皮质骨螺钉：直径有3.5mm和4.5mm两种规格，前者选直径2.5mm钻头钻孔，3.5mm丝锥攻丝，后者选直径3.2mm钻头钻孔，4.5mm丝锥攻丝。②松质骨螺钉：直径有4.5mm和6.5mm两种规格，以4.5mm松质骨螺钉最为常用，以3.2mm钻头钻孔，4.5mm丝锥攻丝。③空心螺钉：有4.0mm，5.5mm，6.5mm或7.3mm等规格。使用时螺钉孔穿破双层皮质选用皮质骨螺钉，未穿过此皮质，则选用松质骨螺钉。6.5mm的松质骨螺钉强度比较大，可以使骨折端加压，常当做拉力螺钉使用，以3.2mm钻头钻孔，6.5mm丝锥攻丝。空心螺钉常用来作为拉力螺钉使用。

临床中由于髋臼位置深，手术显露困难，钻孔时位置不好摆放，加之钻头较脆易折断，常有打断钻头的可能。可使用2.5mm或3.2mm克氏针代替钻头钻孔，克氏针有弹性不易折断，还可以将克氏针适当弓起打钻以便克服一些特殊位置钻孔方向不好调整的问题。但应注意，克氏针钻孔穿透后落空感不如钻头明显，要避免持续进钻，采用钻几下松一松再钻的方法解决。

三、复位技术和特殊器械的使用

1. 牵引技术 在髋臼骨折复位的过程中,牵引是一个必不可少的措施。如果没有充分的牵引,根本不可能达到骨折的解剖复位。牵引方法有术前牵引和术中牵引两种。

(1)术前牵引:术前牵引不仅维持了髋关节脱位复位后的位置,而且使股骨头关节面远离尖锐的骨折片,从而避免股骨头软骨面的损伤,更重要的是牵引使股骨头免受压,减少了股骨头缺血坏死的可能。通常在这个阶段采用股骨髁上牵引,而不采用股骨大转子骨牵引,因为后者可能干扰手术入路。临床上有些病例仅通过牵引也能达到最终治疗目的。

(2)术中牵引:术中可选用 ASIF 股骨牵引器,它通过固定髂嵴和股骨近端从而牵引髋关节。尽管 ASIF 牵引器有一定作用,但其牵引方向常不理想,并妨碍手术操作,笔者很少采用。术中最常用的是人力牵引,无论患者采用什么体位,均可以牵引患侧股部。牵引时患侧膝关节必须始终保持屈曲,以防止造成坐骨神经的牵拉伤。显露髋臼前方时,应保持髋关节屈曲,以防止股血管和股神经的牵拉伤。这种牵引是间断的牵引,而不是持续的牵引,在需要牵引时就牵引一会儿,通常由第三助手或位次更低的助手来完成。也可以使用器械牵引,常用的器械是 Schanz 螺钉和骨钩。①Schanz 螺钉牵引是在股骨上端的侧方,恰好在大转子嵴下方钻孔,将带有"T"形手柄的 Schanz 螺钉通过此孔经股骨颈拧入到股骨头关节面下的软骨下骨内,然后行侧方的牵引,可称之为臀面股骨 Schanz 螺钉技术(图 1—4—38)。这种方法对于年轻的患者通常可以提供良好的牵引,但对于骨质普遍疏松的老年患者来说,有可能导致钉的松动或拔出。②骨钩术中牵引是用大而尖的骨钩钩在大转子窝内进行牵引,如果未行大转子截骨,可以通过劈开臀中肌腱的方法用骨钩钩在转子窝,如果已经行大转子截骨,可以在直视下很容易地将骨钩钩住大转子,我们称之为臀面大转子骨钩技术。最近有的学者设计出 1 种带有双钩的骨钩,以将载荷均匀地分配于大转子上。有的医生担心骨钩会干扰股骨头的血运,实际上股骨头主要的血运来源于股骨颈的内侧和后方,所以这种担忧是不必要的。骨钩还可用于骨折的复位,例如通过髂腹股沟入路复位双柱骨折的后柱骨折部分时,可通过髂腹股沟入路的中间窗口显露四边体,如果后柱的骨折块是一整块,可以用骨钩钩住坐骨小切迹牵拉骨块使之复位,我们称之为盆面后柱骨钩技术。有部分医生在手术中使股骨头脱位后,用 1 个纱布条套在股骨颈上,用纱布条来牵引。这种做法是错误的,因为股骨头的血运主要来源于股骨颈处的滑膜与骨皮质之间走行的支持带动脉,这种做法无疑破坏了滑膜下走行的支持带动脉,会导致股骨头的缺血性坏死。

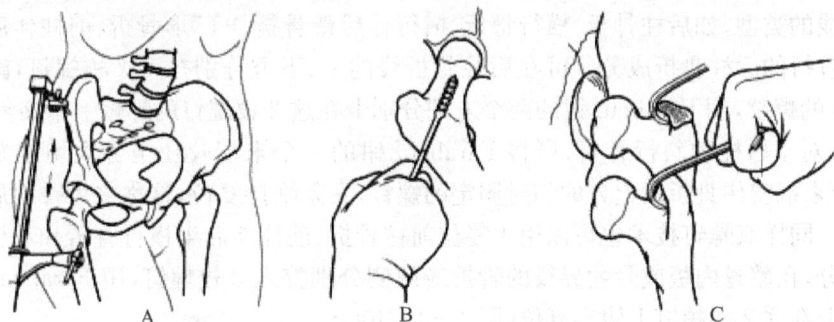

图 1—4—38 术中牵引技术

A. ASIF 股骨牵引器;B. Schanz 螺钉牵引技术;C. 骨钩牵引技术

2.Schanz 螺钉技术　Schanz 螺钉的直径为 6mm，与通用"T"形手柄卡头配套使用。在后侧入路中，将带有"T"形手柄的 Schanz 螺钉插入到坐骨大结节中进行旋转、牵引和复位，这对于后柱骨折、后柱伴后壁骨折、横行骨折、横行伴后壁骨折、"T"形骨折和双柱骨折的复位是一个非常有效的方法，我们称之为坐骨结节 Schanz 螺钉技术。患者在侧卧位时，插入到坐骨结节内侧部分的 Schanz 螺钉可以轻松地操纵后柱，向上牵引 Schanz 螺钉可以复位骨折线，旋转 Schanz 螺钉可以纠正后柱的旋转不良，实际上如果不采用这种方法，要想纠正后柱的旋转不良非常困难（图1－4－39）。在前侧入路中，也可以将 Schanz 螺钉拧入髂前上棘的前缘对前柱的骨折进行内外方向的旋转与向前牵引，称髂骨前缘 Schanz 螺钉技术，适用于高位前柱骨折、前柱伴后半横行骨折和双柱骨折的前柱部分的复位。也可将 Schanz 螺钉拧入髂嵴的内外板间，对前柱骨折进行内外方向的旋转和向上的牵引，称髂嵴 Schanz 螺钉技术。如果术前没有准备 Schanz 螺钉，将使手术难度增加，复位满意度下降，有时我们可以用关节置换手术中的股骨头取出器来代替 Schanz 螺钉。

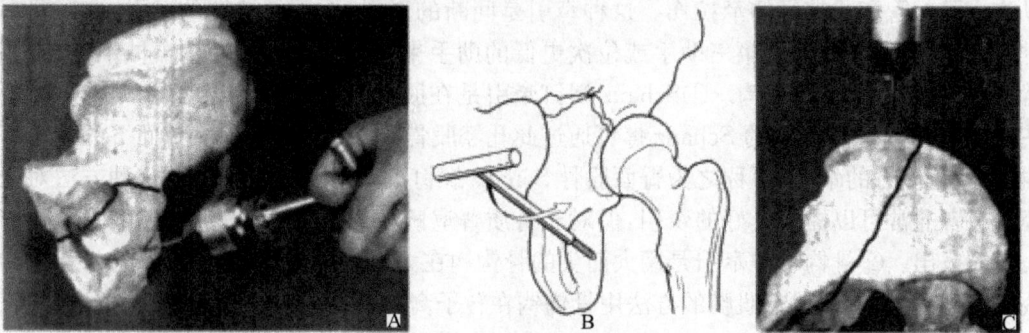

图1－4－39　Schanz 螺钉技术
A～B.坐骨结节 Schanz 螺钉技术；C.髂嵴 Schanz 螺钉技术

3.双螺钉技术及 Farabeuf 钳使用　主要用于骨折复位和复位的暂时性维持。双螺钉技术是指在骨折线的两侧分别拧入 2 枚 4.5mm 的不锈钢皮质骨螺钉，露出螺帽和长约 5mm 的螺纹，用 Farabeuf 钳的两个末端分别卡在这 2 枚螺钉的螺帽上，进行复位操作的技术（图1－4－40A）。若骨折线两侧的骨面高低不平，可以提拉较低一侧的螺钉；如果骨折有相对移位，可以通过旋转 Farabeuf 钳纠正；如果骨折有分离，直接加压即可，如果骨折间有软组织或碎骨块嵌入，可以将两骨块分离加大，予以分出或清除。临时固定或内固定完毕后可以将双螺钉移除。双螺钉的放置位置不能影响骨折的固定。双螺钉技术在后柱主要适用于复位后柱有横行骨折线的类型，如后柱骨折、横行骨折、横行伴后壁骨折、"T"形骨折、前柱伴后半横行骨折和双柱骨折的后柱骨折成分。可在后柱骨折线的上、下方分别拧入 2 枚螺钉，露出螺帽和长约 5mm 的螺纹，用 Farabeuf 钳的两个末端分别卡在这 2 枚螺钉的螺帽上钳夹复位（图1－4－40B）。对于后柱的斜行骨折，可将 Farabeuf 钳的一个末端咬住坐骨大切迹游离的骨折端，另一个末端咬住骨折线上方的临时固定的螺钉，夹紧维持复位，这称之为臀面后柱单螺钉固定技术。同样双螺钉技术也可以用于复位前柱骨折、前柱伴后半横行骨折和双柱骨折的前柱骨折成分，在髂骨内板或骨盆界线的骨折线两侧分别拧入 2 枚螺钉，用 Farabeuf 钳的两个末端分别卡在这 2 枚螺钉上钳夹复位（图1－4－40C）。

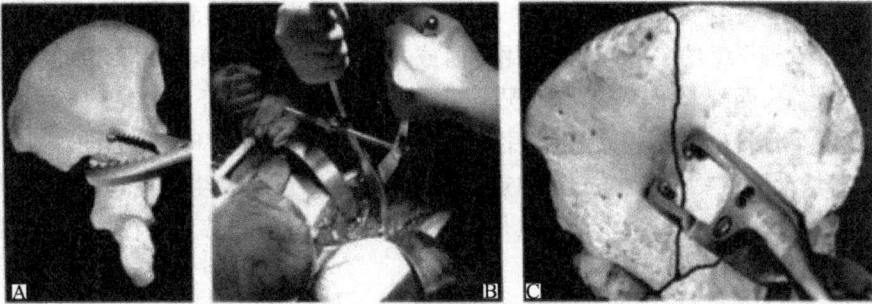

图 1-4-40 双螺钉复位技术

A. 操作模式图；B. 后柱骨折复位术中所见；C. 前柱骨折复位模式图

4.纠正旋转技术 髋臼骨折最常见的移位就是旋转移位，如不能纠正旋转移位就不能达到解剖复位。手术中常常只能显露骨盆或髋臼的外侧或者内侧，当存在旋转畸形时，往往一侧的骨面是平整的，而对侧则是张开的（图 1-4-41A）。此时，必须沿相反方向逐步施加外力（图 1-4-41B），直到完全纠正旋转移位畸形（图 1-4-41C）。

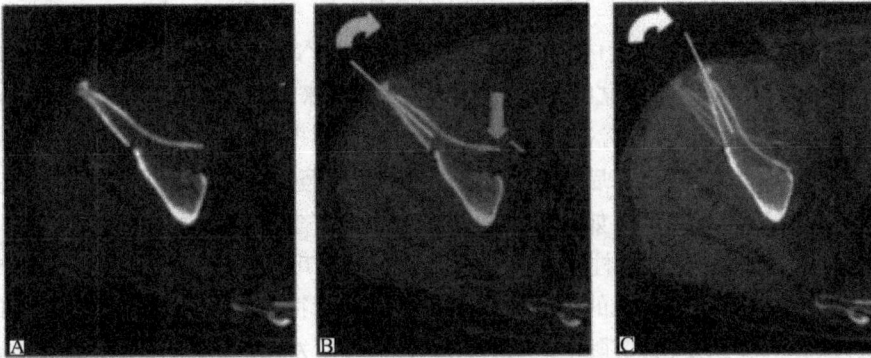

图 1-4-41 髋臼外旋的矫正（术中 CT 扫描影像）

A. 外板平整而内板明显张嘴移位；B. 向内旋转复位和施压方向（箭头所示）；C. 旋转矫正完成复位

矫正后柱的旋转移位，常需将带有"T"形手柄的 Schanz 螺钉插入坐骨大结节再进行旋转、牵引以实现复位，而在前柱，可将 Schanz 螺钉拧入髂嵴或髂前下棘纠正前柱旋转，还可联合应用顶棒和 Farabeuf 甜来进行复位（图 1-4-42）。

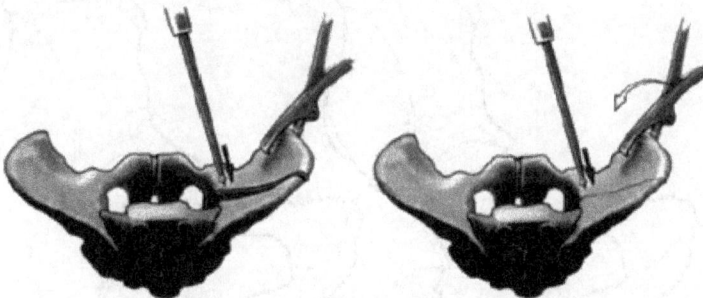

图 1-4-42 单独或联合应用顶棒和 Farabeuf 钳纠正旋转畸形的技术示意图

5.嵌压关节面撬起植骨技术（图 1-4-43） 髋臼关节面压缩指的是髋臼边缘的部分关节面及软骨下骨由于其下方骨小梁的压缩骨折所致的塌陷，通常压缩的软骨面有明显损伤。髋臼骨折合并髋臼关节面压缩，多见于髋臼后壁骨折合并髋关节后脱位，如果压缩的关节面较大,需要将其复位保持头臼匹配。由于髋臼边缘压缩的关节面旋转了 90°,所以手术医师在手术中能直接看到压缩的关节面,必须用骨凿或骨膜剥离器撬起压缩的关节面使其去旋转,直到髋臼与股骨头匹配为止,在多数情况下需要在这些骨折块的下面植入骨松质作为支撑,就像治疗胫骨平台骨折那样,可能的话用细小螺钉固定,但在这些碎骨片上做内固定是非常困难的,应尽量维持主要碎骨块的位置,这些骨块在术后可能会发生缺血坏死和塌陷。当然,预后主要与骨折块的大小和这些骨折块是否稳定有关,非常小的游离骨折块可以去除。常用的供骨部位为股骨大转子。

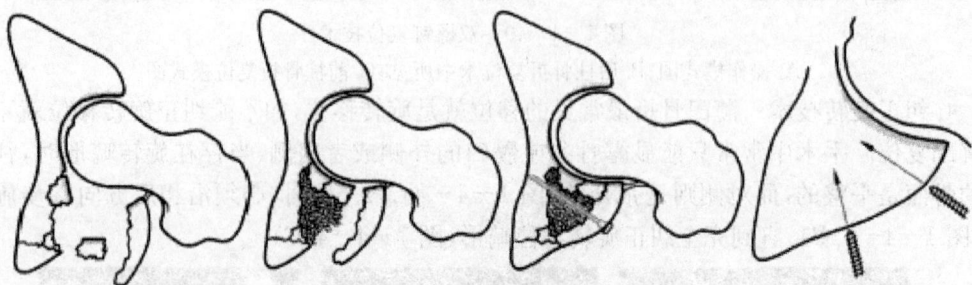

图 1—4—43　嵌压关节面撬起植骨技术

6.钢板过度塑形技术　骨盆的解剖复位并不像看起来那么容易,尤其是受手术入路所限时。例如通过后侧入路行横行骨折内固定时,应将重建钢板放置在后柱上面。如果钢板的塑形和后柱完全相符,当拧紧螺钉后,虽然从后面看骨折已经获得了解剖复位,但由于骨折块的旋转,髋臼前部出现分离移位。如果将钢板过度塑形,放置钢板后钢板和后柱骨面之间留有 2mm 的间隙,当拧紧螺钉时,前柱的骨折将被加压而不会出现分离移位。从前侧入路行骨折复位固定时也是如此,如果钢板的塑形与前柱轮廓完全相符,当螺钉拧紧后,从髂骨的内面观察骨折已经获得了解剖复位,实际上髂骨外面的骨折可能发生旋转并有高低不平的台阶。这种情况只有通过用手法直接触摸或者行 X 线检查才能发觉,若不能及时发现可导致骨折复位不良和畸形愈合。因此在应用柱的支持钢板技术时,尤其受手术入路的限制只能看到一个柱的骨折时,应将钢板略微过度塑形使钢板与骨面之间留有 2mm 的间隙,这样在拧紧螺钉时,对侧柱的骨折会产生加压而不至于分离(图 1—4—44)。

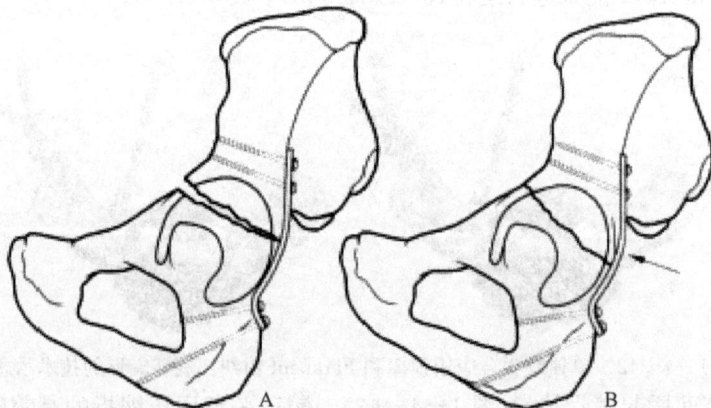

图 1—4—44　钢板过度塑形复位技术示意图

A.在固定横行骨折时,依后柱形状塑形钢板,拧紧螺钉时前柱的骨折线会分离;B.钢板略微过度塑形,使

之与髂骨存在约 2mm 的间隙,拧紧螺钉时钢板将使前柱骨折块产生加压而不至于分离

7.预钻孔技术 无论是采取前侧入路还是后侧入路,在骨折复位之前,将骨折块翻转或者牵开显露骨折端,使骨折面向外,通过骨折面预先钻好远端的孔,然后使骨折块复位,通过预先钻好的孔置入螺钉。此方法尤其适用于后壁骨折和横行骨折,不但能保证钻头和螺钉不进入关节,而且还可使螺钉恰好位于骨折块的中央。

8.骨钩提拉复位技术 骨钩牵引技术是髋臼骨折复位的常用技术,除了可以将骨钩放在大转子牵引外,在骨折复位时可将骨钩置于骨折的远端,后入路时置于坐骨大切迹和坐骨棘提拉移位的后柱,或前入路时通过第二窗提拉坐骨棘复位后柱。使用骨钩提拉复位时,不要指望 1 次即可实现复位,应提一提、抖一抖、歇一歇,这样边提边抖,可以将骨折端嵌入的重要组织或碎骨块去掉,一般提拉 3～4 次即可以复位。

(周瑜博)

第六节 不同类型髋臼骨折的治疗

一、简单骨折

简单髋臼骨折尽管骨折线类型比较简单,然而治疗却不一定是最简单的。经过认真仔细的术前评估与计划,此类骨折的固定通常可通过螺钉和接骨板来实现,两种内固定物的使用与组合方式可依据骨折固定的不同需求来选择。绝大多数简单髋臼骨折的固定均可通过同一入路来实现。近来,层出不穷的新式手术器械与某些新显露"窗口"的发展,使得有限切开内固定成为可能。尽管特定情况下,需要同时做两个切口或是广泛地延长切口,但对于简单骨折极少需要广泛地切开。截至目前,固定的唯一要求是:必须确保复位后骨折各重要组成部分的稳定性,直至骨折愈合。

1.后壁骨折 后壁骨折是髋臼骨折最为常见的类型,单纯的后壁骨折约占 70%,其余为粉碎性骨折。其导致髋关节预后功能不良的概率极高。后壁骨折的发生与向后向外使髋关节后脱位的暴力相关联,这种机制一般发生于撞车中屈曲的膝关节撞击仪表盘时,即所谓的仪表板损伤。后壁骨折时有一定的概率造成坐骨神经损伤。治疗时需要严密监测观察。此类骨折的治疗原则也适用于其他涉及后壁的复杂类型骨折。

(1)手术入路:K-L 入路。

(2)体位:一般取俯卧位或侧卧位,体位的选择在于术者的习惯。

(3)复位技术:显露髋臼后壁时应注意保留骨折块表面附着的关节囊组织,以尽可能多地保留骨折块的血供。将骨折块及其附着的软组织翻起,显露下方的股骨头。有时后壁骨折块向关节囊内翻转,则需先延长关节囊的撕裂口,取出骨折块,再进行复位。股骨头可以作为复位的模具,辨明骨折块相互关系后将骨折块拼凑复位再用顶棒维持位置,用克氏针等临时固定。为复位方便,可贯穿缝合撕脱的髋臼唇以便操作。手术结束时应修复关节囊,修复时,应在髋臼侧髋臼唇旁 3～5mm 缝合关节囊,或在手术结束时将关节囊从侧壁掀起,缝回到骨上。仔细清理骨折边缘及髋臼边缘,以确保解剖复位。术中可脱出股骨头,显露髋臼关节面;也有学者主张不脱出股骨头,术中在助手纵向牵引辅助下,使股骨头与髋臼间的间隙加大,显露负重区和后壁的对位情况。在复位步骤结束之前,笔者建议再次检查关节内是否还存在游离骨

块或其他骨折线,残留的游离体应尽可能取净。

(4)固定技术:后壁骨折常用预钻孔技术进行复位和固定。自内向外在未复位的骨折块预钻孔,确保螺钉远离关节面并且位于骨折块的中央,然后复位并攻丝(图1-4-45A)。另一种选择是克氏针临时固定,一旦骨折复位,就不可能看到关节面,因此术中透视对于识别和排除关节内金属物是有帮助的。一旦确信没有关节内金属物,就可以用拉力螺钉代替克氏针,依据骨折的粉碎程度、骨折块大小和骨折的治疗,可以选用3.5mm皮质骨螺钉或者有部分螺纹的4.0mm螺钉,给拉力螺钉加垫圈可以防止拉力螺钉的切割拔出(图1-4-45B)。

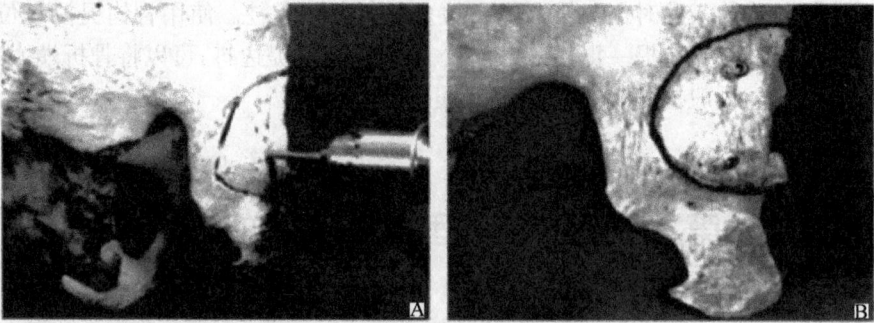

图1-4-45 后壁骨折固定技术
A.骨折块上先预钻孔再复位;B.最后用螺钉固定骨折块

螺钉固定后,为维持固定,还需在后壁用3.5mm重建钢板进行固定(图1-4-46),一般6~8孔钢板就足够了。钢板沿后柱放置,从坐骨棘经后壁到髋臼上缘表面。钢板的塑形需要几个明显的弯曲,钢板上方的弧度要适合髋臼上壁,下方部分在第二或三孔处弯曲适合髋臼下沟,中间部分的弧度要与髋臼后壁相匹配。

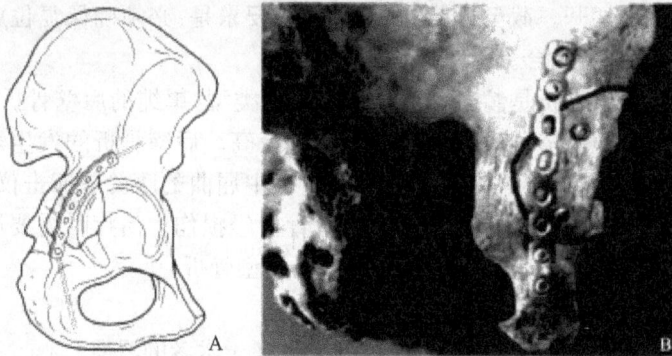

图1-4-46 后壁骨折固定的标准方法
A.示意图侧面观;B.模式图后面观,用2枚拉力螺钉固定后壁骨块,上覆重建钢板保护

在坐骨大结节处松解腘绳肌的起点,从而增大钢板螺钉放置的区域。推荐预弯钢板,最终固定后可以对后壁形成一定的压力。钢板塑形之后,第一枚螺钉置于钢板远侧(通常是第二个孔)以确保钢板在髋臼下沟内,此时螺钉暂不拧紧以便调整钢板位置。用球头顶棒顶住钢板最后一孔,观察塑形钢板的帖服情况及位置,若可以接受,即拧紧这两处的螺钉。后壁与塑形钢板之间应留2~3mm间隙,使得钢板两端螺钉拧紧后能够对后壁形成一定压力,阻止后壁移位(图1-4-47)。

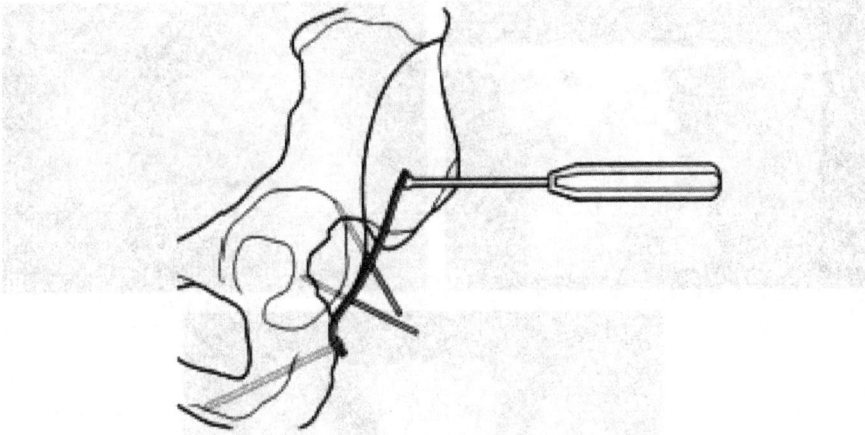

图1-4-47 髋臼后柱钢板螺钉固定

以往会置入多枚螺钉来固定,但现在认为,远近端各2枚位置良好的螺钉即可提供充分固定。在一些病例中,我们会在后壁骨折块经钢板增加1枚螺钉固定,但必须调整好进钉角度,以防螺钉进入关节。

如果后壁骨折块够大,也可仅用3枚拉力螺钉固定,不放置中和钢板,这样可以缩短手术时间,减少手术难度,亦可达到满意的治疗效果(图1-4-48)。

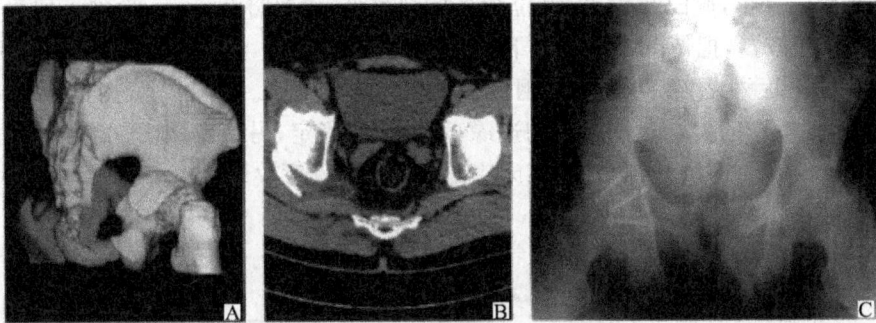

图1-4-48 单纯螺钉固定大块后壁骨折

A.三维CT重建;B.术前CT横断面扫描图像;C.术后X线片显示复位及固定螺钉位置

高位的后壁骨折较不稳定并且更难暴露,针对该类骨折,笔者建议实施大转子截骨术,因为它可以提供良好的手术暴露视野并降低对周围组织的损伤。上壁可以用先前描述的标准方案进行处理。由于上壁区域受力更大,有时选用弹性钢板和1块重建钢板交叉结合固定上壁。

对于后壁粉碎的骨折,复位时应先清理关节内的碎骨块,将股骨头复位,然后以股骨头为模板,将粉碎的后壁骨块进行拼接复位。大的碎骨块可以用细克氏针临时固定,完全复位后可以用2.7mm的螺钉固定,亦可在重建钢板下用更小的钢板先行固定粉碎的骨折块,这类弹性钢板通常选用1/3管型钢板。

如果后壁完全粉碎,无法复位固定,建议用大块髂骨植骨修复后壁。术中根据后壁缺损的范围,设计取髂骨的大小和形状。髂骨取下后进行修整,将内板作为对着股骨头的关节面,因为内板正好有向内的弧度。以股骨头为模板嵌入取下的髂骨,用螺钉固定(图1-4-49)。

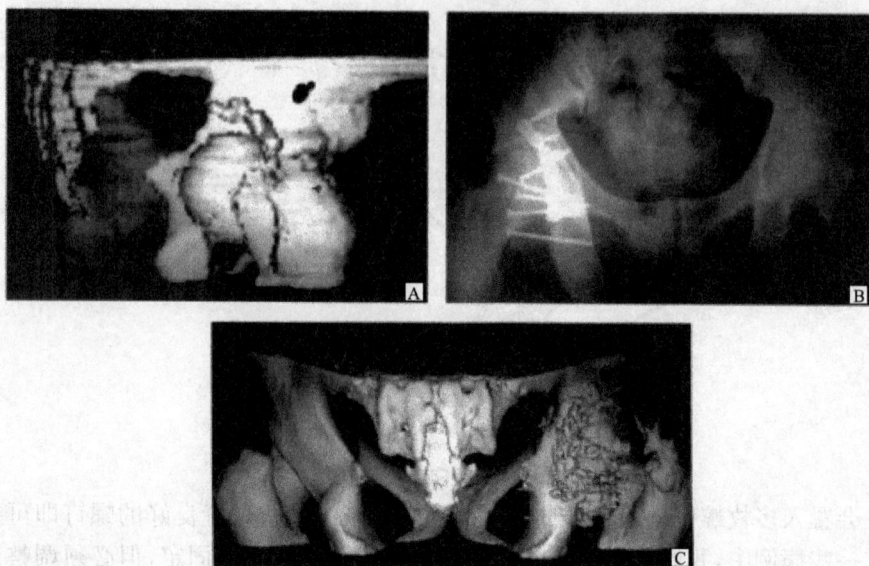

图 1—4—49　后壁粉碎骨折的复位固定

A. 术前三维 CT 重建显示后壁骨折粉碎；B. 术后 X 线片显示复位固定良好；C. 术后三维 CT 重建显示后壁重建满意

有一些后壁骨折，髋臼缘粉碎，复位和维持都很难，需要将 3.5mm 骨盆重建钢板或 1/3 管型钢板沿臼缘放置，把骨折块压于其下。双分叉钢板（spike plate）技术被认为有良好生物力学性能：钢板沿后柱固定，再将重建钢板置于其上进行固定。将 1/3 管型钢板的末端孔剪断，折弯 90°，把折弯的尖端卡在后壁的边缘，不用螺钉固定，另一端用 1～2 枚螺钉固定在后柱上（图 1—4—50）。只要指征合适，临床应用就能取得满意效果。

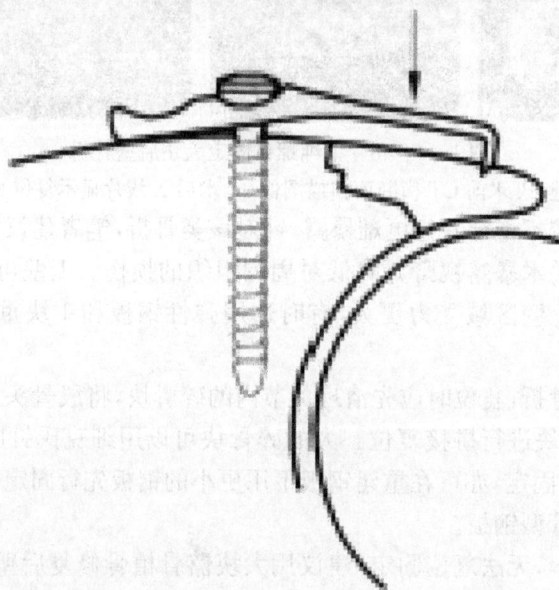

图 1—4—50　弹性钢板固定髋臼边缘骨折示意图

2. 后柱骨折　孤立的后柱骨折非常少见，占髋臼骨折的 3%～6%，常常伴有髋关节后脱位，更常见的情况是后柱骨折伴有后壁骨折。典型的后柱骨折线开始于髂骨的后缘靠近坐骨大切迹处,然后向下进入关节,经过四边体、髂耻线进入闭孔;偶尔后柱的骨折仅限于坐骨。骨折块通常后移、内移和内旋,伴随后柱和坐骨结节的旋转,且有损伤臀上血管和神经的危险,需高度警惕,术前最好进行 CTA 检查,明确血管情况。

(1)手术入路:K-L 入路或改良 K-L 入路。

(2)手术体位:俯卧位或侧卧位。

(3)显露和复位技术

1)显露技术:先切断剥离短外旋肌,将其和坐骨神经一同牵向内侧,将 Holmann 拉钩插入坐骨大、小切迹并牵开。同时屈曲膝关节、后伸髋关节以保护坐骨神经。此外,屈膝伸髋位可最大限度地暴露后柱并且能够减小腘绳肌使后柱移位的力量。

2)复位技术:暴露骨折后,在坐骨结节上拧入 1 枚带有“T”形手柄的 Schanz 螺钉或其他类似的复位针,通过旋转手柄来纠正后柱的旋转移位,必要时使用复位钳辅助(图 1-4-51)。

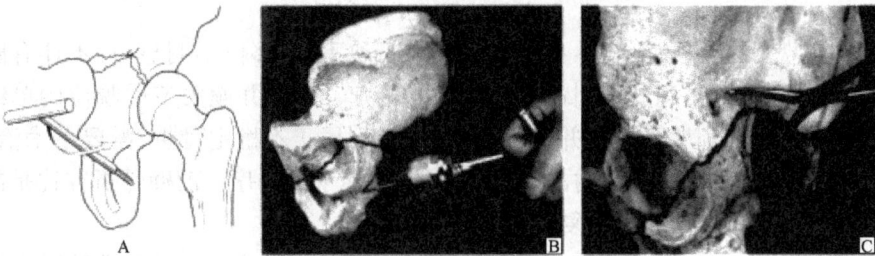

图 1-4-51 后柱骨折的复位技术

A. 利用 Schanz 螺钉手柄辅助复位示意图;B. 手术操作模式图;C. 巾钳辅助复位模式图(选自周东生的《骨盆创伤学》)

术中也可以使用双螺钉技术进行后柱骨折的复位,方法是在后柱骨折线的上、下方分别拧入 1 枚螺钉,露出约 5mm 螺纹,用 Farabeuf 钳或螺钉复位钳的两个末端分别卡在这 2 枚螺钉的螺帽上,钳夹施压实现复位。

(4)固定技术

1)后柱支持钢板:从坐骨结节到髋臼的上面放置 3.5mm 的重建钢板作固定,经钢板下端最后 1～2 螺孔将 1～2 枚 5～6cm 长的松质骨螺钉拧入坐骨结节。

2)臀面后柱逆行拉力螺钉:患者取仰卧位或侧卧位,屈曲髋关节和膝关节,手法触摸坐骨结节中点,在多次透视下以合适的角度进针,用 1 枚 6.5mm 或 7.5mm 拉力螺钉固定。但这种逆行穿针的方法手术要求很高,进钉点易找,但进钉方向难以掌握。笔者经多年研究设计出经皮后柱逆行拉力螺钉进钉导向器,简化了手术操作,提高了进钉准确率,获得了良好的临床效果。

3.前壁骨折 很多类型的髋臼骨折可能累及髋臼前壁,但单纯的髋臼前壁骨折比较少见,约占所有髋臼骨折的 2%,多伴有髋关节的前脱位。在骨盆外壁,骨折线起于髂前下棘,经过髋臼窝前缘,在坐骨耻骨切棘区域到达闭孔,在此骨折线改变方向到达耻骨体。在骨盆内侧,骨折像一个大的菱形块,累及髂骨耻骨线的一大部分,近端距骶髂关节仅几厘米,远端指向耻骨体。骨折块累及髋臼窝的前部、四边体的前半和髂骨耻骨线(图 1-4-52)。前壁分离骨块可能是 1 个单个的骨块,也可能沿着髂骨耻骨线分成两部分,像打开的“闸门”一样。

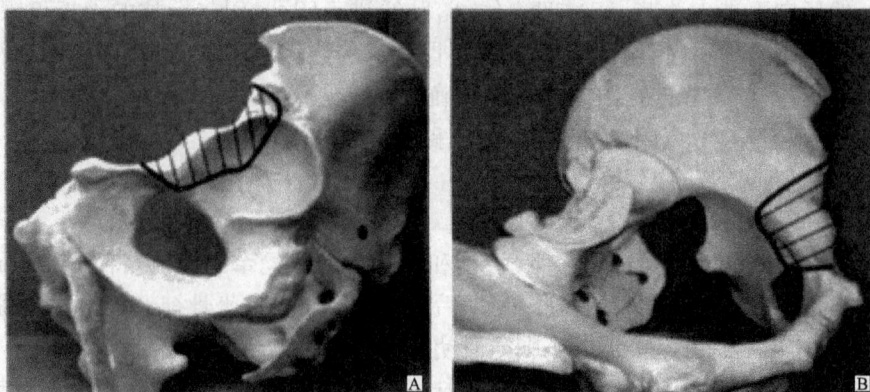

图1-4-52 髋臼前壁骨折解剖位置模式图

A.外侧面观;B.内侧面观

(1)髋臼前壁骨折的治疗原则:如髋臼前壁骨折块不大,移位不明显,且不伴有髋关节前脱位,可以采取卧床休息、患肢牵引制动等非手术治疗。与合并髋关节后脱位的单纯髋臼后壁骨折类似,如果髋臼前壁骨折合并髋关节前脱位,则属于不稳定骨折,需要手术治疗;如果出现关节内的游离骨块或是关节内的压缩骨折,也必须手术治疗。前壁骨折往往是髋臼复杂骨折的一部分,手术中需同时进行复位和固定。

(2)手术体位:一般采取仰卧位,患侧肢体消毒包裹,便于术中牵引及松弛股血管神经及髂腰肌的张力。

(3)手术入路:对单纯髋臼前壁骨折,入路要求是能较好地显露髋臼前壁及髂前下棘区域,满足内固定的需要,并且能在直视下显露髋臼关节面,便于处理关节内压缩骨块及游离骨块。髂腹股沟入路、改良 Stoppa 入路是前壁骨折较为常用的手术入路,其他还有 Simth－Petersen 入路及多种基于髂腹股沟入路的改良入路。

(4)复位及内固定:首先通过纵向和侧方牵引患肢使股骨头复位,并以此作为模板进行髋臼前壁骨折块的复位。简单的前壁骨折复位较为容易,用球头顶棒结合复位钳复位,可以将点状复位钳的一侧放在四边体的面上,另一侧放在骨折块表面,保持骨折块稳定,用克氏针临时固定,如果骨折块较小可采用拉力螺钉固定(图1-4-53)。

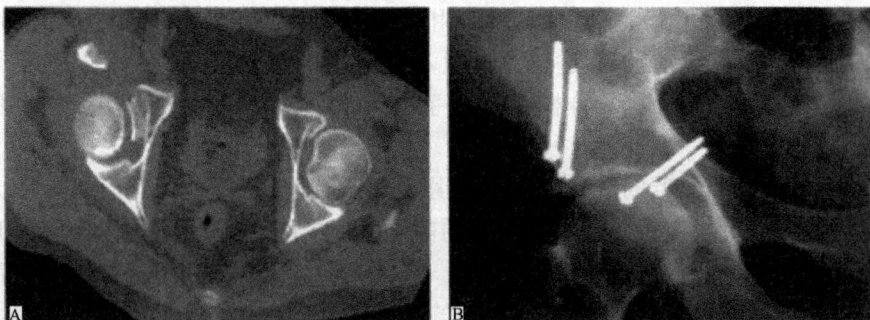

图1-4-53 拉力螺钉固定简单的髋臼前壁骨折

A.术前 CT 显示有髋臼前壁骨折移位;B.术后正位 X 线片显示复位与固定螺钉的位置

如果骨折块比较大,可以采用拉力螺钉结合重建钢板固定,先对重建钢板进行塑形,沿骨盆边缘放置并用螺钉将其固定于骨折线远端的耻骨支上,然后沿骨折线近端的骨盆边缘用螺钉固定钢板的近端。其间可以用球形顶棒或点状复位钳对骨折端进行微调复位,待复位满意后,再经钢板在骨折端拧入螺钉作最后固定。对于粉碎的髋臼前壁骨折必须充分显露髋臼关节面,将关节内的游离骨块取出,撬拨塌陷的关节内压缩骨块,并用骨松质植骨支撑,使关节面恢复平整,粉碎的骨块可以应用弹性钢板结合拉力螺钉技术进行固定,并于髋臼前缘安放 1枚重建钢板起支撑保护作用。因为髋臼前壁比后壁更薄,一般在髂耻隆起中心的前方约16mm 处,即髋臼前缘投影的区域置入 1 枚 12~14mm 的螺钉。实施螺钉固定时要把握螺钉的方向,务必不能让螺钉进入关节腔。在矢状面上螺钉应朝向四边体,接近骨盆上缘;内固定完成后应常规 X 线透视,检查复位的情况,并确认内固定螺钉未进入关节内。前壁骨折往往合并前柱骨折,因此在前壁复位固定之后,还要用弓形重建钢板固定整个前柱。作为中和钢板,重建钢板的近端固定在内髂窝上,远端固定在耻骨水平支(图 1-4-54)。

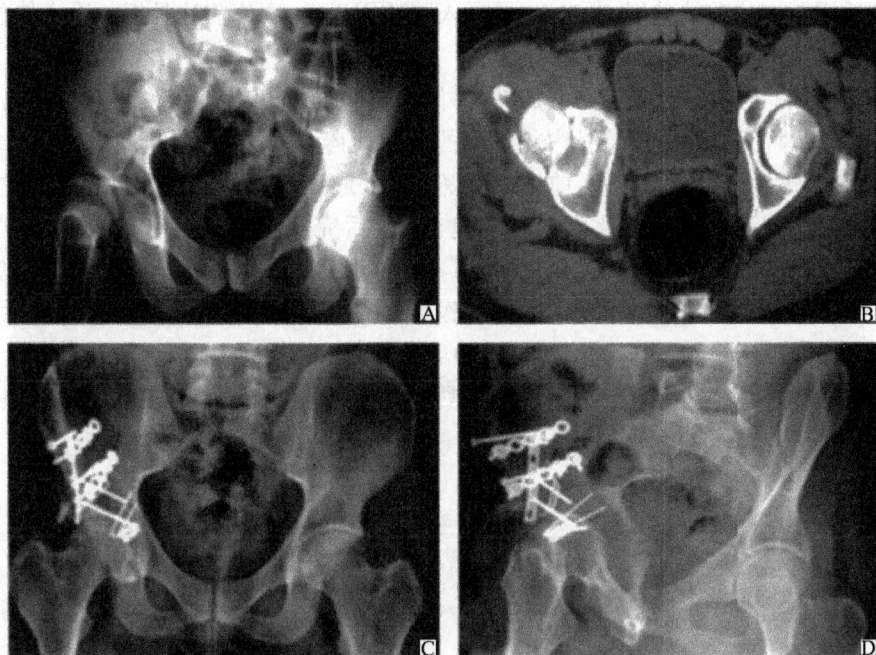

图 1-4-54 拉力螺钉及中和钢板固定治疗粉碎的髋臼前壁骨折
A. 术前 X 线片;B. 术前 CT 扫描图像;C. 术后前后位 X 线片;D. 术后髂骨斜位 X 线片

4. 前柱骨折 单纯前柱骨折亦不多见,但较单纯前壁骨折多见,随着 CT 三维重建技术的出现,人们逐渐认识到许多向侧方移位的耻骨上支骨折的远端进入了髋臼内即形成前柱骨折。大多数前柱骨折的骨折线从髋臼延伸到髂骨,其在影像上主要表现为髂耻线和前缘断裂,泪滴与髂坐线分离,泪滴向内移位;在闭孔斜位片上可看到前柱骨折的移位程度;移去股骨头的 CT 重建图像可清晰显示骨折线走向(图 1-4-55)。根据骨折线走向的高低,前柱骨折常可分为高、中、低位前柱骨折。高位前柱骨折累及髂嵴前部或髂前上棘,可导致头臼匹配不良,往往需要手术治疗;而低位仅累及髂前下棘,不引起明显的头臼匹配不良,非手术治疗常能取得较好的疗效;中位前柱骨折介于高位和低位之间,该型骨折往往累及髋臼顶,需要手术治疗。

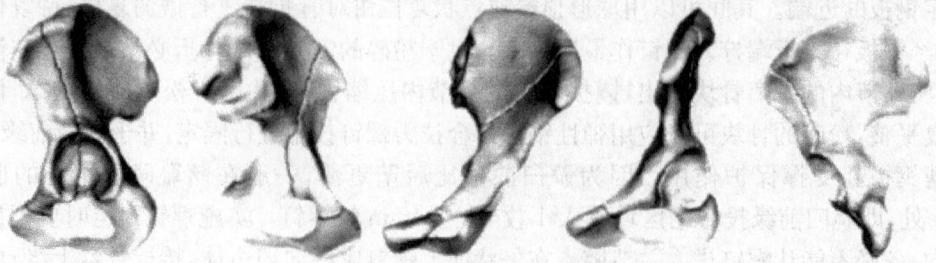

图 1-4-55　前柱骨折模式图

三维重建模型,股骨头已移除

(1)手术入路及体位:所有类型的前柱骨折均可采用髂腹股沟入路;髂股入路(Simth-Petersen)适用于高位前柱骨折;改良 Stoppa 入路适用于低、中位前柱骨折。手术体位均为仰卧位。

(2)复位技术:前柱骨折常有典型的髂骨外旋,且可合并存在骶髂关节前方分离移位,靠近骨盆界线与骶髂关节处出现髂骨内侧面小的骨皮质碎片,为保证骨折精确复位,这些合并伤应先行处理,再复位前柱。因此,前柱骨折复位顺序应该是从外周向中心逐步复位,自髂骨翼开始,而后序贯完成每一个骨块的解剖复位,最后完成髋臼的复位。常用复位方法有 Farabeuf 复位钳结合顶棒行内旋复位,此钳可有助于控制髂骨翼的旋转,顶棒对于复位髂骨翼骨折十分有效,但此部位骨质很薄,需警惕医源性骨折的发生。另外,双螺钉技术、大复位布巾钳、三爪复位钳骑跨骨盆内外面等技术均可采用。

(3)固定技术:前柱骨折固定常使用拉力螺钉技术结合前柱、髂嵴支撑钢板,经典的低、高位前柱骨折固定方式(图 1-4-56)。

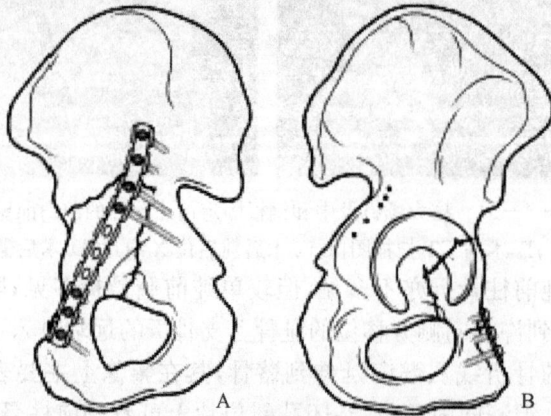

图 1-4-56　髋臼前柱骨折的固定示意图

A.内侧面观;B.外侧面观

低位前柱骨折常累及一部分髂骨四边体。在复位髂骨四边体部分的骨折时,要保持髋关节屈曲,使髂腰肌松弛,再将复位钳的长臂伸至髋臼前柱或骨盆内侧壁,分离髂嵴外表面附着的筋膜即可置放复位钳的短臂。复位操作需谨慎,操作不当可能造成髋臼边缘缺损或形成小的骨软骨碎片。由于髂骨四边体骨质很薄,使用骨盆复位钳进行复位的过程中有发生医源性骨折的可能,建议钳子接触端用垫圈保护,结合股骨干侧方牵引进行复位。切忌粗暴的复位动作,以免造成四边体表面骨折,进一步破坏局部结构的稳定性。复位困难时可以使用顶端带保护垫圈的复位顶杆,以使复位力分散均匀,避免骨折进一步粉碎的风险。

复位后,于骨盆边缘依标准手术方式置放 1 块接骨板单纯固定前柱,需注意四边体表面情况,如果四边体残留不稳定,有发生股骨头中心性脱位的风险。治疗此类病例,尽管标准弹力钢板也可以使用,但其塑形困难,且钢板较薄,在髋关节的强大外力下易发生变形。也可以尝试一种新的固定方式,即利用 Stoppa 入路将接骨板置于骨盆内缘的四边体表面,对四边体直接固定。

对于高位及中位前柱骨折,手术入路有多种选择,多数情况下仅需外侧显露窗口便已足够,如需处理髂骨上部骨折,则应考虑髂腹股沟入路。经外侧显露窗口可以轻松显示四边体,借以确定拉力螺钉置入的最佳方向,保证螺钉安全地处于关节腔外。术者可以在钻孔和拧入螺钉的过程中将手指置于髂骨体的内面,凭借自身的感觉来确定进钉的方向和位置。钻孔时钻头应缓慢推进,并保留 1 个手指在髋臼前柱的内表面,以感受钻头穿出点的位置。必要时应调整钻孔的方向,以保证螺钉植入骨质厚而致密的部位。借助闭孔出口位 X 线影像,可清楚地显示螺钉在髂骨皮质上的进、出针点,借以明确螺钉的位置是否合理。

5. 横行骨折　横行骨折是骨折线经过髋臼的前柱和后柱的简单骨折,占全部髋臼骨折的 5%～19%。骨折线将髋臼水平横断,所以前唇线、髂耻线和髂坐线中断,后壁也常受累。尽管横行骨折累及双柱,但只有单一骨折线且前后柱之间本身没有分离,因此横行骨折不算是双柱骨折,被归于简单骨折。横行骨折根据骨折线经过关节面的位置分几个亚组:①高位型,骨折线在髋臼底水平。②臼缘型,骨折线通过髋臼窝和臼顶的交界处。③低位型,骨折线在髋臼负重区的下方。横行骨折中闭孔是完整的。骨折线不仅能与水平线任何角度的倾斜甚至是垂直,还可以起自髋臼的后下方,前柱的上部,反之亦然。股骨头移位的程度可从很小到完全的中心性脱位。在骨质疏松的横行骨折患者经常合并股骨头中心性脱位导致四边体的粉碎性骨折。

(1)手术入路:手术入路的选择通常由骨折的类型决定。切口选择根据移位较大的柱和涉及上关节面多的柱做出调整。大多数臼底型、臼缘型可采用 K-L 入路。臼顶型采用 K-L 入路难度大,骨折线的垂直走向导致通过坐骨大切迹很难成功触摸到骨折线。Letournel 建议采取扩展髂股入路,能同时控制双柱,以便更好地复位。然而,这种手术入路的使用正在逐渐减少,一些专家认为有必要的话采用髂腹股沟入路或联合入路。最终入路的选择还是由术者决定,通常一是根据骨折的类型,选复杂且移位大的一侧;二是根据术中个人的经验和对入路的熟悉情况。就横行骨折而言,前方入路或后方入路均可。

(2)复位技术:重点介绍 K-L 入路以及经髂腹股沟入路的复位技术。

1)K-L 入路的复位技术:后路复位横行骨折与复位后柱骨折类似。复位横行骨折采用侧卧体位较易复位。双螺钉复位技术可矫正旋转移位,还可矫正内侧移位。通过坐骨大孔触摸四边体表面和骨盆缘可评价前柱复位的效果。在经臼顶型和臼缘型横行骨折中,只有一小部分前柱骨折线可以触摸。术中透视可帮助判断前柱复位程度。骨折的残留移位是因为骨折块绕其水平轴旋转造成的。在坐骨结节上置入 Schanz 螺钉或经坐骨大孔插入弯头复位钳可完成复位。先用螺钉固定横行骨折的前柱,再用螺钉固定后柱。然后应用精确的塑形重建钢板,获得良好的生物力学稳定性。在横行骨折的后方钢板固定中,钢板塑形是一项精细的工作,而且非常重要。在单纯采用后路显露、后柱钢板固定时,过度塑形钢板可使前部骨折线紧密接触。

2)经髂腹股沟入路复位技术:前路复位横行骨折与复位前柱骨折相似,很多复位前柱骨折的技术可以应用,如双螺钉技术、大复位巾钳、三爪复位钳骑跨骨盆内外面等技术均可采用。由于横行骨折是一个整体,大多数情况下通过复位前柱或后柱可以使另一柱达到复位。在前路复位时,在中间窗用顶棒加压。在外侧窗或中间窗用双螺钉技术或弯头复位钳维持复位位置。如果后柱复位不满意,可以在第二窗用骨钩、不对称复位钳或枪式复位钳进行后柱的复位。复位后沿骨盆缘用塑形好的重建钢板和螺钉固定前柱,后柱采用顺行拉力螺钉固定。经髂腹股沟入路复位后柱技术,是应用此入路能否获得解剖复位的关键。

(3)固定技术:一般情况下如复位满意,单纯固定前柱或后柱亦可达到固定效果。但不少学者建议,还是应该固定前、后柱,因为双柱固定较单柱固定稳定性要高40%。笔者早期接触的病例大多采用K—L入路,近年主要采用髂腹股沟入路,均可达到解剖复位妥善固定。但后入路的异位骨化发生率较高,近年来越来越多的学者建议采用髂腹股沟入路治疗横行骨折。通过髂腹股沟入路可以顺利复位固定前柱,还可以通过该入路的第二窗复位后柱,复位后可采用前柱钢板、后柱拉力螺钉技术进行固定。

1)后柱支持钢板技术:应用后侧入路时可以采用此技术。骨折复位后,在后柱放置1块3.5mm的重建钢板固定。钢板依照骨头的形状塑形,务必略微过度预弯。这样,将钢板安置在髂臼后柱时,它与骨面之间有2mm的空隙,当螺钉拧紧后,前柱的骨折间隙将被加压。反之,钢板仅按骨面形状塑形而不作预弯,钢板安置时尽管与骨面完全帖服,但螺钉拧紧时将在前柱的骨折间隙产生分离的力,使骨折间隙加大(图1—4—57)。这在从后方用钢板固定髂臼横行骨折的过程中尤其重要,因为它可以使骨端接触不紧密的现象降低到最低限度。如果能够在应用重建钢板前,先用拉力螺钉技术将后柱进行固定,固定效果更好。用3.5mm的钻头在远端骨折块上由上向下预钻滑动孔,通过滑动孔插入2.5mm的钻套,用2.5mm的钻头钻加压孔,注意钻孔时不要进入关节,再由下向上拧入3.5mm的皮质骨螺钉,至骨折线对合严密后为止。需要注意的是,如果没有应用拉力螺钉充分地固定横行骨折,而仅仅应用后柱支持钢板固定,可能会导致术后骨折再移位。因此,只要可能就应该在横行骨折的骨折断端之间用后方或前方的拉力螺钉固定。

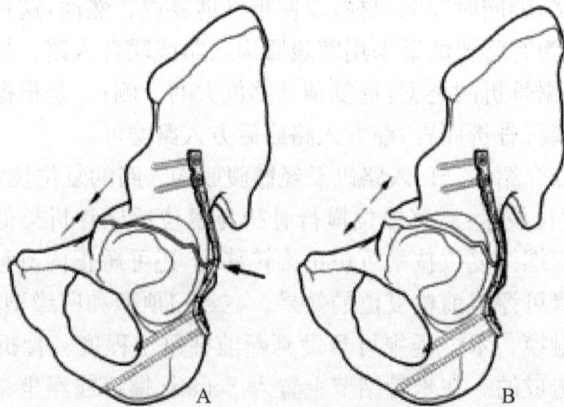

图1—4—57 钢板预弯效能示意图

A.钢板预弯固定能使对侧皮质加压;B.未预弯的钢板固定后可能使对侧皮质分离

在低位横行骨折,后柱很难控制,需要先在髂骨的内外板上分别钻孔,应用大复位钳的两个尖端刺入孔内将髂骨提起,然后应用预弯的 3.5mm 重建钢板或 AO1/3 管型钢板固定在骨折线下部的后柱上,剩余的复位通过已经固定一半的钢板来完成。一旦骨折的复位完成,钢板可以牢固地贴附在骨上,因为钢板是有弹性的,因此拧紧螺钉可以使钢板紧紧贴附于骨折处。在拧紧螺钉时必须非常小心,需时刻观察骨折复位的情况,因为钢板的强度足以使骨折块再移位;如果发生了这种情况,那么这种技术就不能作为最终的内固定,而应结合其他方式的内固定。

2)后柱支持钢板联合前柱顺行拉力螺钉技术:应用后侧入路或扩展入路时可以采用此技术。后柱骨折用重建钢板固定后,前柱的骨折可以用顺行拉力螺钉固定(图 1-4-58),这是一项有风险的技术,钻头或螺钉可能会钻入关节内,更严重的是可能损伤股动脉或股静脉,所以尽量不采用这种间接的技术。在顺行钻孔时应该使用摆动钻。如果医师的经验不是很丰富或在手术中遇到困难时,放弃该技术而采用前侧入路内固定更为安全。Tiles 曾报道 1 例应用前柱顺行拉力螺钉技术的患者,骨折的复位虽然非常好,但在术后发现无法触及患肢的动脉搏动,行急诊动脉造影发现髂外动脉损伤并已栓塞,遂急诊手术从前路切除损伤段的血管并作血管移植,术后患者恢复良好。因此,在应用前柱顺行拉力螺钉技术时,应时刻注意患肢足背动脉的搏动情况,如怀疑术中损伤了血管应急诊行血管造影或彩色 Doppler 检查以排除血管损伤。若血管已损伤,应急诊修补或行血管移植术。

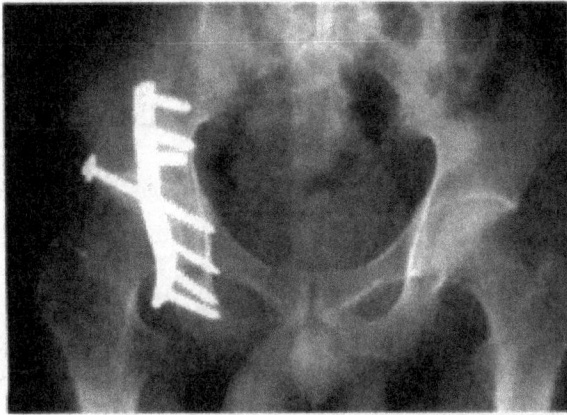

图 1-4-58 后柱支持钢板前柱顺行拉力螺钉固定治疗横行骨折术后前后位 X 线片

3)后柱支持钢板技术联合前柱支持钢板技术:应用扩展或联合入路时可以采用此技术。后柱的固定应用重建钢板,固定的方法与前面讲的后柱骨折的固定相同。前柱的固定采用沿骨盆界线放置的重建钢板固定,自髂窝下方通过骨折线至耻骨水平支近端,放置弧度与骨盆界线相同的预弯的重建钢板,拧入螺钉使之固定(图 1-4-59)。在钢板的中间一孔相当于骨折上方骨质坚厚区,斜行拧入 1 枚长螺钉,通过骨折线加强固定。另在钢板远端最后 1 孔,相当于耻骨上支处,也拧入 1 枚长螺钉至耻骨下支内。

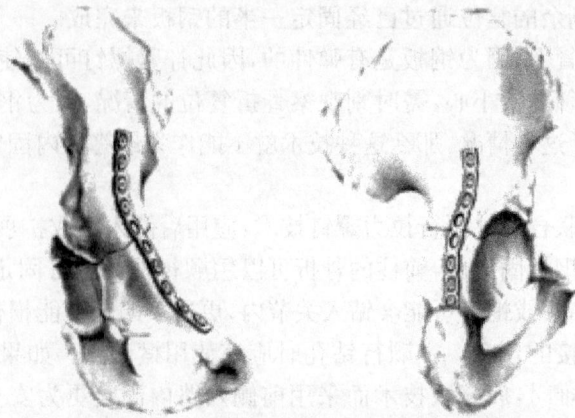

图 1—4—59　前柱加后柱支持钢板固定治疗横行骨折示意图

4) 前柱顺行拉力螺钉技术联合后柱顺行拉力螺钉技术：对于横行骨折也可以经前后联合入路显露并复位横行骨折后，采用前后柱拉力螺钉技术进行固定。国内外学者曾对髋臼横行骨折的不同内固定方式进行研究表明：双柱同时内固定要比单柱内固定坚强，其中双柱拉力螺钉与双柱钢板内固定无生物力学上差别。甚至有实验表明拉力螺钉比钢板固定获得更加坚强的生物力学效应(图 1—4—60)。虽然拉力螺钉固定具有创伤相对较小、不需要太大的暴露范围、花费较钢板低等优点，但由于螺钉的进钉方向难以掌握、对术者的技术要求极高、术中需要反复多次的 X 线透视、稍有不慎后果严重等问题，限制了此项技术的开展。

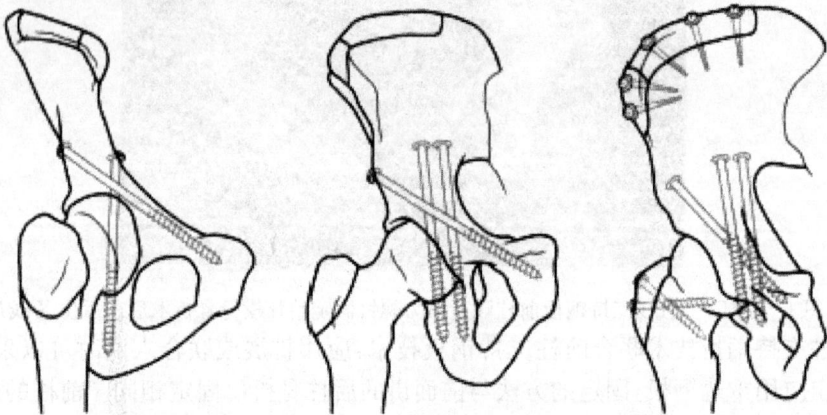

图 1—4—60　双柱拉力螺钉固定示意图

5) 前柱支持钢板技术联合后柱拉力螺钉技术：在应用髂腹股沟入路时采用此技术。经前路复位骨折后，用大巾钳或克氏针临时固定，可先用重建钢板固定前柱再置入后柱拉力螺钉，亦可相反，先固定后柱，再固定前柱，视术中的具体情况而定。从前路在髂骨向坐骨置入拉力螺钉最关键的技术是螺钉的进钉点和进钉方向，关于进钉点国内外很多学者做了大量的研究，最佳的进钉点位于弓状缘上距离骶髂关节前缘 1cm，往髂翼内侧 2.5cm，进钉方向为坐骨棘与闭孔后缘连线的中点(图 1—4—61)。术中进钉点较易找到，但进钉方向难以把握。虽然很多学者通过实验给出了冠状位、矢状位很多的进钉夹角，但在临床上难以掌握。螺钉往往偏出后柱，穿入盆腔和髋关节，有损伤坐骨神经、臀上血管和神经、髋关节以及盆腔脏器的风险,术中必须借助 X 线反复监视,使得术者不敢打钉或者不敢使用长的拉力螺钉而达不到固定效果。

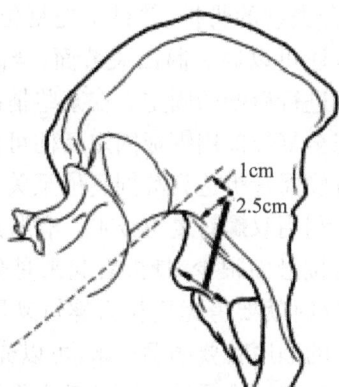

图 1-4-61 后柱顺行拉力螺钉的最佳进钉点和进钉方向示意图

采用前柱钢板加后柱拉力螺钉固定骨折是一种理想的手术方式。其优点在于:减少一个手术切口,减少了手术出血,减轻患者的痛苦,节省手术时间,降低手术费用,同时也降低了髋关节异位骨化的发生率。

笔者团队经过多年临床和基础研究,根据四肢骨折钢板固定时的导钻原理,结合骨盆的解剖特点,设计了后柱顺行拉力螺钉的导向装置。经半骨盆标本、Mimics 电脑模拟进钉、尸体骨盆标本和临床病例验证,应用该导航模板置钉成功率高,操作简单,无特别的经验要求,即使缺乏髋臼后柱拉力螺钉置钉经验也可安全操作,只需将该导航模板紧贴于四边体相应的解剖结构上即可对后柱准确定位定向,减少术中 X 线透视次数。

二、复杂骨折

1. 后柱伴后壁骨折 后柱合并后壁骨折也比较少见,约占整个髋臼骨折的 5.5%。该类骨折主要的损伤在后壁,伴有轻微移位或隐藏的后柱骨折(图 1-4-62)。其治疗方案与单纯后壁骨折类似,都是采用后侧入路。后柱伴后壁骨折的复位方法同单纯性后柱和单纯性后壁骨折的复位方法一样。对于这种联合类型的骨折,关键是先固定后柱,再固定后壁。

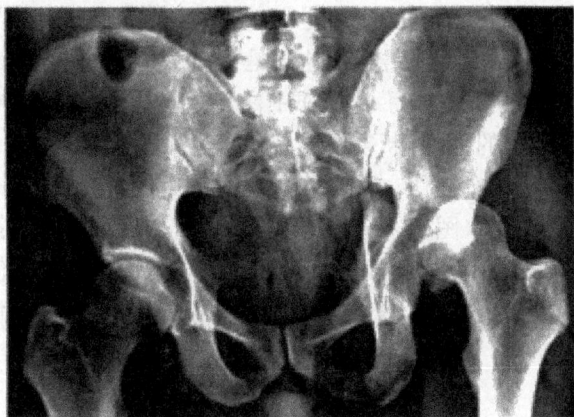

图 1-4-62 后壁后柱骨折
骨盆平片显示髂坐线断裂。后唇线模糊,股骨头脱位

(1)手术入路:K-L入路或改良 K-L入路。

(2)体位:俯卧或侧卧位。

(3)复位技术:对于这种联合类型的骨折,关键是先复位固定后柱,再复位固定后壁。后柱复位而后壁未复位的情况下,还可以通过髋臼关节面,全面检查已复位的后柱。其位置在需要的情况下可以矫正,然后再进行后壁的固定。在某些情况下,使用螺钉进行暂时固定,特别是有广泛的后壁骨折时,在完全复位前用钢板固定后柱可能会阻碍后壁骨折块的复位。此时,合理地安排手术复位步骤对确保骨折达到解剖复位至关重要。有时可能出现单一螺钉无法进行暂时固定的情况,此时可利用双螺钉复位技术。有些后壁骨折向后延伸很多。由于后壁骨折线靠近坐骨切迹,后柱的接触面很少,骨折看起来是分节段的,由于缺少复位标志,这些骨折可能很难复位和固定。这时就要考虑用拉力螺钉来固定后柱,可以顺行或逆行固定。如果后壁骨折是大块,那么固定的顺序就要颠倒过来,可以先把后壁暂时性固定于后柱上,简化了骨折固定过程,然后就能复位和固定后柱。这种骨折类型的另一特点就是后壁骨折块较大,可以置入拉力螺钉。在完成后壁复位后可用克氏针暂时固定。最后一步用钢板固定。后柱常见的移位是旋转移位,常用的方法是在坐骨结节上拉入1枚带有"T"形手柄的 Schanz 螺钉或其他类似的复位针(如斯氏针),通过旋转手柄来纠正后柱的旋转移位。另外,将骨盆复位钳置入坐骨切迹,也可以帮助完成和维持后柱前部复位。使用骨盆复位钳或者 Farabeuf 钳的好处是它能通过螺钉使骨折稍分离,有利于操作,而且紧贴骨折断端可以使复位更充分。累及坐骨切迹的骨折,可以用拉力螺钉将后柱固定到髂骨的后部,同时用钢板为这些螺钉提供支撑,因为仅靠螺钉固定是不确切的。

(4)固定方法:在大多数情况下,在骨折两端各用2枚螺钉(在钢板上)可以确保固定。在后柱复位后,先沿后柱后缘放置重建钢板固定后柱。一旦后柱被充分固定,那么后壁就可以按照单纯"后壁骨折"来复位。若后壁骨块较小,可用1~2枚松质骨螺钉固定。若骨折块较大,应采用标准的后壁固定术式,2枚拉力螺钉固定后壁骨块,另外用一单独的中和钢板固定。如果后壁粉碎性骨折需要用弹性钢板,后柱固定过程中需要考虑是否要用这种技术,以免后柱的固定干扰弹性钢板的放置。最理想的情况是先置入弹性钢板,再将重建钢板放置其上。固定完成后应常规活动髋关节或探查关节,检查螺钉是否进入关节内。

一定要记住,处理移位的后柱骨折特别是累及坐骨切迹的骨折类型时极易损伤坐骨神经。总之,术前对任何异常情况的详细记录是很必要的,当术后出现异常时,就能避免发生误诊。一些医疗中心术中利用神经监控器,但这不是我们手术中的常规操作。对于累及坐骨切迹的骨折,一个同样重要的问题是在手术操作中注意保护臀上血管和神经,过度牵拉会损伤这些结构。止血有时是困难的,血管断裂后极易收缩进入骨盆内。

(5)临床实例:患者徐某,车祸伤。急诊放射线检查,骨盆前后位X线片显示右侧髋臼后柱伴后壁骨折伴髋关节半脱位(图1-4-63A),CT平扫和三维重建都提示骨折明显移位(图1-4-63B、C)。采用 K-L入路进行切开复位内固定,术中用1块重建钢板固定后柱骨折,先用3枚普通螺钉固定后壁骨折块,再用1块重建钢板作为中和钢板固定(图1-4-63D),实现解剖复位坚强固定。

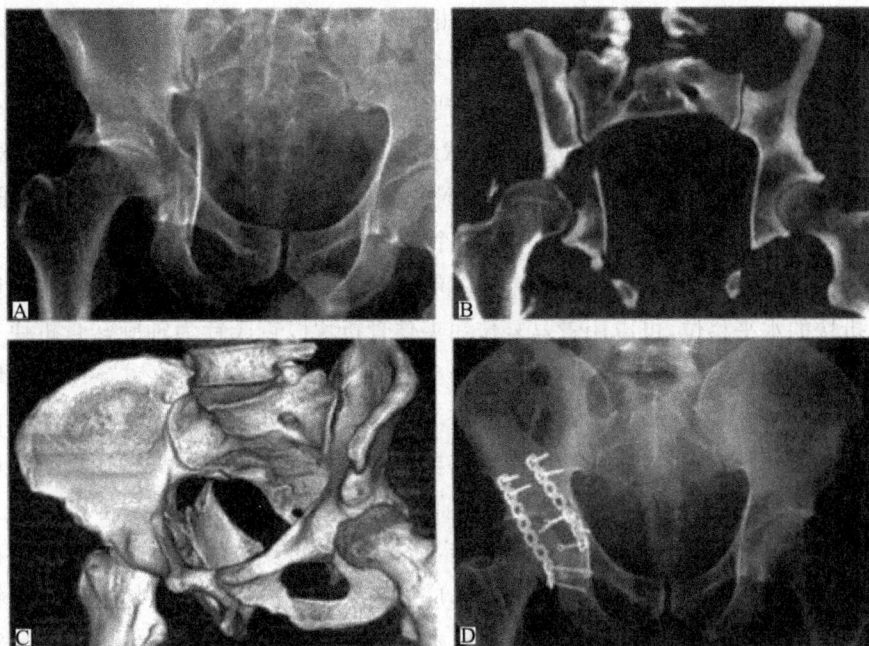

图 1—4—63 双钢板联合多枚螺钉固定髋臼后柱伴后壁骨折

A. 术前骨盆前后位 X 线片；B. 术前冠状面 CT 扫描；C. 术前三维 CT 重建影像；D. 术后骨盆前后位 X 线片

2.横行伴后壁骨折 横行伴后壁骨折发生率为 14%～20%，是髋臼骨折中发生率较高的一种。

（1）手术体位：一般采用侧卧位或俯卧位，若准备前后联合入路则采用"漂浮"体位，即上身与肩侧卧位，骨盆不固定、可随意前倾和后倾的侧卧位。

（2）手术入路：横行合并后壁骨折，首选的入路是 K—L 入路，因为只有后入路才能显露和处理后壁骨折。对于手术难度比较大的骨折或陈旧性骨折，需要做扩展或联合入路。多数学者提倡需预备前后联合入路，因为术者可在术中视具体情况随时将 1 个切口改为联合切口。目前很少应用三叉形扩展入路或髂腹股沟入路，因为很少需要暴露到髂嵴，但伤后 3 周的陈旧性骨折除外。

（3）复位技术：复位的方法取决于医生选择的手术入路，后侧入路和前侧入路的复位方法不同。如果骨折端发生旋转，其骨折开口往往向后，那么应该选择后侧入路，此入路能很好地显露后柱，但是该入路不能显露前柱和前壁。在所有的骨折类型中，如果计划在手术中应用后柱拉力螺钉行骨折块间的加压固定，那么在复位前应该预钻滑动孔。

1）后侧入路中的复位技术：行后侧入路时，复位技术与后柱骨折相似，主要有以下几种：①术中牵引：在整个手术过程中进行牵引是非常必要的。②坐骨结节 Schanz 螺钉技术：通过拧入坐骨结节内的带有"T"形手柄的 Schanz 螺钉来纠正后柱骨折成分的旋转移位，当旋转 Schanz 螺钉时，整个坐骨耻骨均旋转，而不仅仅是后柱旋转。③双螺钉技术：可在后柱骨折线的上、下方各拧入 1 枚皮质骨螺钉，外露螺帽及其根部，牵开分离骨断端，清除影响复位的断端间骨碎块，用 Farabeuf 钳或复位钳夹住髋臼骨折的两侧临时拧入的螺钉施行骨折复位。横行骨折以远折端向内、后移位为主，较少旋转移位，故应以近侧螺钉为支点，用复位钳将远折端向远、外和前方牵开复位,满意后合拢复位钳临时固定骨折。

如果横行骨折线的走行方向相反,应用骨盆复位钳的方式也要相应地改变。有一些横行骨折的后部从臼顶下方或经臼顶向前上延伸到达骨盆的内面,在前柱和后柱会合部位的骨盆内面形成一个非常高的骨折尖端,可以应用球端弯钳的一个尖端刺入此骨折的尖端,另一个尖端刺入髂骨翼的侧面部分使骨折复位。有时复位横行骨折或"T"形骨折非常困难,因为这些骨折的旋转和移位是在两个平面。纠正两个平面的旋转和移位相当困难。控制一个平面并且用克氏针固定骨折块是可能的,这常常能够控制骨折块的水平移位。一旦用克氏针固定控制了骨折块的水平移位,可以用骨盆复位钳夹住骨折块以克氏针为轴旋转骨折块来调整骨折的旋转对线。用 Schanz 螺钉或斯氏针插入坐骨结节,成角骨盆复位钳穿过坐骨切迹协助横行骨折复位。若发现后壁骨折,通过对关节活动能力的检查,直视下复位,也能确保复位成功。在后柱或后壁骨折中,对后面的固定操作要仔细。后柱固定可以采用通过坐骨切迹转角的螺钉或是轻度过弯或扭曲钢板来辅助后柱前方复位。

对于横行伴后壁骨折,应先复位、临时固定横行骨折,再复位后壁骨折。如果存在 1 个或多个后壁骨折块(有或没有边缘关节面嵌压),应该用顶棒复位后壁骨折块并用克氏针临时固定。行后侧入路时可应用臀面四边体检查技术,即通过切断骶棘韧带的起点或行坐骨棘截骨,将食指伸入骨盆内的四边体去触摸骨折线和坐骨大切迹内缘的方法判断前柱的复位情况,骨折复位后用克氏针或行钢丝环扎作为临时固定。

2)前侧入路中的复位技术:如果在单独使用后侧入路时难以将骨折解剖复位时,应再做前侧入路。使用前侧入路时骨折的复位方法与低位前柱骨折相似,复位方法有:①前柱双螺钉技术:在骨折线两侧的髂前下棘和下方耻骨处各置入 1 枚皮质骨螺钉,外露螺帽及其根部,安装螺钉复位钳或 Farabeuf 钳,牵开分离骨折断端后钳夹复位。远折段向内上方移位系此型骨折的特点,故在牵开分离骨折断端后,螺钉复位钳以近侧螺钉为支点,将远折段向外侧复位。②前柱巾钳技术:将大复位巾钳的 2 个尖端分别插入骨折线的两侧预钻的孔内,钳夹复位骨折。横行骨折如果其后柱骨折成分较完整,也可以通过骨盆内面协助复位。前侧入路是不能处理后壁骨折的,后壁骨折只能在后路处理。

后壁骨折类型多样,其固定也依赖于骨折形态学和位置。对于后壁上段的骨折类型,骨折复位质量是非常重要的,因为这是髋臼的主要承重区。再者,可以利用大转子截骨术时的转子翻转来获得较好的视野和固定。对于位置更靠下的骨折类型,就要避免采用这种方法,而是更多地采取常规方法。

(4)固定方法:取 K-L 入路,首先牵开股骨头,清除关节内嵌顿的碎骨片。复位横行骨折并以前柱顺行拉力螺钉固定,有时无法使用拉力螺钉行初始固定,这时就需要沿坐骨大切迹放置钢板作为初始固定。横行骨折固定完毕,去掉复位钳,复位后壁骨折并用拉力螺钉初步固定,再将钢板从坐骨结节到髂骨下部,跨过横行骨折和后壁骨折放置并固定。固定应兼顾横行骨折和后壁骨折,以发挥钢板对后者的支撑和整体固定功能。横行伴后壁骨折复位后,固定方法与后柱后壁骨折的固定是相同的。后柱后壁各用 1 块重建钢板固定,在上后柱钢板时,与单纯横行骨折的后柱钢板固定一样,应先过度预弯塑形钢板,使钢板固定后对前柱骨折线产生压力。大块后壁骨折可以采用标准的拉力螺钉加中和钢板的后壁固定方法固定,较粉碎和臼缘骨折，可用弹性钢板或细小的螺钉固定后，上面再压重建钢板固定（图1－4－64）。注意进钉的角度和方法，不要将螺钉拧入关节。联合入路时，髂腹股沟入路显露复位前柱骨折后，可用重建钢板固定前柱骨折，具体方法同前柱骨折的固定。

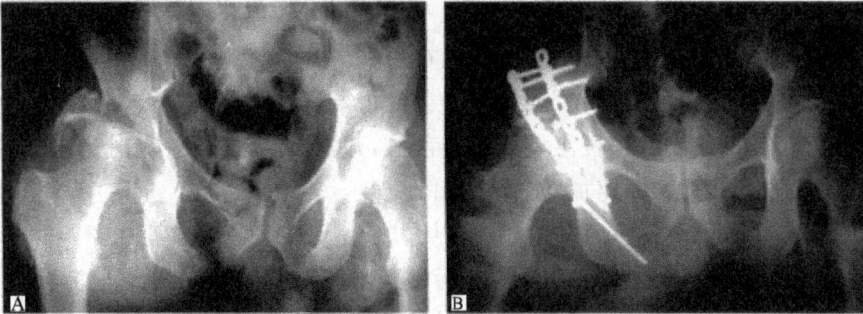

图1－4－64 横行伴后壁骨折

A. 术前X线片；B. 术后X线片

3."T"形骨折 "T"形骨折是横行骨折合并经过闭孔的一条垂直骨折线的髋臼骨折，发生率为8%～10%。横行骨折线可在髋臼的任何水平，且同单纯横行骨折一样，方向不一。垂直骨折线将前柱和后柱分开，通过后柱四边体和髋臼窝向远端累及闭孔环致后柱完全游离，向后移位，股骨头中心脱位。垂直骨折线通常分割髋臼的中部，但也可能偏前或偏后。这种复杂骨折可合并股骨头的中心性脱位，特别是在高能量损伤或骨质疏松时。在影像学表现上，除了髂耻线和髂坐线中断外，闭孔环也是破裂的，这是判断是否为"T"形骨折的标志（图1－4－65）。由于前后柱游离，"T"形骨折常见的移位是旋转移位。

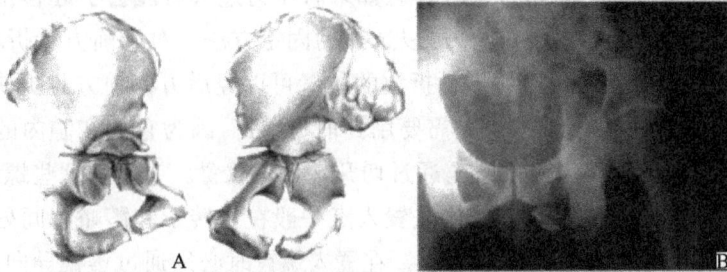

图1－4－65 "T"形骨折

A."T"形骨折模式图；B. 骨盆前后位X线片显示髂耻线和髂坐线中断，闭孔环破裂

"T"形髋臼骨折是所有髋臼骨折类型中最具有挑战性和治疗最为困难的一种。在"T"形骨折中，股骨头经常与髋臼窝完全分离、脱位或突入骨盆。而且，这种骨折经常伴随带结构的破坏'通过韧带切开术可以使复位变得相对容易。对于这种类型的骨折，选择正确的入路和合适的工具以使复位变得容易是十分重要的。

（1）手术入路：骨折的位置、后壁累及与否和内固定的选择都将是选择一个最佳的手术入路的参考。CT扫描有助于检查后壁和全部的骨折类型。而移位的骨折块和横行骨折的位置决定了优先选择的手术入路。

1）前侧髂腹股沟入路：该入路适用于移位、旋转主要发生在前柱及并发耻骨支骨折、骶髂关节分离、耻骨联合分离等。如需直视关节内，加一关节囊切口即可。

2)后侧 K—L 入路:在有后壁骨折的"T"形骨折中首选。必要时可将大转子截骨上翻,充分显露髋臼后上部。

3)前后联合入路:很多"T"形骨折需联合入路完成。一般采用有限前后联合切口,即视具体情况先在移位明显侧做较大的切口,如尚嫌不足则再另做前或后方小切口,一般均能获得良好的暴露。总而言之,旋转和移位主要发生在后柱,并发坐骨神经损伤者主要选后侧入路加前方小切口,骨折线位置较高者可加大转子截骨上翻臀中小肌,并发股骨颈或股骨上段骨折者则延长远端切口;旋转和移位主要发生在前柱,并发骶髂关节分离、耻骨上支骨折、耻骨联合分离者主要选髂腹股沟入路加后方小切口。

(2)体位:常用"漂浮"体位,以便术中改变切口。

(3)复位与固定技术:由于"T"形骨折前后柱互不相连,可以将"T"形骨折看作是一个有或者没有后壁骨折的后柱骨折加一个独立的前柱骨折。因此,在显露后可以按照前柱和后柱骨折的处理原则进行复位和固定。必须首先复位其中的一个柱,使髋臼关节面的一部分先复位,再复位另一柱。复位技术可以采用横行、前柱或者后柱的复位技术与技巧。

1)后方入路的复位固定:此入路可将后方的骨折块复位并在坐骨处固定于后面的髂骨上,使游离的后柱与髂骨建立联系,成为一体,便于前柱的复位。此时验证后方骨折块复位与否是很重要的,必须确保它不但沿着后方皮质边缘,而且还要沿着四边体表面复位,直到骨盆边缘。手指触诊是很好的验证办法。而且,确保骨折段的暂时固定不会干扰前柱骨折段的复位也是很重要的,这也是在锁定钢板中使用锁定螺钉的一个适应证。为复位前方骨折块,可以使用成角骨盆钳(即 Matta 钳),将它小心置入并穿过坐骨切迹来复位前方的骨折块。复位钳另一头放在完整未受损伤的髂骨上。注意如果若压力过大可能会引起移位或是更严重的粉碎性骨折。一旦复位成功,就有几种可以选择的固定方法。对于前方骨折块,可以沿着后方骨折块的边缘置入螺钉,依据"T"形骨折块的位置可以经后方使前方骨折块得到固定。同样,这些螺钉也可以通过钢板来拧入。需要用到前柱螺钉,因为它们在髓内的位置能够提供很好的稳定性。这种螺钉可以经皮或是通过切开暴露来放置。为置入这些螺钉,大多情况下不需要分离外展肌。这些经皮螺钉的皮肤置入点一般在大转子和髂嵴中间处。骨性插入点在髋臼顶部上方 4~6cm 处(图 1—4—66)。在置入螺钉时必须通过透视导向,以确保螺钉没有进入关节或是损伤前方的血管组织。如果是相当简单的骨折可直接经皮完成骨折固定,在以上前柱螺钉固定的基础上,加用 1 块横过后方骨折块的钢板外加一些螺钉对后柱进行固定即可。在一些病例中,可能不会首先对后方的骨折块进行复位和固定,而是将其拉出一点以使前方的骨折块直接可见,以利前柱复位固定。由于"T"形骨折经常需要一个位置更靠后的钢板来使螺钉可以拧入前方的骨折块,这样就有可能无法充分固定后壁的骨折块。在这种情况下,加用 1、2 块弹性钢板固定即可。如果在完成上述固定后前方的骨折块没有完全复位或固定(固定后移动表明固定不牢靠),则需考虑加做一个经前方入路的手术来解决问题。当然前提是确保后方的固定不会干扰前方骨折块的复位。

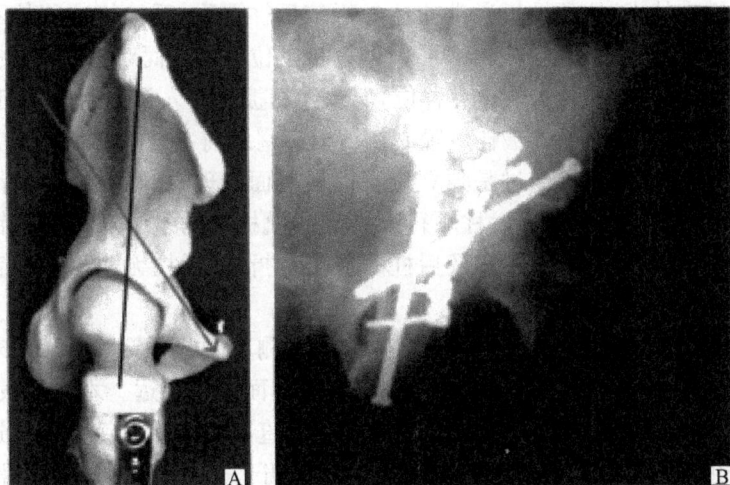

图1—4—66　前柱顺行拉力螺钉进钉点与进钉方向
A.模式示意图；B.术后X线片

2)前方入路：对大范围前壁损伤和移位且无后壁损伤，可考虑对骨折进行前路手术。前方入路一般采用髂腹股沟入路、Stoppa入路或者改良髂腹股沟入路，患者可采用仰卧位。随着现在手术技术的不断改进，通过髂腹股沟入路的第二窗，可将后柱从前路复位固定。需要注意的是第三窗的操作，术者就要站在手术台的对侧，并在患者肌肉和血管神经束下及膀胱前侧进行操作。利用这种入路，可以很清楚地观察到暴露四边体的情况，也可以直接复位后柱。从骨盆的内部可以对后柱进行直接固定。因此，标准髂腹股沟入路的第三窗作用重大，实际上相当于Stoppa入路，用很小的代价就能充分暴露和固定。

在前方入路进行复位固定时，我们建议先复位后柱。后柱骨折块可以通过提拉和旋转进行复位。通常用一个骨钩进入坐骨大切迹牵拉后柱能将其复位。这里有3种简单的固定方法：①直接将螺钉拧入坐骨支；这些螺钉通常很牢固，能够提供有效的暂时固定。②通过髂腹股沟第一窗拧入标准的后柱顺行拉力螺钉。③置入1块四边形的钢板，使其跨过坐骨大孔，横过四边体表面，并朝向坐骨支和耻骨支，这样可以大大增加骨折固定的稳定性。

事实上，一些四边体粉碎性骨折的病例，放置标准的钢板不能固定，而用这种钢板就可以达到很好的固定效果。这些钢板能够起到防止骨折块向内侧突出的支撑作用，并可以轻度弯曲向外侧挤压骨折块。而且，它不会干扰日后的髋关节置换。对于一些急性期的骨折，可以通过对同侧下肢的牵引，对前方骨折实施闭合复位，在患者仰卧位时经皮置入前柱螺钉，然后通过后路手术复位和固定后柱。

4.前柱或前壁伴后半横行　骨折前柱或前壁伴后半横行骨折为髋臼骨折发生率的7%～8%。前部骨折可以是高位或低位前柱骨折或是前壁骨折，后半部分为横行的后柱骨折，该类骨折为"T"形骨折变异。以下两个特征可作为与双柱骨折的鉴别点：①前后柱骨折的同时常有髋臼一部分关节面仍然与髂骨主体相连。②后柱骨折常移位不大或无明显移位。

(1)手术入路及体位：由于损伤主要累及前柱，故前方髂腹股沟入路最为常用。如单纯髂腹股沟入路无法使后柱骨折复位，需要加做后方K—L入路形成前后联合入路，有时在高位前柱骨折采用髂股入路。该类型骨折通常采用仰卧位，但在后柱骨折移位或不稳定时，可能采用侧卧位较为合适。

（2）复位与固定技术：这类骨折通常前柱骨折较后柱严重，后柱往往移位不大，复位技术与前柱、前壁和横行、"T"形骨折中的前柱、前壁骨折复位相同。而对于后柱骨折的固定，如果四边体表面损伤很小或后柱骨折块没有移位，那么经钢板孔拧入长的后柱螺钉就能起到很好的固定作用。如果钢板没有置于最佳位置或在钢板应用之前，后柱骨折块已得到了可靠的固定，此时仍然能够应用螺钉，只不过是独立位于钢板外面。理想的后柱螺钉置入点位于骶髂关节前及骨盆边缘外侧 2～3cm。后柱顺行螺钉导向模板辅助术中后柱的螺钉置入，大大提高了手术的安全性与成功率。对于累及后柱的复杂骨折，如后柱无明显移位者，都可以通过单一前方入路处理双柱的固定难题。

从外侧开口进行指触诊或从腹股沟下开口直接目测可以验证钻头是否沿着后柱的方向。由于患者仰卧位时后柱方向的影响，这种方位似乎比后面开口更远。术者会发现自己的手位于钻头上，更倾向于患者的头部，钻头的方向也没有垂直。为了将螺钉拧入合适的位置，患者的体型是最大的障碍。后柱骨折块可以通过腹股沟下开口来处理，用坐骨角螺钉或翻转螺钉进行暂时的固定，或是从坐骨结节经皮逆行打入后柱拉力螺钉。

然而，对于一些前壁或上前壁的损伤，有时可能固定困难，手术风险也大，因为骨折块的位置特殊以及缺乏贴合骨面的拱形钢板（就像处理后壁骨折那样）。有时，可能会使用小的"弹性"钢板，而且在上前壁骨折者，需要暴露至髂骨翼的外缘（可延伸的髂腹股沟入路或 Smith－Peterson 入路）以实施复位和固定。在其他情况下，可能需要通过骨盆壁把螺钉拧入骨盆边缘或是耻骨支。前壁骨折块使用跨过前柱的钢板常常相对容易固定，这种固定包括复位及克氏针暂时固定和随后的钢板固定。有时，在钢板上拧入 1 枚横过骨盆壁边缘内角的螺钉可以保证骨盆壁位于钢板之下（图 1－4－67）。

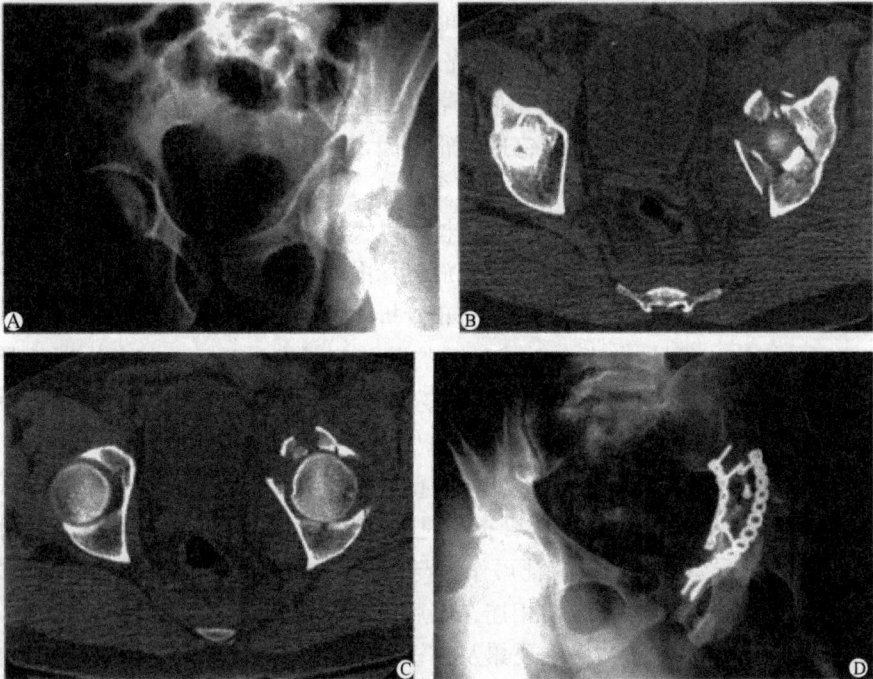

图 1－4－67　前壁合并后壁横行骨折

A. 术前闭孔斜位片显示髋臼顶部嵌塞；B、C. 骨盆 CT 扫描显示髋臼前半粉碎，后半横行骨折；D. 术后髂骨斜位 X 线片显示前壁钢板固定，后柱不完全损伤于内部用 1 块压力钢板固定

5.双柱骨折 双柱骨折是髋臼骨折发生率最高的骨折,占髋臼骨折的 22％～23％。双柱骨折有不同的特征,多数移位比较明显,其特征是髋臼与主骨不连续,即所谓的"游离髋"。Judet 和 Letoumel 将双柱骨折大致作了分型,半骨盆大致被分为三部分,稳定的髂骨部分保持与骶骨的解剖关系,两个活动的部分即两柱,前柱包括关节大部分(臼顶、髋臼后部的前半及月状面的前角),后柱包括髋臼后部的后半及月状面的后角。这类骨折髋臼顶的参考已不存在,非常难以复位,即使是经验丰富的创伤骨科医生也是如此。双柱骨折大部分患者需要手术治疗,但这种骨折髋臼缘一般不会损伤,在少数患者中股骨头与髋臼移位的骨折块会产生二次匹配,是允许保守治疗的,特别是老年患者。采用维持患肢牵引治疗 6 周,可取得较好的远期效果。但由于骨折块移位导致髋臼变窄,患者可能丧失大部分髋臼外旋的活动度。

(1)手术入路:由于需要显露髋臼上方的髂骨,所以这类骨折通常使用髂腹股沟入路或联合入路。单纯 K－L 入路仅用于骨盆后柱严重移位时(这种情况比较少见),要求沿坐骨大切迹解剖复位,使 Judet 弧线征消失。髂腹股沟入路以及髂股入路均可广泛暴露前柱,对于此入路,前柱复位是关键,后柱可以通过第二窗进行复位和固定,前入路扩展后可以适用于大部分双柱骨折。如复位不满意则需两个切口同时使用,但往往相继进行,不是同时切开。

(2)复位与固定技术:双柱骨折的复位方法与前面所讨论的各种简单骨折差别不大。由于双柱骨折是股骨头与前柱一起向内、向上移位,遗留在原位的髂骨在闭孔斜位 X 线片上呈现特征性改变－Judet 弧线征(又称"马刺征"),移位必须予以整复。如何复位内移的髋臼窝是此类骨折最难处理的部分,因为髋臼窝有时会卡在完整的髂骨翼的后内侧。

首先,要研究双柱骨折的骨折块,深入了解每个骨块的特征。骨折块基本上由 3 个部分组成:①第一部分即髂骨部分,与骶髂关节相连,但与髋关节分离。②第二部分即前方的髂耻部分(前柱),与股骨头相连,包括髋臼窝的中 1/3 和前柱。③第三部分即坐骨部分,通过后柱与股骨头相连(图 1－4－68)。第二部分骨块有时会再次分开,产生第四部分骨块。第一部分骨块为稳定部分,与骶骨连接稳定,可以延续至髂耻线;第二部分骨块是活动的,且形状不一,包括前方髂嵴和骨盆前方边缘,从髂前上棘至髂前下棘,涉及髋臼顶前半部分;中间骨块即第三部分也是活动的,通过坐骨大切迹、坐骨小切迹以及坐骨结节与后柱连接。

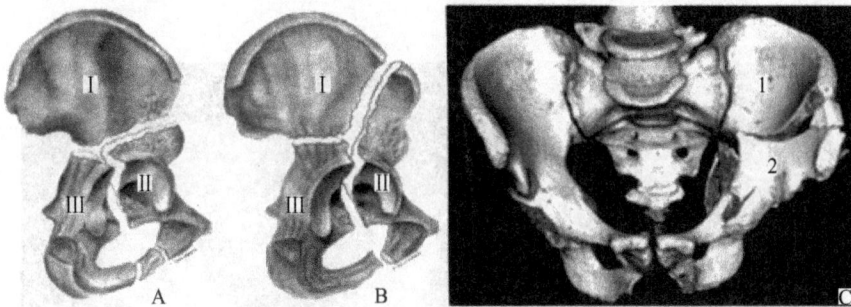

图 1－4－68 双柱骨折的模式

A.1 型,前方骨折线将第一部分和第二部分分开,骨折线基本上呈水平线,起于髂前上棘和髂前下棘之间,总体骨折线呈"T"形;B.2 型,前方骨折线相对垂直,总体骨折线呈"Y"形;C.临床双柱骨折病例的骨盆三维 CT 重建显示各骨块位置

其次,要掌握复位的技巧。复位的关键是将旋转的第二部分骨块复位,并与稳定的第一部分骨块连在一起。两者的复位连接可以通过以下方法获得:纵向牵引患侧下肢,在骨折面

处插入骨膜剥离子,解除骨折的嵌插状态,此步骤成功后再用尖的顶棒将第二部分骨块解剖复位。第二部分骨块以及可能产生的第四部分骨块的复位至关重要,其结果将使髋臼顶复位,重建髂窝内部的凹度。为实现这个目标,第二部分骨块需与第一部分骨块解剖复位,以髂嵴、后滋养孔、髂前上棘为参考。第四部分骨块的存在会使复位复杂化,需从中间和外侧窗两个窗口进行手术操作。

然后,要做到牢固固定。根据具体情况,可以使用2～3块弧形重建钢板进行固定(图1-4-69)。首先,在髂嵴平面复位第一和第二部分骨块后,以2块弧形钢板在髂嵴上固定:一块置于髂窝内侧 IS 髓关节及第二部分骨块之间,另一块置于弓状缘上方,有人称之为"髂耻钢板"。然后,用骨钩牵拉后柱,使后柱复位,用1～2把弯曲的 Matta 钳维持。髋臼后柱骨折可以用2枚长的4.5mm 皮质骨螺钉或6.5mm 空心螺钉固定:1枚螺钉在矢状位上从髂耻隆起经四边体到骨盆后缘,另1枚从第二部分骨块向下经四边体至后柱,即顺行的髋臼后柱螺钉。操作时,每个步骤要仔细,以确保证螺钉不打进髋关节。

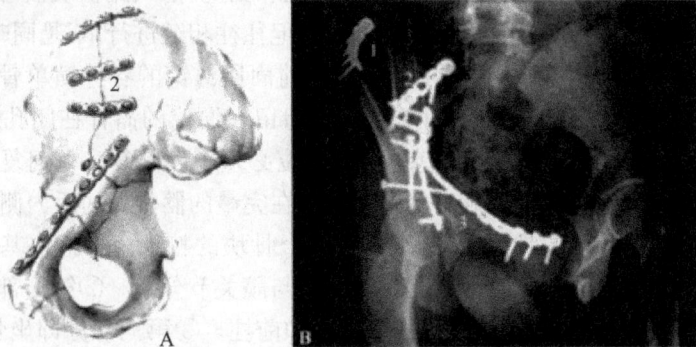

图1-4-69　双柱骨折的内固定

A 模式图;B.临床病例术后鼻孔斜位 X 线片显示3块弓形钢板固定前柱,顺行螺钉固定后柱

当四边体复位后,还可以将重建钢板折弯约90°,用以固定支撑四边体(图1-4-70)。术中通过 X 线检查认证复位的准确程度,方法是拍摄标准 X 线片,多能显示骨折复位后的情况,展现手术重建的结果。

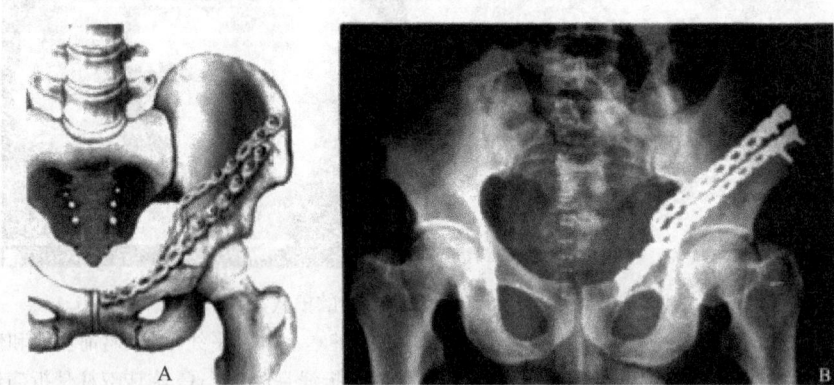

图1-4-70　四边体骨折的固定

A.模式图;B.临床病例术后 X 线片显示重建钢板折弯约90°用以固定支撑四边体

前路手术后,如果术中拍片检查显示 Judet 弧线征持续存在,是后柱沿坐骨大切迹复位不

佳的有力证据,必须及时处理。方法是去除 2 枚后柱螺钉,从后路复位后柱,重新进行固定。后半部分骨折复位固定所需技术设备与后柱移位骨折所需要的技术设备基本相同。

需要指出的是,虽然双柱骨折损伤严重,骨折移位大,复位困难,但是这类骨折一般不累及髋臼缘,股骨头与髋臼伤后产生二次匹配,是允许保守治疗的,特别在老年患者更应如此。

(4)手术技巧

1)先进行后方处理:如果第三部分骨块的移位比较明显,宜先选用后方入路处理后方的骨折。由于第三部分的骨折需要外旋和外移,可以将带有"T"形手柄的 Schanz 螺钉或斯氏针置入坐骨结节,操控骨块的移动和复位。如果术前等待时间超过 2 周,由于瘢痕组织增生,使骨折复位变得比较困难,此时可以松解骶棘韧带,或行坐骨棘截骨以利于骨折块的复位。

倘若股骨头内陷到前后柱中央,必须进行轴向牵引,否则难以复位。此时往往需要在股骨矩处放 1 个拉钩或将 1 枚斯氏针置入股骨颈以便牵引。复位后用克氏针临时固定,可以将手指穿过坐骨大孔触摸骨盆内面,检查确定坐骨切迹和四边体是否复位。四边体形态的回复是复位的标志之一。术中透视监控是必须的,要能看到正位像上髂骨弓弧线征消失,髂骨斜位上骨盆后缘光滑。

利用髂坐桥接钢板可以将第三部分骨块固定到第一部分上,但注意螺钉别进入关节,而且避免在近端使用长螺钉,以免穿入第二部分骨折块,使其复位困难。一旦后柱复位成功,就需要通过斜位片评估前柱移位情况,闭孔斜位上马刺征的消失和髂骨斜位上髂骨骨折线的复位都表明第 2 部分得到复位。假如髂骨骨折线非常靠前,髋臼上方仍与第一部分骨块相连,可以在 C 型臂 X 线透视机监控下将 4.5mm 螺钉透过穹窿将前柱固定在耻骨上支。由于前柱直径较小,该操作自然需要熟练的导航技术。遇 2 型双柱骨折的后方骨折线非常靠后时,经后方入路将臀肌从髂骨外壁上掀起以暴露前柱,并使用第二块髂坐钢板固定。大部分病例在完成后方骨折复位后仍然可以检查到马刺征,并且髂骨骨折移位,这意味着第二部分骨块仍然旋转并且内移,需要通过附加前方入路复位前方骨折。

2)先进行前方处理:假如第二部分骨块移位比较严重,先行髂腹股沟入路。由于第二部分骨块常常外旋并且内移,可以通过这个入路的中间和外侧窗口进行显露。主刀医师应插入 Hoffman 拉钩,在助手的外展牵引帮助下显示髂骨骨折线。第二部分骨块与股骨头联系紧密,包含了大部分关节面。遇股骨头中心性移位时,需要在骨折复位之前,利用斯氏针将股骨近端拉出,以便将移位的第二部分骨块复位;再用方形顶棒推挤髂骨侧面使第二部分骨块内旋,以纠正旋转移位;然后经骨盆缘上方的髂窝向第一部分骨块拧入 1 枚拉力螺钉,以临时固定前柱骨折。

在最终固定之前,应注意以下 3 点:①触摸 2 型骨折的髂嵴或 1 型骨折的切迹(髂前上棘和髂前下棘之间),确认骨折解剖复位。②触摸髂窝内面,确认其内凹面平滑。③在闭孔斜位片上马刺征消失,并且髂骨斜位上髂骨骨折线复位。假如复位满意,保留拉力螺钉,并在髂窝凹面上固定 1 块 4～5 孔钢板以预防二次移位。虽然在凸面放置钢板也可以,但我们建议放在凹面,以避免钢板突出引起的并发症。

最终的固定需要通过长的重建钢板实现,钢板从髂骨后方靠近骶髂关节处指向髂耻隆起(2 型)或耻骨(1 型)。如果髂骨也有骨折,如髂骨的分岔骨折,应首先将这部分固定在第一或第二部分骨块以便与其他的骨折复位。短钢板可用于髂窝的凹陷处,这样该骨折就转化成一个三部分骨折。

前方复位的最后,假如后方骨折线较高,可以显露后方骨折块的时候,可以进行复位后方骨折。复位时可以将四边体的后方向外推。假如后方骨折块比较松动,可以用手指将内陷和内旋的骨折块外旋复位。如果透视机上显示后柱复位满意,即前后位片上骨折线消失,髂骨斜位片上坐骨大切迹光滑,就可以使用后柱顺行拉力螺钉进行固定。

从前方将长螺钉拉入后柱较为容易,但定位较为困难。常用的顺行拉力螺钉的进钉点较易找到,但进钉方向不好把握,方向难以确定,需要反复用 C 型臂 X 线透视;很容易进入髋关节、盆腔或穿出骨皮质,损伤臀上动脉、坐骨神经、阴部内动脉等。笔者为打这个螺钉设计发明了后柱顺行拉力螺钉导向装置。要特别注意的是,假如无法一次完成手术,那么就应当避免使用长螺钉,因为这有可能妨碍后方骨折的复位。

双柱骨折是最复杂的髋臼骨折,因无法解剖重建髋臼关节面,以前许多医师情愿选择保守治疗。"二次匹配"就是这种治疗理念的产物。但是现代二维和三维 CT 重建技术显示该匹配其实是根本不存在的。股骨头周围的骨折块围绕股骨头进行旋转形成陷窝,股骨颈被卡在陷窝内。不平滑的关节面,还有股骨头和髋臼间的撞击,这些都是保守治疗效果不满意的原因。而且,整个骨盆解剖结构的变形使将来进行全髋关节置换变得艰难。通过手术治疗可以获得相对理想的临床疗效,而且也有利于将来的关节置换术,因此我们建议对双柱骨折进行手术治疗。

三、手术治疗的发展

能否实现解剖复位及坚强固定直接关系到髋臼骨折的预后,但如单纯通过延长手术入路、增加术野暴露以实现这一目的往往得不偿失,虽然医师已对手术入路进行了简化和改良,但髋臼手术的创伤仍相对较大,髋臼骨折手术的微创化将是未来发展的方向。

经皮螺钉固定技术具有创伤小,内固定可靠等优点。目前,拉力螺钉已被广泛应用于骨盆或髋臼骨折的固定。特别对于复杂型髋臼骨折,如前柱加后半横行骨折、"T"形骨折、双柱骨折等,采用单一前方入路复位骨折后,前柱重建钢板加后柱拉力螺钉固定,可减少手术切口暴露及肌肉剥离、术中失血、术后感染和异位骨化的发生。随着关节镜技术的发展,有学者开始探索在关节镜下使用钉板系统进行髋臼骨折复位操作,但均仅为个案,目前尚无较大宗病例的报道。无论是顺行还是逆行髋臼拉力螺钉固定,螺钉均极易误进关节或穿透骨皮质损伤重要的神经和血管。国内外学者通过尸体标本对髋臼顺行拉力螺钉进钉点及进钉方向进行了解剖学研究,但实际手术中,由于体位的变化、周围软组织的阻挡等因素,使术者难以准确把握进针角度。笔者科室将现代影像学、计算机三维重建、逆向工程原理及快速成形技术相结合设计出髋臼后柱拉力螺钉进钉导航模板,并通过骨盆标本对该导航模板辅助置钉的准确性进行了验证,正逐渐应用于临床。

数字骨科在髋臼骨折的治疗上也初步显示出其重要临床价值与发展前景。Xu P 等尝试利用 3D 导航技术在尸体模型上进行闭合穿钉操作,认为使用 3D 导航技术能够明显缩短手术时间。Cimerman 等设计了一套鼠标向导式、CAD 界面的计算机软件用于髋臼骨折手术设计,在术前利用患者的 CT 影像学数据构建出髋臼骨折的 3D 结构,预先对内固定材料进行塑形,大大简化了手术程序。Jurgen Fornaro 等则走得更远,在计算机终端接一可进行虚拟操作的手动平台,医师可先在该平台进行预操作,对骨折块进行模拟复位和钛板固定,最终根据预操作结果进行手术。以上文献报道的效果令人振奋,但仍存在以下问题:①髋臼骨折手术不仅涉及骨质,还受到软组织结构的影响,但以上的研究均仅局限于前者。②计算机虚拟技术目前操作起来较为复杂,往往需要相关专业人员的参与,这将不利于该技术的推广。③目前尚缺少大样本、长时间的跟踪随访。

随着老龄化社会的临近,高龄患者在髋臼骨折病例中所占的比例逐渐增高,这对髋臼骨折治疗的挑战是多方面的。虽然目前患者年龄对手术预后的影响程度尚无定论,但显而易见的是,高龄患者骨质普遍相对较差,多合并有骨质疏松,致使较低能量的外伤就可引起粉碎严重的髋臼骨折,这不仅使医师无法按照现有的骨折分型方法对髋臼骨折进行分型,还大大地提高了术中骨折复位的难度,即便复位成功,骨折块的固定也必将成为另外一个挑战。而且,老年患者多合并有其他心肺疾患,对麻醉也提出了更高的要求。

（刘光永）

第七节　陈旧性髋臼骨折的处理

随着交通运输业和建筑业的发展,高能量损伤明显增多,其中髋臼骨折由于其位置深,解剖关系复杂,且髋臼骨折本身大多伴发全身其他脏器损伤,使其诊断和处理较为困难,常存在延迟诊断或延迟治疗,在抢救患者过程中往往错失最佳治疗时期。3周以上的髋臼骨折即成陈旧性髋臼骨折,陈旧性髋臼骨折在手术后的功能恢复上远不及新鲜骨折。

一、特点

髋臼骨折是高能量损伤,伤情复杂,合并伤或多发伤多,常有危及生命的颅脑或胸腹腔脏器损伤,处理较为棘手。且髋臼骨折解剖位置深,肿胀和畸形不明显,早期病情危重,特别是对于严重颅脑损伤患者,自己无主诉、漏诊及延迟诊断发生率高,导致不能早期手术。另外,部分患者由于病情危重,不能耐受手术打击,也不能早期手术,以至于在抢救患者过程中往往错失最佳治疗时机。因此,临床上常有髋臼陈旧性骨折患者,这些患者髋臼周围软组织挛缩,骨折端之间瘢痕组织形成,常有骨痂形成、血肿机化、周围组织粘连、部分骨折线消失、畸形愈合等,且常合并股骨头持续脱位。在髋臼陈旧性骨折手术中往往出血凶猛,且缺乏明显的复位标志,有时固定不确切,故手术治疗难度大,手术并发症多,术后疗效较差。需要术者通过对陈旧性髋臼骨折的充分认识,准确术前评估,严格掌握手术指征,选择恰当的手术入路,术中尽可能达到满意复位,术后才可能获得相对满意的结果。

二、手术指征

陈旧性髋臼骨折切开复位的手术指征与新鲜髋臼骨折基本相同。对有移位的髋臼骨折手术前要掌握严格的手术适应证,目前普遍认为髋臼骨折的手术适应证有:①骨折移位>3mm。②合并股骨头脱位或半脱位。③关节腔内游离骨折块阻碍股骨头复位者。④CT片示后壁骨折缺损>40%。⑤骨折移位累及髋臼顶。⑥伴坐骨神经损伤。

笔者认为对于陈旧性髋臼骨折在选择手术指征时还要考虑以下几个因素:①年龄在60岁以上患者,一期可以考虑保守治疗,若骨折愈合后髋关节功能差,再考虑进行关节置换手术。Mcars等报道采用全髋关节置换治疗某些类型的髋臼骨折获得了良好的疗效。②一般情况差,不能耐受手术的患者及严重骨质疏松的患者尽可能不考虑手术。③切口局部有感染或褥疮者不考虑手术。④如果伤后已超过 120 天,骨折线已经分辨不清或者已经畸形愈合,很难恢复到解剖复位的程度,应慎行切开复位手术。⑤患者经济状况和要求也是需要考虑的因素。⑥要考虑术者的经验能否完成手术,如果没有髋臼骨折的手术经验,应该请这方面的专家指导手术,或将患者转到有条件的医院去治疗。

三、患者评估与术前计划

对所有患者常规拍骨盆平片,包括髂骨斜位、闭孔斜位 X 线片和 CT 平扫加 CT 三维重建,术前 Mimics 重建骨盆三维模型,可任意旋转从各个方向观察骨折的特点,进一步明确骨折的类型、移位方向及骨折的愈合情况。目前 3D 打印技术逐步成熟,对于陈旧性髋臼骨折,最好能术前将患侧骨盆打印出 1∶1 的实物模型,先在模型上进行截骨、复位和预弯重建钢板。即使是熟练的骨科医生术前 3D 打印出模型进行预手术也是有益的。术前还应评估患者的全身情况能否耐受手术,排除手术禁忌证。制订手术计划,选择手术入路和内固定器械,术前备足同型血(一般 1000ml),有条件时最好行自体血回输。如果预计术中可能困难大、复位不易,可以先行髂内动脉暂时阻断,以减少术中出血和使术野更加清晰。

四、手术方法

1.**手术入路选择** 手术入路选择的原则是既要能充分显露骨折,以便解剖复位并坚强内固定,又要避免损伤神经血管,尽可能少剥离附着于骨盆的肌肉,要求操作时间短、失血少、避免和减少术中及术后并发症。陈旧性髋臼骨折手术入路的选择主要取决于骨折的类型,单纯后壁或后柱骨折可以通过 K-L 入路完成复位和固定,单纯前壁或前柱骨折选择髂腹股沟入路即可完成手术,对于累及两个柱、横行、横行加后壁、"T"形复杂的陈旧性骨折应采用联合入路,联合入路对于骨痂和肉芽的清除、骨折的复位及固定可创造良好的条件。

2.**手术体位** 后侧入路时取健侧斜卧位,前侧入路时平卧位,联合入路时取"漂浮"健侧卧位。

3.**复位固定技术** 术中复位采用克氏针将骨折复位后暂时固定、骨钩提拉、撬拨、两点加压及利用股骨头取出器置于大转子牵引间接复位等方法复位。由于髋关节周围神经丰富,伤后时间较长,骨折表面形成较多的骨痂,骨折周围形成瘢痕组织附着在碎骨片的肌肉萎缩等因素,正常解剖标记难以辨认,复位较困难。手术时应仔细区分骨折端的剩余部分、骨痂及瘢痕组织,复位时要逐步松解,切除瘢痕组织和骨痂,仔细辨认骨折块之间的关系,必要时撬开已部分愈合的骨折端。复位时按先柱后壁,先大后小,骨折处组织可用巾钳、复位器或克氏针临时固定,后用螺钉和钢板固定,最终达到完全复位。陈旧后壁骨折合并股骨头脱位或半脱位,因大量瘢痕充填在关节内而影响股骨头纳入髋臼,术中应仔细将后壁骨块和新生骨痂分开,彻底清理关节内的纤维瘢痕。术中可使用自体血回输,常规放置负压引流管。

4.**术后处理** 术后负压引流 24～48 小时;术中、术后及 5～7 天静脉滴注抗生素;术后 3～5 天逐渐被动关节功能锻炼;术后 3～4 个月后开始不负重的主动关节活动。

(刘光永)

第八节 髋臼骨折的并发症

髋臼骨折并发症包括 3 种：与当时损伤直接相关的并发症（神经、血管和关节损伤）、早期并发症（感染、栓塞、术后神经损伤和出血）以及晚期并发症（固定失败、缺血性骨坏死、异位骨化和退行性关节炎）。

一、神经损伤

进行彻底的神经系统检查是十分必要的，髋臼骨折的患者神经麻痹发生率为 12%～25%，报道显示坐骨神经最容易受损，发生率为 3%～12.2%，主要由移位的骨折块和脱位的股骨头所致。坐骨神经的腓侧支比胫侧支更容易受损，当患者能够配合检查时，踝关节的背屈和跖屈、内翻和外翻及足趾的背伸和屈曲功能都可以很好地用于检查患者的神经情况。股神经也可能由于卡压而受损，尽管它由于髂腰肌的保护而损伤的可能性很小。再次进行彻底的神经检查，记录股四头肌的功能。闭孔神经麻痹很少见到，据报道发生率为 1%～2%。理论上在髋臼前壁或前柱骨折时，闭孔神经更容易受损，如果可能的话，在患者入院时评价内收肌的功能来了解闭孔神经的情况。

手术操作有可能加重坐骨神经损伤，应当注意在术中加以保护。目前经前入路复位固定后柱开展越来越多，在行后柱顺行拉力螺钉固定时，有将拉力螺钉打得偏后、偏内而损伤坐骨神经的可能。轻度的坐骨神经损伤一般可以完全恢复，尤其是腓神经部分未被伤及的时候，但是完全恢复需要 2～3 年，在此期间需要进行积极的物理康复治疗和使用合适的支具。笔者曾与王满宜教授处理过 1 例陈旧性髋臼双柱骨折伴坐骨神经完全损伤病例，骨折完全复位，定期随访，6 年后坐骨神经完全恢复。笔者多年的临床实践亦观察到髋臼骨折本身导致的坐骨神经损伤，只要造成神经损伤的原发原因－骨折移位解除，骨折得到解剖复位和妥善固定，坐骨神经损伤均能恢复，不必常规探查。

在髂腹股沟入路时，尤其要注意股前外侧皮神经，虽然有时损伤是不可避免的。该神经虽然没有运动功能，但是其支配的感觉区域面积却相当的大。后方入路时需要注意臀上神经，该神经往往和其伴行动脉一起被伤及，这段血管神经束在出坐骨结节时比较高位，与后柱距离较近，因此后柱骨折移位可能顶到臀上血管神经束。当骨折伤及血管时需要结扎处理，此时在结扎血管之前务必仔细辨认臀上神经，因为一旦不小心损伤臀上神经，其结果可能导致摇摆步态（Trendelenburg 步态）。

二、开放性损伤

开放伤口或皮肤脱套伤者存留皮肤的情况可能改变髋臼骨折的处理方案。皮肤脱套伤者的皮肤和皮下组织从筋膜上发生创伤性脱离。Letournel 和 Judet 报道，暴力作用于大转子的患者中，脱套伤的发生率为 8.3%，它以发现存在液性波动区为标志，这个区域通常很大并且在 CT 扫描上是显而易见的，也可以出现皮肤感觉减退或皮肤移动幅度过大。有明显外伤标记，如胎痕或癣斑者应高度怀疑这种损伤。这种损伤的存在能够解释为什么没有伴发伤也会出现大的出血，而且报道显示，如果不进行早期清创，细菌繁殖和继发感染的概率将很高。这种损伤的细菌感染并不少见。当前推荐的方法是，如果脱套伤位于手术野，应该在髋臼骨折术前或者术中进行清创。无论哪种情况，手术伤口闭合时只应该缝合深筋膜，脱套伤口应该在软组织伤稳定时再行二期闭合手术。脱套伤不在术野的患者可继续观察，经常能够自行吸收，然而必须对感染保持高度的警惕性。如果怀疑存在脓毒症，在手术期间进行穿刺抽取液体并进行细菌培养等评价是必须的。

三、泌尿生殖系损伤

6%～16%的骨盆和髋臼骨折的患者可伴有泌尿生殖系损伤，通过生殖系和直肠检查能够发现这种损伤。会阴瘀斑和水肿、高位骑跨伤、直肠指检时可触及波动的前列腺或导尿管通过困难都提示有尿道损伤。进行逆行性膀胱造影或 CT 检查应该有严格的适应证，无尿的患者也应该积极地检查原因。虽然血流动力学复苏不恰当可引起无尿，但已有报道提示一些患者的骨盆间隔综合征也可引起无尿，症状类似于腹腔间隔综合征。来自输尿管的受压可导致肾后性肾功能衰竭，这些现象已经在伴有髋臼和严重骨盆损伤的患者身上遇到过。

四、其他骨关节损伤

造成髋臼骨折压力通常从膝关节或足部传递到股骨并最终到达髋臼，伴随下肢的损伤并不少见，通常包括股骨、髌骨和轻骨的损伤，这有助于发现伴随的下肢骨折。当患者临床情况稳定的时候，应该进行下肢的 X 线检查，并进行相应的处理。需特别注意的是，当髋臼骨折合并同侧股骨骨折时，此为"浮髋损伤"，应先行股骨骨折的处理，再行髋臼骨折的处理。

五、感染

骨折固定后的感染是场灾难，不仅会影响到骨折的效果，对将来的关节置换也有严重的影响。文献报道感染率为 4%。急性感染时需要对坏死组织进行清创，如果有必要，可以不关闭伤口。如果内固定稳定，可以等到骨折愈合后再取出。如果骨折已经愈合，应当取出金属固定物。如果必要的话，可以分期手术进行全髋置换。

六、血管栓塞

2003 年的一项大型随机双盲对照研究统计创伤患者的静脉血栓栓塞症（venous thrombo embolism, VTE）发生率后发现，多种骨折均可导致 VTE 发生率升高，如髋部骨折可导致患者 DVT 发生率高达 64%，致死性肺血栓栓塞症（pulmonary embolism, PE）发生率可高达 7.5%；而骨盆或髋臼骨折 DVT 发生率达 10%～61%，其中 10%～29%发生在近端，2%～8%的发生 PE，致死性 PE 发生率 0.5%～2%。

由于 DVT、近似 DVT 和 PE 之间鉴别较难，无法对血管栓塞率进行有效统计。2005 年 Steele 认为对于血流动力学稳定的患者使用低分子肝素是安全的，可以将近似 DVT 的发生率从 22%降低到假如术前就发现存在血栓，要么取消手术，要么在放置腔静脉滤网或临时滤网后再进行手术。有些医师坚持在术后使用华法林 3 个月。中华医学会骨科学分会创伤骨科学组于 2012 年提出《中国骨科创伤患者围手术期静脉血栓栓塞症预防的专家共识》，明确指出骨盆髋臼骨折应从 3 方面进行 VTE 的预防，即基本预防、物理预防和药物预防。其中药物预防可采用 Xa 因子抑制剂，如利伐沙班、小剂量普通肝素、低分子肝素和维生素 K 拮抗剂，应用利伐沙班抗凝的疗程要达 35 天。

七、术后出血

如果骨折相对简单,但是术前却要进行大量输血,要考虑到骨折可能伤及周围的血管,如臀部、闭孔或阴部的动脉,术中仍有可能再次出血,影响手术。术中在打孔固定时也可能伤到这些动脉,血压可能会突然下降 15～20mmHg,这时不要紧张,压迫伤口,找到出血的血管进行结扎。

八、固定失败

固定失败需要考虑是否由感染引起,如果是由感染引起,要么应用抗生素直到骨折愈合,要么早期移除内固定物,或者分期取出,然后重新固定或进行关节置换。如果不是由感染引起,可以考虑早期重新固定,但是风险会很大,更为稳妥的方法是等骨折愈合后再进行关节置换。

九、缺血性骨坏死

缺血性骨坏死分为股骨头坏死和髋臼壁坏死,前者少见,多由当时的高能损伤引起,或者与术中损伤血运有关,后者也较少见,但多归咎于手术操作失败。一旦可以排除感染,确定为缺血性骨坏死,最常见的解决方法就是全髋关节置换术(total hip replacement,THR)。

十、异位骨化

异位骨化并不少见,公布的数据显示其发生率约为 25%,多见于后方入路尤其是延长的髂股入路。预防方法包括放疗和使用消炎痛。但是据笔者观察,随着手术技术的提高、手术入路的缩小和操作的精巧,异位骨化发生率越来越低。图 1－4－71 显示右侧髋臼骨折切开复位术后髋关节周围出现 Brooker 四级异位骨化。

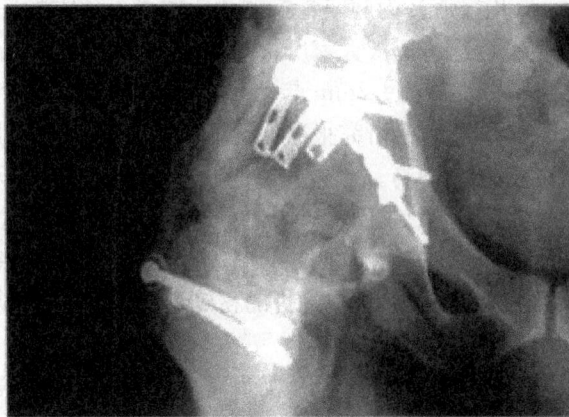

图 1－4－71 髋臼骨折切开复位内固定术后髋关节异位骨化

十一、术后创伤性骨关节炎

这是髋臼骨折术后最常见的并发症,总体发生率约为 20%(图 1－4－72)。

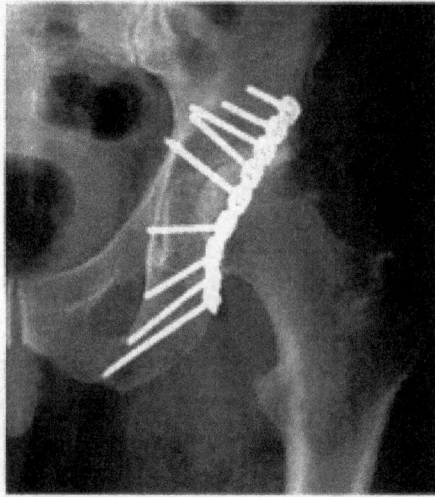

图 1-4-72　髋臼骨折术后创伤性骨关节炎
术后 6 个月 X 线片显示髋关节间隙明显狭窄

（刘光永）

第九节　髋臼骨折的预后

虽然使用了标准的骨折处理技巧，比如解剖复位、确切的固定以及早期活动，仍有相当一部分患者预后较差，多数文献报道 2~5 年后其不良率达 20%。对髋臼骨折预后有影响的因素大致分为不可控的与可控的两类。前者包括患者年龄、骨质、骨折类型和程度、血管神经损伤、并发伤及合并的疾病等；后者包括手术时间、入路、技巧、复位程度、稳定与否等。

1961 年 Rowe 和 Lowell 报道认为髋臼骨折的预后取决于负重的臼顶、股骨头伤情、复位的程度和稳定与否，直到今天，这些仍被大家所接受。1993 年 Letournet 和 Judet 报道认为关节面上残余的阶梯（residual step）超过 2mm 与否是预后的决定性因素，超过 2mm 的病例将更有可能进行全髋关节置换。还有些研究报道认为能否达到解剖复位具有时间依赖性，超过该时间段解剖复位的难度将大大增高。对于复杂骨折这一时间为 11 天，而对于简单骨折约为 15 天。对于伴有股骨头半脱位的髋臼骨折，股骨头软骨溶解和缺血性坏死的发生率随复位时间的延迟而提高，并且股骨头的伤情也影响到骨折的预后。虽然患者的年龄是否影响预后现仍存在争议，但是年纪越大，骨质越差，骨折的粉碎程度就越严重，复位和固定就越困难，这也就意味着更差的预后！

总的来讲，如果能够解剖复位和牢靠固定，优良率可以达到 90%，复位较差时优良率就会降到 70% 以下，如果不能达到稳定的固定，那优良率就更差了。退行性关节炎在术后任何时候都可能出现，但是大部分都出现在术后 2 年以内，在随后的 20 年之内其发生率慢慢升高，即使是早期疗效非常理想的患者也有发生退行性关节炎的可能。

（刘光永）

第五章　断肢(指)再植与手外伤

第一节　显微外科基本技术

显微外科技术是医生借助于光学放大技术,使用特别的精细手术器械和材料,对人体细小组织如神经和血管进行精细操作的手术技术。该项技术在临床已得到广泛应用,特别在骨科更是积累了丰富的经验。1963年陈中伟等首先报道断肢再植以来,断指再植、吻合血管的骨与骨膜移植、吻合血管的皮瓣与肌皮瓣移植、吻合血管的足趾移植再造手指以及吻合血管的神经移植等显微外科手术相继出现。我国在显微外科起步较早,目前处于世界领先的地位。

一、基本设备和器材

显微外科的设备和器材有三类:显微镜或放大镜;精细的手术器械;优质而纤细的缝合针线。

1. 手术显微镜　手术显微镜是显微外科的关键设备。显微外科使用的手术显微镜应该具备以下要求。

(1)显微镜的放大倍数在10倍左右,最好能在6～40倍之间变换。以满足不同的放大需要。变倍时,应仍能保持清晰,不需要重新调整焦距。

(2)具有较长的工作距离,一般为200mm左右,深部手术则要求更大些,多在275mm左右,最长可达400mm,如能根据手术者的需要,更换不同焦距的物镜来改变工作距离则更为理想。

(3)具有足够亮度的照明光源,其照明光源应满足整个手术野的需要。

(4)放大后的影像必须是正立体像,才能产生空间的位置感而便于手术操作。

(5)手术都需要有助手配合,故应有两组双目显微镜供主刀和助手应用。

(6)目镜应能进行分别视度调节和瞳孔间距调节,以适应不同的视度和瞳孔间距。

(7)显微镜应装在合适的支架上,使手术者能以适当角度,对所需要部位进行观察,且不妨碍手术操作。

(8)如增设摄影、电视等各种附加装置,将有助于手术效率的提高。

如果无手术显微镜则可用光学放大镜来补充视力的不足,通常应用的是眼镜式或额带式光学放大镜。

2. 精细器械　显微外科器械要求小型、纤细、结构简单、使用方便、不反光、轻巧(血管镊、持针器或剪刀的重量不超过80g)、去磁。常用的器械包括:

(1)血管夹:不同口径的血管所选用的血管夹(图1-5-1)亦不同,其压力以既能阻断血流,又不足以压伤血管壁为限,一般的血管夹重约8～13g。

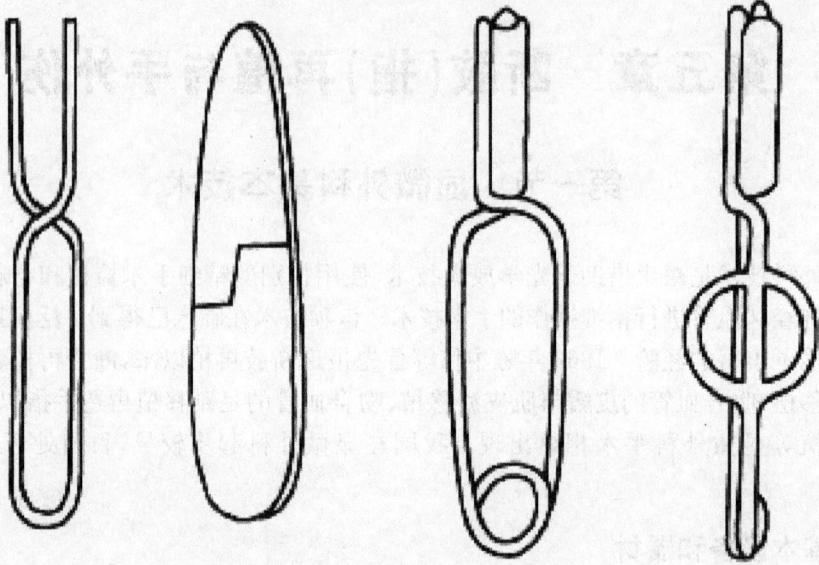

图 1-5-1　血管夹

（2）血管靠拢器：是由两个血管夹连在长圆形的弹性联合臂上构成（图 1-5-2），弹性臂的弹力把血管夹固定，通过血管夹左右移动而调节血管的紧张度。其作用是确保血管处于同一平面且在无张力下缝合，可使血管翻转 180°便于缝合前壁和后壁。

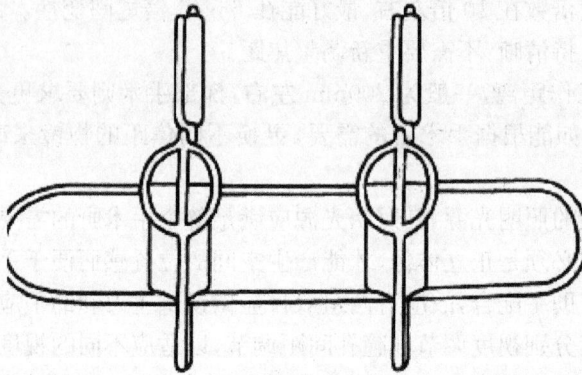

图 1-5-2　血管靠拢器

（3）镊子：头部有弯、直两种。要求头尖而不锐，两侧边缘无棱角，对合好，柄叶扁形或半圆形，有纹，弹力适中，以 15cm 左右的长度为适宜。

（4）剪刀：刃身 5～10mm，有直形和弯形两种，刃片应薄而锋利，长度 15cm 左右。锋利程度以能剪断单条蚕丝纤维为标准，为利于操作，有的尾部设计成弹片式。

（5）持针器：持针器的头部很重要，头部愈窄就愈能夹持精细的缝针。且接触面要有细纹，从而保证夹持缝针的稳定。持针器长度一般在 15cm 左右。

（6）血管扩张器：是实心、光滑、头呈圆锥形的直角钩。从血管断端插入管腔内扩张血管，从小号顺序到大号，插入越深扩张力越大（图 1-5-3）。

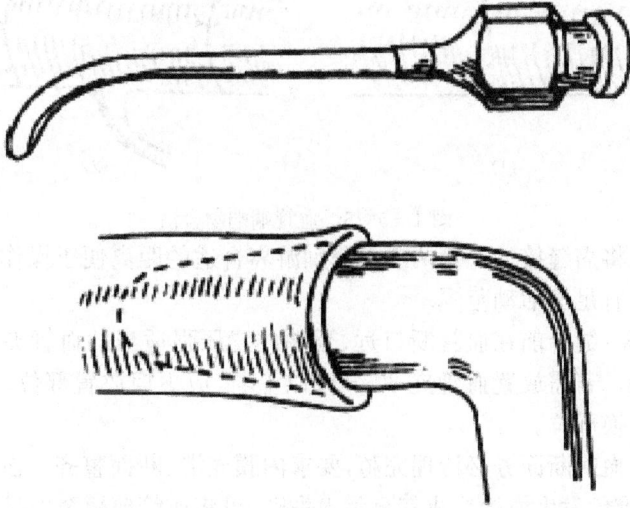

图 1—5—3 血管扩张器

(7)血管缝合对抗器:使用 U 形的对抗器,伸入血管腔,既能稳定又可扩张血管,还能协助定位和进针(图 1—5—4)。这样就不会造成缝针刺伤或误缝对侧的血管壁。

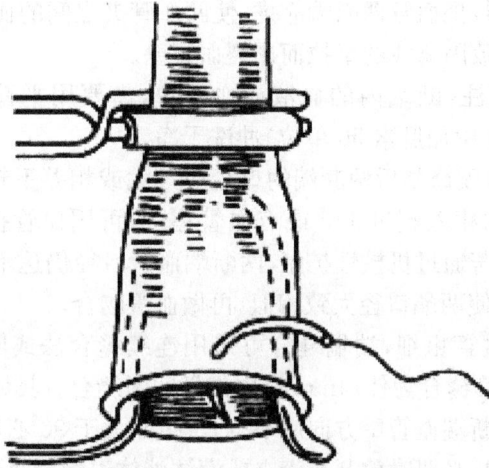

图 1—5—4 血管缝合对抗器

(8)微型平针头:各种规格的微型平针头(4~8 号),是吻合血管时向管腔内注入各种抗凝解痉液体的必备工具。

3.缝针与缝线 缝针和缝线的质量,对提高微小血管缝合后的畅通率起重要作用。径细而光滑的缝针可以大大减少对血管壁的损伤。缝合小血管原则上采用"无损伤"针线,常用 3/8 圆针带尼龙单丝线。

二、小血管吻合法

小血管吻合方法有手缝吻合法、器械缝合法两类。临床上最常用的是端端或端侧手缝吻合法,现将其基本操作介绍如下。

1.端端吻合法 有端端对合和镶嵌对合两种形式(图 1—5—5)。其操作要点如下。

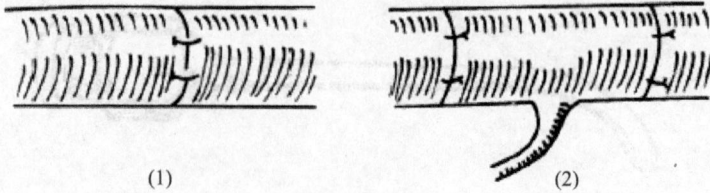

图1—5—5 血管端端吻合法

(1)血管分离:将需缝接的血管两断端分别游离合适的距离便于操作,必要时可结扎分支以保证血管缝合时有足够活动范围。

(2)放置血管夹:缝合前在血管断口远、近端放置压强适当的血管夹。血管愈小,钳夹的部位要愈靠近断端。若需放置血管夹30分钟以上时,应更换放置部位,在近端应由远向近,远端应由近向远更换部位。

(3)修整断面:血管断面务必清理完整,要求内膜光滑、断面整齐。血管内膜若有损伤,即使缝合仔细,最后难免发生血栓形成甚至手术失败,可将血管剪短至内膜正常处。

(4)修整外膜:对断口附近的外膜及其周围的疏松结缔组织,要适当修剪,以免缝合和打结时将其带入血管腔内,导致血栓形成。

(5)断端靠拢:断面无张力是缝合血管极为重要的条件。在断指再植时,血管对合常有张力。通常是用血管靠拢器,把血管两断端靠拢,使两血管夹之间的血管处于松弛状态,而其外侧的血管呈紧张状态,不致因缝线的牵拉而撕裂血管壁。

(6)断端的冲洗和灌注:断端内的血液或血凝块,需要用平针头注射肝素普鲁卡因液(0.5%普鲁卡因每100ml中加肝素50单位)冲洗干净。

(7)断端扩张:血管外膜修整后两断端的口径应等大或相差不超过其直径的1/3,此时做断端间断缝合较方便。如相差超过1/3或有血管痉挛,可用血管扩张器从小到大做机械扩张,扩张时应轻柔操作。若通过机械性扩张,两断端血管口径仍达不到匹配标准,可将其斜剪呈60°,增加其断面口径,使两端口径大致相似,再做血管吻合。

(8)血管缝合:根据血管粗细,端端缝合可采用连续缝合法或间断缝合法。一般直径在4mm以上的小血管以连续缝合为佳,4mm以内需做间断缝合。具体步骤如下:

1)理顺血管壁方向:断端血管壁方向应平行,若扭曲大于90°必将造成吻合口阻塞。因此要注意原血管分支的方向,必要时放开血管夹或灌注液体以判断血流方向。

2)血管定点选择:常用的为180°定点法,即在血管的上、下方各缝一针,然后在两针之间加缝1~4针。完成前壁缝合以后,把血管夹翻转180°,用同样的方法缝合血管后壁(图1—5—6)。

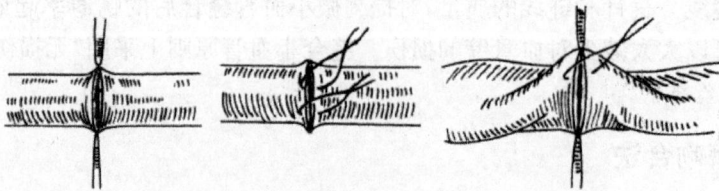

图1—5—6 血管间断缝合,两定点法

3)缝合顺序

①吻合直径1mm以内血管:用11—0线缝6针,即在两定点间加缝2针。在加第1针后

不打结,再缝第2针,待第2针缝完后一起打结。

②吻合直径1～2mm血管:用10－0～11－0线缝6～8针。即在两定点间加2～3针。加三针时应先缝两定点之间的中点,然后在中点与定点之间各加缝一针。

③吻合直径2～3mm血管:用9－0～10－0线缝8～10针。即在两定点间加3～4针。加4针时,第1针应加在靠近定点处,其他3针缝法同上。

④吻合直径大于3mm血管:用8－0～9－0线缝10～12针。即在两定点间加4～5针,加4针时方法同上,若需加5针,第1、2针分别在近定点处,其他3针缝法同上述。

4)边距和针距:边距过大,易使血管断端内翻和管腔狭窄;边距过小,易将管壁断端边缘撕裂,吻合口易漏血。一般缝接动脉,边距为0.2mm,针距为0.4mm比较合适,缝接静脉的比例可略大一些。

5)进针:首针进针前,先开放血管夹片刻,使血管内流出少量血液。如为动脉,需待血液流出呈喷射状时为止,其目的是将可能存于血管内的血凝块冲走。仔细检查两端血管无扭曲、无过大张力并确定针在两断端管壁上的位置后才能开始进针。

6)补针:按计划吻合完毕,开放血管夹恢复血流后,一般都有少量漏血,等待片刻或局部热敷后即可停止,如有喷射状出血,表示针距过大,需予以处理。如出血呈丝状,可用镊子夹住出血口两侧的管壁外膜,血止后,用尼龙线结扎即可。如出血较多,需加缝1针或几针。

关闭伤口前应在血管吻合口附近置放橡皮片引流。

2.端侧吻合法 端侧缝合和端端缝合法的原则相同,其特点为:

(1)切面处理:剪除血管外膜后,将断端呈45°～60°角斜行剪断,以便吻合后血流方向通顺,血栓形成的机会减少。若呈直角吻合,在吻合口内血液会形成涡流,增加血栓形成的机会(图1－5－7)。

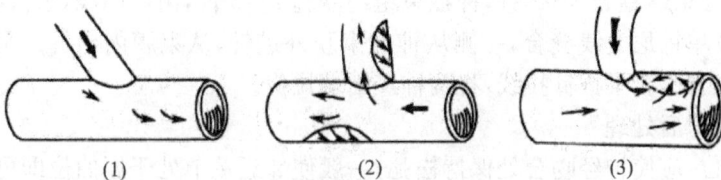

(1)　　　　　　(2)　　　　　　(3)

图1－5－7 血管端侧缝合角度对血流的影响

(2)血管壁开孔:最好用8－0～9－0号缝线吊起血管壁,用微型弯剪沿血管的纵轴,一次准确地剪出侧孔。侧孔务必贯穿全层而边缘整齐,孔径的大小和断端口径一致。

(3)缝合顺序:可以先缝断口远近两端或先缝两侧壁。前者牵引12、6两点缝线时产生的张力小,边缘对合好,但两侧壁靠拢后,易被缝针刺伤。后者借3、9点两侧壁的缝线牵引,使断口张开,缝针不易损伤对侧壁,但牵引时产生的张力稍大。

3.血管缝合后血流不畅通的原因和处理方法

(1)吻合口处血管痉挛:分析并找出吻合口血管痉挛的原因,如注意纠正血容量不足引起的低血压,检查麻醉是否确实,排除体位的影响及局部寒冷刺激等因素,然后一一纠正。可用温生理盐水、3%～4%硫酸镁溶液或罂粟碱溶液湿敷,若无效可采用液压扩张。反复吻合口痉挛及持续性痉挛应考虑吻合口有血栓形成,应切除吻合口重新吻合。

(2)血管受压和牵拉:多因血管扭曲或邻近的组织或血肿压迫引起。小血管的脉压较低,特别是静脉,轻度的外力就足以阻断其循环。故应保证血管的行径宽畅,清除吻合口周围血肿,放置引流等措施以防血管受压。

(3)血栓形成:一经确定有血栓形成,应毫不犹豫切开探查。取出血栓后如发现内膜损伤,则宜切除损伤部分再行吻合或做血管移植修复。

三、神经缝合法

常用的神经缝合方法有外膜缝合和束膜缝合。

1.神经外膜缝接术

(1)用锐利刀片整切神经断端,直至断面出现正常神经束为止。

(2)用 8-0~9-0 单针尼龙线,在神经断端两侧各缝 1 针做牵引固定线,缝此两针前按神经外膜表面血管走行为标记定位,使神经两断端尽量对接准确,避免扭曲。

(3)在两牵引固定线之间,间断缝合神经外膜,避免缝住神经束,针距和边距大小,以使神经束不外露、外膜不内翻为限。

(4)前侧缝接完成后,对调牵引固定线,将神经翻转 180°,依上法缝合后侧。

(5)打结勿过紧,以使神经束不外露、外膜不内翻为度。

(6)最好在显微镜或放大镜下检查有无外膜内翻和神经束外露。

2.神经束膜缝接术

(1)修整神经断端同上所述。

(2)在显微镜下检查神经束在断面上的分布及束组分布情况。神经束膜缝合时,手术显微镜一般放大 6 倍,若神经束直径小于 1mm 时,可放大 10~20 倍。

(3)缝合前先剪去靠神经断端 5mm 范围内的外膜,使神经束外露。

(4)搭配好位于两神经断端上的神经束和束组。

(5)每根神经束需缝合 1~2 针,神经束组约需缝 2~3 针,由深而浅,依次缝合。

(6)用 9-0 单针尼龙线缝合,一侧从神经束膜外进针,从束膜内出针。另一侧从束膜内进针,从束膜外出针,轻柔拔针拉线,将两神经断端拉拢。

3.神经缝合术后处理

(1)术后体位:应使神经吻合处保持松弛,一般使邻近关节处于屈曲位即可,简单外固定 3~6 周。

(2)应用神经营养药物:常用药物有地巴唑,维生素 B_1、维生素 B_6、维生素 B_{12} 等。

(3)功能锻炼:防止关节囊挛缩及肌肉萎缩,损伤肢体应进行主动与被动关节活动。

(4)理疗:神经电刺激疗法应用针刺、电针等刺激神经再生。

(李红卫)

第二节 断肢再植

一、现场和急症室处理

(一)现场处理

如果肢体被卷入机器,应该立即停止机器转动,拆开机器,取出断肢。将机器开倒车以取出断肢,会使肢体再次遭到损伤,千万不能这样做。

肢体近侧断端用清洁敷料或绷带加压包扎，务必防止断端出血。如果用止血带止血，则应严格掌握，每小时放松止血带 1 次，放松止血带时，同时用指压近侧动脉主干的方法减少出血。处理不完全断离肢体除采用上述方法止血外，还要用夹板固定好肢体，以免转院途中再度受伤害。伤情严重或伴有休克的患者，首先应该行支持疗法和抗休克，情况稳定后再转送医院。

离体肢体宜用清洁敷料包扎后干冷保存，切忌与冰块直接接触，以防止冻伤，也不能与包括生理盐水在内的任何液体直接接触(图 1—5—8)。否则将大大影响再植成活率和功能恢复程度。

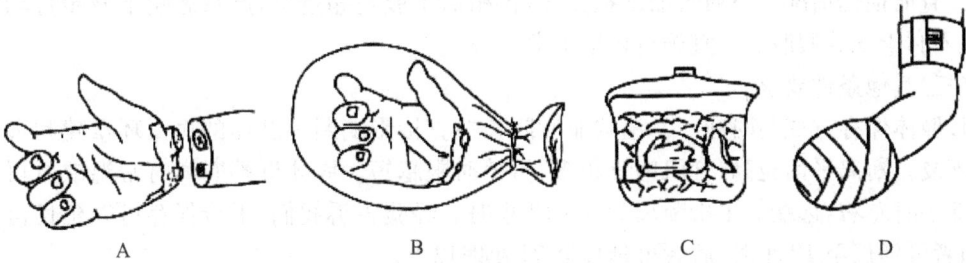

图 1—5—8　离体肢体宜干冷保存示意图
A. 伤状；B. 断手置入清洁塑料袋内；C. 装入冰块盒；D. 残端无菌包扎后后送

(二)急诊室处理

患者进入急诊室后，接诊医师及时了解受伤情况和转送经过。立即检查各项生命体征和肢体近、远端情况。摄伤肢和断离肢体 X 线片。尽快建立静脉输液通道，备血，防治休克和及时处理严重合并症。积极做好各项术前准备，一旦患者全身情况稳定，立即送手术室进行再植手术。

二、手术病例选择

(一)全身情况允许手术

肢体断离平面越高、失血越多，身体其他系统合并创伤的可能性也越大。在考虑再植术前，一定要确保病员的生命安全，妥善处理好其他系统的创伤，补充好血容量，注射破伤风抗毒血清和静脉滴注抗生素。全身情况暂时不允许进行再植手术时，可先将断肢冷藏保存。

(二)肢体局部情况允许再植

1. 概况　断肢再植要能使断离的肢体重新存活并重新获得肢体的功能。恢复的功能不仅用关节活动和感觉能力来衡量，更要重视在正常生活活动中的作用。笔者认为，5 个接活但没有功能的手指，带给患者的只有累赘，远不如接成功 2 个具有感觉和活动功能的手指，这种手指能在日常生活活动中起到假手不能替代的作用，因为任何假手都不可能具备感觉功能。

要求断离肢体仍有一定的组织完整性，仔细检查其血管、神经、肌肉、肌腱和骨骼等重要组织。

2. 血管损伤情况　血运重建是再植肢体成活的关键所在，由于血管内膜损坏与术后血栓形成密切相关，术后血栓形成常是导致再植失败的主要原因。因此，根据外伤性质正确判断血管内膜损坏程度，显得非常重要。务必彻底清创，宁可用血管移植的方法修复血管缺损，也不能勉强保留血管内膜已经损伤的血管。断肢血管床已有严重损伤时，即使血管吻合通畅，断离的肢体也难以获得足够的血液灌输,因此也不适合再植。总之,在施行再植前,必须正确判断血管损坏程度和范围,否则手术难免失败。

3. 神经损伤情况　如果肢体神经严重损伤,再植后肢体功能难以恢复,单纯再植手术就没有任何意义。比如上臂高位断离伴有臂丛神经撕毁损伤患者,术后手功能多不能获得恢复,一般不宜移植。笔者认为如果患者要求特别强烈,可以考虑采用缩短肢体长度后远端肢体移位移植的同时进行神经移位的方法重建部分功能。

4. 肌肉肌腱损伤情况　肌肉损伤严重,同时又不能通过肌腱移位或者肌肉或肌皮瓣移植以修复肌功能者,就不能为再植肢体重建活动的动力,显然不宜施行再植手术。

5. 骨骼损伤情况　下肢骨骼缺损太多,再植后下肢短缩过多,严重影响下肢步行功能恢复,也不利于安装假肢。不宜施行再植手术。

(三)其他条件要求

1. 肢体保存方式与时间　常温缺血时间长短直接影响断离肢体的血循环重建和最后的功能恢复。断离平面越高,含肌肉量越多,再植时限越短。肢体近端断离时常温缺血再植时限为 6 小时左右,远端如手指断离为 8~12 小时。经验告诉我们,干冷保存可以延长再植时限,前者可延长至 12 小时,后者可延长至 24 小时以上。

2. 离断方式　通常情况下,肢体切割性断离再植成功率最高;撕裂性断离要切除损伤组织,缩短后才可再植。严重的挤压伤、辗轧伤、爆炸伤和严重烧伤的断离肢体不能再植。

3. 儿童病例　儿童病例再植技术要求高一些,老年病例功能恢复困难一些。因此年龄应予考虑,但不能视为决定因素。

总之,术者在决定进行再植手术前必须考虑自身再植技能并能预见到术后伤肢功能恢复程度。断肢再植不能只满足于肢体的存活,必须强调功能的恢复。只有获得功能恢复的再植肢体才能视为手术的真正成功。因此,评估再植手术的技术水平时不再采用过去常用的断肢再植成活率,而是采用反映功能恢复的断肢再植成功率。

三、手术方法

(一)麻醉

因断肢发生的部位不同和患者的具体情况有异,而选用不同的麻醉方法,如连续硬膜外阻滞、臂丛神经阻滞及全身麻醉等。

(二)清创

清创的目的不仅为了去除异物和消毒,也为防治感染、减少术后瘢痕组织形成以及建立侧支循环创造良好条件:还可达到了解肢体断面和离体肢体的血管、神经、骨骼、肌肉及肌腱等组织是否适用于再植的目的,以便随时修改手术方案,将再植手术顺利地进行下去。

1. 一般处理　对受伤肢体的无损伤皮肤进行刷洗清创,以去除附在皮肤表面的细菌及深藏在毛囊的细菌。方法是:用无菌敷料盖好创口,然后用无菌肥皂水刷洗创面边缘,去除异物,再用大量生理盐水冲洗两次。用 2.5%~3% 碘酊和 70%~75% 乙醇消毒,铺巾。创面异物则用生理盐水纱布擦拭,不得刷洗。

2. 皮肤、肌肉、肌腱和骨骼的清创　切除失活的皮肤、肌肉和不需保留的肌腱,切除污染的骨骼。尽可能保留不完全断离肢(指)体与近侧相连的软组织,这样做对再植肢体成活率的提高大有益处。

3.血管的清创　结扎手术中不准备做吻合的血管。对创面不整齐,断离时间较长的血管,可注入 12.5u/ml 的肝素等渗盐水进行观察,若血管壁出现膨胀,则有内膜挫伤,必须予以切除(图 1－5－9)。血管缺损时可移植自体血管加以修复。

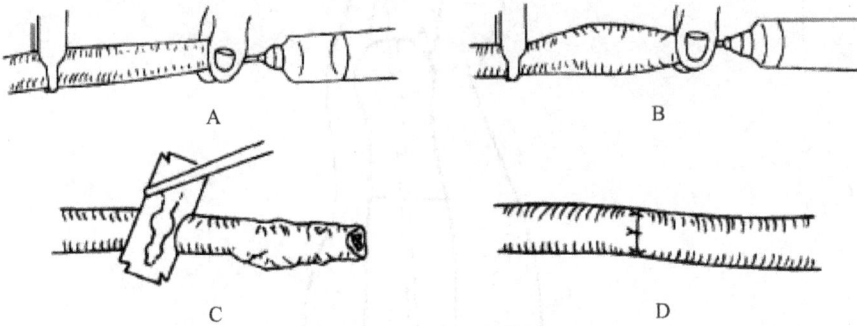

图 1－5－9　血管清创示意图

A、B. 注入肝素等无菌液体,使其扩张;C. 切除断端;D. 吻合术后

对于不完全性断肢的清创,要注意保留与机体相连的正常皮肤、肌肉、血管和神经等组织。其边缘挫伤或污染的组织则应该予以清除。

(三)骨骼缩短和骨支架固定

再植手术往往从骨骼缩短和骨支架固定开始。骨骼缩短的目的在于获得清洁而又有生命力的骨端,同时又能使血管、神经和肌腱能够进行无张力的对接吻合,使肌肉能维持一定的张力,并有足够的有生命力的软组织覆盖。骨骼缩短要尽可能小,成人下肢骨骼缩短不宜超过 12cm。

骨支架固定方法很多,如螺丝钉贯穿固定(图 1－5－10)、髓内针内固定(图 1－5－11),以及压缩钢板固定(图 1－5－12)等。我们用单侧多功能外固定支架固定,操作时在远离断端部位两头各闭合穿入两根固定螺丝钉,再安放外固定支架,通过该支架的万向关节的调节,灵活准确地对好骨端,纠正成角,然后锁紧万向关节,建立一个牢固的骨支架(图 1－5－13)。操作过程组织损伤小,并可根据需要对骨端加压,促使骨骼愈合。

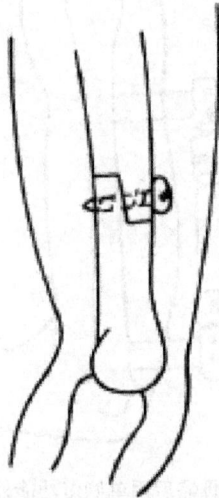

图 1－5－10　缩短骨骼后用螺丝钉贯穿固定示意图

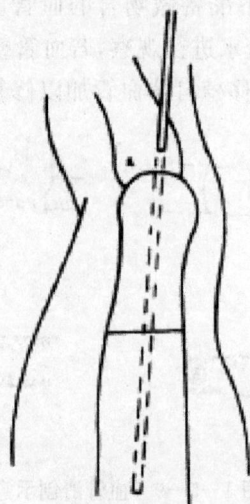

图 1-5-11　缩短骨骼后用髓内针(钉)内固定示意图

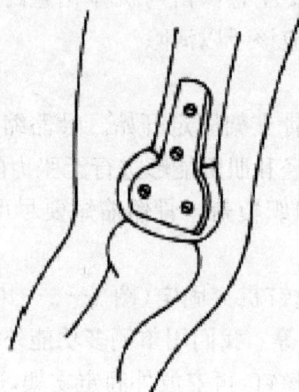

图 1-5-12　缩短骨骼后用压缩钛板固定示意图

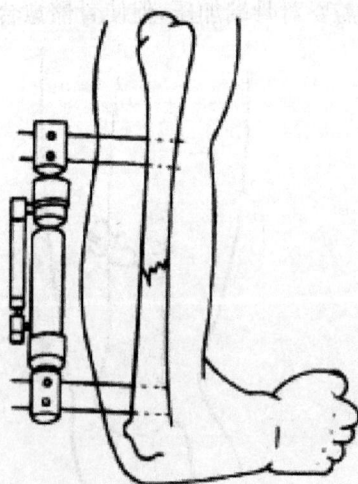

图 1-5-13　缩短骨骼后用单侧多功能外固定支架固定示意图

(四)血循环的重建

重新恢复血循环是断肢再植成功的技术关键。在血管吻合前应先对血管深层组织进行缝合，以便为吻合血管提供可靠的组织床。必须补充血容量以纠正失血。痉挛的血管应先解除痉挛，常用的解除血管痉挛的方法为用温热的0.25%肝素盐水从断口做逆行加压扩张，此法有明显解痉抗凝作用。如果由于创伤性肿胀导致骨皮韧带或蚓状肌管压迫指动脉而引起动脉痉挛，则应纵向切开韧带或蚓状肌管。

在肢体同一平面上静脉吻合的数量要多于动脉数，采取等数吻合动静脉，可因静脉回流血量的不足而发生肢体肿胀，危及再植肢体的存活。实践证明，只有吻合的动、静脉数比例为1：1.5～1：3时，才能保证血流的通畅（图1-5-14）。比如，在断指再植时，如果缝合1条指动脉则应缝合2条指静脉，如果缝合双侧指动脉则宜接通3条指静脉。在腕或踝以近平面的静脉血从浅静脉流向深静脉，这些部位的断肢在再植时，必须注意接通1～2条深静脉。如果深静脉无法对接，可将远端深静脉和浅静脉吻合。

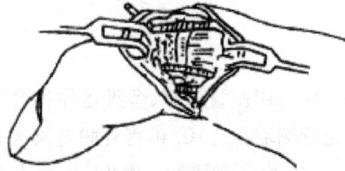

图1-5-14　动静脉吻合示意图

彻底切除血管的损伤段。为了处理血管断口的外膜、旁膜组织，许多学者主张采用断口环切法（图1-5-15），并认为环切法可使断口光洁，血管中层和内膜清晰可见。特别要指出的是，缝合时血管内膜向外翻，吻合口以血管内膜相连为佳，决不能将外膜、旁膜组织带入管腔，以免发生吻合口血栓形成。

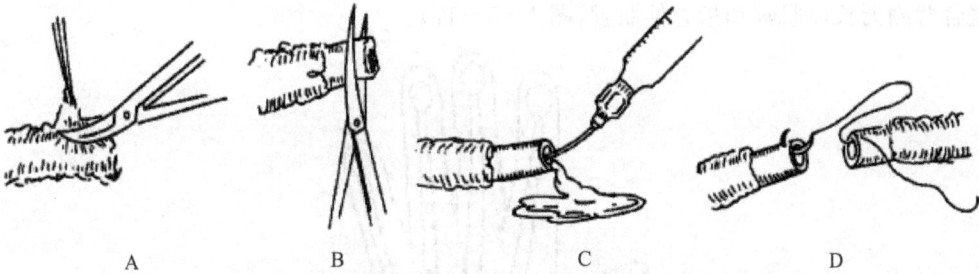

图1-5-15　血管断口环切法示意图

A.切除外膜；B.修剪断口；C.注入肝素；D.端端缝合

笔者推荐使用快速血管吻合法。具体方法是：不修剪外膜、旁膜，操作时由助手将外膜、旁膜轻轻后拉，术者在吻合血管后，再将外膜、旁膜向吻合口方向拉，以盖住吻合口（图1-5-16），这是一个关键步骤。不仅简化了手术操作，还可减少血液渗漏。缝合血管时，缝合张力力求尽可能地小，以免血管撕裂渗漏。反之，血管过长也影响血流畅通。手法要轻巧，避免血管过度牵拉和夹捏，务必做到使血管内膜没有丝毫损伤。

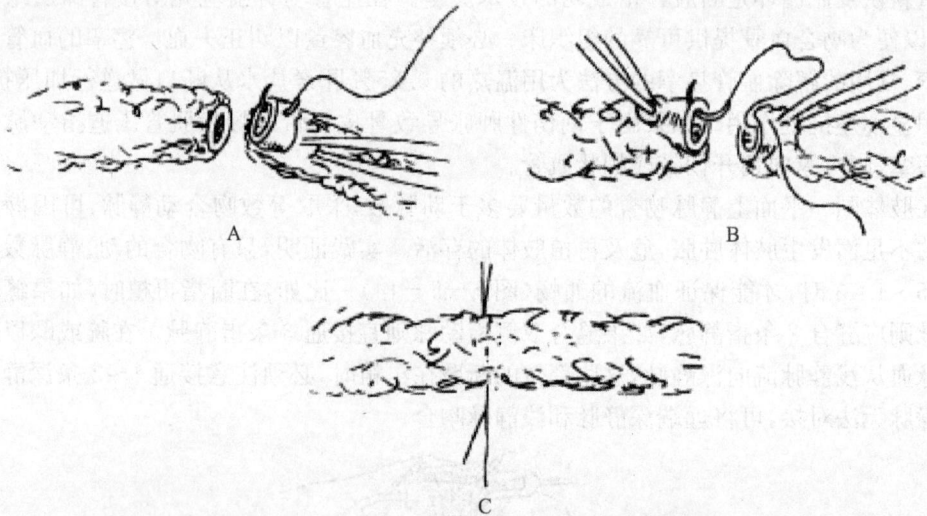

图 1-5-16　用血管外膜、旁膜盖住吻合口示意图
A. B. 先行端端吻合；C. 再将外膜等覆盖吻合口

血管多行端端吻合，吻合时边距等于间距。我们通常在缝接口径 1.5～3mm 血管时，通常均缝 8 针，并使针距和边距保持基本相等，极少发生血液渗漏现象。对于口径 1.5mm 或 1.5mm 以下的血管，如果管壁较厚，血压较低，仅缝 4 针，只要针距和边距保持一致，也不发生血液渗漏。

（五）肌肉与肌腱的修复

1. 掌骨平面断离的肌肉　应修复掌侧大小鱼际肌、拇长屈肌腱、指深屈肌腱、指浅屈肌腱，缝合背侧拇长伸肌腱和指总伸肌腱（图 1-5-17）。

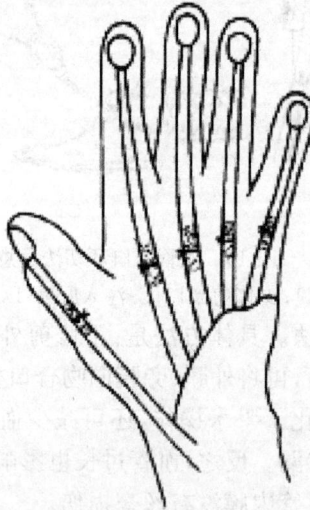

图 1-5-17　缝合背侧拇长伸肌腱和指总伸肌腱示意图

2. 腕部及前臂下 1/3 的断离　应修复掌侧拇长屈肌腱，指深屈肌腱的远侧与指浅屈肌腱的近侧交叉缝合，缝合背侧拇长伸肌腱，桡侧腕长、短伸肌腱以及指总伸肌腱（图 1-5-18）。

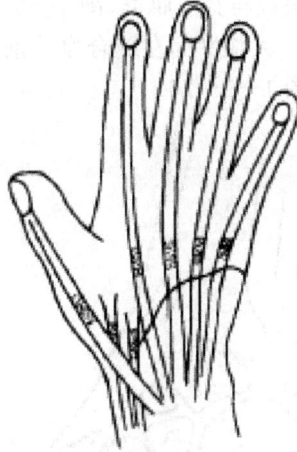

图 1-5-18 缝合背侧拇长伸肌腱,桡侧腕长、短伸肌腱及指总伸肌腱示意图

3.前臂中上 1/3 的断离 应缝合屈肌的肌腱与肌腹以及桡侧的腕伸肌肌腹(图 1-5-19)。

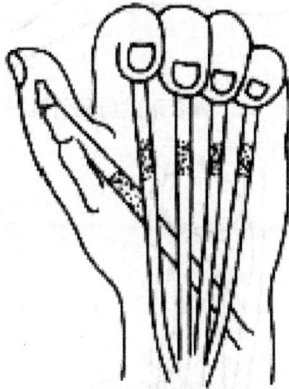

图 1-5-19 缝合屈肌的肌腱、肌腹及桡侧腕伸肌肌腹示意图

4.肘部及上臂下中 1/3 的断离 主要缝合肱二头肌以及肱三头肌(图 1-5-20)。

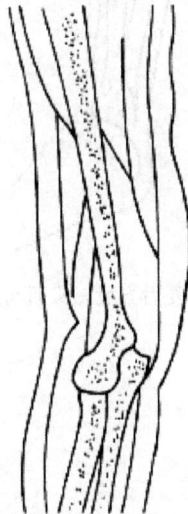

图 1-5-20 缝合肱二头肌及肱三头肌示意图

5.足和踝部的断离　应缝合跟腱与胫前肌群(图1-5-21)。小腿平面主要修复后方股三头肌与胫前肌群(图1-5-22)。大腿平面在缝合血管前先缝合股内收肌群和股四头肌腱或肌腹,以及大腿后方的腘绳肌(图1-5-23)。

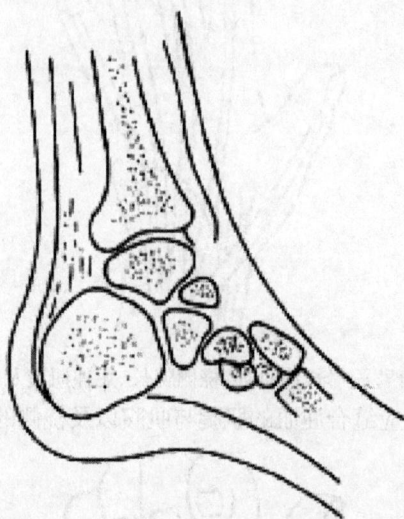

图1-5-21　缝合跟腱与胫前肌群示意图

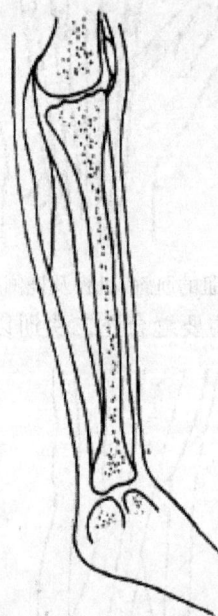

图1-5-22　修复后方股三头肌与胫前肌群示意图

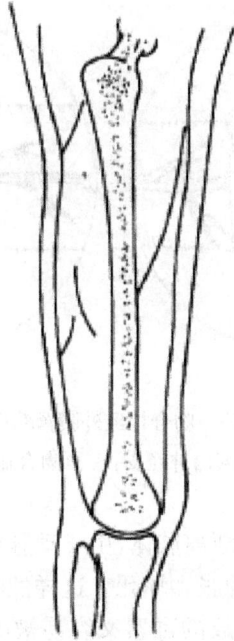

图 1-5-23 缝合股内收肌群和股四头肌肌腱或肌腹以及腘绳肌示意图

肌腹的断离一般用丝线做褥式缝合。肌腱的断裂，一般使用 36 号不锈钢丝线或用丝线行形"∞"对端吻合，或双垂直对端吻合。对粗细不一的肌腱断离，可采用鱼口式缝合。

（六）神经修复

在断面比较整齐的断肢，应该在再植手术中争取一期修复神经。对于挫伤严重，难以决定切除长度的神经，则只能做好标志留待二期修复。

神经缝合方式多种多样，只要做到将功能相同的神经正确对接，不管用何种缝合方式，肢体均能获得比较满意的运动和感觉功能的恢复。外膜缝合是我们比较常用的神经修复方式（图 1-5-24）。缺损的神经可用神经束间移植予以修复。将移植的神经束按照缺损长度和粗细分组，置于缺损部，以不同平面进行两端束膜分组对合。同时吻合神经外膜营养血管（图 1-5-25），可以达到提高移植神经存活能力的目的。

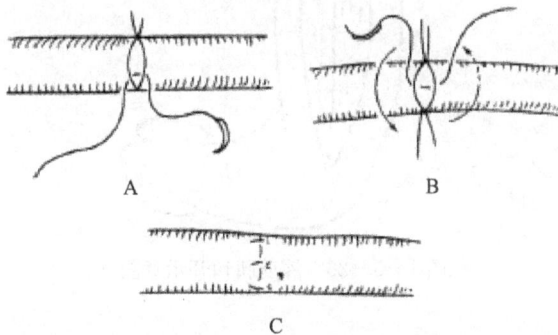

图 1-5-24 神经外膜缝合示意图

A. 缝合正面；B. 旋转 180°再缝合另面；C. 完成缝合

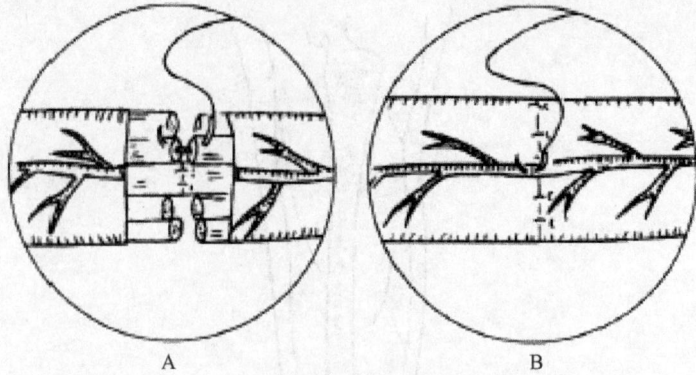

图 1-5-25　吻合神经外膜营养血管示意图
A. 先吻合束内神经支；B. 再吻合血管及外膜

(七)预防性深筋膜切开减压

断离平面较高,肌肉含量丰富的断离肢体,由于动脉或静脉血管的损伤,血液渗入筋膜间隔,使筋膜腔内压力升高,导致肢体肿胀和坏死。这样的断肢接上去后由于血管受压或痉挛,血循环难以获得通畅,坏死组织所释放的毒素又容易被吸收到体循环中,促使急性肾功能衰竭的发生。据报道,急性肾功能衰竭为断肢再植最严重的并发症,还可能危及生命,千万不能大意。采用深筋膜切开减压和切除坏死肌肉组织的方法,不但可以保全再植的肢体,而且能够避免急性肾功能衰竭的发生。

施行预防性深筋膜切开,首先要纠正血容量不足,要知道减压后组织液外溢,可使血容量有所降低。深筋膜切开应避开主要的血管和神经,在张力最大的肌肉丰富的部位按照肌鞘解剖点分别做纵形切口(图1-5-26)。

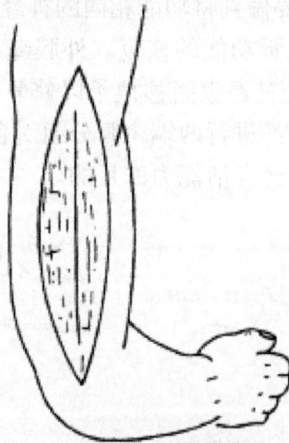

图 1-5-26　深筋膜切开示意图

(八)创面闭合

手术的最后步骤是闭合创面。创面应当一期闭合,良好的皮肤覆盖能预防感染,显然有助于肢体成活,还为二期修复创造条件。缝合时皮缘要对合平整,针数不宜过于紧密,以便于引流。在血管吻合口附近的皮肤切口放置橡皮条引流。覆盖消毒纱布包扎。

(李红卫)

第三节　断指再植

断指再植术的操作顺序有两种,一种是顺行法,另一种是逆行法。目前国内外大部分学者习惯采用顺行法再植。其再植手术操作大致按以下程序进行:远近端清创→骨与关节内固定→修复伸、屈指肌腱→吻合指背静脉→缝合指背皮肤→缝合两侧指神经→吻合指动脉→缝合掌侧皮肤。

一、清创

清创术是一切开放性损伤的处理基础。认真而细致的清创,不仅清除了被污染、挫灭的组织,成为减少和预防感染,早日建立侧支循环,增进术后功能的一个重要步骤,也是提高再植成活率与成功率的一个重要环节。同时,在清创过程中还可以全面地了解每一断面血管、神经、肌腱及骨骼的损伤情况,为再植术制订手术方案提供可靠依据,从而加速手术进程,为顺利完成再植手术打下良好的基础。

(一)断指清创

首先剪除断指指甲。常规洗刷皮肤并消毒。断面用 0.1% 新洁尔灭生理盐水浸洗擦干,于手术显微镜下在断面内寻找指固有动脉、指神经及静脉并予以标记。

1.动脉　可按手指正常解剖位置去寻找,指固有动脉位于屈指肌腱鞘的两侧,与指间有神经在骨皮韧带一个狭长的血管神经束中走行(图 1-5-27)。它们的关系是:指固有动脉位于指固有神经的外背侧,而指固有神经位于指固有动脉的内掌侧,所以只要找到其中之一,就可以按这一解剖关系找到另一种组织,然后用 5/0 线标记之。

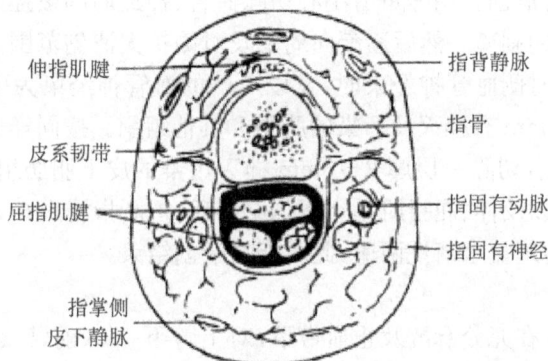

图 1-5-27　手指近节中段横断面结构示意图

2.静脉　手指指背静脉的走向也有一定规律,只要了解了这一规律,寻找静脉就会感到方便。

(1)指甲两侧的小静脉于甲基至远侧指间关节背侧正中处汇合形成 1~2 条,当走行于中、近节时又呈网状交叉向近端走行,达掌指关节时分向两侧而形成头间静脉。所以指背皮下静脉有集中-分散-集中这一规律走行(图 1-5-28)。

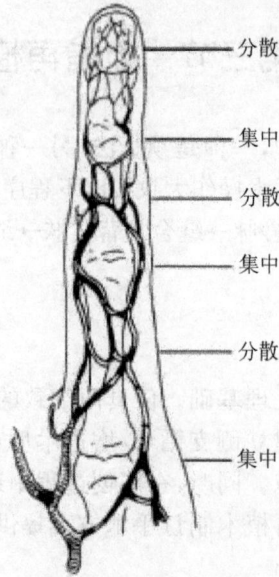

图 1-5-28　指背静脉的走向示意图

（2）静脉偏离中线。中指的指背静脉基本上位于正中，食、拇指的静脉向桡侧偏移，环、小指向尺侧偏移。

（3）静脉呈网状相连，只要找到其中一条将其轻轻牵引在两侧便可找到随牵引伸缩的其他静脉。

当血管、神经已做标记后，可对断面施行清创。先用眼科组织剪在肉眼下紧贴断缘真皮下剪除皮肤缘 2～3mm 后于手术显微镜下进行清创，选定掌侧的一侧血管神经束为中心点，先对该侧血管、神经进行清创。用弹簧剪小心切除血管、神经周围被挫灭及污染的组织，并对动脉外膜外组织做简单的剥离。然后逐渐向周围及对侧扩大清创范围，并注意保护掌侧的皮下静脉。当清创扩大到对侧血管神经束时，又以对侧的血管神经束为中心做相同的清创，通过清创切除掌侧厚 2～3mm 有挫灭及污染的脂肪和其他组织。按同样方法，以指背某一静脉为中心，向左右扩展清创，切除一层厚 2～3mm 挫灭污染的皮下脂肪组织。清创时保护好已标记的动脉、静脉、神经以及伸、屈指肌腱。清创结束后，把断指浸入 0.1％洁尔灭生理盐水中约 5 分钟，然后用灭菌生理盐水清洗两遍，此时断指清创结束。

（二）近侧端清创

剪除正常手指指甲，在充分麻醉及止血带下，对上臂下 1/3、前臂及伤手常规洗刷皮肤消毒，断面用 0.1％新洁尔灭生理盐水消毒后铺单。寻找近断端的血管、神经比远端容易，可按上述解剖位置及其规律寻找、标记、清创。近断端屈指肌腱离断后一般回缩较多，术者手持小血管钳沿鞘管小心夹捏，把断头轻轻拖出并用 3/0 缝线贯穿标记，有时肌腱断头回缩超出纤维鞘管，其断头卡于滑车以近，给寻找肌腱造成困难，术者可在手指掌侧做轻柔按摩，使断头复位，然后用前述方法小心将其拖出，用缝线贯穿标记。若采用上述方法仍找不到时，可在Ⅲ区切开皮肤，并切开鞘管找到后，用探针从断面引出。

二、骨与关节的内固定

骨与关节的内固定是再植术的开始。现将断指再植术中处理骨与关节的有关原则陈述如下：

(一)两骨断端需彻底清创及有限的骨缩短

在通常情况下,成人每断端骨缩短 3~5mm,小儿每断端缩短以不超过 2~3mm 为限。

(二)尽量保留关节

当手指在近节或中节指骨近 1/3 离断时,以缩短远断端指骨为主;当手指于近节或中节指骨远 1/3 离断时,以缩短近断端指骨为主,尽量保留关节(图 1—5—29)。

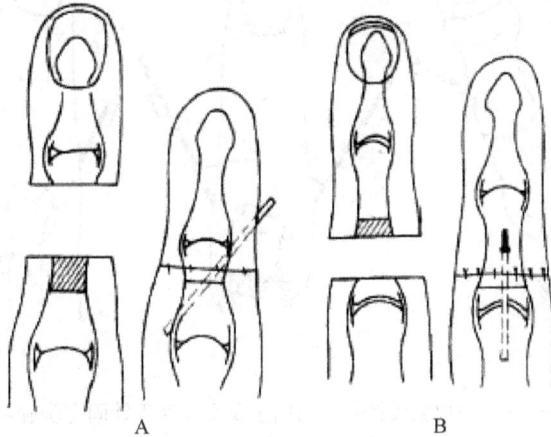

图 1—5—29 断指尽量保留关节示意图

A.中节远端离断时,缩短中节近侧指骨;B.从中节近端离断时.缩短中节远侧指骨

(三)关节融合

拇指于掌指关节水平离断,可做关节融合术;2~5 掌指关节离断时,不宜做关节融合,只做关节成形。凡在指间关节水平离断者,均可做关节融合术,并要求融合于功能位(图 1—5—30),遇双侧多指从指间关节离断时,为便于再植操作,暂时可固定于伸直位,待后期做功能位融合。

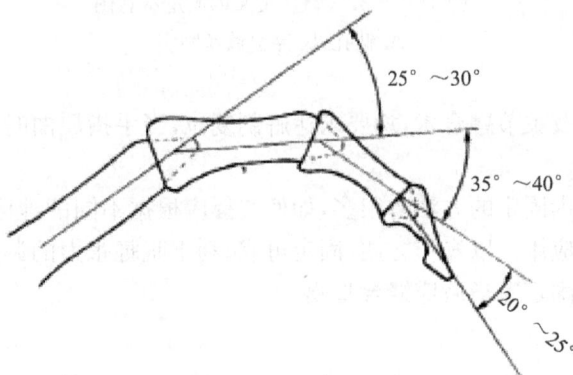

图 1—5—30 各关节融合固定角度示意图

(四)小儿断指

骨总缩短以不超过 5mm 为限,尽量保留关节及骨骺,从任何关节离断者,均不宜做关节融合,仅做关节成形制动。

(五)采用克氏针内固定

必须使骨端接触密切,防止旋转,并要求缝合骨膜,尽量避免克氏针贯穿关节。不得已时,只能贯穿一个关节,但克氏针不得从关节囊处穿出皮肤。提倡采用单枚克氏针斜形及两枚克氏针交叉内间定(图1-5-31),并提倡钢丝十字交叉内固定(图1-5-32)。

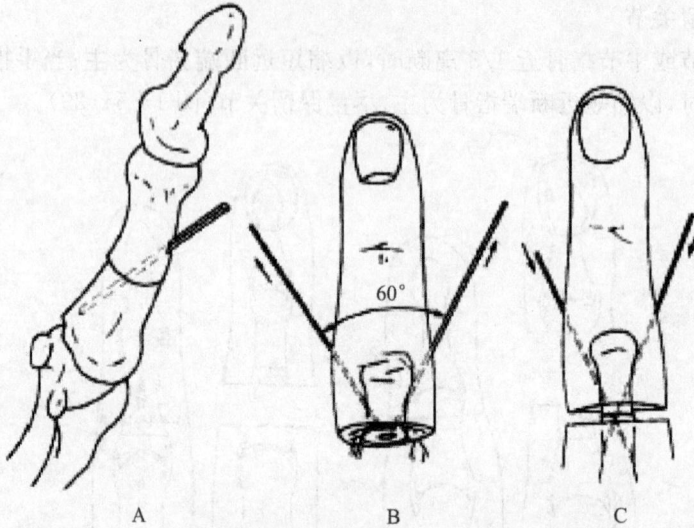

图1-5-31　单枚克氏针斜向内固定及交叉克氏针固定步骤示意图
A. 单枚固定断端;B. C. 双针交叉固定

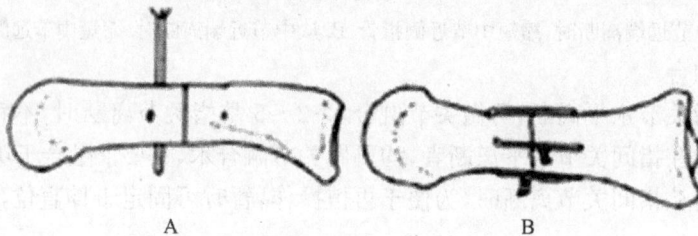

图1-5-32　钛丝交叉内固定示意图
A. 钻孔;B. 穿引钛丝固定

(六)解剖对位

所有指骨内固定及关节融合术,均要求达解剖复位,当手指屈曲时,使手指纵轴的延长线对准腕部舟状骨结节。

断指再植时指骨内固定的方法有很多,如何选择应根据不同的地区医院的条件及术者的操作习惯和技能灵活应用。以操作方便,固定可靠,利于肌腱张力的调节和愈合,不影响关节活动为原则。所有内固定完毕后应缝合骨膜。

三、肌腱的修复

当骨骼内固定并缝合骨膜后,接着修复伸指、屈指断指再植的肌腱修复应根据手指的离断部位、平面,按解剖结构进行不同的修复。肌腱修复是否完善直接影响着手指的外形与功能,术者必须严格无创操作,认真细致地进行修复,而不能简单马虎了事。修复顺序为先伸指肌腱,后屈脂肌腱,这样便于调节腱张力。

(一)伸指肌腱的修复

掌指关节至近侧指间关节这一范围的断指,除修复中央腱束外,同时应修复两侧腱束。在近侧指间关节离断者,做关节融合后应修复两侧腱束。在中节指骨离断者,应修复两侧束的伸指肌腱。在远侧指间关节及其以远离断者,做关节融合或内固定,不需要修复伸指肌腱。小儿于指间关节离断者,禁做关节融合,只行关节成形并内固定后修复相应伸、屈指肌腱。

伸指肌腱的修复方法是伸指肌腱经清创后是完全可以直接缝合的,一般用 3/0 或 5/0 尼龙单线做"8"字缝合,使肌腱紧密对合,不露纤维残头。伸指肌腱修复的张力调节,以使手指处于伸直位为宜。

(二)屈指肌腱的修复

近几年来,对屈指肌腱的营养及愈合有不少新的认识。指腱鞘内的屈指肌腱的血液供应为节段状,主要来自深、浅肌腱间的长、短腱纽。相当于腱鞘 A_2 及 A_4 处腱段的血管少,血液循环差,相当于鞘管交叉韧带及膜状部分腱段的血管较丰富。肌腱背侧较掌侧血供好。肌腱与肌肉连接处血供好。肌腱远端在骨性止点处供应少量血液。腱内无血管处靠血浆扩散维持营养。腱鞘滑液能营养肌腱,屈指肌腱表面有纵形沟,当肌腱在环状韧带上滑动时,可将滑液推入腱深部进行循环。

屈指肌腱的修复方法是调节肌腱两端张力后,用锐刀切除多余的肌腱,在肌腱的两端各横贯一 7 号针头,使两断端处于松弛状态,用 3/0 线行 Kessler 法或津下法缝合,断腱连接处再用 5/0 无创尼龙单线沿肌腱连接处做环形连续缝合,使肌腱纤维断头不外露,缝接处光滑、整齐。

某些断指肌腱的离断平面与骨、关节及皮肤离断平面不一致,有的从肌腱与肌肉交界处撕脱,难以做原位肌腱修复时可采用邻指或其他协同肌做动力移位缝接;当肌腱缺损时可采用游离肌腱移植或邻指肌腱移位的方法修复。若肌腱从止点处撕脱,且肌腱保持完好时,通过皮下隧道重新种植于止点处,用抽出钢丝法缝合。

四、指背静脉的修复

(一)基本要求

伸、屈指肌腱修复后,先将再植指两侧的皮肤各缝一针,以防止手指旋转。然后用缝线牵开断缘皮肤以显露指背静脉。根据两断端已标记的静脉数目、口径、位置进行选择搭配,并尽量选用原位血管吻接。在通常情况下,每一断指修复 3 条静脉已够,但在搭配时最好准备 4 对静脉,以便选择。为避免术后发生静脉危象,除吻合指背侧静脉外,还应吻合指掌侧静脉。

(二)静脉清创

每一条静脉修复前,首先对两断端的静脉做细致的清创,并做适当游离以备放置血管夹及缝合时血管的翻转。

(三)静脉吻合段的选择

在通常情况下静脉吻合口应选择静脉干段为宜,如果吻合口的一端有静脉瓣,在血管长度允许时,将带有静脉瓣的一段切除。吻接血管时,缝针、缝线不贯穿瓣膜。每当一条静脉吻接完毕,应及时开放血管夹,一般均能见到静脉血反流并通过吻合口使远侧端静脉管充盈,有时还可见到静脉血从远端静脉口溢出。为了保护已缝接的静脉,应将该静脉相对应处的皮肤缝合。

(四)静脉修复的数目

断指再植以修复 3 条静脉为宜,当断端有 4 条静脉可供选作缝合时,也应予以修复。因为静脉修复数目多,有利于断指血液回流,减轻术后肿胀、感染的机会。

五、缝合指背皮肤

当指背已修复足够的静脉后,在缝合指背皮肤前,应对远端未行修复的静脉予以结扎,以防动脉通血后造成断面出血,形成局部血肿而影响静脉回流。

缝合皮肤是外科操作常规,对外科医师来讲已习以为常。然而,缝合断指的皮肤,不同于一般皮肤缝合,应注意:

1. 皮肤缝合点的选择　为了避免缝针损伤已修复的血管,缝合指背皮肤时,应选择皮下无静脉的间隙处。

2. 镜下操作　必须缝合皮下有修复静脉的皮肤时,最好在手术显微镜下进行。

3. 细针细线　缝针以选用△1/2 为宜,不宜过大;缝线以 3/0 丝线或 3/0 尼龙单线为宜,不宜过粗。

4. 周径修整　遇断指一端周径大,而对端周径小时,可将周径小的一侧断面皮缘做切开加长周径,以防狭窄及瘢痕牵缩。

5. 缝合皮肤　要求皮缘对合整齐,外翻满意,以利愈合。否则,卷曲的皮缘将压迫静脉而影响循环,不利于皮缘愈合。

6. 多余皮肤　应在镜下切除,以免造成局部臃肿若皮肤缺损时,在不影响静脉回流的条件下,可做局部皮瓣转移来覆盖已修复的静脉,造成的皮肤缺损区可用游离皮片移植修复。

六、指神经的修复

指背皮肤缝合完毕,将手翻转,使手掌侧朝上,把掌侧两断面皮缘,相当于血管神经束处做缝线牵引,充分显露伤口,把已标记两断端的神经移于镜下做再次清创,试调张力,使其在无张力下缝合。一般采用 9/0 无创尼龙单线做束膜或外膜间断缝合。每条神经以缝合 4～6 针为宜,使两断端神经均称地对合,以不使神经束外露为原则。当指神经缺损时,可采用神经移植或神经交叉缝合的方法修复。为了使再植术后恢复满意的感觉功能,两侧指神经均应同时修复。如果一侧或两侧指神经缺损较多,移植或移位修复均有困难时,可根据指别修复主要一侧指神经。其修复原则是:拇、小指以修复尺侧为主,食、中、环指以修复桡侧为主。

七、指动脉的修复

修复指动脉,是重新建立断指血液循环的一个关键性操作。为了保证血管吻合质量,术者应以充沛的精力,来完成修复动脉的操作。

指固有动脉的解剖位置是恒定的,因清创时已做了标记。所以,在吻接动脉之前应先了解两断端指动脉的损伤情况及血管外径等,来制订修复指动脉的方案。如果两侧指动脉均能直接缝合时,两侧指动脉应同时修复。如果仅有一侧指动脉可做直接吻合,而另一侧有明显缺损,则要视其血管的口径情况而定。如果口径较粗的一侧指动脉能做直接缝合,修复该侧指动脉后口径较细的一侧可暂不予移植修复。如果口径较粗的一侧指动脉有一段缺损,除缝合对侧指动脉外,该侧指动脉还应做血管移植来修复。若两侧同时有缺损,应选择血管口径较粗的一侧做血管移植修复。

1. 指动脉缝接的数目　断指再植时，指固有动脉是修复一侧还是两侧，学者们有不同见解。本组统计了 6 年共再植 402 个断指，仅吻合一侧指动脉的 341 指中，发生动脉危象的有 58 指，发病率为 17％。吻合两侧指动脉为 79 指，发生动脉危象的仅 9 指，发病率为 11％。由此说明，修复两侧指动脉比修复一侧指动脉发生动脉危象的概率低。所以为了提高再植成活率，两侧指动脉均应同时修复。

2. 指动脉外径　不同的指别两侧指动脉的外径是不一致的。所以再植时吻接指动脉可以根据患者的体位，指动脉损伤程度及术者的小血管吻接技能加以选择。拇指及食指尺侧的指固有动脉比桡侧粗，而小指桡侧却比尺侧粗，中、环指两侧指动脉相差无几。再植时术者一般先吻合较粗的一侧动脉，然后再修复另一侧指固有动脉。指动脉缺损时，可采用邻指动脉移位交叉吻合或小静脉移植修复。

当指体重建血液循环后，由于修复的静脉数量有限，远侧指体静脉回流压力增高，掌侧皮下静脉可出现喷射状出血，此时术者不必惊慌，应及时小心地将该出血点予以结扎，以防术后局部血肿形成。

八、掌侧皮肤的缝合

掌侧皮肤的缝合是断指再植术的最后一步，应有始有终细致地完成每一操作步骤。在缝合掌侧皮肤之前，拆除皮肤的牵引线，伤手用温盐水清洗，清除伤口内血迹及缝线断头等异物，然后才缝合皮肤。缝合掌侧皮肤时尤要注意两侧血管神经束，进针不宜过深，否则易误伤已修复的动脉及神经。遇小儿断指再植缝合两侧血管神经部位的皮肤时，应在显微镜下进行。

九、包扎

断指再植手术结束后，用灭菌温盐水清洗伤手，洗去一切血迹，以便观察正常手指与再植手指的皮肤色泽。在皮肤缝合处，用一层拧干的酒精纱布覆盖，利于引流。然后用多层灭菌纱布交叉重叠包扎，并注意：

1. 每一再植指皮肤缝合处均采用交叉重叠包扎，不要环形包扎。
2. 每一再植指指端应外露，以便观察血液循环。
3. 手指应包扎于功能位。
4. 包扎不宜太紧，以免影响循环；也不宜太松，以防敷料脱落。
5. 包扎范围，自手指至前臂下 1/3，外用棉花包裹，并用绷带包扎以达保温的目的。

十、逆行再植法

逆行法再植顺序完全与顺行法相反，由我国学者田万成创用，其再植手术操作按以下顺序进行：缝合掌侧皮肤→吻合指掌侧静脉→缝合屈指肌腱→吻接指神经→吻合两侧指动脉→骨内固定→缝合伸指肌腱→吻合指背静脉→缝合指背皮肤。采用逆行法再植操作中的特点是：先掌侧后背侧，先血管后固定。为便于术中操作，应将已彻底清创的离断手指预先贯穿克氏针，针端在骨折端留有 1～2mm 即可，待指掌侧其他操作结束后再将克氏针钻入近端固定骨骼。同样，预先采用改良 Kessler 缝合法把尾线留于肌腱断端各 10cm，在修复肌腱时将尾线分别打结，线结留在所缝合肌腱的断端内。由于肌腱自身的回缩力使已修复的血管和神经

处于无张力状态,术中不会损伤已修复的重要组织结构。该方法已被临床显微外科认同并采用,主要具有以下优点:

1.术中操作不翻动伤手,由手指掌侧向背侧循序进行。

2.术野显露清晰,不用附加切口,吻合动脉、神经极为方便。

3.手术进程快可明显缩短时间,为缺血时间较长的断指赢得宝贵时间。

4.医师节时省力、精力旺盛,可高质量吻合血管,为获取断指再植提供保证。

5.再植手术可在 1.5 小时内完成,明显减少离断手指缺血时间。

进行断指再植手术时,至于选用何种方法,主要依据术者的技术条件和操作习惯,同时还应依据断指缺血时间而定,达到保质保量地完成再植手术的目的。

(李红卫)

第四节　手外伤

手外伤是人类常见的损伤,随着工农业生产的发展,机械化程度的提高手部损伤的发病率很高,生活伤、交通伤、运动伤以及意外伤害的比例亦不断增加。在骨科急诊中约 30％的患者是因为手外伤而就诊的,手外伤虽然很少威胁伤员的生命,但严重的手外伤或一般的手外伤处理不当,可导致患者丧失部分甚至全部的生活和工作能力。因此,了解和掌握手外伤急诊的处理和治疗原则非常重要。

当患者因手外伤就诊时,医生应明确三点:创伤时间、创伤环境(是否污染)以及损伤机制(如压榨伤、切割伤等)。常见的损伤有开放性损伤、肌腱损伤、血管损伤、神经损伤及骨关节脱位及韧带损伤。

一、病情判断

(一)临床类型

1.刺伤　由针、钉、刀尖或木刺等所造成的损伤。浅部的刺伤一般可自愈,较深的刺伤或残存有异物者,应早期清创并取出异物,否则感染率高。

2.切割伤　由刀或者玻璃等锐器造成,特点是伤口整齐,术后感染率低,但较深部切割伤往往伴有神经、肌腱和血管的损伤。

3.撕脱伤　多由机器旋转的机轮造成,造成套装皮肤撕脱,由于大面积皮肤损伤,常合并有深部组织损伤,且伤口边缘不整齐,早期清创后往往需要游离植皮或皮瓣移植,愈后功能损害亦很严重。

4.绞轧伤　多因旋转的机器将肢体卷入引起,除皮肤撕脱外,往往有深部组织损伤,以及神经、肌腱、血管的损伤,早期清创后常需要植皮或者皮瓣移植,愈后功能损害亦较严重。

5.挤压伤　软组织捻挫严重,有时伴有撕脱,受挤压组织活力受损,容易遗留较严重的功能障碍。

6.炸伤　由雷管、鞭炮、炸药所致,伤情严重,创面挫伤严重,并有较多异物,感染率高。

7.咬伤　被人或动物咬伤,伤口小而深,污染严重,感染率极高,急诊清创后不宜一期缝合伤口。

8.贯穿伤　由枪伤或锐器刺伤引起,伤口小而深。对于枪伤除应注意深部组织损伤情况以免漏诊外,还需注意弹道所引起的震荡伤。

（二）临床表现

1.伴有开放性伤口及出血,皮肤软组织剥脱、污染等。

2.手指活动受限、畸形。

3.皮色苍白、皮温降低、指腹瘪陷、毛细血管回流缓慢或消失,动脉搏动消失。

4.手部感觉功能和手内在肌功能障碍,手部畸形。

（三）急诊检查

1.开放性损伤　首先问清有无注射过破伤风抗毒素。如尚未注射,则先做皮试,在皮试观察期间询问病史,并做必要检查。

（1）了解病史包括受伤的具体时间、原因和过程,注意有无其他部位的损伤以及重大病史,并了解现场及运送途中药物的使用情况,如有止血带,应了解使用时间及放松止血带时间。

（2）皮肤缺损估计:创口皮肤是否有缺损,缺损范围大小,能否直接缝合或直接缝合后是否会影响伤口愈合。是否需要植皮,采取何种方法植皮。

（3）皮肤活力判断:损伤的性质是影响皮肤活力的重要因素,如切割伤,皮肤边沿活力好,创口容易愈合,碾压伤可至皮肤广泛撕脱,特别是皮肤剥脱伤,皮肤表面完整,而皮肤与其下的组织呈潜行分离,皮肤与其基底部的血液循环中断,严重影响皮肤的存活,应予高度重视。下列方法可帮助判断:

1）皮肤的颜色和温度:与周围一致,则表示活力正常;局部呈苍白、青紫且冰凉者,表示活力不良。

2）毛细血管回流试验:按压皮肤表面时,皮色变白,放开按压手指,皮色很快恢复红色者,表示活力良好,反之则活力不良。

3）皮瓣的大小、形状和长宽比例:舌状皮瓣和双蒂的桥状皮瓣活力良好,分叶状皮瓣其远端活力较差,缝合后尖端容易坏死。

4）皮瓣的方向:一般来讲,蒂在肢体近端的皮瓣活力优于远端者。

5）皮肤边缘出血状况:修建皮肤边缘时有点状鲜血渗出时表示活力良好,无出血或流出暗紫色血液者,活力较差。

6）对组织损伤的情况作出初步判断:综合分析致伤物、创伤的局部情况、结合娴熟的解剖知识,对组织损伤的程度和范围作出判断,并就手术和麻醉方法提出初步方案。如怀疑有骨质损伤,应行 X 线检查。

2.肌腱损伤　肌腱断裂 90％时仍可引出正常的活动,因此要充分评估肌腱的功能,应在抗阻力的情况下检查,阴性的检查结果对肌腱部分断裂的患者没有任何意义。在进行肌腱功能检查时,应将肢体放置在最佳位置,以便使该肌腱在收缩时产生最大的力量。

屈指肌腱断裂时该手指伸直角度加大,伸肌腱断裂则表现该手指屈曲角度加大,而且该手指的主动屈指或伸指功能丧失。还会出现一切典型的畸形,如指深屈肌腱、指浅屈肌腱断裂,该手指呈伸直状态。掌指关节背侧近端的伸肌腱断裂则掌指关节呈屈曲位,近节指骨背侧伸肌腱损伤则近侧指间关节呈屈曲位,而终结指骨背侧的伸肌腱损伤则手指末节屈曲呈锤状指畸形。应注意的是,同一关节功能有多条肌腱参与作用者,其中一条肌腱损伤可不表现出明显的功能障碍,如屈腕、伸腕等（见图 1－5－33）。

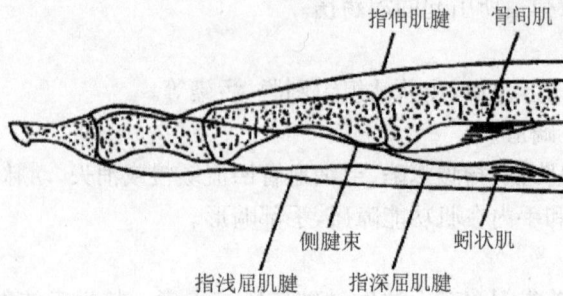

图 1-5-33　手指伸、浅肌腱止点

（1）屈指肌腱的检查方法：固定伤指中节，让患者主动屈曲远侧指间关节，若不能屈曲，则为指深屈肌腱断裂。固定除被检查的伤指外的其他三个手指，让患者主动屈曲近侧指间关节，若不能屈曲则为指浅屈肌腱断裂。当指深、浅屈肌腱均断裂时，则该指两指间关节不能屈曲。检查拇长屈肌腱功能，则固定拇指近节，让患者主动屈曲指间关节。由于蚓状肌和骨间肌具有屈曲手指掌指关节的功能，屈指肌腱断裂不影响掌指关节的屈曲。拇长屈肌腱断裂时，拇指的指间关节不能屈曲。

（2）伸指肌腱的检查方法：手背指伸肌腱断裂后，不能伸指掌指关节。拇长伸肌腱断裂，不能伸指拇指指间关节。近侧指间关节以上指背伸肌腱断裂，近侧指间关节有屈曲畸形，努力伸直时，远侧指间关节呈过伸畸形，即呈现钮孔畸形。如中、远侧指节处伸肌腱断裂，则不能伸直远侧指间关节，呈锤状指畸形。检查拇长伸肌腱时，检查者一定要固定掌指关节，必须仔细试验指间关节能否主动伸直。由于完好的拇短伸肌可以将拇指作为一个单元来主动地伸直，所以拇长伸肌腱断裂常常被忽视。虽然拇短伸肌不能独自伸直指间关节，但在有些患者，拇内在肌可协助伸直指间关节。

3. 血管损伤　手部的血液供应由桡尺动脉供应，并在手部形成掌浅弓和掌深弓，可以通过动脉通畅实验来检查这些血管是否完整。检查时先嘱患者反复握拳几次，以驱除手部的血液，然后用两指分别压住桡尺动脉，再松开手，如果所有的手指都有流过则说明桡动脉完整，且桡动脉系统的侧支循环良好。尺动脉检查步骤同上。

4. 神经损伤　桡神经低位损伤后表现为伸腕时桡偏，不能伸指、伸拇，手背桡侧及桡侧三个半手指背侧近侧指间关节近端的感觉障碍；正中神经低位损伤表现为拇指不能对掌和桡侧三个半指掌侧感觉障碍；尺神经低位损伤表现为尺侧一个半手指掌侧感觉障碍及尺神经所支配的手内在肌瘫痪，小指不能外展，手指不能做分指及并指动作。陈旧性病例出现小鱼际肌及骨间肌萎缩，环指、小指爪形畸形，拇收肌瘫痪，Froment 试验阳性。

5. 骨关节脱位及韧带损伤　如手部关节有明显外伤史时，必须排除韧带损伤。体格检查时应注意到有无关节积血或指间关节一侧或双侧的局部压痛。最主要的检查是用侧方应力试验检查关节的稳定性和指间关节、掌指关节的主动性活动。关节稳但侧方应力试验疼痛提示关节的侧副韧带部分撕裂或扭伤。检查时应注意双侧对比。如果检查时发现一侧有几个毫米的张开而侧副韧带止点处良好，说明侧副韧带有撕裂而掌板是完整的，如果张开明显，则说明掌板也一同撕裂了（图 1-5-34）。

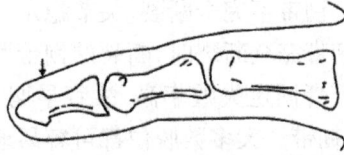

图 1-5-34 侧方应力试验

正常情况下,腕关节可掌屈 50°~60°,背伸 50°~60°,桡偏 25°~30°,尺偏 30°~40°。两腕关节活动度的对比,可将两手掌合拢用力伸腕和两手背合拢用力屈腕,分别观察双侧腕关节的掌屈和背伸活动度的差别。拇指掌指关节屈曲范围大者可达 90°,一般为 30°~40°,指间关节为 80°~90°,拇指外展即拇指与手掌平行方向伸展为 90°,内收至示指近节桡侧为 0°,拇指对掌以拇指指腹与小指指腹对合为标准。手指掌指关节屈曲 80°~90°,过伸 0°~20°,近侧指间关节屈曲 90°~100°,伸 0°,远侧指间关节屈曲 70°~90°,伸 0°,手指以中指为中心,远离中指为外展,靠拢中指为内收,内收外展的活动度为 30°~40°。

二、救治方案

(一)治疗关键

1.开放性损伤 彻底清创后闭合伤口,预防手部开放性损伤发生感染,但不能绝对强调急诊处理时一期闭合伤口,要根据受伤至治疗的时间、致伤物、污染程度、血运等各种因素的综合分析来决定。必要时采用延迟一期修复的方法,即急诊手术时只做彻底清创,不做伤口的闭合,在术后 3~7 日内如无感染或血运良好时,再次清创并闭合伤口。确定损伤组织修复的先后顺序非常重要。伤口清洁后,应立即或在数日内重建骨骼架构。否则,软组织挛缩,使其修复困难或需行移植术。即使伤口不能关闭,也应重建骨骼架构。

2.肌腱损伤 肌腱损伤后一般应争取一期修复,此时肌腱、肌肉及周围组织没有发生继发性病理改变,修复后效果好。伤口超过 24 小时,污染严重甚至已有感染,火器伤、咬伤及肌腱损伤严重有大段缺损者,不宜一期修复。未能一期修复,应争取在伤后 3 周内行延期修复或伤后 3 周以上行二期修复。

肌腱二期修复前,应具备如下条件:①伤口红斑和肿胀很轻;②皮肤覆盖良好;③预期肌腱滑动处的组织无瘢痕;④骨对线满意,骨折愈合良好或已牢固固定;⑤关节有一定功能的被动活动范围;⑥伤指感觉未受到伤害或已经恢复,或者在肌腱修复的同时可以直接或经神经移植修复伴有的神经损伤。

3.血管损伤 腕以下的血管损伤,由于手部侧支循环丰富,单纯结扎断裂的血管不会出现远端坏死,但修复单独损伤的桡尺动脉对良好的功能恢复起着重要的作用,而手背或指背的横断伤,静脉的修复可防止远端的肿胀,对功能的回复起着重要的作用。如果尺桡动脉都有损伤,必须修复一个,通常是尺动脉。血管吻合后固定 2 周。

4.神经损伤 神经损伤如是锐器伤则应早期探查,予以一期修复。对于闭合性骨折合并桡神经损伤,治疗原则为首发复位、观察。若骨折需切开复位者才同时探查神经。神经损伤后固定 4~6 周。

一期缝合的优点在于肌肉变性轻,周围无瘢痕,操作容易。除了神经有较大段的缺损,一般可在无张力的情况下缝合两断端。二期缝合的优点在于神经断端的神经外膜肥厚,神经变性的范围清楚,故能充分切除瘢痕,2~3 个月内进行修复的效果与一期修复无明显差异。

5.骨关节脱位及韧带损伤　韧带不完全断裂,关节稳定,侧向无异常动度者,用石膏托固定断裂韧带于松弛位3～4周,韧带完全断裂时,断裂的韧带回缩、卷曲,软组织嵌入回缩的韧带之间,使韧带两端不能接触,石膏固定失败率高,故宜早期手术,修复断裂的韧带。陈旧性完全断裂者,则需手术重建侧副韧带。大多数脱位都可容易地通过手法复位和早期功能锻炼得到治疗。许多脱位是自行复位的,将脱位的关节"紧密地缠绕"到邻近的手指,一般可产生良好的疗效。

(二)术前准备

1.麻醉　为了保证手外伤后清创及组织修复的顺利进行,麻醉既要求有充分的效果,又要求确保患者的安全及便于术后护理。因此,根据伤情及计划施行的手术确定麻醉的方法。常用的麻醉方法有局部浸润麻醉、各部位的神经阻滞麻醉和全身麻醉。

2.刷洗　麻醉药物生效后,用无菌软刷蘸无菌肥皂水刷洗伤口周围皮肤至肘上,用冷水冲洗,如此反复刷洗2～3次。然后用生理盐水冲洗创面及肢体,冲洗时应将伤肢抬高,不要让污染水流到创面深层去。早用双氧水及生理盐水清洗创面。

(三)早期伤口处理

1.开放性损伤　由浅入深地清除受污染的组织、异物、失去活力的组织。切除皮肤边缘1～2mm。对于损伤严重、失去血运的皮肤一定要切除,并按组织的层次有序进行,要观察皮瓣的方向、色泽、毛细血管充盈情况以及皮瓣边缘有无出血来判断皮瓣的活力,对于有挫、挤、压伤的皮瓣,因其内部结构均受到严重损伤,血管网遭到破坏,虽然肉眼看来尚有存活希望,但终究无法保留,应予以切除。如须扩大伤口进行探查时,皮肤的切口应符合手外科切口原则(图1－5－35),以免造成术后瘢痕挛缩,影响手功能。清创完毕后要再用生理盐水冲洗伤口,严密止血。

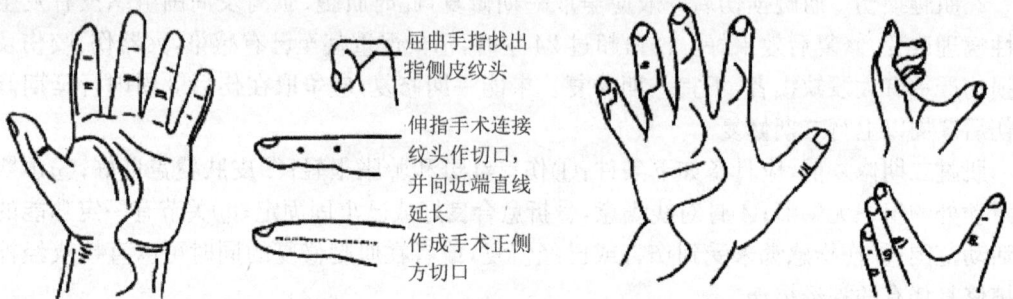

屈曲手指找出指侧皮纹头

伸指手术连接纹头作切口,并向近端直线延长作成手术正侧方切口

图1－5－35　手部皮肤切口原则

如果皮肤有缺损而无深层组织(神经、肌腱、关节或皮质骨)外露,应立即用断层皮片覆盖缺损,也可用全厚皮片覆盖。可将手背面的皮肤缺损转换成横行的椭圆形缺损,并横向缝合。由于手背面皮肤具有良好活动度,所以这种缝合在手背是可行的,在腕关节背屈时,缝合更容易。当皮肤缺损使深层组织显露时,断层皮片或全厚皮片则不足以覆盖神经、肌腱和皮质骨。这些结构不支持皮片,它们本身也需要良好的营养才能存活。因此,需行皮瓣移植提供皮下组织进行覆盖和供给充足的营养。皮瓣可以是局部皮瓣,但通常是取自远处的带蒂皮瓣或游离组织瓣。

2.肌腱损伤　肌腱损伤修复时要注意:①杜绝感染;②良好的麻醉与止血;③肌腱修复的顺序;④理想的创面修复。

常用的肌腱缝合方法有 Kessler 缝合法（图 1－5－36）、Klernert 缝合法及 Bunnell 缝合法（见图 1－5－37）。缝合时用刀片将肌腱粗糙的断端截面切齐，然后作改良的 Kessler 缝合法缝合肌腱，其横行缝线至少距肌腱残端边缘 1cm，缝线打结力量要平稳。然后，再将肌腱作环形连续缝合，损伤的纤维鞘管可进行间断缝合。

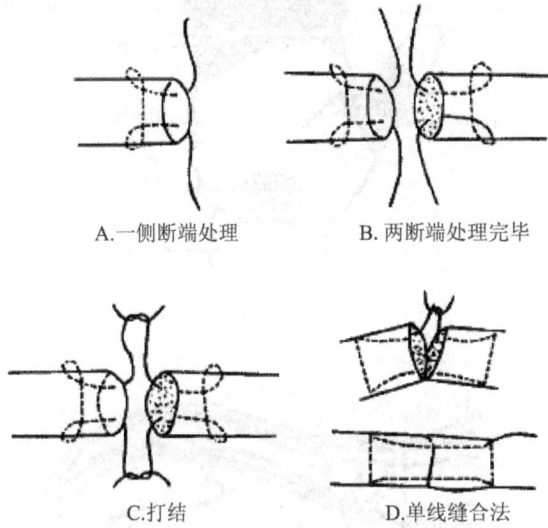

A.一侧断端处理

B.两断端处理完毕

C.打结

D.单线缝合法

图 1－5－36 Kessler 缝合法

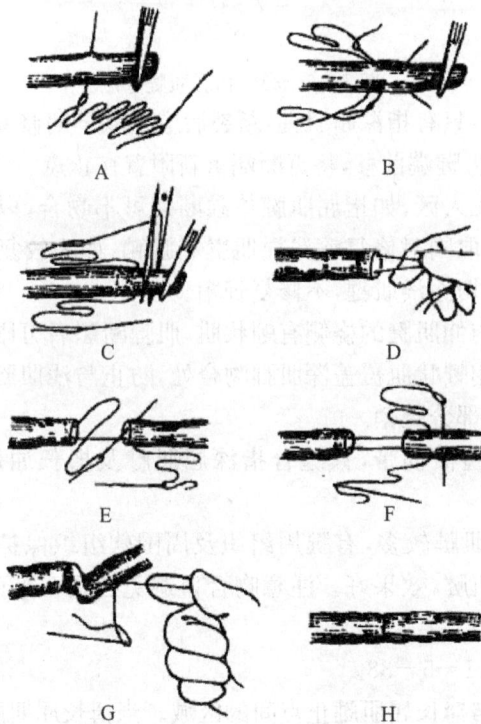

A

B

C

D

E

F

G

H

图 1－5－37 Bunnell 缝合法

（1）指屈肌腱分区：见图 1－5－38。

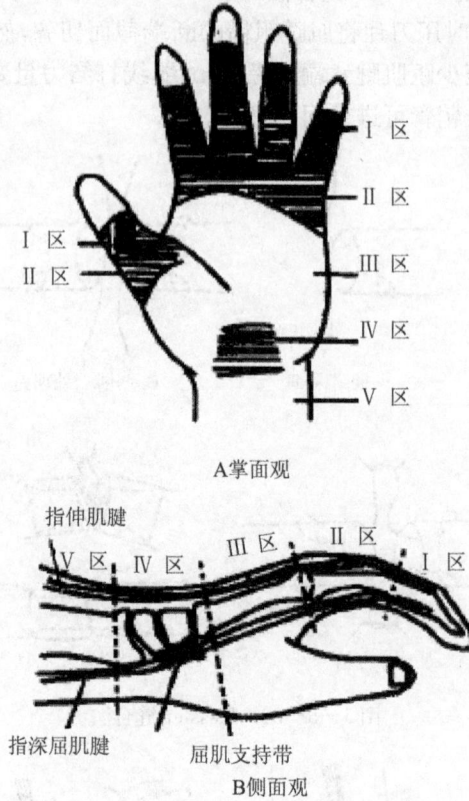

I 区

II 区

I 区
II 区

III 区

IV 区

V 区

A掌面观

指伸肌腱

V 区　IV 区　III 区　II 区　I 区

指深屈肌腱　　屈肌支持带

B侧面观

图1-5-38　指屈肌腱分区

Ⅰ区(深肌腱抵止区)：只有指深屈肌腱,断裂后应争取早期修复,直接缝合断端。若为抵止点1cm以内的断裂,可将腱端前移,将近断端重新附着在止点。

Ⅱ区(腱鞘区)：又称无人区,如指屈肌腱单独断裂可不吻合,以免粘连,深浅肌腱同时断裂,如为锐器切割伤,应争取同时修复深浅屈肌腱和腱鞘,如为较复杂的损伤,同时腱鞘有缺损者,一般只修复深肌腱,切除浅肌腱,不修复腱鞘。

Ⅲ区(手掌区)：手掌内伸肌腱的桡侧有蚓状肌,肌腱断裂后可限制其向近端回缩,蚓状肌段可同时修复深浅肌腱,用蚓状肌覆盖深肌腱吻合处,防止与浅肌腱粘连。蚓状肌至腱鞘段,可一期吻合深肌腱并切开部分腱鞘。

Ⅳ区(腕管区)：切开腕横韧带,只缝合指深屈肌腱及拇长屈肌腱,吻合口不可在同一平面。

Ⅴ区(前臂区)：此区肌腱较多,有腱周组织及周围软组织保护,粘连机会少。如条件合适,可在此区一期缝合屈肌腱,效果好。注意吻合口避免在同一平面,减少粘连,必要时只缝合指深屈肌腱。

(2)拇指屈肌腱：如图1-5-38。

Ⅰ区：是指指间关节与拇长屈肌腱止点间的区域。当拇长屈肌腱在距止点1cm的范围内断裂时,可一期缝至残端或前移后直接固定于骨上,可能需要切开部分屈肌腱鞘。当损伤处距止点超过1cm时,必须通过在腕关节近侧进行肌腱Z字成形术延长肌腱,进一步前移肌腱。

Ⅱ区：包括掌骨头近端至掌指关节之间的纤维骨鞘区,可以切除部分滑车,以减少肌腱缝合处与滑车粘连的可能性。在此区,一期修复的效果无法预测。因此,除非医生有丰富的肌腱修复经验,否则,后期做肌腱移植可能是更好的选择。将远侧断端缩短至掌指关节滑车以远,再将近侧断端前移缝合到远侧残端上,这样就可避免缝合处位于滑车之下,此时还可能需要在腕部行肌腱 Z 形延长。

Ⅲ区:指位于大鱼际下的掌骨区域,在此区拇长屈肌腱撕裂后,近端常回缩至腕部。通常近侧断端容易找到并被拉回,因此应努力在鱼际部寻找肌腱。将两侧断端牵至术野内,通过屈曲腕和拇指远侧关节使两端对合后,即可一期修复。如果需要,在腕部另行切开以寻找近侧断端,找到断端后应细心地将其沿正常通道送回,方法是使用 22 号钢丝襻或送腱器,自腱鞘远端穿至近端,将肌腱上的缝合线从近端向远端穿出,随之拉出肌腱。

Ⅳ区:为腕管部分,此区肌腱因部分地受到桡腕骨结构的保护,所以极少被切断。只要使用无创修复方法,能找到两断端,那么在此区修复没有禁忌。注意避免缝合材料形成隆起压迫在闭合腕管内的正中神经。

Ⅴ区:指腕部以近的前臂远端部分,在Ⅴ区,一期修复拇长屈肌腱是合适的,断端定位和端端缝合通常都不困难。

(3)指伸肌腱分区:如图 1—5—39。

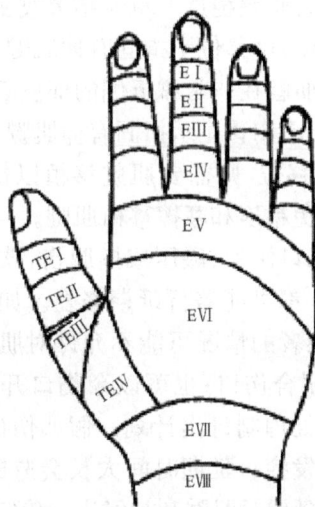

图 1—5—39 指伸肌腱分区

Ⅰ区:是指指伸肌腱远端止点至中节指骨近端中央束附着点之间的区域。在此区肌腱止点撕脱(有时含有一小骨片)造成槌状指畸形,仅用夹板治疗即可。侧束在止点近侧断裂,可用非常细的单针线经皮滚式缝合。远节指骨上中央束止点的开放横断伤通常采用经皮滚式缝合,用细克氏针穿过关节加以保护。

Ⅱ区:自掌骨颈到近侧指间关节,包括包绕指骨和掌骨头的伸肌装置在内。此区肌腱撕裂的缝合方法与其他区不同。这里应采用经皮滚式缝合或其他以后可完全去除缝线的缝合方法。与较少活动的部位相比,在关节部位由缝合材料和其他异物材料引起的炎症反应更明显,因此,在Ⅱ区应避免使用不吸收缝线,尤其是在掌指关节处。此区采用改良 Kessler 缝合法比"8"字缝合或褥式缝合法更牢固。

Ⅲ区:包括自掌骨颈到背侧腕横韧带的远侧缘的区域。此区肌腱游离,无韧带附着,仅由腱旁组织及筋膜覆盖。此区对外来缝线反应小,可使用单股钢丝或其他不需术后去除的缝合材料,采用褥式缝合法修复各个肌腱。

Ⅳ区:是位于腕背侧韧带(伸肌支持带)下方的区域。在此区,肌腱有腱系膜;受到腕背韧带的制约,后者起到滑车的作用;被包裹于类似于指屈肌腱鞘的骨纤维管内。这样,修复的肌腱在愈合过程中可粘连到各自的通道内。此处肌腱一期修复时应采用褥式缝合或相似的方法,缝合区上方的腕横韧带应该切除一小部分,使肌腱放松。当腕背伸时,修复的肌腱可能会出现弓弦现象,但有助于避免缝合肌腱在此处粘连和正常活动幅度的丢失。为减少术后出现弓弦现象,应将腕关节用夹板固定于中度背伸位而非完全背伸位。

Ⅴ区:是指腕背侧横韧带近侧缘近侧的区域。此区许多伸肌腱被各自的肌肉所覆盖。对于肌一腱单位的腱性部分的缝合,穿针时应特别注意,因为此处缝线易自肌肉组织内撕脱。术后使腕关节处于完全背伸位,以最大限度地放松肌腱单位,原因是采用任何缝合方法都难以维持肌肉一肌肉的修复。

(4)拇长伸肌腱:当拇长伸肌腱在近侧指间关节处断裂时,由于拇收肌、拇短展肌及拇短伸肌均止于伸肌腱扩张部,近端不会出现明显的回缩。因此,肌腱可二期修复,通常不需行肌腱转位术或移植术。当此肌腱在掌指关节或更近侧断裂时,近端则迅速回缩,并且在伤后1个月就形成了固定的肌肉挛缩。将肌腱绕过Lister结节改变走行,使其成直线,可克服挛缩;如果此种方法不能提供足够的长度,可移位示指固有伸肌腱,这样只需要在一处缝合,而不像移植那样需要在两处缝合。如果肌腱在非常靠近侧的部位断裂,使掌长肌腱的远端能够达到拇长伸肌腱远侧断端的近端时,可不用移位示指固有伸肌腱,而可通过移位掌长肌腱来重建。如果无法施行或者不愿施行肌腱移位,则需要肌腱移植以桥接长的缺损。如果选择肌腱移植,应绕过Lister结节,这样可避免粘连和摩擦移植肌腱。

在任何分区,如果有严重的伤口污染、碾压或撕脱伤、软组织缺损、多发性粉碎性骨折或缺乏处理此种损伤的技术等情况,都可能需行延期修复。如果其他损伤需要即刻手术,延期修复肌腱也是有道理的。此时,患者的情况可能不允许对肌腱和神经损伤进行确定性治疗,应该尽可能地清洁创面,松松地闭合伤口;也可以令伤口开放,以无菌纱布覆盖,夹板固定。此后应对伤口及损伤结构的最终处理制订出计划。假如伤口清创彻底,延期2～3日后再行肌腱修复通常不会出现过多的并发症。延期时间太长会造成损伤肌腱和神经断端发生不能接受的回缩。如果情况表明需要延期对肌腱和神经进行确定的处理,应努力在闭合伤口前将损伤肌腱和神经的断端缝至邻近软组织上,以防止回缩。

3.血管损伤 锐器所致整齐切割伤不超过周径1/2,血管组织本身不需清创者可行血管吻合术。火器伤因血管损伤范围较肉眼所见为广泛,不可做局部缝合修补,以免血管狭窄或栓塞,应切除伤段,行对端吻合或自体静脉移植。锐器伤或挫伤,血管本身需要清创者,局部缝合可引起血管曲折变形、狭窄栓塞或缝线破裂,故应在清创后行对端吻合术。

吻合时先用无创血管夹分别将伤段两端夹住,再用肝素溶液冲洗管腔,去除凝血块,剪除少许不整齐创缘,用6—0～8—0尼龙单丝,根据伤情做纵行或横行连续缝合,缝合时注意尽量不缩小管径。

关于血管吻合的顺序,外科医生有不同观点,顺序可随断离的位置而变化。在手指,首先修复动脉,可在继续再植前估计通过吻合口和流经手指的血流是否充足。如果先修复静脉,医生必须等待动脉吻合后才能确定血液是否流经手指和通过静脉吻合口。先修复动脉还可使指背静脉充盈,有助于寻找难以发现的静脉。

4.神经损伤　手术时在病变部游离神经因解剖不清、粘连严重,常会加重病变。为避免这种危险,应从神经病变两端正常处开始解剖,依据神经走向,最后在病变处"会师"。神经修复手术的切口比其他任何外科手术切口都更为重要。每一个切口应可以向损伤的近端和远端充分延长,并尽可能地沿着神经走行延伸。切口绝对不能以直角跨过屈侧的皮肤皱纹。可根据需要向近侧及远侧纵向延长数厘米神经外膜的切口。

术中切除神经损伤部分的残端直到正常组织,做断端间的端端缝合。若外膜无法缝合,可做束膜外膜缝合(图1-5-40)或束膜缝合。近侧及远侧神经束的分离要充分,以防神经完好部分的扭曲。

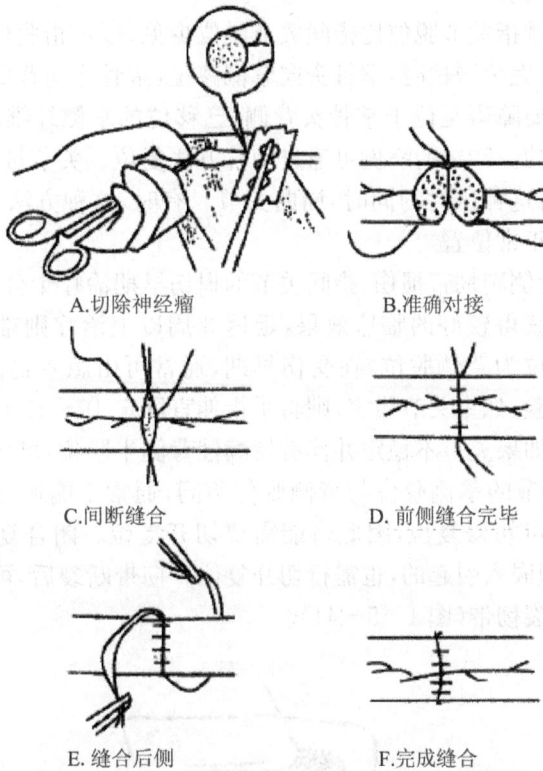

A.切除神经瘤　　　　　　B.准确对接

C.间断缝合　　　　　　　D.前侧缝合完毕

E.缝合后侧　　　　　　　F.完成缝合

图1-5-40　神经外膜缝合术

5.骨关节脱位及韧带损伤　常见的有以下四种情况。

(1)拇指的腕掌关节脱位:拇指腕掌关节脱位均为背侧脱位。如果发生不伴有骨折的这种损伤,并得到早期确诊,应进行复位,采用管型石膏制动,将关节制动4～6周,以防止复发。复位后应立即仔细地检查关节的稳定性。如果复位后关节不稳定,要获得关节较好的稳定性,必须进行切开复位与克氏针内固定,并且修复桡背韧带。韧带修复后需要制动6周。如果复位延迟3周以上,建议进行韧带重建。

在拇指掌指关节复发性脱位或半脱位中,无论是自发性的还是创伤性的,必须进行韧带重建,以加强关节的深层关节囊。如果关节不稳并疼痛,且关节面的退行性改变很轻微,手术是最为有效的方法。若为了缓解由骨关节炎引起的症状或半脱位,则不应做这类手术。

(2)拇指掌指关节脱位及侧副韧带损伤:任何掌指关节的脱位都可能由过伸型的损伤引起,但拇指掌指关节的背侧脱位是掌指关节脱位的最常见类型。这些损伤被分为单纯型(可通过闭合方法复位)或复杂型(通过闭合方法不能复位)。单纯型脱位表现为掌指关节存在过伸畸形,而复杂型脱位时近节指骨与掌骨间则更为平行。掌板、籽骨或屈肌腱可发生嵌顿,而妨碍复位。如果将拇指维持于内收位以松弛其固有肌,则早期复位较为容易。复位后,应检查副韧带的稳定性。单纯背侧脱位者极少发现有副韧带不稳定。应将拇指固定于屈曲 20°位 4 周。如果这种方法不成功,不宜反复尝试;应行切开复位,使掌骨头脱离前关节囊上的钮孔裂隙和拇短屈肌。术后数日内开始活动。侧副韧带不完全撕裂和不伴有掌侧或旋转性半脱位的撕裂采用石膏固定 4～6 周即可。完全撕裂,特别是已发生旋转或石膏固定后出现掌侧半脱位者,应手术直接修复韧带。

(3)掌指关节脱位:掌指关节脱位比指间关节脱位少见,以示指脱位最多见。不完全脱位时,手法复位比较容易。完全脱位时,掌骨头向掌侧移位,指骨底向背侧移位,常需切开复位。阻止掌指关节复位的主要障碍是位于掌骨头背侧、已移位的掌侧纤维软骨板。然而,有时单纯手法复位也能获得成功。50%的病例可通过闭合方法复位。关节过伸,用力将近节指骨关节面压向掌骨颈,当维持这种压力的同时,屈曲关节。有时,这种方法会夹住纤维软骨板,将其带回到掌骨头前方的正常位置。

(4)指间关节脱位及侧副韧带损伤:指间关节的损伤早期治疗十分重要,任何类型的损伤只要得到早期治疗均可获得较好的临床效果,延迟 3 周以上治疗则难以获得良好的治疗效果。大多数指间关节脱位为背侧脱位,在受伤早期,通常可由患者自己或旁观者即刻复位。复位后进行侧方应力试验,如果关节稳定,则将手指伸直固定 10～12 日,即可开始功能锻炼,以主动活动手指为主。如果关节不稳定并伴有持续性背侧半脱位,可将关节穿针固定在屈曲20°位 2 周。近侧指间关节的掌侧脱位与背侧脱位不同,通常不能通过闭合方法复位。近节指骨头周围侧束的嵌顿可妨碍复位,因此可能需要切开复位。闭合复位后出现的不同心复位,通常是由骨与软组织嵌入引起的,也需行切开复位。韧带断裂后,可固定患指 3 周。也有人主张早期手术修复断裂韧带(图 1—5—41)。

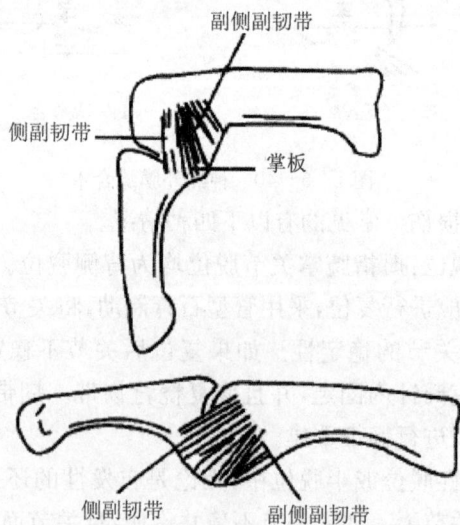

图 1—5—41　指间关节韧带解剖

（四）闭合伤口处理

手部创伤经过清创后早期缝合伤口，争取一期愈合，是预防感染、减少瘢痕的有效措施。如清创后皮肤缺损在指尖，其直径＜0.7cm，在手掌＜1.5cm，在手背＜2cm而无深部组织外露者不能勉强在张力下缝合，亦不需要植皮，可用凡士林纱布覆盖，定期换药，一般3周后可愈合。对于垂直跨越关节平行指蹼，应采用Z成形术原则。有深层组织裸露者应以皮瓣覆盖。对于有广泛肌肉损伤、遗留无效腔或创面渗血严重者，应放置引流。少数污染严重、受伤时间较长、感染可能性大的创口，可在清除异物和明显坏死组织后用生理盐水纱布湿敷，观察3～5日，行再次清创延期缝合或植皮。

缝合伤口张力不宜过大，张力大不但会影响伤口周围皮肤的血液循环，使伤口边缘发生坏死、裂开；甚至有可能造成人为的骨筋膜室综合征，导致深部组织的缺血坏死。因此不能直接缝合的创面，必须根据创面的条件和深部组织的修复要求，采用游离皮片移植或皮瓣移植进行修复。一般来讲，对于较大面积的手部皮肤缺损伴有深部组织暴露者，腹部带蒂皮瓣均能提供良好的皮肤覆盖。只有当传统的带蒂皮瓣提供覆盖有困难时，才可考虑应用游离皮瓣移植手术。因为游离皮瓣移植的手术时间较长，手术失败率相对较高，术后伤手肿胀或伤口出血，将会影响到游离皮瓣的成活，而且对于供皮区也是一种损失（见图1-5-42）。

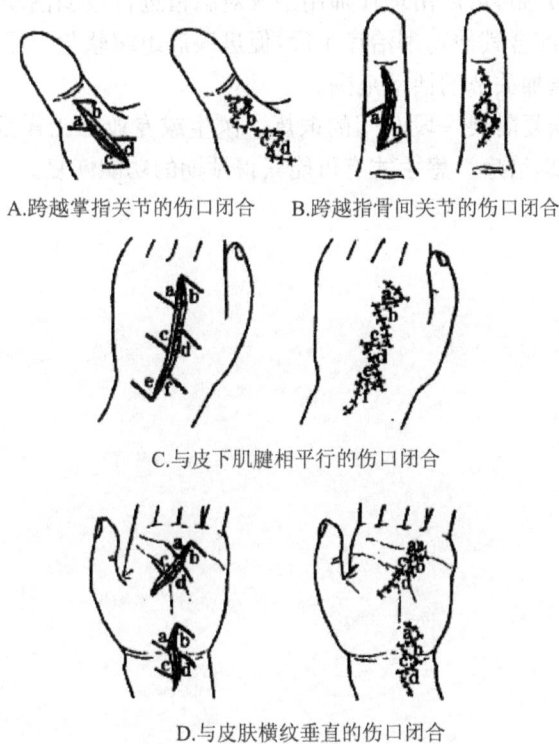

A.跨越掌指关节的伤口闭合　　B.跨越指骨间关节的伤口闭合

C.与皮下肌腱相平行的伤口闭合

D.与皮肤横纹垂直的伤口闭合

图1-5-42　手部伤口闭合原则

（五）包扎和固定

术后要用较多的敷料进行压力均匀的包扎，为了使皮肤能与深部组织密切接触，不留无效腔，最好将折叠好的纱布抖开，呈散团状堆放于手掌或手背，再用折叠好的纱布覆盖，用绷带做适当的加压包扎，未受伤的手指要露出，以便于观察血运，包扎时每个手指要分别包扎，以便于术后的功能锻炼,防止粘连。

伤手的肌肉、肌腱、神经、血管修复和骨关节脱位复位固定后,为了便于组织愈合,避免缝接处断裂或再次脱位,需将伤后用外固定物进行制动,制动物品可用石膏条带或夹板,前者塑形好,也较夹板舒适。外固定物固定时间不宜过短,否则过早的活动容易导致缝合的肌腱、血管、神经的再次断裂和骨关节再度脱位。制动的时间不宜过长,时间过长将会造成肌腱粘连和关节僵硬。因此,制动的时间根据手部创伤的情况、各种损伤组织修复的方式和其愈合时间而定。一般来说,肌肉、肌腱和神经修复后需制动3～4周,血管吻合固定2周,关节脱位为3周。

需要外固定者,除了个别需要固定于特殊位置,一般均固定在生理位。

(六)手部的功能锻炼

伤手的各种损伤组织经修复并获得一期愈合后,去除外固定即可开始循序渐进的进行功能锻炼。肌腱吻合术后的粘连发生率很高,需要早期即开始锻炼,主要分为三期。

1. 第1期为手术后1周,主要为轻微被动活动。

2. 第2期为手术后2～3周,被动活动可适当加大幅度。

3. 第3期为手术后满3周,此时可以去除外固定,开始主动功能锻炼。

从手术后5～6周开始,可以由理疗师用手法对患指进行被动活动,尽量使关节达到正常的屈伸范围,此时可以配合其他物理治疗手段,促进瘢痕组织软化。手术后6周以后,可以用支具防止关节挛缩和增加关节的活动范围。

手部良好的功能恢复需要一段时间的锻炼。医生或专业护士需要对患者伤手的功能锻炼进行指导,并辅助物理治疗。患手才有可能获得预期的功能恢复。

(李红卫)

第六章 骨骺损伤

一、概述

(一)骨骺损伤的分类

儿童全部骨折中约15％累及骺板,且远端骺板损伤比近端更多见。骺板的肥大细胞层与干骺端的连接最为薄弱,故损伤后的骨骺分离,多发生在这一部位。目前,临床上骨骺损伤的分类方法较多,仅就最常用的分类方法简介如下。

1. Salter－Harris分类法 Salter－Harris分类法(图1－6－1)为目前临床上较为完全和实用的分类方法。它基于损伤在骺板细胞层中的部位和其日后对生长的影响,将骨骺损伤在X线上的表现分为五种损伤类型。

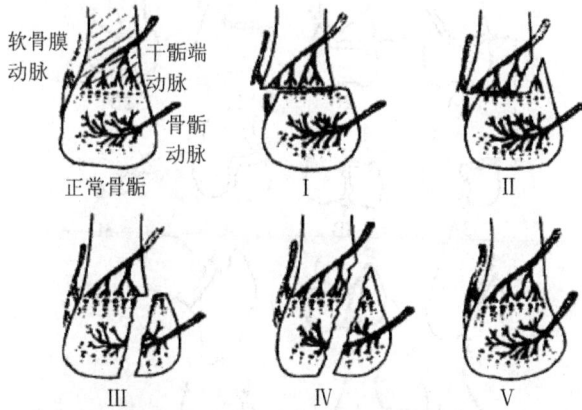

图1－6－1 Salter－Harris分类法

Ⅰ型:骨折线经过骺板成熟层,生长层未损伤,一般不会发生骨骺早闭。

Ⅱ型:骨折线经过骺板成熟层,于骺板边缘转向干骺端,移位的骨骺侧带有小块干骺端骨块,该型损伤骺板生长层未损伤,愈后较好。

Ⅲ型:骨折线从关节面开始垂直经过骨骺骺板生长层,转向水平经过骺板成熟层,由于骺板生长层受损,骺板早闭,影响骨的纵向生长。

Ⅳ型:骨折线经过关节面、骨骺、骺板及干骺端,骺板生长层受损,愈合与Ⅲ型相似。

Ⅴ型:骺板受到垂直挤压暴力,骺板生长层软骨细胞严重损伤,常导致骺板早闭,愈合较差。

以上各型损伤中,Ⅰ～Ⅱ型无骺板断裂,容易整复,不会有长期的生长障碍;Ⅲ～Ⅳ型损伤为关节内骨折,应予以解剖复位,如复位不良,常可引起关节功能受限,部分或严重的生长障碍,生长停止,导致肢体明显畸形;Ⅴ型损伤不易被发现,但对生长的影响却很严重。

2. Aitken分类法

Ⅰ型损伤:相当于Salter骨骺损伤分类中的Ⅰ、Ⅱ型损伤。

Ⅱ型损伤:相当于Salter骨骺损伤分类中的Ⅲ型损伤。

Ⅲ型损伤:同Salter骨骺损伤分类中的Ⅳ型损伤。

在此分类法中，Ⅰ型损伤无骺板的断裂，一般无明显的远期生长障碍；Ⅱ、Ⅲ型损伤有骺板骨折，为关节内骨折，应予以解剖复位，否则常易造成生长障碍、生长停止和明显畸形。这种分类法可以看作是 Salter－Harris 分类法的简化，易于掌握。

以上两种分类方法，简单实用，对诊断和治疗骨骺损伤很有帮助，但对于临床上可能遇到的较为复杂的骨骺及骺板损伤、软骨膜环的损伤或复杂的联合损伤，用这些分类法反映不出来，因此有些人又提出了更为详尽的分类方法。

3.Ogden 分类法　Ogden 设计了一种包括范围更广泛的骨骺损伤分类方法，他将骨骺损伤分为 9 型(图 1－6－2)，而每型又分出许多亚型，更好地解释了少数发生局部骨骺过早融合和骨桥形成的原因。但这种分类较为复杂，一般临床医师掌握起来有一定困难，在此不做详细介绍。

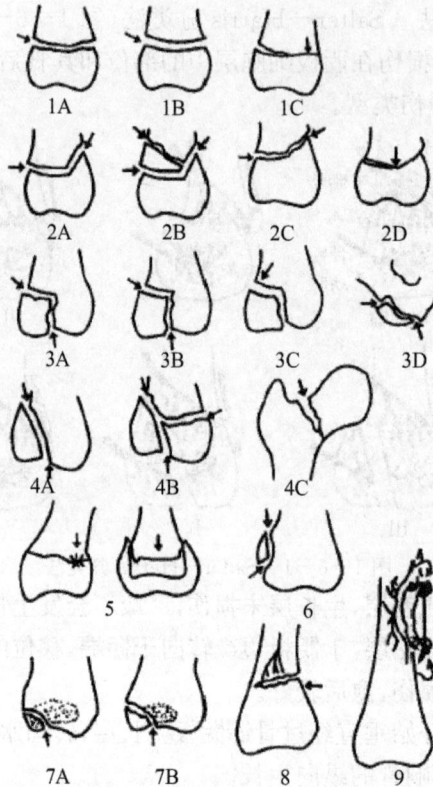

图 1－6－2　Ogden 分型

(二)骨骺损伤的诊断

骨骺损伤是儿童时期常见的损伤，有文献报道，该损伤占儿童长骨骨折的 6%～15%，这是因为儿童关节囊及关节部位的韧带机械度比骨骺板大 2～5 倍，所以外力作用于关节首先引起骨骺损伤而非关节囊韧带损伤而导致的脱位。由于骺软骨在 X 线上不显影，故骨骺损伤易误诊和漏诊，骨骺损伤的诊断要点如下。

1.儿童关节部位的损伤首先考虑骨骺损伤　由儿童关节部位的生理解剖特点决定的，遇到儿童关节部位的损伤，首先要想到骨骺损伤。

2.认真仔细的体检　检查疼痛、肿胀及活动受限的部位，压痛的部位，最具诊断意义的是沿骨骺周径的压痛。另外，检查正常的体表标志，如肘后三角、桡骨茎突与尺骨茎突的高度等。

3.X线平片影像的异常　骨化中心的周围是软骨成分,而骨骺板也由软骨组成,在普通的X线摄影中均不显影,因而增加了诊断上的困难。不同年龄儿童骨骺骨化中心出现的数目、大小均不相同,且儿童身体状况、性别、种族差异、个体差异和某些疾病等情况下都可能影响骨化中心出现的时间和数目。这就需要在临床实践中逐渐熟悉,特别是对于某些常见的损伤部位,如肘关节、腕关节、股骨下端、股骨头等骨骺骨化中心出现的时间应该记住,有利于及时作出诊断。同时也应避免把骨骺线、骨的滋养管或某些情况下的"生长障碍线"当作骨折线而产生误诊或漏诊。在必要的情况下,可变换投照的方向或位置,或双侧肢体对比拍片,常可以诊断或排除骨折。

骨骺损伤大部分X线影像上有异常,要观察骨骺的继发骨化中心与干骺端的关系,骨骺是否移位,如桡骨远端骨骺损伤,骨骺向背侧移位,这是Ⅰ型骨骺损伤的诊断要点。对于Ⅱ型、Ⅳ型骨骺损伤都带有干骺端三角形骨块,而易于诊断,当然要注意有时并非表现为三角形骨块,而是薄的骨片影。最后要观察关节的轴线是否正常,有无移位,如肱骨远端全骺分离有时仅表现为关节的轴线异常。而Ⅴ型骨骺损伤,X线上的异常表现不明显,要密切观察,定期复查。

总之,对于骨骺损伤,一定要把病史、临床检查和X线检查结合起来,才能作出正确的诊断。

(三)骨骺损伤的治疗原则

1.尽可能解剖复位

(1)SalterⅠ、Ⅱ型损伤:是一种关节外骨折,没有骺板的断裂,对肢体的生长发育无严重影响。通常采用闭合手法复位及外固定,就能起到很好治疗效果。当然,能够达到解剖复位最好,但不强求解剖对位,以免因多次反复的整复而加重骨骺的损伤。因为有些轻度的成角畸形或侧移位,在生长发育过程中可自行矫正,但应尽量避免旋转畸形。

(2)SalterⅢ、Ⅳ型骨骺损伤:一定要采取慎重态度,应严格解剖复位。多数情况下闭合复位和外固定很难达到预期的效果,即使闭合复位满意,也应在骨折愈合前,多次拍照X线平片,发现再移位即应切开复位。对于关节内的骨髓损伤,超过2mm的移位、就应该切开复位,以恢复关节功能和减少发育畸形。

(3)SalterⅤ型损伤:诊断困难,且在受伤当时就已经决定了它的不良预后,几乎都会发生部分或全部生长停止,引起肢体进行性生长畸形或肢体短缩。

2.治疗时间的选择　损伤的骨骺愈合速度很快,通常只需要骨干骨折愈合所需一半的时间,故应尽早复位。对于SalterⅠ、Ⅱ型损伤,超过7～10日复位就有困难,如果强行复位,就有可能损伤软骨性骺板和破坏早期的骨痂,进而引起生长障碍。在这种情况下,最好让其自行愈合,残余的畸形以后采用适当的截骨术矫正,畸形较轻的在生长发育中会自行塑形。但是对于SalterⅢ、Ⅳ型损伤,为了恢复关节面的解剖关系,也应该进行复位。

3.切开复位手术注意要点

(1)不应加重骨骺及骺板损伤:当骨骺和骺板损伤后,其血运要受到不同程度的影响,粗暴的手术必然会加重损伤,很可能带来严重后果。过多的血运破坏或骺板的损伤,不只是影响愈合,更重要的是影响肢体的生长和产生严重的畸形。因此,在手术操作时一定要轻柔、仔细,对已经受损的骨膜不做过多的剥离,软组织不要剥离太多,尽量避免反复的复位,内固定物要尽可能避开骨骺板或对骺板干扰尽可能小。总之,不应因手术而加重骨骺及骺板的损伤。

(2)内固定物的选择:如果内固定一定要通过骨骺板的话,应采用较细而光滑的克氏针,并应尽量通过骺板的中心,骨折愈合后应尽早取出内固定物。切忌使用螺丝钉或螺纹针穿过骺板,以尽量减少骺板损伤。因为当取出内固定后,骺板缺损部位将产生骨桥。细而光滑的针孔,产生的骨桥小,对日后的生长发育没有影响或影响很小,反之,骺板缺损大的可能产生较大的骨桥,对生长发育的影响就大。另外,在骺板中心形成的骨桥,除有可能减缓骨的纵向生长外,不至于出现严重的畸形,而边缘骨桥常可导致严重的进行性成角畸形。

(3)陈旧性骨骺损伤的处理:对于伤后时间较短的关节内骨骺损伤,还应采取切开复位的方法予以治疗。但这时损伤部位可能已有骨痂生长,正确对位有一定困难,且软组织有一定的挛缩,影响复位。临床上常常见到为了解剖复位而软组织剥离过多,甚至造成骨块游离,而日后因血运障碍而坏死,或骨痂切除过多无法正确复位,或者手术时看上去对位满意,术后拍片时仍和术前相差无几。避免的方法是凡复位困难者多为附着肌肉的牵拉,挛缩部分多为附着部的瘢痕组织,将周围瘢痕组织切除,而肌肉具很大的弹性便可以将骨块牵回复位。切除骨痂时不可过多,能够看到骺板或关节软骨为止,复位时一定要将关节的软骨面对齐、光滑,这样就能达到解剖对位。术后一定要在手术台上摄 X 线平片以观察复位情况,决不能掉以轻心。

骨骺损伤常见的生长障碍是肢体短缩和进行性的成角畸形。肢体短缩如果对功能活动影响较小(如肱骨干短缩)则不需处理,但若影响较大(如下肢),可行肢体延长术。健侧肢体短缩术如非特殊情况,已很少采用。进行性成角畸形可多次截骨矫正。近年来开展的骨骺骨桥切除术,缺损部以游离脂肪等充填,同时做截骨矫形术,效果很好,但该手术难度较大,骨桥辨认不清,有可能加重骺板损伤,应慎重采用。骨骺移植术很有可能成为治疗骺板缺损的有效方法,目前正处于探索阶段。

二、肱骨头骨骺分离

肱骨近端由 3 个骨化中心发展而来,内侧为肱骨头骨化中心,1 岁左右开始出现,约 20% 在出生后即可显现。大结节骨化中心居外侧,2～3 岁出现。在 4～7 岁时,从 X 线平片上便可见到达两个骨化中心的骨性联合。小结节的骨化中心约 4 岁时出现,其变异很大,有时 X 线平片上不易被发现。

(一)临床特点

1.肱骨近端的骨骺板呈蘑菇状,中心向近侧突起,因其形状不规则,在 X 线平片上呈现双重影像,有时可误诊为肱骨颈骨折。女性 17～18 岁,男性 19～20 岁时骺板融合。Ⅰ型损伤常见于 5 岁以下婴幼儿,Ⅱ型损伤常见于年长儿童或青少年,多为后内侧干骺端骨片附着在骺板上。这两型损伤亦可同时伴有Ⅴ型损伤,而Ⅲ、Ⅳ型损伤很少见。

2.远骨折段多呈内收畸形,远近骨折端可向前、向外成角。

3.应仔细区分骨骺线与骨折线,以免误诊。

4.新生儿少见。因产伤引起的肱骨头骨骺分离,常表现为上肢的假性瘫痪,应与臂丛神经损伤相鉴别。产后 7～10 日复查 X 线平片,因局部骨痂明显可以确诊。婴儿骨骺软骨很少骨化,诊断较困难。

（二）急诊检查

诊断骨折的同时必须除外有无神经、血管的损伤。

一般肱骨近端骨折均有明显的外伤史。伤后患肩疼痛、肿胀、活动受限。外伤 24～48 小时以后肩部可出现皮下瘀血、瘀斑，范围可延及胸背部。偶可出现骨擦音、假关节和上臂短缩，更有助于明确诊断。

（三）治疗关键

肱骨近端骺板对肱骨以及整个上肢的长度很重要，担负肱骨纵向生长的 80%，视骨折类型、移位程度酌情选择相应的治疗。

（四）治疗方案

1.轻柔手法牵引，闭合复位，三角巾悬吊。复位要求不严格，即使移位较大或有重叠，也多能保留足够的纵向生长和再塑形的潜力，且对日后关节功能无明显影响。

2.对年龄较大、移位明显而又不稳定骨折的患儿，亦可采用皮牵引或尺骨鹰嘴骨牵引。

3.合并其他损伤保守治疗有困难而又年龄较大的特殊病例，方可考虑切开复位。

（五）治疗注意事项

1.肢体短缩　见于 11 岁以上的患儿，较小儿童可有过度生长，弥补原有的短缩。

2.内翻畸形　随着儿童的生长发育多可自行矫正，年龄越大，自行矫正的能力越小。

3.腋神经损伤　多为挫伤，常只引起三角肌暂时性瘫痪，数周或数月内可自行恢复。

三、肱骨外髁骨骺分离

肱骨外髁骨骺分离较常见，占全部肘部骨折的 10%～15%。常见于 3～14 岁的儿童，6～10 岁更为多见。多由间接暴力所致，损伤多为跌倒手掌着地，间接使桡骨小头与肱骨外髁相互撞击，加上伸肌的猛力收缩和牵拉所致。肘关节肿胀，以肘外侧为最明显。肘部疼痛，肘关节呈半屈状。肘外侧局限性压痛。有移位骨折可触及骨折块活动感或骨摩擦感。

（一）临床特点

肱骨小头骨骺骨化中心于生后 18 个月左右出现，16～17 岁与外上髁骨骺后骨化中心融合，再与干骺端融合。桡侧副韧带、旋后肌和前臂伸肌总腱在此附着，骨折后容易发生移位，甚至骨块旋转。

肱骨外髁骨骺分离多由间接暴力引起，如跌倒时前臂外展，肘关节伸直时手掌触地，外力通过桡骨传导。亦可在肘关节伸直和前臂旋后位的内翻拉力造成。

（二）急诊检查

1.正侧位 X 线平片，不难作出诊断。但有时仅在斜位片上才能发现骨折的移位或显示无移位的骨折线。

2.在侧位片上常可显示肱骨小头的前后位置严重倾斜，以提示诊断。

3.线形骨折或骨化中心尚未出现的较小儿童，容易漏诊。故在临床症状明显，却未发现骨折的情况下，可补拍摄斜位片或与对侧比较，或行肘关节造影以协助诊断。

4.儿童的骺软骨在 X 线平片上不显影。所以，看到移位的干骺端骨片，应想到和其相连的骨骺损伤。

（三）救治方案

根据临床情况采取合理治疗方案。

1.对无移位的骨骺分离,可采用石膏双托或管型固定,肘关节屈曲 90°,前臂充分旋后。但这仍然是不稳定的,在固定期间还有可能移位。在最初 5～10 日内,必须重复摄片,发现移位即应切开复位。

2.如果移位超过 2mm,即应切开复位。手术宜在止血带下进行,尽量少剥离周围软组织,并应达到解剖对位。外髁血运来源为软骨内血管系统,横越滑车到达肱骨小头,也从其软组织附着处获得部分血液供应。过多的剥离软组织将破坏其血运。

3.有移位骨折,伤后 1～2 个月之内来就诊的患者,也可考虑切开复位,但时间越长,复位越困难。

四、肱骨内髁骨骺分离

单纯的内髁骨骺分离在临床上很少见,有些情况下,内、外髁可同时受累。多种暴力都可引起该种损伤,肱骨内髁骨骺骨折多为间接外力造成。肘关节剧烈疼痛,压痛广泛。肿胀明显并可伴有畸形肘关节呈半屈曲状,伸展、屈曲和旋转受限。肘部压痛,但以肘内翻压痛最明显。

(一)临床特点

1.分型　根据 Salter－Harris 分型分五型,多为Ⅳ型损伤,也可发生Ⅲ型骨折。

2.临床表现　摔伤或直接外力致肘关节内侧疼痛、肿胀、活动明显受限。

(二)急诊检查

摄肘关节正侧位 X 线平片可以证实诊断。

1.在滑车只有微小骨化时,易与内上髁移位相混淆。

2.肘关节造影有助于明确诊断。

3.内、外髁同时受累时,类似成人的"T"型骨折。

(三)救治方案

根据临床情况采取合理治疗方案。

1.无移位或移位小于 2mm 者,可单纯石膏托固定,但应于 2 周内重复摄 X 线平片,如再移位则应切开复位。

2.移位较大者应切开复位,较细克氏针内固定。

五、肱骨远端全骺分离

肱骨远端全骺分离并不少见,正常情况下经桡骨干的纵轴线应通过肱骨小头中心。肱骨内、外髁和尺骨鹰嘴在肘关节屈曲 90°时,维持等边三角形的骨性解剖关系。肱骨远端全骺分离时肘后三角关系无改变。

(一)临床特点

1.肘关节肿胀、疼痛、活动明显受限。

2.骨折移位较大者,肘部畸形明显。

3.肘后三角关系无改变。

4.婴儿期的肘关节脱位非常少见。

5.肘关节肿胀、疼痛、伸屈受限,关节压痛明显,有时局部可触及骨摩擦感。摄肘关节正侧位 X 线平片可以证实诊断。

（二）急诊检查

1.仔细观察 X 线平片　①肱桡关系正常；②非常小的儿童，X 线平片上与肘关节脱位难于鉴别，应结合临床予以诊断，必要时关节造影帮助确诊。

2.治疗关键　无论采取何种治疗方法，应力求使骨折达解剖复位或近似解剖复位，复位不满意不仅妨碍关节功能恢复，而且可能引起生长发育障碍，继而发生肢体畸形及创伤性关节炎。

（三）救治方案

根据临床情况采取合理治疗方案。

1.闭合复位　前臂纵向牵引，注意矫正远端向内侧移位和内翻倾斜，并应矫正旋转移位。复位后 X 线平片证实后，夹板或石膏托固定 3～4 周（复位后逐渐伸肘，肘关节脱位者较为稳定，肱骨远端全骺分离者可再移位。此法有助于两者的鉴别诊断）。

2.闭合复位失败或关节肿胀严重者，可行鹰嘴悬吊牵引整复。

3.超过 2 周就诊的骨折患者，不宜再复位，残存畸形在骨折愈合坚强后通过截骨术矫正。

六、肱骨内上髁骨骺分离

肱骨内上髁骨骺分离多发生在 7～15 岁的儿童，约占全部肘部骨折的 10%，幼儿少见。这个年龄组，肱骨内上髁还属于骨骺，前臂屈肌总腱起于内上髁前方，肘关节尺侧副韧带也附着于其上，尚未与肱骨下端融合。

（一）临床特点

1.根据损伤程度以及内上髁变位的程度，实际上标志着肘关节内侧结构。

2.临床表现

（1）肘关节肿胀以内侧为主，可触及漂浮的内上髁，局部压痛明显。肘关节处于部分屈曲位，活动时，特别是外翻应力下活动，肘关节疼痛，肘内侧明显。

（2）肘关节在外翻应力的作用下，通过屈肌腱对内上髁的牵拉，导致骨骺分离。

（3）约有 50% 与肘关节脱位同时发生。

（4）局部肿胀、压痛，肘关节常呈半屈位，在外翻应力下活动或前臂旋前时常引起疼痛。

（5）可合并尺神经损伤，尺神经行走于其外侧的尺神经沟内，内上髁骨骺分离时易于受到损伤。

（二）急诊检查

1.小于 5 岁幼儿内上髁骨骺骨化中心未出现之前，在 X 线平片上不显影。单纯靠 X 线平片进行诊断，易出现漏诊、误诊，且容易将内髁骺分离与内上髁骺分离相混淆。

2.移位很轻或没有移位的 I 度损伤，容易漏诊。当出现脂肪垫征，骨骺与干骺端不平行，骨骺边缘不清楚（由于旋转移位），发现有一薄层干骺端骨片时，如同时存在局部软组织肿胀，周围筋膜紧张，有明显压痛，往往说明有骺分离存在。

3.Ⅲ度小儿的内上髁骨骺分离，要特别注意不要把嵌夹在关节间隙的内上髁骨骺与尺骨鹰嘴二次骨化中心相混淆。内上髁移位后可被夹在关节腔内，这时可以看到内侧关节间隙增宽。

（三）救治方案

根据临床情况采取合理治疗方案。

1. 解剖复位及最大限度恢复肘关节功能是其治疗原则。

2. 如移位较小,可单纯石膏托固定肘关节于中度屈曲、前臂旋前位2～3周。

3. 如移位较大(超过3mm,旋转移位90°),则应切开复位克氏针内固定,同时做尺神经前移术。对年龄小的患儿,选择两根细克氏针内固定。

七、桡骨头骨骺分离

儿童因桡骨头表面有厚层弹力软骨覆盖,头骺骨折十分少见,桡骨头骨骺骨化中心约5岁出现,桡骨头的顶端为偏心性的盘状凹面,与肱骨小头相对应,为肱桡关节。其直径较桡骨颈大,有广泛的关节软骨覆盖,被环状韧带紧紧抱住,其侧面与尺骨形成上尺桡关节。Salter－HarrisⅠ、Ⅱ型骺板损伤多见。

(一)临床特点

1. 桡骨头骨骺分离远较桡骨颈骨折发生率低,5岁以前较难作出诊断。

2. 跌倒时上肢外展,由于肘关节携带角的存在,容易发生外翻损伤,在受到肱骨小头的撞击时可造成桡骨头骨骺损伤。

3. 桡骨头骨骺有来自干骺端的血液供应,但干骺端骨折常见桡骨头过度生长。

4. 临床表现

(1)伤侧肘关节常呈中度屈曲位,前臂中立位。

(2)肘关节外侧肿胀,局部压痛,也可牵涉到远端腕部桡侧,肘关节屈伸活动受限,前臂旋转活动受限,且疼痛加剧。

(二)急诊检查

1. 各型骨骺损伤均可能发生,以Ⅱ型骨折多见。

2. 必须拍摄肘关节正侧位X线平片,并仔细寻找小的干骺端骨片,必要时对侧同样体位摄片,对比观察。

3. 在桡骨头骨化中心未出现之前,如果X线上干骺端边线模糊或不整齐,是诊断骨骺分离的重要依据。肘关节造影常有助于确诊。

(三)救治方案

根据临床情况采取合理治疗方案。

1. 恢复骨的连续性,尽力解剖复位及最大限度的恢复功能。

2. 无移位或移位很少者(<20°的倾斜),单纯石膏托固定或三角巾悬吊于屈肘90°。前臂中立位10～14日。

3. 桡骨头骨骺倾斜大于30°应予手法复位,石膏托固定。

4. 若骨骺完全移位或手法整复失败者,可切开复位克氏针固定。

5. 任何情况下都不能切除桡骨头。

6. 并发症 ①桡骨头部分缺血性坏死,近端骺板过早融合,产生桡骨头发育畸形,旋转活动受限;②桡骨头过度生长,可限制肘关节活动。

八、尺骨鹰嘴骨骺分离

尺骨鹰嘴与喙突之间有骨骺和关节软骨,整个关节软骨下均有骨骺和骺板。二级骨化中心约10岁出现,主要限于鹰嘴部分,有时喙突也有一个小的骨化中心。尺骨鹰嘴骨骺分离儿童很少见,好发年龄为 5～9 岁,多于跌倒时肘后部直接撞击的情况下发生。

(一)临床特点

1.需拍摄肘关节正侧位片,多数患者不难作出诊断。检查时应注意:鹰嘴为肱三头肌腱的附着部,其骨化中心通常为单个,也可由两个或多个组成。由两块组成时,副骨化中心常位于鹰嘴尖端,易误诊为骨折碎片。一种少见的变异是肘髌骨,实际上是肱三头肌腱内的一个籽骨。

2.临床表现 伤肘后部肿胀、疼痛。直接暴力则伤处皮肤多有挫伤痕迹,局部压痛显著。屈肘时疼痛加重。同时要检查尺神经有无损伤。

(二)急诊检查

1.除上述病史和体征外,通过观察正侧位 X 线平片,可以明确诊断,并可帮助其确定治疗方案。尺骨鹰嘴骨骺分离可单独发生,亦可伴有桡骨头或肱骨内上髁骨折,检查时应注意。

2.二级骨化中心未出现之前的无移位骨折,或骨折线通过骺板与干骺端的连接部都不易诊断,需凭借经验和仔细的临床检查判断。

3.注意应将骨折与多个不规则的骨化中心相区别,以免引起误诊,也应寻找与鹰嘴骨折伴发的其他损伤。

(三)治疗关键

由于尺骨鹰嘴骨折属关节内骨折,所有的尺骨鹰嘴骨折都包含有某种程度的关节内部分,故常常发生关节内出血和渗出,这将导致鹰嘴附近的肿胀和疼痛。骨折端可以触及凹陷,并伴有疼痛及活动受限。肘关节不能抗重力伸肘是一个最重要体征,它表明肱三头肌的伸肘功能丧失,伸肌装置的连续性中断,并且这个体征的出现与否常常决定如何确定治疗方案。因为尺骨鹰嘴骨折有时合并有尺神经损伤,特别是在直接暴力导致严重广泛粉碎性骨折时,更易合并有尺神经损伤,故应在确定治疗方案之前仔细判断或评定神经系统的功能,以便及时进行处理。

(四)治疗方案

1.无移位或移位很小者,可三角巾悬吊或单纯石膏托固定于屈肘 90°保持 2～3 周。

2.移位较大者可行手法整复,肘关节伸直位固定。手法整复失败可切开复位,克氏针或缝扎固定。

(五)并发症

1.幼儿骨骺及骺板损伤后引起的生长停止,使尺骨近端和桡骨近端关系不正常,可产生肘内翻或肘外翻,但多数对尺骨纵向生长影响不大。

2.偶见在桡骨头移位区的骨化性肌炎。

九、桡骨远端骨骺分离

桡骨远端骨骺损伤最常见,约占到骨骺板损伤的 50%,多见于 6～10 岁的儿童。患者多由腕背伸位跌倒,手掌着地所致。其典型体征有银叉状畸形和枪刺状畸形。

(一)临床特点

1.腕部肿胀、疼痛 手指可正常活功,桡骨远端常向背侧移位,表现出典型的"银叉"样畸形,有如成人的克雷骨折。

2.注意检查有无正中神经损伤表现。

（二）急诊检查

1. Ⅱ型损伤最常见，Ⅰ型损伤次之，Ⅲ型和Ⅳ型损伤较少发生，亦可有Ⅴ型损伤。

2. 需摄腕关节正侧位X线平片，但于侧位片上易于诊断，骨骺移位多明显。

3. 注意背侧干骺端有无小骨片，即使骺板无明显移位，此小骨片也可帮助确立诊断。

4. 桡骨远端骨骺损伤，常伴尺骨茎突骨折。

（三）治疗关键

绝大多数可用手法复位、石膏或小夹板外固定治疗。

（四）治疗方案

1. 对于Ⅰ～Ⅱ型损伤，手法复位不困难，木板及纸垫固定常能维持位置，残存的移位多能在生长过程中自行塑形矫正，不宜反复手法整复。

2. Ⅲ～Ⅳ型损伤常需切开复位，宜行不通过骺板的横行穿针内固定。

3. 并发症

（1）残留的超过20°～25°的成角畸形，难以自行矫正。

（2）偶有生长障碍，见于Ⅴ型损伤之后。

（3）骺板周围软骨膜环的损伤，日后可形成外生骨疣。

（4）偶有正中神经损伤症状，但多数于复位后数日内消失。

十、股骨头骨骺分离

股骨头骨化中心在生后4～6个月开始出现，而大转子则在5～7岁开始骨化。在整个发育过程中，其骺软骨沿股骨颈的后上部是相连的，头部的骺板生长速度是大转子部骺板的2倍，使股骨头呈内翻发育，在外力的作用下，易导致股骨头骨骺分离。临床上出现外伤后髋部突发性剧烈疼痛，运动受限，下肢呈外旋畸形，患肢不能负重。

（一）临床特点

1. 临床少见，可有急性股骨头骨骺分离和慢性股骨头骨骺分离。供应股骨头的血运行经关节囊内，也有小部分来自圆韧带动脉和骨干滋养动脉。损伤后易出现股骨头缺血性坏死。

2. 若分离发生于骺板部，可有股骨头骨骺移位，或仅有骺板间隙增宽。可合并或不合并股骨颈、股骨干的移位。

3. 股骨头骨骺未骨化之前，难与先天性髋脱位相鉴别，仅表现为股骨干向外、上移位，以后于X线平片上见到围绕骨折部的骨化，方可进行回顾性的诊断。

4. 关节造影可显示软骨性骨骺在髋关节中的位置。

（二）急诊检查

1. 急症者于外伤后髋部突发性剧烈疼痛，运动受限，下肢呈外旋畸形，患肢不能负重。

2. 发生于产伤者，肢体轻度屈曲、外旋及内收，或屈曲、外旋和外展，抗拒活动并疼痛，腹股沟皮肤皱折处、臀部及大腿近端常发生水肿。

3. X线检查　应拍摄双髋（或骨盆）正位像和蛙式位（相当于侧位）像。

（三）救治方案

根据临床情况采取合理治疗方案。

1. 先制动患肢，再进一步检查选择治疗方案：①手法复位，牵引治疗；②切开复位内固定。

2. 无明显移位者，可外展皮牵引卧床或髋人字石膏裤固定2～3个月。

3.有移位者,髋关节屈曲30°并于外展位轻柔牵引,慢性复位后髋人字石膏裤固定2～3个月。

4.新生儿可应用外展尿枕予以治疗。

十一、胫骨结节及胫骨上端骨骺分离

胫骨近端骨骺损伤少见,在全部骨骺损伤中所占比例不足1%。可见各型骨骺损伤,其中以Ⅱ型和Ⅰ型损伤较多。胫骨结节部分撕脱伤比较常见。

(一)临床特点

1.病变特点

(1)胫骨近端骨骺常在生后1～3个月出现一个二级骨化中心,而胫骨结节骨化中心在7～9岁出现,约15岁时与胫骨近端骨化中心融合。

(2)胫骨平台关节面向后倾斜15°～20°,膝关节交叉韧带和胫骨棘相连,内外侧都有密集的韧带和关节囊一起附着于胫骨骨骺和软骨膜上。

(3)胫骨结节远端和前方为髌韧带附着部。

(4)腘窝部有腘动脉和广泛的血管网,易受到损伤。

2.临床表现 多有直接暴力或间接暴力史,膝关节或胫骨结节部肿胀、疼痛,关节活动明显受限。

(二)急诊检查

正侧位X线平片检查可明确诊断,必要时可以行CT检查。注意检查有无血管神经损伤,可为急性或慢性,应仔细检查肢体远端血运及感觉运动情况。

1.胫骨棘撕脱骨折,可有抽屉试验阳性。

2.可伴有膝关节侧副韧带损伤,关节不稳定。

(三)治疗关键

1.胫骨上端可发生各型骨骺损伤,但以Ⅱ型和Ⅰ型损伤多见,多表现为干骺端向后移位,而近端骨骺和股骨远端骨骺保持正常对合关系,可伴有腓骨干骺端或骨干骨折。

2.胫骨上端骨骺损伤,有时需摄张力牵引下和松弛位双侧对比X线平片,以区别是关节韧带损伤、关节松弛引起的关节间隙增宽,还是骨骺骨折引起的间隙增宽。

3.有时需照斜位片,才能充分显示胫骨结节骨化中心。

4.在骨化中心出现之前,X线诊断困难。

(四)紧急处理

现场固定患肢,根据骨折情况选择手术或者非手术治疗。

(五)治疗方案

1.Ⅰ～Ⅱ型胫骨上端骨骺分离多采用手法整复,尽量要求解剖复位,保留近端关节面与骨干向后下倾斜的解剖关系。石膏双托或管型固定,或下肢皮牵引以维持复位后的位置。

2.Ⅲ～Ⅳ型损伤多需切开整复,以达到解剖复位。内固定器材可采用钢针、加压螺丝钉或骨栓,但不应损伤骨骺板。

3.胫骨结节骨骺损伤,若手法复位不成功,应切开复位。可用丝线或钢丝缝合固定,外固定宜采取膝关节伸直位。

4.并发症

(1)幼小儿童胫骨上端骺板局限性或完全损伤,导致小腿短缩或成角畸形,如膝内翻、膝外翻或膝反张。

(2)可合并膝关节侧副韧带、半月板、髌韧带和关节囊的损伤。

(3)腘窝部血管损伤或腓总神经麻痹。

十二、胫骨远端骨骺损伤

胫骨远端骨骺损伤多见于 11～15 岁儿童。累及胫骨下端骺板的骨折,约占所有骺板损伤的 10%。

(一)临床特点

1.病变特点

(1)胫骨远端骨骺二级骨化中心一般于出生后第二年出现,于 16～18 岁时可与干骺端融合。

(2)早期骺板轮廓是横向的,分为内侧和外侧区。偶见内踝分离的副骨化中心,不应误认为骨折。

(3)距小腿关节是个真正的榫状关节,只在一个平面做背伸和跖屈运动。其解剖学特点和有限的活动范围,使胫骨远端骨骺很易受到挤压伤和扭伤,且骺板比韧带更易受到损伤。

由于外力作用方向,作用力的大小和受伤时肢体的姿势不同,可造成各种不同类型的损伤。

2.临床表现　多为间接暴力损伤,也可由直接暴力引起如距小腿关节强力内翻、外翻、背伸或跖屈时容易损伤。踝部肿胀、瘀青、活动受限、有时可触及骨擦感和骨擦音、压痛、纵向叩击痛为该病典型特点。

局部肿胀、压痛和功能障碍是关节损伤的主要临床表现。诊断时,首先应根据外伤史和临床症状以及 X 线平片显示的骨折类型,分析造成损伤的机制。因为不同方向的暴力,虽可发生同样的骨折,但其整复和固定方法则不尽相同。

(二)急诊检查

X 线正侧位片检查一般可以明确诊断。

1.可见各型骨骺损伤,以Ⅱ型损伤最常见。多数病例骨折移位不在单一平面,需仔细辨认。

2.软骨膜环的损伤和骺板的挤压性损伤,X 线诊断困难,应结合临床予以诊断。

3.不要将副骨化中心误诊为骨折。

(三)紧急处理

先行患肢制动,待诊断明确后再行进一步治疗并制订详细的治疗方案:①石膏固定;②手法复位外固定;③手术治疗。

(四)治疗方案

1.Ⅰ～Ⅱ型损伤宜行手法复位,石膏或夹板固定。

2.Ⅲ～Ⅳ型损伤要求达到解剖复位,恢复踝穴和关节面的一致性。若手法复位不成功可切开复位,克氏针内固定。如采用螺丝钉内固定,则不应通过骨骺板。

(水岩)

骨科疾病诊疗新进展

（下）

随　萍等◎主编

吉林科学技术出版社

第二篇 脊柱疾病

第一章 上颈椎骨折脱位

第一节 概述

上颈椎(也称寰枢椎)骨折脱位多见于高处坠落伤和交通事故。上颈椎椎管内为延髓与颈髓的移行部位,骨折脱位可导致四肢瘫痪和呼吸、心跳骤停等严重后果。由于上颈椎的局部解剖结构复杂和特殊性生理功能要求,长期以来上颈椎骨折脱位一直被认为是脊柱外科治疗领域最具难度与风险的热点,因此如何安全、有效地治疗上颈椎骨折脱位一直是骨科临床研究的重点。

一、上颈椎解剖特点

寰椎(图2-1-1)无椎体和棘突,由前弓、后弓和两侧块构成,形状不规则。从整个颈椎看,寰椎的椎管相当大,其前1/3为齿突所占据,后2/3部分脊髓只占一半空间,其空隙允许一些病理性移位。

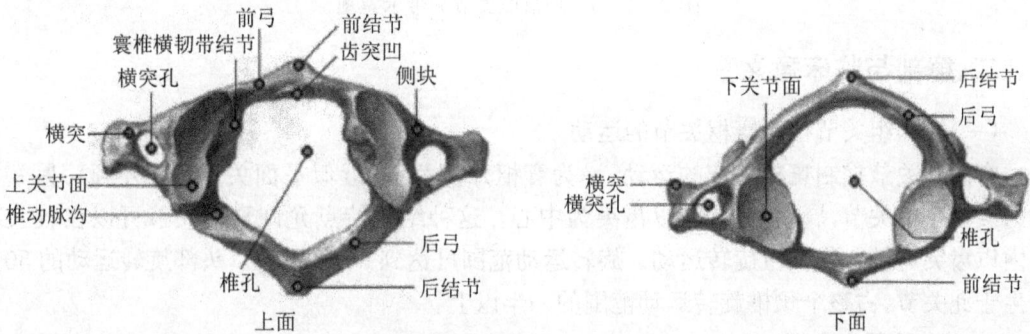

图2-1-1 寰椎的上面与下面观

枢椎(图2-1-2)下部与一般颈椎相似,但其椎体上方有柱状突起,为齿突,长约1.5cm,与寰椎的齿突关节面形成寰齿关节(图2-1-3)。齿突一般在6岁时与枢椎椎体完全融合,融合处常残留不完整的软骨板。枢椎棘突较粗大,是颈后方众多肌肉韧带的主要附着点。

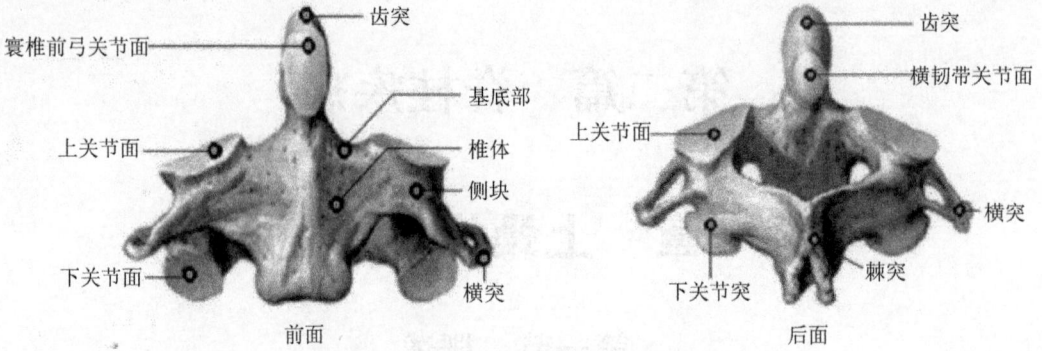

图 2-1-2　枢椎的前面与后面观

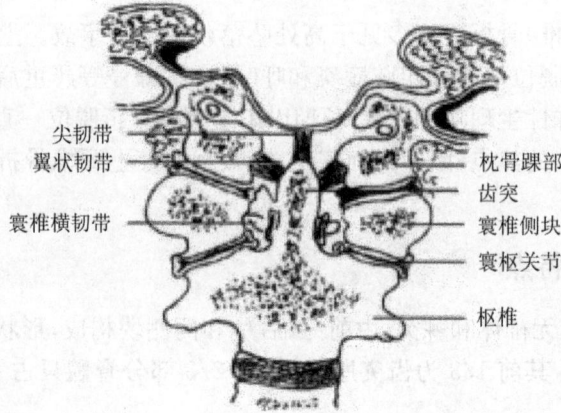

图 2-1-3　寰枢椎关节韧带示意图

二、解剖与临床意义

（一）有两组关节控制寰枢关节的运动

有两组关节控制寰枢关节的运动：一为寰枢外侧关节，近似平面关节（20°外倾）；另一关节为寰枢正中关节，属车轴关节，以齿突为中心。这种结构特点允许寰枢关节可以在较大范围内以齿突为轴心作轴位旋转运动。旋转运动范围可达到 80°或更大。头部旋转运动的 50%发生于此关节，占整个颈椎旋转运动范围的一半以上。

（二）wolf 研究发现

寰枢椎的椎管矢状径分别为 22mm 和 20mm，明显大于下颈椎矢状径 12mm，所以寰枢椎骨折脱位到医院就诊者很少出现神经症状。

（三）主要韧带及临床意义

1.横韧带　属于寰椎十字韧带的横部，是坚韧无弹性纤维组织，张于寰椎两侧块内侧缘及寰椎前弓后面的小结节之间，可防止齿突向后朝脊髓方向移动，限制寰椎过度屈曲和寰椎前脱位，稳定寰椎，固定齿突。当横韧带损伤或断裂时极度不稳，无法修复，可出现寰枢关节的脱位或半脱位。这是一种严重损伤，常伴有脊髓损伤，可致患者立即死亡。

2.齿突尖韧带　又称齿突悬韧带。

3.翼状韧带　限制寰枢关节旋转和侧屈，损伤后导致旋转不稳。

4.椎弓间黄韧带。

上述韧带构成寰枢韧带复合体(图2-1-3)。其可分为主要和次要部分。主要部分即寰椎横韧带,其他韧带属于次要韧带。临床研究发现:在大多数人寰椎横韧带是防止寰椎向前移位的主要加强结构,如果横韧带保持完全,在负荷下寰椎在枢椎的移位不得超过3mm,否则将发生寰枢椎脱位或不稳。

(四)齿突血供及临床意义

齿突血供由椎动脉发出的前升动脉和后升动脉,以及咽升动脉发出的前水平动脉和后水平动脉供应(图2-1-4)。这4支动脉在齿突顶吻合成顶弓。前、后升动脉各发出一条营养动脉于齿突基底部进入齿突内,是齿状突的主要营养动脉。齿状突尖部有相应附着韧带(齿突尖韧带、翼状韧带)的营养动脉分支供应。因此,如齿状突骨折发生在前、后升动脉的穿支进入齿状突处之上,齿突的血供将严重不足,导致延迟愈合、不愈合、齿状突缺血性骨坏死。

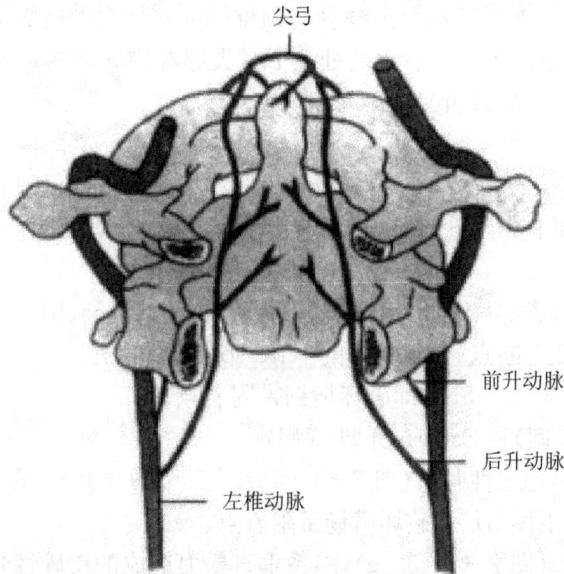

图2-1-4　颈椎血供后面观

三、临床分类

(一)外伤性骨折脱位

1.合并齿状突骨折。

2.单纯寰椎前脱位。

3.枢椎骨折(椎弓骨折和椎体骨折)。

(二)发育性(先天)畸形脱位

1.分节障碍　表现为枕骨寰椎融合,即寰椎枕骨化或$C_{2\sim3}$椎体融合。

2.齿状突发育畸形。

(三)自发性脱位

成人多继发于类风湿关节炎,儿童多继发于咽喉部感染。

(四)病理性脱位

颈椎结核、寰枢椎区域肿瘤。

(李哲)

第二节　寰椎骨折

一、发病情况

寰椎骨折(fracture of atlas)占急性颈椎骨折的 2%～4%。近年来发病率有所上升，大多数为两处或多处前后弓骨折，44%的寰椎骨折合并有枢椎骨折。Jefferson 报道了 4 例寰椎椎弓骨折，并对文献进行后顾，最早地开始系统研究寰椎骨折并进行分型。

二、发生机制

研究发现寰椎骨折的机制是暴力由颅骨向颈椎轴向传递，由于寰椎的独特解剖结构，患者多由高处坠下的重物撞击头顶或者由高处坠下时头部着地导致寰椎发生爆散性骨折，即骨折常呈 4 个骨块(前后弓 4 处骨折)。

三、临床分型

分类方法较多，主要有以下 3 种。

(一)Landell 分型(3 型)

Ⅰ型：单纯寰椎后弓或前弓骨折，为稳定性骨折(图 2－1－5a、b)。

Ⅱ型：前后弓各有 2 个断点，包括典型的 Jefferson 爆裂骨折。

Ⅲ型：侧块骨折(图 2－1－5b)，即破坏横韧带附着点。

(二)Levine 分型(3 型)和 Scharn 分型(5 型)

Ⅰ型：单纯寰椎后弓稳定性骨折(图 2－1－5a)。

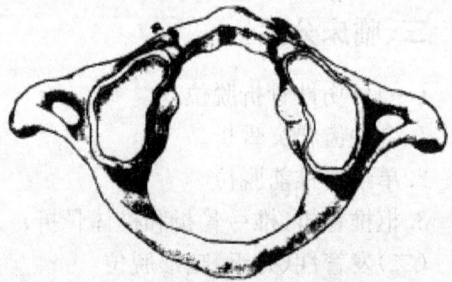

Ⅱ型：侧块骨折(见下图 b)，即破坏横韧带附着点。

Ⅲ型：前后弓双骨折(图 2－1－5e、g)，多系垂直暴力造成的粉碎性骨折。

前后弓各有 2 个断点，也称 Jefferson 骨折(不稳定型)。

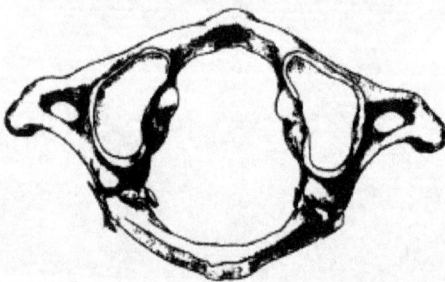

a.单纯寰椎后弓骨折　　　　　　　　　　b.单纯寰椎前弓骨折

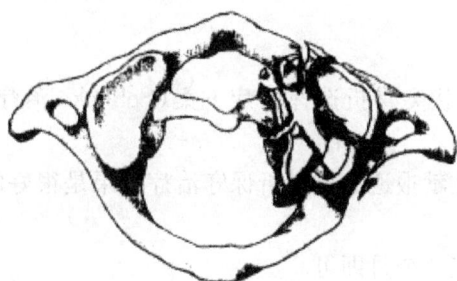

c.侧块骨折

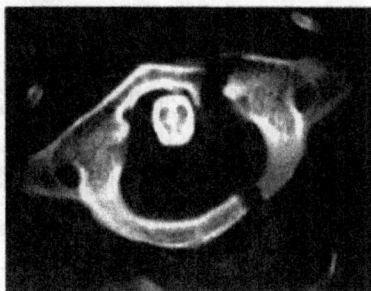

d.前后弓骨折

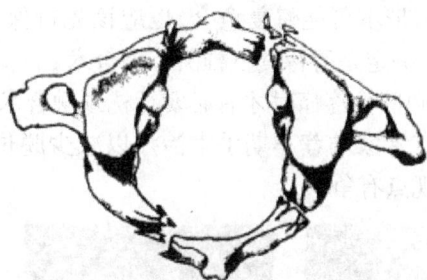

e.Jefferson骨折

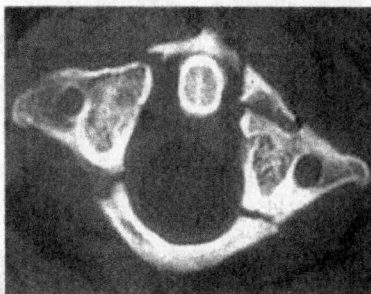

f.Jefferson骨折

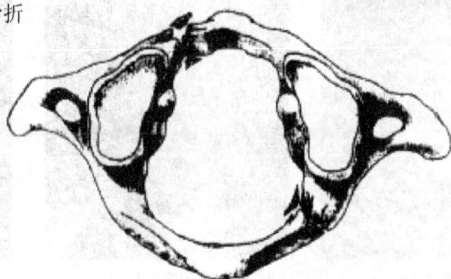

g.前后弓骨折

图 2-1-5　寰椎骨折

四、临床表现与影像学诊断

（一）临床表现

颈部疼痛僵硬，常以手托住头部避免其活动，如 C_2 神经根卡压可导致患者后枕部剧烈疼痛、颈肌痉挛。临床上能够到医院就诊者常常没有任何神经压迫症状，移位严重者往往会导致立即死亡。

（二）影像学诊断

1. X 线片　普通 X 线片难以清晰显示上颈椎骨折损伤程度，张口前后位 X 线片有助于上颈椎骨折损伤的诊断。寰椎前弓后缘齿状突前缘之间的距离成人正常为 3mm，儿童为 5mm，超过这个距离提示有骨折脱位。Spence 等发现当左右两侧寰椎侧块移位总计达到 6.9mm 时提示横韧带已断裂。新鲜骨折禁止拍摄动力位 X 线片。

2. CT 扫描　可以观察寰椎全貌。

3. 磁共振检查　可以发现横韧带损伤程度。

五、寰椎骨折的治疗原则

寰椎骨折主要依据是否合并横韧带损伤和齿状突骨折选择治疗方案（Schlicke 治疗原则）。

1. 无论哪一种寰椎骨折都应首选保守治疗。文献报道寰椎骨折保守治疗效果是很好的，横韧带撕脱骨折的骨性愈合率可达到 80% 以上。

（1）对于侧块没有移位的稳定性骨折，颈部固定 3 个月即可。

（2）对于有移位的骨折或者不稳定骨折，均应选择颅骨牵引 3 周以上，再行石膏外固定 3 个月。

2. 对于寰椎骨折伴横韧带实质断裂病例（尽管韧带不可能修复愈合）也应该先行保守治疗，等寰椎骨折愈合后，再观察寰枢椎关节稳定性，以决定是否行寰枢椎关节融合术。

3. 只有在寰椎侧块粉碎性骨折不良愈合而产生顽固性疼痛时才有必要行枕颈融合术。

4. 如果出现寰枢椎不稳，如 Jefferson 骨折，有专家推荐早期手术治疗以减少脱位，立即恢复稳定性，缩短治疗时间（图 2—1—6），但是此观点有争议。

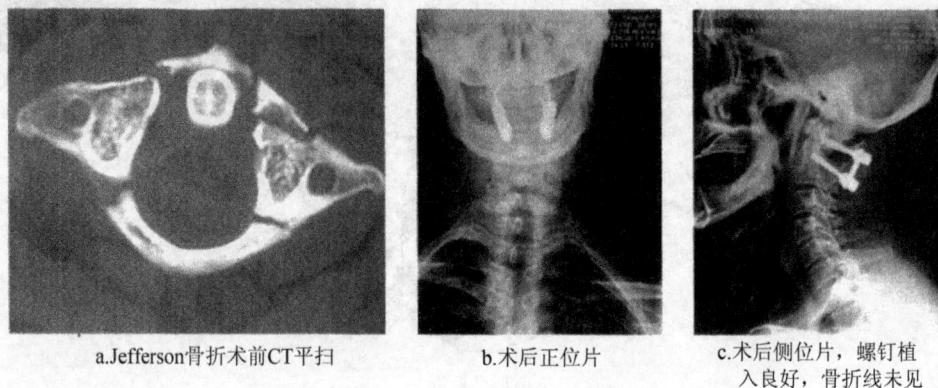

a.Jefferson骨折术前CT平扫　　　　b.术后正位片　　　　c.术后侧位片，螺钉植
　　　　　　　　　　　　　　　　　　　　　　　　　　　入良好，骨折线未见

图 2—1—6　系统复位植骨内固定术后路钉板

六、手术治疗的目的及方法

1. 手术目的　①矫正畸形；②神经根管减压；③寰枢椎节段之间不稳的稳定。

2. 手术方法　①寰枢椎融合术。传统观点认为不能用于寰椎新鲜骨折，必须等待寰椎骨性愈合（10 周）后再行手术融合固定。目前随着内固定技术条件的提高，已经允许早期选择复位内固定手术。早期内固定手术最好选择寰枢椎椎弓根螺钉内固定技术，也有人选择经口前路钢板内固定术。②颈枕融合术：目前已经极少应用于临床。

七、预后

治疗孤立的寰椎骨折应该遵循 Schlicke 的原则，效果良好；远期随访患者常常主诉头皮麻木、颈部疼痛、活动僵硬等现象。

（李哲）

第三节 齿状突骨折

20世纪以来,随着重大交通事故发生率的增加和影像学技术的进步,使得对齿状突骨折的认识也不断深入,文献报道齿状突骨折的不融合率为5%～63%,争论的焦点在于齿状突骨折处理的方法及其预后。

一、解剖特点

1.发育特点 齿突的骨化开始于出生前,有2个骨化中心;第3个骨化中心出现在大约3岁时,位于齿突尖部,逐渐增大并与椎体融合,在12岁之前完成。正常齿突直到大约18岁才能完全融合。9岁之前齿状突尖端未达到寰椎椎弓的上界,放射学上容易误诊为齿突发育不良。

2.高度和直径 齿状突高度(15.7±1.5)mm,前后径(10.9±0.8)mm,横径(9.3±0.7)mm,齿状突后倾角(9.8±2.1)°。

3.齿突血供 来自中央动脉和周围动脉或者椎动脉分支,在齿突基底部枢椎并沿着齿突表面向上到尖部,因此当发生齿状突骨折时其骨折愈合率与股骨颈骨折相似,必定有一定的不愈合率。

二、发病情况

Burkhead的统计显示颈椎创伤中,齿状突骨折占4%,而在幸存者中,齿状突骨折占颈椎骨折的10%～15%。有学者统计发现头面部外伤并发齿状突骨折约50%,在致死性病例中齿状突骨折往往被漏诊。Ossgood和Lung报道55例因严重创伤死亡的患者中合并有50%的齿状突骨折。因此,为防止齿状突骨折在首次就诊被漏诊,任何外伤后出现颈部持续性疼痛和僵硬,伴或不伴有神经压迫症状的患者,应该给予反复X线检查,包括CT检查,以提高诊断准确率。

成人齿状突骨折在颈椎骨折中占有比例相对较少,而相反儿童齿状突骨折脱位占颈椎损伤的75%,所幸的是儿童齿状突骨折一般属于骺离骨折,愈合率高。齿状突骨折的平均年龄在40岁,男女比是3:1。

三、损伤机制

研究显示,80%的齿状突骨折发生的原因是由于头颈部的过伸损伤或重物砸伤头部所致,交通事故占81%。

有研究认为前后水平方向的外力主要引起韧带结构的破坏,而不引起齿状突骨折;水平剪切结合轴向压缩的共同作用是造成齿状突骨折的主要机制。

四、临床分型

在临床上目前最为流行的分类是Anderson和D'Alonzo分类(图2-1-7)。

1.Ⅰ型 又称齿突尖骨折,少见,约占4%,很少单独存在,可能预示着枕颈间不稳定,常常有致命的危险,幸存者除了颈部疼痛及活动受限外,没有明显症状体征。

2.Ⅱ型 基底部骨折,常见,占65%,不稳定,齿状突与枢椎椎体连接部骨折,保守治疗不愈合率高(可高达78%),需要手术治疗。

儿童齿状突骨折多发生于生发中心的软骨结合处,骨折线低于齿状突腰部,故愈合率高,一般不需要手术。

3.Ⅲ型 枢椎体部骨折,占31%,相对稳定,骨折线波及枢椎椎体的松质骨,容易愈合。

注意:儿童7岁以前,齿状突骨折是以骨骺分离为特征。

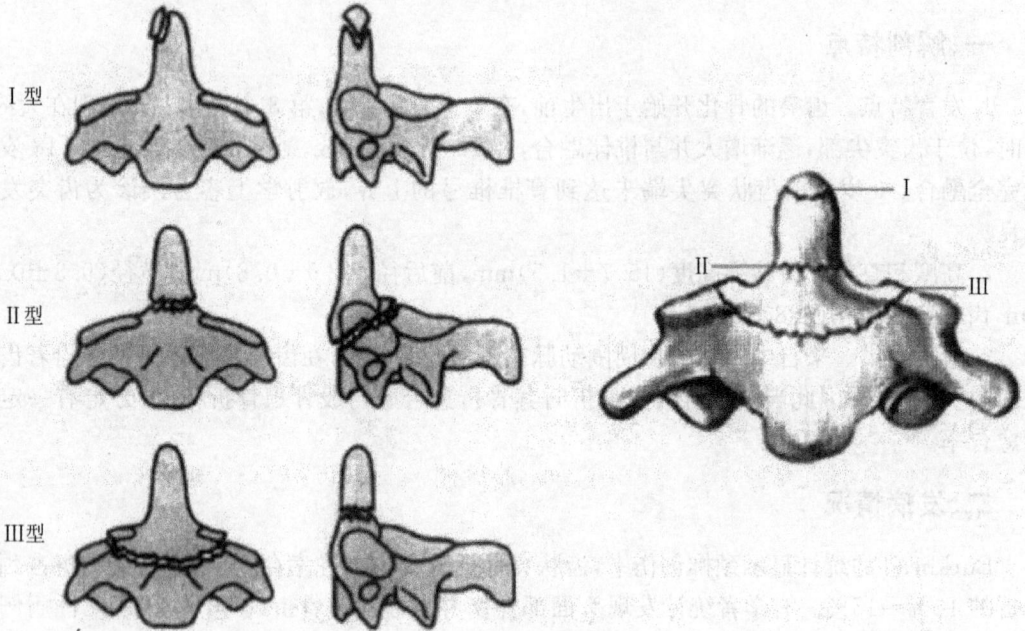

图2-1-7 齿状突骨折分型

五、临床表现及诊断

1.外伤史 约25%有神经症状,大多非常轻微,否则当场死亡。有学者统计严重的头面部外伤、四肢外伤中,并发齿状突骨折占50%。

2.临床表现 许多患者主诉斜颈和颈部疼痛、感觉过敏及活动受限,能够行走的患者常以手托住头部避免其活动,绝大多数患者没有神经压迫症状,实际上,严重的脊髓压迫往往导致患者当场死亡。如果寰枢椎关节半脱位可引起C_2神经根卡压,导致患者后枕部剧烈疼痛,颈肌痉挛。

3.影像学检查 颈椎侧位、张口位X线片,CT三维重建可以确诊。

六、齿状突骨折的治疗

(一)保守治疗方案

1.没有移位患者采取石膏外固定8～12周。

2.有移位患者,应予以颅骨牵引复位(重量3kg,不超过5kg),在牵引状态下行石膏外固定8～12周。

(二)手术治疗

由于非手术治疗的不愈合率达到63%,而手术治疗其愈合率达87%,因此手术治疗预后更好,特别适用于Ⅱ型齿状突骨折。主要方法有以下两种。

1.前路直接中空螺钉固定术式(图2-1-8)

(1)手术适应证

1)最佳适应证为齿状突颈部横行骨折(Ⅱ型和某些Ⅲ型型骨折)。

2)矢状位骨折线走行为前上斜向后下Ⅱ型骨折。

3)齿状突骨折不愈合。

(2)手术禁忌证:矢状位走行为后上斜向前下的骨折;齿状突骨折无法复位者椎管狭窄患者,过伸易导致脊髓损伤;短颈患者,颈部活动受限、胸椎明显后突的患者;粉碎性骨折。

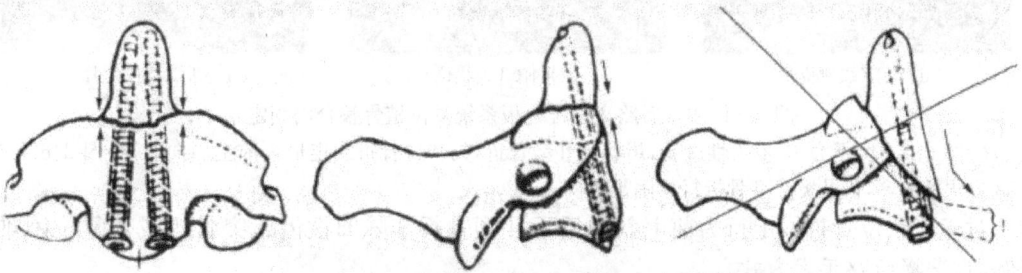

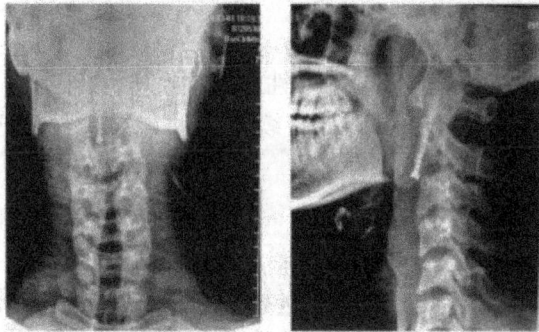

a.术后X线正位片　　　　　　b.术后X线侧位片

图2-1-8　前路齿突螺钉内固定术式(进针方向)

注:31岁男性患者,齿状突Ⅱ型横行骨折。

2.后路寰枢椎融合术(图2-1-9)

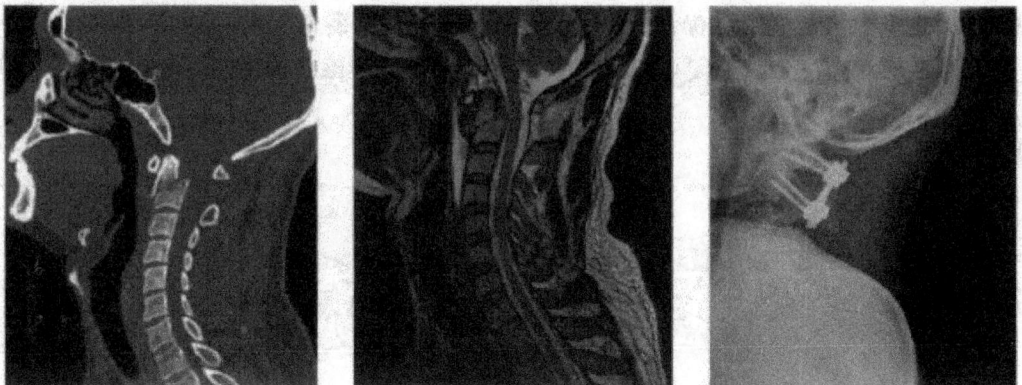

a.术前CT矢状位　　　　　　b.术前MRT矢状位　　　　　　c.术后X线侧位片

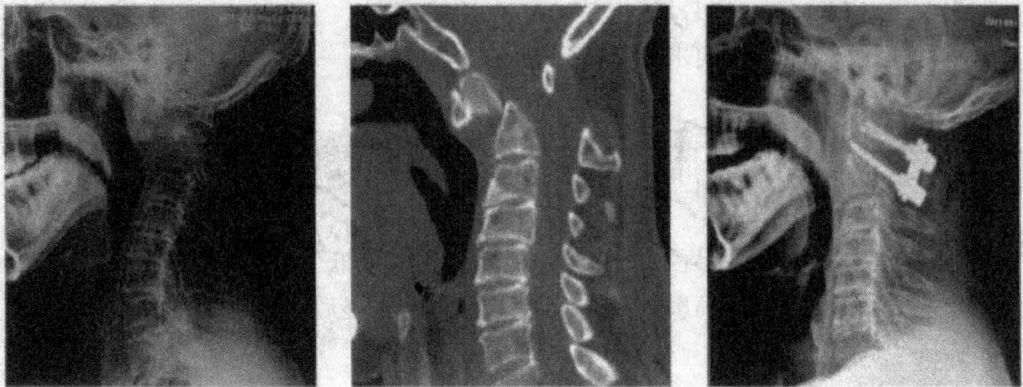

d.术前X线侧位片　　　　　　　e.术前CT矢状位　　　　　　　f.术后X线侧位片

图 2-1-9　后路寰枢椎钉板系统复位植骨整合内固定术

注：图 a、b、c 所示为 45 岁男性患者，齿状突Ⅱ型骨折，矢状位骨折线走形为前上斜向后下；图 d、e、f 所示为 53 岁男性患者，齿状突Ⅱ型骨折复位困难病例。

对于矢状位骨折线走行为前上斜向后下Ⅱ型骨折和陈旧性齿状突骨折或者复位困难的病例，宜选择后路手术方式。

七、预后

齿状突骨折是一种涉及寰枢椎区域稳定性的严重损伤，由于其解剖学上的特殊性，不愈合率较高。如果早期处理不当，日后不稳定持续存在，可能导致急性或迟发性颈髓压迫，甚至危及生命，故有较高的治疗风险。

（李哲）

第四节　枢椎椎弓骨折

一、临床分型

（一）Effendi 分型

Effendi 分型（图 2-1-10）可分为 3 型。其强调稳定性概念。

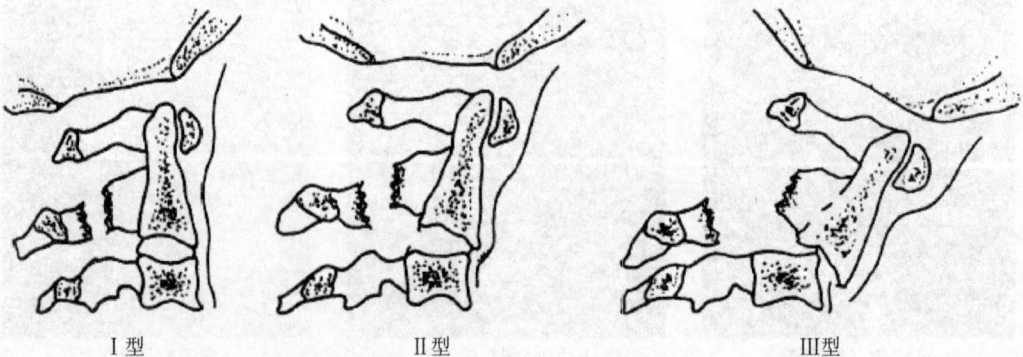

Ⅰ型　　　　　　　　　　Ⅱ型　　　　　　　　　　Ⅲ型

图 2-1-10　Effendi 分型

1. Ⅰ型　稳定骨折，骨折线可在椎弓任何部位，$C_{2\sim3}$ 椎体间结构是正常的。

2. Ⅱ型　不稳定骨折,枢椎椎体显示屈曲或伸展的成角或明显的向前滑脱,$C_{2\sim3}$椎体间结构已有损伤。

3. Ⅲ型　移位的骨折,枢椎椎体向前移位并有屈曲,$C_{2\sim3}$小关节突发生脱位或者交锁。

(二)Levine 和 Edwards 分型

Levine 和 Edwards 分型(图 2-1-11)可分为 4 型。

1. Ⅰ型　骨折有轻微的移位(<3mm),韧带损伤轻微,是稳定的骨折,占 28.8%。

2. Ⅱ型　骨折有超过 3mm 的前移和不显著的成角,是不稳定骨折,占 55.8%。枢椎椎体显示屈曲或伸展的成角或明显的向前滑脱,$C_{2\sim3}$间结构已有损伤。

3. ⅡA型　有明显成角而无移位,$C_{2\sim3}$间结构已有损伤,是不稳定骨折。

4. Ⅲ型　双侧椎弓根骨折伴小关节突损伤,通常移位严重,枢椎椎体向前移位并有屈曲,$C_{2\sim3}$小关节突发生脱位或者交锁,占 9.6%。

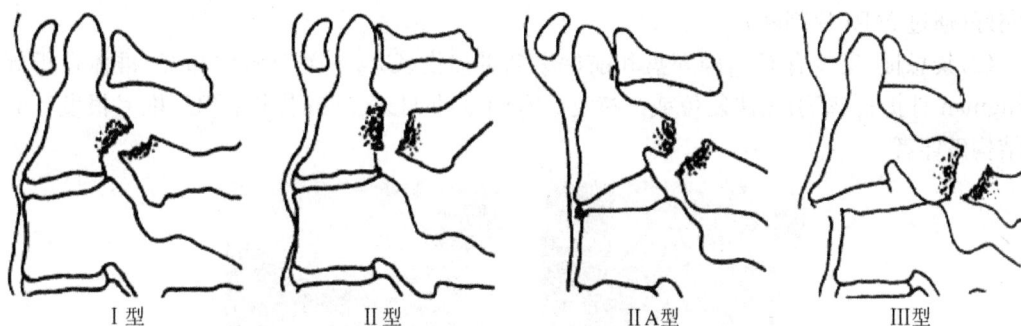

　　Ⅰ型　　　　　　Ⅱ型　　　　　　ⅡA型　　　　　　Ⅲ型

图 2-1-11　Levine 和 Edwards 分型

二、诊断

1. 诊断包括　①骨折属何种类别;②有无神经损伤;③有无伴随损伤;④是否为多发损伤。在整个颈椎骨折脱位中,创伤性枢椎前脱位占 4%～7%,如果缺乏准确的外伤史或对该损伤特点认识不足,会导致漏诊。

2. 常规检查　X线平片、CT 扫描三维重建和磁共振检查。

3. 创伤性前滑脱　常见于车祸,多无神经系统症状,这不同于"绞刑者"骨折,后者常常因绞榨、窒息或脊髓损伤而立即死亡。Fanics 评价大宗病例,仅 6.3%患者有神经系统并发症。在不同骨折类型中,Ⅲ型骨折中出现神经系统损伤最多。

三、治疗

(一)治疗前准备工作

在治疗前应该充分认识创伤性前滑脱的损伤机制,正确评估骨折后的稳定性,因此应该对创伤进行正确的分型。对于Ⅰ、Ⅱ型骨折,通过影像学检查,动态评估其稳定性;Ⅲ型骨折是不稳定、不可复性骨折,必须手术复位。

(二)治疗过程

治疗过程应该分为急诊处理和后续治疗两个阶段。

1. 急诊处理内容

(1)如果无神经系统症状,无论脱位程度如何,急救时应给予患者佩戴颈围,或者临时枕颌带持续牵引,等待后续治疗。

(2)如果有神经系统症状,合并齿状突骨折等情况,确诊后必须立即进行颅骨牵引术,等待后续治疗。

2.后续治疗内容

(1)非手术治疗:包括颈围固定、颅骨牵引和 Halo 支架固定。通常建议卧床牵引 3～6 周后改行外固定(石膏、Halo 支架)3 个月。对于没有移位或者移位非常轻微的 I 型骨折,也有建议短时间牵引 1 周后选择外固定 3 个月。非手术治疗的骨融合率达 95%。

(2)手术治疗:具体方法详见下文。

(三)手术方式及其适应证选择

1.后路 C_2 椎弓根松质骨螺钉固定术(图 2-1-12)

(1)适应证:主要适用于 Hangman 骨折 I 型与 II A 型,$C_{2\sim3}$ 椎间盘前半部和前纵韧带基本完好(通过 MRI 片判断)。

(2)禁忌证:①伴有 $C_{2\sim3}$ 椎间盘和前后纵韧带损伤、$C_{2\sim3}$ 小关节脱位和 C_2 椎体骨折等的 Hangman 骨折;②牵引无法复位或维持复位有困难的 Hangman 骨折;③C_2 椎弓根发育畸形或结构破坏者。

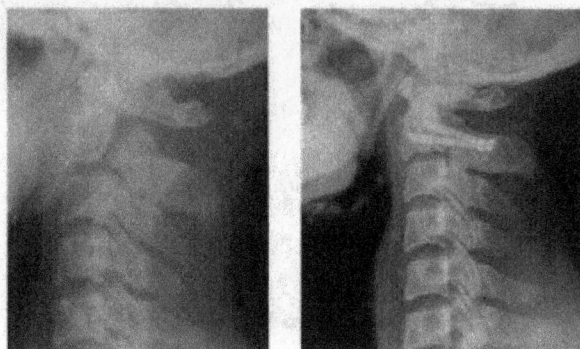

a.术前X线侧位片　　　　　　b.术后X线侧位片

图 2-1-12　后路 C_2 椎弓根松质骨螺钉固定术

注:42 岁女性患者,单纯枢椎椎弓根骨折。

(3)优点

1)采用半螺纹松质骨螺钉固定技术,同时具有复位固定作用,可达到骨折解剖复位;螺钉有加压固定牢固,有利于骨折愈合。

2)不破坏关节,不累及椎体,避免后路融合术后颈椎活动功能的丢失。

3)术后无须长期卧床休息或外固定。

2.后路 C_2 椎弓根钉棒+后路短节段固定融合术(图 2-1-12)

适应证:伴有明显成角及移位的 Hangman 骨折 II 型、Hangman 骨折 III 型。

3.后路 C_2 椎弓根螺钉固定术+前路 $C_{2\sim3}$ 椎体间固定融合术(常用方法)(图 2-1-13)

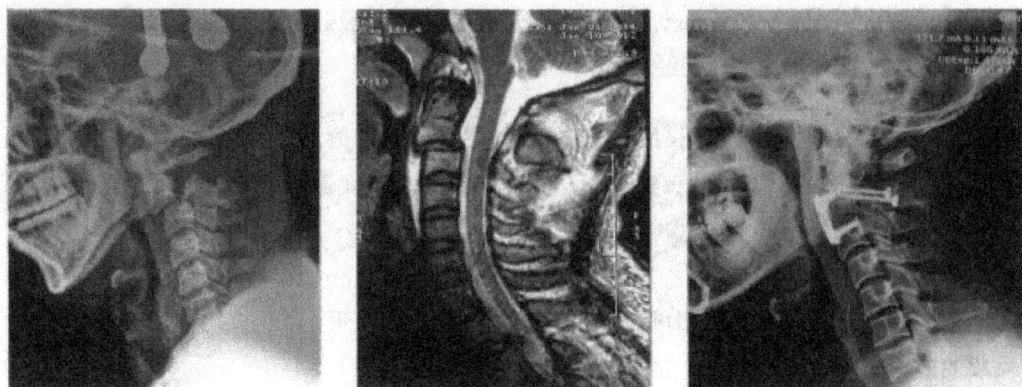

a.术前牵引下X线侧位片　　　　　b.术前MRI矢状位扫描　　　　　c.术后X线侧位片

图 2-1-13　后路 C_2 椎弓根螺钉固定术＋前路 $C_{2\sim3}$ 椎体间固定融合术

注:48 岁男性患者,Hangman 骨折Ⅲ型。

(1)适应证:Hangman 骨折Ⅲ型,由于Ⅲ型骨折常伴有 $C_{2\sim3}$ 椎间盘纤维环的破裂和前后纵韧带的断裂等。治疗上不仅应考虑骨折的复位、固定,还应考虑椎间盘等软组织对脊髓的压迫。这种前后路手术可以达到颈椎牢固的固定,同时减除脊髓前方的压迫。

(2)缺点:手术难度大,技术要求高,具有损伤面神经、舌下神经、喉上神经、颈外动脉分支和颈动脉鞘的风险。

四、预后

Ⅰ型骨折并发症少,治疗较容易,愈合率接近 100%,约 10%患者远期出现局部椎间关节创伤性关节炎。Ⅱ、Ⅲ型骨折治疗后如果术后遗留有 10°以上畸形,患者将有颈部的长期疼痛。

(李哲)

第五节　横韧带断裂

一、解剖要点

横韧带附着于寰椎两侧块前方,并与其前弓共同构成骨纤维结构,包绕并限制齿突过度活动,保持寰枢椎稳定。

二、损伤机制

头部突然屈曲或寰椎爆裂骨折。

三、诊断与临床表现

1.临床表现　主要取决于横韧带损伤的严重程度和寰椎前脱位程度,以及是否对脊髓造成压迫。

2.典型表现　为头颈部倾斜、局部疼痛、活动受限,枕大或耳大神经痛。

3.脊髓受压症状体征　极少发生(严重脱位患者由于呼吸肌麻痹,可以当场死亡,故临床见到的横韧带断裂病例多没有神经损伤)。

四、相关辅助检查及临床意义

1.张口位 X 线片　应该反复检查。

2.侧位 X 线片　能清楚显示齿突和寰枢椎后弓之间的距离变化。

寰齿间距(寰椎前弓与齿突之间距离)正常:3(成人)~5mm(儿童),如成人寰齿距为 3~5mm,常提示有横韧带断裂;5~10mm 显示横韧带和辅助韧带部分断裂;10~12mm 则证明全部韧带断裂(图 2-1-14)。

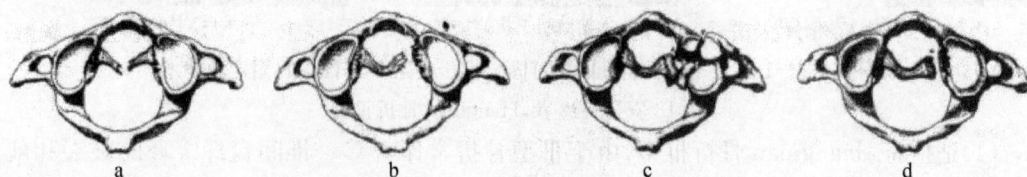

图 2-1-14　横韧带损伤类型

寰枢椎离距:如果 X+Y>6.9mm,说明横韧带断裂(图 2-1-15)。

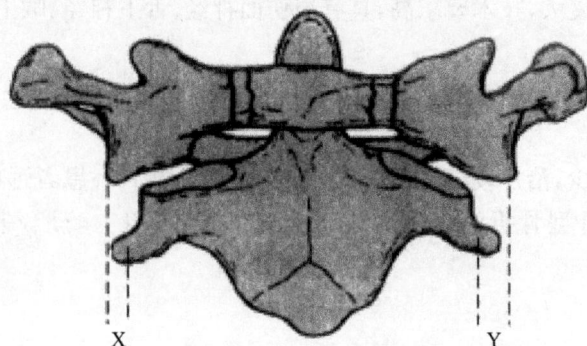

图 2-1-15　寰椎离矩

侧位片显示寰齿间距(ADI)>3mm,说明横韧带断裂;ADI 为 12mm,说明横韧带和翼状韧带及侧块关节囊纤维完全损伤(图 2-1-16)。

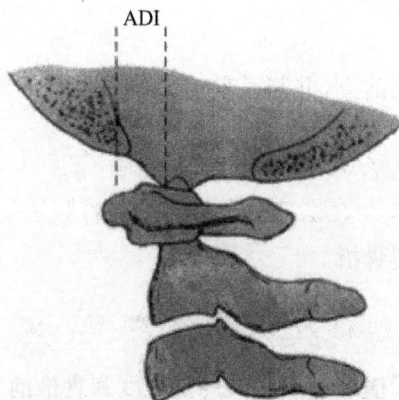

图 2-1-16　寰齿间距

3.动力位侧位片　意义同上,应该慎重(图 2-1-17)。

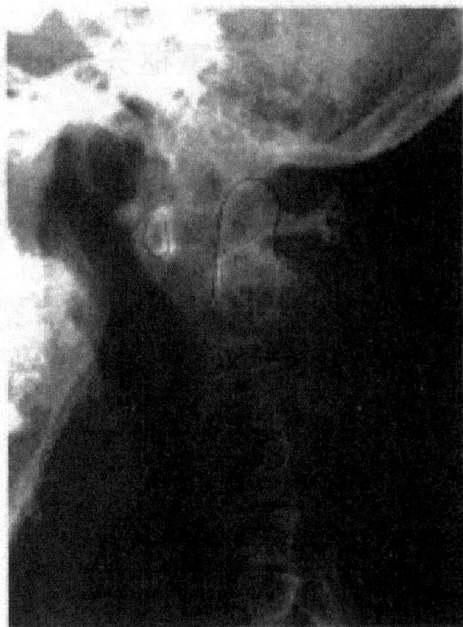

图 2-1-17 X线侧位片

4.CT 三维重建和 MRI CT 可以发现韧带在侧块内结节附着点的撕脱性骨折。MRI 片可以发现横韧带损伤程度。

五、临床分类与治疗原则

Dickman 分型：Ⅰ型是横韧带实质部位的断裂，Ⅱ型是横韧带附着点的撕脱性骨折。

（一）保守疗法

保守疗法主要适用于Ⅱ型损伤患者。

方法：成人牵引 2.5～3kg，儿童 1.5～2kg 即可，一般 2～3d 即可复位，维持 2 周，并采用石膏外固定 3 个月。

如果固定了 3～4 个月韧带附着点仍未愈，则提示存在不稳定，应行手术治疗。

（二）手术疗法

诊断明确的横韧带完全性断裂，特别是Ⅰ型损伤患者，多数专家认为应该早期手术治疗，如若随意拖延，将对复位不利。

1.手术目的 恢复寰枢关节正常解剖结构及其稳定性。

2.手术方法 在颅骨牵引下施行寰枢椎固定术。经典的方法过去有 Gallie 法和 Brooks 法，目前最新的手术方法有 $C_{1\sim2}$ 侧块或椎弓根螺钉技术、$C_{1\sim2}$ 关节突螺钉技术，以及椎板夹和钛缆等，都有很好的效果。

六、预后

目前认为Ⅰ型不进行内固定治疗无法治愈，必须手术治疗；Dickman 认为Ⅱ型 74% 患者经过正确的非手术治疗可以治愈，预后好。

（李哲）

第六节 创伤性寰枢关节脱位

一、定义和临床解剖要点

1.定义 寰枢关节在外伤或者其他因素的作用下出现骨或韧带结构断裂,使关节的活动范围超过正常限度,即称为寰枢关节脱位。绝大多数病例是由外伤造成,少部分是由先天性畸形(如游离齿突)、炎症(如类风湿关节炎)、结核等引起。

2.解剖要点 寰椎和枢椎构成的寰枢关节,具有独特的解剖功能,是脊柱诸关节中旋转活动范围最大的关节,因而也是稳定性相对薄弱的关节。

主要稳定韧带:寰椎横韧带、寰枢侧块关节囊韧带、翼状韧带、齿突尖韧带、椎弓间黄韧带。其中寰椎横韧带最粗大、最坚韧,是起最主要作用的韧带。

3.局部解剖的临床意义 寰枢关节脱位有3种情况:前脱位、后脱位和旋转脱位。

当寰椎横韧带断裂,横韧带失去限制齿突后移的作用,会出现寰椎前脱位。当寰弓两端骨折,前弓失去对齿突的约束,会出现寰椎后脱位。当齿突骨折后,寰椎可以出现前脱位,也可以出现后脱位。当寰椎在枢椎上旋转超过正常范围时,损伤翼状韧带和寰枢关节囊韧带,使得寰枢椎关节旋转固定于正常范围外即称为旋转脱位。

严重或者完全的急性寰枢椎前后脱位,由于患者高位颈髓损伤而出现呼吸肌麻痹,来不及抢救而立即死亡。

临床上见到的外伤后寰枢椎脱位均为半脱位,多没有脊髓神经症状或者仅有极其轻微的神经症状。如果脱位程度是缓慢逐渐加重的,则会出现慢性脊髓压迫症状。在这种情况下,如果是横韧带断裂导致的脱位,压迫脊髓的是枢椎齿突;如果是齿突骨折导致脱位,压迫脊髓的是枢椎椎体的后上缘。故对寰枢椎前脱位病例行寰椎后弓切除+颈枕融合术并不能起到椎管减压目的。

二、临床表现和诊断

寰枢关节脱位后可以仅表现为颈痛、活动受限而没有或少有任何脊髓神经损伤症状,也可以有严重脊髓损伤呈现四肢瘫痪,但是临床常见的脊髓损伤症状以脊髓中央管综合征等不全瘫表现最为多见,更加严重的脊髓损伤常导致患者立即死亡。

对于有头颈部外伤病例首先应该拍摄颈椎X线片,包括颈椎正侧位、动力位和张口位片。侧位片观察寰齿前间隙,张口位片观察齿突根部骨的连续性,以排除寰椎横韧带断裂和齿突骨折。

CT三维重建可以更清晰观察到脱位程度和是否有横韧带附着区撕脱性骨折碎片,MRI扫描可以显示局部关节囊等韧带损伤情况。上述全面检查有助于明确诊断和制订正确的治疗方案。

三、可复性寰枢关节脱位治疗原则

1.原则上寰枢关节脱位大多数需要手术治疗,只有一部分新鲜齿突骨折(Anderson Ⅲ型)可以在头颈胸外固定下自然愈合。

2.后路寰枢椎关节融合术是必要的治疗手段,新鲜齿突骨折(AndersonⅡ型)可以选择前路手术方式。

四、后路手术方式

1.寰枢椎后弓钢丝固定植骨融合术　寰枢椎后弓钢丝固定植骨融合术即传统燕尾骨块法,详见图2—1—18。

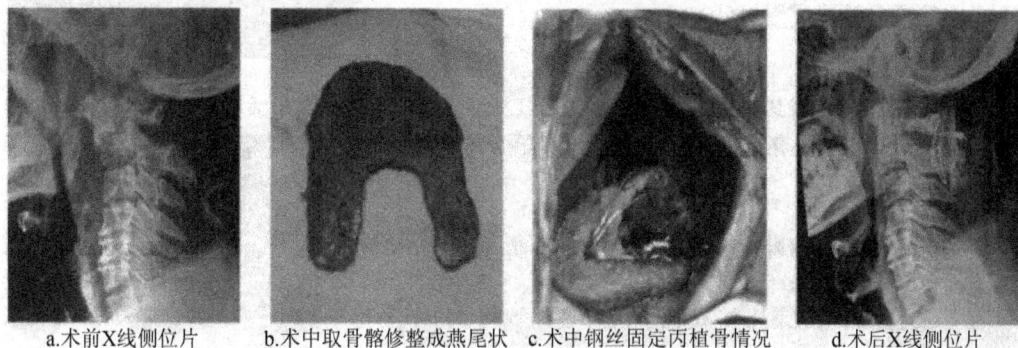

a.术前X线侧位片　　　b.术中取骨髂修整成燕尾状　　c.术中钢丝固定丙植骨情况　　　d.术后X线侧位片

图2—1—18　传统燕尾骨块植骨融合术

注:34岁男性患者,齿状突骨折脱位。

2.后路经关节突螺钉寰枢椎固定融合术　后路经关节突螺钉寰枢椎固定融合术即Magerl螺钉技术,详见图2—1—19。

适应证:①适用于急性或慢性寰枢椎不稳者,不要求后弓完整;②术前要求复位良好,手术相对简单。

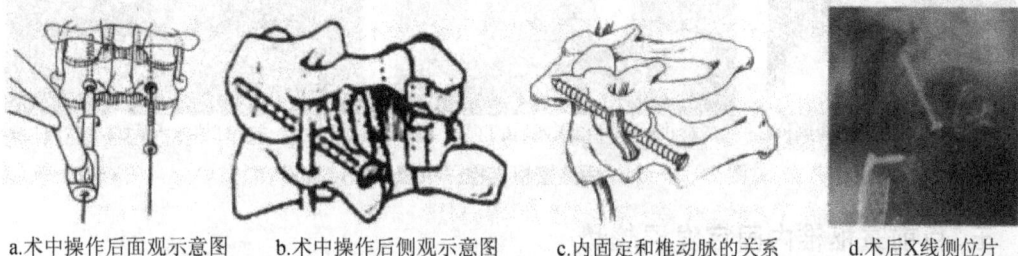

a.术中操作后面观示意图　　b.术中操作后侧观示意图　　c.内固定和椎动脉的关系　　　d.术后X线侧位片

图2—1—19　Magerl螺钉固定技术

3.寰枢椎椎弓根螺钉系统内固定技术

)1)1994年Goel采用寰椎侧块螺钉+枢椎椎弓根螺钉内固定;国内2003年党耕町等有临床报道,谭明生等(2002年)有5例临床和CT研究报道,马向阳等(2003年)有临床和进钉位置研究报道。

)2)关于枢椎椎弓根螺钉内固定术:LeconLe(1964年)首先应用枢椎椎弓根螺钉治疗枢椎创伤滑脱。Bome(1984年)应枢椎椎弓根螺钉内固定治疗18例枢椎椎弓根骨折。谭军等2002年应用枢椎椎弓根螺钉治疗Hangman骨折。

4.寰枢椎椎弓根技术　寰枢椎椎弓根技术临床应用定位标识、角度和螺钉长度详见图2—1—20。

测得寰椎侧块内倾角
11.5±3.8°

寰椎侧块前后径
26.6±3.5mm

进钉点及方向
(内倾10°)

a.寰椎进针点示意图(上面观)

b.寰椎进针点示意图(后面观)

c.枢椎进针点示意图(后面观)

d.枢椎进针点示意图(侧面观)

e.寰枢椎固定术后X线侧位片　f.寰枢椎弓根钉植入术后CT横断面扫描　g.寰枢椎弓根钉植入术后CT矢状面扫描

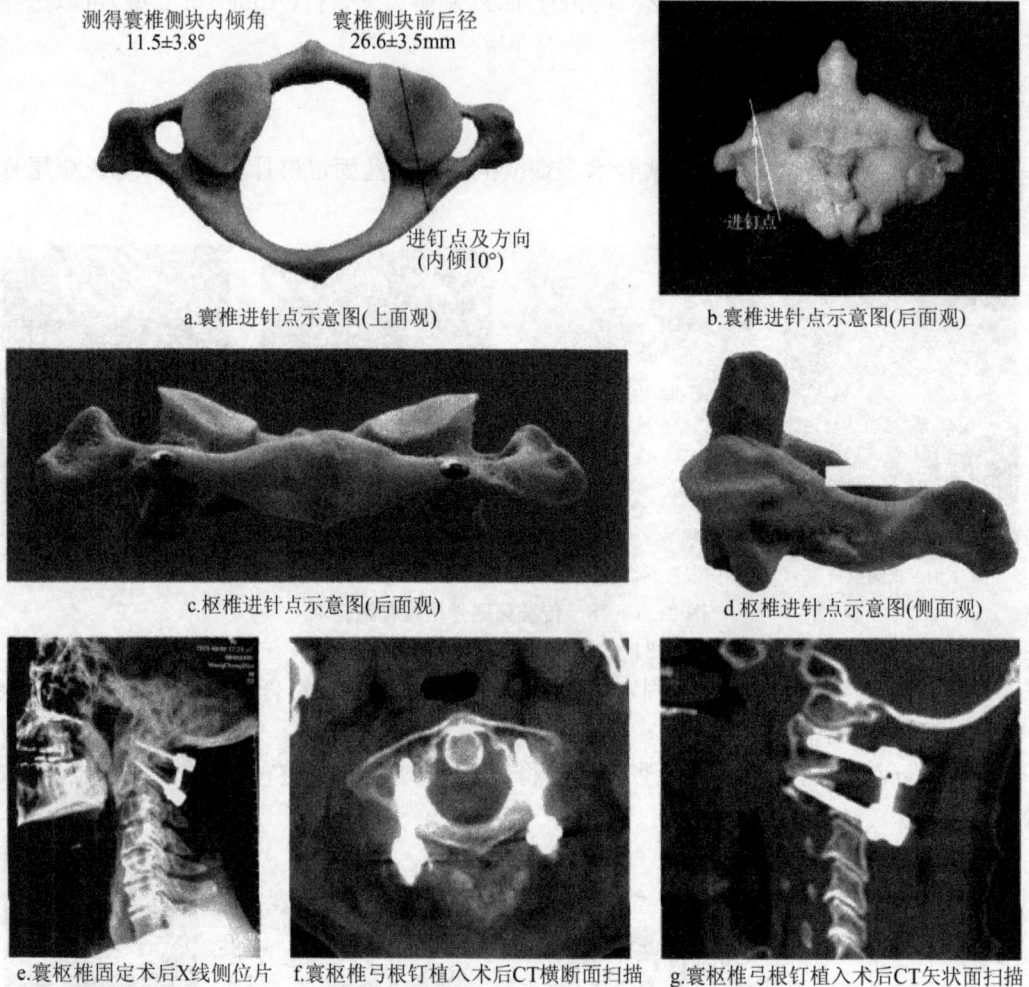

图2-1-20　后路寰枢椎椎弓根螺钉固定技术

五、目前寰枢椎内固定发展趋势

1. 短节段融合、坚韧内固定及一期完成复位和内固定是寰枢椎手术发展的趋势。

2. 在选择各种内固定方式的同时,还要注意到即时稳定性和永久稳定性的关系,因为生物力学测试结果都是代表即时稳定,而永久稳定性是靠术后植骨块爬行替代来完成。

3. 如后路 Brooks、Apofix 等其植骨块在爬行替代过程中,死骨吸收和新骨形成过程,必然会出现一时性不稳定因素,所以临床外固定不可废除。

4. 同时还要强调,植入物和植骨融合技术,均不可偏废,植骨床的设计、植骨量要足够,是永久稳定性的保证。

六、各种寰枢椎后路内固定方法生物力学评价

1. 由于上颈段运动功能强大(寰枕关节和寰枢关节占整个颈椎屈伸和旋转的1/2),过多的融合一方面明显减少了颈椎的运动范围,造成患者术后明显不便,另一方面导致相邻关节

退变失稳。

2. 强弱依次为 Mgerl 螺钉、寰枢椎椎弓根螺钉钢板、Brooks 钢丝、Halifax 或 Apofix 椎板夹和 Gallie 钢丝。

3. 采用螺钉固定（Magerl 螺钉或寰枢椎椎弓根螺钉内固定技术），术后无外固定或仅需简单的外固定，而其他则必须有坚强的外固定。因此，寰枢椎椎弓根螺钉系统内固定术固定融合效果最高，预后良好。

（李哲）

第七节　难复性寰枢椎关节脱位

一、定义

创伤造成的寰枢关节脱位如果病程很长，在关节脱位的位置上软组织挛缩，此时即使采用大重量颅骨牵引也不能复位，即成为难复性寰枢关节脱位。绝大多数难复性寰枢关节脱位都是寰椎前脱位。

二、处理原则和适应证选择

1. 术前 CT 重建显示寰枢侧块关节有骨性融合和齿状突严重畸形、动力位 X 线片不能复位病例，需要进行前路松解复位术（包括软组织松解和骨性松解），成功后再进行后路固定融合术。由于松解后仍然有一些不能横断的挛缩肌肉软组织，寰椎存在很大的弹性回缩力，最好选择具有三维稳定性的牢固内固定方式，如寰枢椎弓根螺钉内固定系统固定方式。钢丝和椎板夹固定术均不能满足这种要求。

2. 术前动力位 X 线片和术中大重量颅骨牵引可以部分复位病例，条件允许时可选择后路寰枢椎椎弓根钉板系统复位内固定术。

3. 如果前路松解失败或者后路复位固定失败，宜选择寰椎后弓切除减压＋枕颈融合术或选择前路经口齿状突切除减压＋后路枕颈固定融合术。

三、预后

1. 据研究，绝大多数难复性寰枢椎脱位经过前路松解（经过口腔或者颌下切口术式）复位术后再进行后路寰枢椎椎弓根螺钉内固定术而达到满意复位固定效果。

根据我们的临床经验，绝大多数难复性寰枢椎脱位，采用后路寰枢椎椎弓根螺钉板系统能够达到有效复位（图 2—1—21）。

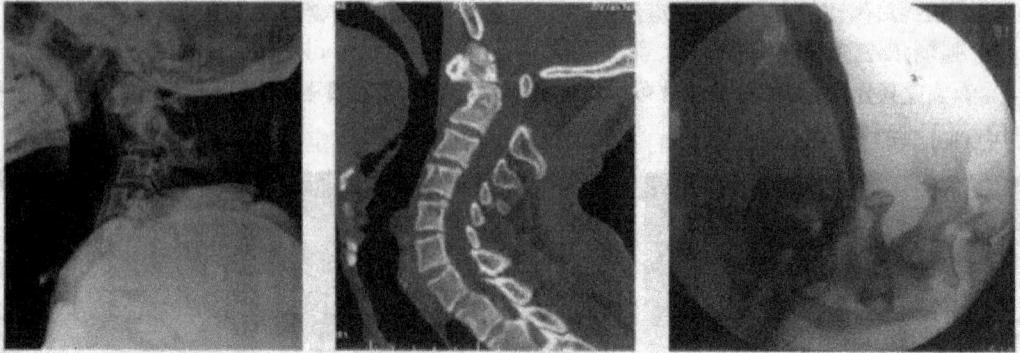

a.术前X线侧位片　　　　b.术前CT扫描矢状位　　　　c.术前麻醉下大剂量牵引复位困难

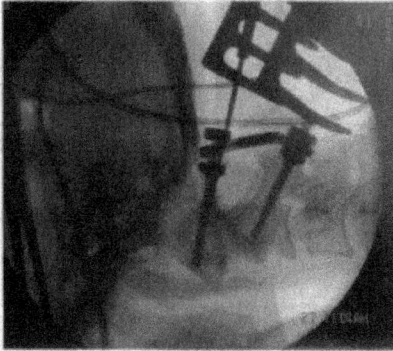

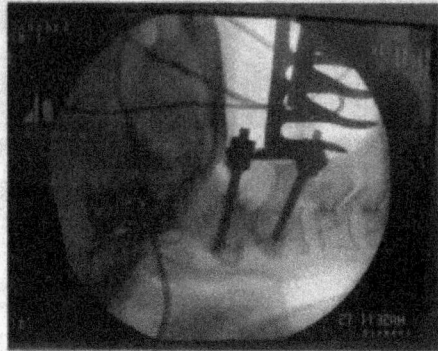

d.术中置钉情况　　　　e.术中复位后，寰椎解剖结构恢复正常

图 2-1-21　陈旧性齿状突骨折并寰枢椎脱位

注:58 岁男性患者诊断陈旧性齿状突骨折并寰枢椎脱位。

2.选择后路枕颈融合术病例术后恢复差,头颈活动受到严重限制(图 2-1-22)。目前这种手术方式已经极少被脊柱外科医生所选择。

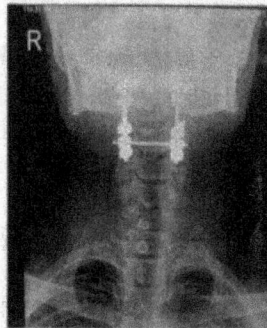

a.术后X线正位片　　　　b.术后X线侧位片

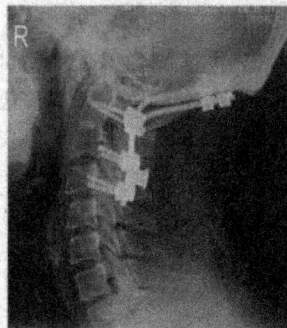

图 2-1-22　后路颈枕融合术

注:50 岁女性患者,诊断颈枕部畸形,行后路颈枕部减压＋植骨＋颈枕融合术。

（李哲）

第八节　寰枢关节旋转脱位

1968 年 Wortzman 首先报道此病,并将其命名为"寰枢关节旋转脱位和固定"。目前认为寰枢椎旋转半脱位是陈旧性脱位。

一、发病机制

1. 解剖基础　由于侧块关节的上下关节面均为凸面，这使得寰枢关节的轴向旋转范围在脊柱所有关节中最大（80°），整个颈椎大约55％的旋转动作发生在寰枢关节。在正常情况下侧块关节韧带起到限制活动的作用，当过度活动时，翼状韧带和关节囊韧带发生断裂损伤，导致寰枢侧块关节旋转脱位。寰枢椎关节以齿状突为轴心旋转，在旋转过程中颈椎管变窄，有脊髓损伤的可能。然而临床上极少有脊髓损伤病例，原因是寰枢椎的椎管矢状径分别为22mm和20mm，明显大于下颈椎矢状径12mm，脊髓组织不容易受到寰枢椎脱位压迫。

2. 发生原因　有多种学说，其中以感染和创伤学说为多数学者认同。上呼吸道感染可发生寰枢关节充血炎症，导致其附着的韧带松脱，从而造成关节脱位。外伤可以引起脱位，但临床多见的是轻微创伤，少见骨性损伤。如果长时间不能恢复正常解剖位置，导致韧带和失节囊在异常位置上发生挛缩，就形成旋转脱位与固定。

二、临床表现及诊断要点

1. 头颈部轻微外伤史或者扭伤史，主要发生于少年儿童，成人通常发生于交通事故。

2. 典型表现是特发性斜颈、颈部僵硬、头痛及活动受限，患者头颈旋转功能受限最明显。具体表现为下颌转向一侧，头向对侧倾斜20°，并有轻度屈曲，主动或者被动活动困难（转头不能超过中线）。

3. 极少伴有脊髓和神经根损伤。

4. 影像学及其分型　X线张口位片可以发现齿突两侧不对称（图2-1-23a），CT三维重建可清晰显示旋转脱位（图2-1-23b、c）。

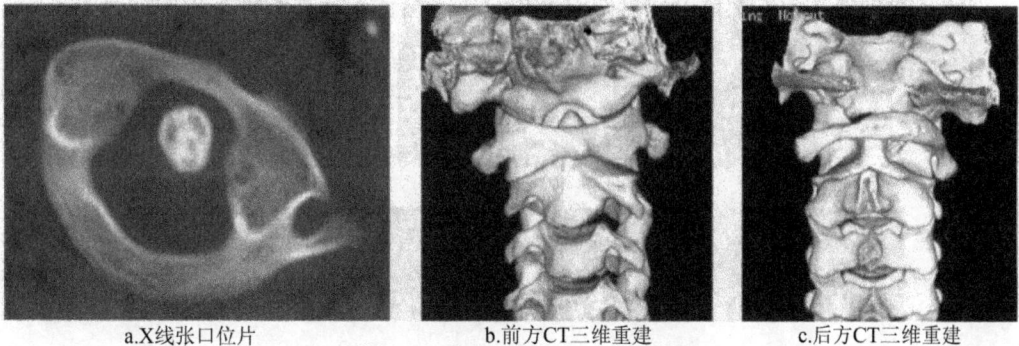

a.X线张口位片　　　　b.前方CT三维重建　　　　c.后方CT三维重建

图2-1-23　寰枢椎旋转半脱位CT片

三、临床分型

Fielding将寰枢关节旋转与固定分为4型（图2-1-24）。

Ⅰ型：不伴有寰枢前脱位的旋转与固定（移位距离不超过3mm），表示横韧带没有损伤，寰枢椎旋转运动范围正常。

Ⅱ型：旋转固定移位在3～5mm，可能合并横韧带损伤，一侧的侧块有移位，而对应的侧块无变化，寰枢椎运动超出正常范围。

Ⅲ型：严重移位，为加重的Ⅱ型，双侧侧块关节移位明显，寰齿前间隙超过 5mm。

Ⅳ型：为一侧寰椎侧块向后旋转移位，通常伴有齿状突骨折，临床少见。

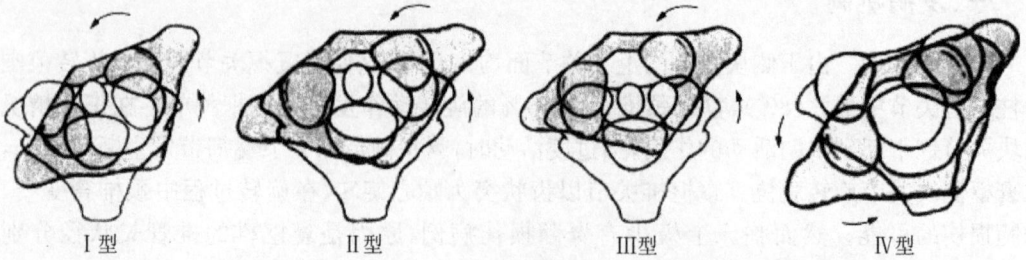

图 2—1—24　Fielding 寰枢关节旋转与固定分型

四、治疗原则及其方法

发病初期可以试行手法复位，但有一定的风险，卧床休息或者牵引复位治疗是安全有效的方法，绝大多数病例随着炎症的消退而疼痛缓解，旋转固定会自然恢复。

如果发生在 1 周以内可以适当固定颈椎或者卧床休息即可复位；如果发病在 1 周以上 1 个月以内，就应该住院牵引治疗，复位后应制动 4～6 周；如果持续 3 周以上则可能牵引也不能复位，即使复位后也容易再发脱位；如果牵引也不能复位，则需要手术切口复位。

综上所述，治疗原则如下：

1.急性期均以牵引复位及石膏固定为主。枕颌带牵引足以达到复位目的，只有失败者方考虑颅骨牵引术。

2.经过牵引复位失败而又有不稳者需要行寰枢椎融合术。

五、预后

少年儿童患者基本上都可以通过牵引复位，预后好；成人患者有部分病例需要手术。

（李哲）

第二章　下颈椎骨折脱位

颈椎外伤占整个脊柱外伤的 50％以上,大部分与高能损伤有关,其中交通事故伤约占 45％,坠落伤约占 20％。在所有钝性损伤中,颈椎外伤占 2％～6％。大约 40％的颈椎外伤患者合并神经功能损伤。颈椎外伤,尤其是骨折脱位后,经保守治疗后死亡率及致残率均较高。现在,随着诊断及治疗手段的提高和内固定技术的发展,颈椎外伤的死亡率及致残率有了显著的改善。

第一节　病史及体格检查

对于清醒患者可简要了解既往病史及这次外伤的发生经过,包括坠落高度、汽车撞击的方向、重物击打的方向及部位等,由此可推测颈椎外伤发生的机制。体格检查要包括脊柱及身体其他部位的系统检查,避免遗漏肢体及脏器损伤,检查脊柱时要逐一触摸棘突,检查有无压痛、骨擦音及台阶,观察瘀斑、裂伤及穿通伤口的部位,颈前部的肿胀及饱满提示颈椎前方的血肿及颈椎外伤的发生。头部及颈椎的旋转畸形往往提示颈椎单侧小关节交锁,头面部的瘀斑往往是外力直接作用的结果,提示外力的播散方向。在清醒患者要进行详细的神经学检查,包括所有皮节及肌节感觉、运动及相应反射,肌肉力量按照 0～5 级记录,注意反复检查记录神经损害有无进展,肛门周围感觉存在提示骶髓功能残留,是不全损伤的体征,提示治疗后会有所改善,脊髓损伤可按照美国脊柱损伤协会的分级标准进行分级。在不清醒的患者,神经学检查受到限制,但肛门张力可以评价,球海绵体反射也可检查,其恢复提示脊髓休克结束,通常在 48 小时内结束。

(夏智昌)

第二节　初期影像检查

对于创伤患者应常规进行颈椎侧位、胸部及骨盆的 X 线检查,颈椎侧位片可发现 85％的颈椎外伤,对于 C_7～T_1 部位的损伤仅有 57％的病例在 X 线片上能显示。目前 CT 检查已经普及,因此 CT 检查在颈椎外伤早期的影像检查中已经变得不可缺少,一方面可以准确显示颅底及颈胸段的损伤,另一方面可以更精确显示细微的脱位、关节突交锁及骨折,特别是 CT 重建影像可显示椎体间的顺列及椎间隙的改变情况。颈椎侧位影像要注意观察棘突椎板交界连接线、椎体后缘连接线、棘突间的距离、椎体间的距离、关节突的对合关系及椎体前缘的连线。这些连线的中断或异常往往提示颈椎骨折脱位。

有关除外颈椎外伤的最佳检查方法还存在争论,文献报道漏诊率在 10％～48％。普通 X 线片是有效的检查方法,标准的颈椎检查包括正侧位及开口位片,83％～99％的颈椎外伤可通过上述 X 片得到显示,斜位片在创伤时应用价值小,可显示椎板及关节突骨折,颈胸段可通过牵引肢体或采取泳姿位显示,即一侧肢体外展、另一侧肢体位于体侧以减少肩部遮挡。对于清醒患者静态片无异常可进行动态 X 线检查,8% 的患者可显示不稳定,但早期因肌肉痉挛,造成伸屈位片不准确,可延迟进行这项检查。侧位片要观察椎前软组织厚度,$C_{2\sim3}$ 水平大于 7mm、$C_{6\sim7}$ 水平大于 21mm 高度提示颈椎外伤,颈椎后凸角度可通过 Cobb 方法即上位椎体上终板及下位椎体下终板连线夹角确定,后凸角度大于 11° 提示后方韧带损伤或不稳定,棘突关节突分离椎体无骨折提示外力造成颈椎屈曲旋转轴在前纵韧带,椎体骨折伴棘突分离提示旋转轴在关节突,椎体前后移位可通过测量椎体后缘切线间的距离确定,侧方移位少见,可通过侧块连线测量移位距离。

CT 检查可显示椎体纵向骨折线、骨块突入椎管程度、椎体粉碎程度及椎板椎弓的骨折,重建影像可显示颈椎顺列,特别是小关节对合情况。

MRI 检查可显示脊髓影像、椎间盘及后方韧带结构影像,还可以评价血管情况。T_1 像可显示解剖结构,T_2 像显示病理及韧带结构,MRA 可显示颈椎血管。脊髓水肿 T_1 显示低或等信号,T_2 显示高信号。脊髓出血时其信号与血液的化学状态、磁场强度及检查程序有关,急性期(1~7 天)T_2 显示低信号,7 天后血细胞溶解 T_1、T_2 均显示高信号。正常韧带在 MRI 图像显示低信号,韧带损伤时则显示高信号,同样椎间盘损伤也显示高信号。单侧或双侧小关节脱位时椎间盘突出发生率高,闭合复位可能造成脊髓损伤加重,术前 MRI 检查十分必要,MRI 可清楚显示突出的椎间盘。硬膜外血肿多发于颈椎外伤患者,发生率约 1%~2%。多发生在后方硬膜外,早期(1~3 天)MRI 显示 T_1 像高信号,T_2 低信号,3~7 天血肿中心信号同早期,周围则 T_1、T_2 均显示高信号。

诊断:综合病史、体征及影像资料作出完整诊断,内容包括颈椎损伤解剖部位、程度及分型,神经损伤解剖部位及程度,多发创伤合并其他脏器损伤者应一并作出诊断。

(夏智昌)

第三节 下颈椎损伤的分类

良好的损伤的分类可以帮助判断损伤程度及预后,同时也可以指导治疗方式和手术入路的选择。目前常用的分类有 2 种:

一、Ferguson & Allen 分类

1. 1984 年,由 Ferguson 和 Allen 提出。根据颈部受伤时的方向(屈曲或伸展)及损伤后解剖结构的改变(压缩或分离)分为 6 类:①屈曲压缩(compression flexion);②伸展压缩(compression extenson);③垂直压缩(vertical compression);④屈曲分离(distraction flexion);⑤伸展分离(distraftion extenson);⑥侧方屈曲型损伤(lateral flexion)。

2. 根据损伤严重程度不同,各类骨折又分为不同级别:

(1)屈曲压缩损伤(图 2-2-1):常表现为椎体前方有泪滴样骨折,严重时椎体压缩,上位椎体后脱位。

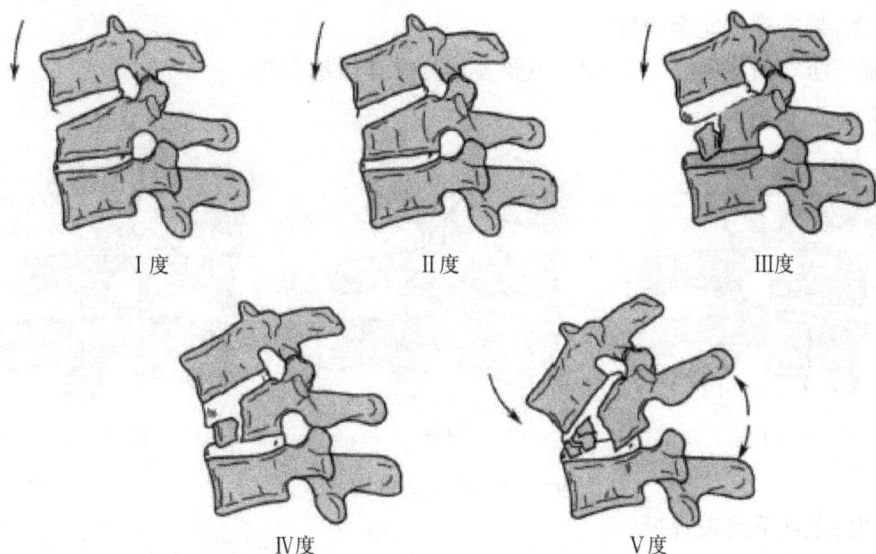

图2-2-1　屈曲压缩损伤

1)Ⅰ度:椎体前缘变钝,上终板损伤,后方结构完整。

2)Ⅱ度:椎体前方高度丢失,上、下终板损伤。

3)Ⅲ度:椎体压缩骨折伴纵裂。

4)Ⅳ度:椎体压缩骨折并向后移位<3mm。

5)Ⅴ度:椎体压缩骨折并向后移位>3mm,后方韧带结构损伤。

(2)伸展压缩损伤(图2-2-2):主要表现为后方结构损伤,严重时上位椎体前脱位。

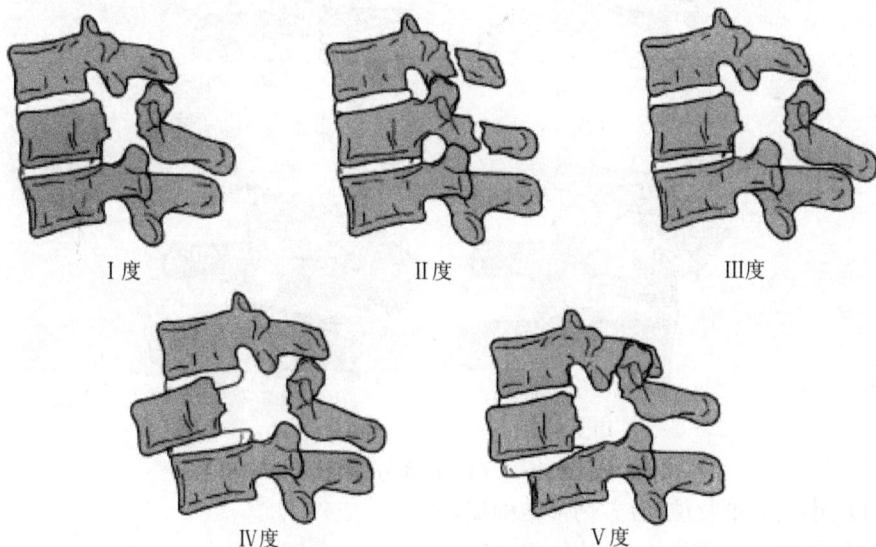

图2-2-2　伸展压缩损伤

1)Ⅰ度:单侧椎弓骨折。

2)Ⅱ度:双侧椎板骨折,无其他结构损伤。

3)Ⅲ度:双侧椎弓骨折伴单侧或双侧椎板、关节突骨折,椎体无移位。

4)Ⅳ度:Ⅲ+椎体部分前脱位。

5)Ⅴ度:Ⅲ+椎体完全脱位。

(3)垂直压缩损伤(图 2-2-3):主要表现为椎体爆散骨折。

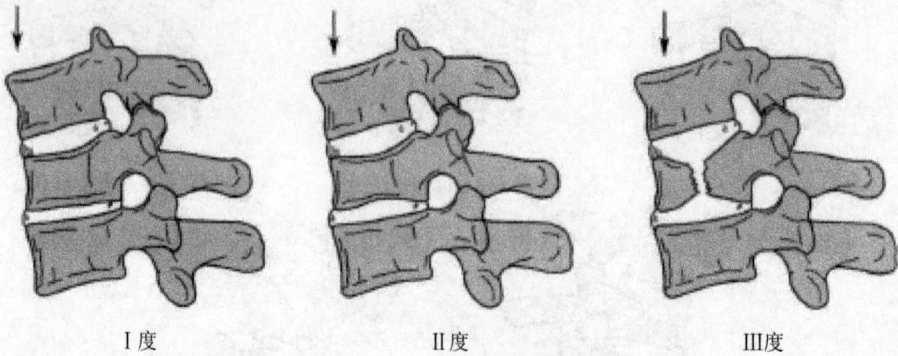

图 2-2-3 垂直压缩损伤

1)Ⅰ度:上或下终板骨折。

2)Ⅱ度:上、下终板均骨折伴纵裂,无移位。

3)Ⅲ度:爆散骨折,向椎管内移位。

(4)屈曲分离损伤(图 2-2-4):主要表现为小关节脱位。

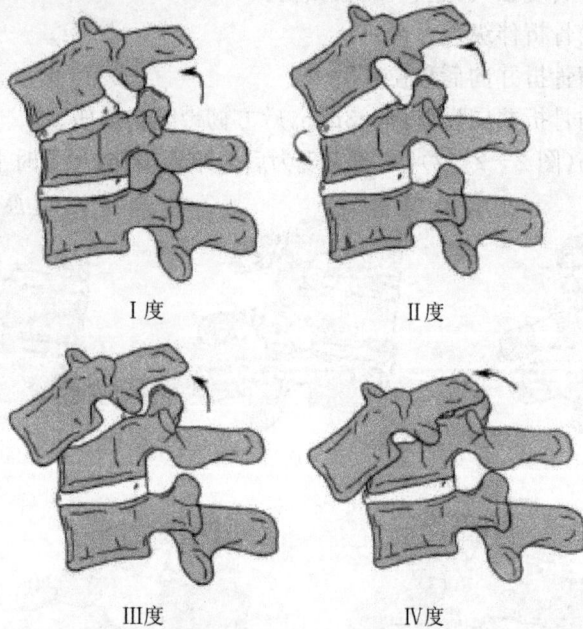

图 2-2-4 屈曲分离损伤

1)Ⅰ度:小关节半脱位,后方韧带结构损伤。

2)Ⅱ度:单侧小关节脱位,椎体脱位<50%。

3)Ⅲ度:双侧小关节脱位,关节对顶,椎体脱位≈50%。

4)Ⅳ度:双侧小关节脱位,椎体完全脱位。

(5)伸展分离损伤(图 2-2-5):主要表现为上位椎体后脱位。

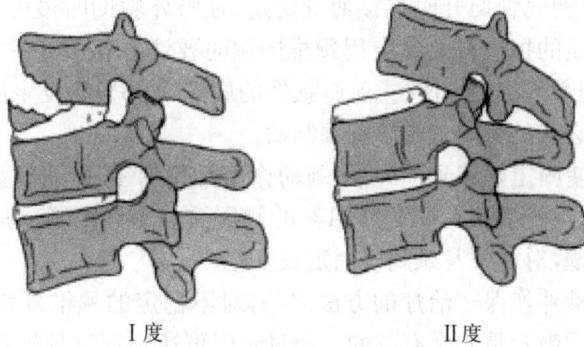

Ⅰ度　　　　　　　　　　　Ⅱ度

图 2-2-5　伸展分离损伤

1)Ⅰ度:前方韧带结构损伤或椎体横骨折,椎间隙增宽。

2)Ⅱ度:后方韧带结构损伤,椎体向后脱位。

(6)侧方屈曲型损伤(图 2-2-6):主要表现为椎体侧方结构损伤。

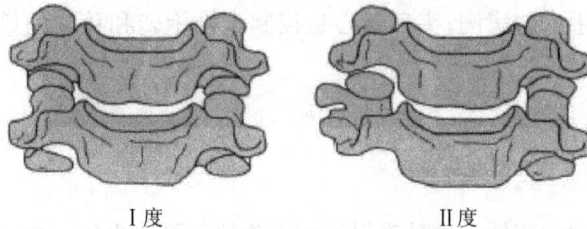

Ⅰ度　　　　　　　　　　　Ⅱ度

图 2-2-6　侧方屈曲型损伤

1)Ⅰ度:单侧椎体压缩骨折伴同侧椎弓骨折无移位。

2)Ⅱ度:单侧椎体压缩骨折伴同侧椎弓骨折有移位,或对侧韧带断裂及关节突分离。

二、AO 分类

主要用于胸腰椎骨折脱位的分类,也可用于下颈椎骨折脱位的分类,对于指导手术入路的选择有帮助。详见胸腰椎骨折。

（夏智昌）

第四节　颈椎外伤的治疗

一、保守治疗

部分颈椎外伤可采取保守治疗方法,采取保守治疗的适应证包括:①颈部软组织损伤;②颈椎附件骨折包括单纯棘突、横突骨折;③椎体轻度压缩(小于 25%),不合并神经损伤、椎间盘损伤及后方韧带损伤;④因身体原因或其他技术原因暂时不能采取手术治疗或需要转移的患者。

最常用的方法是颈椎围领固定,颈椎围领的作用是减少颈椎活动度,借助颈椎周围的皮下骨突起到固定保护作用,包括枕骨、棘突、肩胛冈、肩峰、锁骨、胸骨及下颌骨。软围领没有制动作用,只应用于颈椎软组织牵拉伤。硬质围领根据材质及设计可起到不同程度的制动作用，围领前方要开窗方便气管切开时连接通气管道，在野外救助时最可靠的方法是将下颌及前额用胶带固定在硬质的担架板上在应用颈椎围领时要注意相关并发症，包括皮肤压疮，特别是枕骨、下颌骨及胸骨部位，合并严重颅脑损伤的病例约 38% 会发生皮肤压疮并发症，早期除外颈椎外伤避免不必要的时间过长的围领制动。

颈胸固定装置可使固定延续到上胸椎，制动作用比颈围领强，研究显示 79%～87% 的屈伸活动、75%～77% 的旋转活动及 51%～61% 的侧屈活动得到限制。其缺点是不方便拆卸，同样存在皮肤压迫问题，对枕颈及颈胸段固定效果差。

颅骨牵引也是颈椎外伤保守治疗的方法之一，对不稳定的颈椎外伤可获得即刻制动，对等待手术固定或转运的患者是非常有益的。通过牵引可达到颈椎骨折脱位的复位，但对于枕颈不稳定、椎体间存在分离及合并枢椎椎弓断裂伤的病例应当禁止使用。牵引可以部分恢复颈椎顺列，部分复位突入椎管的骨块，创伤性后凸也可得到部分矫正，因此可使脊髓压迫减轻。实施牵引要避免过度，过度牵引可造成脊髓损伤加重。

Halo 背心固定：随着颈椎内固定技术的普及，头环背心在治疗下颈椎骨折脱位的应用越来越少。但对不适合手术的病例，头环背心是控制颈椎旋转和移位的最好方法，但其缺乏对抗纵向负荷的功能。

二、外科手术治疗

（一）术前治疗

正确、及时、有效的术前处理也是确保治疗成功的不可缺少的一步，主要包括：

1. 吸氧　面罩吸氧，浓度维持在 40%，保持 PaO_2 100nimHg，$PaCO_2$ < 45mmHg，如果患者的 PaO_2 与 $PaCO_2$ 比值 < 0.75 应考虑行气管插管。

2. 维持血压　不低于 90/60mmHg，否则容易造成脊髓损伤加重。

3. 脱水治疗　可减轻继发性脊髓损伤。

（1）甲强龙：仅在伤后 8 小时内给药有效。首次剂量 30mg/kg，15 分钟内给入，如伤后少于 3 小时，用法为 5.4mg/(kg·h)，持续 24 小时；如伤后超过 3 小时但仍在 8 小时内，用法为 5.4mg/(kg·h)，持续 48 小时。

（2）GM—1：仅在伤后 72 小时内给药有效，用法为 100mg/d，持续 18～32 天。

（二）手术治疗

1. 复位　可以达到稳定脊柱和间接减压的目的。因此，对于脊椎骨折脱位的患者，在做 CT 及 MRI 或检查前必须有颈部支具保护或行颅骨牵引，对于爆散骨折或有脱位的患者必须尽早进行复位，应争取在伤后 6 小时内复位。

目前，颈椎骨折脱位的复位方式有以下方式：

（1）全麻下颅骨牵引复位（图 2—2—7）：术前应有 MRI 检查结果，除外椎间盘突出，椎管内有椎间盘组织占位者不适合闭合牵引复位，以免造成脊髓损伤加重，应尽快准备外科手术复位，经前方入路取出椎间盘组织再复位椎体。我们的经验证明，绝大部分骨折脱位可经此方法得到复位。其复位时间明显短于传统方式，平均 23 分钟，牵引重量轻，平均 11kg，患者无痛苦，复位成功率达 98%，且未出现牵引后神经损伤加重。需要在全麻下进行，必须有透视监测，最好有神经电生理监测。具体方式为：全麻后于双侧耳上 1.5cm 同时拧入 Gardner—Well 牵引弓螺钉，患者头颈部屈曲 30°，起始重量 5kg，间隔 5 分钟增加 2.5kg，每次增加重量后在透视下观察有无过度牵引,并用电生理仪监测脊髓传导功能有无损害,透视见交锁小关节出现"尖对尖"对顶后(图2-2-8),将颈部改为仰伸位,使之完全复位后总量减为5kg维持牵引。

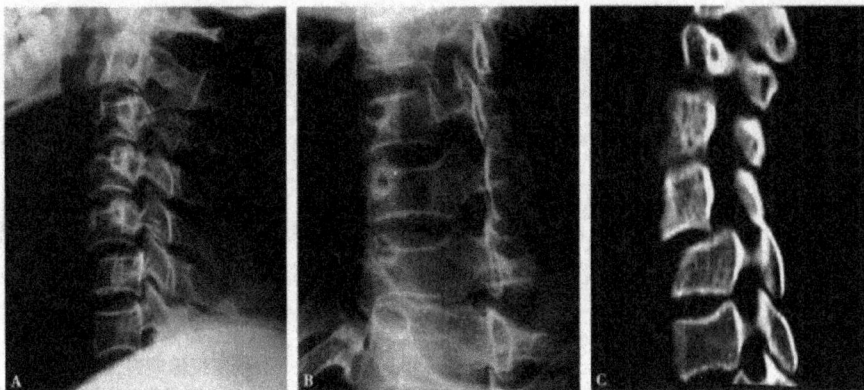

图2-2-7　C$_{5\sim6}$单侧关节交锁,Ⅱ度屈曲分离损伤
A. 侧位片可见C$_{5\sim6}$半脱位,小关节交锁未显示;B. 斜位片;C. CT断层可见明显关节交锁

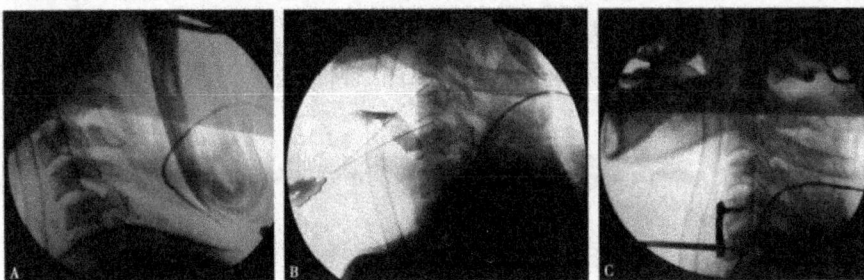

图2-2-8　全麻下牵引复位
A. 屈曲牵引至交锁小关节出现"尖对尖";B. 仰伸后复位;C. 前路钛板固定

(2)床旁牵引复位:此法复位成功率较低,在我院为47%,所用牵引重量较大,由于是在患者清醒状态下实施,患者较为痛苦和恐惧。具体方式为:抬高床头,先在局麻下安放Gardner-Wells牵引弓,患者颈部屈曲30°,起始牵引重量为5kg,C$_1$以下每增加一节段加2.5kg,即C$_2$脱位加2.5kg,C$_3$脱位加5kg,C$_4$脱位加7.5kg,以此类推。以后每30分钟增加2.5kg并拍床旁片,直至交锁小关节出现"尖对尖"对顶后,将颈部改为仰伸位,使之完全复位后总量减为5kg维持牵引。最大重量可加至体重的50%并持续一小时,如仍不能复位或在牵引过程中神经损伤程度加重则将重量减少到5kg维持,改为手术复位。目前临床常用的牵引弓有Gardner-Well弓及Halo环,材质包括不锈钢、钛及碳素纤维三种,牵引前要检查固定钉的强度避免牵引时断裂或脱出。安装牵引弓前应拍X线片或CT检查以除外颅骨骨折。中立位进针点应在耳廓上方1cm,经过外耳道的纵向线上。在此位置可实施最佳纵向牵引,适度偏前或后可产生后伸或屈曲作用,协助矫正后凸或过度前凸。进针点皮肤使用碘附消毒,利多卡因局麻包括骨膜,固定针通过进针点拧入穿透外层骨板,避免过度拧紧穿破内侧骨板引发脑损伤,过松也可造成钉脱落而造成大量出血。

双侧小关节脱位的牵引复位时牵引弓应安装适度偏后1cm,牵引时可同时产生屈曲便于复位,首先调整滑轮屈曲牵引解锁,然后转为中立位或后伸牵引,维持后伸位置。起始牵引重量为 2.5～5kg，C 型臂 X 线机或拍片避免枕颈部或脱位部位的过度牵引，注意神经体征变化，每次增加重量 5kg，观察 15 分钟，再次透视或摄片确认无过度牵引，直至复位，牵引重量不应超过 25～30kg，复位后牵引重量维持 2.5kg 或 5kg，维持适度后伸位置。牵引时患者要保持清醒，能配合体格检查。

单侧小关节交锁时，往往损伤外力小，颈椎在脱位的状态尚很稳定，所以复位需要更大的力量，牵引弓安装适度偏后，牵引屈曲解锁小关节，术者双手握牵引弓正常侧轴向推压脱位侧牵拉，旋转头部向脱位侧，会听到细微弹响或感到弹跳。摄片确认复位成功，维持牵引重量 2.5～5kg 轻度过伸位。

闭合复位存在脊髓损伤加重的风险，其中重要的致病因素是椎间盘突出，复位前进行 MRI 检查是必要的，特别是对昏迷不清醒患者或在麻醉下进行复位时，MRI 检查除外椎间盘突出更为必要。

（3）手术切开复位（图 2-2-9）：如果闭合复位失败，可以采用手术切开复位。复位方式可依手术方式选择前路或后路切开复位。我院多采用前路，先切除脱位椎体间的椎间盘，用 Caspar 椎体牵开器或椎板撑开器复位，在术中透视的监控下逐渐撑开椎间隙至小关节突对顶，此时将上位椎体向后推移至复位。后路切开复位相对直观简单，可用两把鼠齿钳分别夹持上下两个脱位脊椎的棘突，向头尾两端牵开棘突，在肉眼直视下观察小关节，直至复位。有时，脱位时间较长复位困难时则需要切除部分下位椎体的上关节突以达到复位目的。

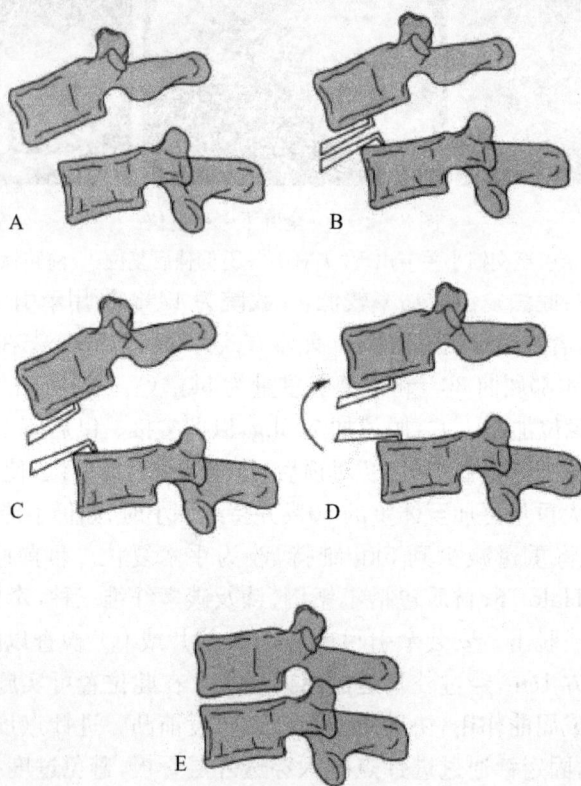

图 2-2-9　前路切开复位示意图

A. 椎体间放入撑开器；B. 透视下逐渐撑开椎间隙至小关节突对顶；C. 将上位椎体向后推移至复位；D. 复位后移除撑开器；E. 小关节复位，椎体顺列恢复

2. 手术时机选择　手术时间的选择目前尚无定论，早期手术可尽早解除脊髓压迫，稳定脊柱方便护理。动物实验研究显示早期减压手术可促进脊髓功能恢复，临床上尚无证据表明早期减压可改善脊髓功能恢复。早期复位及减压固定不但可以减轻由创伤导致继发的脊髓损伤的程度，还可以达到稳定脊柱，便于护理及翻身，防止肺部感染、PE 等致命并发症脊髓不完全损伤的患者应力争在 24 小时内进行，完全损伤的患者也应力争在 72 小时内手术治疗。

3. 手术指征　颈椎外伤后如果出现不稳定性骨折脱位和（或）脊髓神经根功能损害均应进行手术治疗，保守治疗仅适用于稳定性骨折及无脊髓损伤患者。根据文献及我院的经验，我们认为下颈椎外伤的手术指征为：

（1）继发脊髓损伤。

（2）椎体滑移≥3.5mm。

（3）后突成角≥11°。

（4）椎体高度丢失≥25%。

（5）椎间盘损伤。

（6）任何形式的脱位。

（7）双侧关节突、椎板、椎弓骨折。

（8）后方韧带结构损伤伴前方或后方骨性结构损伤

4. 手术方式　根据骨折脱位的类型，采用不同的手术入路，主要为 3 种手术入路：前路、后路及前后联合入路：一般均在全麻下进行，术中全程颅骨牵引。其选择的适应证如下：

（1）前路：是目前治疗下颈椎骨折脱位的最常用术式，也是我们常用的术式。前路手术适合于椎间盘突出压迫脊髓、椎体骨折脱位及椎体小关节交锁合并椎间盘突出的病例，可进行单纯椎间盘切除减压融合前路钛板螺钉固定术、椎体次全切除钛网融合固定及椎间盘切除撑开复位椎间融合固定手术。撑开复位时避免过度撑开损伤脊髓，不能复位者可再行后路手术复位。植入钛网或骨块时因外伤造成不稳定要避免过度撑开，可通过推压头顶使椎间加压固定。前路钛板固定时钛板应尽可能置于椎体中央，在冠状面螺钉应向中线偏斜 10°~15° 以避免损伤前方椎动脉，在矢状面螺钉应平行或轻微远离融合的椎体终板，螺钉长度应根据术前影像资料确定或术中测量确定，头尾端椎体各置入 2 枚螺钉。早期的颈椎前路固定钛板要求螺钉穿透 2 层骨皮质，现在的多角度锁定螺钉不需要穿透 2 层骨皮质，但可以达到同样的固定效果，对钛板本身要求有足够强度，重建和维持稳定是颈椎外伤前路手术固定的首要步骤，厚度过小的钛板可应用在颈椎病患者以减少术后吞咽不适，但尽量避免应用在颈椎外伤患者。

可用于大部分骨折类型，包括：单纯前方结构损伤、椎体骨折椎间盘损伤；前方结构损伤合并后方单侧骨折（椎板、椎弓、关节突）或单一韧带结构损伤（棘间韧带、棘突）；小关节脱位。其优点为：仰卧位易于麻醉管理和术中观察，创伤小、失血少，能直接清除损伤的椎间盘，椎间植骨融合率高，一般只需做一个运动单元的固定，术后并发症少；缺点是前方解剖结构复杂，有时复位较困难，前路固定较后路固定抗旋转力弱。手术方式包括：

1）前路椎间盘切除、植骨融合内固定：用于没有骨性结构损伤的脱位及椎间盘损伤，植骨材料可采用自体髂骨、椎间融合器（Cage），用自锁钛板内固定。

2）椎体次全切除植骨融合内固定术：用于有不稳定椎体骨折的颈椎损伤，植骨材料可采用自体髂骨、钛网、人工椎体，用自锁钛板内固定。

3)手术技巧及注意事项：

①切口的选择

左侧或右侧：在显露深层的过程中，喉返神经和迷走神经的分支均有可能受到伤及。左侧入路损伤神经的危险相对较小，因为在左侧神经走行更容易被探查。右侧入路可能更易于右势手医生的操作，我们习惯选择右侧入路。

横切口或纵切口：横切口可以用于大部分颈椎骨折前路手术，从美观角度也更符合患者要求。皮肤切口常沿皮肤皱纹从中线斜向胸锁乳突肌的中部。如果需要减压3个椎体以上节段，宜采用沿胸锁乳突肌前缘的纵行切口。切口位置的选择可以通过体表解剖标记进行定位（表2-2-1）。

表2-2-1 颈前路切口的体表标志

硬腭	寰椎椎弓
上腭下界	$C_2 \sim C_3$
舌骨	C_3
甲状软骨	$C_4 \sim C_5$
环状软骨	C_6
颈动脉结节（横突前结节）	C_6

②无论皮肤切口高低，均是采用标准的前外侧入路（Smith-Robinson 入路）来达到 $C_3 \sim T_1$ 椎体前缘、椎间隙以及钩突关节的显露。

③手术显露技巧

A. 体位的摆放：在患者的肩胛间区垫一个毛巾卷。然后让患者的颈部向对侧旋转15°。轻度后伸位往往也有一定帮助。在麻醉和肌松状态下，椎管狭窄的患者极易出现脊髓过伸损伤，摆放体位时要格外当心，此时常需采用纤维气管镜辅助气管插管。

B. 为了提高术中透视检查的可视性，尤其对于低位颈椎，应将双臂放在两侧（裹住双手并保护好腕管），然后用胶布固定，维持双肩向下的位置，但不要用过大的力量，以防止臂丛损伤的发生。也可用布圈套在两个手腕上，在需透视时施行牵引。

C. 在显露中，做深层剥离前要用手指触摸血管搏动，仔细辨清颈动脉鞘。事先留置鼻饲胃管有助于认清食管结构并防止食管损伤。

D. 在进行深层剥离时，应避免损伤相邻节段的椎间盘。另外，过度牵拉颈长肌会导致颈交感链的损伤并出现术后 Horner 征。

E. 在整个手术过程中确认中线非常重要。偏向一侧操作可损伤椎动脉。在椎间盘切除过程中可将钩椎关节作为确定椎间盘过界的标志。此外，也可用神经剥离子或小探子探查椎体外缘。

F. 当手术减压需较长时间时，应每间隔一定时间将拉钩取下一小会儿，使受牵拉的软组织结构得到放松。

G. 前路钢板的放置：根据以下原则选择钢板：钢板的长度既要使螺钉（最好是可以变换角度的）能够拧入椎体，又不能遮盖相邻的椎间隙。将钢板放在准备拧入螺钉的位置，X线透视观察钢板的位置和长度。拧入第一枚螺钉，但是暂时不要完全拧紧。重新观察钢板的位置，并在对角线（上方或下方）拧入螺钉，将钢板固定在最后的位置上，拧入其他的螺钉。X线检查确定螺钉的位置，确认螺钉不在植骨块上或者椎间隙内。

（2）后路：后路手术应沿后正中线切开分离，避免进入椎旁肌以减少出血，尽可能保留棘间棘上韧带，沿骨膜下剥离暴露椎板，只暴露需要复位固定的侧块关节，很少需要椎板切除减压，合并发育性或退变性椎管狭窄者可在复位后进行椎板成形脊髓减压术，同时进行侧块固定融合术。复位时可纵向牵引使交锁的关节解锁，同时应用刮匙或神经剥离子撬拨复位，复位困难者可切除部分下位颈椎的上关节突再复位。后方固定目前最常用的是侧块螺钉加钛板或钛棒固定，侧块螺钉以 Margal 法安装，长度可突破侧块前侧骨皮质，对手法复位困难者可在安装侧块螺钉之后固定远端钛棒，应用提拉装置撑开复位再适度加压恢复小关节对合关系。固定节段要根据复位后侧块的稳定性决定，关节交锁复位对合良好无缺损可单纯固定两侧脱位的侧块关节，头尾端各 1 枚螺钉。局部稳定性差，关节突缺损或侧块骨折，前方椎体骨折时可头尾端各固定 2 个节段。脱位节段小关节表面粗糙化并植骨融合。颈椎椎弓根固定技术要求高，风险比侧块固定大，应慎重使用。侧块螺钉的连接可使用钛板或钛棒，使用万向螺钉和钛棒可允许螺钉安装不需要根据钛板螺钉孔的位置进行，安装螺钉时可根据解剖选择最佳位置而不必担心螺钉间连接的问题棘突钛缆固定也是后路固定的方法之一，适用于单侧或双侧小关节交锁复位后关节突无缺损，棘突椎板无骨折者，可在上位椎体棘突椎板交界处钻孔，穿过钛缆与下位椎体棘突加压固定，维持后方张力待软组织愈合。

主要用于后方结构损伤，包括小关节脱位、后方双侧骨性结构损伤（椎板、椎弓、关节突）。包括椎板切除术、椎板成形术、侧块螺钉钢板内固定及椎弓根内固定术。其优点是后方解剖结构简单，复位较容易，内固定抗旋转力较强；缺点是无法探查可能损伤的椎间盘，术后发生颈痛的可能性大，通常要做至少 2 个运动单元的固定，融合率低。该入路单独使用较少，有时与前路联合使用治疗复杂的下颈椎骨折脱位。

手术技巧及注意事项：

1）患者的准备和体位：在气管插管和翻身至俯卧位过程中必须保持颈部的稳定。使用 Mayfield 头架，一根针置于耳廓上方2.5cm处。在头架的另一侧有 2 根针置于耳廓上方 2.5cm处，保持头部中立位牵引弓应平行于床面。框架置于前额的前方并与手术台固定。也可以使用马蹄形的头架，注意要避免眼部受压以免发生视网膜缺血，此并发症一旦出现，患者有可能终生失明。头高脚低体位可以减少出血和降低脑脊液的压力。对于肥胖或颈部短粗的患者可用胶布贴在肩部向尾侧牵引以利于显露。

2）切口：沿着棘突行正中切口。确认项韧带并从正中切开。$C_3 \sim C_6$ 的棘突常呈分叉状。C_2 和 C_7 棘突更加突出。通常以 C_2 棘突进行定位。行骨膜下剥离椎旁肌至椎板。在 C_1 水平不应当超过中线旁 1.5cm，因为椎动脉正好位于这个区域。

3）内固定：无论选择钉板还是钉棒固定均应先进行预弯以维持或恢复颈椎前凸。在拧入螺钉之前应当确认内固定平贴各个小关节。如果棘突和椎板完整，可以将其背侧皮质粗糙化，以便安入内固定后植骨。如果这些结构已经被切除，例如椎板切除术，可以将小关节面皮质粗糙化，植入小骨条后再安放钢板。内固定上的螺孔应当正对拟融合节段各个侧块的中点。钻孔前应测试螺钉孔对应的位置。安放内固定后拧入螺钉，但是不要完全拧紧，以免内固定扭转和翘起。对于 $C_3 \sim C_7$ 节段的螺钉固定，确定关节突的中点。螺钉钻入点依据不同的技术和钢板上的螺孔位置而不同。根据解剖学研究，An 技术最不容易损伤神经根。根据这项技术，使用尖锥或小磨钻在侧块中点内侧 1mm 处开出一个钻入点，这一步骤对于防止钻头滑移非常重要。使用限深钻头以向头侧 15°、向外侧 30°方向钻孔。根据所选用的螺钉不同,可以选择钻透单侧皮质或双侧皮质。使用 3.5mm 丝锥攻丝,拧入 3.5mm 的皮质骨螺钉。4mm 的螺钉用于翻修。螺钉的平均长度是 10～12mm。如果钻入点偏下和偏内,建议使用 Magerl 技术。如果钻入点位于正中,建议使用 Roy－Camille 技术。

如果融合节段上至 C₁,可以经侧块钢板拧入 Magerl 螺钉。采用上述方法显露 C₂ 小关节,螺钉的钻入点为 C₂ 下关节突下缘、侧块中线内侧 1mm 处。在正、侧位 X 线透视监视下钻孔。钻头从上关节突后缘穿出,穿过小关节并进入 C₁ 侧块。使用 3.5mm 丝锥攻丝,拧入 3.5mm 的皮质骨螺钉。

有些内固定系统限制了钢板上螺钉的位置。必须注意,在钻孔之前应当确认钢板适合所有融合节段上的钻入点。解决的方法是根据钢板的方向和局部的解剖选择最适合的螺钉固定技术(An、Magerl 或 Roy－Camille,图 2－2－10、2－2－11)。

(3)前后联合入路:用于前方结构损伤后并后方双侧骨性结构损伤,一般先行前路手术复位及固定骨折脱位,再行后路减压固定。强直性脊柱炎的骨折脱位也应行前后固定。

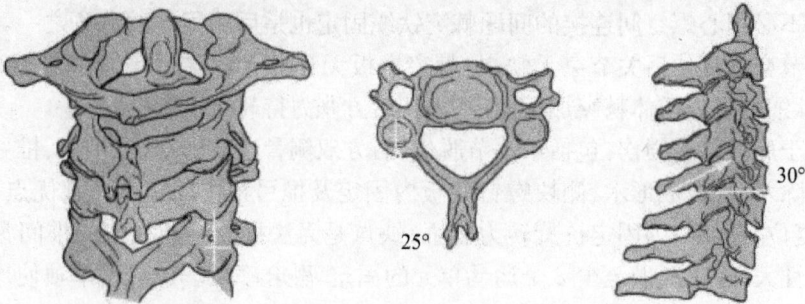

图 2－2－10　Magerl 技术的侧块螺钉进钉点
侧块中心点内、上 1mm,外倾 20°～25°,向前 30°

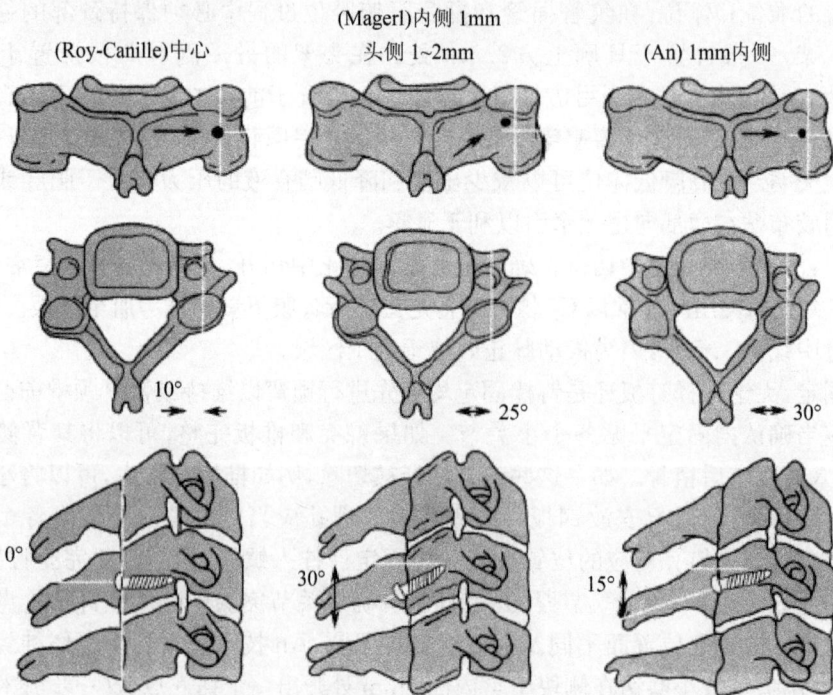

图 2－2－11　三种不同技术的侧块螺钉进钉点位置与方向

（三）常见并发症及处理

1. 多尿及低钠、低钾　颈脊髓损伤多尿低钠血症于伤后（4.5±1.2）天开始出现，伤后（14±3）天达到高峰，伤后（39±10）天恢复，尿量最多可达 14000ml/d，在严重颈脊髓损伤（ASIA A级）患者中的发生率几乎为 100%。治疗主要应给予高张含钠液，应用肾上腺皮质激素（氢化可的松），而过度限水可能会加重病情。

2. 中枢性高热　体温升高时间多为伤后 2～7 天，平均为 3.8 天，体温为 38.5～41.2℃，持续 2～3 周，平均为 18.2 天。严重颈脊髓损伤（ASIA A级）患者发生中枢性高热比例占 76%，临床特点为高热、无汗、面部潮红、鼻塞、惊厥、抽搐、呼吸困难等症状，药物降温效果不佳，受外界环境温度影响而变化。血象检查白细胞无显著升高。对此类高热要严密观察体温变化，积极行颈椎牵引制动，早期应用脱水剂、肾上腺皮质腺激素以减轻脊髓损伤和水肿，早期减压固定，不能因高热而延误手术时机。采取物理降温措施，冰袋冷敷、冰水灌肠或乙醇擦浴，并调节室温在 18～20℃。鼓励患者多饮水。在高热时，持续中流量吸氧，提高脊髓的耐受性，利于其康复，给予足够的电解质、液体、糖、氨基酸，以补充能量消耗。

3. 前路

（1）最常见的并发症是取骨区的不适，包括疼痛、感染、髂骨骨折及股外侧皮神经麻痹。位于其次的并发症是咽喉疼痛或吞咽困难，主要为过度牵拉气管所致。

（2）血肿压迫气管：由于伤口出血量较大而引流不畅造成。如患者出现缺氧、窒息症状，颈部明显肿胀增粗而引流量少或无，应立即切开伤口清理血肿、止血，否则会出现植物人甚至死亡的灾难性后果。

（3）食管和气管的损伤少见，食管损伤的漏诊会导致早期食管瘘。随即会出现纵隔炎，其发病率和死亡率均很高。可通过小心放置拉钩来避免。

（4）喉返神经损伤导致声带麻痹发生率可高达 11%，但常为单侧或一过性，多为过度牵拉所致。如术后 6 周症状无改善应进行喉镜检查。

（5）交感链的损伤可导致 Horner 综合征，常为过度牵拉颈长肌所致'表现为上睑下垂、瞳孔缩小和无汗症。

（6）神经损伤和脑脊液漏：据报道总的发生率约为 1%。一过性 C_5 神经根损伤最为常见。但灾难性的脊髓损伤也有报道。

（7）术后 10 年内 25% 的病例可见相邻节段退变。此种情况多见于老年患者，尤其是以前已有退变或手术融合水平达 C_5 及 C_6 者。

（8）血管损伤（包括颈血管鞘和鞘内的血管，其被胸锁乳突肌前缘所保护）的报道少见。自动撑开器放置不合适可伤及血管鞘。手持的牵开器如过度牵拉也可引起灾难性后果。减压范围过于偏外可损伤椎动脉，也可损伤左侧颈胸交界处的胸导管。

4. 后路

（1）眼部受压：使用马蹄形的头架时未将前额放置在头架上而直接压迫了眼部或在术中头部位置移动造成。避免的方法是术前仔细检查眼部位置，使用 Mayfield 头架，如无此头架用颅骨牵引或宽胶布固定头部。此并发症一旦出现，患者有可能终生失明。

（2）血肿压迫脊髓：由于伤口出血量较大而引流不畅造成。主要特点是进行性加重脊髓损害症状及体征，引流量少或无。疑似患者应 B超或 MRI 确诊，确诊后应立即行手术清除血肿、止血重新放置引流，否则将造成永久性脊髓损害。

（3）C_5 神经根麻痹：多为一过性。术后出现肩部及上臂痛，三角肌和肱二头肌无力。主要由脊髓后移导致的神经根牵拉造成。非甾体抗炎药、颈部制动可缓解疼痛，肌无力在 12 个月内逐渐恢复。

（4）椎动脉损伤：为椎弓根螺钉或侧块螺钉位置不当所导致。

（5）内间定松动、断裂：最常见于最头端或尾端的螺钉，可以更换。如已经融合可以取出钢板。

（四）术后处理及康复

1.常规放置负压引流，引流留置 48 小时或直至 8 小时内引流量小于 10ml（前路）或 30ml（后路）。

2.术后 48 小时应用抗生素。

3.引流拔除后拍摄术后片，内固定位置满意即可鼓励患者坐起或下床活动。术后当晚即可翻身，应鼓励早期活动。

4.术后佩戴硬质颈椎围领 6～12 周。一般患者除洗浴时间而外，应持续佩戴围领。

5.限制运动直至融合。避免提取重物、体力劳动、屈曲、扭转等。

6.于术后 1 个月、3 个月、6 个月和 12 个月进行门诊随访及常规影像学检查，以了解神经功能恢复情况和植骨融合情况。

（夏智昌）

第三章　胸腰段脊柱骨折

第一节　胸腰椎骨折的分类

　　一个很好的分类系统不仅要考虑损伤的自然机制,还要考虑对预后的指导意义。其应该可以清楚地描述损伤,还能对治疗决定作出指导分类系统应当易于记忆,而且对于以后研究能够提供交流的平台。分类亦应能够告知损伤的严重程度并能够告知预后。有很多分类方法用以描述胸椎、胸腰段、腰椎骨折。它们多基于损伤机制、影像学特点及稳定性。虽然人类对胸腰椎骨折的分类有了七、八十年的历史,但直到 1949 年,才由 Nicoll 提出了两种基本的损伤类型:稳定型和不稳定型骨折。Holdsworth 认识到损伤机制的重要性,并由此将各种形式的损伤归纳为 5 类。他同时指出了后方韧带复合体在脊柱稳定性方面的重要作用。Whiteside 通过将脊柱比作一个起重机,建立起了双柱理论,并最终形成了损伤机制的分型:抵抗压力的椎体和椎间盘(前柱)就像起重机的机械臂,后方拥有张力的骨性和韧带结构(后柱)则类似于吊索。在脊柱损伤分类研究中,Lob 基于尸体脊柱解剖的研究,考虑到伤后的畸形和不愈合,从预后方面进行了脊柱创伤分类的探索。19 世纪 60 年代,汽车安全带的出现引起了对另外一类损伤－屈曲分离型损伤的关注。其中一些损伤甚至在更早就被 Bnhler 所描述过。

　　Louis 建立了形态学分类系统,即椎体和两侧关节突的三柱概念。此外,他还区分了暂时的骨性不稳定和间盘韧带性损伤后的长期慢性不稳定。

　　Roy－Camille 提出了椎体损伤与椎管内容物的关系,他描述了神经环的结构。他认为神经环结构的损伤与不稳定有关。Roy－Camille 提出的神经环在后来 Denis 的分类中有了另一个名称,在这分类中,"中柱"成为了一个重要的概念。

　　Denis 认为前柱的后部至少在屈曲不稳方面是与不稳定有关的重要结构。因此,他将原来的前柱再分为两柱,即前柱和中柱,称"中柱是除后方韧带结构以外的结构,它的损伤能导致急性不稳定"。Denis 的三柱理论在区分脊柱稳定方面取得了明显的进步。Denis 的三柱分类系统包括:①前柱:前纵韧带和椎体、纤维环的前 1/2;②中柱:椎体、纤维环的后 1/2 和后纵韧带;③后柱:包括骨性结构(棘突、椎板、关节突和椎弓根)以及连接的韧带结构(棘上韧带、棘间韧带、黄韧带和关节囊)。Denis 提议当两柱或以上的结构损伤时应当考虑脊柱不稳定的存在。

　　Denis 基于三柱理论,将不稳定分为四类范畴,这包括稳定损伤、机械性不稳定、神经性不稳定、机械和神经不稳定。Denis 通过对 412 例胸椎和腰椎骨折的病例进行分析,他将这些骨折分为小骨折和大骨折。小骨折包括单独的关节突骨折、横突骨折、棘突骨折和关节突间骨折。四类大骨折包括压缩骨折、爆散骨折、屈曲分离骨折和骨折脱位。

1.压缩骨折　由定义可知,压缩骨折发生于椎体的前部骨折,中柱结构保持完整。在一些病例,后柱可能受到张力产生破坏,这是由于以中柱为轴的张力作用引起。椎体压缩可发生于前柱或椎体侧方。椎体的压缩可发生于上终板,也可以发生于下终板,或双侧终板受累,或者终板保持完整,而椎体皮质发生骨折。Denis 报道的 197 例压缩骨折中没有一例发生神经损害,椎体压缩少于 40%～50% 的、没有后侧韧带损伤的骨折是稳定的低能量损伤。但是,如果年轻人椎体前缘 40%～50% 的压缩而后侧结构完整的损伤应当考虑后侧韧带结构损伤的可能性。

2.爆散骨折　爆散骨折是指椎体周壁骨折,特点是椎体后侧壁的骨折(中柱损伤),这是与压缩骨折的区别。爆散骨折的损伤机制是由极度的轴向负荷引起,这类骨折占胸腰椎主要骨折的 15%。椎体的爆散骨折程度由外力的作用速度决定。快速的作用力将主要导致椎体爆散骨折。研究证实,同样的能量作用下,快速的作用力将会导致较大的骨折块突入椎管,相反则突入椎管的骨折块较小。后侧结构可能会波及,在正位平片上可以看到椎弓根间隙的增宽。椎板骨折可能会出现。在伴有屈曲暴力的爆散骨折中,常见椎管后壁骨折块向椎管内突入。Cammisa 发现 CT 扫描可以看到 50% 的椎体爆散骨折患者存在椎板骨折。在其 30 例椎体爆散骨折患者中,70% 的骨折存在骨折块向椎管内突入。所以,在椎管减压重建的过程中要考虑椎管侵占的情况。一些爆散骨折伴随有后柱的水平骨折线。Abe 在其研究中发现 9 例胸腰椎爆散骨折患者伴有后柱的水平骨折。他发现这种类型的骨折并不少见。这种类型骨折占其 8 年治疗患者中的 21%。这种类型骨折与屈曲分离骨折不同,后者通常还伴有中柱的损伤。这种类型的骨折与没有后柱劈裂骨折的类型相比,前者更需要外科手术稳定,以防止后凸畸形的出现。

爆散骨折患者中大约 50% 的人会出现神经损害症状。在爆散骨折的患者中,神经损害和椎管侵占率之间没有明确的关系。为了研究椎管侵占率与神经损害之间的不一致关系,Panjabi 等使用动态损伤模型,发现在动态情况下测量椎管侵占与伤后静态椎管侵占的程度不一样。他们的模型显示动态下椎管侵占为 33%,而伤后静态下椎管侵占仅为 18%。这个明显的区别可以解释伤后静态椎管测量与神经损害之间的不协调性。

3.屈曲分离损伤　屈曲和分离的损伤机制,多发生于交通事故中乘客使用安全带肩部没有束缚,导致后柱和中柱承受张力损伤,前柱作用相当于支点。Denis 将这种损伤分为两类:①在一个水平通过骨结构,类似于 chance 骨折,或者主要通过韧带损伤;②在两个水平通过中柱骨结构或韧带、间盘结构。这个分类的缺点是没有包括后柱分类损伤而前柱、中柱承受轴向负荷导致椎体压缩和爆散骨折的病例。Denis 的病例中因屈曲分离导致的神经损害较少。这种损伤应被认为是不稳定的损伤。

4.骨折脱位　骨折脱位是由于压缩、张力、旋转或剪切应力导致脊柱三柱的损伤骨折脱位损伤和可分为三类:①A 型损伤为屈曲旋转损伤,可发生于患者在交通事故中从车辆内弹出或者高处坠地伤引起;②B 型损伤发生于脊柱长轴受到垂直暴力打击所致;③C 型损伤指由屈曲分离外力所致双侧关节突脱位。这种损伤发生于前侧间盘或椎体损坏。前纵韧带从伤椎的前下缘撕裂,导致脱位更加明显。这类损伤的特点是脊柱的三柱结构均受到损害,且伴有较高的神经损害几率。

Denis 三柱理论是目前较为广泛使用且可能是评估脊柱稳定程度较好的工具。这个分类主要对形态学和损伤机制进行描述,对稳定分级和选择治疗帮助并不是很多。虽然 Denis 的分类系统近年被研究者及医生广为接受,其基础前提条件并没有得到广泛的临床支持,很多文献报道椎体爆散骨折可以通过保守治疗获得良好的疗效。Denis 的方法主要用以评估急性损伤,对于慢性损伤病例,脊柱骨折在一定程度上已经愈合,脊柱的稳定程度非三柱理论所能概括的这些患者的治疗更多考虑疼痛、畸形和神经损害。

另外,虽然这种基于脊柱解剖的三柱理论对判断脊柱的稳定性有所帮助,但是此分类方法中没有考虑脊髓及神经根的存在。虽然脊髓和神经根不能提供给脊柱稳定支持,但是在考虑脊柱损伤时也不应该忽视。

McAfee 及其同事将 Denis 与 While 及 Panjabi 的分类结合起来,根据中柱损伤类型,用 CT 影像学分析后,建立了一个简化的分类。通过对 100 例胸腰椎骨折的患者平片、CT 的观察,提出中柱的损伤原因有轴向压缩、轴向分离、横向平移,这些损伤可能影响脊柱稳定性。McAfee 将损伤分为六类:楔形压缩骨折、稳定的爆散骨折、不稳定爆散骨折、chance 骨折、屈曲分离骨折和平移损伤。这套系统是在椎弓根系统出现之前,钩棒在广泛应用的时代。McAfee 提出椎体损伤应该通过牵引分离或加压实现脊柱的稳定—在那个年代这是一个重要的观点。

目前较为全面的分类系统是 AO 的分类系统,这是多中心统计分析 1400 例患者的平片和 CT 总结出来的。该分类主要基于脊柱损伤的病理形态学特点及损伤的外力,损伤的类别取决于损伤的病理形态是否一致。损伤类型主要由几个易于认识的影像学特征来判定。因为这种损伤模式能够明确反映损伤的外力及外力的效应,作为常见的损伤类型(用英文字母表示),三种简单的机制可被分为:①压缩外力:它引起压缩性和暴散性损伤(A 型损伤,图 2—3—1);②牵张外力:它引起的损伤伴有横向结构的损伤(B 型损伤,图 2—3—2);③轴向扭转外力:它引起旋转性损伤(C 型损伤,图 2—3—3)。形态学的依据用来将每一主要类型进一步分为不同的亚型(用数字表示),利用更详细的形态学所见可再分为次亚型,甚至可以更进一步的划分,以达到对几乎所有创伤的精准描述。在此分类中,损伤的等级是根据损伤的严重程度从上往下排列的(表 2—3—1),即损伤的严重程度从 A 到 C 逐渐加重,同样在各型、亚型及次亚型中也是如此。进一步的亚型主要用以区分骨折的位置、形态以及区分骨、韧带损伤和移位的方向。损伤的等级主要是根据不稳的程度来决定的。预后也与损伤的等级尽量相关。该分类可以用来判断骨折的严重程度及预后,并可以指导治疗方式的选择(表 2—3—2)。

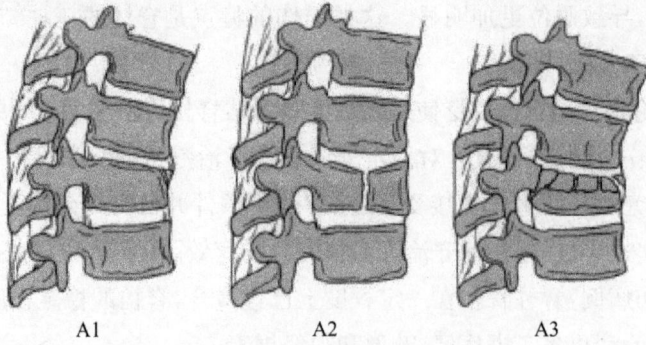

A1　　　　　　　A2　　　　　　　A3

图 2—3—1　AO A 型损伤

由压缩和屈曲应力造成，椎体受累，后方结构完整 A1.嵌压；A2.劈裂；A3.暴散

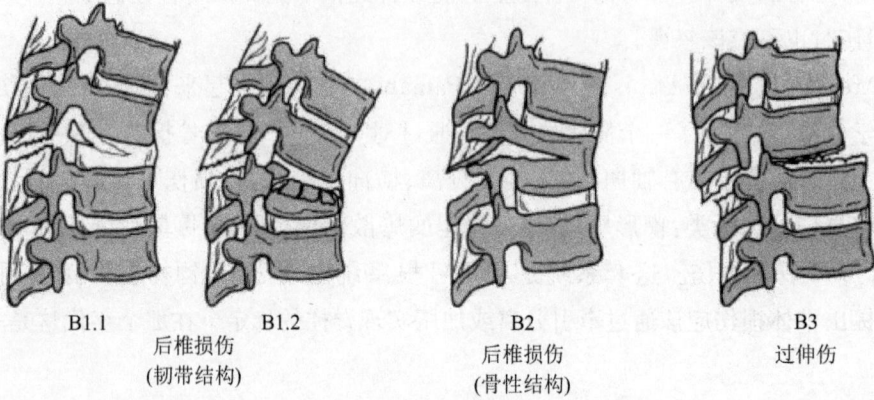

B1.1　　　　　B1.2　　　　　　B2　　　　　　B3

后椎损伤　　　　　　　　后椎损伤　　　　　过伸伤

（韧带结构）　　　　　　（骨性结构）

图 2—3—2　AO B 型损伤

单一或两个柱的分离性损伤

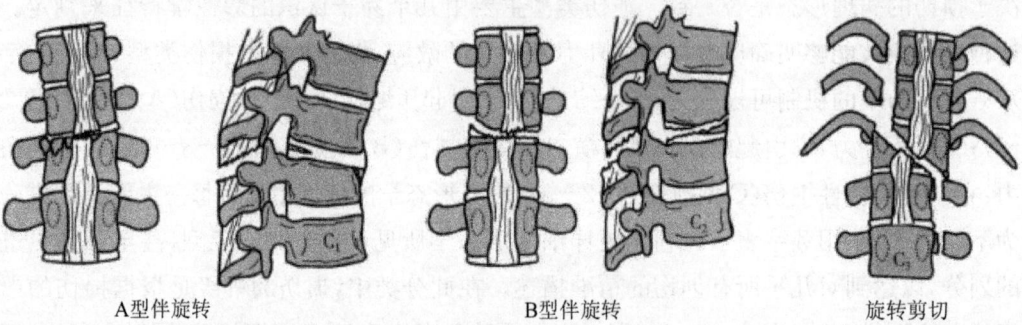

A型伴旋转　　　　　　B型伴旋转　　　　　旋转剪切

图 2—3—3　AO C 型损伤

表 2-3-1　AO 胸腰椎损伤分型

A 型:椎体压缩	1 屈曲半脱位
A1 嵌压骨折	2 前方脱位
A1.1 终板嵌压	3 屈曲半脱位或前方脱位伴关节突骨折
A1.2 楔型嵌压	B1.2 伴有 A 型椎体骨折
1 上缘楔型嵌压骨折	1 屈曲半脱位+A 型椎体骨折
2 侧方楔型嵌压骨折	2 前方脱位+A 型椎体骨折
3 下缘楔型嵌压骨折	3 屈曲半脱位或前方脱位伴关节突骨折+A 型椎体
A1.3 椎体塌陷	骨折
A2 分离型骨折	B2 后方骨性结构损伤(屈曲牵张型损伤)
A2.1 矢状面分离骨折	B2.1 两柱横贯性骨折
A2.2 冠状面分离骨折	B2.2 伴有间盘损伤
A2.3 钳夹样(pincer)骨折	1 损伤通过间盘及椎弓根
A3 暴散型骨折	2 损伤通过间盘及峡部(屈曲-峡部裂)
A3.1 不完全爆散骨折	B2.3 伴有 A 型椎体骨折
1 上缘不完全爆散骨折	1 损伤通过间盘及椎弓根+A 型椎体骨折
2 侧方不完全爆散骨折	2 损伤通过间盘及峡部(屈曲性峡部裂)+A 型椎
3 下缘不完全爆散骨折	体骨折
A3.2 暴散分离骨折	B3 经间盘前方损伤(过伸剪切损伤)
1 上缘暴散分离骨折	B3.1 过伸半脱位
2 侧方暴散分离骨折	1 不伴有后柱损伤
3 下缘暴散分离骨折	2 伴有后柱损伤
A3.3 完全分离骨折	B3.2 过伸-峡部裂
1 钳夹分离骨折	B3.3 后方脱位
2 完全屈曲爆散骨折	C 型:前方及后方结构旋转性损伤
3 完全纵轴向爆散骨折	C1A 型损伤伴有旋转(压缩损伤伴有旋转)
B 型:前方及后方结构牵张(撑开)损伤	C1.1 楔形旋转骨折
B1 后方韧带结构损伤(屈曲牵张型损伤)	C1.2 分离旋转骨折
B1.1 伴有间盘的横贯损伤	1 矢状面分离旋转骨折
2 冠状面分离旋转骨折	7 向前旋转脱位伴或不伴有关节突骨折+A 型骨折
3 钳夹样分离旋转骨折	C2.2B2 损伤伴有旋转(屈曲牵张型损伤伴有旋转)
4 椎体分离	1 两柱横贯性旋转骨折
C2B 型损伤伴有旋转	2 单侧屈曲峡部裂伴有间盘损伤
C2.1B1 损伤伴有旋转(屈曲牵张型损伤伴有旋转)	3 单侧屈曲峡部裂+A 型骨折
1 屈曲旋转半脱位	C2.3B2 损伤伴有旋转(过伸剪切损伤伴有旋转)
2 屈曲旋转半脱位伴有单侧关节突骨折	1 旋转过伸半脱位伴有或不伴有椎体后方结构的骨折
3 单侧脱位	2 单侧过伸峡部裂
4 向前旋转脱位伴或不伴有关节突骨折	3 向后旋转脱位
5 屈曲旋转半脱位伴或不伴有单侧关节突骨折+A	C3 剪切旋转样骨折
型骨折	C3.1 切片样骨折
6 单侧脱位+A 型骨折	C3.2 斜骨折

表 2-3-2　严重程度进展

严重程度	⟹		
⇓	A	A1	A2	A3
	B	B1	B2	B3
	C	C1	C2	C3

各种类型骨折的特征:

A 型损伤的特点是椎体骨折,后柱基本没有损伤。这类损伤由轴向压缩力引起,伴有或不伴有屈曲外力,仅累及椎体,椎体高度丢失,但后方韧带结构完整,不出现矢状面损伤。

B 型损伤主要特点是单一或两个柱的横贯伤。屈曲牵张外力导致后方的结构损伤及延伸(B1 及 B2 型),过伸伴或不伴有前后的剪切力导致前方结构的破坏及延伸(B3 型)。

在 B1 及 B2 型损伤,前方的损害可能是经椎间盘或 A 型椎体骨折。因此,A 型骨折存在于这两个亚型的骨折中。为了准确定义不同类型的损伤,必须对这些骨折的描述有所区别。更严重的 B1 及 B2 型损伤可以累及骶棘肌或者肌肉及其筋膜,因此,后方的损伤可以扩大到软组织。

矢状面方向的横向脱位也可能发生,即使在影像学上没有被发现,也应警惕横向脱位的潜在可能性。不稳定的程度可以从不完全到完全,神经损伤的发生率明显高于 A 型损伤。

C 型损伤的特点:在多种损伤形式以外,有 3 种具有相同损伤形式的骨折:①A 型骨折伴有旋转;②B 型骨折伴有旋转;③旋转剪切伤。除少许病例外,旋转损伤表示有严重的胸椎和腰椎损伤,并且神经损伤的发生率最高。神经损伤是由突入椎管的骨块或椎体间脱位造成。

常见的特点包括双柱的损伤、旋转移位、在水平位上各方向移位的可能、所有纵向走行的韧带及间盘的损伤、通常为单侧的关节突骨折、横突骨折、肋骨脱位或近脊柱端的骨折、终板的外侧撕脱骨折、椎弓骨折和不对称的椎体骨折。这些都是典型的轴向扭力所造成的损伤,同时还有 A 型和 B 型损伤。由于在前面已经详细讨论了 A 型和 B 型损伤,对于 C 型损伤的描述仅限于其常见表现及一些损伤的特有表现。

由于目前多数关于脊柱脊髓损伤的分类都没有将脊柱和脊髓损伤结合起来进行综合评定,Vaccaro 等通过多中心大宗病例观察建立了 TUCS 评分(thoracolumbar injury classification and severity score,TLICS,表 2-3-3)。TLICS 系统是目前指导临床用于判断手术与否的唯一的分类评估系统,其将神经损伤和后纵韧带复合的状态融入到评估体系,试图用具体分值来回答"保守还是手术"的问题。按创伤形态、神经功能、后韧带复合体(posterior ligamentous complex,PLC)完整性三部分进行评估。建议≥5 分采用手术治疗,再根据有无神经损伤、后韧带复合体损伤等情况选择前路、后路、前后路联合手术。由于每个患者的实际情况不同,TUCS 可以指导治疗的选择,但无法完全替代临床的判断。

三项评分只计算最大的分数,然后求和,TLICS 分数≤3 分:非手术;4 分:手术或非手术;≥5 分:手术。有后部韧带复合体损伤时建议后路手术,有不全脊髓损伤时建议前路手术,不全脊髓损伤或马尾综合征同时有后部韧带复合体断裂时建议前后联合手术。

随着人们对脊柱后侧张力带对脊柱稳定性影响的认识,TLICS 建议 PLC(指棘上韧带、棘突间韧带、黄韧带、关节突、关节囊等)损伤行后路手术,重建脊柱张力带的稳定性,但未具体描述 PLC 损伤到何种程度需要手术。虽然 MRI 对软组织敏感度较高,但单纯通过 MRI 来判定 PLC 损伤有时并不十分确切,一定程度上影响临床医生对手术方式的正确选择。PLC 损伤常见于屈曲牵张样损伤,即 AO 分型 B1 或 B2 型多见。TLICS 考虑到了神经功能的重要性,不全脊髓损伤或马尾神经损伤建议前路手术减压,重建前中柱的稳定。但 TLICS 对椎体的碎裂程度和椎管骨块占位评分缺少细化且所占分值权重较轻,椎体压缩骨折为 1 分,椎体暴裂骨折为 2 分。临床上常见一些暴裂骨折椎体碎裂严重,椎管占位大,同时因伴有椎板骨折却没有神经症状患者,此时按 TLICS 评分结果建议后路手术,很明显这类损伤前路手术减压及重建对远期效果更具优势。

表 2-3-3 TLICS 评分标准

项目	评分	项目	评分	项目	评分
形态学		神经功能		后部韧带复合体	
压缩骨折	1	完整	0	完整	0
暴裂骨折	2	神经根损伤	2	不确定损伤	2
平移、旋转损伤	3	脊髓、圆锥不全损伤	3	损伤	3
牵张性损伤	4	脊髓、圆锥完全损伤	2		
		马尾综合征	3		

我们常用的是 AO 分型,因为该分型是以受伤外力和骨折形态结合的分类法,其分类的级别与神经损伤程度有较大相关性,可以用来判断预后,也可以根据骨折的类型决定手术与保守治疗的选择及手术入路的选择,同时因为它是字母和数字的编码分类,也便于资料收集。

(许晓琳)

第二节 骨折与神经损伤的关系

胸腰椎骨折是最常导致脊髓损伤的原因之一。突入椎管的骨折块通常位于椎体的上半部。典型的椎体爆散骨折从 CT 轴位上可见椎体骨折块突入椎管,对椎管内容物产生机械压迫。关于椎管侵占和神经损害的关系目前还没有达成共识。最常见测量椎管的方法是通过数字计算,通过测量伤椎椎管中矢径与邻近正常椎体中矢径的比值来客观地评价椎管狭窄的程度。Mumford 在 1993 年提出在椎弓根水平测量伤椎椎管中矢径比较能客观地反映椎管狭窄程度。

一些学者认为,受伤时,椎体骨折块向椎管内突入暴力造成的脊髓伤害,其强度是静态的 CT 平扫所不能反映的。Fontijne 对 139 例胸腰椎爆散骨折的患者进行研究认为 CT 平扫所见椎管的狭窄与神经损害之间存在正相关的联系。他们报道椎管狭窄在 25%,50%、75%,神经损害的几率在胸腰段是 29%、51% 和 71%,在腰椎是 14%、28% 和 48%。但是,研究中不能确定椎管狭窄的程度与神经损害的程度之间建立明确的关系。

神经损伤从单一神经根的损伤到完全瘫痪均有发生,在 AO 的一组 1212 例骨折的病例中,总的发生率是 22%。随着骨折分类的进展,神经损伤的发生率明显地随之增高。神经损伤在 AO A1 及 A2 型骨折中很少出现,A1 骨折中的神经损伤可能由于胸椎多节段楔形骨折所引起的后凸畸形造成。然而,也有可能是有些楔形骨折中隐含着 B1.2 型骨折,这种骨折的后方损伤在普通的 X 线片上并不显示。A2 及 A3 型骨折的神经损伤率的显著差别可能是由于 A3 型骨折中严重的暴散性骨折较多,因此,A3 型骨折的神经损伤的发生率类似于 B1 及 B2 型骨折,这种类似性出现的原因可能是因为伴有神经损伤危险较高的前脱位很少发生在胸腰段脊柱。从 C2 到 C3 型骨折神经损伤发生率降低,其原因是在 C3 型骨折中神经损伤可能性最大的切片样骨折占的比例较小。脊髓损伤(SCI)程度的评估是脊柱损伤研究的核心课题之一。脊髓损伤后,及时、准确地进行检查,全面了解和评价脊髓损伤程度,对拟定治疗方案、提高和观察治疗效果以及正确评估预后都具有重要的指导意义。近年来,随着脊柱外科迅速发展,脊髓损伤引发了一系列相关学科的兴趣和广泛研究,显得异常活跃,取得了多方面的进展。但目前,脊髓损伤严重程度的研究角度、表达方式繁多,评价方法不一,标准不一。因此,一方面,大量新的专业信息使临床科研工作者开拓了视野,拓宽了联想;另一方面,在各种研究资料的统一化和量化、治疗效果的比较上,也带来了诸多不便。20 多年来,人们已普遍感到制定一个分析和评价脊髓损伤程度的神经学上的统一标准,对临床科研工作者之间进行正确的交流十分重要。然而,要从众多评价脊髓损伤的标准中选择一个较准确、可靠的标准也有一定难度。

一、Frankel 脊髓损伤程度分类法

1969 年,由 Frankel 提出,其将脊髓损伤平面以下感觉和运动存留的多少分为 5 个级别(表 2-3-4)。

表 2-3-4　Frankel 脊髓损伤分级法

等级	感觉、运动功能情况
A	损伤平面以下深浅感觉完全消失,肌肉功能完全消失
B	损伤平面以下运动功能完全消失,仅存某些(包括骶区)感觉
C	损伤平面以下仅有某些肌肉运动功能,无有用功能存在
D	损伤平面以下肌肉功能不完全,可扶拐行走
E	深浅感觉肌肉运动及大小便功能良好,可有病理反射

Frankel 法对 SCI 的评定有较大的实用价值,但对脊髓圆椎和马尾神经损伤的评价有缺陷,也缺乏反射、括约肌功能的内容,尤其对膀胱、肛门括约肌神经功能表达不全。

二、ASIA 脊髓损伤程度分类法

美国脊髓损伤协会(ASIA)为谋求一个全球统一、更科学、更完善的标准,于 1982 年推出了一个新的、在传统脊髓损伤神经分类基础上制定的标准,并进行了 3 次重大修改。1990 年,组织成立了包括神经外科、矫形外科、物理医学、康复医学以及流行病学专家在内的多学科专业委员会。吸取了美国国立急性脊髓损伤研究会(NASCIS)、国际截瘫医学学会(IMSOP)等多个专业学会的意见,达成共识。尽可能使这一标准与过去和未来的 SCI 资料可进行对照更重要的是使这一标准具最高权威性,得到世界 SCI 界的认可和接受。其实,这一标准是参照NASCIS 的标准制定出来的。而 NASCIS 在筛选治疗急性脊髓损伤(ASCI)药物(MP、NX)的最佳方案时,从 1978 年起先后组织了十几家截瘫中心进行了 3 次大规模协作研究(即 NA-SCISⅠ~Ⅱ),上千例 SCI 患者采用 NASCIS 标准进行治疗前后评价,已使其实用性、先进性、科学性得到了充分体现。

ASIA 提出的新的参照 NASCIS 标准制定出来的脊髓损伤神经分类评价标准,其特点是

用积分的方法来表达 SCI 的严重程度,将其各种功能障碍的大小量化了。因此,被认为是迄今最先进的 SCI 评价标准,而于 1992 年在巴塞罗那被国际截瘫医学会(IMSOP)批准使用,并传播推广。英国 Masry 对 56 例 SCI 患者的运动缺失百分数(MDP)与运动恢复百分数(MRP),用 ASIA 运动评分、NASCIS 北美脊髓损伤运动评分及传统运动评分(CMS)3 者评价结果进行比较,结论为 ASIA 运动评分是可靠的。

ASIA 标准的特点在于,对精心筛选出来的、最具代表性的、最基本的神经系统检查目标,即感觉的 28 个关键点、运动的 10 条关键肌,一一进行检查和评分。感觉评分的总和即代表患者的感觉功能状况;运动评分的总和即代表患者的运动功能状况。具体做法:①感觉的检查和评分:在 28 个关键点上,用针刺测试锐痛觉,用棉絮测试浅触觉。按 3 个等级评分:缺失为 0 分、障碍为 1 分、正常为 2 分,不能区分锐性和钝性刺激的应评 0 分。这样,每个关键点的检查有 4 种情况,即左、右两侧皮区的针刺锐痛觉和棉絮浅触觉。如正常人每个关键点应得 8 分,全身 28 个关键点满分总共 28×8＝224 分。②运动的检查和评分:按自上而下顺序,对规定的 10 条关键肌(肌节:指每个节段神经根运动轴突所支配的肌、肌群)进行检查,各关键肌肌力仍用原临床 5 分法评定。0 分:受检肌完全瘫痪;1 分:可触感肌力收缩;2 分:不需克服地心引力能主动活动关节;3 分:对抗地心引力进行全关节主动活动;4 分:对抗中度阻力进行全关节主动活动;5 分:正常肌力。这样,左、右两侧共 20 条关键肌,正常人所有关键肌均为 5 分,其运动功能满分 20×5＝100 分(图 2－3－4)。

脊髓损伤ASIA评分图

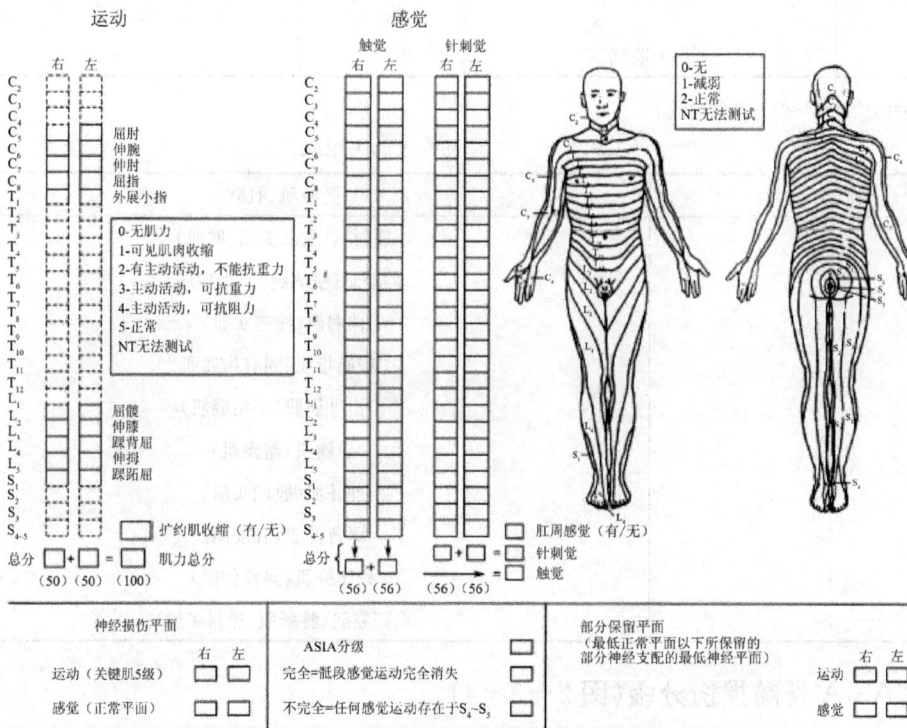

图 2－3－4 ASIA 脊髓损伤程度评分图

从总体内容上看或与传统神经功能检查方法相比较,ASIA92 法缺少了位置觉和深感觉内容。目前 ASIA 已建议增加检查两侧示指和踇趾的位置觉和深痛觉。同时要作肛门指诊，检查肛门括约肌的自主收缩、深感觉是否存在。借以判断 SCI 是完全性还是不完全性。均以缺失、障碍、正常 3 个等级表示。

感觉关键点和运动关键肌分别见表 2－3－5、表 2－3－6。

表 2－3－5　感觉检查的关键点

神经节段	检查部位	神经节段	检查部位
C_2	枕骨粗隆	T_8	第八肋间
C_3	锁骨上窝	T_9	第九肋间
C_4	肩锁关节的顶部	T_{10}	第十肋间（脐）
C_5	肘前窝的外侧面	T_{11}	第十一肋间
C_6	拇指	T_{12}	腹股沟韧带中部
C_7	中指	L_1	T_{12} 与 L_2 之间上 1/2 处
C_8	小指	L_2	大腿前中部
T_1	肘前窝的内侧面	L_3	股骨内髁
T_2	腋窝	L_4	内踝
T_3	第三肋间	L_5	足背第三跖趾关节
T_4	第四肋间（乳线）	S_1	足跟外侧
T_5	第五肋间	S_2	腘窝中点
T_6	第六肋间（剑突水平）	S_3	坐骨结节
		$S_{4\sim5}$	肛门周围（作为一个平面）
T_7	第七肋间		

注：肋间检查点均位于锁骨中线上

表 2－3－6　运动检查的关键肌

神经节段	受检肌、肌群
C_5	屈肘肌（肱二头肌、肱肌）
C_6	伸腕肌（桡侧腕长、短伸肌）
C_7	伸肘肌（肱三头肌）
C_8	中指屈指肌（固有指屈肌）
T_1	小指外展肌（小指展肌）
L_2	屈髋肌（髂腰肌）
L_3	伸膝肌（股四头肌）
L_4	踝背伸肌（胫前肌）
L_5	长伸趾肌（拇长伸肌）
S_1	踝跖屈肌（腓肠肌、比目鱼肌）

三、ASIA 脊髓损伤分级（图 2－3－4）

A：骶段（S_4、S_5）无任何运动及感觉功能保留。

B：神经损伤平面以下，包括骶段（S_4、S_5）存在感觉功能，但无任何运动功能。

C:神经损伤平面以下有运动功能保留,1/2 以上的关键肌肌力小于 3 级。

D:神经损伤平面以下有运动功能保留,至少 1/2 的关键肌肌力大于或等于 3 级。

E:感觉和运动功能正常。

(许晓琳)

第三节 影像学检查

影像学检查是脊柱骨折治疗前所必需的评估损伤手段。对于急性多发损伤,如果患者有脊柱损伤的表现,或者患者处于意丧失状态,但怀疑有脊柱的损伤时,都应该进行全脊柱的彻底检查。

一、X 线片

怀疑胸腰椎骨折时,常规的正位和侧位平片是最基本的检查方法。如果患者的损伤使得摆放侧位体位很困难的情况下,患者平卧,投照球管应当放于患者侧方。在初始阶段的评估中,胸腰段及腰椎的顺列可以在正侧位平片上很好地观察出来。许多胸腰椎骨折不仅存在椎体的骨折,同时还存在损伤区域的后凸畸形。正位平片可以帮助我们获得很多信息,椎弓根的位置帮助我们了解脊柱的顺列、侧凸的存在与否、棘突的位置。如果同一椎体椎弓根间距离增宽,则提示椎体受到压缩外力,产生椎体压缩或爆散骨折。椎体高度的丢失同样提示椎体压缩骨折存在。如果正位片上出现椎体侧方移位,椎间隙变窄或消失,则提示经过椎间盘的损伤,侧方移位明显提示关节突脱位或骨折存在的可能,预示着损伤节段的不稳定。正位片上椎弓根的形态呈椭圆形,判断其形态的完整与否可以帮助我们在治疗时椎弓根的选用上提供帮助。侧位平片可帮助我们了解椎体的顺列、腰椎生理前凸的存在、椎体高度的丢失与否以及椎体受伤后局部的后凸角度。椎间隙狭窄的情况,观察损伤椎体的后上角可以看到椎管侵占的情况。还可观察到椎体骨折脱位后椎体间脱位对应关系。

二、CT

CT 可以获得关于损伤椎体的任何平面的信息,三维重建 CT 可以观察脊柱的序列情况,CT 最基本的价值是在轴位平面上,可以清楚地显示椎管及骨折块与椎管的位置关系。扫描速度的增快和扫描层距的增密减少了患者搬动,获得了更多关于脊柱的信息。CT 可以:①确定平片影像不能肯定的图像;②提供详尽的骨结构损伤情况以给外科医生选择治疗提供帮助;③了解平片正常患者存在疼痛的原因;④上胸椎棘下颈椎区域平片信息不清楚的地方;⑤了解椎体骨折块与椎管的关系;⑥评估术后内固定的位置及并发症的情况;⑦评价术后椎体骨折愈合情况。

对一些 X 线平片诊断明确的脊柱损伤来说,CT 检查并不一定要进行。如简单的椎体压缩骨折、棘突骨折、横突骨折等。CT 常提供普通平片难以观察到的损伤。Ballock 和同事们研究认为,在区分胸腰椎椎体压缩骨折与爆散骨折方面,CT 比平片更具有明显的优势。CT 可以显示出椎板骨折、关节突骨折、椎弓根的损伤。这些在普通片上是难以确诊的。

三维重建 CT 可以了解椎体半脱位及脱位情况,螺旋 CT 可以提供给我们清楚的、高质量的影像。

三、MRI

MRI 是检查中枢神经系统、脊髓的有力工具。其优点包括：①在任何平面上对脊髓成像；②与其他影像系统相比，MRI 对软组织（包括韧带组织）的辨别具有较高的敏感度；③脊髓周围空间成像诊断血肿、骨折块、间盘组织和骨刺，且不需要使用造影剂；④直接显像脊髓诊断挫伤、血肿或裂伤；⑤以 MRI 影像为基础预测患者将来脊髓功能恢复状况；⑥观测脊髓血流状况，评估主要血管的供血情况，而不需要使用造影剂；⑦不需要使用造影剂了解脊髓形态。

MRI 可以清楚地显示脊髓和软组织图像。MRI 检查可以辨别椎间盘损伤、硬膜外血肿、脊髓水肿、软组织损伤情况，这在其他影像学检查是不能替代的。当患者的损伤节段与神经损伤不符，或者有神经损伤但没有证据说明骨结构损伤，MRI 检查将会提供脊髓节段的影像，了解损伤的情况。这些信息对治疗和指导预后将会提供较大的帮助。

韧带损伤在胸腰椎骨折中常常伴有。严重的韧带损伤可以导致脊柱不稳定，特别是过伸过屈损伤没有显现相一致的骨折存在时，应高度怀疑韧带的损伤存在。正常的韧带在 MRI 图像上为低信号区，因为其不含有流动的水分。韧带断裂时可以在 MRI 图像上看到低信号的断裂，韧带变薄或韧带拉长；了解主要韧带的损伤情况、手术的方式选择、内固定的节段即植骨融合的区域。

间盘损伤可能是伴随骨折脱位或者仅为独立的损伤。如果间盘对神经根或脊髓产生压迫，则会产生相应的症状。MRI 能够清楚地显示间盘组织与神经的关系，这对决定外科治疗的方式和时机帮助很大。虽然其他影像也可以显示间盘影像，但是 MRI 可以区分间盘与其他结构，如椎体后缘骨刺，间盘是相对高信号区，而骨赘为低信号区。

（许晓琳）

第四节　治疗

一、保守治疗

保守治疗是胸腰椎骨折的一种基本治疗方法，主要方法是支具外固定或者卧床休息治疗，包括一段时间的卧床休息，直到全身症状的缓解，接着应用支具固定 10～12 周，并逐步进行功能锻炼。

保守治疗适应证选择得当将会取得良好的治疗效果。Robert W. Bucholz 等认为稳定的没有神经损害的椎体压缩骨折和爆散骨折可以进行保守治疗。包括：①骨折椎体高度丢失少于 10% 的不需要外部支具；②骨折椎体高度丢失在 30%～40%，后凸角度在 20°～25°可以通过矫形支具固定。

胸腰椎的外固定支具的作用是限制脊柱的运动，减少肌肉组织的活动，增加腹部压力稳定脊柱，减少脊柱的承重负荷。最有效的胸腰支具是 Jewett 设计的三点固定支具，其前侧在胸骨和耻骨联合，后侧在胸腰段。其可将脊柱固定于伸直位。这种支具允许脊柱过伸，但限制屈曲，重量轻，易于调节。Jewett 外固定架适用于 $T_6 \sim L_3$ 节段的损伤。

Jewett 外固定架可以限制胸腰椎的屈伸活动，但不能控制侧屈及旋转活动，只有贴体管型支具可以在各个方面限制活动。全接触的胸腰骶矫形支具（thoracolumbosacral orthosis,

TLSO)是目前胸腰椎骨折最稳定的外部支具。全接触的 TLSO 的优点包括：将身体受力分布于广泛的区域，骨盆和胸壁较好的接触，对侧屈和旋转较好的固定，不影响患者的影像学检查。支具应该全天佩戴，无论白天还是晚上。标准的支具在 L_4 以下和 T_8 以上作用将会减低，所以在 L_4 以下应该加长到髋部，T_8 以上应加长到颈部。

我们认为，保守治疗的指征可简单归纳为：

1. 无神经病损者。
2. 脊柱三柱中至少两柱未受损。
3. 后凸角度小于 20°。
4. 椎管侵占小于 30%。
5. 椎体压缩不超过 50%。

二、手术治疗

与支具外固定或者卧床治疗相比，手术治疗有几方面的优点。首先，对于那些不能耐受支具或者卧床的患者可以提供即刻的稳定。在一个多发创伤的患者，长期的卧床将可能会产生严重的危及生命的并发症。及时的外科手术稳定可以允许患者早期坐起和康复治疗；其次，外科手术可以很好地恢复脊柱的序列，纠正畸形；最后，解除对神经系统的压迫。一些文献报道手术减压稳定可以增加神经损害的恢复几率，减少康复所需时间。

外科手术的主要目的是神经减压，以利于神经功能的最大程度的恢复。减压可通过前路、后路、后外侧、经椎弓根入路、非直接方式或以上两种方式的结合。突入椎管的骨块对神经的压迫可以通过间接的方法，即通过后侧器械（哈氏棒、CD 棒等椎弓根钉）来实现，这些技术使用器械的牵张力及完整的后纵韧带牵拉将突入椎管的骨折块复位达到减压目的。也可以通过直接的侧前方或前方入路切除骨块来解除压迫。

外科手术的另一个目的是要重建脊柱的稳定性，将脊柱曲线恢复到正常序列，任何脊柱内固定系统要实现这个目标都要能够对抗脊柱的移位和纠正不稳定，现代的内固定设计无论前路还是后路都可以在尽量短的内固定节段上提供脊柱强有力的稳定支持。

手术目的可简单归纳为：

1. 减压，为神经功能恢复创造最佳条件。
2. 恢复和维持脊柱的高度和曲线。
3. 减少脊柱活动度的丢失。
4. 保持脊柱的稳定性。
5. 坚强固定以利早期护理和康复。
6. 防止创伤后后凸畸形及神经病损。

三、手术的时机

对脊髓或马尾损伤的患者进行手术干预（减压和稳定）的时机还不十分明确。尽管人体临床研究没有足够的证据，但是可能存在一个重要的时间窗（可能<3 小时），在该时间窗内减压可能会促进脊髓神经功能的恢复，改善预后。在犬类动物身上，脊髓的早期减压形成再灌注对神经功能的恢复非常重要，在脊髓损伤的 1～3 小时内进行减压可以恢复神经电生理活动。多数学者同意当存在进行性神经损害加重是急诊手术的适应证。急性外伤导致脊柱畸

形、脊髓损伤的患者应当急诊接受手术,以恢复脊柱序列,给脊髓恢复创造最大的可能性。在那些完全脊髓损伤或静止的不完全脊髓损伤,一些学者认为应当延迟几天手术以减轻脊髓的水肿,而另外一些学者支持早期手术稳定。然而,迄今为止唯一的一个脊髓损伤临床前瞻性随机对照研究发现,在损伤早期(3天内)或晚期(5天后)施行手术,神经功能的恢复并没有显著差别。有研究表明,如果胸腰段脊髓受压持续存在,即使是在损伤晚期才进行减压,也有利于改善神经功能。因后路手术是通过韧带整复缓解椎管压迫的一项间接减压方法,故在创伤早期能更顺利地进行。在伴有四肢长骨骨折的脊柱骨折患者早期手术可以避免患者卧床产生的并发症,如肺炎、压疮等。

四、外科手术的适应证

(一)手术指征

多数文献已普遍达成一致的观点,即胸腰椎骨折出现不完全性神经功能障碍且有明显神经受压的影像学表现时应选择手术治疗。Vaccaro 等通过多中心大宗患者观察建立胸腰椎损伤分类与严重度(TLICS)评分,从创伤形态、神经功能、PLC 完整性三个方面进行评估,建议 TLICS 评分≥5 分宜采用手术治疗。

对于胸腰椎骨折,不同类型的骨折应当选择相适应的手术方式。

椎体压缩骨折:根据定义,椎体压缩骨折是指椎体前柱压缩,中柱结构保持完整。这种类型骨折的治疗决定于后侧结构的损伤程度。椎体前柱压缩超过 40%,或者后凸角度超过 25°~30°,则考虑后柱的韧带结构受到损害,很难恢复正常的结构功能。MRI 可以清楚地显示后侧韧带复合体的损伤情况。这种骨折被认为是极度不稳定的骨折,应当考虑手术治疗。对于椎体损伤处于临界状态的患者,如果是年轻人,高能量的损伤,首先选择手术治疗。严重的椎体压缩骨折可以选择后路椎弓根固定系统进行固定和融合。对于老年患者,低能量所造成的椎体压缩骨折,特别是伴有骨质疏松的椎体压缩骨折,后路固定的选择应当慎重,因为较差的骨质量会影响固定的强度。可考虑椎体成形术。前路手术对于此类患者一般来说是不需要的,因为中柱结构没有受到破坏。

(二)爆散骨折

根据定义,爆散骨折包括前柱和中柱的破坏,伴有或不伴有后柱结构的损坏。有 3 个因素在选择治疗时应当考虑:椎管受侵占的比例、受伤区成角畸形的角度和神经损害的程度。

对于爆散骨折的最佳治疗手段没有一致的意见。James 和同事对 L$_1$ 椎体爆散骨折的模型研究显示后柱结构的状态对于椎体爆散骨折的急性期稳定性至关重要。他们随后随访的一组病例证实后柱结构稳定的不同类型椎体爆散骨折的患者骨折愈合良好,没有出现畸形愈合。Willen 和同事的病例随访,患者的椎体高度丢失超过 50% 或者椎管侵占超过 50% 的患者在伤后的观察中出现明显的疼痛。Cantor 和同事强调对于后柱结构有损伤的椎体爆散骨折应该手术治疗。手术应当考虑三方面的因素:神经损伤程度、稳定程度和畸形程度。如果患者具有神经损害,同时伴有不稳定、脊髓压迫、明显的后凸畸形,或者两种上述条件同时存在,这些都是手术治疗的指征。如果椎管侵占超过 50%,或者后凸角度大于 30°,不管是否伴有神经损害都具有手术的适应证。

(三)屈曲分离损伤

屈曲分离损伤可以经过骨或者软组织结构,可累及一个或多个运动节段。韧带损伤愈合能力较差,常会导致局部不稳定和疼痛。累及三柱的屈曲分离损伤是极度不稳定的。脊髓损伤有较高的发生率。这种损伤最好的治疗手段是手术治疗。进行局部节段的固定和后侧融合。

（四）骨折脱位

在骨折脱位,脊柱的三柱结构均遭到损伤。这种类型的损伤常伴有较高的神经病损率,多数患者需要进行手术治疗。如果出现骨折脱位的患者没有神经损害,手术的目的是稳定脊柱,恢复脊柱序列,防止继发神经损害,争取早日下床活动。如果骨折脱位伴有部分神经损害,亦应手术稳定脊柱和对神经进行减压。如果神经损害是完全的,亦应进行脊柱稳定,减少患者住院和卧床时间,给脊髓恢复创造最大的可能性。

我们认为手术指征可简单的归纳为:

1. 有神经损伤。

2. 所有 AO C 型骨折。

3. AO A3 型及 B 型中成角超过 30°、椎体压缩超过 50％、椎管侵占超过 30％。

4. MRI 证实有椎间盘损伤。

（许晓琳）

第五节　手术入路的选择

一、前路手术

前路手术进行胸腰椎骨折减压稳定,无论单独使用还是与其他手术方式结合使用,在过去几十年来一直受到骨科医生的推崇。前路经胸腔减压和融合适用于胸椎和胸腰段骨折（T_2 ~L_1）。前路手术的指征是伴有神经损害的椎体爆散骨折,在急性期进行减压和稳定;纠正陈旧创伤所引起的畸形;重建脊柱前柱的支撑结构。随着内固定技术、植骨方式以及手术安全性的提高,前路手术越来越为外科医生所接受。

随着内固定技术的发展和自体骨植骨之外植骨方法的改进,前路手术治疗胸腰椎爆散骨折作为一种独特的技术手段获得了更多的接受。在 20 世纪 80 年代末期,随着前路钢板的日趋成熟,前路减压固定胸椎和胸腰椎骨折的手术治疗质量得到很大提高。现代的内固定技术多采用一个椎体两枚螺钉的固定技术,一枚螺钉靠后,平行于椎管后壁;另一枚螺钉靠前,自前侧向后侧斜行打入,两枚螺钉之间呈三角形,增加了抗拔出力。在邻近的两个椎体之间,可以完成撑开或加压的操作。

Kaneda 等报道应用前路减压植骨、Kaneda 内固定器械治疗胸腰椎爆散骨折患者 150 例,经过平均 8 年的随访之后,影像学显示 93％的患者获得良好的植骨融合。10 例患者形成假关节,在经过后路固定融合后,问题得到解决。Kaneda 将其手术的成功归结于:在内固定的基础上,脊柱受力通过具有 3 层骨皮质的髂骨植骨块。椎管的狭窄由术前的 47％到术后的 2％,神经功能改善一级的达 95％,96％的患者恢复了工作。Gardner 等应用前路钢板治疗胸腰椎骨折获得 100％的融合率。Okuyama 等报道 45 例胸腰椎不稳定骨折应用前路减压和固定手术治疗,84％的患者术后没有疼痛,74％的患者术后恢复工作,后凸角度在骨融合之前丢失很少。

对于脊柱结构的两柱（前柱和中柱）损伤，Denis 分类的椎体爆散骨折，AO 分类的 A 型损伤，单纯前路固定获得了良好的疗效。对于不稳定的三柱损伤，即 Denis 分类的屈曲分离损伤，AO 分型的 B 型或 C 型骨折，单纯前路手术能否解决这种损伤的稳定问题还有争议。Rick C 等研究 203 例胸腰椎骨折，按照 AO 分类标准，40 例不稳定骨折（三柱损伤）实施了单纯前路固定手术治疗。术后没有患者出现神经损害加重的表现，不全损伤患者中 90％有一级以上的神经功能恢复。术前椎管侵占平均 68.5％，后凸角度平均是 22.7°。术后随访后凸角度平均是 2.1°，37 例患者在随访中显示局部很好的稳定。

二、后侧入路

后路治疗胸腰椎骨折主要应用内固定器械在损伤节段实施撑开和复位并间接减压。撑开力量被证明在使突入椎管的椎体后壁骨块复位方面有着明确的作用，特别是在伤后几天内更有效。

Harrington 棒是最早的用以治疗胸椎和腰椎骨折后路棒钩系统之一。虽然其能够起到复位和稳定脊柱的作用，但因为其坚强和稳定程度不够，现在已很少使用。

节段间固定系统（segmental instrumentation systems）：使用节段间固定系统可以很好地纠正后凸和侧凸畸形。有多个连接的钩与椎弓根钉可以完成撑开和加压的作用，因此可以矫正复杂的畸形和提供脊柱强有力的稳定支持。在应用横向连接后，两侧的钉棒结构变为一个整体，更有效地提供稳定支持。固定节段长短有很多争议，有些学者认为固定臂的长度在伤椎上下应该等长。Shufflebarger 认为，在胸椎骨折上方应固定 3 个椎体，下方应固定 2 个椎体；在胸腰段上方应当固定 2 个椎体，下方固定 1 个椎体。更短的固定节段应慎重使用，除非是前柱损伤较轻或前方进行植骨支撑。如果要使用钩棒固定，每个连接棒上至少要有 3 个钩子，不管在胸椎还是在胸腰段。椎板钩应与椎弓根钩结合使用，在骨折椎体远侧应用椎板钩要至少 2 个椎板，否则单个椎板钩难以对抗张力。

节段间固定系统与单钩棒系统相比明显增加了对椎体的把持力，减少了内固定失败的几率，其另一个好处是可以实施单个节段间的加压和撑开。

在胸腰段，椎弓根有较大的直径，可以考虑全部采用椎弓根钉进行固定。椎弓根系统的优点是使得短节段固定成为可能，经常采用的固定方式是在伤椎上一个节段和下一个节段进行固定。这种固定方式在腰椎显得优点更为突出。

在完成后路椎弓根固定的同时，根据椎管侵占情况，可以完成椎管减压。单纯平片不能作为判断椎管减压与否的依据。术前的 CT 平扫与三维重建、MRI 检查可以提供关于椎体结构的破坏情况、椎管侵占情况的完整信息。后路减压的优点是不需要再次另外切口；缺点是减压需要切除椎管后壁结构或者后外侧结构，这将会影响脊柱的稳定性，并可能对植骨融合造成不利影响。另外一个缺点是此种减压不如前路减压直接，可能形成不彻底或减压失败。

三、前路和后路联合手术

前路和后路手术方式可以同时应用来治疗胸腰椎骨折。很多医生认为后纵韧带断裂是其手术指征，骨质疏松症也是联合入路的指征。联合入路的优点是可以最大程度地进行椎管减压,提高术后的局部稳定性,增加脊柱融合概率。Been 等的报告认为前后联合入路与单纯后侧入路相比,对神经功能恢复方面没有明显帮助,但在保持后突畸形矫正方面优于单纯后路,虽然有不少文献报道增加的后突畸形与背痛之间没有明确的联系。

Robert W 等认为,如果最初的手术入路是后路稳定,前路手术可以分步考虑,即如果出现新的神经损害或者持续的神经损害考虑与来自椎管前壁椎体骨块后突压迫有关,或者与骨折椎体持续的塌陷相关,这种情况下可以考虑再行前路手术。如果最初的手术为前侧入路,在有证据表明后侧附件结构间隙增大,在冠状面或者后突畸形的存在,对前柱内固定产生过大的压力,严重影响脊柱的稳定性,这种情况下可以考虑再行后侧入路。前后路手术同时进行适用于患者神经损害来源于后突的骨折块,且有椎板骨折产生神经根损害。环形减压适用于老年骨质疏松患者需要减压和稳定同时进行。

Praveen V 等人为前后路联合手术的指征是:①三柱损伤,包括骨折脱位、后侧韧带复合体损伤同时伴有前柱和中柱的损伤;②明显的前柱粉碎骨折和椎体高度丢失;③严重的后突畸形。

许多医生相信前路手术可以更充分地完成椎管减压。一些医生认为伴有神经损害的胸腰椎骨折是前路手术的适应证。Esses 等的研究认为各种手术入路方式在神经功能改善方面没有明显的区别。在那些具有明显的骨折块椎管侵入但没有神经损害的患者,许多医生更愿意通过后路固定技术,利用后侧韧带结构,对椎管进行牵引,以达到对骨折块间接复位。Wessberg 等对 115 例椎体爆散骨折的患者进行平均 7 年的随访发现,无论手术还是保守治疗,突入椎管的骨折块都有不同程度的吸收重建,椎管的直径有所增加,他们更支持在神经功能能没有损害的患者不需要进行前路手术治疗。

四、手术治疗方式－我们的经验

(一)手术入路

胸腰段骨折的手术入路主要为侧前方入路及后侧入路。文献报道及我们自己的经验都未证实哪种手术入路更有优势。前路减压固定的绝对指征是椎体爆散骨折,后壁骨块翻转向前,其特点是在 CT 横断面可见椎体后壁骨皮质位于椎体内并指向前方。而其他类型骨折的手术入路的选择除了根据术者的经验外主要取决于前柱的结构是否稳定。大部分胸腰椎骨折脱位可通过后方入路达到减压、复位及固定的目的;但如果出现根椎管侵占超过 50%、椎体高度丢失超过 70%,应选择前方入路。如何判断前柱的稳定性目前还存在争议,可以参考 Gaines 载荷分享评分(图 2－3－5)来指导入路的选择。如果小于 6 分可选择后路手术,如果大于等于 6 分可选择前路手术,而对于 B2、B3 及 C 型骨折同时 Gaines 评分大于等于 6 分者可以选择前后联合入路。

CT矢状位	CT轴位	侧位X线	评分

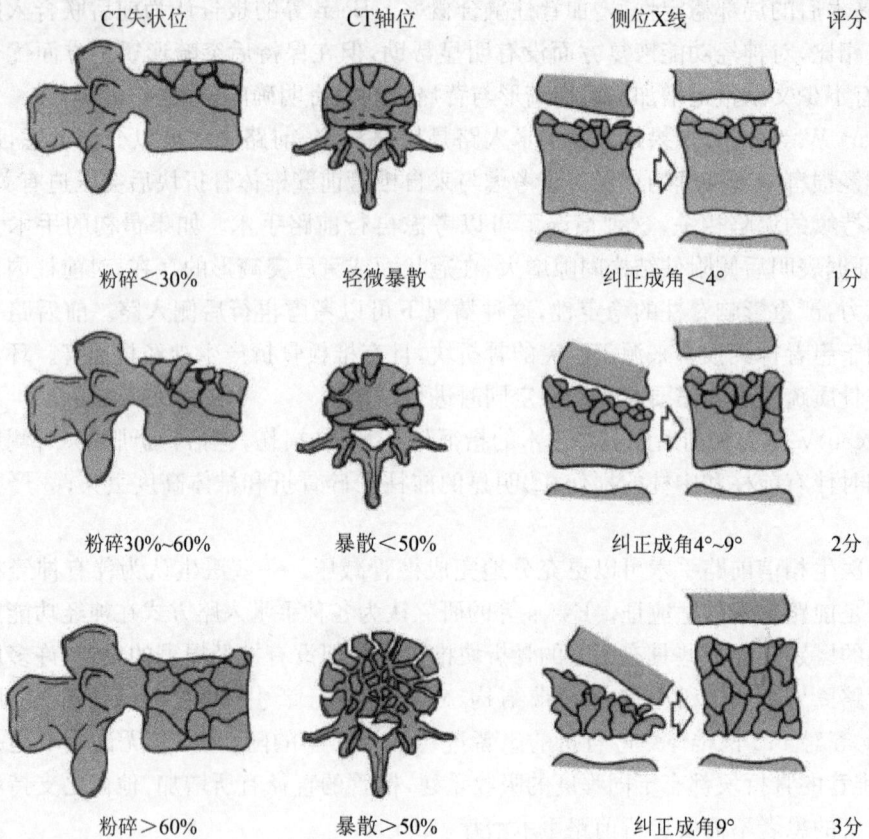

粉碎<30%　　　　　轻微暴散　　　　　纠正成角<4°　　　　1分

粉碎30%~60%　　　　暴散<50%　　　　　纠正成角4°~9°　　　2分

粉碎>60%　　　　　暴散>50%　　　　　纠正成角9°　　　　3分

图2-3-5　Gaines前柱稳定性评分

1. 胸腹联合入路(显露 T_{10}~L_1)和腹膜后入路(显露 T_{12}~L_5)　患者右侧卧位,右侧腹跨过手术台腰桥处。切口沿肋骨(T_{10}、T_{11} 或 T_{12}),从肋横突关节直到腹直肌外侧缘。腹膜后分离可以在不影响胸膜腔的同时切除肋骨。在肋横突关节处或近端切断肋骨。注意保留横膈和腹壁肌肉止点;找到腹膜外脂肪后,钝性分离定位腹膜后间隙。

用"花生米"钝性分离腹膜,将外斜肌和内斜肌分开来。用"花生米"分离腹膜后脂肪和腹膜,辨认腰大肌。确定并没有进入胸膜腔;如果已进入,在最后需用胸管置入胸膜腔。辨认椎间盘(注意:椎间盘是突出来的部分而不是凹进去的部分);男性患者的腰大肌常常跨过中线完全覆盖脊柱,这时,用"花生米"钝性分离直至看到椎间盘,然后拍片,确认手术节段。在 L_1 和 L_2 节段,为充分暴露要切断横膈脚并在最后修复。

侧前方椎体切除术减压的关键在处理椎间盘,要将切除的椎体上下的椎间盘在减压之前清除掉。干净地切除了椎体上下的椎间盘后,失血量将被控制在最少,而且术者可看到后纵韧带。下一步要去除一小部分后纵韧带以辨认硬脊膜。一旦硬脊膜显露清楚了,就可应用高速磨钻或咬骨钳进行椎体切除了,将椎体切除直至仅剩一薄壳附于后纵韧带上。

当从前外侧入路进行椎体切除时,用宽骨刀从椎弓根基部开始。薄壳和后纵韧带沿整个椎体长度一并切除。切除宽度是一侧椎弓根到另一侧椎弓根,要使椎管和神经根彻底减压。

自体的髂骨、肋骨、腓骨及钛网、人工椎体都是椎体切除术后的植骨替代材料。但独立应用的稳定性差,应联合应用后方椎弓根固定或前外侧钉板或钉棒固定。

2. 腰段后路减压及椎弓根螺丝钉内固定术的技术要点　全麻,患者俯卧于支架或枕垫上,腹部不施加压力,双臂置于头侧,双肩前倾。术前应确定 C 形臂透视是否能够在正、侧位方向均能拍摄到骨折固定节段。一般先放置椎弓根钉,再行减压、固定及植骨。

椎弓根钉向内侧偏移是最危险的并发症,可以伤及脊髓。正确地放置椎弓根螺钉应该遵循以下原则:①选择正确的椎弓根进钉点。②选择正确的进钉方向。椎弓根钉的方向取决于椎弓根的内倾角和下斜角。内倾角为椎弓根轴线在椎体横断面上的投影与椎体冠状面垂线的夹角,在胸腰段及腰椎为 5°～15°,下斜角为椎弓根轴线在矢状面上的投影与椎体水平面之成角,在胸腰段及腰椎一般 0°,但应参考侧位片。③进钉深度。一般认为深度达到椎弓根轴线长度的 80% 已获得足够的生物力学强度。但进钉越深,固定越牢固,最佳深度为进入椎体前侧但不穿透皮质,否则易损伤血管。④术中透视判断椎弓根螺钉位置。侧位片螺钉应于椎弓根内,钉尖不超过椎体前缘皮质,正位片顶尖向内不能超过棘突中线,否则可能进入椎管内。

确定进钉点后,先咬除进钉点处皮质骨,短骨锥开口,持稳长骨锥缓慢进入,如在松质骨内应阻力不大且均匀;如有大的阻力,可能遇到骨皮质,应拔出长骨锥,改变方向后再次进入,避免滑入原钉道。进钉前一定要用探针探测钉道四壁有明显骨性感,证实钉道在椎弓根内,方可缓慢拧入螺钉。

对于椎体有楔型变及椎体高度有丢失的骨折,术中要恢复椎体的形态及高度,主要依靠椎弓根钉对椎体间撑开,通过紧张后纵韧带将骨折推向前方,恢复椎体后壁的高度,再通过拉近椎弓根钉的延长杆或 Schanz 钉的尾端使前方展开达到恢复椎体前方高度的目的(图 2-3-6)。

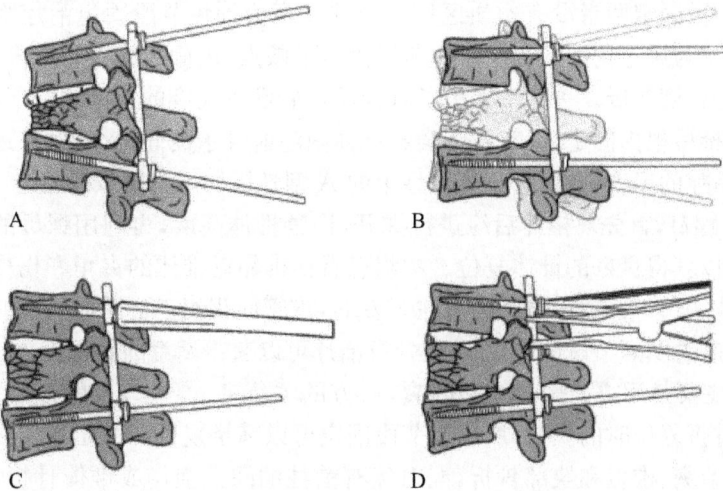

图 2-3-6 USS 系统 Schanz 钉复位骨折步骤

A. 平行上终板置入 Schanz 钉;B. 拉近 Schanz 钉的尾端;C. 前方张开,椎体前方高度恢复;D. 后方撑开通过紧张后纵韧带将骨折推向前方,并恢复椎体后壁的高度

新鲜的胸腰椎骨折脱位复位并不困难,通过提拉复位装置均可达到满意复位。陈旧的脱位或难复性的脱位需要切除部分交锁的关节及瘢痕组织才能达到复位。

腰椎骨折和胸腰段骨折的手术方式略有不同。由于 L_2 以下没有脊髓结构而且椎管宽大,所以可以安全地采用后路减压方式,而 L_2 以下腰大肌的覆盖造成侧前方入路显露困难,因此后路减压固定的方式在腰椎骨折脱位的治疗上应用较多。

（二）后路术后减压植骨与否、长节段与短节段探讨

1. 手术固定节段的长短是其中一个争议较多的问题。从生物力学上看，更长的纵向植入物（棒）通过增加与骨折部位的距离，可减少最终的植入物断裂或脱出的风险，因此能减少固定钩的作用力，尤其是钩棒系统，需要固定的运动节段常多达5～6个。长节段固定可以提供很好的固定强度，抗屈曲力和抗扭力方面力量可以明显提高，但是不可避免地要有运动节段的丧失。椎弓根螺钉系统的发展为不稳定三柱骨折提供了一种新的稳定方法，该方法可以实现三柱骨性内固定。在非骨质疏松的患者，椎弓根螺钉可以用更短的固定长度维持合适的脊柱稳定性。试验数据证明，与更长的钩棒系统相比，短节段螺钉内固定提供了扭转、屈曲和压缩刚度；此外，另外增加的补充性的、抵消性的椎板钩系统可以吸收部分的螺钉内固定的应力，因此可以减少椎弓根螺钉的屈曲力矩和植入物断裂的发生率。短节段固定的优点是固定节段少，可以保留更多的运动节段，手术时间短，出血量少。虽然椎弓根内固定系统增加了刚度，但是在控制脊柱的旋转和抗屈曲力量方面，则显得力量不足，在极度不稳定的胸腰椎骨折的后路短节段性内固定会导致较高的失效率。文献报道的短节段固定失败率较高，达到9%～54%。如何选择合适的固定节段长度？我们通过随访134例胸腰段骨折后路椎弓根固定术患者，对比了短节段固定组和长节段固定组在邻近椎体上下终板夹角矫正与丢失、伤椎椎体上下终板夹角矫正与丢失及手术疗效，认为可以用AO分型来指导固定节段长短的选择。

A型骨折，即仅涉及前柱椎体的骨折，后柱的韧带棘突、椎板结构没有受到破坏。国内外有很多文章讨论固定节段的长短，多数作者认为短节段固定即可获得良好的固定结果。因为短节段固定可以减少融合节段、缩短手术时间和减少术中出血。在复位方面，文献报道的短节段固定和长节段固定两者没有本质区别。一些文章谈到短节段固定治疗胸腰椎骨折的缺点时，部分学者认为矫正角度的丢失是短节段固定的缺点，内固定失败率较高；而长节段固定矫正角度丢失的程度要低。一些学者为了减少矫正后椎体高度的丢失，尝试经过椎弓根椎体内植骨，经伤椎椎弓根内固定，还有学者尝试椎体内注射骨水泥固定，其效果还需要进行长期随访。在我们治疗的患者中，所有AO分型中的A型骨折均采用短节段固定，在复位骨折时，使用SCHANZ螺钉，首先对椎体后缘进行撑开，恢复椎体高度，再利用螺母的旋转角度撑开椎体前缘，多可以获得良好的椎体复位。本组患者伤椎邻近椎体的夹角和伤椎上下终板的夹角分别纠正51%和64%，矫正角度丢失在3°左右，椎管面积纠正更明显，在随后的随访中，椎管面积还有增加，说明短节段固定在A型骨折治疗可以获得满意的效果。

B1型损伤主要是后方为韧带结构断裂，后方的关节突、椎板以及峡部是完整的，后柱结构还可以提供骨折复位时的支撑，所以短节段固定可以满足复位和固定的需要。B2及B3型损伤，后方的关节突、椎板和峡部骨折，同时伴有前柱的间盘损伤或椎体骨折，前后两柱结构损伤明显，脊柱的稳定性极差。此类型的损伤，因为涉及两柱结构损伤，我们多选择长节段固定，以提供骨折端更为坚强的支撑。在此类型中的双柱横贯伤，前后柱是冠状位简单的横骨折，类似于Chance骨折，则可以进行短节段固定，类似于骨折复位固定。

C型骨折的特点是脊柱前方和后方结构的损伤同时伴有旋转，所以脊柱除了在前后方出现骨折脱位外，还可能在侧方出现旋转和移位，脊柱的稳定性破坏最严重，在纠正此类骨折引起的脊柱畸形时，内固定系统要能很好地控制脊柱的旋转力，所以内固定节段应以长节段固定为主。

因此，AO A型和B1型骨折可以选择短节段固定，AO B2型、B3型及C型骨折或Mc-

Cormack 载荷评分＞6 分的极度前柱不稳定的骨折,如果仅行后方固定则应考虑做长节段固定。

2.减压的作用 手术减压对胸腰椎损伤所致的神经损害作用还不明确。尽管各家观点不一,但是影像学所见的椎管狭窄程度与暴裂骨折所致的神经功能损害的程度没有直接的关系。相反,开始时作用于脊髓或马尾的暴力与伴随的血肿、水肿及多种神经因子和血管活性因子所致的缺血可能是神经损伤的原因。大多数研究显示,随访中残余椎管狭窄或矢状位畸形与客观疼痛评分、工作能力及患者的功能状态无关。有研究证明,骨折经非手术治疗或手术治疗后椎管会随着时间的推移进行重构或增大。大量研究已经证明,单纯的椎板切除术对减轻脊髓腹侧的压力是无效的,还可能加重脊柱不稳定。

3.植骨的必要性 大多数胸腰椎骨折后路内固定术都应当结合植骨,因为最终的稳定需要通过植骨融合来实现,而内固定的作用只是暂时的。经椎弓根行椎体内植骨术与短节段内固定技术的联合应用为前柱重建手术提供了一种方法,但有研究指出,与非植骨手术相比,通过经椎弓根植骨的短节段经内固定并不能降低内固定失败的发生率。对于后外侧植骨融合,也有文献认为不减压非融合治疗胸腰椎骨折的效果与植骨融合组无明显差异。植骨融合使得手术时间延长,失血量增多,存在取骨区的并发症,加速邻近节段退变。

我们对一组手术治疗的 AO A 型胸腰段骨折($T_{11} \sim L_2$)患者进行了回顾性分析,发现椎板切除减压植骨组与不减压不植骨组相比,其术后后凸角的纠正和椎体高度的维持在两组间差异无统计学意义。因此,我们认为,对于不同的患者还要根据患者的具体情况综合制定治疗方案,对于不稳定程度不严重的骨折(一些 AO A 型骨折),后路手术时如果未做椎板切除减压,可以考虑不做植骨融合。

对于神经损伤较轻(轻于 ASIA D 级)、不稳定程度不严重的骨折(一些 AO A 型骨折),后路手术时可以考虑只复位固定,不做椎板切除减压。具体指征是:①AO A 型胸腰椎骨折;②神经损伤轻于 ASIA D 级;③椎体高度压缩＜50%;④局部后凸角度＜30°;⑤椎管侵占率＜50%。

(许晓琳)

第六节 并发症

手术并发症不仅会增加患者的痛苦和经济负担,更可能导致手术的完全失败。努力减少和避免手术并发症的发生是对脊柱外科医生最基本的要求,预防并发症的发生在胸腰椎骨折的手术治疗中是至关重要的。

一、手术入路相关的并发症

前路手术的并发症如下:

1.损伤胸导管 胸导管行经的路径变异很大,但通常伴行于主动脉右侧。并发症主要发生在左侧胸廓切开术,可导致乳糜胸。治疗通常采取保守方法－胸腔闭式引流,但对于个别无脂饮食的患者,大量淋巴液的丢失需要手术治疗结扎胸导管。

2.损伤奇静脉和半奇静脉 切断肋间血管时过于偏向中间,或是准备时没有靠近前纵韧带或骨膜下,都有可能损伤到奇静脉和半奇静脉,一旦损伤,应手术缝合或结扎。

3. 损伤大血管　损伤大血管是很严重的并发症。患者短时间内丢失大量血液，手术野很快被血液充满。这时应用事先准备好的血管圈套器止血，没有圈套器应手动止血。钳夹血管需要将血管前移，静脉的撕裂通常发生在底面，操作比较困难，应将血管充分翻转，使得缝合不受限制。

4. 损伤输尿管　输尿管由于其圆柱形的外形及其可蠕动的特点比较容易识别。对于完全或是不完全的断裂，首先应使两断端保持足够长度，平行长轴切开输尿管，置入导管进入膀胱并固定，用可吸收线作单排全层间断缝合。

5. 腹膜穿孔　穿孔主要发生在膈下。手术中应尽可能地将腹膜推至旁边。可以行连续缝合修补穿孔。

6. 腹壁神经支配异常　躯干前侧的肌肉受胸神经前支的感觉和运动神经支配，应根据神经的分布情况决定必要的切口，避免腹壁疝的形成。

7. 下腹部神经丛损伤　在处理大血管时可能会损伤这些神经丛，可以导致逆行射精。

8. 错误估计病变节段　由于解剖上的个体差异，错误估计节段的情况时有发生，所以术中透视及术后影像学的复查是绝对必要的。

二、椎管减压相关的并发症

最糟糕的并发症是神经功能减退。在脊髓和脊髓圆锥水平发生神经损伤的风险要大于马尾水平。损伤的原因大多是技术上的错误，但有少数病例的病因不清。这些病例，在除外了其他原因之后，只剩下了血管的原因。通常，术后新出现的神经功能减退应该尽可能进行完整的检查。神经损伤的风险可以通过以下的方法避免：

1. 用磨钻和刮匙谨慎地处理椎体的后壁。

2. 入路应选择在狭窄程度相对较轻的节段。

3. 操作时应尽可能远离椎管，避免神经结构受压。

椎管减压不完全或不充分是另一个典型的并发症。椎管减压的程度与神经功能恢复之间的关系，尚未经统计学证明，但当遇到神经功能受损的情况时，应进行充分的完全的椎管减压，且术后需要进行 CT 复查。对于术后仍存在椎管狭窄的病例，应根据其具体情况决定是否需要再次手术修正。

椎管减压可能会导致硬脊膜撕裂，其发生率为 4‰～10‰。可以行连续缝合修补。当撕裂的范围较长时，应行椎板切除术使撕裂完全暴露。如果裂口没有完全缝合，应把肌肉组织缝合到该区域，并使用生物蛋白胶。胸椎节段的持续性脑脊液瘘需要引流数天。

三、器械操作和稳定性相关的并发症

椎弓根螺钉内固定技术为纠正脊柱序列不齐和固定损伤节段提供了最好的方法。但椎弓根螺钉向头侧错位会导致内固定的稳定性下降，并有可能损伤到相邻节段的椎间盘。在正位或调整后的侧位片上，螺钉尖部与椎体终板间存在至少 3mm 距离的时候，螺钉通常不会穿破终板。螺钉向尾侧穿破椎弓根皮质的情况下有可能会损伤到神经根内侧。由于脊髓被脑脊液环绕，相对较安全。硬膜外静脉出血可以导致继发性神经损伤。Roy－Camille 认为在腰椎可允许的偏差为 2mm。Gertzbein and Robbins 观察到，在他们的患者中，有 2 位患者伴有轻度神经功能减退，在未接受特殊处理的情况下，功能恢复。Louis 观察到在椎弓根穿破的患者中只有一小部分人伴有神经系统并发症。West 对 61 例椎弓根固定患者进行观察,发现 7%的患者有神经功能受损的表现。Castro 通过对 4 具尸体样本和 30 位患者进行研究,发现在影像学辅助控制椎弓根螺钉置入位置的情况下,只有 60%的螺钉在正确的位置上。5 位患者术后出现神经功能减退;从总体上看,偏向中间 6mm 甚至更多都可以接受;螺钉错位小于 4mm 的全部患者都没有术后神经功能减退的表现。

椎弓根外侧皮质穿破也会导致稳定性下降、螺钉的汇聚不足。在胸椎区域有可能损伤到肺、节段血管、交感干和动脉。对于圆形或心形椎体应谨慎选择合适长度的螺钉。在处理右侧椎弓根的时候,有可能损伤食管、奇静脉和胸导管;处理左侧时可能损伤主动脉。

为了准确测量椎弓根螺钉尖部到椎体前皮质的距离,Krag 建议在侧位上行 30°的投射角度。对于穿破骨皮质的情况,George 发现在螺钉拔脱试验中稳定性下降 11%。Misenhimer 描述了在置入椎弓根螺钉时,使用过粗的螺钉。先出现椎弓根的变形,然后椎弓根发生骨折。当螺钉的直径大于椎弓根的内径或是大于外径的 80%,螺钉有可能穿破椎弓根壁。根据 Kothe 的研究,椎弓根的 62%～79%为松质骨,皮质骨的厚度不一,内侧骨皮质的厚度是外侧的 2～3 倍。当螺钉的直径和椎弓根不匹配时,椎弓根的外壁可能会被穿破或变形。

为更好地控制椎弓根螺钉的位置,术中常采用影像学方法监控。Weinstein 研究了影像学中螺钉位置与实际螺钉位置的关系,发现其一致性较低,在 124 颗螺钉中有 26 颗在错误的位置上,其中 92%在椎管内,假阳性率 7%,假阴性率 13%。

左右两颗椎弓根螺钉不应相交,一旦发生这种情况,说明螺钉至少部分进入了椎管内;同样的道理,螺钉不能越过中线。有一种复杂但安全的方法,就是导航下椎弓根置钉术。

Sjostrom 在对其手术患者的研究中发现,82 颗螺钉中有 16 颗位置有问题,其中 5 颗穿入椎管,最多达 3.5mm。对其中 48 个椎弓根术前与取出内固定物之后的情况进行比较,31 例增宽,14 例变形,提示有外侧壁骨折发生。当螺钉的直径超过椎弓根外径 65%的时候,85%的椎弓根都有增宽和延长的表现,有 1/4 的螺钉穿破了前壁。为尽量减少并发症的发生,术前应行 CT 检查评估椎弓根情况,明确胸椎存在的解剖变异。

其他器械操作相关的并发症如下:

1.椎弓根螺钉孔脑脊液漏　通常情况下,不需要暴露漏口,但更换螺钉是必要的,有时甚至需要换到相邻的上一个或下一个椎体上。但对于持续性的脑脊液漏,应打开椎管,暴露并关闭漏口。

2.复位不完全　对于较长的多个节段的损伤,现有的器械和技术不足以达到理想复位,或是术中对于复位的结果出现了错误的估计,术后发现复位不完全,再次手术修正是唯一的选择。

3.过高地估计了骨质量　过高地估计骨的质量可以导致内固定物松动、矫正度的丢失。众所周知,内固定螺钉的稳定性很大程度上依赖于骨质密度。当患者为老年人或是对于稳定性没有十分的把握时,内固定的范围应更大,但对于这一点没有明确的限制。

4.螺钉断裂　螺钉断裂最直接的相关因素是螺钉的直径和设计,其他因素还包括骨折的类型、前方支持物的质量、是否存在骨折不愈合以及拆除内固定物的时间。

四、椎间融合相关的并发症

对于损伤节段的融合,后路和前路都是可行的。主要并发症包括神经功能减退、选择的融合技术在生物力学上的失败、矫正度的丢失以及骨折不愈合。

经椎弓根植骨技术，若通道的长度和位置错误可引起部分植入物进入椎管造成神经损伤。前路植骨时也有可能使植入物向后突入椎管。

对于涉及前柱损伤的脊柱外伤、是否需要前路手术、前路固定支持和融合所起到的稳定作用等问题，现在还没有充分的答案。单纯后路手术的不理想结果提示负重能力的进一步恢复是必需的，但也是椎弓根固定技术无法得到的。所以，单纯椎弓根固定的结果常伴有生物力学支持不足、矫正度丢失、骨折不愈合以及植骨不融合等问题。在其他研究中显示，单纯椎板间融合对于矫正度的丢失没有作用。迄今为止，前路手术进行椎体置换或椎体间植骨融合的价值还缺乏有效的证明。

五、一般手术共有的并发症

感染是常见的手术并发症，其发生率在 2% 左右。手术切口感染常导致切口延迟愈合或不愈合，必要时需进行清创处理，而深部感染若累及到内固定物，在清创时要考虑取出内固定物以控制感染。髂骨取骨处也有发生感染的可能。术后肺部感染和泌尿系统感染也比较常见。这与患者术后长时间卧床有关，特别是前路术后的患者，会因为术后疼痛和胸壁肌肉损伤而导致呼吸功能受限，增加术后肺部感染的可能，应特别加强术后护理。

另一个常见的术后并发症是下肢深静脉血栓，其发生率在 1% 左右。伴有神经损伤的胸腰椎骨折患者，术后下肢深静脉血栓形成的风险更大，这与术后长时间卧床和下肢缺少活动有关。病情较轻的下肢深静脉血栓，若早诊断早治疗，可无明显的后遗症，但病情较重特别是继发了肺动脉栓塞时，可导致患者死亡。

（许晓琳）

第七节　术后处理

1. 常规放置负压引流，引流留置 48 小时或直至 8 小时内引流量小于 30ml。

2. 术后 48 小时应用抗生素。

3. 术中如对神经刺激过多或修补硬膜，应于术后给予皮质激素（地塞米松最初 50mg，术后第一天每 4 小时 8mg，术后第二天每 8 小时 4mg）。

4. 可用肋间神经封闭以减轻术后疼痛。

5. 引流拔除后拍摄术后片，内固定位置满意即可鼓励患者坐起或下床活动。术后当晚即可翻身，应鼓励早期活动。

6. 两节段的融合或 T_{10} 以下的单节段融合，需要胸部支具 3 个月。其余的患者为了舒适也可用胸部支具。

7. 术后 3 个月内要限制体育活动，术后 1 年活动无限制。

8. 于术后 1 个月、3 个月、6 个月和 12 个月进行门诊随访及常规影像学检查，以了解神经功能恢复情况和植骨融合情况。

（许晓琳）

第四章　脊柱骨肿瘤

第一节　诊断与治疗基本原则

一、概述

（一）发病情况

脊柱肿瘤占全身骨肿瘤的 6%～10%，各种类型的骨肿瘤和类肿瘤病变几乎都可以在脊柱见到，如骨肉瘤、骨样骨瘤、动脉瘤样骨囊肿，而转移性骨肿瘤则占脊柱肿瘤半数以上。美国 Mayo 医院统计，发生在脊柱和骶骨的良性原发骨肿瘤占全身良性骨肿瘤的 5.9%，而脊柱原发恶性骨肿瘤则占全身恶性骨肿瘤的 19.5%。国内黄承达等 38359 例骨肿瘤分析表明：脊柱良性肿瘤发病前 3 位依次为骨巨细胞瘤、骨软骨瘤、骨血管瘤；恶性骨肿瘤中，发病前 3 位依次是脊柱转移瘤、骨髓瘤、脊索瘤；瘤样病损主要为嗜酸性肉芽肿、动脉瘤样骨囊肿、骨纤维结构不良。

随着人寿命的延长及检查手段的进展，转移瘤的发生及检出有增加之趋势，转移瘤的数量已超过了脊柱原发恶性肿瘤，因此总的来说发生于脊柱的肿瘤，恶性多于良性。

（二）分类及流行病学

1. 按照来源　分原发性脊柱肿瘤和转移性脊柱肿瘤。骨软骨瘤和骨巨细胞瘤是常见良、恶性肿瘤的代表。

2. 发病率　其中原发性仅占所有肿瘤发病率的 0.4%左右，好发于胸腰椎；转移性脊柱肿瘤的发病率是原发性肿瘤的 35～40 倍。骨骼是恶性肿瘤转移中仅次于肺、肝的第 3 好发器官，而脊柱又是骨转移性肿瘤最常见部位，有 40%以上死于恶性肿瘤患者发生脊椎转移。

3. 转移途径　通过血行、淋巴等途径转移至脊柱，并继续生长。直接侵犯脊柱不属于脊柱转移性肿瘤。

4. 容易产生脊柱转移的恶性肿瘤依次为乳腺癌、肺癌、前列腺癌等。

（三）外科分期和分区及其临床应用

由于脊柱解剖的特殊性与四肢肿瘤的分区类似，为提高脊柱肿瘤的手术疗效，人们提出了脊椎肿瘤外科分区的概念，并以此指导脊柱肿瘤手术治疗计划的制定。目前临床上常用的脊柱肿瘤外科分区主要有 1996 年 3 个国际性的肿瘤机构提出的最新分类方法即 WBB（Weistein－Boriani－Biagini）分区法（图 2－4－1）及基本分区法（图 2－4－2），该分期系统着重于描述肿瘤在脊椎局部的侵占情况，从而制定合理的手术切除的范围与方式，即尽量彻底切除肿瘤组织，同时保留脊髓组织。WBB 分期的应用和推广使得国际学术交流与比较有了一个统一标准。Tomita 评分系统则主要用于对转移性脊柱肿瘤的临床评估。该系统以 3 种因素作为评分依据：①原发性肿瘤组织分级 1（慢）～4（快）分；②全身脏器转移情况 2（可治）～4（不可治）分；③骨转移情况单发 1 分，多发 2 分。另外，还有参照 1977 年开始应用于软组织肉瘤的外科分期（SSS）系统，由 Enneking 提出的骨与软组织肿瘤的 GTM 外科分期法也仍然用于脊柱肿瘤分期。上述分期方法综合应用，可以从不同角度对脊柱肿瘤的性质、部位或预后作出一定判断,并以此作为确定治疗方案的重要依据。上述几种分期或分级的具体应用详见有关专业书籍。

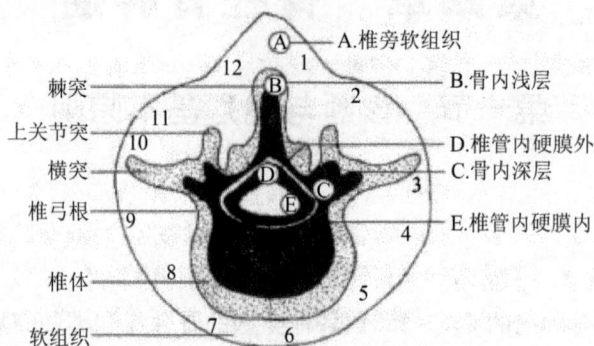

图 2－4－1　脊柱肿瘤的外科分区(WBB 法)

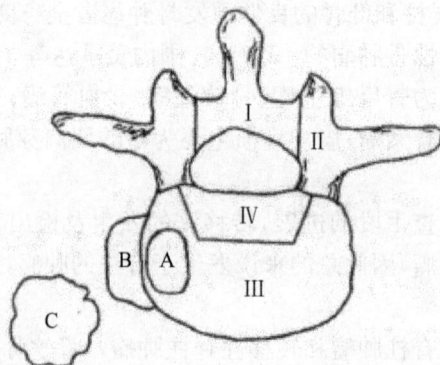

图 2－4－2　脊柱肿瘤的外科分区(基本分区法)

对于脊柱恶性肿瘤,因为脊柱解剖上的限制,如果不牺牲椎管内的神经组织,根治性肿瘤切除是不可能达到的。保留神经功能情况下咬除整个椎体,虽然进行了大范围的切除,仍会引起肿瘤细胞界面的污染,界面污染与否取决于是在反应区内还是在正常组织内。对于侵犯硬脊膜的肿瘤,大范围切除椎体和相邻的软组织,最终只能达到囊内切除。硬膜外剥除肿瘤属于囊内还是囊外切除,取决于通过切除硬膜是否达到肿瘤的完整切除。如果肿瘤通过终板去侵犯椎间盘,必须在相邻椎体截骨,完整地切除椎间盘,才能达到广泛切除。

二、脊柱骨肿瘤的诊断

(一)临床表现

1.疼痛　初期是局部疼痛,80％～95％的原发性肿瘤在确诊时为首发症状,侵犯神经根时出现严重根性疼痛。夜间疼痛几乎是所有骨肿瘤的特征性表现,其原因有:①夜间精神注意力相对集中,对疼痛非常敏感;②卧位静脉压力增高对肿瘤周围的周围神经形成刺激;③肿瘤释放的一些炎性物质对神经形成刺激;④肿瘤骨质破坏导致病理性骨折,引起脊柱的不稳定,这种疼痛表现为与活动及运动有关。

2.神经功能障碍　脊髓、神经根受到压迫刺激的相应表现。

3.局部包块　部分患者可以因肿瘤巨大而在体表扪及包块,多见于附件肿瘤。

4.脊柱畸形　椎体破坏后,在外力或体质量重力的作用下,椎体压缩变扁或呈楔样变,使脊柱后突,多发生在胸椎;如发生在颈椎或腰椎,则表现为生理曲度变直。

5.全身恶病质表现。

(二)相关检查

1.实验室检查

(1)一般实验室检查:红细胞沉降率、血常规、溶骨性骨转移尿钙、血钙显著增加。

(2)生化标志物:如 ACP、AKP、尿本周蛋白。

(3)肿瘤标志物:一些不同的肿瘤相关标志物。

2.影像学检查

(1)X 线片:是诊断骨肿瘤和肿瘤样病变最基本和首选的方法,能显示因肿瘤而破坏或变形的椎骨。清晰的 X 线片可以充分显示椎体的外形及部分细致的结构,发现是否有骨质的破坏,并且可以观察椎体内的溶骨、成骨、钙化,椎间盘有无受累。由于椎间盘组织没有血液供应,因此肿瘤组织不侵犯椎间盘(晚期可以),X 线片显示椎间隙正常。

(2)CT 扫描:对骨组织的成像效果较佳,对骨质的破坏,形态改变,病灶的大小、范围能进行细致的表现。

(3)MRI:在早期诊断上具有优势,可以定性、定位,是发现脊柱转移性肿瘤的主要手段。

(4)核素扫描(SPECT):属于分子水平的代谢功能显像,能够在形态学变化之前发现代谢或功能异常,有助于发现一些微小原发灶和软组织转移灶。

3.病理检查 病理检查是肿瘤诊断的金标准之一(肿瘤诊断遵循临床、影像和病理三结合原则)。术前行病理活检,既有助于明确病变的类型、原发肿瘤或转移肿瘤,同时也为制订化疗、放疗、手术方案及评估预后提供依据。

(三)鉴别诊断

1.肿瘤和非肿瘤病变的鉴别

(1)结核:常伴有结核中毒症状;疼痛休息后缓解,夜间不明显;影像学差异如椎旁脓肿、椎间盘破坏和椎间隙狭窄;肿瘤组织特别是恶性肿瘤由于受到没有血液供应椎间盘的阻挡而不容易侵犯椎间隙。

(2)骨质疏松性骨折:以 50 岁以上老年女性常见,同样的道理椎间隙正常,MRI 检查有助于鉴别。

2.肿瘤良、恶性的鉴别 肿瘤良、恶性的鉴别详见表2－4－1。

表2－4－1 肿瘤良、恶性的鉴别

症状及表现		良性肿瘤	恶性肿瘤
症状	骨破坏(肿瘤生长)	缓慢	迅速
	疼痛程度	无或很轻微	剧烈
	神经脊髓受压情况	无或很轻微	有,进行性加重
	全身变化	无	发热、贫血、晚期恶病质
局部体征	触及肿块	不易	可有
	脊柱活动限制	可有	有
转移		无	晚期可有
骨破坏程度		局限	广泛
影像学表现	骨破坏边界	清楚	不规则
	软组织影像	无软组织肿块影	有软组织肿块影
实验室检查		血象及酶	贫血、红细胞沉降率及 AKP 增高

三、治疗

脊柱肿瘤的治疗方法目前仍以手术治疗为主,辅以放疗、化疗、介入、支持等综合治疗的手段。

(一)手术治疗

1.术前评估　术前评估应该包括下列项目。

(1)患者的一般状况,是否能耐受手术。

(2)预后情况。

(3)脊柱肿瘤的分期、局部椎体破坏和周围组织侵犯情况。

(4)是否具备手术适应证,是行放疗、化疗或者是手术。

(5)手术方式:是行以根治为目的的手术治疗,还是行姑息性的手术治疗。

(6)手术时机:择期手术还是立即进行手术。

2.脊柱肿瘤手术治疗的主要目的　脊柱肿瘤手术治疗的主要目的:①彻底切除病灶;②恢复脊柱的稳定性;③椎体重建,恢复脊柱正常生理弯曲;④神经减压,尽可能保留神经功能,减轻疼痛;⑤最大限度地保留和改善患者的生存质量,延长生存期。

3.手术适应证　随着各种辅助治疗手段的不断完善,脊柱肿瘤的积极外科手术治疗技术被广泛推广,手术指征也相应扩大。脊柱肿瘤患者如出现下列情况,一般应积极考虑采用外科手术治疗。

(1)单一的脊柱原发性或转移性病灶,以及孤立的复发病灶。

(2)脊髓受肿瘤压迫引起进行性神经功能障碍,对非手术治疗无效者。

(3)对放射治疗不敏感的脊柱原发性或转移性肿瘤,或顽固性疼痛对非手术治疗无效。

(4)因骨质破坏导致病理性骨折或畸形而存在脊柱节段性不稳。

(5)脊柱原发性肿瘤性质不明,诊断不清。

4.手术禁忌证　对于一些患者,如存在以下情况,则不宜手术。

(1)全身情况差,不能耐受手术。

(2)有严重的心、脑、肺、肝脏等器官功能障碍。

(3)髓内转移所致神经功能障碍。

5.手术方法　WBB外科分期方法则使脊椎肿瘤的治疗上了一个新台阶,对于有条件的脊柱肿瘤患者,应尽量达到整块彻底切除的目的,以达到满意的治疗效果。

手术可分为前方入路、侧方入路、后侧入路以及前后方联合入路到达硬膜囊。不同手术途径的可行性取决于神经组织受累的部位和范围,受累脊柱的椎骨数和区域,是否需行脊柱稳定性手术以及患者全身情况。

(1)一般主张:肿瘤主要侵犯椎体者,采取前路椎体肿瘤切除;肿瘤主要侵犯椎弓者,采用后路椎弓肿瘤切除;肿瘤侵犯椎体与椎弓者,可根据病情和部位,分前后两次手术,也可一次前后路联合手术行全脊椎肿瘤切除术。

(2)后路手术相对简单、出血少、创伤小;前路手术复杂、出血多、创伤大,前后路联合手术就更复杂、出血更多、要求更高。

(3)多数学者认为对于椎体肿瘤切除前路优于后路,脊柱肿瘤的治疗不单是切除肿瘤,重建脊柱的稳定性也是治疗的一个重要措施。

手术入路选择基本原则:分为前路和后路。前路:①良性肿瘤仅仅侵犯椎体;②转移性肿瘤局限于椎体有脊髓压迫症状,但无神经根压迫刺激症状,可选择前路手术,其优点是椎体切除彻底。后路:①脊柱后方结构骨肿瘤或者已经侵犯椎弓根椎板的椎体良性肿瘤;②有脊髓压迫,特别是有神经根刺激压迫症状的转移性肿瘤,其优点是脊髓神经根减压彻底,术后神经压迫症状体征改善明显。

(二)介入治疗

1. 治疗的依据、方法与目的

(1)脊柱肿瘤组织往往对骨质有侵蚀破坏作用,最终导致椎体塌陷,使脊柱丧失稳定性,因此在活动过程中会引起疼痛,压迫脊髓神经根引起严重的神经症状。

(2)经皮椎体成型术是常见的用于治疗脊柱肿瘤的方法之一,通过向椎体内注射骨水泥,可以稳定椎体,减轻因椎体破坏、稳定性丧失而导致的机械性疼痛。具体操作是经过椎弓根或椎弓根旁穿刺,将骨水泥注入椎体,从而达到治疗目的。其最早用于治疗脊柱血管瘤。

(3)在治疗脊柱肿瘤的过程中,可以达到两个有效的目的:稳定和止痛。另外,经皮椎体成型术注射的甲基丙烯酸甲脂的细胞毒性作用破坏神经末梢和聚合作用产热止痛。此外,经皮椎体成形术有一定抗肿瘤作用,即使行经皮椎体成型术后不做放疗也是如此。这种抗瘤作用可能与甲基丙烯酸甲脂的细胞毒性作用、聚合反应的产热以及注入骨水泥使肿瘤组织缺血有关。

2. 椎体成形术的适应证及禁忌证

(1)适应证:严重的背部局部机械性疼痛,需要使用强镇痛剂的椎体肿瘤(转移瘤或骨髓瘤)所引起的塌陷,且没有累及硬膜,椎体的后壁完整。可以作为手术的辅助治疗。

(2)禁忌证:①椎体塌陷严重,椎弓根穿刺困难;②椎体外周结构破坏,易引起骨水泥渗漏;③可以手术切除肿瘤;④有神经症状。

3. 椎体成形术的并发症 椎体成形术的并发症与手术操作有关的并发症包括椎弓根穿刺导致肺、胸膜、大血管及腹部器官损伤,穿刺失败等。而与骨水泥相关的并发症包括骨水泥渗漏、低血压、心跳骤停等。

(三)化学治疗

1. 仅有小部分脊柱肿瘤对化疗敏感,因此只能作为综合治疗的一个方面。

2. 对化疗敏感的肿瘤有骨髓瘤、非何杰金淋巴瘤(网织细胞肉瘤、未分化网织细胞肉瘤)、血管瘤和精原细胞瘤等,可作为一线治疗方案。

3. 微转移灶的存在是肿瘤复发和转移的主要原因,也是影响患者存活的主要原因。全身化疗可以对原发灶本身进行治疗,同时能够有效消灭亚临床病灶,减少肿瘤复发和转移。

4. 最新的研究证明,约5%的恶性肿瘤通过单纯化疗便可以完全治愈,另有55%的患者通过化疗,其生存期可以延长6~36个月不等。

5. 转移性脊柱肿瘤的化学治疗主要针对脊柱恶性肿瘤及转移性肿瘤,要根据病理类型选择对肿瘤敏感的药物。术后应用能在一定程度提高治愈率的肿瘤有乳腺癌、大肠癌、卵巢癌和软组织肿瘤。

6. 肾上腺皮质激素在转移性脊柱肿瘤中也得到一定应用,它能明显减轻脊髓和神经根水肿。四环素被证实可以保护骨质,使其免受肿瘤细胞侵犯。

(四)放射治疗

1. 放射治疗　放射治疗(简称放疗)是肿瘤治疗的重要方法,其作用如下。

(1)局部治疗,直接杀灭肿瘤细胞。一些肿瘤对放疗非常敏感,如尤文肉瘤、淋巴瘤、骨髓瘤、血管瘤和精原细胞瘤等,可作为首选治疗方法。

(2)缓解疼痛,防治病理性骨折:60%～80%的患者在进行放疗后疼痛能够达到有效缓解,溶骨性破坏得到重新骨化。

(3)缩小瘤体,引起肿瘤内血管栓塞,从而减少手术出血,即放疗可作为术前准备。

2. 放疗的临床意义

(1)对放疗敏感的肿瘤通常很快对放疗产生反应,表现为肿瘤体积迅速缩小和症状减轻。

(2)大多数情况下,患者放疗后疼痛迅速缓解,部分或完全缓解者可占 60%～80%;当疼痛不能缓解时,应考虑脊柱不稳或肿瘤压迫等机械因素所致,这种情况下尽可能采取外科手术治疗以缓解疼痛。

(3)有研究认为,单纯放疗的效果与椎板切除术相似,故有些机构目前将放疗作为治疗脊髓压迫的首选方法;无效时才考虑外科治疗。

(4)关于放射性脊髓炎:放疗后可能出现迟放性脊髓损伤。脊髓的耐受剂量约为 50Gy。

3. 在选择放疗病例时须注意的问题

(1)放疗敏感性。

(2)放疗剂量过大易造成放射性瘫痪,过小又影响疗效。

(3)放疗与其他治疗手段的时间安排:放疗和化疗配合可增加放疗及化疗的敏感性,术前放疗可减轻手术难度和创造手术机会,术后放疗可巩固疗效。

放射治疗的效应主要在局部,不同肿瘤细胞对放射线的敏感性是有差异的。对放射线较敏感的肿瘤有恶性淋巴瘤、骨髓瘤等。对放射线中度敏感的肿瘤有血管瘤、骨巨细胞瘤等。

(五)放射性粒子植入

放射性粒子植入技术是将带有放射性元素的粒子通过手术或经皮穿刺的途径放置于肿瘤区域,进行局部放疗。放射性粒子直径约 1mm,其作用半径一般为 5mm,可根据肿瘤病灶的大小确定放置数量。这种技术多可应用于局部复发性肿瘤或已无法手术切除的肿瘤。

(六)其他治疗

目前有许多新技术、新方法正从实验室逐步走向临床,如内分泌治疗、类固醇治疗、基因治疗、肿瘤免疫治疗、生物治疗等新方法。相信在不远的将来,这些技术会为脊柱肿瘤的治疗带来新的突破。

(夏智昌)

第二节　原发性脊柱肿瘤

一、血管瘤

(一)流行病学

脊椎血管瘤属于良性肿瘤,据统计有 1/4～1/3 发生于脊柱,女性发病率略高于男性,中年人发病者较多,发病率随年龄增加有增高趋势。大多在胸椎椎体,颈及腰椎者较少,很少累及整个脊椎者。

一项大宗尸检报告中,约 12％脊柱标本发现血管瘤,而大多数无临床症状。80％～90％的血管瘤是单发病变,但是病变可能是多发的,邻近的脊椎会被累及,这种情况在 X 线片上可能与动脉瘤样骨囊肿相混淆。有症状的脊椎血管瘤常发生于 30～40 岁,病变常位于椎体前部,但是 40％以上病变位于椎体后部,胸椎易发病。有报道女性怀孕期间脊椎血管瘤症状可能增加,在首次怀孕的 6～9 个月期间,肿瘤常会出现症状,一般在分娩后症状消失,再次怀孕症状又复出现。

(二)临床表现与诊断

绝大多数椎体血管瘤无症状。有研究报道显示椎体血管瘤的症状发生率为 0.9％～1.2％。主要症状为疼痛,常在体检中无意发现。可能有 4 种原因引起症状,即病理性骨折、出血、扩张的软组织肿瘤及椎体的"空泡"样改变。X 线片不容易显示,CT 显示为"骨柱"(spike of bone)或栅栏状结构,椎体多呈正常大小且无膨胀,压迫脊髓的情况出现很少。

(三)治疗

对于无症状的多数仅仅观察就可以,不需要手术治疗。

放疗已作为椎体血管瘤的有效治疗方法,严重或者有症状的病例可进行放射治疗,每个疗程 6～8 周,推荐放射量 30～40Gy,效果较好。对于椎体高度维持良好,形态无塌陷及无脊髓压迫症患者,单纯放射治疗有效率达 100％。

血管栓塞也应用于脊椎血管瘤的治疗。对有脊髓神经压迫症状者,可进行外科手术减压,缓解脊髓受压症状。

近几年经皮椎体成形术也应用于对部分脊柱血管瘤的介入治疗。

二、骨髓瘤

多发性骨髓瘤也常见于脊柱,好发于老年人,也见于少年。首发症状多为疼痛。检查可见病理性骨折及骨质稀疏和溶骨性破坏,常表现出实验室检查尿中出现异常蛋白。治疗为放疗或放疗＋化疗。手术治疗的病例较少,多为有神经压迫症状或脊柱不稳。

三、骨巨细胞瘤

巨细胞瘤主要见于骶骨,也常侵犯椎体。好发于中年女性。首发症状多为局部疼痛。很少部分患者体检发现,神经压迫症状并不常见。

治疗方法首选广泛的整块切除。如发生在椎体,往往需要内固定物重建脊柱的序列及稳定性。术后可以进行放疗,以作为一种有效的辅助治疗手段。

四、成骨细胞瘤

成骨细胞瘤是一种具有成骨性的肿瘤,好发于儿童及青年人,男多于女,患者多因疼痛而就诊,缓慢加重,发病部位以腰椎和胸椎最多,其次为颈椎和骶椎。病变多在椎弓或椎板及棘突,其生长可以造成局部隆起,体检时可触及肿物,因好发于椎弓或椎板,与神经接触较近,因此部分患者可以表现出神经受压症状。

X 线片肿瘤呈卵圆形或圆形病灶,中央骨质松,比较透明,周围骨质硬密度增加,直径 1～2cm。CT 检查有助于确定肿瘤所在脊椎的部位,有助于手术计划。

治疗为根据分区法进行局部切除,发生在脊椎附件者可以整个切除,发生在椎体者尽量整个病灶切除,并重建脊柱稳定性。

五、恶性淋巴瘤

恶性淋巴瘤多属非何杰金淋巴瘤,常见于 40～60 岁人。一般来说,脊柱淋巴瘤多为全身淋巴瘤的局部体现,多发生于脊柱椎体前部侵犯前柱。病变部位疼痛多为主诉。脊柱淋巴瘤多进行全身放疗及化疗。对于单发脊柱淋巴瘤同样有效。当肿瘤破坏前柱的稳定性或压迫神经时,可采用外科手术减压、固定。术前辅助化疗及放疗。

六、脊索瘤

(一)流行病学

脊索瘤是一种来源于胚胎残余脊索组织的原发性恶性骨肿瘤,为生长缓慢、浸润性恶性骨肿瘤,其发病率占恶性骨肿瘤的 1%～4%,占原发性恶性骨肿瘤的 17.5%。男性多见,男女发病率之比为 2∶1,多见于中老年人(50～70 岁)。脊索瘤最常见于骶尾椎(50%),其次好发于颅底部枕骨大孔附近(30%),也见于颈、胸、腰椎。

(二)临床表现

疼痛是脊索瘤患者最常见症状,如腰背、臀部疼痛及包块,或者肋间神经痛,休息后可以缓解,直立后加重。75% 的骶骨脊索瘤患者疼痛的特点是下腰椎或骶尾部疼痛。早期症状不典型,故容易被忽略或者误诊,据研究总结脊索瘤被确诊前有 6～12 个月的不典型病史。

(三)影像学检查

脊柱脊索瘤能累及数个椎节,很少呈偏向性生长,有时 X 线片很难判断,CT 和磁共振(MRI)可以确诊,由于肿瘤生长缓慢,放射性核素扫描很难发现。

总之,脊索瘤最常见的影像学改变是多节段的椎体破坏和软组织阴影,肿瘤组织的钙化达 40%～80%,软组织常超过骨结构。钙化是非结晶体的,多位于外周区域,肿瘤起源于单一椎体,伴有骨溶解和周围钙化,相邻椎间盘一般不被破坏,前外侧肿块几乎见于所有脊索瘤患者。

(四)诊断与鉴别诊断

好发于骶椎及颅底碟骨,发病缓慢,腰骶部疼痛,可引起直肠和膀胱压迫症状。体检可以发现相应表现。

鉴别诊断:①骨巨细胞瘤,年轻人多见(20～40 岁),X 线片表现明显(膨胀性骨破坏);②软骨肉瘤:病情发展较快,X 线片有特点(很少有骨皮质穿破现象)。

(五)转移

脊索瘤主要表现为局部侵袭性生长,但也发生远处转移。在原发性肿瘤确诊后,最早在 1 年后发现转移,也有 10 年发生转移的报道,转移率为 5%～40%。上海长征医院肖建如的经验是 30% 左右的患者会发生远处转移。转移灶对患者的生存期影响很小,低骨肿瘤常常因为局部处理失败而致死亡。

(六)治疗

脊索瘤的治疗手段包括放疗、化疗和手术治疗。大剂量的放疗可以治疗颅枕区脊索瘤,但是骶尾区脊索瘤发现时往往很大且敏感性差,放疗效果有限。手术切除仍然是最有效的方法,S_3 节段的脊索瘤采用根治性切除术,多数患者能够获得治愈,是脊索瘤的主要治疗方法。

但是高位低骨脊索瘤或上颈椎脊索瘤，术后 5～10 年局部复发率高达 50%～100%。目前临床上采用手术切除与术后放疗和化疗相结合的综合治疗方法以提高疗效。

脊索瘤在临床上最大的困难在于复发率非常高，主要是因为脊索瘤难以被彻底切除，而且接近脊髓和马尾，因此要特别珍惜肿瘤患者的第一次手术机会。

七、嗜酸性肉芽肿

嗜酸性细胞肉芽肿（EG）是一种良性、溶骨性、肿瘤样病变，起源于网状内皮系统，也称为组织细胞增多症 X 或者 Langhans 细胞肉芽肿。好发于儿童（5～10 岁），男孩多见。80% 为单发，7% 为多发性。最常侵犯的骨骼部位是颅骨、肋骨、骨盆、股骨和其他长骨的干骺端，6.5%～25% 发生于脊柱，其中胸椎最多（占 51%），腰椎其次（占 35%）。椎体是最常见的受累部位，脊椎后柱结构很少受累。

症状为渐进性疼痛，活动受限，少部分可出现后突。急性期因为有炎症反应而出现发热，外伤常常是发病的诱因。病椎棘突压痛和叩痛。X 线平片可见椎体受压成扁平椎（vertebral plane），但病变椎体上下椎间隙完好。除疼痛外，还可出现压迫神经症状。治疗上对儿童应行支具保护。放疗是一种有效的治疗方法。对有压迫神经症状者可手术切除椎体重建脊柱，但应慎重，因可能对后期的生长有一定影响。

八、骨样骨瘤

骨样骨瘤在脊柱肿瘤中常见。良性，好发于 20～40 岁的男性。骨样骨瘤病灶特征为直径<2cm，多见于脊柱的后柱如椎板及椎弓根。以疼痛为首发症状，部分患者可出现脊柱侧弯畸形。

对于骨样骨瘤，首选手术切除，不需要进行放疗或化疗。

九、动脉瘤样骨囊肿

动脉瘤样骨囊肿（aneurysmal bone cyst，ABC）是良性、膨胀性、进行性发展的瘤样病变，并非真正的肿瘤。本病最早在 1893 年由 Arsdale 发现，当时被命名为骨化性错构瘤。1942 年 Lichtenstein 和 Jaffe 将此疾病命名为动脉瘤样骨囊肿，以此强调该疾病的临床表现、病理和影像学特征。

此病的发病机制不清，有人认为该疾病是其他原发性疾病的继发阶段，不是一个单独的疾病；有人认为是骨骼疾病导致局部出血或者微循环异常或动—静脉瘘等原因；目前大多数学者倾向于将 ABC 分为两类：原发性 ABC 和继发性 ABC。有人认为原发性 ABC 就是骨巨细胞瘤，继发性 ABC 有明确的原发性病变，其中最常见的原发病变就是骨巨细胞瘤（19%～39%），其次是成骨细胞瘤、血管瘤和成软骨细胞瘤。

动脉瘤样骨囊肿多见于青少年，发病年龄为 5～20 岁，女性发病率略高，具有遗传倾向。患者常因夜间疼痛和局部肿胀、局部包块而就诊，这些症状常持续 6 个月以上。可以发生于脊柱各个部位，多个椎体受累，典型脊椎 ABC 常侵犯脊柱的后部结构如棘突、椎板和椎弓其中 75% 的病变会扩展到椎体。单纯椎体 ABC 在临床上少见，多数原发 ABC 为良性活跃性病损（即良性肿瘤 2 期）。

原发性 ABC 预后良好，可以自愈，临床上对于无症状、不发展、不影响脊柱稳定性、无神经脊髓压迫症状的患者可以暂时观察，定期随访。有学者选择栓塞治疗无症状 ABC。对于有症状的 ABC 常规治疗方式为手术切除。由于病灶血运丰富，手术应对出血有充分准备，而且在一定程度上，切除不彻底可导致肿瘤迅速复发。对于原发性 ABC 不建议采用放疗。

大多数的原发性脊椎 ABC 手术后复发在 2 年内发生，应该例行 5 年随访。

（夏智昌）

第三节　转移性骨肿瘤

一、概述

转移是恶性肿瘤最重要的标志之一，约 70% 癌症患者出现不同部位的转移。脊柱是骨转移最常见的部位。据统计，转移至脊椎的恶性肿瘤仅次于肺和肝脏，位居第三位。研究表明，有 40% 以上恶性肿瘤患者发生脊椎转移。最容易产生脊椎转移的恶性肿瘤有乳腺癌、肺癌、前列腺癌及子宫颈、甲状腺、肝和肾等的原发肿瘤。大部分转移瘤患者的年龄在 50～60 岁，性别无差异，另外也与原发肿瘤的发病时间有关。

目前认为癌细胞可能 4 种方式转移：①直接转移，邻近的肿瘤直接侵蚀脊椎。②动脉播散：通过供应椎体血液的滋养动脉转移。目前认为肺部的肿瘤可经节段动脉播散到胸椎。③静脉播散：通过奇静脉至硬膜外静脉丛的静脉播散。这被认为是前列腺癌最常见的转移途径，腹压增加可能会导致血液经奇静脉系统反流到硬膜外静脉丛，从而进入椎静脉系统。④淋巴系统播散。

二、临床表现

脊柱转移性肿瘤中，仅有 40%～50% 患者有原发恶性肿瘤的病史，多数患者以转移为首发症状。

1. 疼痛　是最常见的症状（占 70%），疼痛逐渐转变为持续性，呈进行性加重，夜间明显，制动多无效，压迫刺激神经根时出现相应根性痛表现。

凡有过恶性肿瘤病史者，出现不明原因脊柱部位疼痛，应该高度怀疑有椎体转移。

2. 脊髓压迫症状　转移性肿瘤常常很快出现神经根或者脊髓压迫症状。由于转移性肿瘤主要位于椎体，往往从椎管前方压迫锥体束或前角细胞，故常以运动功能丧失损伤先出现。腰椎节段的转移其神经功能障碍出现的晚，而颈椎及胸椎转移者神经功能障碍出现早。

3. 活动受限及畸形。

4. 病理性骨折。

5. 全身症状。

三、辅助检查

1. 影像学检查

（1）X 线检查：有研究表明，有 30%～50% 患者出现 X 线改变以前椎体就有破坏。有报道认为，只有当椎体骨小梁破坏达 50%～70% 时，才能在 X 线平片上表现出来。椎体发生压缩性骨折时病椎上下椎间隙常表现正常。脊椎转移性肿瘤 X 线片的 3 种表现：①溶骨性型，如胃、直接肠癌、肺癌发生转移时；②成骨型：部分前列腺癌（图2-4-3）、乳腺癌的硬癌、鼻咽癌和骨肉瘤。X线片上如果显示椎弓根的破坏，称为椎弓根阳性，对于诊断椎体转移具有很大意义。

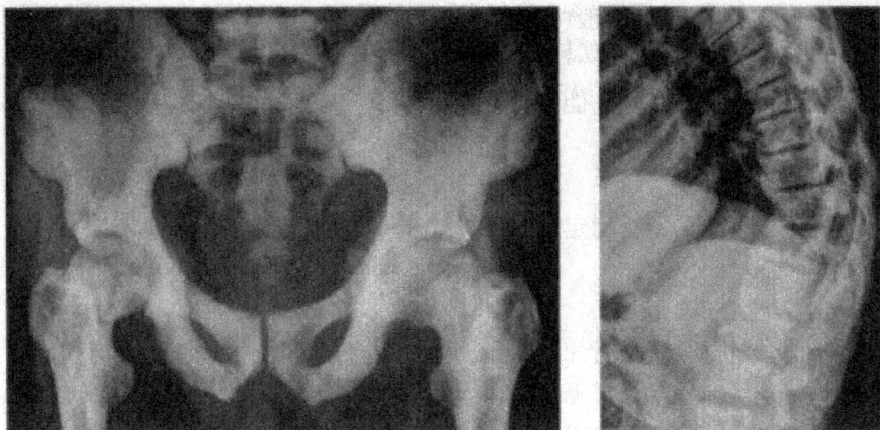

图2-4-3 78岁男性患者，前列腺癌广泛骨转移X线片

（2）CT及CTM检查：主要优点是可以明确骨皮质和椎体骨小梁的微小破坏，能够准确显示椎体的溶骨性或成骨性，以及肿瘤侵入椎管和周围软组织的程度。

（3）MRI检查：是诊断脊柱转移性肿瘤的重要手段，敏感性较高，能反映转移灶的分布、数目、大小及与比邻组织的关系。

（4）核素扫描（ECT）：检测椎体转移灶局部代谢非常敏感，可以早期发现转移病灶。应该特别注意：肿瘤侵犯、创伤和感染均可产生反应性新骨形成，在ECT上表现为异常浓聚。同时，浆细胞骨髓瘤、恶性黑素瘤及肾癌脊柱转移可在ECT上出现假阴性表现。

（5）PET成像系统。

2.实验室检查

（1）一般实验室检查。

（2）肿瘤标志物：如CEA、PSA、CA199、CA120。

3.病理活检 对于难以判断性质的脊柱占位病变，可考虑进行术前活检以明确诊断。

四、诊断

应该遵循临床、影像和病理三结合的原则，在诊断过程中应注意同下列疾病相鉴别。

1.骨质疏松 50岁以上老年女性多见，在MRI上椎体肿瘤转移灶可依据以下特点与骨质疏松性骨折相鉴别：①转移灶椎体后缘骨皮质后凸；②转移灶可伴有硬膜外肿块；③转移灶 T_1 加权像椎体或椎弓根弥漫性低信号改变；④转移灶 T_2 加权像或增强后高信号或不均匀信号改变。如既往有原发性肿瘤病史，则有助于转移灶的诊断。

2.椎体结核 椎体结核一般不累及附件，出现椎弓根信号的异常，常提示为恶性病变。

五、治疗

（一）外科治疗

脊柱转移性肿瘤是脊柱肿瘤中最常见的肿瘤，是脊柱肿瘤外科治疗的重要方面。然而，由于脊柱转移肿瘤患者的生存期有限,而生存期又受到多种因素影响,使得脊柱转移性肿瘤的外科手术适应证成为目前临床工作研究的焦点问题。相对而言,骨髓瘤、淋巴瘤和部分软组织肉瘤转移生存期较长;腺癌转移中,以乳腺癌、肾透明细胞癌、前列腺癌生存期相对较长,肺癌和肝癌的生存期则较短。一般认为患者的生存期在半年以上时有手术指征。

1.手术目标

(1)恢复或保留充分的神经功能。

(2)缓解疼痛。

(3)切除孤立肿瘤病灶。

(4)确保即时或永久的脊柱稳定。

2.手术适应证

(1)预期生存期大于 6 个月。

(2)脊柱不稳,或椎间盘、骨折片压迫脊髓、马尾或神经根引起进行性神经功能损害。

(3)顽固性疼痛经非手术治疗无效。

(4)转移灶对放、化疗不敏感,或经放、化疗后复发引起脊髓压迫。

(5)需要病理活检明确椎体病变性质,同时经皮穿刺活检难以实现。

(6)一般情况能耐受手术治疗,无因原发性肿瘤或化疗导致的严重免疫功能损害。

3.外科治疗策略　外科治疗策略详见表 2-4-2。

表 2-4-2　脊柱转移性肿瘤的手术及预后评分表

状况	0 分	1 分	2 分
一般情况	差	一般	好
原发肿瘤	肝、肺	肾脏、子宫	甲状腺、乳腺、前列腺
脊柱外转移数目	3	2	1
主要内脏转移灶	不能手术切除	可以手术切除	无
椎体数目受累	3	2	1
脊柱损害	完全	不完全	无

临床意义:①评分≥9 分者可手术治疗;②评分≤5 分者只能采取放疗、化疗等非手术治疗;③最高分 12 提示预后较好,最低分 0 分提示预后最差;④根据 Enkaoua 等统计,评分≥8 分者,存活期平均为 23.6 个月,而≤7 分者平均存活期为 5.3 个月。

4.切除方式选择　切除方式选择:姑息减压和肿瘤切除。

(二)放射治疗

1.肿瘤敏感性　淋巴瘤、骨髓瘤和精原细胞瘤对放疗敏感,乳腺癌、前列腺癌转移对放疗中度敏感,肾癌及胃肠道肿瘤转移对放疗不敏感。

2.放疗的主要目的

(1)局部治疗直接杀灭肿瘤细胞,一些肿瘤对放疗非常敏感,如尤文肉瘤、淋巴瘤、骨髓瘤、血管瘤和精原细胞瘤等,可作为首选治疗方法。

(2)缓解疼痛防治病理性骨折:60%～80%的患者在进行放疗后疼痛能够达到有效缓解,溶骨性破坏得到重新骨化。

(3)缩小瘤体引起肿瘤内血管栓塞,从而减少手术出血,即放疗可作为术前准备。

3.放疗的临床意义　放疗的临床意义详见前文。

4.放疗的时机 一些研究表明,术前放疗可增加术后手术切口感染率和切口不愈合率。目前认为如果患者拟手术治疗,则应先行手术治疗,辅以放疗,术后放疗至少在术后 2 周进行,以利于手术切口愈合。

（三)综合治疗

1.激素及内分泌治疗 乳腺癌患者可采取卵巢切除,前列腺癌转移患者可进行睾丸切除的内分泌治疗。

2.化疗 乳腺癌、小细胞肺癌、淋巴癌和生殖细胞肿瘤对化疗较敏感,可作为一线治疗方案。

目前认为,微转移灶的存在是肿瘤复发和转移的主要原因,也是影响患者存活的主要原因。全身化疗可以对原发灶本身进行治疗,同时能够有效消灭亚临床病灶,减少肿瘤复发和转移。最新的研究证明,大约 5% 的恶性肿瘤通过单纯化疗便可以完全治愈;另有 55% 的患者通过化疗,其生存期可以延长 6~36 个月不等。

3.骨溶解抑制剂 脊柱转移肿瘤引起的溶骨性破坏可以导致明显骨痛、病理性骨折及高钙血症。最新研究开发出了多种双磷酸盐,其作用是抑制羟基磷灰石的溶解,抑制破骨细胞活性,进而阻止骨质吸收,因此对脊柱溶骨性转移有明显止痛作用。这些药物有骨磷、阿卡达、帕米膦酸＝钠(博宁)。

4.免疫治疗。

5.介入治疗 如骨水泥植入等方法,可稳定脊柱,减轻疼痛。

6.支持治疗及对症治疗 包括补充营养、增强机体免疫力、减轻疼痛等方面。中医中药治疗,可以改善机体状态,增强对肿瘤抵抗力。

(孙敏)

第五章 脊柱畸形

第一节 脊柱侧凸的非手术治疗

脊柱畸形的治疗包括手术治疗与非手术治疗。非手术治疗的方法很多,包括牵引、电刺激、推拿等,但是只有支具治疗被认为具有临床疗效。

一、支具治疗

支具治疗起源于 20 世纪 30～40 年代,至今仍然是 AIS 标准的保守治疗方法。鉴于 80 年代有人怀疑支具治疗的效果,SRS 进行了多中心的随机观测,比较了支具治疗、电刺激及对照组对侧 dll 矫正和控制的疗效。有力地证明了支具治疗 Cobb's 角介于 25°与 35°之间持续进展的胸椎或者胸腰段脊柱侧凸是有效的。目前公认的支具有:Charleston 支具、Boston 支具(图 2—5—1)、Milwaukee 支具、Wilmington 支具(图 2—5—2)、Jewett 过伸支具等。

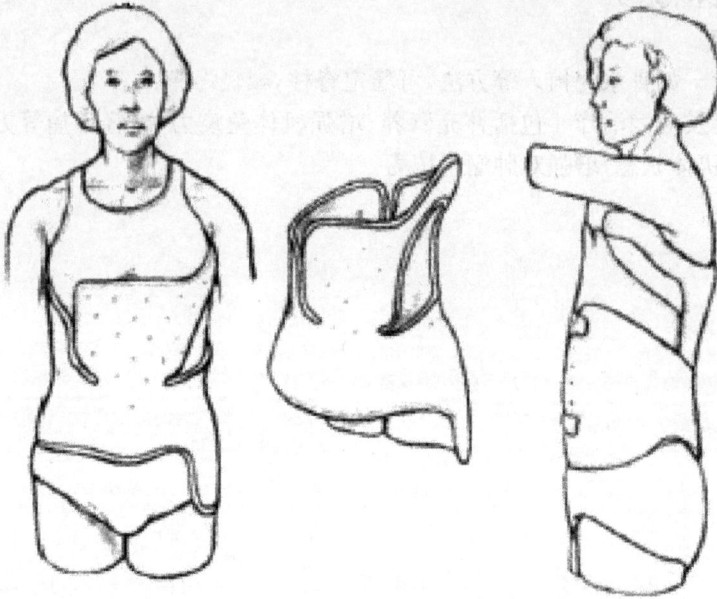

图 2—5—1　Boston 支具

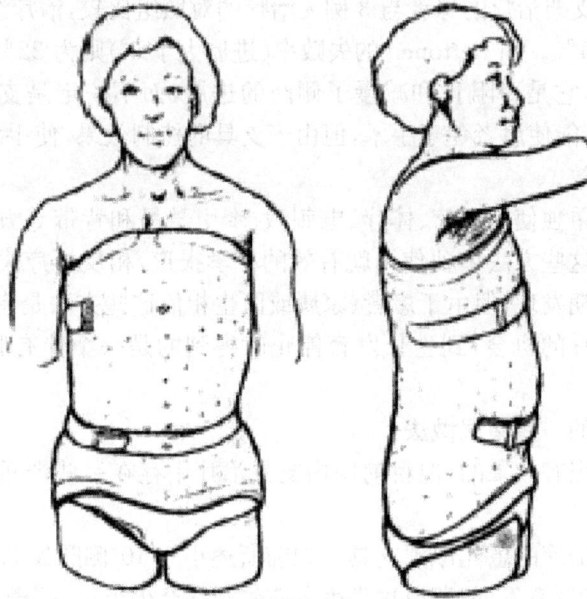

图 2-5-2　Wilmington 支具

（一）支具治疗的适应证

支具治疗仅对骨骼生长尚未停止的患者有效。对于生长潜能不足，如 RiSSer 征＞Ⅳ度或月经已超过一年的患者，支具通常已无明显效果，所以对发育未成熟的患者特别是 Risser 征＜Ⅱ度和月经未开始的患者，如初诊时 Cobb's 角已达 30°，支具治疗应立刻开始。对于 20°～30°的患者，如果证明每年有 5°的进展，也应行支具治疗。如初诊小于 20°，可随访观察。对于初诊时外观畸形已经非常严重又有高度进展危险的患者，支具治疗效果很差，可以考虑手术。需要注意的是伴胸椎明显前凸的患者，支具治疗虽可控制侧凸进展，但有可能加重胸椎前凸，使胸腔前后径进一步加重。另外评估患者的生长发育情况应根据骨龄、Risser 征、椎体环状骨骺、月经史、第二性征等进行综合评价，有时在年龄、Risser 征与月经史之间可能出现时间上的不相符。

（二）支具佩戴方法

开始佩戴时，每天需 23 小时，1 小时用于体疗、呼吸练习等。但 Green 的结果认为每天 16 小时也能获得与 23 小时佩戴相似的结果。Peltonen 甚至认为 12 小时就已足够。国内缺少这方面的资料，因而如果不能获得患者和家属的配合，每天应佩戴至少 16 小时。如果戴支具后 Cobb 角能减少 50％，则可望获得较好的治疗效果。治疗一年后，如侧凸能减少 50％，可开始逐渐减少佩戴时间，并随着 Risser 的增加，可仅在夜间佩戴。如侧凸又开始增加 5°以上，又需增加佩戴时间。大部分患者带支具需直至 RisserⅣ度以上、椎体环状骨骺闭合和月经后两年。必须强调的是，支具的治疗方案因人而异，常需根据侧凸进展情况和发育状态而随时调整，有些患者需佩戴至骨骼发育完全成熟。

（三）支具治疗的疗效评价

目前国内有关支具治疗青少年特发性脊柱侧凸的报告很少，大部分资料来自国外文献，且结果各异。相对一致的结果为：①支具治疗开始时越接近骨骼成熟，效果越差。②支具可以控制畸形进展，但较难获得持久的纠正。③非规范化支架治疗疗效差。Miller 把 144 例

Milwaukee 或波士顿支架治疗的患者与 3 例无治疗的对照组比较,治疗组有 17%患者进展了 5°以上,但对照组是 24%。而 Peltonen 的失败率(进展大于 5°)则为 22%。需要强调的是,支具治疗有效的指标是,它是否阻止和减慢了侧凸的进展,而不一定是支具是否纠正了侧凸。另外,如果支具虽然不能患者免于手术,但由于支具的控制效果,使手术的年龄得到了推迟也被认为支具治疗有效。

目前可能还有人单独使用理疗、体疗、电刺激、牵引悬吊和背带等方法治疗脊柱侧凸的,但至今没有任何证明这些方法单独使用就有效的科学报道,相反治疗失败的病例是大量的。有些脊柱侧凸虽被早期发现,但由于患者、家属或医生相信这些方法是有效的,试验各种方法而错过了早期支具治疗的机会,到生长发育停止时得到的是一个伴有胸廓畸形的严重脊柱侧凸。

(四)支具治疗中的一些错误做法

支具治疗无疑是很有效果的,但目前国内支具治疗中存在一些严重问题,最常见的错误治疗有。

1.让不该用支具治疗的患儿佩戴支具　如前所述小于 10°侧凸仅 2.1%有发展,首诊 20°～30°之间侧凸也仅 20%有发展,所以这类患者应先观察至少半年,再摄片检查如有进展再开始支具治疗,现在发现许多 10°左右甚至更小侧凸,即有一些医生和支具商让他们戴着支具。

2.让支具治疗无效的患者长期戴支具　一种是已发育成熟的男孩(17 岁以上)和已来月经 2 年以上的女孩(15 岁以上),Risser 征Ⅳ～Ⅴ度脊柱发育成熟,支具已失去效用,仍让患者继续佩戴。另一种是在支具治疗过程中侧凸继续迅速发展,每年超过 5°以上,已证明支具治疗无效,应手术治疗而让患者急需佩戴支具。

3.支具治疗期间　应至少半年由骨科医生检查摄片进行比较,决定是否继续支具治疗还是改换手术治疗。照片复查当天早晨应开始不佩戴支具,下午再看照片才能反映脊柱侧凸真实度数。

二、体育疗法

脊柱侧凸病因尚不大清楚,但客观上存在凸侧肌力下降,凹侧肌力较强的现象,因而许多人都想通过锻炼,加强凸侧椎旁肌肉的方法来矫治。Mehta 的坐位脊柱侧偏方法,收效甚微。国内也出现过一些在地毯上摸爬滚的华而不实的体操,但实践证明无效,而且延误了最佳治疗时期。最主要的是失败原因,忽略了运动时躯干肌的拮抗平衡收缩作用,如脊柱向凸侧凸时,似乎仅凸侧肌肉收缩,实际上凹侧拮抗肌肉亦同时收缩,才能维持躯干姿势的平衡,所以,躯干两侧肌肉都在收缩、锻炼加强,就像拔河比赛时,虽然绳子向赢方移动,但输方也是在大力收缩活动。所以,设计的体操活动,要收到治疗效果,必须想法消除凹侧肌肉为了维持躯干平衡所产生的拮抗收缩效应。最简单的办法是让患者仰卧床上,对于胸段脊柱侧凸,让病儿凸侧的手提 1～2kg 重物,在身体一侧作上举活动,腰段的脊柱侧凸,则让患儿凸侧下肢在踝部负荷 1～2kg 重的情况下,作直腿抬高活动,患侧上肢活动时,将带动患侧肩胛带肌及凸侧椎旁肌活动,患侧下肢活动时,将带动患侧骨盆带的肌肉及凸侧椎旁肌活动,由于卧位,身体重力抵消在床板上,故凸侧肌肉收缩活动时,凹侧的拮抗肌无需作平衡收缩,这样每天坚持锻炼,凸侧的肌肉将变得比凹侧强壮有力,躯干两侧的肌肉不平衡牵拉,可以达到矫正效果。

此外,悬吊治疗可以增加侧凸的柔软度,虽无矫正脊柱侧凸的效果,但可增强脊柱侧凸的支具疗法、电刺激疗法和手术矫治时的效果。

（李哲）

第二节　脊柱侧凸的手术治疗

脊柱侧凸严重危害青少年身心健康，在仍不能针对病因治疗的情况下，除部分轻度者可行支具保守治疗外，手术矫形治疗仍然是当前针对病情进行性发展患者的主要治疗方法。通过近半个世纪的实践及大样本的病例总结，国际脊柱侧凸研究会指出，长期随访后手术组平均身高明显高于非手术组，其生活质量、身心健康都明显优于非手术组，许多患者于术后，在心理、生理上都明显改善。因此，适时手术器械矫形固定融合仍然是目前脊柱侧凸畸形治疗的有效方法。

1984 年 P. Cotrel 和 Jean F. Dubousset 研制了 CD 棒系统。放置多个钩，既加压又撑开多钩固定系统，可附加横向连接系统增强稳定性，将两点应力分配的内植物改造为多点应力分配的 CD 棒系统，并提出了三维旋转矫正，将病理弯曲转变为生理弯曲的理论。随着内植物技术的发展，TSRH、Isola、Moss Miami、CDH 等以及国内自主研制的中华长城系列（CGW）出现，特别是随着椎弓根技术的应用，其技术的熟练程度和普及在侧凸中的应用越发广泛，由此引发的固定模式，由全钩系统固定到钩钉混合固定，椎弓根固定的节段由腰椎向下胸椎和上胸椎固定，到全椎弓根钉螺钉固定模式的演变，椎弓根固定的矫形优势越发显著。

椎弓根钉的固定可以承受来自各方面的力，因而其有较好的力学基础，其原理包括旋棒矫正、撑开和压缩技术、平移技术、椎体直接旋转等。

一、旋棒矫正技术

在旋转固定棒的时候，椎体沿着棒的方向重新排列。在其过程中椎体的旋转和冠状面和矢状面的畸形同时矫正。在冠状面的畸形可以转移在矢状面，恢复脊柱结构功能。术前通过 CT 检查，如发现棘突有发育异常，一般情况下，棘突在侧凸时会偏向凸侧，术中棘突矫正略过中线，椎体侧凸才会完全矫正。

二、撑开和压缩技术

在凹侧撑开，在凸侧加压，主要作用力点在于矫正冠状面的力。

三、平移技术

平移力量分为矢状面的平移和冠状面的平移，平移力量在矫正脊柱侧凸中作用较大，通常又被忽略。其原理主要是依靠固定棒的本身和固定的椎弓根钉之间的应力直接的矫正，其本身也是三维的矫正。在平移矫正中，椎弓根钉的矫正远远大于钩的矫正，其中单向椎弓根螺钉比万向椎弓根螺钉有更好的去旋转和恢复胸廓对称性的能力。

四、经椎弓根钉的椎体直接旋转技术

近些年来开展的经椎弓根的椎体直接去旋转的技术，其矫正脊柱的冠状面畸形和恢复胸廓的对称性方面力量更大。

实际上,以上几种技术在矫形过程中是混合作用的,例如在平移的同时旋转也得到了矫正。通常的情况下,椎弓根钉植入后的,首先是植入固定棒,再将矫形棒植入到到凹槽时,此时的矫正以平移力显示,在植入后开始的旋棒技术,接着下来开始了撑开和加压技术。不同类型的侧凸其在上述矫形力的着重点不同。

(李哲)

第三节 特发性脊柱侧凸

特发性脊柱侧凸是指脊柱向侧方发生弯曲,同时没有明确病因。此类患者占脊柱侧凸患者的 80%。脊柱侧凸研究协会(SRS)根据确诊是患者的年龄将特发性脊柱侧凸分为婴儿型(0~2 岁 11 月)、少儿型(3~9 岁 11 月)及青少年型(10 岁~17 岁 11 月)、成人型(大于 18 岁)。

前三个年龄段虽然在理论上与脊柱增长相一致,但是脊柱在婴儿和青少年两个阶段生长速度快,在少儿阶段生长速度较平稳。有研究者强调就心肺功能方面而言,以 5 岁为界来区分特发性脊柱侧凸更具临床意义。临床观察发现,许多危及生命的心肺畸形如合并侧凸,则常在 5 岁前进展为严重侧凸,并且这一年龄界限与出生后发育相关,因此,早期发病组的限制性肺疾病、肺动脉高压等疾病发生的危险性最高,同时,对青少年型特发性脊柱侧凸的长期随访研究表明,即使侧凸度数超过 100°,肺功能仍可保持正常。因此将特发性脊柱侧凸分为两类:早期发病组(0~5 岁)及晚期发病组(>5 岁)。

一、青少年特发性脊柱侧凸分型

脊柱侧凸疾患由于其涉及脊柱的各个椎体,其变化和个体的差异较多,治疗的策略也因而不同。长久以来,国内外学者在特发性脊柱侧凸分型方面进行了大量研究和病例总结,目前有两个明显的标志性的分类研究为大家所共识,其一是 King 分型,其二是 Lenke 分型。

(一)King 分型

1983 年 King 提出了治疗原则、分型以及选择性融合原则,并依据侧凸的部位、顶椎、侧凸严重程度和柔韧性将其分成 5 型。该分型系统的优点在于包含了基于侧凸类型的治疗原则,确定侧凸类型和椎体融合的节段水平。

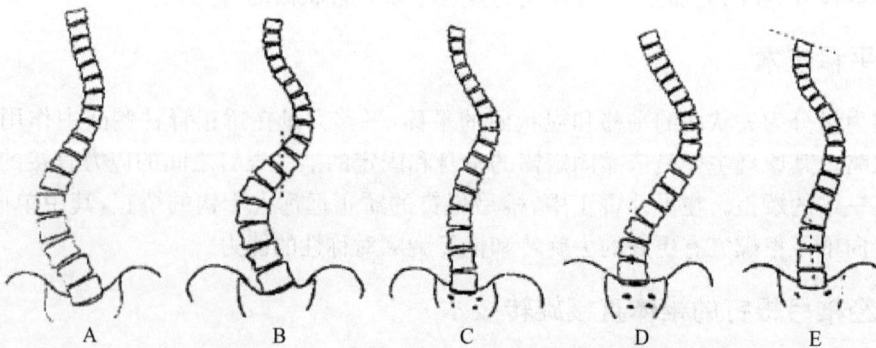

图 2-5-3 青少年特发性脊柱侧凸 King 分型
A. King Ⅰ 型;B. King Ⅱ 型;C. King Ⅲ 型;D. King Ⅳ 型;E. King Ⅴ 型

Ⅰ型：胸弯和腰弯都偏离骶中线的 S 形侧凸；站立位像上，腰弯大于胸弯 4°以上；柔软度指数为负数，即侧凸位时主弯腰侧、度数和旋转度时矫正均较胸弯少。另一情况是，站立位像上虽胸弯大于腰弯，但侧方弯曲像上胸弯较腰弯更柔软，也是Ⅰ型（图 2—5—3 A）。

Ⅱ型：胸弯和腰弯都偏离骶骨中线的 S 形侧弯，胸弯大于腰弯；侧方弯曲提示腰侧凸柔软性较胸弯好时，柔软度指数大于 0（图 2—5—3 B），属典型双弯侧凸。

Ⅲ型：为胸弯，其代偿腰弯不偏离骶中线（图 2—5—3 C）。

Ⅳ型：为长胸弯，L_5 被骶骨中心垂线平分，但 L_4 倾斜入长胸弯之中，顶椎明显偏离骶中线（图 2—5—3 D）。

Ⅴ型：双胸弯，T_1 倾向上胸弯凹侧；在侧凸屈曲像，上胸弯为结构性弯曲，即其侧凸度大于 35°，侧方弯曲像仍大于 20°，其顶椎大于 1°旋转（图 2—5—3 E）。

（二）Lenke 分型

2001 年 Lenke 等提出了新的分型。Lenke 的分型包括三个组成部分：侧凸类型（Ⅰ～Ⅵ、腰弯修正型（A、B、C）与矢状面胸弯修正型（－、N、＋）。Lenke 等依照 SRS 的定义，在冠状面上以顶椎位置命名侧凸类型，同时作出以下定义：结构性近段胸弯为侧方弯曲像上 Cobb's 角 ≥25°（T_1 倾斜入上弯或无）或胸椎后凸（$T_2 \sim T_5$）≥20°；结构性主胸弯为侧方弯曲像上 Cobb's 角≥25°或胸椎后凸（$T_{10} \sim L_2$）≥20°；结构性主胸腰弯/腰弯为侧方弯曲像上 Cobb's 角≥25°或胸腰椎后凸（$T_1 \sim L_2$）≥20°。Lenke 将特发性脊柱侧凸分为以下 6 种类型。

Ⅰ型：主胸弯。胸弯为主弯，近段胸弯和胸腰弯/腰弯为次要弯曲，且为非结构性弯曲。

Ⅱ型：双胸弯。胸弯为主弯，近段胸弯为次要弯曲和结构性弯曲，胸腰弯/腰弯为次要弯曲且为非结构性弯曲。

Ⅲ型：双主弯。胸弯和胸腰弯/腰弯为结构性弯曲，近段胸弯为非结构性弯曲。其中胸弯 Cobb's 角大于胸腰弯/腰弯，相差不超过 5°。

Ⅳ型：三主弯。近段胸弯、胸弯和胸腰弯/腰弯均为结构性弯曲，其中远侧两个弯曲均有可成为主弯。

Ⅴ型：胸腰弯/腰弯。胸腰弯/腰弯为主弯和结构性弯曲，近段胸弯和胸弯为非结构性弯曲。

Ⅵ型：胸腰弯/腰弯－胸弯。胸弯 和胸腰弯/腰弯均为结构性弯曲，近段胸弯为非结构性弯曲，其中胸腰弯/腰弯为主弯，其 Cobb's 角大于胸弯至少 5°。若胸弯和腰弯的 Cobb's 角相差＜5°，则根据胸弯和胸腰弯/腰弯是否为结构性弯曲将其归入Ⅲ、Ⅳ、Ⅴ型。

Lenke 根据腰椎侧凸顶椎与骶骨中央线（CSVL）的关系，将腰椎侧凸分成三种修正型：A 型，CSVL 在腰椎顶椎至稳定椎的椎弓根之间；B 型，CSVL 位于腰椎凹侧椎弓根内侧缘与顶椎椎体外侧缘之间；C 型，CSVL 完全在胸腰椎和腰椎椎体凹侧的内侧。

Lenke 根据侧位像 $T_5 \sim T_{12}$，在矢状面上的后凸角度，将胸弯分成 3 种修正型：－型，后凸角度＜＋10°；N 型，后凸角度＋10°～＋40°；＋型，后凸角度＞＋40°。

Lenke 的分型考虑了矢状面上的畸形，并且提出了结构性弯曲的概念，共有 42 个亚型。如果近段胸弯和胸腰弯/腰弯有较大的后凸，在侧方弯曲像上显示柔韧性较差，则可认为是结构性弯曲。原则上，融合范围必须包括主弯和结构性弯曲。腰弯修正型对于决定融合范围也很重要，对于 A 型和 B 型来说，除非胸腰段后凸多 20°，融合范围不需要包括腰椎，C 型则需要融合到腰椎。

（三）协和分型（PUMC 分型）

在实际应用中 Lenke 的分型较为复杂，操作上有一定难度，远没有 King 分型实用，而且没有考虑到水平面的畸形。一些研究显示，Lenke 分型在临床应用中可重复性较高，但是临床医生依照该分型决定手术路径和融合范围，仍然分歧很大。鉴于以上原因，国内邱贵兴教授结合其治疗脊柱侧凸患者的临床经验提出协和分型（PUMC），介绍如下：该分型系统根据顶点多少将侧凸分为 3 型，1 个顶点为 I 型，2 个顶点为 II 型，3 个顶点为 III 型。这样既符合临床上特发性脊柱侧凸的特点，又便于记忆。同时，每型中再分不同的亚型，共计 13 个亚型。将侧凸复杂的三维畸形充分体现在分型中，符合临床上特发性脊柱侧凸的特点，而且便于记忆，是一种较全面的分型方法。

二、特发性脊柱侧凸手术治疗

特发性脊柱侧凸是一个复杂的三维畸形，侧凸的矫正由 20 世纪 60 年代开始使用内固定系统矫正脊柱侧凸畸形，矫正方式已经从单一平面和单一方向的矫正，发展到多平面和多节段的矫正，矫正效果也有明显提高。但由于特发性脊柱侧凸本身的变化较大，分型较多，在手术治疗的方法选择时有较大的争议，主要集中在手术的入路和融合的范围方面。对于在 80°以下的脊柱侧凸和 80°以上较为重度的脊柱侧凸，以及在 130°以上极重度的脊柱侧凸矫正方面，手术治疗方法选择策略不完全一样，因此在选择手术治疗方法时，术前应该仔细评价每一患者的具体情况，针对畸形的不同部位和程度，来选择适当的固定和矫正方式，从而获得满意的治疗效果。手术应遵循有效而简洁的方法，并在同样的效果下也要考虑患者的经济承受能力。

（一）前方入路的选择

前路矫正：其主要的适应证为胸腰段及腰段为主的弯曲，如合并有胸凸，其为代偿性弯曲，特点在于融合节段少，尤其是对旋转的矫正效果好。

前路手术注意的几个问题：①矫正的程度。在多数情况下，以胸腰段或腰段为主的侧凸，往往存在胸段的代偿弯曲，尽管术后胸段的代偿弯曲会有一定程度的矫正，但并非总是能完全矫正。②在术前要仔细评估胸凸和腰弯的柔韧度，并预计腰凸手术矫正后胸凸可能代偿的程度，术中避免过度矫正腰段畸形而带来术后失代偿，躯干不平衡。术中松解椎间盘时注意保留对侧纤维环，可以对防止过度矫正起到一定的作用。③如何确定是否单纯行腰椎的矫正融合胸段弯曲在腰段矫正后并非都有良好的代偿矫正现象，如果胸段弯曲＞40°，且腰段弯曲与胸段弯曲之比＜1.25，则单纯矫正腰段弯曲并不能代偿矫正胸段弯曲。在这种情况下就应该考虑后路融合双弯曲。④术后交感神经链的损害导致下肢温度觉和毛发、出汗不对称，男性逆向射精等。手术中应仔细分离，熟知交感神经链走行及解剖位置，在怀疑有交感链时应加以保护，不要广泛地使用电刀。

（二）后路经椎弓根技术三维矫正技术

在后路的手术中主要采用选择性的椎弓根螺钉固定技术，由于其贯穿脊柱三柱的控制力可以很好地对畸形实施矫形。实施后路手术的关键有以下几点。

一是椎弓根点的选择。首先要确定几个关键椎体：上下终椎、交界椎、顶椎、中立椎。上终椎:仰卧位片的椎间隙两侧等宽。下终椎:①必须被骶中线所中分。②向凸侧屈时必须是第一个进入稳定区的椎体。③向凹侧屈时必须位于 Harrington 稳定区内,是第一个进入稳定区的椎体。④旋转度最小。⑤远端的椎间隙双侧等宽。⑥矢状位终端以下曲线正常。中立椎为无旋转中立位的椎体。

二是固定节段的选择。上椎弓根固定点的选择从理论上讲非常简单,但选择不当存在双肩失衡的问题。观察存在的近胸弯(在主弯的上面最接近颈椎的弯曲),近胸弯代偿性侧凸如果柔软性好,可以不进行固定,在其主胸弯的矫正后自动恢复。选择的上椎弓根的固定点在中立椎,或者上终椎,其下间隔 2~3 椎体,选择下一个固定点。如果上胸段以上代偿性侧凸柔软性较差,这与胸廓的结构有一定的关系,常导致术后双肩不等高,要向上选择在近胸弯的顶点以上 2~3 个椎体上。下一个椎弓根的固定点至少在 2~3 椎体上进行矫形,每侧至少固定两个椎体,术中根据患者的情况对肩关节平衡进行调整。根据近胸弯在主弯矫正后的情况,在肩关节较低的一侧进行撑开,在肩关节较高的一侧进行加压,可以很好地解决这方面的问题,这也突出显示出椎弓根钉的优势,因为在上胸段用钩子的固定在控制肩关节的平衡方面不具备优势。

下终椎、稳定椎、中立椎(下)确定是脊柱内固定中最重要的基础,是最为关键的椎体,它将直接影响到侧凸矫形的远期效果,尤其是 King Ⅱ 型脊柱侧凸,虽然有很多的理论依据,但很难避免长期随访时所存在的失代偿问题。而如果将代偿性腰段侧凸进行固定,就会影响脊柱的活动度,并出现下腰痛。选择应根据患者的具体情况进行分析,尽量减少下腰固定节段,并保证矫正效果。结合有无躯干的偏移和椎体旋转,和远端腰弯的僵硬程度,无论从修正的 King 分型还是从 Lenke 分型,下固定点是脊柱侧凸矫形中争论最多的议题。在用椎弓根的技术时,固定的节段还可以相对减少。无论是何种的分型,原则上固定在屈曲位像上第一个被骶骨中线平分的稳定椎体上。观察远端腰弯在屈曲位像上是否可以代偿,以在屈曲位像上椎间隙完全平行的上椎体。柔韧性较好(矫正,旋转矫正),固定在远端腰弯顶点的以上 2~3 椎体上。柔韧性较差,固定在远腰凸的顶椎上,或者顶点的下一个椎体。

交界椎:它是上下不同方向侧凸的交界椎,椎体斜度最大,是位于胸椎双侧凸或胸腰椎双侧凸之间的转移椎体,并位于代偿性侧凸的骶中线上或其附近。其意义是当旋转矫正后,交界椎上下采用的不同方向的撑开和加压力量,每一例病例均有 2 个交界椎。交界椎是矫形中采用不同方向矫形力量的分界点,我院脊柱侧凸的病例中凹侧矫形时交界椎使用率在 90% 以上,凸侧交界椎使用率降低主要考虑经济原因。

顶椎是侧凸顶部的椎体,可以是 1 个或 2 个椎体,椎体旋转度最大,楔形变量最明显,离骶中线最远,是整个侧凸节段中最水平的椎体。理论上讲要求必须进行固定,但是实际在手术中经常出现椎弓根螺钉或椎板钩拔出和脱钩现象,而不得不改用其他固定点。依据我们的经验,发现侧凸 Cobb 角小于 50°,柔软性较好的患者,可以固定顶椎,而超过 50°,柔软度稍差些的病例,不适合固定顶椎。改用较大号的椎弓根螺钉同样出现拔钉现象,我们有意避开顶椎,根据侧凸程度预留顶椎及其上下数量不等的椎体,角度越大,预留越多,一方面这样可以避免拔钉,另一方面,矫形棒不需要过分预弯,避免转棒以后,脊柱后凸过大,我们称之为桶柄样旋转。

在明确了上下终椎和交界椎以后,可以根据剩余固定节段的多少,有规律地进行固定点分布,尽量将矫形和固定力量均匀分布到各椎体,通常是间隔一个椎体进行选择性固定,当然还要根据患者的经济状况,可以适当减少凸侧固定的数量,但必须在良好的矫形效果和固定作用的前提下进行。

在确定脊柱固定点,椎弓根钉植入完成后安装连接棒,对其旋转。在进行旋转矫形时,脊柱是通过螺钉沿着固定棒的长轴来重新排列,其矫正力并非主要来自于类似传统矫正器械的撑开、加压或侧方牵引等矫正力。

三是维持躯干和肩关节平衡技术。最主要的是要保留尽可能多的运动关节,在矫正冠状面、矢状面及轴向畸形的前提下,注意防止术后脊柱失代偿的发生。术后脊柱平衡的恢复和维持,往往比矫正的程度更重要。因此,在治疗中应针对每一患者的具体情况(畸形的类型、柔韧度、是否存在交界性后凸、轴向的旋转方向等)来选择融合固定的节段,避免过度的矫正,尤其是过度的去旋转矫正。融合固定避免止于矢状面的交界处,以免术后矢状位失代偿的发生。

在畸形的矫正过程中,并不是侧凸的矫正越多越好,要遵循的四优先原则是:躯干平衡的矫正优先,双肩平衡矫正或者维持优先,矢状面矫形优先,同样效果下简单的手术矫正优先。在此前提下才考虑侧凸的矫形效果,在侧凸矫形中,以短节段,尽量多保留下腰活动节段,坚强的固定,可靠的植骨融合为原则。

(李哲)

第四节　先天性脊柱侧凸

先天性脊柱畸形是先天性椎体发育异常所致的脊柱畸形。尽管脊柱畸形可能在患儿生长过程中才被发现,但是这类异常在患儿出生时即存在。

一、分类与命名

先天性椎体发育异常包括3种类型:形成障碍(如半椎体和楔形椎)、椎体分节障碍(有单侧未分节形成骨桥和双侧未分节)及混合型3种类型,以混合型最多见。

评估先天性脊柱畸形的关键在于其脊柱两侧生长潜能的不同。若两侧生长发育不平衡,将形成脊柱畸形。这种不平衡越严重,则脊柱畸形进展的速度越快,严重程度也就越严重。研究表明,绝大多数先天性脊柱侧凸为进展性的,只有10%~25%患者不进展,畸形进展速度取决于畸形类型和受累脊柱长度。单侧未分节骨桥伴单/多发凸侧半椎体的胸弯预后最差。以下依次为单侧未分节骨桥、双凸侧半椎体、单个凸侧半椎体,而阻滞椎(bloc vertebra,即双侧分节障碍)预后最佳。由于某些畸形(单侧骨桥)的进展,例如单侧骨桥使弯曲凹侧生长缺乏,如果凸侧继续生长,产生严重畸形,只有采用非常规的手术,否则难于矫正僵硬的畸形。因此治疗上应以预防畸形进展为原则,此类患者不要等其发展,应早期融合(图2—5—4)。

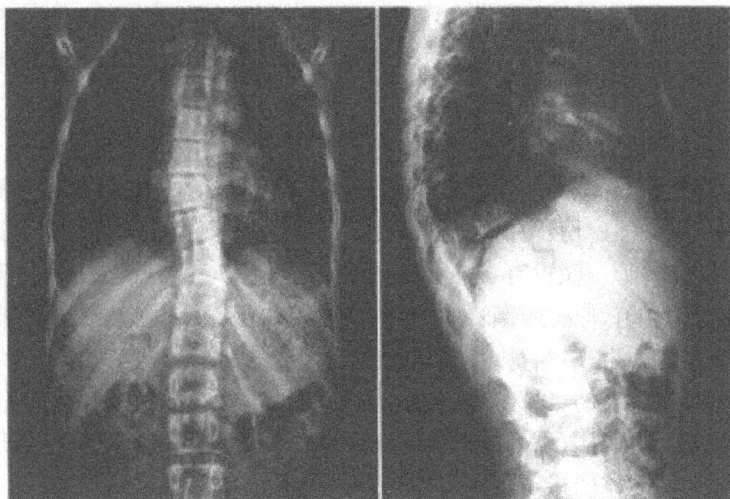

图 2-5-4　先天性脊柱侧凸 $T1_0$ 半椎体

二、先天性脊柱侧凸手术治疗

（一）原位融合

1. 后路融合术　一般指不用器械的后路融合术,曾被认为是治疗先天性脊柱侧凸的经典方法,手术简单安全。绝大多数病儿甚至幼儿,能耐受手术。术中应融合整个侧凸节段的两侧椎板,应有大而较厚的植骨块,这可能需要异体骨与自体髂骨,以避免假关节形成及侧凸加重。但对严重侧凸的患者,此法不宜,因不能控制畸形及假关节形成的可能性较大,可能引起躯干变形和较大的代偿性胸腰侧凸,不宜行后路融合,最好采用半椎体切除术。

2. 后路融合辅助前路融合　如后路融合后出现侧凸加重,除假关节形成原因外,曲轴现象也是原因之一,因脊柱后方被融合骨块限制,而前方椎体继续生长的结果,椎体与融合的后部结构一起轴位旋转,引起侧凸明显加重。Terek 对 10 岁以下先天性脊柱侧凸病儿手术治疗回顾,22 例中有 6 例行后路融合,融合成功但发生曲轴现象。这就提出了在年幼患儿仍有较大生长潜力时,Risser 征 0 级、三角软骨未闭合的病儿,行后路融合辅助前路融合,以控制其侧凸发展。不论单纯后路融合,或前后路融合的患者,应该用石膏或支具固定到 X 线提示已有骨性融合时。以后在生长活跃期整天或部分穿戴支具,可能有益。

后路融合缺点是需要融合相对较长的脊柱节段,这将对融合范围内的椎体生长起限制作用,如果融合部位涉及腰椎以及在骶椎上方几个节段,就可能出现融合节段以下椎间盘退变问题,退变由低位向高位发展。也有学者认为不宜单独行凸侧融合,这对控制侧凸无效,而且影响先天性脊柱侧凸的自发矫正。

（二）骨骺阻滞术

椎体骨骺阻滞术,让凸侧骨骺阻滞（后侧小关节和前方椎体）,而让凹侧保持一定的生长潜力。若凹侧有未分化的骨桥,则不会自发矫正。如果侧凸不很严重,这种方法提供了畸形的最大矫正和改善,但长节段的严重侧凸则最好用长节段融合及器械矫正。一侧椎体骨骺阻滞术的优点,是有自发矫正的可能性和不使用器械矫正。缺点是需要分期前后入路,行骨骺阻滞,也可前后入路同时进行。

目前原位融合技术除就诊较晚的病例外已极少采用。通过破坏凸侧半骨骺来抑制凸侧生长以矫正侧凸,虽然可阻止多数侧凸的进展,但侧凸的进展还取决于凹侧生长能力,因此治疗结果不确定且矫形能力差、外固定时间长。建议为获得好的矫形效果,凸侧阻滞术应在5岁前实施。

(三)后路半椎体切除和内植物矫正

对于先天性脊柱侧凸的矫正来说,前两者的矫正并不是完全的矫正只是姑息性,真正意义的矫正应该包括半椎体的切除和侧凸的矫正。先天性脊柱侧凸半椎体的切除治疗原则:

1.单纯的半椎体畸形　在没有形成脊柱其他部分代偿弯的时候,半椎体明显的,应早期行单纯的半椎体切除。特别是在腰段的半椎体应早期切除,避免胸段和腰骶部出现代偿性其他弯曲,并在随着患者的生长发育中变成结构性的弯曲畸形。依据半椎体所在的位置来定切除时采取的入路,半椎体在前半部分采用前入路,同时切除上下椎间盘,行前路的内固定。在侧后方则可采取一期侧后方入路,在胸段可以经肋横关节入路,此外经椎弓根入路切除半椎体并切除椎间盘后,行后路的椎弓根短节段的局限性固定。

2.半椎体切除加非融合矫形固定　对于已经存在的半椎体畸形同时合并有了脊柱代偿弯畸形,在切除半椎体的同时,行代偿弯的矫正,如患者尚未发育成熟,采用局部的半椎体切除,后路非融合矫形代偿弯,即保留其他部位的生长发育。

在半椎体切除部位骨性融合后可以采用继续延长固定的代偿弯,或者直接拆除固定的代偿弯的固定。

(四)非融合技术

对于多个椎体的混合型发育异常,包括分节不良和半椎体的治疗,单个节段的半椎体切除并不能改变畸形,如侧凸加重或者畸形明显可采用生长棒延长技术。生长棒技术作为一种非融合技术,其治疗目标之一就是为维持脊柱的正常生长,待脊柱达到生长终点时再予以后侧融合固定。主要包括:①单侧生长棒技术,即在畸形椎体上下端使用椎板钩或者椎弓根钉固定,凹侧多次皮下撑开;②双侧生长棒技术,由于单侧生长棒固定的稳定性差,双棒技术的应用不仅可以使固定牢固,减少断钉、断棒及脱钩的发生率,而且增加了初次手术的矫正效果。虽然生长棒技术解决了早发脊柱侧凸畸形患者短胸等畸形问题,但术后感染、内固定松动断裂及脊柱骨折、融合等并发症仍高达40%(图2—5—5)。

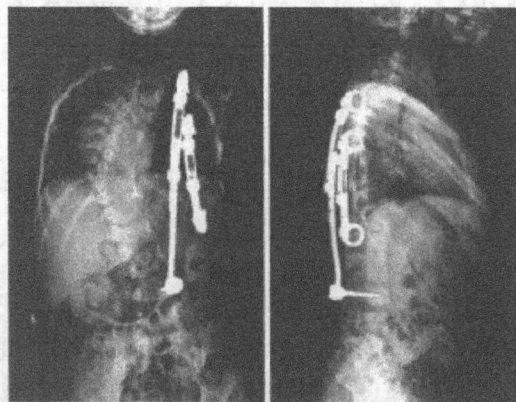

图2—5—5　先天性脊柱侧凸单侧生长棒技术

对于伴有胸腔的发育畸形,钛肋技术尤其适用于凹侧并肋合并先天性分节不全型脊柱侧凸,采用人工钛肋置入固定,每半年撑开一次,不仅有效改变了凹侧肺功能,而且可获得满意的矫形效果,使凹侧骨桥获得与凸侧椎体相同的生长速度。

(五)发育成熟的先天性脊柱侧凸的手术治疗

对于发育成熟的先天性脊柱侧凸的治疗来说,治疗原则和特发性脊柱侧凸治疗策略接近,合并有僵硬的需行截骨治疗,其治疗的原则和脊柱侧凸的翻修一致。

(六)先天性脊柱侧凸的手术治疗常见问题

前后路半椎体切除术后最常见的神经系统并发症为相应水平的神经根受压,表现为一过性的肌力减退。对于后路半椎体切除,手术时患者应俯卧于软垫上,术中仔细辨认结构,必要时一侧先作临时固定;作好穹隆部位的扩大,并计算好椎管内的容积物堆积,在凸侧加压后应仔细探查神经根和硬膜,以防堆积性的神经压迫。

融合范围与就诊时年龄及畸形程度有关。在半椎体切除后选择固定融合范围时,除了考虑侧凸的僵硬程度和严重程度外,还应注意矢状面后凸的大小和半椎体远近端代偿弯的柔韧性。不应一味追求短节段融合,否则容易出现侧凸或后凸弧的延长,需再次手术延长融合范围。

(李哲)

第五节　退变性脊柱侧凸

退变性脊柱侧凸,目前多指与退变相关的脊柱侧凸,而在既往并没有脊柱侧凸病史,是发生于骨骼成熟后的脊柱畸形,以胸腰段和腰段常见,主要发患者群以 50 岁以上的中老年人为主,较少在 40 岁前发生。通常合并有不同程度的椎管或神经根管的狭窄。

一、发病机制

在退变性脊柱侧凸中,目前普遍认为椎间盘塌陷、椎体楔形变、小关节骨性关节炎是引起退变性脊柱侧凸的重要原因。另一个主要因素是椎管或者神经根管的狭窄,引发脊柱自身本能的对神经的躲闪、蠕变而出现的脊柱侧凸。脊柱侧凸本身又会加重退变和形成狭窄。研究显示,腰椎前凸的消失,顶椎旋转角度的增加,椎体侧方的滑脱,同时由于椎间盘塌陷、椎弓根增宽和关节突关节半脱位(下位椎体的上关节突前上方半脱位,减少了椎间孔的面积)而引起的椎间孔狭窄,可能在退行性侧凸进程中同时出现。

二、退变性脊柱侧凸的特点

退变性脊柱侧凸是一种复杂的脊柱畸形,不仅表现为冠状面上的弯曲,常合并椎体轴位旋转、冠状面侧方移位及矢状面前方移位,男女比例为 1:2。退变性脊柱侧凸的发生率 6% ～68%,且随着年龄的增加而增加。研究发现大部分退变性腰椎侧凸 Cobb's 角<60°,平均每年进展 3°,侧凸 Cobb's 角进展的因素包括 Cobb's 角>30°、椎体侧方移位≥6mm、L_5 椎体位于两侧髂嵴连线之上。

三、临床表现

腰背部酸胀、疼痛,神经根痛及神经源性跛行症状是退变性脊柱侧凸患者就诊最常见的主诉。疼痛可继发于肌肉劳损、躯干失平衡、腰前凸丢失、关节突关节病、骨质疏松或椎管狭窄,也可以是来自椎间盘源性的疼痛。临床发现侧凸顶椎区的疼痛与顶椎区以外的疼痛有所不同,侧凸患者常存在根性疼痛,这可能与侧凸的顶椎旋转、侧方位移有关,下肢症状可能与原发或继发性侧凸有关。根据椎管狭窄部位和程度不同,患者可表现为不同的下肢症状:神经根性疼痛主要与侧隐窝狭窄和畸形凹侧神经根受压或凸侧神经根受牵拉有关;中央管狭窄可导致间歇性跛行,部分患者有大小便失禁症状。根据患者的病史中,是先有神经根性的疼痛,还是先有侧凸,来判断脊柱侧凸是继发性于神经根受压引起,还是侧凸本身引起的神经受压。

对退变性脊柱侧凸患者应拍摄站立位脊柱全长前后位、侧位及动态位X线片。除了要明确侧凸的类型,如上下终椎、顶椎、Cobb's角、椎体的旋转和侧移、椎间盘间隙变窄、骨赘形成、椎弓根增厚后椎弓根变短、关节突关节的融合和增生。腰椎生理前凸消失或轻度后凸畸形,脊柱侧凸弧顶区椎体常呈现楔形变或侧方压缩及旋转畸形,相邻椎体可出现侧方移位或滑脱。在侧位的屈曲侧位片和前后位的侧方屈曲位片(动态X线片)评估节段性的不稳定性。

四、测量参数

(一)冠状面影像学测量参数

1. C_7 垂线(C7PL)与骶中心垂线(CSVL)的水平距离。

2. 侧凸 Cobb's 角(包括结构性侧凸和代偿性侧凸的 Cobb's 角)。

3. 结构性脊柱侧凸的近端和远端稳定椎。

4. L_3 和 L_4 椎体终板倾斜度。

5. 椎体最大侧方移位。

6. 椎体最大旋转度(Nash—Moe 分级)。

(二)矢状面影像学测量参数

1. 矢状面 Cobb 角(胸椎 $T_1 \sim T_{12}$、胸腰段 $T_{10} \sim L_2$、腰椎 $T_{12} \sim S_1$)。

2. C_7PL 与 S_1 后上角的水平距离。

3. 椎体最大前后移位。

4. 骨盆倾斜指数。

其中,与退变性脊柱侧凸临床症状密切相关的影像学测量参数是 L_3 和 L_4 椎体终板倾斜度、椎体侧方移位、腰椎前倾、胸腰段后凸。对伴有椎管狭窄的退变性脊柱侧凸患者,应行 CT 和 MRI 检查,明确有无神经受压及受压部位和程度。

五、诊断分型

目前尚无统一明确的分类标准。Simmon 将退变性脊柱侧凸分为 2 型:Ⅰ型,椎体无或很小的旋转畸形;Ⅱ型,椎体旋转严重和腰椎前倾丢失。Avraam 等根据侧凸类型、椎体旋转、滑脱程度将退变性脊柱侧凸分为 3 型:Ⅰ型,椎体无旋转或旋转程度很小;Ⅱ型,椎体旋转、滑脱移位;Ⅲ型,椎体旋转、滑脱移位伴有冠状面侧凸与 C_7 铅垂线距离>4cm 或矢状面 C_7 铅垂线与 S_1 椎体前角距离>2cm。

六、保守治疗

退变性脊柱侧凸与腰椎间盘突出或腰椎管狭窄一样,虽然影像学诊断明确,但是无临床症状,即使侧凸进展也不需要外科手术干预。对有症状的退变性脊柱侧凸患者才进行治疗。多数患者只需保守治疗,通常非手术治疗较为理想,治疗手段包括口服消炎镇痛药物、理疗、体疗、支具保护、硬膜外非甾体类药物注射等以及加强腹部和背部肌肉的运动疗法(如游泳)等。只有有临床症状,且保守治疗无明显的缓解者,才考虑手术治疗。

七、手术治疗指征

主要取决于临床症状:①非手术治疗无效的腰背部疼痛;②顽固性神经根疼痛和神经功能障碍;③继发于冠状面和矢状面失衡的肌肉劳损;④进展性侧凸,侧凸进展$>10°$/年,尤其是伴有顶椎旋转、椎体侧方移位$>3mm$,大于 $50°$的胸椎侧凸、大于 $40°$的腰椎侧凸或是短节段锐性侧凸;⑤继发于脊柱畸形的肺功能障碍及严重的脊柱畸形。

八、手术策略

退变性脊柱侧凸的治疗原则:应遵循减压、矫形、固定、融合,手术前应检查患者的骨密度。

(一)单纯的神经根减压治疗

患者无腰部疼痛无需治疗:仅伴有下肢疼痛、Cobb's 角$<20°$、椎体侧方移位$<2mm$、动力位显示脊柱稳定、无失稳的退变性脊柱侧凸症者,行局部有限椎管减压。

(二)后路减压选择性短节段固定椎间植骨融合

适于存在明显的腰部症状,或者在动力的 X 线片存在失稳,或者腰椎的前凸加重或者消失,胸腰段的后凸者。患者从病史的角度来看,现有神经根的压迫症状,且为单节段的神经受压,后继发的脊柱侧凸,在 $L_3 \sim L_4$,$L_4 \sim L_5$ 和 $L_5 \sim S_1$ 节段,MRI 显示椎间盘退变明显,行后路选择性的短节段固定,椎间 Cage 植入,恢复椎间高度,植骨融合术。

(三)后路长节段矫形固定后外侧植骨融合

适于存在顽固性的腰疼痛,在动力位 X 线片存在失稳,或者腰椎的前凸加重或者消失,胸腰段的后凸者。但是无神经根的压迫症状,原发脊柱退变性侧凸,无下肢放散性疼痛,CT 或 MRI 无椎管或神经根管狭窄,椎间盘退变明显,行后路长节段固定,后外侧横突间椎板间植骨融合术。

(四)后路长节段矫形固定选择性椎间植骨融合和后外侧植骨融合

适于存在顽固性的腰疼痛和神经受压症状,在动力的 X 线片存在失稳,或者腰椎的前凸加重或者消失,胸腰段的后凸者。伴有神经根的压迫症状,下肢放散性疼痛,CT 或 MRI 有明显椎管或神经根管狭窄,在 L_3 以下行椎间植骨融合,在 L_3 以上的节段行后外侧横突间椎板间植骨融合术。

融合和内固定节段的选择对退变性脊柱侧凸的内固定及融合范围目前仍有争议,过多的节段固定可导致动静交界区应力集中,产生新的脊柱不稳。要达到在脊柱矢状位及冠状位上的平衡重建,在腰椎侧凸时,重建腰椎前凸比矫正侧凸畸形更为重要。融合范围应尽量少,即使上下端椎与骶骨不平行。

椎弓根螺钉固定被认为是最佳的内固定方法,尤其是对伴有骨质疏松和脊柱后柱缺陷的患者。固定与融合节段应限制在上下端椎范围以内,但应包括减压后的脊柱节段;与下端椎相邻的退变性椎间盘若无法排除其不是疼痛源时,也应一并进行融合,同时也要避免融合节段终止于后凸畸形和侧凸畸形的交界处,防止术后出现后凸畸形的加重,或出现平背畸形使患者不能平视,此时应将融合节段上移至胸椎节段。伴有脊柱冠状面和矢状面失代偿的情况下,融合范围必须延伸到骶骨(图2—5—6)。

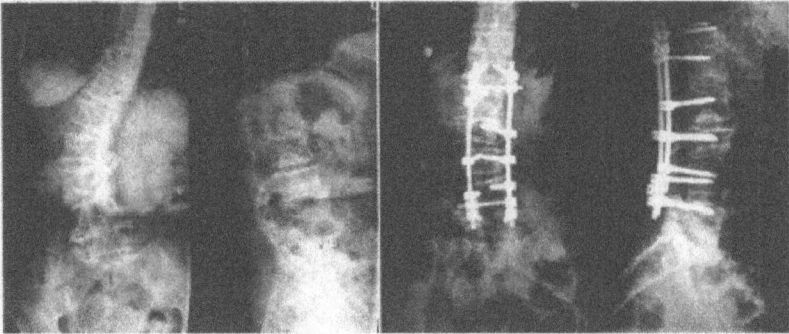

图2—5—6 退变性脊柱侧凸后路长节段矫形固定

(李哲)

第六节 脊柱后凸

一、脊柱后凸的病因分类

正常人体脊柱在矢状位上,颈段和腰段呈生理性前凸,胸段和骶段呈生理性后凸,整个脊柱呈S形弯曲,使得身体得以维持平衡,保证头部正直和双目前视。其中胸段后凸一般为20°～40°,当后凸角度超过50°时,即形成后凸畸形。造成脊柱后凸畸形的原因很多,为椎体或脊柱异常所致,常见原因包括创伤、结核、感染、肿瘤、强直性脊柱炎、先天性畸形、休门氏病等。后凸不仅会带来外观异常,导致背痛,严重者会压迫脊髓,导致瘫痪,并可能挤压胸廓,影响心肺功能。

常见后凸有两种:弧形后凸亦称圆背,见于休门氏病、姿势性后凸、类风湿性脊柱炎、强直性脊柱炎等;角状后凸见于脊柱结核、椎体压缩性骨折等(图2—5—7)。

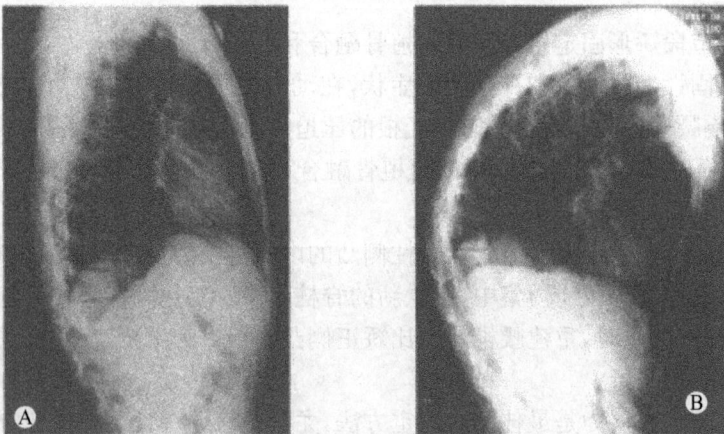

图2—5—7 脊柱后凸畸形
A.休门氏病;B.强直性脊柱炎

二、脊柱后凸的诊断

一般根据病史查体和影像学,脊柱后凸畸形的诊断并不难。查体可见患者身材矮小,驼背畸形,后背可触及突起物,严重者胸廓与腹壁相贴。直立位侧位观察,后凸患者脊柱的胸曲增大,外耳道在肩峰、大转子垂直面之前。要区别是姿势性还是结构性可做俯卧实验,驼背完全消失者为姿势性,未完全消失者为结构性。

X 检查:X 线检查可以明确诊断,应当了解后凸的部位并测量后凸节段 Cobb's 角。对于复杂的后凸畸形,还可以进行 CT 扫描和 MRI 检查,CT 扫描可以更加明确病变的细节,且三维重建可以更加直观地看到畸形,而 MRI 检查可以更好地了解后凸部位的脊髓情况,明确有无合并脊髓畸形,如脊髓空洞、脊髓低位栓系等,对术前制定治疗方案有重要的指导意义。

三、鉴别诊断

对于脊柱后凸形成的病因,可以从以下几个方面进行鉴别。

(一)年龄

儿童多为先天性;成人、老年人要注意有无肿瘤、骨质疏松压缩骨折或陈旧性椎体骨折;青少年胸椎下部及腰椎过度后凸,多为发育期姿势不良或休门病所致。青壮年脊柱呈弧形后凸,强直固定,仰卧时脊柱亦不能伸平,见于强直性脊柱炎;老年人脊柱后凸,多发生在胸腰段,为骨质疏松、胸椎椎体被压缩而成。

(二)病史

有无外伤,有无家族类似病史,有无咖啡斑、异常毛发增生等常提示先天性病变。

(三)后凸部位

圆背畸形考虑休门病、姿势性后凸、类风湿性脊柱炎;角状畸形考虑脊柱结核、椎体压缩性骨折、肿瘤、先天性脊柱后凸。

另外,在诊断后凸畸形时还需要进一步明确有无骨质疏松、腹主动脉钙化;有无神经系统病损、脊髓原发性病变、椎体压迫脊髓;有无心肺系统病变,排除先天疾病。

四、脊柱后凸的手术治疗

脊柱后凸畸形是脊柱矢状位的失平衡,多发生在胸椎或腰椎,有时伴有脊柱侧弯,形成侧弯后凸畸形。脊柱后凸可以引起腰背痛,不能直视前方以及胸腹及脏器功能受限。严重僵硬的脊柱后凸畸形可伴有脊髓或神经根受压症状,要达到满意的矫形和临床疗效,常常需要进行截骨矫形。截骨可分为后路截骨、前路截骨以及前后路联合截骨,其中后路截骨又有单节段、多节段椎板后方截骨以及经椎体截骨之分。矫形通常需要在内固定器械辅助下完成,内固定器械不仅在截骨的过程中保护截骨部位,防止脊髓神经受到牵拉剪切力,还可以在截骨完成后进行加压,闭合截骨形成的间隙,稳定截骨的节段,便于植骨融合。截骨手术的时间通常较长,失血较多,特别是多段截骨和前后路联合手术,时间更长,失血更多,加之在脊髓神经周围操作,手术风险大。

(一)后路截骨内固定矫形术

在脊柱后凸截骨矫形术中,后路截骨应用最为普遍。可应用于多种常见的脊柱后凸畸形,如强直性脊柱炎、青年性驼背、先天性脊柱后凸畸形以及创伤后后凸畸形等。结核性后凸的治疗更为复杂,活动期的结核性后凸通常在行前路病灶清除时,行椎体间撑开,植骨融合,可一期治愈结核并矫正后凸。

1. Smith－Petersen 截骨术　在后路截骨中,经典的是 1945 年 Smith－Petersen 描述的后方截骨术。该术式为单平面截骨,适用于畸形相对较轻,截骨呈"V"形,可一次矫正 30°～40°截骨的平面在 L_2 以下,通常为 L_2～L_3 椎间隙,因为该部位在脊髓圆锥下方,且椎管宽大。如 L_2～L_3,椎间盘较高,也可以考虑在此平面截骨。术前可以通过测量 X 线片,估计截骨后可以获得的矫正率。严重的骨质疏松、椎体前纵韧带钙化以及主动脉钙化是禁忌证。

2. 多段后方截骨术　Smith－Petersen 后方截骨术(图 2－5－8)是单平面截骨,矫正的度数有限,且容易对硬脊髓造成压迫或影响到脊髓的血运,对于后凸超过 50°的,可考虑行多平面截骨,这样每一平面截骨的宽度都可以小一些,通常后方每截除 1mm,后凸纠正 1°,以每处截骨 1.5cm 为例,3～4 处总矫正度数可达到 50°～70°。由于截骨是多平面进行,避免了单节段应力过大,前方软组织过度牵拉的不足,但增加了手术的时间和风险,而且往往矫正多集中在一个平面,也增加了术后假关节形成的发生率。

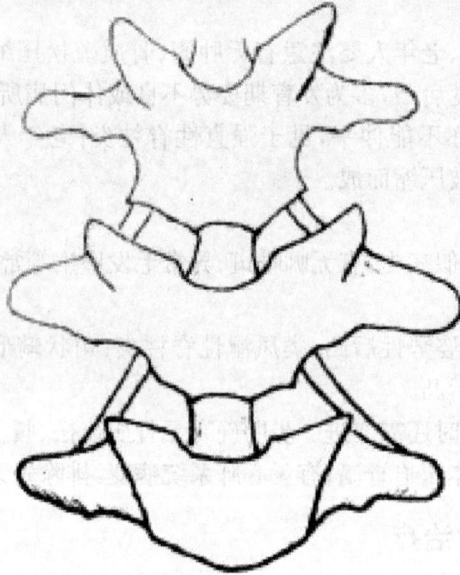

图 2－5－8　Smith－Petersen 后方截骨

3. 后路椎体楔形截骨术　当患者合并有前纵韧带钙化或主动脉钙化时,可采用此方法(图 2－5－9)。该术式通过降低脊柱后方高度矫正后凸,前方的椎体间隙不张开。这种方法截骨的部位不单是椎板和关节突,向前方延伸到椎体。截骨的尖端是椎体前方的前纵韧带,与单纯截除椎板不同。椎板截除的尖端常以后纵韧带为尖端,矫形后椎间隙前方要裂开,前纵韧带要断裂,根据后部截骨的不同,裂开的程度也不一。椎体截骨手术的原则要减低椎体后部的高度来矫正凸畸形,前方椎间盘并不裂开,不增高前方的高度。目前采用后方椎体截骨方法的逐渐增多,手术比单纯椎板截骨要困难一些。有用刮除椎体海绵质骨者,也有用骨刀截除部分椎体者,两者均通过椎体海绵质骨,因此出血比较多,如止血不及时则看不清手术野,因此有可能损伤脊髓。

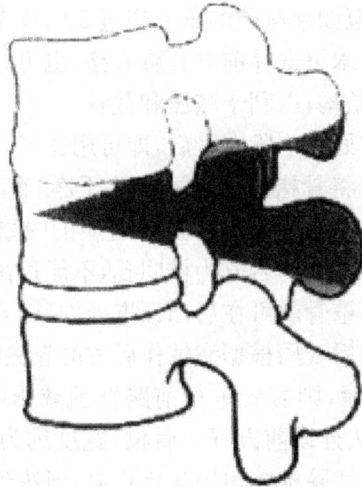

图 2-5-9 后路椎体模形截骨

4.蛋壳技术 蛋壳技术是一项新的手术操作方法,它是以椎弓根作为导向,从后柱到达脊柱的前柱,完成各种手术操作;用"蛋壳"这个词来形容椎体的松质骨被完全切除后椎体的外观,只剩下一薄层皮质骨外壳,与空蛋壳相似。经椎弓根去除部分甚至全部松质骨,能够从后路在椎体内制造一个空腔,无论是肿瘤还是骨折,都可以完成从椎管前方减压的目的。有经验的医师可以采用这项技术进行椎体切除和或强直畸形的矫正。对病理性骨折后短节段强直性后凸畸形或重度僵硬的脊柱后凸畸形矫正时,就可以采用蛋壳技术(图 2-5-10)。

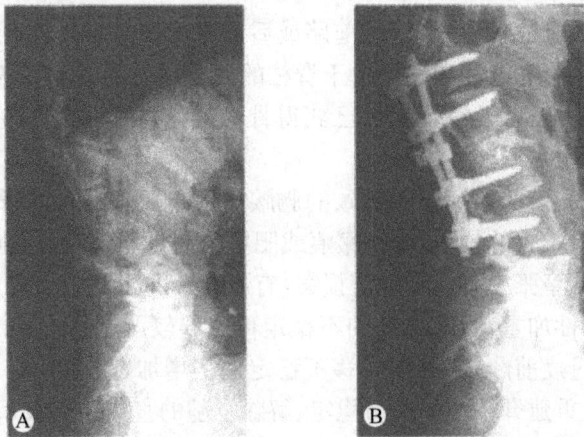

图 2-5-10 脊柱后凸畸形
A. 术前 B. 术后

(二)前路截骨减压内固定矫形术

前路截骨减压内固定矫形术常用于合并截瘫的后凸畸形的治疗,此类患者既要缓解截瘫,又要矫正后凸畸形。由于是后凸畸形,脊髓受压一般来自前方,此时如果行后路的截骨矫形术,不但无效反而可能会加重瘫痪症状。此时减压是第一位的,截骨矫形是在完成彻底减压的情况下作部分的矫形,不作为第一目的。通常完成了前路减压或部分截骨矫形后,还需要进行二期后路手术。

手术需根据病变选择合适的入路,如不伴有侧凸畸形,则主要根据脊髓受压的部位选择左右侧入路,如果伴有侧凸,则一般由侧凸的凹侧进入,这样可以使减压后的脊髓向身体中心移位并获得最大程度的减压。但如果侧凸的角度超过 50°，应考虑从凸侧进入，否则凹侧进入太深，影响显露和手术操作。手术可选择前方开胸入路，也可行胸膜外、腹膜后入路。重要的是广泛显露脊柱的侧方和前方结构，以利于减压和截骨。

如果只进行单纯的截骨，在处理节段血管后，即可用适当的工具垫入截骨的对侧部位，用骨刀在需截骨的椎体作一骨槽，将骨槽中的骨质切除干净，直到对侧。并向上向下处理相邻节段的椎间盘，以利于植骨融合。在切除椎体后部骨质的时候一定要注意，在胸椎不要超过肋骨头连线的后方，腰椎椎弓根连线的后方为椎间孔，不能过深，否则可能损伤到脊髓或神经根。骨槽完成后进行支撑植骨，植骨前可在后凸顶点处推顶，或适当用撑开器撑开，矫正部分后凸畸形，但不宜过多。一般术后 3 周根据病情作后方的脊柱矫正融合术。

如果患者后凸畸形伴有截瘫，则需要进行前路脊髓减压术。显露与脊柱前路截骨术相同，显露出椎体后，同样在肋骨头连线前方开一骨槽，宽度约为椎体前后径的 1/3。切除骨槽内的松质骨并逐步加深骨槽，边切除椎体边用骨蜡止血，当快到达椎体后缘时，可用小的刮勺小心刮除椎体后壁上的松质骨，直至露出椎体后壁。此时可用骨圆凿在后壁离压迫远处开一小口，然后进行减压。可以切除肋骨头，找到胸椎椎弓根下缘与椎体后壁交界处，开始进行减压。看到硬脊膜露出后，逐步向压迫最重处减压，直至彻底减压。如果脊柱同时存在侧凸，还要将凹侧的椎体切除，以利于脊髓向身体的中心移位，这样也是为达到良好的减压。减压完成后即根据情况进行支撑性的植骨，放置引流管后关闭切口。一般减压术后需进行一定的恢复，后期必要时再作二期后路内固定和后凸矫形。

(三)前后路联合手术

对于较严重僵硬的脊柱畸形，单纯的前路或后路手术常常难以达到很好的矫形效果，或有些脊柱前路的截骨矫形和脊髓减压后由于脊柱的稳定性受到影响，还需要进行一期或二期的后路矫形内固定。晚期椎体结核，病灶已获得骨性愈合，椎体融合，畸形严重，常常压迫脊髓引起截瘫，手术通常也需要前后路联合。

陈旧创伤、结核或先天畸形等原因所致的胸腰段后凸成角畸形的矫形较为困难，手术风险较高，后凸椎体、突入椎管的骨块、纤维瘢痕或肥厚的韧带均可对脊髓产生直接压迫。在后凸状态下脊髓所受到的牵张亦可造成脊髓损害，有研究发现胸椎后凸成角畸形若出现神经损害，神经症状将呈进行性加重，后凸局部的不稳定可引起较严重的疼痛。胸腰段后凸畸形还可继发腰椎代偿性的过度前凸，使椎体滑移不稳定比例增加，同时引发下腰痛症状。手术治疗可以恢复脊椎序列、重建脊柱的平衡与稳定、解除脊髓的直接压迫及所受到的过度牵张，随着序列的恢复，腰椎代偿性过度前凸亦能得到改善，因此前后路联合手术在治疗脊柱后凸中应用并不少见。

需要注意的是前路截骨矫形后，由于前柱结构已经被切除，在术中调整体位以及进行后路截骨时，一定要注意防止脊柱不稳、脊髓受到不良的剪切或牵拉力而损伤。

(李哲)

第六章　腰椎滑脱症

第一节　概述

腰椎滑脱症(Spondylo Oalithesis)是指腰椎的椎体间因各种原因造成骨性连接异常而出现上位椎体相对于下位椎体不同程度的移位。腰椎滑脱这个单词最早来源于希腊语,分别由两个不同的单词组合而成:Spondylo(椎体)和 Oalithesis(滑移)。1854 年 Kilian 首先描述并且命名了这个疾病(图 2-6-1、图 2-6-2)。

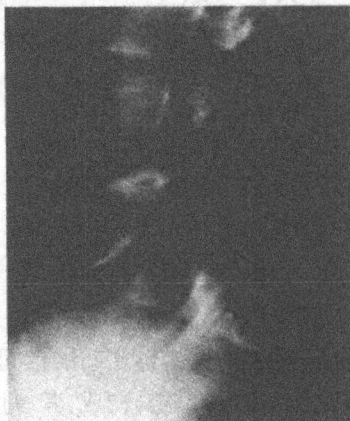

图 2-6-1　L$_5$ 椎体Ⅱ度滑脱

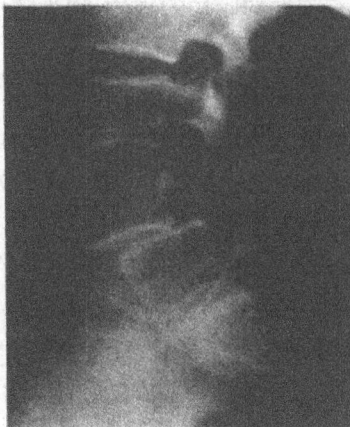

图 2-6-2　L$_4$ 椎体Ⅱ度滑脱

一、解剖学基础

腰椎由于受力较大,腰椎椎体相对于胸椎和颈椎更加粗大,椎板更加宽厚。腰椎的椎体呈肾形,上下扁平,可以分为椎体和附件两个部分。椎体是负重的主要部分,L$_4$、L$_5$ 和 S$_1$ 椎体是脊柱中最大的椎体。

椎体的附件结构中最重要的是椎弓根,它起自椎体的两侧上段,向后突出,形成椎管的侧壁。椎板构成了椎管的后壁,两侧和椎弓根相连,相邻的椎板之间借黄韧带相连。每个椎弓有7个突起,即1个棘突,4个关节突和2个横突(图2-6-3)。

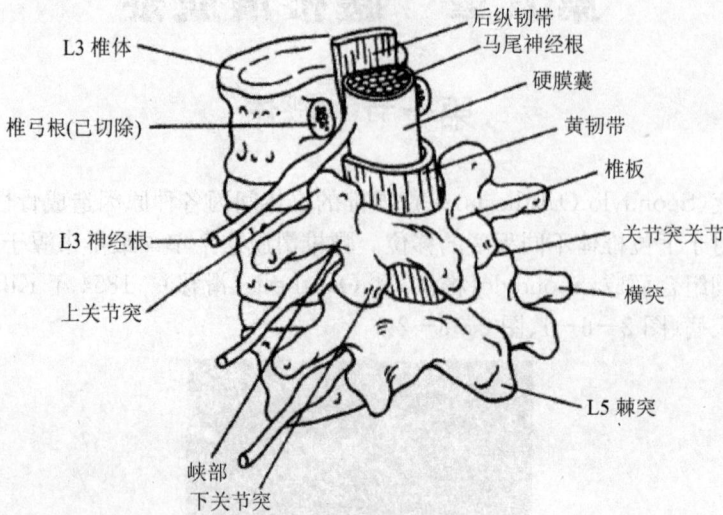

图2-6-3　腰椎结构图示

（一）上下椎体间的连接

椎体间的连接有三种不同的形式:第一种为韧带连接,如黄韧带、棘间韧带、横突间韧带、棘上韧带、项韧带、前纵韧带、后纵韧带等;第二种连接为滑膜关节,如各个相邻的椎体上下关节突之间形成的关节突关节等;第三种主要为椎体之间的椎间盘组织。

椎间盘组织位于相邻的椎体之间,由纤维软骨构成,其厚度各个部分不一样,颈椎和上胸椎较薄,腰部较厚,大小可以随着年龄的不同而出现不同的变异。椎间盘的周围有纤维环组织,其中央偏后的部分是白色富有弹性的胶样的物质,称为髓核。

（二）关节突关节及其退变

腰椎的上关节突由椎弓根发出,向内,与上一腰椎的下关节突相接,后者向外,因此关节突关节的方向作矢状位,但向下逐渐变为斜位,至 L_5 近似冠状位。

L_5 上关节突的关节面多数呈凹面型,少数呈平面型;下关节突的关节面变化较大,以凸面型和平面型为主,其次为凹面型和波浪型。

腰椎的关节突关节面的倾斜角度变化较大,两侧常不对称,上关节面与矢状面所成夹角在右侧平均为 $48.2°$,左侧为 $49.6°$;下关节面夹角右侧平均为 $46.6°$,左侧平均为 $49.7°$。关节突可以发生骨质增生、内聚,在后外侧突向椎管,或向前突而使侧隐窝狭窄。腰椎上下关节突角度(关节突外侧切线与腰椎冠状面所呈角度)自上而下逐渐减少。上腰椎关节突关节接近矢状位,与腰椎的冠状面夹角变大;下腰椎关节突接近冠状面,与腰椎冠状面之间的夹角变小。

腰椎的上下关节突之间的部分称为关节间部或者称为峡部。其厚度自上而下逐渐增厚,在 L_3 水平约为 $6.5mm$,在 L_5 水平约 $8.3mm$,自上而下长度逐渐减小,在 L_3 水平约 $9.5mm$, L_5 水平约为 $6.0mm$。腰椎峡部前外侧及后内侧骨皮质之间只有少量的骨小梁,较坚固,皮质最厚部最窄,此处容易发生骨折。关节突间部主要承受来自关节突间剪力的作用,该剪力的大小随着不同的位置变化而出现一定程度的变化(图2-6-4)。

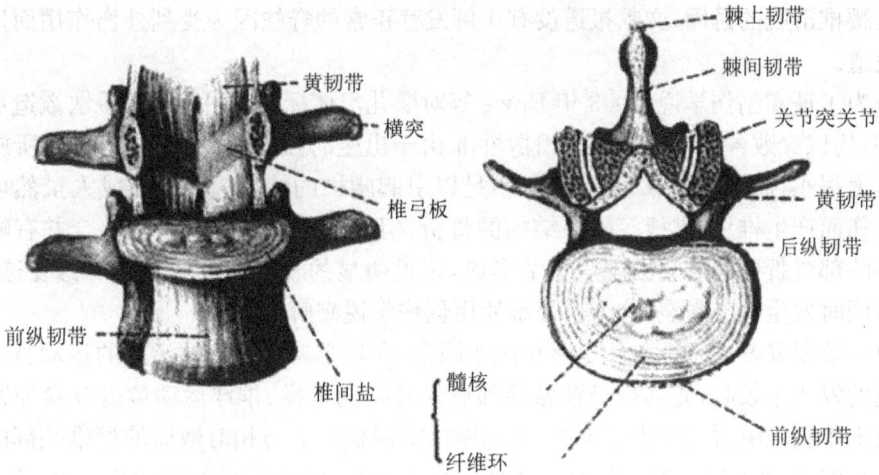

图 2—6—4　腰椎结构图

（三）腰椎峡部及峡部裂

腰椎的峡部前外侧和后内侧的骨皮质之间只有少量的骨小梁,较坚固。身体前屈时发生的剪力作用于腰骶部关节突的间部,由于关节突的方向和作用力垂直,相邻两个关节突被挤压得很紧。某些运动员的关节突间部如果常年承受这种压力,有可能出现峡部骨折不连,甚至是腰椎滑脱(图 2—6—5)。

腰骶部所承受的剪力作用随着运动体位改变而有不同的变化,关节面之间的角度也随着身体的运动姿势不同而有一定的改变。此角度在侧屈时最明显,在屈曲位较伸展位更小。这个特点决定了腰椎峡部在外伤后容易出现骨折或者断裂而形成腰椎峡部的骨折,进而出现滑脱。

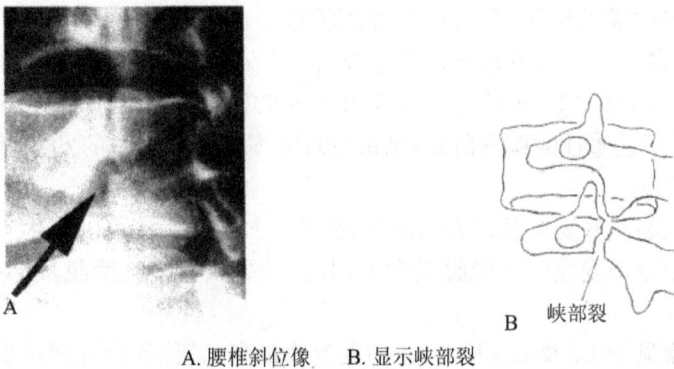

A.腰椎斜位像　　B.显示峡部裂

图 2—6—5　腰椎斜位片上峡部裂经典描述为"苏格兰牧羊犬带项链"

二、腰椎滑脱的研究历史

1782 年比利时的医师 Herbiniaux 最早观察到此种疾病的存在。1854 年 Kilian 最先提出了 Spondylolisthesis 的名称,并且对脊柱滑脱进行了系统的说明和描述。1882 年 Neugebauer 通过对腰椎滑脱的患者进行观察,指出很多的腰椎滑脱患者存在先天的腰椎峡部发育不良,并且提出了腰椎滑脱的先天发育不良学说,开始逐步确立了腰椎滑脱的诊断。

Willis 和 Roche 等医师通过对大量病例的观察研究发现腰椎滑脱并不是完全都存在先天发育不良,有很多的患者存在外伤因素,提出并且逐步发展了创伤学说。该学说认为创伤可能只是腰椎滑脱的诱因,文献报道没有 1 例发育正常的脊柱因为受到外伤作用而发生单纯脱位的报道。

此外为了证实创伤学说,1953 年 Rowe 等对婴儿尸体标本采用不同的手法欲造成峡部骨折的模型,均以失败告终。说明腰椎滑脱并非由于出生时损伤引起,婴儿出生时所施行的人工呼吸压力很小,而且着力点不在腰部,不足以引起腰椎的峡部骨折。在成人虽然可以因为急性的外伤而产生椎弓、椎板等附件结构的骨折,但是骨折的部位不一定都合并有峡部的骨折。此外峡部骨折后同时会出现假关节形成,未见明显的骨痂形成或其他的修复迹象,多个椎体常常同时发生峡部断裂,这个也很难使用创伤学说来解释。

Witlse 等研究发现腰椎滑脱也存在职业因素,在经常参加剧烈的活动的运动员或战士中腰椎滑脱的发生率较高,尤其是经常做腰部后伸动作的体操、排球运动员以及参加剧烈体能训练的战士中腰椎滑脱的发生率更高,提示腰椎滑脱症可能与相对薄弱的腰椎峡部的应力骨折有关。1983 年傅世儒等对我国的运动员进行了观察,腰椎滑脱的发病率为 20.7%。发病率与训练的年龄明显相关,其中尤以跳高、技巧以及排球等项目高发,部分可达 50% 左右。分析其特点可能与腰椎的反复后伸或持续后伸活动有关,X 线显示邻近腰椎峡部的下关节突变形、骨质增生。提示腰椎滑脱可能是长期反复的关节突关节之间的撞击造成下一椎体的峡部疲劳性骨折。

腰椎滑脱的患者表现出一定的家族性和遗传性特点,此类滑脱通常是因为遗传性椎体、椎弓或峡部发育不良等导致。一般认为腰椎滑脱的遗传特点是常染色体隐性遗传。

三、腰椎滑脱的流行病学

腰椎滑脱的发病率因种族、地区而异,在欧洲为 4%～6%,在我国占人口总数的 4.7%～5%;峡部崩裂引起的滑脱约占 15%,退行性腰椎滑脱约占 35%。在我国腰椎滑脱的发病年龄以 20～50 岁较多,占 85%;发病男性多于女性,男女之比为 29∶1。腰椎滑脱常见的部位为 L_4～L_5 及 L_5～S_1,其中 L_5 椎体发生率为 82%～90%。1984 年 Fredrickson 等对美国超过 500 名的儿童进行了前瞻性的调查研究,结果发现 6 岁时腰椎滑脱的发生率为 4.4%,成人后滑脱的发生率为 6%。

另有文献报道在一些爱斯基摩人的部落,腰椎滑脱的发生率可以高达 40%。在各种不同类型的腰椎滑脱中以退变性腰椎滑脱最常见,其次是先天性腰椎滑脱,最少见的是峡部裂性腰椎滑脱。

腰椎滑脱最常见于 L_4 及 L_5,其中 L_5 的发生率最高,其他的腰椎相对少见。一些外伤性腰椎滑脱和退变性腰椎滑脱可以发生在颈椎和胸椎。同样也可以同时出现多个椎体的滑脱,总体而言,脊柱滑脱中腰椎滑脱最多,胸椎滑脱几乎为零。

(李哲)

第二节　腰椎滑脱分类及生物力学、病理改变

一、腰椎滑脱分类

腰椎滑脱的分类方法很多,其中目前应用最广泛的是有 Wiltse 与 Newman－Marnab 等

于 1976 年根据腰椎滑脱的病因,将腰椎滑脱分为发育不良性、峡部裂性、退变性、创伤性、病理性五种类型,该分型方法得到了国际腰椎研究会(The International Society for the Study of the Lumbar Spine,ISSLS)的认可,但是随着腰椎手术的大量开展,术后随访时间的不断延长,出现了新的问题。有一部分患者由于手术破坏了腰椎的结构,在手术后出现了腰椎滑脱。因此,在原有的五种类型中又增加了一种新的类型,称为医源性腰椎滑脱。该分型系统具有一定的局限性。主要是因为该分型系统建立在病因学和影像学混合的标准基础上,其中并未包括日益增多的医源性腰椎滑脱(表 2-6-1)。

表 2-6-1　腰椎滑脱的改良 Wiltse 分型

类型	命名	描述	累及节段
Ⅰ	先天性或发育不良性	骶骨发育不良或 L_5 椎弓和/或关节突发育不良所致的前向滑脱	多累及 $L_5 \sim S_1$
Ⅱ	峡部裂性	峡部裂所致的前向滑脱	多累及 $L_5 \sim S_1$
Ⅲ	退变性	节段性不稳定、椎间盘和关节突的退行性改变所致的前向滑脱	$L_{4\sim5}$ 90%
Ⅳ	创伤性	除峡部以外脊柱结构受损所致的前向滑脱	$L_{3\sim4}$ 或 $L_5 \sim S_1$(10%)
Ⅴ	病理性	峡部、椎弓根或关节突的病变、或者广泛代谢性骨病所致的继发性前向滑脱	任何节段
Ⅵ	手术后	关节突、韧带、椎间盘或骨的医源性损伤均可造成不稳定	任何节段

（一）先天发育不良性腰椎滑脱

这种类型的腰椎滑脱主要见于 L_5 椎体的滑脱,是由于骶骨上缘和 L_5 椎体的峡部发育不良引起的。通常峡部的拉长或者分离,其主要的先天性改变出现在 L_5 和 S_1 椎体的发育不良,而且在很多病例中骶骨和 L_5 椎体形成缺陷,导致较大的滑脱度数(图 2-6-6)。因 S_1 上关节突发育不良,造成 L_5 和 S_1 之间无法形成正常的关节突间关节。

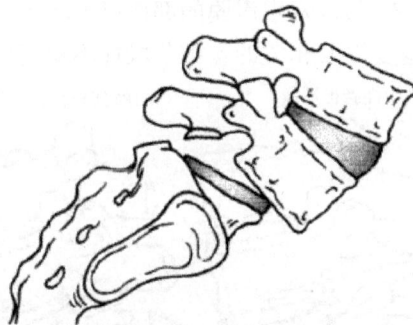

图 2-6-6　发育不良性腰椎滑脱的示意图

虽然,有研究发现先天性发育不良性腰椎滑脱存在一定的遗传倾向和人种倾向,但是目前关于其发病是否与基因有关还缺乏定论。此类腰椎滑脱的共同表现为峡部裂、峡部拉长包括骨突、L_5、骶骨上缘等,都是同一先天性原因引起的。另外一方面,研究发现此类缺陷的主要的原发因素为宫内发育阶段的非基因因素。峡部断裂、椎体滑移、滑脱和椎体峡部的延长等只是相同因素所产生的程度和形态学上的不同变化。

（二）峡部裂性腰椎滑脱

峡部裂性腰椎滑脱最主要的特征是病损的部位虽然可以出现一些继发的变化,如 L_5 椎体形态的改变等,但是这个不是主要的发病因素。峡部裂性腰椎滑脱患者典型的临床表现是与运动相关的腰部疼痛。对于经常参加体育运动的人要特别注意峡部发生应力骨折的可能性。患者可能表现为运动后出现明显的腰部疼痛不适,但是休息后明显好转。此时通过 X 线平片尤其是 45°斜位的腰椎 X 线平片可以诊断腰椎滑脱,但是对于新鲜的损伤诊断价值有限。必要的时候可以进行腰椎 CT 的检查确诊(图 2-6-7)。

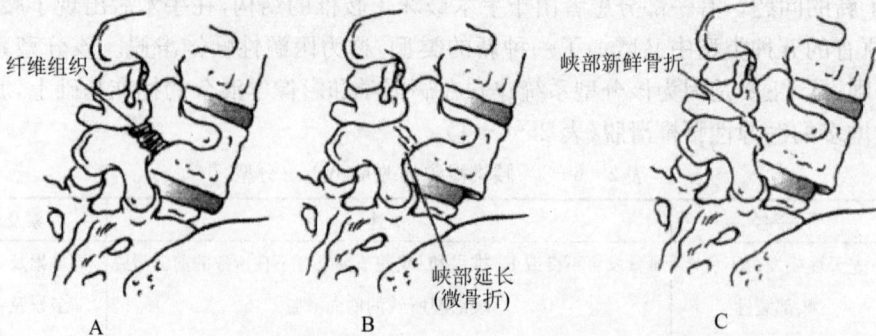

A.应力骨折未能很好愈合　B.峡部延长但完整　C.峡部新鲜骨折

图 2-6-7　峡部裂性腰椎滑脱(Wiltse Ⅱ型)分型示意图

(三)退变性腰椎滑脱

退变性腰椎滑脱是由于慢性椎体节段之间的不稳定引起的,其典型的表现为滑脱的脊柱椎体的关节突之间经历了一个变形和再塑形的过程。此型的脊柱滑脱在妇女中更加常见。通常发生在 50 岁以后。常见的发生部位在 L_4 和 L_5,此类滑脱一般情况下滑脱的程度比较轻,不超过 30%。

退变性腰椎滑脱又可以分为两种类型:原发性腰椎滑脱和继发性腰椎滑脱。前者指不存在先天或获得性病理改变的病例,后者指继发于先天性或获得性病理改变。原发性退变性腰椎滑脱多发生在 60 岁以上的老年人,发生滑脱的部位以 $L_4 \sim L_5$ 椎体常见。早期的病理改变目前认为都是关节突关节的退变以及相关的腰椎节段性不稳定(图 2-6-8)。

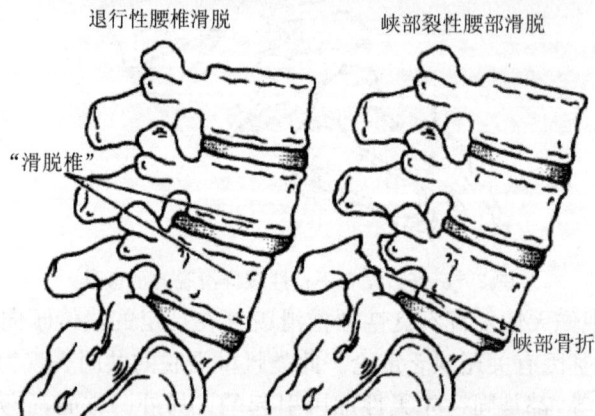

图 2-6-8　对比显性峡部裂性及退行性腰椎滑脱的特点

(四)创伤性腰椎滑脱

创伤性腰椎滑脱是继发于腰椎椎体的关节突关节部位的严重急性损伤,可以发生在腰椎的任何节段。这类滑脱发生前其骨性结构是正常的,骨折是由于机械性的应力作用而引起的,反复长期的应力导致应力性骨折。因为峡部不仅是椎体附件骨组织中最薄弱的地方,而且同时也是脊柱在屈伸活动的时候受压缩—牵张交替作用力最强大的部位。在某些环境中由于峡部的应力极高。此类腰椎滑脱的治疗方法选择上通常是简单的制动即可,对于重度的腰椎滑脱或者非手术治疗无法缓解的患者可选择手术治疗。

(五)病理性腰椎滑脱

病理性腰椎滑脱是因为累及椎体骨组织的疾病导致椎体之间椎间盘、韧带结构病变而导致局部的稳定性破坏引起的腰椎滑脱。这些病理性的破坏可以是局部的破坏(如肿瘤、感染等),也可以是全身性的破坏(如骨质疏松、Albers－Schoenberg 综合征等)。此类患者罕见,而且滑脱一般相对较轻。对于某些严重的疾病而言,如肿瘤等而言滑脱相对称为次要的问题。在极少数的情况下可以在治疗原发病的同时治疗腰椎滑脱,如腰椎结核。

二、腰椎滑脱的生物力学特点

临床上绝大多数腰椎滑脱发生于 $L_4 \sim L_5$ 或 $L_5 \sim S_1$,本文以上述两个节段为例阐明其力学机制。脊柱任一运动节段均存在剪切力,在腰骶部因椎间隙倾斜,剪切力尤为明显。因此,上一椎体对下一椎体有向前滑移、旋转的趋势。在生理载荷下,腰椎保持相互间的正常位置关系有赖于关节突关节、完整椎间盘的纤维环、周围韧带、背伸肌收缩力量和正常的脊柱力线。任何一种或数种抗剪切力机制的减弱或丧失均将导致腰骶部不稳,久之产生滑脱的病理过程。正常人体重心位于腰骶关节前方,一旦发生滑脱,前置载荷重力力臂增加,将明显增加 $L_5 \sim S_1$ 间剪力,可加速椎间盘退变,导致小关节退变或关节囊韧带撕裂等。L_5 重度滑脱时,L_5 椎体后下方位于 S_1 椎体前上方,纵向负荷长期应力集中于小范围区域,将使局部变形。典型表现为腰椎指数(腰椎后缘高/腰椎前缘高)减小,L_5 椎体楔形变,S_1 圆顶形改变,导致腰椎倾斜旋转加速,腰骶部后凸畸形加重。另外,由于 L_5 对骶骨近端的压力,骶骨逐渐变得垂直,骶骨倾斜角变小。当患者站立时,由于腰椎过度前凸,易致 L_4 反滑和骨盆屈曲性代偿,腘绳肌和髂腰肌紧张,加剧骨盆垂直,从而使 $L_5 \sim S_1$ 后凸畸形。

$L_4 \sim L_5$ 是退行性腰椎滑脱的常见部位。随着年龄的增长,椎间盘的髓核水分吸收,纤维环松弛,间隙变窄,椎间不稳,小关节突退变,椎间盘的缓冲作用消失,下腰椎旋转轴由髓核移至椎间小关节,且站立位时腰椎前滑力增大,椎间活动增加,小关节突过度活动及所受的负荷增加,关节面重新塑形,关节间隙前移,其间小关节软骨剥离,软骨下骨裸露,使骨小梁顺应力的排列异常,L_5 上关节突后面磨损吸收致前滑,小关节突及关节面在异常旋转力作用下发生骨质增生,关节突肥大,关节囊松弛,出现椎体前移。在中立位时,尚可维持正常排列,但在过度屈伸时,可逐渐发生一定程度的前移及向后滑脱,严重者可致椎间孔狭窄,压迫神经根,产生坐骨神经痛。

三、腰椎滑脱的病理学改变

椎体滑脱的病理特征主要是腰椎解剖结构破坏刺激或挤压神经,引起不同的临床症状。根据病变部位不同,产生腰痛、下肢放射痛、下肢麻木,甚至大小便功能障碍等症状。黄韧带是脊柱后部重要的连接结构,作为脊柱运动节段的成分之一,具有维持脊柱稳定和保持椎间盘有一定的压力以保证椎间盘营养供给等重要生理作用。正常的黄韧带主要由弹性纤维构成,弹性纤维和胶原纤维分别占 80% 和 20%,因此具有很强的弹性。正常黄韧带中以 I 型胶原为主,其抗牵张力强。正常的黄韧带细胞成分很少,主要为成纤维细胞。黄韧带退变后其弹性纤维明显减少,而胶原纤维却显著增加,甚至成为韧带的主要成分,从而黄韧带的弹性明显下降且肥厚,可引起多种脊柱疾病,包括退行性腰椎滑脱。腰椎退行性滑脱后同样也可增加黄韧带的劳损和变性,导致黄韧带的增生肥厚,加重患者的腰腿痛症状。

退行性腰椎滑脱病程早中期的腰椎不稳,黄韧带受到过度拉伸,导致Ⅱ型胶原的代偿增生。这种增生一方面有助于病变节段的稳定,但另一方面黄韧带过度的增生和软骨化倾向,则导致黄韧带的肥厚,从而加重椎管狭窄的症状。

(李哲)

第三节 腰椎滑脱的诊断

一、临床症状

并非所有的滑脱都有临床症状,除了与脊柱周围结构的代偿能力有关外,还取决于继发损害的程度,如关节突增生、椎管狭窄、马尾神经及神经根受压等。腰椎滑脱的主要症状包括以下几个方面。

(一)腰骶疼痛

疼痛,多为钝痛。疼痛可在劳累后逐渐出现,或于一次扭伤之后持续存在。站立、弯腰时加重,卧床休息后减轻或消失。

(二)坐骨神经受累

峡部断裂处的纤维结缔组织或增生骨痂可压迫神经根,滑脱时 L_5 或 S_1 神经根受牵拉,出现下肢放射痛、麻木;直腿抬高试验多为阳性。疼痛及麻木症状可出现在两侧,但因腰椎紊乱后的扭曲侧凸可使两侧受损程度不一,而症状表现轻重不等,甚至只在单侧出现症状。

(三)间歇性跛行

若神经受压或合并腰椎管狭窄则常出现间歇性跛行症状。

(四)马尾神经受牵拉或受压迫症状

滑脱严重时,马尾神经受累可出现下肢乏力、鞍区麻木及大小便功能障碍等症状。

二、体征

腰部检查可见腰椎前凸增加,臀部后凸,也可因神经根受压而出现腰椎变直。腰椎活动受限,前屈时疼痛经常加重。患椎棘突处压痛,可触及上一个棘突前移,而致局部形成台阶感。坐骨神经受损的体征常不肯定,仔细进行神经系统检查,多数患者可出现不同程度的神经根受累体征,如踇趾背伸无力,足背痛觉下降,跟腱反射减弱等。如滑脱严重,可因马尾神经受累而出现膀胱或直肠括约肌障碍。

三、影像学改变

(一)X线片表现

X线表现对于腰椎滑脱的诊断及治疗方案的制定十分重要。凡疑诊本病者均应常规拍摄站立位的前后位片、左右斜位片、卧位侧位片及过伸过屈动力位 X 线片。对于部分微小的滑脱可能不能很好地显示。

1.前后位片 程度较轻的滑脱病变常不易显示,尤其是峡部裂性腰椎滑脱。通过仔细观察,可能发现在椎弓根阴影下有一密度减低的斜行或水平裂隙,多为双侧,宽度为 $1\sim2mm$。明显滑脱的患者,滑脱的椎体因与下位椎体重叠而显示高度减小,椎体倾斜、下缘模糊不清、密度较高,与两侧横突及骶椎阴影相重叠,称为 Brailsford 弓。滑脱腰椎的棘突可向上翘起,也可与下位椎体之棘突相抵触,并偏离中线。

2.侧位片 对于腰椎滑脱的诊断具有较高的价值,能清楚显示椎弓崩裂形态,是用于腰椎滑脱测量的主要手段。影像学上可见腰椎椎体程度不等的滑移,伴有或者不伴有椎体的旋转。Ⅱ度以上的滑脱在峡部可见有明显的裂隙,滑脱程度较轻或体位不佳者该裂隙可以显示不清。此外,先天性发育不良的腰椎滑脱峡部看不到裂隙,峡部结构完整,骶骨上缘发育不良,前上缘圆滑。对于裂隙于椎弓根后下方,在上关节突与下关节突之间,自后下斜向前下,边缘常有硬化征象。病变一侧者侧位片显示裂隙不完全或不清楚,两侧者显示较清楚。

腰椎滑脱的患者一般椎体间隙都变窄,滑脱椎体相邻边缘的骨质硬化明显,可见有爪型骨刺或者牵张性骨刺等;骶骨前上缘可以变得圆钝;退变性腰椎滑脱时椎体向前滑移的程度很小,但是椎体以及椎间盘组织的退变明显,椎体间隙明显变窄。正位片可以观察受累节段的先天性畸形,如隐性脊柱裂、椎板分离、棘突缺如、菱形椎等。但是不能显示峡部的病变,峡部裂性腰椎滑脱有时可以在椎弓根阴影下有一密度减低的斜行或水平裂隙。严重滑脱的患者,滑脱的椎体因为与下位椎体重叠而显示高度减小,椎体倾斜,下缘模糊不清,密度较高,与两侧横突及骶椎阴影相重叠。滑脱腰椎的棘突可以向上翘起,也可以与下位椎体的棘突相互抵触。退变性腰椎滑脱可以看见椎体骨赘、关节突关节退变增生、关节间隙不清、关节突变形、密度增高等表现。侧位片可显示腰椎滑脱征象,并能测量滑脱的分级和分度情况,制定手术方案,推测预后等。

3.斜位片 可清晰显示峡部病变。正常椎弓附件在斜位像上投影形成一个"狗"的形状。"狗"的嘴为同侧的横突,狗的耳朵为上关节突,狗眼睛为椎弓根纵断面,狗颈为椎弓峡部称关节突间部、身体为同侧椎板,狗腿为同侧及对侧下关节突,狗尾为对侧横突在椎弓崩裂时,峡部可出现一带状裂隙,称为"狗带项圈"征。其前下方常位于骶骨上关节突顶点上数毫米,偶尔可位于顶点的稍前方(图 2-6-9、图 2-6-10)。

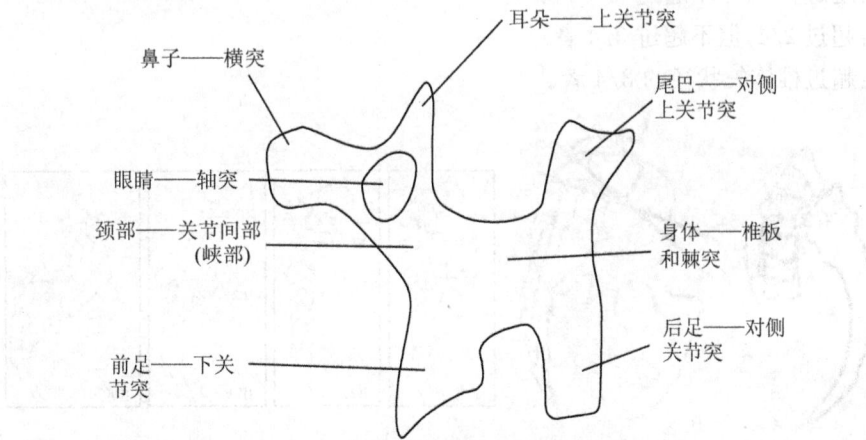

鼻子——横突
耳朵——上关节突
尾巴——对侧上关节突
眼睛——轴突
颈部——关节间部(峡部)
身体——椎板和棘突
前足——下关节突
后足——对侧关节突

图 2-6-9 腰椎斜位片上看到"苏格兰狗"的解剖部件

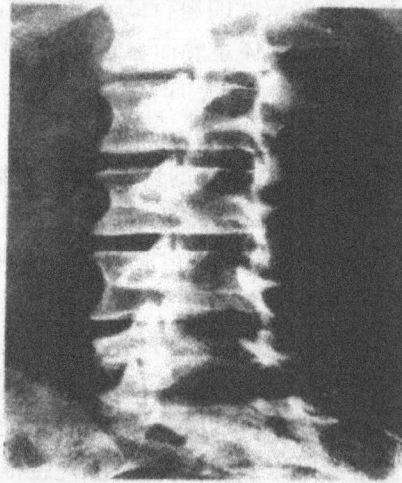

图 2—6—10 L₅椎弓根峡部缺损的"苏格兰狗"

先天性发育不良性腰椎滑脱未见裂隙，峡部结构完整，但是比正常狭长，峡部的延长有时候也包括了邻近的椎弓根部分。急性峡部崩裂者早期可以显示清晰的骨折线，于后期裂隙两端骨密度增高，表面光滑，出现假关节样改变。

4.过伸过屈动力位 X 线片　可判断滑移的活动性，对判断有无腰椎不稳价值较高。腰椎不稳的 X 线诊断标准为过伸、过屈侧位片上上位椎体相对于下位椎体向前或向后位移>3mm或终板角度变化>15°,正位片上侧方移位>3mm。过屈时可使峡部分离，有助于诊断。

（二）腰椎滑脱程度的影像学测量

1.向前移位的程度判断　国内常用的是 Meyerding 分级方法，即将下位椎体上缘分为 4 等份，根据椎体相对下位椎体向前滑移的程度分为Ⅰ～Ⅳ度四个级别，也有部分学者将上下相邻椎体完全移位，互相无重叠部分者称为完全滑脱，归为Ⅴ度（图 2—6—11）。

Ⅰ度：指椎体向前滑动不超过椎体中部矢状径的 1/4 者。

Ⅱ度：超过 1/4,但不超过 2/4 者。

Ⅲ度：超过 2/4,但不超过 3/4 者。

Ⅳ度：超过椎体矢状径的 3/4 者。

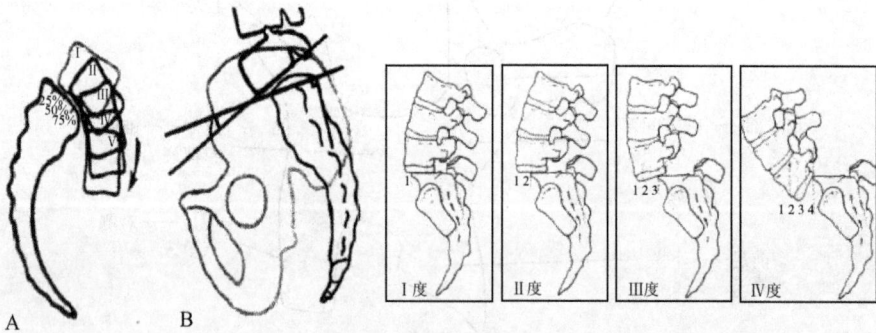

A.滑脱百分比　B. 滑脱角

图 2—6—11　两种最常用的腰椎滑脱的影像学测量方法

2.骶骨倾斜角度的测量　骶骨倾斜角度用来描述骶椎的矢状面与冠状面的关系。正常人在站立的时候,骶椎是前倾的,在 S_1 后缘的切线与躯干垂线之间的夹角。椎体滑脱越严重,骶骨越趋向垂直,骶骨前倾的角度越小。

3.滑脱角 滑脱角用来描述 L_5 与骶椎背向程度,即 S_1 的椎体后缘线与 L_5 的椎体前缘线之间的夹角。后凸的时候该角度为正值,前凸的时候该角度为负值。

4.腰骶垂直间距 腰骶垂线间距(LASD)是在腰椎侧位片上测量从骶岬顶点到经过 L_5 椎体中心的铅垂线之间的距离。该指标通常被作为腰椎矢状面平衡的重要评价指标。目前的研究发现腰骶垂直间距与腰骶部剪切力大小存在一定的关系。腰骶垂直间距>35mm 的患者说明患者的矢状面平衡破坏较大,在治疗方法选择的时候需要选择效果可靠的方法如环状融合术等。较之单纯的椎弓根钉内固定术临床疗效好。

5.腰椎滑脱椎体的楔变率 该测量方法是通过测量和计算滑脱椎体前后缘的百分比。在先天性发育不良性腰椎滑脱的时候,移位的椎体常呈现楔形变,楔形明显,提示该滑脱的预后不良。

6.腰骶关节角 在 L_5 与 S_1 纵向轴线之间的夹角,亦可以用相邻的 L_5 与 S_1 关节面之间的夹角来表示。在退变性腰椎滑脱的患者中,该角度通常小于平均水平。

(三)CT 扫描表现

CT 诊断特异性较高,弥补了常规 X 线检查受体位、体形重叠等因素影响。但是 CT 扫描在评价成人腰椎滑脱的时候具有一定的局限性,此时薄层的 CT 扫描可以充分显示腰椎峡部的情况,对峡部病变的诊断率较高,CT 上可以有很多的征象表示滑脱的存在。另外,CT 不仅能够观察椎体和椎间盘的异常,而且可以清楚显示椎体后部小关节结构和软组织异常。

腰椎滑脱的 CT 表现主要有如下几种。

1.峡部裂 可以表现为腰椎峡部的低密度带,为峡部的骨质不连续所造成,宽窄不一,走形的方向不确定,呈现锯齿状改变。

2.双边征 为腰椎滑脱椎体后下缘与下一椎体后上缘共同出现在同一个层面上所形成的 2 个边缘的表现。

3.双管征 为滑脱的水平椎管前后径增大呈双管状,硬脊膜囊亦因为前后径增大呈现纺锤形,该征象主要见于峡部裂性腰椎滑脱的患者。

4.椎间盘纤维环变形 为滑脱的椎体后下缘及下一椎体的前上缘对成型突出的软组织密度影改变,即出现滑脱水平的纤维环变形,表现为前一椎体后下缘出现对称的软组织影,而下一椎体后下缘无椎间盘组织。

5.椎管前后径狭窄和侧隐窝狭窄 这种表现多见于退变性腰椎滑脱、硬脊膜囊和神经根受压等表现。

6.关节突关节退变 这种情况多见于退变性腰椎滑脱,关节突关节增生、半脱位,关节间隙狭窄而且左右不等宽。

三维 CT 或矢状面多幅重建通过从不同的角度重现该疾病真实的病理现状,可以明确椎间孔变化及滑脱程度,为准确进行病情评估和选择合适的治疗方法提供参考。

(四)腰椎滑脱的 MRI 表现

腰椎的磁共振检查(MRI)可观察腰椎神经根受压情况及各椎间盘退变程度,对于检测峡部裂以及腰椎滑脱水平相邻椎间盘的早期退变、椎管形态及其马尾神经和神经根的受压情况具有较高的价值,同时这种检查方法有助于确定减压和融合范围。MRI 检查上通常会有以下的表现。

1.椎弓峡部裂的低信号区域 直接显示椎弓峡部裂断裂面粗糙的低信号带,酷似关节突关节间隙,这一征象在横轴位上显示较为理想,部分也可以在矢状位上得到显示。

2.双关节征 在同一横轴位 MRI 图像上由于椎弓峡部裂而形成一个似关节间隙,并列于关节突关节的内侧,如两个小关节。

3.双边征 横断位图像上由于滑脱椎体的前移,同时显示滑脱的前下部及下一椎体的后上部骨质,而中间夹以椎间盘,形成夹心面包样结构,这种表现又被称为"夹心征"。

MRI 检查中椎管狭窄及其侧隐窝狭窄的征象有利于显示马尾神经和神经根的受压情况。同时有助于显示腰椎骨质和马尾神经的各种肿瘤对于病理性腰椎滑脱的诊断同样也具有较高的价值。

(五)其他影像学检查方法

腰椎管造影是一种有创检查,对检出椎管内突出物价值较大。主要观察硬膜囊、神经根袖的充盈情况,明确椎管狭窄的程度,并且可以排除椎管内的肿瘤、先天畸形(硬脊膜膨出、脊髓膨出等)以及蛛网膜炎等。

由于神经根袖止于椎间孔的部位,椎管造影不能显示椎间孔以及以外的神经根受压的情况。因滑脱中有极少数病例(0%~6%)伴发椎间盘突出,故只在神经体征明显、不排除肿瘤或计划在术中行复位时应用。椎管造影不仅可以用在手术前,而且对手术后的患者评价也具有很好的作用,特别是因为体内置入了部分金属,不能进行 MRI 检查的患者,椎管造影是很好的选择。

在造影前需要进行过敏试验,判断是否对造影剂过敏,操作复杂。而且椎间盘造影容易出现一些并发症,如术后头痛,恶心、呕吐等,需要提前预防。目前已经逐步被 MRI 替代,使用日渐减少。

椎间盘造影(Discography)检查可以用来显示椎体滑脱的程度,及其与上位椎间盘变性的关系。应用椎间盘造影可以判断椎间盘的变性情况以及产生疼痛的可能性。注射造影剂后出现腰部剧烈疼痛及显示纤维环破裂者即为椎间盘退变的部位和引起腰痛的原因。用该检查方法可以决定手术融合的节段以及范围。

四、腰椎滑脱的诊断和鉴别诊断

腰椎滑脱的临床表现缺乏特异性,此类患者大多数没有症状,常因为外伤或在体检的时候无意之间发现。临床上常以下腰痛来就诊的患者即使在 X 线上发现有峡部断裂或者腰椎滑脱也不一定是引起下腰痛的原因。患者的症状和体征与腰椎滑脱的类型、脊柱的稳定性情况、滑脱与年龄以及性别等多种因素有关。诊断腰椎滑脱主要包括以下几点。

(一)临床症状及体征

下腰痛为主要症状,活动后或提拿重物后加重,严重时有下肢放射性疼痛及麻木。查体时见腰椎前凸增大,下腰部局部凹陷,压痛及叩痛阳性。

(二)X 线片

应包括正位、侧位及左右斜位,必要时加摄动力位片。

(三)CT、MRI 检查

对于合并有严重神经症状,检查椎间盘退变情况的患者可以选择 CT 或 MRI 检查以明确诊断。

（四）除外诊断

X线片清晰所见即可诊断本病，但应注意伴发病。

腰椎退行性滑脱与腰椎不稳的概念并不完全等同。不稳表示动态条件下丧失椎节力学对应关系，而滑脱表示某两个相邻椎节的对应关系异常。由于关节、关节囊、韧带以及肌肉动力制约以及退变后骨赘或骨桥的形成，在许多条件下滑脱显示出相对静止状况。因此，腰椎不稳将发展成退行性滑脱，而退行性滑脱在某些条件下最终可重新获得稳定。对于退行性腰椎滑脱症患者首先应予系统的非手术治疗，多数患者有效，只有约30%的患者需要手术治疗。

（李哲）

第四节 腰椎滑脱的治疗

一、腰椎滑脱的治疗原则

部分学者指出为了预防腰椎进一步滑脱、症状加重、神经根受压等都需要手术治疗。腰椎滑脱治疗的原则包括如下几条。

一是不是所有的腰椎滑脱都需要治疗。实际上，相当一部分腰椎滑脱患者终生无腰痛症状，无需治疗；最新研究结果证实，获得性腰椎滑脱患者其慢性腰痛的程度及类型与正常人无实质性差异。

二是伴有腰痛的腰椎滑脱并非都需要手术。对有腰痛症状的腰椎滑脱患者，首先应明确其疼痛的部位及性质，判断其疼痛是否与滑脱有关，因为与滑脱部位相邻椎间盘的变性、小关节病变或软组织损伤等都可导致腰痛；应针对其原因进行对症治疗，或进行试验性治疗，如制动、理疗；保守治疗无效或确定其疼痛与滑脱有关时，再考虑手术治疗。

三是根据滑脱的严重程度选择适当的手术方式。重要的是手术前对患者的年龄、滑脱类型、滑脱程度、椎间盘及椎管的状态作出综合评价，从而选择适当的手术方法，以期取得预想中的效果。

四是滑脱椎体的融合是手术治疗的最终目的。对腰椎滑脱患者来说，一个理想的手术应该包括受压神经组织的减压、滑脱椎体的复位及内固定、滑脱椎体与邻近椎体的融合。

二、腰椎滑脱的非手术治疗

适用于病史短、症状轻的患者，单纯峡部裂患者及年龄大、体质差不能耐受手术的患者。非手术疗法主要包括：休息理疗、腰背肌锻炼、腰围或支具、对症处理等。经规范化保守治疗后，大多数患者症状能够缓解。

三、腰椎滑脱的手术治疗

腰椎滑脱被认为是一种不稳定性损害，由于异常活动以及由此导致的后续改变引起神经周围结构的变化，导致疼痛和功能障碍从而需要治疗。

1.手术指征

(1)无或有症状；滑脱＞50%；处于生长发育期的青少年。

(2)进行性滑脱者。

(3)非手术治疗无法矫正脊柱畸形和步态明显异常者。

(4)非手术治疗不能缓解疼痛者。

(5)下肢出现神经症状或马尾神经压迫综合征者。

2.手术原则　减压、复位、融合和稳定脊柱。手术目的是解除患者症状,故术前要准确判断症状来源的原因,部位和范围,术中在减压、固定、融合等几个步骤中有所侧重,再结合相关的影像学检查制订出一个合理的手术方案。

(1)减压:减压是解除症状的主要手段。轻度腰椎滑脱是否需要进行神经根减压尚存争议。对于重度滑脱多数学者主张进行神经减压,以缓解症状。减压范围应当包括黄韧带、椎间盘、增生的关节突、侧隐窝,有椎管狭窄症状者需行椎管成形术。减压除了可以解除硬膜和神经根的压迫外,还有利于滑脱复位。由于减压后破坏腰椎后柱结构,削弱脊柱稳定性,故要同时行融合术。椎间盘是维持椎间稳定的重要结构,术前要明确症状是否与椎间盘有关,尽量保留有用的椎间盘,这样可以减少手术创伤和手术时间。

(2)复位:至今对滑脱是否需要复位有较大争议。目前国内大部分学者认为原则上应尽量争取复位;如不能完全复位,部分复位亦可。滑脱复位的优点有:①恢复腰骶椎的生理曲度及负重曲线,正常的负重曲线有促进骨融合的作用。②复位后有相对较宽广的植骨床,有利于植骨融合。③可缓解神经根的牵拉,减少神经损害并发症。④恢复脊柱正常生物力学关系,减少滑脱椎体在下位椎体上的滑移剪力,稳定脊柱;且因关节囊、韧带、肌肉的病变改善而使继发性下腰痛得以缓解。手术中应当在充分减压的基础上进行复位,减压后神经无压迫、椎间结构松弛,使复位更简单容易。随着脊柱器械的发展,对严重滑脱者复位已不是难题。

(3)内固定:坚强的内固定不但有助于防止畸形进展,提高早中期临床疗效;还能增加脊柱融合率。但前路手术可以不使用内固定。椎弓根钉可达到三柱固定,可进行撑开、提拉复位,其抗旋转、剪切性能很强,故是后路手术主要使用的内固定物。现代的椎弓根钉连接准确、操作简单、结构牢固、易于复位,有较高抗拔出强度和抗疲劳强度。

(4)融合:腰椎滑脱融合术按手术入路分为前路融合术、后路融合术及前后联合手术;按植骨部位分为峡部修补、椎板植骨融合、椎体间融合、后外侧植骨融合术。

腰椎滑脱特别是峡部裂性腰椎滑脱的手术治疗,初期是针对缺损的峡部选择性的采用植骨修复缺损的方法,后来出现了椎弓根螺钉技术,可以更好地进行脊柱融合手术,目前这类手术已经成为了腰椎滑脱治疗的主要手术方法之一。代表性的手术有 PLIF 等。

PLIF 是通过后路椎板切除,牵开硬膜囊和神经根后切除椎间盘,在椎间隙置入骨块或置入椎间融合器进行椎体间融合的方法。PLIF 比 PLF 优点多,因为椎体前柱和中柱支撑脊柱80%的负荷,根据 Wolf 定律,放置骨移植物在负荷承担区,其在压缩应力作用下可提高融合率;此外,椎体上下终板表面积占节段间骨性表面积的 90%,且比后外侧有更充足的血液供应,易于骨融合。X线片上鉴定融合与否在椎体间比后外侧更容易。

取得椎体间融合的理想移植物应具备骨诱导和骨传导性。自体髂骨是最理想的移植物,但有约 25% 的取骨部位并发症,包括取骨部位疼痛、感染等。来自于椎板或小关节的自体骨缺乏髂嵴自体骨的骨诱导能力,可能会导致假关节形成。同种异体骨移植物是另一种选择,但有几个报道显示与自体骨相比融合率低。

在椎间盘完全切除之后,用充满骨诱导的移植物材料的结构性支撑物放置在椎间隙内以维持椎间隙高度、腰椎前凸和矢状面平衡。目前选择为椎间隙的支撑物包括：钛质融合器，聚醚酮融合器，结构性同种异体物，可吸收的融合器如 DL 聚乳酸（PL－DLA）或碳纤维融合器等。

PLIF 目前用于下列情况：腰椎滑脱，椎间盘源性腰痛，复发的腰椎间盘突出症有明显的腰痛，椎间盘切除后的塌陷导致神经管狭窄和神经根病，3 次或更多次复发的椎间盘突伴或不伴腰痛、假关节形成、椎板切除后的后凸畸形等。

对于严重骨质疏松的患者因为存在移植物沉陷进入椎体内的危险不适合行腰椎体间融合术。Yashiro 等比较了 PLF 与 PLIF 在治疗腰椎滑脱中的疗效，发现 PLF 术后 11 个月的融合率为 60％，而 PLIF 术后 6 个月的融合率为 91％，两者之间有显著性差异。La Rosa 等评估了 35 例峡部裂性腰椎滑脱患者行椎弓根螺钉固定的临床效果，其中 18 例行 PLF，17 例行 PLIF，随访 2 年，行 PLIF 者在滑脱的矫正、椎间盘高度和椎间孔面积的维持等方面都优于行 PLF 者，统计学上有显著性差异；但两组间融合率、神经症状的改善和功能恢复方面无明显差异。Madan 等回顾性分析了 21 例行 PLF 和 23 例行 PLIF 的峡部裂性腰椎滑脱患者的疗效，两组在功能恢复和融合率方面没有明显差异，但患者主观评定 PLIF 组不如 PLF 组，在滑脱的矫正和序列矫正的维持方面 PLIF 组明显优于 PLF 组。现代 PLIF 技术的融合结果通常超过 PLF，报道的融合率大多在 85％～95％，但融合结果不都平行于治疗效果。Barnes 等报道 27 例患者应用同种异体楔形骨块行 PLIF 的融合率为 88.9％，满意率为 85.1％。PLIF 最常见的缺点是术中对神经根的牵拉和椎体间置入物体积的限制，另一缺点是需要剥离椎旁肌（虽然没有 PLF 剥离的程度大）。

从生物力学、解剖学和生理学角度看，椎体间融合的优点在理论上是非常明显的。椎体间支撑恢复椎间隙高度，促进序列的矫正和平衡，更好地预防半脱位的进展，提供负荷分享以延长器械的寿命。许多研究已经显示椎体间融合比后外侧融合有更高的融合率，但也有相反的报道。PLIF 无疑可提高融合率，但手术时间延长以及并发症随之增多。在决定使用 PLIF 或 PLF 前，必须考虑两种方法的优缺点。

四、腰椎滑脱的治疗注意事项

单纯峡部修补植骨融合能保留病变节段运动功能，对腰椎的正常生理活动范围干扰小，手术创伤小，操作技术简单。但必须严格掌握手术适应证，特别要注意以下两点：①仅适用于单纯峡部裂患者。对于合并椎体滑脱，即使是轻度椎体滑脱；合并椎间盘突出症或椎管狭窄需广泛减压的患者没有此种手术指征。②适用于青少年患者。对于年龄超过 30 岁者，直接修复很难获得成功。

后路椎板植骨融合术包括有火柴棒植骨和大块 H 形植骨。1911 年由 Albee 和 Hibb 首创，目前因其假关节发生率高较少采用。

椎体间融合术有植骨量大、植骨融合快、融合率高、支撑椎体前柱并保持脊柱稳定性等优点。从生物力学角度分析，椎体间植骨融合是理论上的修复前中柱的理想方法。椎体间融合术的主要术式有经前路（ALIF）、经后路（PLIF）、经椎间孔入路（TLIF）。

经前路（AUF）椎体间融合术的突出优点是能在直视下进行复位、植骨融合等操作。该术式不足之处在于对术者要求较高，损伤大，易造成性功能障碍及术后粘连等并发症，不能解除来源椎管后路压迫而导致的神经症状等。

后路椎体间融合术(PLIF)行两侧椎板分别开窗,切除椎间盘,进行椎体间植骨融合。其优点是:①能保留或加强脊柱的稳定因素。②植骨操作简单,植骨容易。③融合后能确定稳定脊柱。④减压彻底。⑤术后并发症较少。但该手术有增加损伤硬脊膜和神经根的可能。

经椎间孔入路椎体间融合术(TLIF)是近年兴起的新技术,有逐渐代替PLIF的趋势。该技术主要特点是:①单侧后外侧入路进入椎间隙,可行双侧前柱的椎间植骨支撑,较PLIF的双侧入路椎间植骨创伤小,减少手术时间,出血少。②TLIF术式保留了棘突上、棘突间韧带,对椎体植骨有张力带的作用,压紧植骨块促进融合,同时可防止植骨块向后跌入椎管。③TLIF术式仅切除一侧的小关节,保留了椎板及另一侧的小关节,对椎骨的完整性破坏相对较少,而且增加了手术中植骨面积,从而提高了植骨融合率。④无需牵引硬脊膜及神经根,不会导致神经根及马尾神经、圆锥的损伤。

侧后方融合术(PLF)的优越性在于:①可同时行减压手术。②植骨部位距腰椎屈伸活动轴较近,周围血液循环丰富,利于骨愈合。③术后卧床时间相对较短。④可以与椎体间植骨、椎板植骨同时使用,作360°融合。但侧后方植骨融合假关节形成率较高;术后后外侧植骨区承受较强张力,长期反复剪切应力作用下,可出现融合区拉长或疲劳骨折,使腰椎滑脱进一步发展。

椎体间植骨可以选用的材料众多,除了传统的自体骨块、异体骨块外,还有各种Cage。目前非融合手术(Non-fusion)被应用到了腰椎滑脱的治疗中,但是其长期随访的疗效需要进一步的观察,而且其适应证相对于传统的融合手术要严格很多。

五、腰椎滑脱的手术并发症

腰椎滑脱的手术并发症中最常见的是假关节形成,其他包括神经功能障碍、继发性相邻节段滑脱、相邻节段的退变和慢性下腰痛等。

（一）假关节形成

最常见的并发症。当术后患者出现疼痛持续加重而影像学上未见螺钉周围有透亮区,无内固定的松动、断裂或椎体进行性移位、变形等情况时常提示假关节形成。假关节形成最多见于$L_5 \sim S_1$节段,偶尔见于$L_4 \sim L_5$椎体节段的滑脱。假关节形成是腰椎滑脱术后远期疼痛的主要原因之一。假关节形成的主要原因有内固定失败、植骨不融合、术后过早活动以及对术后非钛合金内置入物取出时间判断失误等。普通的X线对于脊柱植骨融合的程度和进度判断误差较大,对于假关节的形成诊断率也比较低,此时CT扫描有助于诊断。

为了减少假关节的发生,术后必须遵循以下三个原则:第一要最大限度地恢复脊柱的稳定性;第二手术中需要选择合适的植骨材料,自体骨一般比同种异体骨效果好;第三在准备植骨床的时候要充分准备。

（二）神经功能障碍

包括马尾神经综合征,神经根损伤、自主神经功能障碍及硬膜外血肿压迫引起神经损伤等。马尾神经综合征可能与滑移的椎体未复位、术中血管损伤导致大量出血、L_5一过性前移或者体位不当牵拉等因素有关,其发生率与手术的方法有关。神经根损害中L_5神经根的损害尽管发生率比较低,但是后果十分严重。损伤的主要原因是直接损伤和术中牵拉等。自主神经功能障碍主要表现为逆行射精及其勃起功能障碍,分为一过性和永久性。目前尚无有效的治疗方法。术后硬膜外血肿压迫发生率较低,可以压迫神经引起神经系统受损。临床表现为局部疼痛,严重者很快出现压迫平面以下感觉消失,最后是单侧或双侧的运动功能丧失,一旦发生,应该立即手术。

(三)继发相邻节段滑脱

相对少见。

(四)相邻节段退变

主要是脊柱融合术后常见,可能跟融合术后脊柱活动度的重新分配,融合节段的活动度转移到未融合的节段有关,但是具体的机制还不清楚。

(五)慢性下腰痛

发生率不高,需要和椎间盘源性腰背部疼痛、妇产科疾病等相鉴别。

(六)其他

包括内固定的位置欠佳、Cage 移位等,发生率相对较低。

(李哲)

第七章　脊髓损伤

进入 20 世纪后半叶,随着世界各国经济水平的发展,脊髓损伤发生率呈现逐年增高的趋势。脊髓损伤常常继发于脊柱损伤,是脊柱损伤最严重的并发症,往往导致损伤节段以下肢体严重的功能障碍。脊髓损伤不仅会给患者本人带来身体和心理的严重伤害,还会给整个社会造成巨大的经济负担。在美国,由于脊髓损伤所导致的社会经济损失大约为 80 亿美元/年,每位脊髓损伤患者每年的治疗康复费用大约平均在 43.5 万～260 万美元之间。针对脊髓损伤的预防、治疗和康复已成为当今医学界的一大课题。

在发达国家,脊髓损伤的发生率大约为 13.3～45.9 人/(百万人·年)。我国上海市 1991 年统计的脊髓损伤发生率为 34.3 人/百万人,北京市 2002 年脊髓损伤发病率为 60 人/百万人。

脊柱脊髓损伤的原因:在美国,首要原因为交通事故伤(35.9%～55%),其次是高处坠落伤(18.8%～23%)以及运动损伤(7.3%～11.1%)。北京市各医院 2002 年收治的 1077 位脊髓损伤患者的流行病学研究结果表明,男女比例为 3.11:1。青壮年为脊髓损伤的高发年龄段,其中 30～49 岁年龄段占总数的 60.30%。脊髓损伤的常见病因:高处坠落伤 41.3%,交通事故 22.3%,重物砸伤 18.6%,运动损伤 1.1%。

现阶段我国与劳动相关的脊柱脊髓损伤比例较高,如矿山事故或其他劳动场地的重物砸伤、建筑工地的高处坠落伤等;而在一些发达国家,由于工作条件的改善,工伤事故等劳动损害造成的脊髓损伤明显减少,而运动和娱乐等原因造成的脊髓损伤逐年增加。

其他少见的原因还有如匕首类锐器所导致的直接的脊髓损伤。

第一节　脊髓损伤的原因

一、脊髓间接暴力损伤

间接损伤暴力是导致脊髓损伤的最主要原因,脊髓损伤可以是继发于脊柱的骨折脱位,也可以是无骨折脱位型脊髓损伤。外来的暴力并不直接作用于脊髓,而是通过严重的暴力作用于脊柱,导致脊柱的骨折脱位,或是无骨折脱位的损伤,间接作用于脊髓而导致损伤。

(一)继发于脊柱骨折脱位的脊髓损伤

严重的外来暴力可以导致脊柱损伤,在严重的车祸伤、高处坠落伤或者重物砸伤脊柱,头部摔伤或砸伤导致颈椎的过度屈曲或过度伸展伤等外来的暴力,可以导致脊柱骨折或者脱位,而脱位或骨折的脊柱结构常常冲击压迫脊髓,使脊髓遭受间接暴力损伤,这是脊髓损伤的重要原因;另外,脊柱骨折或脱位后,某些患者可能没有出现脊髓损伤的情况,或脊髓损伤程度较轻,但由于脊柱损伤后脊柱的稳定性遭到破坏,救护及转运时不正确的搬运方法,将有可能使原先并没有导致脊髓压迫的脱位或骨折的脊柱结构造成对脊髓的压迫而形成脊髓损伤,或使原有的脊髓损伤程度加重,这也是导致脊髓损伤的重要原因。继发于脊柱骨折脱位的脊髓损伤程度往往较重,有相当比例的患者属于完全性脊髓损伤。

在病理情况下,由于强直性脊柱炎或类风湿性关节炎累及脊柱,导致脊柱韧带钙化,脊柱强直者,轻微的暴力也可以出现脊柱骨折,并使脊髓遭受间接暴力损伤,但这种情况较少见。

(二)无骨折脱位性脊髓损伤

无骨折脱位性脊髓损伤或称无放射学影像异常的脊髓损伤(spinal cord injury without radiographic abnormality,SCIWORA),是指损伤暴力造成了脊髓损伤而 X 线及 CT 等放射学检查没有可见的脊柱骨折、脱位等异常发现,也属于脊髓的间接暴力损伤。SCIWORA 在临床上并非罕见,但直到 1982 年 Pang 才将其列为脊髓损伤的一种特殊类型。

在成人,无骨折脱位型脊髓损伤的暴力程度一般轻于继发于脊柱骨折脱位的脊髓损伤,绝大多数见于颈脊髓损伤,而胸髓损伤罕见。成人的无骨折脱位性颈脊髓损伤多见于原有颈椎退变,或先天性、发育性或退变性颈椎管狭窄、颈椎 OPLL 或先天性颈椎畸形等原有颈椎病变者,受到外力后可导致颈脊髓损伤并出现相应临床症状,成人的无骨折脱位型颈髓损伤往往外伤的暴力程度较轻,脊髓损伤程度多为不完全性损伤。成人胸髓的无骨折脱位型脊髓损伤罕见,见于胸椎黄韧带骨化或 OPLL 等胸椎管狭窄的原有病理基础,而受到暴力后出现的胸髓损伤。

儿童 SCIWORA 的比例明显地高于其他年龄组,儿童的 SCIWORA 也是常见于颈髓损伤,其他也有胸髓及胸腰髓损伤者。儿童的 SCIWORA 多发生于 8 岁以下儿童,且多为完全性或严重脊髓损伤。

二、脊髓的直接暴力损伤

脊髓的直接暴力损伤极为少见。由于脊髓位于脊柱的椎管内,受到脊柱的保护,一般情况下,不易受到直接暴力的损伤。但在少见的情况下,当受到来自后方或侧后方的刀刺伤及枪弹火器伤时,刀刺尖或枪弹可穿过椎板或通过椎板间隙,直接损伤脊髓。这种情况下,往往脊柱的骨组织结构损伤很轻,或者甚至没有骨结构的损伤,但由于脊髓受到这种直接暴力的损伤,往往造成脊髓的完全性横贯性损伤,绝大多数患者神经功能无法改善;如刀刺伤仅仅刺伤脊髓的一侧或前部或后部,虽可能也属于不完全性脊髓损伤,但受到直接暴力损伤的脊髓部位以下的神经功能也无法改善,仅仅在未遭受损伤的部分脊髓可能残留部分功能。

(李哲)

第二节 脊髓损伤的病理

按脊髓损伤的程度可分为完全性或不完全性脊髓损伤;以病程进展一般分为原发性和继发性损伤。

一、原发性脊髓损伤

脊髓及神经根在遭受直接或间接暴力后所受到的最初损伤称之为原发性损伤。其损伤严重程度与作用于脊髓或神经根的动力学能量大小有关。原发性脊髓损伤的常见病理类型如下:

(一)脊髓挫伤及挫裂伤

脊髓由于挤压或撞击所导致的实质性损伤。损伤程度轻者为挫伤,严重者为挫裂伤。其病理改变为脊髓实质出血和神经细胞变性、坏死及神经纤维的扭曲或部分断裂等。

(二)脊髓断裂

因脊髓受损为横贯性损毁、神经组织的连续性中断，其断端灰质可见出血及坏死。

二、继发性脊髓损伤

脊髓在最初的原发性损伤后，因进行性的生化、血管及生物力学改变所导致的神经组织的进一步损伤称为继发性损伤，继发性损伤的程度与伤后脊髓所处的状态以及治疗恰当与否密切相关。如治疗得当，一部分的继发性脊髓损伤是可逆的；反之，一部分的继发性脊髓损伤如治疗不当或由其自身的发展规律，可演变为不可逆性的脊髓损伤，使脊髓功能进一步丧失。因而，对继发性脊髓损伤的研究和治疗是现代临床与实验研究的重点课题。

(一)脊髓组织水肿

指脊髓实质内含水量增加。当损伤原因导致脊髓出现原发性损伤后，脊髓本身可出现创伤性反应性炎症，脊髓组织细胞炎症性水肿。当脊髓发生水肿时，由于椎管的容积是一定的，从而使椎管内压力增高，引起脊髓神经细胞或神经纤维的直接受损或造成神经组织血液灌注量减少，这样可导致脊髓功能进一步障碍。脊髓水肿减轻、消失后，或因及时手术开大椎管，将使脊髓的受压得到一定程度的缓解，脊髓功能可望逐渐恢复。但如脊髓的水肿未及时消退，或没有及时手术扩大椎管，解除脊髓神经组织的压迫，将导致部分脊髓神经组织出现不可逆性的损害。

因此，在不完全性脊髓损伤的早期，采用药物迅速缓解脊髓的水肿，或通过手术扩大椎管，解除脊髓的压迫，对于改善脊髓神经功能、改善预后具有重要的意义。

(二)脊髓神经组织的其他继发性改变

脊髓损伤后，随着创伤反应的进展，缺血、缺氧状态的持续，可出现一系列的继发性改变，包括：使依赖 ATP 的细胞膜转运系统功能障碍；脊髓组织内某些有毒代谢产物如儿茶酚胺、花生四烯酸、自由基、脂质过氧化物以及兴奋性氨基酸等的释放和堆积；局部的微循环障碍；延迟性低灌注状态；可导致脊髓神经组织细胞凋亡及坏死等继发性表现；从而使最初尚未遭到不可逆性损害的神经组织发生继发性变性或坏死，使脊髓功能进一步丧失。

(李哲)

第三节　脊髓损伤的程度和评判标准

按脊髓损伤程度分为完全性损伤和不完全性损伤，这对于判断预后及指导对脊髓损伤本身和脊柱损伤的治疗较为重要，在诊断中必须作出正确的判断。

在脊髓损伤中，大约 1/2 为完全性脊髓损伤患者。是否导致完全性或不完全性脊髓损伤与致伤原因及早期的院前急救和转运密切相关。

一、完全性脊髓损伤的基本定义和判断

对脊髓损伤的程度判断，是完全性损伤还是不完全行损伤，需待脊髓休克期结束后才能进行。

关于脊髓损伤程度的判断，多年来用神经学检查及分级标准来判断描述脊髓损伤程度的

方法和标准很多。1969 年,Frankel 等根据脊髓损伤患者损伤平面以下感觉和运动存留情况将脊髓损伤的程度分为 5 个级别,但其对脊髓损伤程度的观察缺乏敏感性,对感觉和括约肌功能状况的表达不详细,现在已应用较少。

目前应用较多的是美国脊柱损伤协会(Ameriran Spinal Injury Association,ASIA)标准,由 ASIA 于 1982 年在 Frankel 分级基础上制定,并经过多次修订而成。当前使用的 A-SIA2000 神经功能评定的国际标准是由 ASIA 于 2000 年修定并发布的第 5 版《脊髓损伤神经学分类国际标准》手册。

ASIA2000 关于脊髓损伤的神经学检查包括神经损伤水平、感觉损伤平面(右侧和左侧)、运动损伤平面(右侧和左侧)、感觉评分(针刺和轻触)、运动评分、部分保留带以及 ASIA 残损分级。

ASIA2000 标准对完全性脊髓损伤的定义:在脊髓损伤平面以下的最低位骶部($S_4 \sim S_5$)感觉(肛门皮肤黏膜交界处的感觉及肛门深感觉)、运动(肛门指检时,肛门括约肌的自主收缩)功能完全丧失。

ASIA2000 标准采用 10 组关键肌的运动能力来描述不完全性脊髓损伤的分级(表 2-7-1)。

表 2-7-1　ASIA2000 脊髓损伤肌力评估所有的关键肌群

神经平面	关键肌群
C_5	屈肘肌群(肱二头肌、肱肌)
C_6	伸腕肌群(桡侧腕长、短伸肌)
C_7	伸肘肌群(肱三头肌)
C_8	屈指肌群(中指的指深屈肌)
T_1	小指外展肌群(小指外展肌)
L_2	屈髋肌群(髂腰肌)
L_3	伸膝肌群(股四头肌)
L_4	踝关节背屈肌群(胫前肌)
L_5	足踇长伸肌群(足踇长伸肌)
$S_1 \sim S_2$	踝关节跖屈肌群(腓肠肌、比目鱼肌)

表 2-7-2　ASIA2000 脊髓损伤神经功能评定标准

A	完全性损伤,骶段(S_4、S_5)无任何运动及感觉功能保留
B	不完全性损伤,在神经损伤平面以下,包括骶段(S_4、S_5)存在感觉功能,但无任何运动功能
C	不完全性损伤,在神经损伤平面以下有运动功能保留,1/2 以上的关键肌肌力小于 3 级
D	不完全性损伤,在神经损伤平面以下有运动功能保留,至少 1/2 的关键肌肌力大于或等于 3 级
E	正常,感觉和运动功能正常

根据 ASIA2000 脊髓损伤神经功能评定标准(表 2-7-2),对脊髓损伤患者的神经功能检查和评定,除对损伤节段以下的感觉运动详细检查外,还重点应当对骶区($S_3 \sim S_5$)的感觉及运动功能进行认真仔细的检查。鞍区皮肤感觉的检查应环绕肛门皮肤黏膜交界区各个方向均仔细检查,任何触觉或痛觉的残存均应诊断为不完全性损伤。临床医生需行肛门指检后才能作出完全性脊髓损伤的诊断,肛门指检应注意肛门深感觉有无和外括约肌有无自主收

缩。脊髓休克期确定完全性脊髓损伤是不可能的。即使说脊髓休克期已结束,仍须对骶区功能仔细检查后才能确定脊髓损伤完全与否。

如前所述,鞍区皮肤任何触觉或痛觉的残留,均应诊断为不完全性脊髓损伤。不完全性脊髓损伤的程度可按 ASIA2000 标准来判断其脊髓损伤的分级程度。

二、不完全性脊髓损伤

按 ASIA2000 脊髓损伤神经功能评定标准,除完全性脊髓损伤以外的脊髓损伤均为不完全性脊髓损伤。不完全性脊髓损伤包括中央脊髓综合征、Brown-Sequard 综合征、前脊髓综合征、后脊髓综合征及少见的单侧肢麻痹。在不完全性脊髓损伤中,往往同时合并几种损伤类型,90％的不完全性脊髓损伤产生中央脊髓综合征、Brown-Sequard 综合征或前颈髓综合征。

(一)中央脊髓损伤(centralspinalcordinjury)

中央脊髓综合征,又称脊髓中央部损伤、脊髓中央损伤综合征。在不完全性颈髓损伤中,中央脊髓综合征最常见。

1.损伤病理 中央脊髓综合征常见于无骨折脱位型颈髓损伤,也可见于椎体暴裂骨折所致的脊髓损伤,是颈髓损伤中比较常见的类型。一般认为其损伤机制有二:①挤压伤:颈过伸损伤时,脊髓背部黄韧带与脊髓腹侧的椎体后缘相互挤压造成损伤,引起脊髓中央区(包括灰质和白质)都受到损伤所致;②缺血:颈椎损伤时,某种原因如椎体后缘骨赘或突出的椎间盘等因素刺激或压迫中央动脉,使其支配的脊髓灰质前角细胞及白质的皮质脊髓束近中央部缺血或缺氧而导致相应的功能障碍。

2.临床特征 中央型颈髓损伤者,位于皮质脊髓束近中央部的上肢传导束损伤最严重,而下肢传导束损伤程度较轻;同时,由于颈髓受伤部位的脊髓灰质前角细胞受累因而伤后上下肢瘫痪的严重程度不一样,通常上肢受累程度比下肢重,或仅有上肢功能障碍。手功能障碍显著,严重者晚期可出现手内在肌萎缩,有时出现括约肌功能障碍,大部分患者没有感觉障碍或感觉障碍的程度较轻。治疗后脊髓功能的恢复因人而异,超过 50％的患者可以恢复对大小便的控制,可以重新行走,但手的灵活性恢复比下肢要差一些。

(二)Brown-Sequard 综合征(脊髓半侧损伤综合征、脊髓半切综合征)

1.损伤病理 Brown-Sequard 综合征是脊髓左或右的半侧损伤,它通常由以下原因所引起:单侧椎板或椎弓根骨折、刺伤或因半脱位引起的旋转损伤。

2.临床特征 损伤侧的运动功能减弱和对侧痛温觉的消失。这种综合征的预后良好,神经功能可较好恢复。

(三)前脊髓损伤综合征

1.损伤病理 前脊髓损伤综合征(syndrom of anterior spinal cord injury)通常是由于椎体暴裂骨折、受伤时椎间盘急性突出进入椎管,导致颈脊髓前部遭受冲击压迫损伤所致,也可见于椎管狭窄患者在颈椎过伸位无骨折脱位型颈髓损伤时。其损伤机制除脊髓前部直接受伤以外,还可有前中央动脉的损伤。

2.临床特征 损伤水平以下运动和痛温觉完全丧失。因为后索有不同程度的幸免,所以深触觉、位置觉和振动觉得以保留。这种损伤恢复的可能性较小。

(四)后脊髓损伤综合征(syndrom of posterior spinal cord injury)

1.损伤病理　这种损伤较少见,可见于椎板骨折压迫脊髓后方结构系脊髓后部结构损伤所致,亦可累及脊髓的后角与脊神经后根。

2.临床特征　损伤平面以下可出现深感觉障碍,亦可有颈部、上下肢对称性疼痛,为神经根刺激症状;而运动和其他感觉功能不受影响。少数患者可出现锥体束征。

(五)创伤性上升性脊髓缺血损伤(ascending ischemic injury of spinal cord,AIIOSC)或脊髓梗塞(infarction of spinal cord,IOSC)

1.损伤病理　多见于下胸段及胸腰段损伤,伤后脊髓内血管栓塞致脊髓缺血坏死,导致截瘫平面持续上升,可向上蔓延至中胸段或颈段,上升至中胸段者多因根大动脉损伤所致,而上升至颈椎者脊髓前、后动脉和中央动脉发生栓塞。

2.临床特征　因脊髓缺血性坏死,故下肢呈现迟缓性瘫痪。

(六)脊髓次全损伤(脊髓横断不全损伤)

1.损伤病理　脊髓损伤接近于完全性损伤。

2.临床特征　损伤平面以下运动完全消失,感觉存在区常在骶部(即肛周),肛门反射和球海绵体反射可存在,锥体束征为阳性。

(七)混合综合征

混合综合征是几种综合征组合在一起的无法分类的脊髓损伤。它是指不属于上述几个综合征的不完全性脊髓损伤,只占不完全性脊髓损伤的很小一部分。

(八)脊髓圆锥损伤

1.损伤病理　是低髓(圆锥)和腰神经根在椎管内的损伤。大多数人的脊髓圆锥位于腰$_1$椎体平面。临床常见的胸$_{11}$～腰$_1$的脊柱损伤易于导致脊髓圆锥损伤(syndrome of conus injury)。

2.临床特征　通常引起大小便功能障碍和下肢功能丧失。引起会阴部的弛缓性麻痹及膀胱和肛周肌群失控;鞍区、会阴部感觉障碍。如果有球海绵,体反射和肛门反射消失则说明这种损伤是不可逆的。如果神经根未受损伤,下肢 L$_1$ 与 L$_4$ 之间的运动功能可以存在。若肛门、球海绵体反射不存在者,则为完全性圆锥损伤;反之则为不完全性圆锥损伤。

(九)马尾损伤综合征

1.损伤病理　在椎管内纵向走行的腰$_2$以下的神经根(组成马尾神经)损伤,常常由于腰$_2$以下的脊柱骨折所导致的。

2.临床特点　腰$_2$以下感觉、运动障碍,大小便和下肢功能丧失,为下运动神经元损害的表现。完全性马尾神经损伤时,所有支配肛门、膀胱、会阴区和下肢的周围神经功能丧失,如果球海绵体反射、肛门反射和下肢所有反射活动都消失,说明马尾的所有功能均已经丧失。切记马尾是作为周围神经起作用的,如果神经根丝未完全断裂或毁损,就有功能恢复的可能。马尾损伤综合征(syndrome of cauda equina injury)往往提示神经系统的不完全性损伤。

(李哲)

第四节　脊髓损伤的临床表现

根据脊髓的解剖结构特点,脊髓损伤后,根据损伤平面、程度及节段的不同,患者可呈现不同程度或特征的肢体感觉及运动障碍,还可出现一系列的全身性改变。

一、脊髓休克

在脊髓损伤的早期,可呈现一段时间的脊髓休克期,即损伤节段以下的脊髓功能消失,表现为损伤节段以下感觉丧失,肌肉呈迟缓性瘫痪,深浅反射均消失。待脊髓休克期过后,损伤节段以下的脊髓功能恢复,可出现上运动神经元损伤的表现,表现为痉挛性瘫痪。脊髓休克期可持续数周至数月。

(一)脊髓休克的概念

脊髓休克(spinal shock),1840 年由 Hall 首先提出,是指脊髓损伤后,脊髓内的神经细胞受到强烈震荡,从而引起脊髓功能暂时性超限抑制状态,在受损水平以下的脊髓神经功能立即、完全、暂时性丧失者。

在病理标本上无明显肉眼所见的器质性改变,而临床上表现为伤后立即出现损伤平面以下的完全性弛缓性瘫痪。伤后数小时至数天,脊髓功能开始恢复,日后可无神经系统后遗症。脊髓器质性损伤者,伤后也可出现类似于脊髓休克的表现,其时间持续数小时至数周,对此,临床上称之为脊髓休克期。其不同之处在于:休克期过后,可长期存在有程度不等的脊髓神经功能障碍。

脊髓休克临床表现:迟缓性瘫痪为特征,各种脊髓反射(包括病理反射)消失及二便功能均丧失。其全身性改变主要可有低血压或心排血量降低、心动过缓、体温降低及呼吸功能障碍等。

脊髓休克与损伤程度、部位及患者年龄有关,脊髓损伤后不一定都出现脊髓休克,严重的脊髓损伤后可有脊髓休克期。

(二)脊髓休克的时限

脊髓休克,伤后立即发生,可持续数小时至数周(有文献述及可达数月)。儿童一般持续 3~4 天,成人多为 3~6 周。脊髓损伤部位越低,其持续时间越短。如腰、骶段脊髓休克期一般小于 24 小时。

(三)脊髓休克发生的机制

自脊髓休克概念提出后,虽进行了大量研究工作,但迄今为止对其病理生理机制仍不太清楚。正常时,中枢神经系统高级部位常对脊髓发放冲动,特别是大脑皮层、脑干网状结构和前庭神经核对脊髓的易化作用,即高级中枢下行的纤维末梢与脊髓神经元的胞体和轴突建立大量的突触联系。生理状态下,来自高级中枢的低频冲动不断到达脊髓神经元,使其常保持在一种阈限下的兴奋状,即易化作用。脊髓横断后,突然失去这种易化作用,使脊髓神经元暂时处于兴奋性极为低下的状态,即无反应状态,称为脊髓休克。

(四)脊髓休克结束的标志

在脊髓休克期不能判定脊髓损伤程度,只有"休克"期结束才可鉴别。因而熟悉脊髓休克期结束的标志极为重要。

脊髓休克发生后,脊髓损伤水平以下脊髓反射活动恢复为"休克"结束的标志。临床上常将以下 3 个反射其中之一的出现作为脊髓休克结束的标志。

1.球海绵体反射出现 即医生用一只手轻轻挤压龟头或阴蒂,另一只手戴手套手指置于肛门内能同时感到肛门括约肌有收缩。

2.肛门反射出现 即针刺肛门周围皮肤与黏膜交界处,有肛门括约肌收缩。

3.足底反射出现 即刺激足底时,踇趾蹠屈。以上3种反射最早出现,认为是原始反射,反射中枢位于骶髓($S_3 \sim S_5$)。

脊髓休克结束后,其反射恢复的顺序一般由低位向高位、由远端向近端。但膝腱反射多早于跟腱反射恢复。

在脊髓休克期,须注意观察脊髓损伤的平面上升或下降的变化,且仔细记录每次检查结果,若有损伤平面上升的趋势,应考虑为脊髓上行性水肿或血肿所致,要避免治疗失误导致的脊髓损伤范围扩大。

肛门、球海绵体反射的临床意义:此两种反射检查对判断脊髓休克期结束及辅助判断脊髓损伤类型是极为重要的。

反射阳性的意义:①正常人;②圆锥以上的完全性脊髓损伤,休克期已结束;③不完全性圆锥或马尾损伤,这时是反射减弱。

反射阴性的意义:①脊髓休克期,这时不能确诊脊髓是否完全损伤;②圆锥或马尾的完全损伤。

脊髓损伤患者应当详细检查损伤节段以下的感觉和运动功能,这是鉴别是完全性还是不完全性脊髓损伤,或是单纯性神经根损伤的最重要依据;对于不完全性脊髓损伤,关键肌群力量的检查是评估脊髓损伤程度的最重要指标之一。

检查完肢体和躯干后,要通过直肠括约肌或趾屈肌的自主收缩来判断是否有骶部运动缺失。如果骶神经支配的肌肉有自主运动,那么运动功能恢复的预后良好。最后要记录反射情况。麻痹的患者通常是无反射的,腿部对针刺或刺激的屈曲收缩相当于痉挛性瘫痪的腱放射亢进,不能表明有肌肉的自主运动。

虽然脊髓休克很少持续24小时以上,但是有时的确可以持续数天到数周球海绵体反射阳性或肛门反射的恢复是脊髓休克结束的标志。脊髓休克期结束后,如果损伤平面以下仍然无运动和感觉,说明是完全性脊髓损伤,远端运动与感觉恢复的预后不好。

二、脊髓损伤后的运动、感觉及括约肌功能障碍

在脊髓休克期过后,根据脊髓损伤平面的不同,其临床表现各异。

颈髓损伤者,运动障碍方面,下肢表现为痉挛性瘫痪,腱反射亢进,病理征阳性;上肢的运动障碍依颈髓损伤的平面不同而有差异,一般而言,上肢的部分肌群可因脊髓前角细胞受损或神经根损伤,表现为弛缓性瘫痪,晚期可表现为手内在肌的萎缩;而损伤节段以下的髓节支配的上肢肌群则呈痉挛性瘫痪:躯干部的感觉减退或缺失平面一般位于胸部或腹部,颈髓损伤严重者,感觉平面位于胸$_2$皮节附近,不完全性颈髓损伤者,感觉平面可位于下胸部或腹部;上肢的感觉减退或缺失一般对应于颈髓损伤的平面。

胸髓损伤者,下肢呈痉挛性瘫痪,腱反射亢进,病理征阳性,感觉减退或缺失平面随胸髓损伤平面的不同位于胸部或腹部。

脊髓圆锥损伤及马尾损伤者,下肢呈迟缓性瘫痪,晚期可出现相应的肌肉萎缩。脊髓圆锥损伤的感觉减退或缺失平面一般位于腹股沟附近,而马尾损伤者依损伤节段的不同,其感觉减退或缺失平面可位于下肢或鞍区。

根据脊髓损伤的横截面部位的不同,常见有如前所述的脊髓中央损伤综合征、脊髓半侧损伤综合征及脊髓前侧损伤综合征的临床表现。若损伤靠近脊髓前部,则损伤平面以下的感

觉障碍为痛、温觉改变(脊髓丘脑束的功能障碍,脊髓丘脑束位于脊髓的前外侧,主司痛、温觉的向上传导);如果损伤靠近脊髓后部,则感觉障碍为触觉及本体感觉(位置觉和运动觉)改变(薄束和楔束的损伤,薄束和楔束位于脊髓后方,主司触觉及本体感觉的向上传导);损伤偏于脊髓一侧者,则表现为对侧肢体的痛、温觉及同侧触觉、本体感觉的改变。因运动传导或脊髓前角运动细胞的损伤,则患者肢体运动功能出现相应障碍。在程度较轻的无骨折脱位型颈髓损伤中,常出现以中央型损伤为主的损伤类型,通常上肢受累程度比下肢重,手功能障碍明显,有时出现括约肌功能障碍,大部分患者没有感觉障碍或感觉障碍的程度较轻。

不同节段平面的脊髓损伤还同时合并括约肌功能障碍,表现为尿失禁或尿潴留以及大便失禁或便秘。

(李哲)

第五节　脊髓损伤的处理

一、脊髓损伤的急救和转运

大多数的脊髓损伤是由于脊柱损伤所导致的,而脊柱损伤后,脊柱的稳定性大多丧失。统计表明,3%~26%的脊髓损伤是由于受伤后的急救及搬运不当所导致的,不正确的急救及搬运将可能加重原始的脊髓损伤,还可使可逆的不完全性脊髓损伤转变为不可逆的完全性脊髓损伤。北京市的一项5年回顾性研究结果表明,脊髓损伤患者在急救转运途中脊髓损伤程度加重者达22.6%,其中部分患者从可逆的不完全性脊髓损伤加重成为不可逆的完全性脊髓损伤。因此,对脊柱脊髓损伤而言,正确及时的院前急救(first aid)和转运(transportation)是降低完全性脊髓损伤的重要因素之一,也是提高脊柱脊髓损伤患者治疗效果的关键因素之一。院前急救和转运的重点是尽量保持脊柱的相对稳定性,避免脊髓受到继发性损伤。应当加强急救组织的健全和人员的培训,对于考虑可能是脊髓损伤的患者,切忌盲目搬动,搬运时应当保持脊柱的中立位置,由3~4人保持脊柱平直地移动搬至担架上,完善急救设备,如脊柱的临时固定支具、担架,特别是特制的铲式担架等。

我国唐山大地震时,由于急救与转运条件的不足,完全性脊髓损伤的比例高达70%左右。在西方发达国家,最近30年来,由于急救组织健全、人员训练有素,使完全性脊髓损伤的比例大大下降。目前,澳大利亚的完全性脊髓损伤的比例已降到了30%左右;美国西北纪念医院Meyer报道,由于院前急救与转运的改善,完全性脊髓损伤的比例从大约10年前的75.8%下降至最近的22.1%,死亡率从10%下降至2.2%。

对于急性不完全性脊髓损伤,正确的急救和转运、及早治疗是改善患者预后的关键因素。特别是伤后8小时以内使用甲强龙冲击治疗,能有效改善不完全性脊髓损伤的神经功能,伤后8小时以内是急性脊髓损伤的黄金治疗窗口期。目前,在欧美发达国家,使用救护车甚至直升机运输,使大多数的脊髓损伤患者能在伤后3~8小时内送到医院开始进行药物治疗;而在我国北京的一项5年回顾性调查表明,脊髓损伤患者在市区受伤者,平均15.2小时可送达医院,而郊区受伤患者平均26.8小时才能送达医院;有相当比例的患者丧失了甲强龙冲击治疗的黄金治疗窗口期。因此,在对脊髓损伤的患者进行转运时,应当以最快的速度转运至医院,使用救护车,必要时可使用直升机就近转运至附近医院开始治疗,甚至在救护车或直升机上就可以开始甲强龙的冲击治疗。

二、脊髓损伤的治疗

(一)脊髓损伤的治疗原则

目前认为,对于不完全性脊髓损伤使用手术减压或药物治疗,均有神经功能改善的可能。因而,目前的治疗甚至急救转运的重点均是针对不完全性脊髓损伤而言。但对于完全性脊髓损伤患者,早期的手术固定,也有助于重建脊柱的稳定性,有助于翻身拍背等护理工作,有助于降低死亡率。

1.早期治疗 通过手术结合激素等药物积极抢救并保护残存的脊髓功能,防止脊髓的进一步损伤,促使残存脊髓功能的恢复;同时,积极预防及治疗各种早期并发症,以改善患者的预后,降低患者死亡率。

手术减压应当越早越好,及早手术减压,有助于减轻脊髓水肿或使水肿尽早消退,有助于减轻脊髓的继发性损伤,改善脊髓损伤的预后。一项旨在评价急性脊髓损伤手术时机的前瞻性、多中心、随机对照临床试验结果显示,在伤后1年随访期中,早期手术减压组(损伤<24小时)患者ASIA分级的改善至少比晚期减压组(损伤>24小时)高2级,而且晚期减压组并发症发生率较高。初步研究结果显示,急性脊髓损伤早期手术减压安全、可行,影响早期减压疗效的主要因素为入院时间延迟、影像学检查耗时和可否及时获得手术。另有学者主张应当在伤后6小时以内进行脊髓减压固定手术。

2.晚期治疗 通过积极的康复锻炼措施,有助于提高瘫痪肢体的功能,改善患者的生存质量,部分患者能够提高其生活自理能力。

(二)脊髓损伤的早期治疗

自20世纪70年代以来,随着现代脊柱脊髓损伤诊断治疗水平的提高,特别是脊髓损伤的早期治疗的广泛开展,使脊髓损伤患者住院早期的死亡率下降到了原来的大约1/5。

急性颈髓损伤的早期治疗包括早期的药物治疗及外科手术治疗。

1.急性脊髓损伤的早期药物治疗 急性脊髓损伤患者,除了早期的直接损伤外,后期的继发性损伤是引起脊髓神经功能障碍的主要原因。目前均主张早期进行积极的药物治疗,甚至在积极的外科减压固定手术之前就应当开始积极的早期药物治疗。

根据实验室及临床研究,有不少的药物可用于急性颈髓损伤的早期治疗。但是,到目前为止,只有早期应用甲基泼尼松龙及单唾液酸神经节苷脂在急性不完全性脊髓损伤中的神经治疗康复作用得到了实验室及临床试验的肯定。

(1)甲基泼尼松龙冲击治疗(MP):大剂量甲基泼尼松龙于伤后8小时内应用,具有稳定溶酶体膜、抑制脂质过氧化、维持细胞内外正常离子的平衡、减轻脊髓水肿、改善血液循环、降低毒性物质的释放等作用,可减缓或中止脊髓损伤后的继发性损伤,改善其功能恢复。一项美国全国急性脊髓损伤研究报道了用双盲、随机及对照的方法,以超大剂量甲基泼尼松龙治疗急性脊髓损伤的临床试验结果。在受伤8小时内静脉输注甲基泼尼松龙的患者,伤后6周和6个月时运动功能和针刺及触觉的改善明显强于对照组。只要证明是急性脊髓损伤,并且无使用皮质激素的禁忌证,都应当采用甲基泼尼松龙治疗。其治疗方案为:在15分钟内按30mg/kg体重的剂量一次性推注,间隔45分钟后,按5.4mg/(kg·h)的剂量持续输注23小时。而脊髓损伤3小时以内开始应用大剂量甲基泼尼松龙冲击治疗者,效果优于脊髓损伤3

～8 小时开始应用者。

而伤后 8 小时后进行甲基泼尼松龙的大剂量冲击治疗对于脊髓神经功能的改善意义不大,而各种使用激素的并发症反而显著增加,如肺部感染、应激性溃疡、伤口感染、水电解质紊乱及血栓性疾病等严重并发症的发生率明显增加,而病死率也显著增加。故应当慎用,特别是在 60 岁以上的患者,各种潜在的危险性更为增高。

(2)神经节苷脂(GM-1):神经节苷脂类是广泛存在于哺乳类动物细胞膜上含糖酯的唾液酸,在中枢神经系统外层细胞膜有较高的浓度,尤其在突触区含量特别高。研究显示,神经节苷脂能促进轴突生长和轴索形成,能提高神经的存活率,改善神经传导速度,减少损伤后神经病变。改善细胞膜酶的活性,减轻神经细胞水肿,对损伤后继发性神经退化有保护作用,对神经细胞的凋亡有明显的抑制作用。国外较多病例的随机双盲临床试验观察认为,神经节苷脂在急性脊髓损伤后用药,具有促进神经功能恢复的作用。每天 100mg 静脉滴注,18～23 天后改为维持量,每天 20～40mg,再用 6 周。另有研究者认为,该药应在继发性脊髓损伤发生后 48 小时内给药,并应维持治疗 26 天以上。

(3)阿片受体拮抗剂:大剂量阿片受体拮抗剂通过增加脊髓血流量、提高血压、维持电解质平衡、改善能量代谢,从而保护和恢复神经功能,显著改善继发性脊髓损伤的预后。常用的阿片受体拮抗剂有纳洛酮。继发性脊髓损伤 8 小时内应用纳洛酮可促进脊髓功能恢复。纳洛酮冲击疗法的首次冲击剂量为 5.4mg/kg,然后以 4mg/(kg·h)维持 23 小时。新近发现,新型特异性阿片受体拮抗剂纳米芬(nalmefene)较纳洛酮能更好地保护肢体运动功能。

(4)钙拮抗药:由于脊髓损伤后细胞膜结构和功能受损,大量钙离子内流并在细胞内聚集。可诱发出与创伤一致的组织病理学和生化改变。因此,应用钙拮抗药可减轻损伤介导的血管痉挛,防止周围血管舒张导致的系统性低血压,改善损伤后的脊髓血流,达到阻止继发性脊髓损伤发展的目的。目前,临床常用的钙拮抗药为尼莫地平,用法为:开始时静脉滴注 0.01mg/(kg·h),如无不良反应,24 小时后增至 0.05mg/(kg·h),应用 7 天。但尼莫地平可引起血压下降,因此使用时必须严格监测血压的变化。

(5)维生素 B_{12}:维生素 B_{12} 能增强神经细胞内核酸和蛋白质的合成,促进髓鞘主要成分卵磷脂的合成,有利于受损神经纤维的修复,在脊髓损伤后使用有一定意义。

(6)脱水剂:脱水剂和利尿剂能排除脊髓损伤后脊髓组织细胞外液中过多的水分,减轻脊髓组织的水肿,对于减轻脊髓的继发性损伤有一定作用,也可选择性使用。常用 20% 甘露醇,具有迅速提高血管内渗透压、吸取组织水分的作用。一般用量 250ml/次,于 30 分钟内静脉滴注。4～6 小时可重复使用一次。其他可选择的脱水剂有:30% 尿素 100～200ml 静脉滴注;呋塞米 20～40mg 静脉或肌内注射。脱水期间注意:应每日记出入量、监测血压、脉搏及电解质的变化,并作相应处理,使其保持在正常水平。

(7)高压氧舱疗法:在高压氧环境里,损伤脊髓局部组织内的氧分压可显著升高,从而改善脊髓组织的缺氧状况,调整酶系统因缺氧导致的破坏,减轻由此引起的继发损伤。不完全性脊髓损伤后早期应用对神经功能的改善有一定效果。但应用此疗法有耳鸣、头晕不适等副作用。

(8)其他药物:

1)低分子右旋糖酐:可能有改善组织微循环、减少缺血和坏死的作用。

2)神经生长因子(nerve growth factor,NGF):可以保护神经元,促进轴突再生,对于脊髓损伤也可有一定疗效。用法：NG 1000pg 肌内注射，Qd，连用 30 天。

3）东莨菪碱：可调节和改善微循环，对于脊髓损伤也可有一定疗效。用法：0.3mg 肌内注射，Q4h，使之东莨菪碱化，可维持 3 天，于伤后当天尽早使用。

2.急性脊髓损伤的外科手术治疗　脊柱脊髓损伤的早期外科治疗包括尽早对骨折的整复、矫形、椎管减压或扩容、固定与植骨融合。其目的：一是为了重建脊柱的稳定性，使患者能够早期活动，也有利于进行翻身拍背等护理工作，减少各种脊髓损伤的早期并发症，降低早期死亡率；二是手术稳定脊柱后，防止因脊柱不稳定而使骨折的椎骨对脊髓造成继发性的损伤；三是减压稳定后，直接解除对脊髓的压迫，为脊髓神经恢复创造宽松的内环境。

成人的无骨折脱位性脊髓损伤，也应当积极手术，扩大椎管容积，解除脊髓压迫，从而减轻脊髓水肿，降低神经组织内部张力，以改善血流灌注状况，减轻脊髓的继发性损伤，有助于脊髓功能的改善。

手术时机应当选择在患者生命指征平稳的情况下，排除局部及全身其他部位的感染后，尽早施行。

某些脊髓损伤患者，转运至医院时，已过了急性期，甚至某些患者早期的外科减压固定手术不当，仍然存在脊柱的不稳定或脊髓的压迫，部分患者晚期再次进行减压及固定手术，仍可收到一定疗效。

（李哲）

第六节　脊髓损伤并发症的治疗

脊髓损伤后，全身多器官系统可发生改变，可出现一系列的并发症，包括肺部感染、泌尿系感染、肾衰竭、败血症及压疮等，其他的一些并发症包括水电解质紊乱、高热、自主神经反射异常、痉挛、深静脉血栓和性功能障碍等。这些并发症的发生不仅影响康复治疗的效果及进程，还严重影响患者的生活质量，甚至威胁到患者的生命。脊髓损伤一般并不直接危及生命，但其并发症则是导致患者死亡的主要原因。其中，肺部感染、泌尿系感染、肾衰竭、败血症及压疮等并发症是导致脊髓损伤患者死亡的主要原因。因此，对脊髓损伤并发症的认识、预防和治疗在脊髓损伤患者的治疗和康复中有着重要意义。

脊髓损伤后如何最大限度地恢复肢体残存功能，提高患者的生活质量，建立站立或行走功能，减少各种并发症，特别是泌尿系并发症，是康复治疗的重要内容和中心环节，也是对脊髓损伤患者治疗的重要环节。

一、呼吸系统并发症

呼吸系统并发症是外伤性颈脊髓损伤患者早期死亡的主要原因。呼吸系统并发症以通气障碍、肺不张和肺炎最为常见。其发生与脊髓损伤的节段有关，损伤节段越高，对呼吸系统及其功能的影响就越大。颈髓损伤，特别是上颈髓损伤后，由于呼吸肌麻痹而导致呼吸功能减弱，通气不足，咳嗽无力，常常出现呼吸系统并发症；颈 4 以上脊髓损伤还往往引起膈肌瘫痪，更加重了通气功能障碍。此外，外伤性胸髓损伤还常合并有血气胸、肺挫裂伤等损伤，这也是引起肺部感染及肺不张的重要因素。

上颈髓节（$C_{1\sim4}$）损伤：可侵及呼吸中枢引起呼吸麻痹或由于膈肌瘫痪产生呼吸困难，如不及时气管切开,采用呼吸机辅助通气常导致呼吸衰竭而死亡;幸存者依脊髓伤势出现不同程度的四肢痉挛性瘫痪;若累及延髓可出现血压不稳、心功能紊乱等。

脊髓损伤患者,特别是颈髓损伤患者,应当积极预防呼吸系统并发症的发生,定时翻身拍背,在保持脊柱稳定的前提下进行体位引流;可应用雾化吸入,并应用稀释痰液药物;呼吸功能训练,鼓励深呼吸及咳嗽、咳痰等。

在上述预防措施的基础上进行。对颈髓损伤伴通气障碍者要及时行气管切开,已经发生或将要发生呼吸衰竭者应使用机械通气;已发生肺部感染者可应用敏感抗生素;对肺不张可应用纤维支气管镜灌洗或吸痰。

二、泌尿系统并发症

泌尿系统并发症是脊髓损伤患者晚期死亡的主要并发症。

脊髓损伤患者,常由于膀胱逼尿肌及尿道外括约肌功能障碍引起严重尿潴流或尿失禁,由此长期留置导尿可引起尿路感染,至后期可发生慢性肾衰竭。因此,预防尿潴流和尿路感染、重建脊髓损伤后患者的膀胱功能,对减少肾衰竭、提高截瘫患者的生活质量、降低死亡率具有十分重要的意义。应当进行正确的膀胱管理,在脊髓损伤后期尽早停止留置尿管,实施间歇导尿;仍然留置导尿者,应当每天膀胱冲洗、定期更换尿管。对于出现尿路感染者,应当积极使用敏感抗生素。使用巴氯芬治疗脊髓损伤后的痉挛性膀胱,采用膀胱腹直肌间置术及膀胱刺激器等措施,可比较有效地改善膀胱排尿功能。

三、压疮

脊髓损伤患者因翻身不及时,易于因身体局部过度受压而形成压疮。压疮好发于瘫痪区域的骨突部皮肤,如骶尾部、大粗隆部、坐骨结节部、足跟部、肩胛骨部、棘突部及头枕部等。处理压疮的关键是预防,应当定时翻身、减轻骨突部位受压、保持皮肤的清洁和干燥。在良好的护理情况下,压疮是完全可以避免的,而在较差的护理条件下,压疮的发生率可以较高,如地震及战伤的截瘫患者中,压疮的发生率可以高达75%~80%。

一旦发生压疮,治疗护理往往更为困难,由于瘫痪患者营养不良、局部血运条件差,压疮也难以愈合;较大面积的深度压疮往往容易合并感染,同时由于慢性消耗,成为脊髓损伤患者死亡的主要原因之一。

对于已经发生压疮者,更应当避免压疮部位继续受压,加强局部的换药、抗感染、理疗等治疗措施;面积较大的、经长期保守治疗经久不愈的、Ⅲ~Ⅳ度的压疮应当尽早采用转移皮瓣覆盖创面的手术治疗。

四、水电解质紊乱

脊髓损伤患者的水电解质紊乱的发生及程度与脊髓损伤的平面和程度密切相关。目前认为,脊髓损伤后的水电解质紊乱主要继发于颈髓损伤和上胸髓损伤的患者中,脊髓损伤的平面越高,其发生率越高,程度也越重。下胸段及胸腰段脊髓损伤极少出现水电解质紊乱;在颈髓损伤和上胸髓损伤的患者中,完全性脊髓损伤患者水电解质紊乱的发生率高,其程度也越重。

脊髓损伤后的水电解质紊乱主要表现为顽固性的低钠血症和多尿,并可长期存在,其发生机制不明,一般认为,可能与颈髓损伤和上胸髓损伤后的交感神经受到抑制有关,还有学者认为可能与脊髓损伤后的抗利尿激素分泌异常有关。

对低钠血症的防治原则为:脊髓损伤患者应在入院后定期作血生化检查,严密观察患者的精神状态、神经系统体征及 24 小时出入量,进高盐膳食。一旦发现低钠血症,应积极补充钠盐,但补钠的速度不宜过快,以 0.1ml/(kg·min)的速度滴注 2‰～3‰的氯化钠为宜。

五、自主神经功能紊乱

脊髓损伤瘫痪的患者,特别是颈髓损伤的患者,其自主神经功能受损,可以出现一系列的自主神经功能紊乱的表现:

(一)体温异常

脊髓损伤瘫痪的患者,特别是颈髓或上胸髓损伤的患者,可以由于自主神经功能受损而导致皮肤排汗及体温调节功能障碍,在脊髓损伤早期易于出现持续约 1～2 个月的高热。长期的高热易于导致患者的严重消耗,对此种情况,首先应当排除感染因素导致的发热,同时可采用物理降温及室温调节等措施降低体温。在脊髓损伤的中晚期,可有较长时间的低热,而后其体温可渐趋正常。颈髓损伤四肢瘫痪的患者,因交感神经张力不足及体温调节功能障碍,在室温过低的情况下,还易于出现体温过低及低血压状态,严重者可因主要脏器血液灌流不足而至死亡。故对脊髓损伤患者应当注意室温的调节,高温下应注意室内通风和降温;寒冷时应注意保温。

(二)血压心率异常

在颈髓或上胸髓损伤的患者,伤后交感神经功能受到抑制,在早期可以出现血压降低、心率减慢等交感神经抑制的表现,在脊髓损伤的晚期,血压及心率可逐渐恢复,但一般仍稍低于正常。因此,在颈髓或上胸髓损伤的早期,应当及时监测患者血压及心率的变化,血压及心率严重异常者,可使用拟交感药物治疗。

六、深静脉血栓及肺栓塞

脊髓损伤患者下肢瘫痪且受压,同时,由于长期卧床,易于出现深静脉栓形成(deep venous thrombosis,DVT),深静脉血栓形成后脱落多导致肺栓塞,可直接危及生命。同时,由于脊柱手术本身以及麻醉等因素也易于诱发深静脉栓的形成。

脊髓损伤患者如无特别的禁忌,应在伤后 48 小时开始 DVT 的预防治疗。①机械预防法:可用足底静脉泵、穿梯度压力弹力袜,行双下肢气压助动治疗,利用机械性原理促使下肢静脉血流加速,避免血液滞留。更简单的方法是每天定时的下肢被动活动,结合定时翻身,防止腓肠肌长期受压。②药物预防:低剂量普通肝素、低分子肝素、磺达肝癸钠、维生素 K 拮抗剂等。有出血风险的患者应权衡降低 DVT 的发生率与增加出血危险的关系。

一旦确定出现了 DVT,应当积极治疗,治疗措施包括抗凝治疗、溶栓治疗、手术取栓以及下肢静脉滤器置入等,应根据患者的具体情况选择。

七、异位骨化

脊髓损伤瘫痪患者的异位骨化(heterotopic ossification),好发于髋关节前方,发生率约 16％～30％。表现为关节周围的肿块和被动活动逐渐减小,严重者则关节僵直。X 线片可在关节周围发现骨化影。继发于脊髓损伤的异位骨化原因不明，痉挛性瘫痪性患者的下肢关节强力被动活动而导致软组织撕裂损伤可能是诱因之一。对不妨碍关节活动的异位骨化无需治疗；对妨碍关节活动者，在骨化停止增长后，可以手术切除。

八、胃肠功能紊乱

脊髓损伤后，由于肠蠕动减慢及肛门括约肌障碍，患者常常发生腹胀和便秘，可严重影响食欲在伤后早期可服用缓泻剂，晚期可通过训练建立反射性排便，以缓解腹胀和便秘。

少数严重脊髓损伤的患者在伤后 2~3 周内可出现应激性溃疡，引起胃肠道出血，脊髓损伤后使用皮质类固醇激素治疗可能与应激性溃疡的发生有一定关系。

九、痉挛

脊髓圆锥以上的脊髓损伤属于上运动神经元损伤，脊髓损伤平面以下出现痉挛性瘫痪痉挛将影响日常活动和康复训练的进行，还可能导致患者的疼痛。因此，应当积极治疗。腹部肌肉的痉挛将使患者产生紧束感；下肢膝髋关节的痉挛将影响患者的睡眠及排便；不全瘫痪的患者，行走时下肢可出现剪刀步态或下肢痉挛性抽动，导致患者站立及行走不稳。

目前，痉挛仍是较难处理的难题较轻的痉挛无需特别治疗，在不全截瘫患者，加强走步活动锻炼，可使痉挛慢慢缓解；较严重的痉挛，需进行治疗，目前可采用的方法有：缓解痉挛运动疗法、缓解痉挛药物（如巴氯芬）、神经阻滞（苯酚、肉毒毒素 A）、外科手术（运动神经肌支切断、选择性脊神经后根切断术）等。但各种方法均有其适应证和不满意之处。药物以肉毒毒素和巴氯芬最为常用，它能够较好改善脊髓损伤痉挛，但是它可能影响其他功能的康复，能抑制患者的咳嗽反射敏感性，而且可能使部分患者的性功能受影响。

十、疼痛

疼痛是脊髓损伤的常见并发症，为起源于脊髓本身的中枢性疼痛，常表现为损伤平面以下呈扩散性的感觉异常性疼痛，常为烧灼痛、针刺痛等，多与情绪改变有关，焦虑和抑郁的情绪反应可加重疼痛的感觉；肌肉痉挛也是导致疼痛的原因之一。

脊髓损伤后疼痛的治疗比较困难和复杂，一般需要结合药物（镇痛药、镇静药等）、理疗、康复训练及行为心理暗示治疗才有可能取得较好的效果。

对于顽固性疼痛患者，可采用神经后根切断术及脊髓前联合切断术等治疗，但术后疼痛易复发。

（李哲）

第三篇　关节疾病

第一章　肩关节疾病

第一节　肩部软组织疾病与损伤

一、冻结肩

1. 概述　冻结肩是指肩关节原发性或继发性的僵硬、疼痛、主动或被动活动度均明显受限的一种常见肩关节周围炎症，又称肩周炎。本病多发于40～60岁的中老年患者，因50岁左右高发，故也称为"五十肩"。本病多为自限性，自然病程半年至两年，可临床分为三期：急性期、僵硬期、缓解期。

2. 病因　具体病因尚未彻底阐明。原发性者多见于50岁左右的患者，女性好发。左右肩发病率无明显差异。自身免疫、内分泌因素可能与此病相关，临床发现在闭合性颅脑损伤、帕金森综合征和糖尿病患者中发病率较高。另外，肩部创伤、手术后长时间制动可造成继发性冻结肩。

3. 临床表现　①肩关节僵硬、疼痛；②肩关节主动和（或）被动活动度明显受限，以外旋活动度下降最具特征性；③肩袖间隙处压痛；④关节囊造影或MRI检查可发现关节囊增厚、关节腔容积减小、下关节囊隐窝尺寸减小。

4. 治疗　原发性冻结肩是一种自限性疾病，通常可在1～3年内自行缓解，但仍有部分患者症状和功能受限可以持续7～10年，一般多采用非手术治疗，根据疾病的不同时期，治疗的侧重点不同。急性期疼痛明显，治疗可止痛、解痉对症处理僵硬期疼痛减轻，但关节挛缩加重，可在止痛前提下行功能锻炼，改善关节活动度。对于关节功能严重受限的肩关节僵硬者、保守治疗无效者可以考虑麻醉下行手法推拿术或关节镜松解术等微创治疗。

二、肩袖撕裂

1. 概述　肩袖撕裂分为部分撕裂和完全撕裂两种：前者又分肩袖滑膜侧撕裂、肩袖滑囊侧撕裂等，后者可分为横行破裂及纵行破裂，同时伴有冈上肌腱的回缩及肩袖广泛撕裂情况。

2. 病因　多因间接暴力引起。

3. 临床表现　部分撕裂可无明显疼痛，外展肩关节70°～120°范围时，肩袖撕裂部分与肩峰下接触而产生疼痛，主动外展时不能对抗阻力，影响肩关节活动功能。

4. 治疗　早期可采用保守治疗，预后较好。一般用外展架或肩人字石膏将肩关节外展90°，前屈30°～45°，外旋30°～40°固定，4～6周去除固定，加强功能锻炼，并给予理疗和体疗。对于陈旧性肩袖撕裂患者则应手术治疗。

三、肩峰下滑囊炎

1. 概述 因肩部的急、慢性损伤,炎症刺激肩峰下滑囊,从而引起肩部疼痛和活动受限为主要症状的一种病症,可与三角肌下滑囊相通。

2. 病因 原发性较为少见,多为继发性:肩关节过多的外展活动或长期累积性损伤会使间隙内组织遭受磨损,局部组织产生炎性反应,间隙内压力增高。

3. 临床表现 多有急慢性肩部损伤病史,主要表现为:①肩外侧深部疼痛,肩峰下、大结节处压痛;②肩关节前方可触及肿胀的滑囊组织;③肩关节外展、外旋活动受限;④冈上肌、冈下肌、三角肌肌肉萎缩;⑤X线检查:早期无特殊变化,病情较久者可出现冈上肌钙化阴影。

4. 治疗 以解痉止痛对症处理,可辅以手法推拿等保守治疗。

四、冈上肌腱鞘炎

1. 概述 冈上肌腱在肩峰下面和肱骨头上面的狭小间隙内受到喙肩韧带和肩峰等的摩擦而产生,以肩部外侧疼痛,并在肩外展 60°～120°时产生疼痛弧为主要表现的无菌炎症性疾病。

2. 病因 冈上肌腱长期遭受摩擦撞击夹挤等因素,造成慢性累积性劳损及本身的肌腱退行性变化,刺激肩峰下滑囊的底部,引起囊壁增厚粘连。

3. 临床表现 ①主要局限于肩峰大结节处,有时可向上放射至颈部,向下放射至肘部或前臂;②肩关节外展至 60°～120°疼痛加重;③冈上肌抵止部的大结节处常有压痛。

4. 治疗 以解痉止痛对症处理,可辅以手法推拿等保守治疗。

五、肱二头肌长头腱鞘炎

1. 概述 肱二头肌长头肌腱在肱骨结节间沟处由于肩外伤或长期反复活动,使该处的肌腱与腱鞘的摩擦增加,造成腱鞘滑膜层急性水肿或慢性损伤性炎症,使腱鞘管壁增厚、鞘腔变窄,从而导致肌腱在腱鞘内的滑动功能发生障碍而出现的临床症状。

2. 病因 肩关节外伤或长期反复活动,使该处的肌腱与腱鞘的摩擦增加,造成腱鞘滑膜层急性水肿或慢性损伤性炎症。

3. 临床表现 ①肩关节前部疼痛,可向上臂前外侧放射,夜间加剧,肩部活动后加重,休息后好转;②早期肩活动尚无明显受限,逐渐加重,晚期肩关节活动受限,患手不能触及对侧肩胛下角;③肱骨结节间沟处压痛明显;④肱二头肌抗阻力试验(YergAson 征)阳性;⑤合并肩周炎或其他疾患者,疼痛范围广,可见肩关节僵硬及肌萎缩;⑥X线摄片:无骨关节改变。

4. 治疗 局部制动,解痉止痛对症处理,可行推拿局部理疗等保守治疗。对于疼痛严重、关节活动明显受限,经半年以上非手术治疗无效者,可考虑手术治疗。

六、盂唇损伤

1. 概述 盂唇损伤是引起肩关节脱位的常见原因,多因肩关节损伤所致。

2. 病因 摔倒时肩外展,臂伸直位着地,肱骨头向上撞击,一半脱位;或由于突然的牵拉,肱二头肌腱猛烈收缩。

3. 临床表现 ①肩部疼痛,抬举无力;②肩关节活动受限,或侧卧时疼痛加重,有时可出现肩关节弹响,交锁征阳性;③Superior lahrum anterior and posterior 试验阳性;④AnteriorSlide 试验阳性;⑤Grank 试验阳性;⑥O'Briens Active Compreession 试验阳性;⑦Bicepsload 试验阳性。

4.治疗 随着人们对盂唇损伤的逐渐认识和重视,目前主要通过肩关节镜手术治疗,以最大限度保全健康部分,维持关节稳定和关节功能。

(牛云峰)

第二节　肩关节骨折与脱位

一、锁骨骨折

1.概述 好发于青少年,多为间接暴力引起。儿童多为青枝骨折,成年人多为斜行、粉碎型骨折。

2.病因 多为间接暴力引起。

3.临床表现 肿胀、瘀斑,肩关节活动时疼痛加重,上胸部正位 X 线片可明确诊断。

4.治疗 青枝骨折及误以为骨折可用三角巾悬吊周即可开始活动;有移位的中段骨折,采用手法复位,8 字绷带固定;如患者不耐受 8 字绷带固定或有以下情况可考虑切开复位内固定:①复位后再次移位,影响外观;②合并神经血管损伤;③放性骨折;陈旧性骨折不愈合;骨外端骨折,合并喙锁韧带断裂等。

二、肩胛骨骨折

1.概述 可根据解剖特点分为肩胛体骨折与肩胛颈骨折。

2.病因 常为直接暴力、高能量损伤所致。

3.临床表现 肩胛区疼痛,肩关节活动受限,X 线及 CT 可明确诊断。

4.治疗 ①肩胛体骨折偶有胸腔内损伤,必要时需过夜的心电监护,但愈合快,效果较好,控制急性疼痛后,应早期活动(通常 2 周);②肩胛颈骨折需判断有无合并盂肱关节受累,必要时行 CT 扫描,决定是否切开复位,通常采用保守治疗、早期功能锻炼,效果较好。

三、肩锁关节脱位

1.概述 好发于年轻人,由直接暴力或间接暴力所致,以直接暴力多见。

2.病因 多为直接暴力引起。

3.临床表现 肿胀疼痛,肩关节活动受限,根据损伤程度不同,症状表现逐渐加重。

4.治疗 对于肩锁关节脱位不明显的患者,采用三角巾悬吊数日即可恢复;对于症状较重者,需行手术治疗。

四、肩关节脱位

1.概述 可分为四型:①前脱位,最多见;②后脱位;③盂下脱位;④盂上脱位。

2.病因 ①间接暴力,主要由于外展外旋力量同时作用于肱骨头;②患者向后跌倒时,肱骨后方直接撞击与硬物,所产生的向前暴力。

3.临床表现　①肩关节因肿胀疼痛拒绝活动;②方肩畸形;③Dugas 征阳性;④X 线检查可明确诊断,并可了解有无合并其他骨折。

4.治疗　以手法复位为主,复位后可用三角巾悬吊上肢,屈肘 90°固定 3 周。

(牛云峰)

第三节　肩关节镜手术

一、肩关节镜基础知识

(一)器械准备

肩关节镜手术的基本器械与膝关节镜外科相同,运用 4.5mm 或 5mm 的 30°关节镜,但灌注系统最好用关节压力泵,因为肩关节需要通过维持关节腔内的液压来止血,最好要用关节镜外科的液泵系统来冲洗。如果没有液泵系统,可以运用多个 3000ml 的液体袋串联,悬吊于距离患者心脏 1m 高的水平,进行冲洗。除了常用的刨削系统各种刨刀外,为了便于交换各入路,交换棒在肩关节镜手术是必需的。

(二)患者的体位

基者一般选用全麻,常用的体位为侧卧位和半坐位者。

1.侧卧位　患者侧卧位,患侧向上。患肢必要时可进行悬吊牵引,侧卧位提供了较好的肩关节后侧入路,对于肩峰下间隙的手术来说,不需要改变体位即可方便地从关节镜手术改作开放性手术缺点主要是需要抬和翻转患者摆成侧卧位、可能会对盂肱关节过度牵拉从而导致神经损伤、肩关节前侧的操作受到一定限制、如需作开放性的前侧盂肱关节重建,则还需重新摆体位。侧卧位可在前臂绑包特殊牵引条,在下端放好吊环,以便连结悬重绳。悬吊重量为 4.5～6.5kg,牵引重量过重会造成不可逆性神经丛损伤。

2.半坐位　患者仰坐于手术台上,双下肢绑好弹力绷带,避免在手术中,产生静脉淤阻。头侧屈 70°～80°,患者头固定在头架上。患肩要露出在手术台外,露出整个肩胛骨区,并使患肢可自由活动。术前将喙突、肩峰、锁骨、肩锁关节等肩关节骨性标志及手术入口用记号笔标出。后方软点为关节镜入口,前方入口在喙突前外侧。但本体位的缺点是有时观察关节前部不方便。

(三)肩关节镜的入路

肩关节镜手术准确的入路至关重要,术前应标明肩峰及外侧锁骨的解剖位置,以确定手术入路。通常采用三个经典入路(图 3－1－1),即:后侧入路、外侧入路和前外侧入路,后侧入路位于肩峰后外侧缘向下约 1.5cm;外侧入路位于肩峰前侧缘向后 1.5m 离肩峰 2～4cm 处;前外侧入路位于前外侧肩峰边缘前方 2～3cm 处;其他附加切口可根据需要而定。在肩峰的后外缘向下 15mm 再向内 15mm 即肩关节后方"软点"处为常规关节镜后入路的定位点。关节腔内注入含有肾上腺素的生理盐水 40～60ml,将肩关节充盈膨胀后用尖刀切开皮肤,止血钳分离皮下组织,将关节镜穿刺进入关节腔,然后置入关节镜进行系统检查。

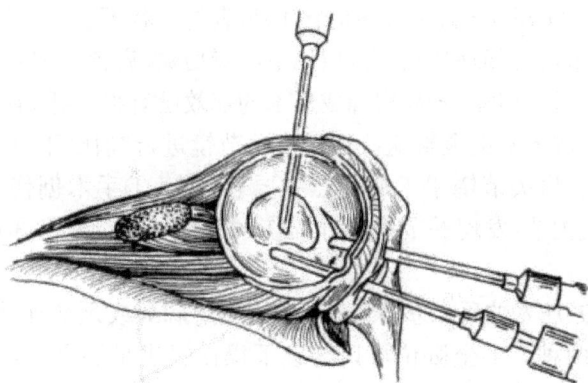

图 3-1-1　三个经典入路：后侧入路、外侧入路和前外侧入路

二、肩峰撞击综合征

肩峰撞击综合征的概念首先由 Neer 于 1972 年提出，它是指由于解剖结构或动力学原因，在肩的上举、外展运动中因肩峰下组织发生撞击而产生的临床症状。肩峰撞击综合征按解剖学定位可分为出口撞击征和非出口撞击征，从病因学角度分为解剖学和动力学两大类。近年来，随着对肩峰撞击综合征研究的日益深入及关节镜外科的发展，肩关节镜在治疗肩峰撞击综合征的应用日益增多。

（一）解剖

肩峰下关节又称第二肩关节，是肩关节中的主要活动关节。肩峰，喙肩韧带和喙突的一部分构成喙肩穹隆，其下方为肱骨头，在两者之间为肩峰下间隙，间隙内有肩袖和肱二头肌长头腱通过。肩峰是肩胛骨的前缘。它在肱骨头的上方，当臂上举时，肩峰擦过或撞击肩袖的表面。这就造成了肩关节的疼痛和活动受限。疼痛可能是由于滑囊炎或肩袖本身的肌腱炎引起的，也可能是由于部分的肩袖撕裂造成的。

（二）病因

导致肩峰撞击综合征的原因可以是肩峰的形态问题，也可以是肩峰下骨赘增生引起肩峰下间隙狭窄。也有人认为由于过多的肩关节外展活动或长期累积性损伤，间隙内组织发生磨损，反复磨损加剧组织炎症性反应、骨质增生，使间隙内压力增高，加重撞击，最终导致肩关节撞击综合征。总之，无论肩峰下间隙狭窄，或肩峰下间隙内内容物增大，只要肩峰下间隙内没有足够的空间，就会发生撞击，从而产生撞击综合征。

（三）诊断

肩峰下撞击综合征的诊断主要依靠病史及体征，治疗方法的选择在很大程度上依赖于患者的症状及功能必须对肩关节进行详细检查，不能通过某一个体征或试验结果确立诊断。首先应检查压痛部位，压痛经常位于肩峰前外缘，肱二头肌腱沟及肩锁关节。当肩关节后伸内旋时，可以在肩峰前缘触摸冈上肌腱止点部。病程较长者会出现冈上肌和冈下肌的萎缩。多数患者肩关节主动活动无受限。当然，应对肩袖，肱二头肌腱及肩关节的稳定性进行详细检查疼痛弧征，牵拉外展试验和撞击诱发试验对于诊断疾病有临床意义。

（四）治疗

1. 保守治疗　所有患者应先采用保守治疗，多数患者通过保守治疗可获得满意效果。包括休息、冰敷、理疗、口服消炎止痛药物、肩峰下封闭和肩袖肌力训练等。

2.手术治疗　经过正规保守治疗 3～6 个月,患者的症状不缓解,可采用手术治疗。手术采用肩峰下间隙减压术,包括前肩峰成形,肩峰下滑囊切除,肩锁关节骨赘切除。如果肩锁关节退变严重,可行锁骨远端切除,开放肩峰成形术的疗效已有报告,随着肩关节镜手术方法的不断发展,关节镜肩峰成形术也愈普遍。通过肩关节镜进行"肩峰下减压术"或"肩峰下成形术"。与切开手术比较,肩关节镜手术的优点主要表现在:①手术创伤小,术后疼痛轻,恢复快;②可同时检查盂肱关节,发现关节内合并损伤,并给予相应治疗;③可准确评估肩峰下间隙和肩袖损伤的程度。

肩关节镜下肩峰减压术的手术步骤:患者采用全身麻醉或颈丛加基础麻醉,体位可采用侧卧牵引和半坐卧位两种。半坐卧位可以为镜下操作提供足够空间,术中可以自由活动患肩,采用半坐卧位也便于中转切开手术。关节灌注液为等渗盐水,术中采取控制性降压,将收缩压控制在 95～100mmHg。经后入路镜入肩峰下间隙,观察肩峰下滑囊的炎症表现。并经前方入路进入刨刀,切除肩峰下滑囊,观察肩峰下表面撞击现象。建立肩峰外侧入路,位于肩峰外缘外侧 2cm,前缘后方 1cm。经外侧入路进入射频,清除肩峰下表面软组织,暴露肩峰下表面骨面,明确肩峰内缘、前缘及外缘,切断部分或全部喙肩韧带(尽量保留),并对出血点进行烧灼止血。根据术前 X 线片,行前肩峰成形术。经后入路观察,外侧入路进入磨钻,从肩峰前外缘开始,从外侧到内侧,从前方到后方,逐步磨平肩峰前缘。肩峰外侧入路入关节镜,后入路入磨钻,将已切除部与未切除部之间的嵴磨平。

(五)术后康复

术后即以颈腕吊带或三角巾悬吊患肢,术后 1 天拔除引流管后开始被动前屈练习,逐渐增加角度,2～3 周后开始主动活动,同时行三角肌及肩袖肌力训练,通常个月活动范围达到正常,3～4 个月基本恢复日常生活。根据笔者的随访结果,完全恢复正常活动乃至运动通常需要 6～9 个月。

三、肩袖损伤

肩袖撕裂是造成肩部疼痛和功能障碍的常见原因。近年来,人口老龄化趋势及老龄人群参加体育运动的比例不断增加,肩袖撕裂的发生率逐渐增加。据文献报道,在肩部病变中,肩袖病变约占 60%。60 岁以下人群中,肩袖全层撕裂的发生率低于 6%,60 岁以上人群中达到 20%～30%。70 岁以上人群中达到 50%。

(一)解剖

肩袖由冈上肌、冈下肌、小圆肌和肩胛下肌共同组成,各肌腱与前后关节囊紧密贴合。冈上肌腱被喙肱韧带所加强。肩关节外展的力量中,肩袖占 1/3～1/2,而在外旋的力量中,肩袖占 80%。生物力学研究证实,肩袖对于保持肩关节周围肌力的平衡非常重要。

(二)病因

肩袖损伤的原因包括严重创伤、反复微创伤、外撞击、内撞击和肩袖组织退变等。其发病机制有肩峰下撞击学说,内撞击学说,退变学说及创伤学说等观点,越来越多的学者认为肩袖撕裂是多种因素作用的结果。

(三)诊断

肩袖撕裂经常与其他疾患同时存在,如冻结肩、慢性不稳等,其诊断应综合临床特点及 X 线、B 超、MRI 等辅助检查进行分析。肩袖撕裂的常见症状包括肩部疼痛、肌力量减弱和活动受限,有些人会出现弹响、交锁、僵硬等症状。其中疼痛最为普遍,通常位于肩峰前外侧,但也可位于后侧,可以放射至三角肌止点区域。如伴有二头肌腱病变,疼痛可以放射至肘关节。存在喙突下撞击者,疼痛通常位于喙突周围:疼痛随肩部运动而加重,许多人出现静息痛和夜间痛。但许多肩部其他结构甚至肩部以外的病变都会引起肩部疼痛,需仔细鉴别。

以前人们主要依靠肩关节造影诊断肩袖撕裂,尽管诊断全层撕裂的准确率很高,但该检查为有创检查,对部分撕裂敏感性较低,无法判断撕裂的大小,并可能出现感染,过敏等不良反应。近年来,B超和MR已成为检查肩袖撕裂的主要方法。B超具有无创伤、省时、费用低、可动态观察等优点。不足之处在于操作者须具有丰富的经验。与B超比较,MR的优势在于可以提供肩关节三维立体图像,观察关节内其他结构,显示肌腱断裂后的回缩程度和肌肉脂肪变性的程度,为决定手术方式提供依据。MR也存在一定不足,如费用较高,对部分撕裂的准确性不高。

（四）治疗

1.保守治疗 包括休息、冰敷、理疗、口服消炎止痛药物、肩袖肌力训练、肩峰下间隙封闭等。

2.手术治疗 手术治疗肩袖撕裂已经有近百年的历史,历经切开修复、关节镜辅助小切口修复和镜下修复三个阶段。近年来,随着关节镜技术的提高和关节镜器械的发展,特别是锚钉技术的出现,肩袖撕裂的修复已逐渐向全镜下技术发展。完成关节镜下肩袖缝合,首先要正确识别撕裂的形状(全层撕裂根据撕裂的形状分为4类,即新月形,U形,L形和巨大的挛缩的撕裂)。具体手术步骤如下:

患者采用全身麻醉,体位采用半坐卧位,采取控制性降压,将收缩压控制在95～100mmHg。常规后入路行盂肱关节检查,并建立前方入路,处理合并损伤,检查肩袖关节侧。经后入路入肩峰下间隙,建立肩峰外侧入路切除肩峰下滑囊,从肩峰外侧入路观察肩袖撕裂的厚度,长度及回缩程度,刨刀清理肌腱断端,清除瘢痕及肉芽组织。将肱骨大结节残余腱组织清除干净,然后将骨床新鲜化,用磨钻磨去薄层骨皮质,范围从软骨边缘向外侧,宽度15mm左右。在松解关节囊侧粘连时,注意不要损伤二头肌腱和盂唇。对于新月形撕裂,由于肌腱回缩不多,可直接应用锚钉行止点重建;而U形撕裂和L形撕裂,须先行肌腱端一端缝合,再应用锚钉。

（五）术后康复

术后用颈腕吊带悬吊保护患肢,术后第一天即嘱患者主动活动肘、腕关节及手指。术后2～3天即鼓励患者进行肩关节轻微摆动练习,同时行被动前屈练习。术后2～5周,患者加大被动前屈练习。若为小型或中型撕裂,可开始被动外旋练习。此阶段不能进行主动活动及抗阻练习。术后6～12周,开始肩关节主动活动。术后3个月开始肌力抗阻训练。术后4～6个月逐渐恢复日常活动。术后7～9个月逐渐恢复正常工作和体育运动。需要注意的是,康复计划的制订应因人而异,并且应根据康复过程中出现的问题随时调整。

(牛云峰)

第二章 肘关节疾病

第一节 肘部软组织疾病与损伤

一、肱骨外上髁炎

肱骨外上髁炎是伸肌总腱起点处的慢性损伤性无菌性炎症。俗称"网球肘",又称肘外侧疼痛综合征、肱骨外上髁综合征、肱桡关节外侧滑囊炎等。本病除多见于网球运动员外,从事手工业劳动者及家庭妇女亦多有发病者。

1.应用解剖 肱骨外上髁是肱骨外髁的非关节部分,其轻度向外突起,与关节部分的肱骨小头相融合,两部分之间无明显的界线,肱骨外上髁是前臂伸肌总腱的起点,肱桡肌、桡侧腕长伸肌、桡侧腕短伸肌、指总伸肌、小指固有伸肌、旋后肌和尺侧腕伸肌等肌腱均附着于肱骨外上髁,当伸腕伸指或前臂旋后等活动时,可使附着于肱骨外上髁的肌腱筋膜反复受到牵拉而导致损伤。

2.病因 多见于长期从事某些需反复屈伸腕关节、伸指、前臂旋转活动工作的中年人。如在网球、羽毛球及乒乓球运动中,频繁抽杀扣球动作可造成肱骨外上髁处的伸肌总腱(尤其是桡侧腕短伸肌)的慢性损伤;搅拌操作工人、钳工及家庭主妇等人群同样易受损伤。由于前臂伸肌总腱起点受到反复牵拉,造成局部纤维组织的慢性轻微损伤,导致肱骨外上髁处骨膜、滑膜和肌腱的无菌性炎症,并渗出、粘连,产生疼痛。随时间推移可出现如下病理变化:肱骨外上髁远侧伸肌总腱内钙化沉淀;组织变性,瘢痕形成,穿经伸肌总腱起始部的微血管神经束受卡压,引起肱骨外上髁部位疼痛;环状韧带纤维化或炎症;肱骨小头与桡骨头之间的滑膜边缘肥厚,肱桡关节与伸肌总腱间的滑囊炎。

3.临床表现 患者主诉肘关节外侧痛,有时波及两侧,常向前臂放射。症状往往逐渐出现,开始是做某一动作或用力不当而诱发肘外侧疼痛,休息后缓解,以后疼痛为持续性,轻者不敢拧毛巾,重者提物时可突然手软而出现失手。检查时发现桡侧伸肌总腱起点及肘关节外上压痛,疼痛可沿桡侧伸肌方向扩散关节活动度正常,局部肿胀不常见。Mills试验阳性(患肢屈肘屈腕握拳,做前臂旋前并逐渐伸直肘关节,肘关节外侧出现疼痛即为阳性);肘关节X线通常无异常表现。

4.诊断 ①有反复的伸腕肌劳损史;②肱骨外上髁处压痛;③Mills实验阳性表现;④肘关节X线征阴性。

5.鉴别诊断

(1)骨化性肌炎:有肘外伤病史,疼痛部位较广泛,肘关节活动受限,X线片可确诊。

(2)肱桡滑膜囊炎:压痛位于肱桡关节处,前臂旋转则疼痛加重。

6.治疗

(1)症状轻微者,给予适当休息,避免引起疼痛的活动,如用力握拳、伸腕等活动,配合理疗和药物治疗可以缓解。

(2)封闭疗法:压痛点注射泼尼松龙1ml和2%利多卡因1~2ml的混合液。若注射正确,近期疗效较好。

(3)手法治疗:患肢伸直,治疗者一手虎口对准患肢手腕背侧,握住腕部,另一手掌心顶住患肢肘后部,拇指置于患肘肱桡关节处,然后用握腕部之手使桡腕关节掌屈并使肘关节反复做屈伸运动,另一手在肘关节从屈曲变伸直时,向前顶推使肘关节过伸,此时可听到"咯吱"声或撕裂样声音,患者常立感疼痛减轻。

(4)对不能间断训练的运动员要适当减少运动量,同时在桡骨头下方伸肌上捆扎弹性保护带,以减少伸肌总腱起点处的牵张应力。

(5)对症状顽固,封闭治疗等非手术治疗效果不佳者:可行伸肌总腱起点剥离松解术或卡压神经血管束切除术。

二、肘关节骨化性肌炎

肘关节周围是骨化性肌炎的好发部位之一,这种异位性骨化,其确切发病机制尚不清楚,常与肘部创伤有关,创伤后出现局部结缔组织骨化。

1.病因　肘关节损伤发生骨化性肌炎约 3%,肘关节骨折合并脱位者,尤以桡骨头骨折合并肘关节脱位发生率最高。骨折脱位可使骨膜掀起、撕裂,骨折时肌肉也常受损,肌肉内血肿有可能包含碎裂的骨膜或骨片,其释出骨母细胞;也可能在血肿机化过程中纤维细胞演变成骨母细胞,形成异位骨化。也有人认为,由于骨质创伤,促使其周围骨形成蛋白转移到肌肉等损伤软组织中,在其刺激下使软组织内间叶细胞演变成骨母细胞、骨细胞,造成异位骨化。在肘关节损伤后康复期或烧伤后瘢痕挛缩,进行不必要的局部按摩或不适当的强制被动活动、提拿重物等也可引起肘关节创伤而发病。

2.临床表现　患者常先发现肘部软组织肿块、质硬、逐渐增大,伴有疼痛,疼痛迟迟难以消减,皮肤温度较高,按之有僵硬感。关节活动度逐渐变小,甚至活动完全消失。临床上分三期:第一期(伤后 1~2 周):局部肿胀持续不减,肘关节活动受限,皮肤潮红、温度略高、有压痛,经数日后肿痛可以完全消失,但关节活动难以完全恢复;第二期(骨化进行期):局部又出现肿胀、疼痛,软组织僵硬;第三期(静止期):肿胀消退、疼痛,但骨化块日渐增大,关节活动障碍程度不一。

3.诊断　①有明确的肘部外伤史,或伤后局部又多次遭受重复性损伤;②肘部肿胀、疼痛经久不愈,局部温度增高,肘关节活动度逐渐变小;③X 线检查:一般伤后 3~6 周,X 线片可见骨化影。开始呈云雾环形钙化,以后逐渐轮廓清楚,中央透亮。成熟后外周骨化明显致密,其内为骨小梁。与邻近骨之间分界清楚。

4.鉴别诊断　肘关节骨痂:骨痂一般在骨折端附近,与骨干相连。骨化性肌炎不一定有骨折,骨化影在肌肉附近,不与骨干相连。

5.治疗　对肘部损伤应及时对症处理,适当制动,避免造成多次重复伤;以后在无痛下自动锻炼,避免强力的被动锻炼。对一、二期的患者,应对患肘绝对制动,尤其对急性期肿痛较甚者;对三期患者,可自主活动,直至关节功能无进展时,可以手术切除骨化灶,以改善关节功能,但术后复发率较高。

6.预防　预防肘关节骨化性肌炎应注意:①肘部骨折脱位尽早治疗,应不迟于伤后 24 小时;②复位必须在良好麻醉下进行,避免反复多次手法复位而加重损伤;③康复期禁忌被动活动或粗暴按摩;④对肘关节骨折脱位延迟处理,或反复手法操作有可能发生骨化性肌炎者,可行超声放射治疗。

三、肘关节内外翻畸形

正常肘关节完全伸直时有轻度外翻，男性约10°，女性约15°。这个外翻角称为提携角。

1.肘内翻畸形　指由于先天或后天因素造成尺骨轴线向内侧偏移，肘关节携带角消失或出现内偏角。

（1）病因

1）肱骨髁上骨折：为最常见的原因，约占整个肘内翻的80%，特别是肱骨髁上骨折尺偏型。

2）肱骨远端全骨骺分离和内髁骨骺损伤：该损伤易产生骨骺早期闭合而引起肘部畸形，亦可因肱骨内髁缺血坏死，使肱骨内髁生长缓慢或停止，并最终导致肘内翻。

3）肱骨内髁骨折复位不良，骨块移位以及肘外侧副韧带损伤。

（2）临床表现：除了肘部外观畸形，常无其他症状。

以肘关节为中心前臂呈内翻状，以肘伸直180°时最明显，严重者内翻角度可达15°~35°。肘关节屈伸活动与旋转活动基本正常，但均有不同程度肌力减弱，提物常感不便。

（3）诊断：除先天因素所致的肘内翻外，常有明确的肘部骨折史，经治疗后，肘关节伸直位时内翻角明显增大，肘后三点骨性关系改变，外髁与鹰嘴距离加宽；肘关节功能部分障碍，肌力减弱；X线可确诊并测量其内翻角度。

2.肘外翻畸形　指由先天或后天因素造成肘关节提携角过大，即前臂过于外展。

（1）病因：①肱骨下端骨折愈合畸形，如肱骨外髁骨折、肱骨髁上骨折；②外伤或感染所造成的外侧骨骺生长障碍。

（2）临床表现：肘关节伸直位时肘部外翻角增大，可达30°以上；肘关节活动一般无明显障碍。除了肘部外观畸形，常无其他症状。但当肘外翻畸形明显时，可损伤尺神经，晚期可出现尺神经支配区刺痛和感觉障碍，手部内在肌无力、萎缩。

（3）诊断：除先天因素外，一般多有明确外伤史；肘关节完全伸直（180°）时，肘外翻畸形明显。严重肘外翻者，易出现尺神经牵拉症状。肘后三角关系往往发生改变，内髁与鹰嘴距离加宽，而外髁相对低平。

（4）治疗：积极治疗原发损伤及去除病因，轻度肘内、外翻畸形不必矫正；明显畸形者、影响肘关节功能者可行肱骨下端截骨术给予纠正。若发生迟发性尺神经炎，应行尺神经松解前移术。

四、肘关节强直

各种原因造成肘关节活动丧失，固定于某一特定位置，称肘关节强直。肘关节强直通常发生在关节内与关节外这两方面。肘关节强直是肘关节骨折合并脱位后的常见并发症。其病理基础是软组织增厚、纤维化和关节内血肿机化。它的发生一般取决于最初损伤的严重程度，尤其是软组织的损伤程度，以及治疗方法的选择，特别是固定时间的长短。肘关节在受到暴力后常造成广泛的复杂损伤，既有骨组织破坏，又有关节囊和韧带破损。而软组织的修复形成了缺乏弹性的瘢痕组织，再加上关节内积血机化及关节面对合不良，使肘关节比其他关节更容易发生强直。

1. 病因及分类

(1)病因：

1)肘关节骨折,尤其关节内骨折复位不当后。

2)骨化性肌炎。

3)软组织粘连:肌肉,肌腱韧带关节囊等损伤引起广泛严重粘连。

4)肘关节创伤后治疗不当,如长期固定强力活动按摩治疗等。

5)肘关节感染。

(2)分类:Morrey 把关节强直分为三类:内源性、外源性和混合性。内源性:关节内骨折造成关节软骨破坏或关节面解剖异常,形成关节内粘连。外源性:软组织的挛缩(前、后关节囊,韧带及关节周围肌肉);影响关节活动的异位骨化。混合性:同时存在内源性和外源性强直。Hotchkiss 根据累及的组织来分类:如皮肤(瘢痕而缺乏弹性)、肌肉(短缩和骨化性肌炎)、关节囊(挛缩)、关节软骨(退变)、骨(骨折不愈)等。两种分类各有特点,临床治疗时,应将两者有机结合起来,全面了解肘关节强直。

2. 临床表现 ①肘关节伸直减少 30°,屈曲小于 120°,为肘关节强直。②肘关节疼痛,夜间或功能锻炼时疼痛加剧;肘关节晨僵,功能锻炼后活动幅度加大。③肘关节在伸屈活动时有尺神经刺激症状,即在伸屈肘关节时,有肘及前臂酸困不适、疼痛,并向第 4、5 手指放射,神经阻滞麻醉后,上述症状消失。或曾经有尺神经刺激症状,但目前关节活动度已很小,尺神经支配肌肉萎缩等,或可查到 Wartenberg 征和 Froment 征。④肘关节强直呈现逐渐加重趋势,经常规功能锻炼、中药熏洗按摩活筋及药物治疗等仍不能阻止发展。⑤影像学检查提示可有尺神经沟变浅,狭窄,或有骨赘等。

3. 诊断 一般情况下,肘关节损伤后关节活动度或多或少都有减少,因而不能都诊断为关节强直。从实际情况来看,当肘关节的活动弧度超过 100°,即全力伸直在 30°以下,完全屈曲能超过 130°时,对患者生活和工作影响很小。在这种情况下,即使活动时有疼痛,也不能诊断为关节强直。只有当关节活动障碍影响日常生活和工作,检查发现活动弧度小于 100°,屈曲挛缩达到或超过 30°时,诊断才成立。

4. 鉴别诊断 肘关节强直因其特殊性的临床表现,诊断并不困难,临床上主要是对引起肘关节强直的病因及分类进行鉴别。形成肘关节强直的原因很多,有患者自发因素,也有医源性继发因素,有骨性的肘关节强直,有软组织粘连挛缩性强直,也有神经功能受累形成的肘关节强直。在尺神经受累形成的肘关节强直中,临床治疗要区别对待,对因尺神经受干扰导致的肘关节不敢活动而逐渐出现的肘关节强直,实为尺神经源性肘关节强直。只有区别其病因,才能采取正确的治疗,让患者尽快康复。

5. 治疗

(1)保守治疗:对不太严重的强直,可先行保守治疗:主动伸屈锻炼,配合理疗,这对早期关节内粘连者有效。切忌强力被动伸屈肘关节。

(2)手术治疗:如果保守治疗无效或者屈曲挛缩超过 45°者,则需手术。一般在伤后 6 个月到 1 年以后手术。过早手术因骨化性肌炎未静止,易再强直;过晚手术则关节周围软组织粘连,效果欠佳。如果有异位骨化形成,则必须等其成熟。如有进行性尺神经炎、关节不稳和力线异常,则手术需提前。手术应按照术前确定的挛缩部位松解,既定松解完成后,还应检查有无术前未发现的挛缩,同时进行力线纠正和关节稳定术。

手术方法包括：①肘关节松解术；②肘关节成形术：如筋膜成形术、肘关节切除术；③人工肘关节置换术。手术对于增加关节活动度有肯定的效果，但术后锻炼亦不可缺，它对于保持手术效果，防治在挛缩的作用不容忽视。

6.预防　防重于治。早期活动是防止挛缩强直唯一有效的方法。手法治疗后每日首先被动屈伸肘关节，如有条件可使用 CPM（持续被动运动）机进行锻炼。就目前观点来看，肘关节的软组织损伤并不妨碍早期锻炼，关键在于关节的适应性和稳定性。对于关节对合良好且稳定的肘关节，伤后 1 周就可进行锻炼；对于关节对合差、骨折部位或关节不稳者，首先通过手术恢复关节的适应性和稳定性，采用坚强内固定使早期活动成为可能。对于那些无法手术以及手术后仍有不稳者，可用铰链式支具进行活动。

伤后早期锻炼应在患者能够忍受的范围内进行，不应过分强调活动的幅度及每天应取得的进展。以主动活动为主，防止各组织的进一步伤害。

（郑永智）

第二节　非化脓性肘关节炎

肘关节炎是以关节疼痛、无力、关节活动度受限为主要表现的疾患，发病率较低，较髋关节炎、膝关节炎、肩关节炎更为少见。治疗较为困难。满足日常功能的活动度为屈伸 100°（伸直位 30°至屈曲位 130°），前臂旋转 100°（旋前 50°至旋后 50°）。

常见的原因包括创伤后关节炎类、类风湿关节炎和原发性骨性关节炎又称退行性关节炎，另外还有化脓性关节炎，结晶性关节炎和血友病性关节炎等。治疗包括非手术治疗及手术治疗，治疗目的是缓解疼痛及恢复关节功能。

一、临床表现

各种原因形成的肘关节炎临床表现有所不同，创伤性关节炎的患者常会主诉在肘关节屈曲的最大限度或快速屈曲时产生疼痛、僵硬。类风湿关节炎是一种全身性疾病，大部分患者肘部有静息痛或活动痛病史。疼痛在肘关节活动的范围较大时比较明显。骨性关节炎患者的主诉主要有肘关节僵硬、被动最大限度屈伸活动时的疼痛和关节交锁等症状。在活动的间歇期或休息时常无明显疼痛。肘关节炎时可以引起尺神经卡压症状，甚至有桡神经卡压症状。造成神经卡压的因素有：滑膜增生，周围骨赘及瘢痕挛缩等。神经卡压的症状各有不同，主要表现为疼痛、无力、关节不稳与僵硬。影响关节活动的因素有：骨赘、关节游离体形成的关节交锁或者关节不对称。关节炎发展到后期，关节囊挛缩可使关节僵硬加重，但是在类风湿关节炎后期可有关节囊松弛和关节僵硬同时存在。

二、诊断

1.病史及实验室检查　肘关节内骨折或肘关节脱位病史可导致创伤后关节炎。近年来，创伤性关节炎的发病率显著增加。创伤后关节炎在年轻人和肘关节活动量大的人群中发病率较高。骨折畸形愈合或不愈合以及韧带损伤导致的关节不稳会导致骨性结构发生改变。全身的风湿病史，风湿因子，C—反应蛋白、血红细胞沉降率及全血细胞计数分析等实验室检查有助于类风湿关节炎的诊断。

2.影像学检查 X线正侧位片是诊断肘关节炎必不可少的。CT检查可以评估骨结构改变的情况,MRI检查可根据患者病情进行选择,适合于诊断不明确或怀疑软组织损伤等。Mayo分型以放射学和临床症状作为分型指标,可以指导临床的治疗(表3-2-1)。

表3-2-1 类风湿关节炎 Mayo 分类表

分级	特点
Ⅰ	X线示软组织肿胀的关节周围骨密度减低轻、中度滑膜炎
Ⅱ	X线示轻、中度的关节间隙狭窄,伴或不伴有关节变形无法用非甾体类药物缓解的顽固的滑膜炎
Ⅲ	X显示关节间隙狭窄、关节变形,如鹰嘴变薄或吸收、肱骨骨小头吸收各种滑膜炎
Ⅳ	X线示软骨下骨缺失、关节半脱位或僵硬轻度滑膜炎

3.其他 上肢肌电图检查适用于有神经卡压症状者。

(三)治疗

治疗原则:治疗目的是缓解疼痛,延缓退变,恢复肘关节功能。

1.保守治疗

(1)局部治疗:受累关节适当休息,避免剧烈活动。疼痛剧烈时,患侧关节需要制动,可配合物理疗法以缓解疼痛,减轻炎症和缓解软组织挛缩。对于有关节不稳或挛缩的患者可选用肢具。早期肘关节骨关节炎,局部封闭如可的松注射可暂时减轻症状。

(2)药物治疗:疼痛较严重者可口服非甾体类止疼药,如布洛芬等。同时可选用延缓软骨退变的硫酸软骨素类药物。关节腔注射玻璃酸钠可以润滑关节、保护及营养关节软骨,从而缓解疼痛。近年来,肿瘤坏死因子-α拮抗剂,如依那西普、英利昔单抗和阿达木单抗,应用于治疗类风湿关节炎且被证明有效。

如果保守治疗无效,应行外科治疗。对于较轻的病变,外科治疗主要方法是开放或关节镜下滑膜切除术。对于病情重的病例,可行肘关节置换。

2.手术治疗

(1)关节镜手术:关节镜下清理术,进行关节囊松解,清理骨赘,游离体及松解粘连组织;类风湿关节炎可行滑膜切除术(适用于年龄小于50岁、肘关节活动度大于90°、Mayo临床分型中的Ⅰ型和Ⅱ型或Ⅲ型);骨性关节炎患者通过鹰嘴窝开窗可以切除鹰嘴后方和窝内的骨赘,通过肱骨远端开窗则可切除冠突前方的骨赘,可以使撞击得到缓解。

(2)切开关节清理术:近年来由于关节镜手术的发展,切开关节清理术虽然不失为一种有效的治疗方法,但有被关节镜手术取代的趋势。但如果伴有神经损伤的患者,关节镜操作应谨慎小心。肘关节清理术在骨性关节炎的治疗中效果较好。

(3)肘关节置换术:对于创伤性关节炎患者,全肘置换术效果较类风湿关节炎效果差。创伤性关节炎患者行全肘关节置换,原则上要求使用铰链式假体而不是非铰链式假体。

全肘关节置换术是严重肘类风湿关节炎有效的治疗方法。可供严重肘关节类风湿关节炎选择的 TEA 术式包括:分体插入式关节置换术、肱骨端半关节置换术以及表面置换术。非铰链式植入物置换对骨组织和韧带结构完整性要求较高,从而维持关节稳定性,而铰链式植入物的稳定性则主要靠假体来提供。由于铰链式高限制性植入物过早松动的报道,导致非铰链式植入物使用的增加。然而,一些非铰链式植入物随着类风湿关节炎的进展、韧带松弛而开始丧失稳定性,并出现关节脱位。最新的可调式铰链假体可在关节出现不稳定时由原来的非限制性植入物转变成限制性植入物。这种内植物集中了铰链式和非铰链式的优点,一种具备非限制性特征的植入物可以最大限度降低磨损和松弛,同时它也能在必要的情况下转变为一种限制性的植入物。但对可调式铰链假体尚缺乏长期研究随访的结果。

关节置换翻修术的并发症:植入体设计以及病理解剖学、肘关节生物力学和运动学不断地发展,外科治疗非常见并发症的效果得到了提高。为了避免关节镜下骨关节囊成形术、滑膜切除术、关节囊松解术后出现并发症,尤其是神经损伤,外科医师必须掌握足够的经验技术和肘关节的三维解剖结构知识。无菌性关节松动、关节不稳(主要与铰链式植入物有关)和股三头肌功能不全。在 TEA 术后 2%~5% 的患者出现感染,常见病原菌有表皮葡萄球菌、金黄色葡萄球菌。虽然由金黄色葡萄球菌导致的早期感染有时能通过冲洗和清创成功控制,仍需分阶段翻修,并加用抗生素辅助治疗。在需要进行关节翻修时,常需要自体或异体骨填充。

(四)总结

如其他关节关节炎的治疗一样,肘关节炎的治疗需要对疾病的病理、病因以及当前的治疗进展有深入的了解与掌握。许多患者可以通过保守措施得以成功治疗,部分患者通过外科手术得以治愈。随着关节镜技术和植入体设计的进展,对肘关节炎发病与病理解剖学的深入了解,外科治疗效果也得到了提升。通过及时正确地选择性治疗,患者肘部疼痛可以缓解以及恢复功能。

(牛云峰)

第三节 肘关节骨折与脱位

一、肘关节脱位

肘关节是人体较稳定的关节之一,肘关节脱位是肘部常见损伤。其发生率约占髋、膝、肩、肘关节脱位的一半,多发生于青少年。新鲜脱位若能在早期确诊并进行正确有效的治疗,一般可以完全恢复,若在早期未进行有效治疗,常遗留部分功能障碍。由于肘关节脱位常伴随肘部其他结构损伤,在诊断和治疗时应仔细检查。

1.肘关节后脱位

(1)损伤机制:肘关节后脱位是肘关节脱位最常见的一种类型,以青少年多见。后脱位常因跌倒时,手掌着地,肘部轻度过伸,跌倒后外力传导至伸直的肘部,尺骨鹰嘴顶端受猛烈撞击,使鹰嘴脱出肱骨滑车。若肘关节处于过伸位,则副韧带与关节囊亦被撕裂,尺骨鹰嘴向后移位、肱骨下端向前移位,产生肘关节后脱位。

(2)诊断:根据导致肘关节脱位发病机制以及 X 线正侧位片即可诊断,应仔细观察肘关节 X 线正侧位片,排除肱骨远端骨折、桡骨头骨折、冠突骨折。

(3)治疗:手法复位前应排除血管和神经的损伤。常见的血管损伤是肱动脉损伤,动脉搏动消失并不妨碍手法复位,若复位后仍未触及动脉搏动。则需立即行动脉探查重建术。神经损伤表现有神经支配的肌肉运动及皮肤感觉消失,应立即行手术探查。

1)闭合复位:伤后时间较短者可不必麻醉,大于 4 小时者应给予臂丛麻醉。以右肘关节为例,屈肘 60°~90°,助手双手紧握患者上臂,术者双手紧握住腕部持续牵引,并可稍加旋前,当听到复位弹响或复位振动感时,即复位成功。复位后上肢石膏固定在功能位。3~4 周后拆去石膏,开始逐渐主动活动功能锻炼,此期不宜做剧烈运动。

2)切开复位:急性肘关节脱位很少需要切开复位,若有骨折块嵌顿在关节间隙,闭合复位失败,可行切开复位。

(4)预后:单纯肘关节脱位一般预后良好,进行有效治疗后3~4个月能恢复至健侧活动范围。伴随骨折的复杂性脱位,愈合常遗留部分功能受限。

2.肘关节前脱位

(1)损伤机制:单纯肘关节前脱位比较少见,常常合并鹰嘴骨折。其原因系因跌倒后屈肘位撞击或者暴力直接作用于前臂,导致尺骨鹰嘴骨折,尺骨向前脱位。一般引起前脱位的外力剧烈,软组织损伤程度严重,常合并血管神经损伤。如合并肱动脉损伤,应仔细评估血管神经功能。

(2)治疗:基本手法复位是反受伤机制,在牵引下对抗肌肉痉挛,然后对前臂施加向后下的压力,同时向前挤压肱骨前端,完成复位。复位后功能位石膏固定,同后脱位。

3.肘关节侧方脱位

(1)损伤机制:肘关节侧方脱位分内侧和外侧脱位,外侧脱位是肘外翻暴力所致,内侧脱位是肘内翻暴力所致,与脱位方向相对的侧副韧带及关节囊严重损伤,而脱位侧的损伤反而较轻。

(2)治疗:复位,上臂采取对抗牵引,轻度伸肘,然后对肘内侧或外侧直接按压。其中肘内侧脱位常属于半脱位,合并软组织损伤不如外脱位。

4.桡骨头半脱位　桡骨头半脱位,亦称为牵拉肘,是小儿常见的损伤。本病多见于1~3岁儿童,5岁以后很少见,其中2~3岁最为多见,多于患儿肘关节伸直位前臂旋前时突然受到牵拉所致,预后良好。

(1)诊断:患儿有患肘被牵拉后突然哭闹史,患肢呈半屈旋前位,不愿举动患肢,亦不愿用手取物,被动屈肘及前臂旋后则疼痛,肘部无明显肿胀,桡骨头处有轻压痛。X线检查为阴性。

(2)治疗

1)复位:手法复位多能成功,复位时常有一声响,患儿立即停止哭闹,并可用患肢取物。

2)固定:不需要特殊固定,三角巾悬吊患肢1周即可。

二、肘关节骨折

1.肱骨髁上骨折　肱骨髁上骨折是肱骨远端肱骨内、外髁与肱骨干移行处的骨折。多发于5~10岁儿童,占肘部骨折的40%~50%,约占儿童所有骨折的10%。肱骨髁上骨折属于关节外骨折,积极有效治疗后肘关节功能恢复良好,但仍有部分患者术后遗留畸形。肱骨髁上骨折分两型,伸直型与屈曲型,其中伸直型约占90%。

(1)伸直型

1)损伤机制:跌倒时,手掌撑地,肘关节伸直位或屈曲位,地面反作用力经前臂传导至肱骨下端,致肱骨髁上发生骨折,骨折近端向前下移位,骨折远端向后上移位。移位严重者骨折近端可损伤前方肱动脉;肘关节伸直位直接遭受内收或外展暴力,亦可致肱骨髁上骨折。

2)临床表现与诊断:患儿常有外伤史,肘关节局部肿胀、疼痛、瘀斑,患肘呈半屈曲位,此时应该考虑肱骨髁上骨折。检查骨折特有体征如骨擦音、异常活动、畸形,应与肘关节脱位鉴别,肱骨髁上骨折,肘后三角关系正常。应仔细鉴别是否合并神经血管损伤,桡动脉搏动是否正常,手及掌部感觉运动是否正常,是否合并骨筋膜室综合征,是否出现 5P 征如疼痛 pain、感觉异常 paresthesia、麻痹 paralysis、无脉 pulselessness、苍白 pallor。应行肘关节正侧位 X 线片,通过肘关节正侧位片,可以确诊骨折,同时观察骨折移位程度,为骨折治疗提供参考依据。

3)治疗:受伤时间短,局部肿胀较轻,骨折无移位或轻度移位,未合并神经血管损伤,可用石膏托固定 4～5 周,行肘关节正侧位 X 线片,骨折愈合良好,即可拆除石膏,开始肘关节功能锻炼。

①闭合复位:在臂丛麻醉下或全麻下,助手紧握上臂,另一助手紧握住患者腕部、肘部,使其保持伸直位,进行牵引,术者于骨折远端后侧用拇指向前推起,余指将骨折近端向后压,矫正前后移位后,纠正侧方和旋转畸形。复位时应恢复肱骨下端前倾角和提携角。复位后行肘关节正侧位 X 线片证实复位满意后,石膏托于屈肘位固定 4～5 周。复位后 1 周复查一次肘关节正侧位片,防止再次移位。期间注意观察远端患肢血运情况。

②手术治疗:经皮穿针固定:闭合复位经皮交叉克氏针固定创伤小、复位效果好、固定时间短,因而得到了广泛应用。但易出现骨折再移位、肘内翻、医源性尺神经损伤及针道感染等并发症。切开复位内固定:手术指征包括闭合复位后位置不满意、骨折合并血管神经损伤、对功能恢复要求较高者。常用手术入路有肱三头肌纵劈入路、Morrey 入路、尺骨鹰嘴截骨入路、肱三头肌两侧入路。可选用重建接骨板和 Y 形接骨板固定。肱骨开放性骨折应及时彻底清创,污染较严重者可延期闭合伤口,择期行复位内固定术,或行外固定架固定。

(2)屈曲型

1)发病机制:肱骨髁上骨折较少见,多因间接暴力导致。跌倒时,肘关节处于屈曲位,肘后部着地,地面反作用力传导至肱骨下端,导致屈曲型骨折,骨折远端相对向前移位,骨折近端向后移位。

2)临床表现与诊断:伤后,患处局部肿胀、疼痛,肘后部突起。检查可发现肘上方压痛明显,可触及骨折断端。行肘关节 X 线正侧位片可见肱骨髁上骨折屈曲型典型移位,即骨折远端相对向前移位,骨折近端向后移位。骨折可伴随轻度尺偏或桡偏,合并神经血管损伤较少。

3)治疗

①闭合复位:在臂丛麻醉或全麻下,取平卧位,助手紧握患者上臂,另一助手紧握患者前臂,于肘关节屈曲 90°牵引。牵引充分后,术者将骨折远端用拇指向后推压。尺偏者,在适当牵引下,术者用双拇指或手掌向桡侧挤压骨折远端,并将前臂轻度桡偏,以复位骨折块并恢复提携角。桡偏者,于伸肘位向尺侧挤压远端骨折块。复位成功后,用石膏固定牢固,行 X 线正侧位片确认骨折复位情况。3 周后复查 X 线片,稳定型骨折,骨痂形成较多者,可拆除石膏进行屈肘练习;不稳定型的骨折,或骨痂生长缓慢者,需延长固定 1～3 周,石膏拆除后及时练习屈肘活动。

②手术治疗:闭合复位失败者、闭合复位后畸形愈合者,可行切开复位内固定治疗。

2.桡骨头骨折

(1)分型:桡骨头骨折的分型目前意见尚不一致,Mason 于 1959 年首次提出桡骨头骨折分类,其将桡骨头骨折分为Ⅰ、Ⅱ、Ⅲ三型,Ⅰ型为小或边缘骨折,微小移位;Ⅱ型为有移位的边缘骨折;Ⅲ型为桡骨头粉碎性骨折,由于该分型对骨折的真实大小、移位的程度、合并伤的描述不明确,目前多采用改良的 Mason 分型法:Ⅰ型为桡骨头或颈骨折,无或微小移位(骨折关节内移位<2mm);Ⅱ型为桡骨头或桡骨颈骨折,移位>2mm;Ⅲ型为桡骨头和桡骨颈的粉碎性骨折,多不可修复;Ⅳ型为伴发肘关节脱位及前臂骨间膜损伤的Ⅲ型骨折。

(2)治疗方法:包括非手术治疗、切开复位内固定术、桡骨头切除术及桡骨头假体置换术。桡骨头骨折治疗关键是区分骨折属于孤立的不伴有相关韧带损伤的稳定骨折,还是属于伴有尺骨不稳定或更严重、更复杂、更不稳定的桡骨头骨折,不要遗漏其他的表现如 Essex—Lopresti 骨折脱位(桡骨头骨折合并尺桡关节脱位)。一般桡骨头移位超过 2mm 便提示伴有损伤的不稳定骨折的可能。治疗方面应根据不同的分型及严重程度选择不同的治疗方式。

1)Mason Ⅰ型骨折:主张行保守治疗并早期进行功能锻炼,防止肘关节僵硬的发生。

2)Mason Ⅱ型骨折:单纯性 Mason Ⅱ型骨折,若肘关节活动良好,肘关节稳定,可考虑行保守治疗。对于伴有肘关节周围其他部位骨折及韧带损伤的复杂性 Mason Ⅱ型骨折,通常存在肘关节不稳定,需行切开复位内固定。

3)Mason Ⅲ、Ⅳ型骨折:由于 Mason Ⅲ、Ⅳ型骨折本身较为严重,同时多数合并其他骨折、脱位及韧带损伤,均需手术治疗。治疗前应综合考虑肘关节的稳定程度、患者的年龄、患者对骨折治疗的期望、骨骼的质量等因素,进行手术方式的选择。以往多主张直接行桡骨头切除,随着桡骨头对肘关节稳定性的重要性被认识,采用何种手术方式仍存在争议。笔者主张应尽量保留自身桡骨头,给予安全有效的内固定,若桡骨头骨折严重,无法固定,可选用桡骨头置换术,而行桡骨头切除术要慎重。

3.尺骨近端骨折

(1)分型:鹰嘴骨折的分类有多种,但其中 Mayo 分类根据有无鹰嘴近端移位、是否存在肱桡关节不稳、及粉碎性骨折分为三型。Ⅰ型为没有移位或仅存在微小移位;Ⅱ型为鹰嘴近端骨折片移位,不伴有肱尺关节不稳;Ⅲ型为鹰嘴近端骨折片移位,并伴有肱尺关节不稳。每一型又可分为 A、B 两个亚型,A 型为非粉碎性骨折,B 型为粉碎性骨折。尺骨鹰嘴的 AO 分类类似于肱骨远端骨折的分类,不再详述。

尺骨近端骨折存在一种特殊情况—Monteggia 骨折,即尺骨近端 1/3 骨折伴有桡骨头脱位,本病因意大利学者 Monteggia 首次报告而得名,除了其所报告的桡骨头前脱位外,尚可有向外及向后脱出者。

(2)治疗

1)非手术治疗:对于 Mayo Ⅰ型鹰嘴骨折,可予以肘关节完全伸直位固定进行治疗,但这种固定难以被患者接受,因此可适当地屈曲肘关节进行固定。

2)切开复位内固定术治疗:

①张力带固定:适合于 Mayo Ⅱ A 及 Mayo Ⅲ A 型横断性骨折,因若为斜行骨折或粉碎性骨折,张力带会引起骨折移位。该方法术后并发症较接骨板固定术后并发症多,因此不推荐使用此方法治疗鹰嘴骨折。

②接骨板固定:适合于 Mayo Ⅱ、Mayo Ⅲ 型骨折及 Monteggia 骨折。

③鹰嘴切除肱三头肌腱下移术:适用于老年、骨质差及对功能要求不高的患者。该方法避免了骨折不愈合问题,并减少了由于关节面不规则所引起的创伤性关节炎的可能性,但存在影响外观及鹰嘴的杠杆作用。

(牛云峰)

第四节　肘关节置换术

正常功能的肘关节能将手置于合适的空间位置，完成诸如吃、穿等日常生活活动。Morrey 等测定，肘关节完成多数日常生活所需运动弧为 100°（屈曲 130°至伸展－30°），前臂所需运动弧为 100°（旋前 50°至旋后 50°）。一旦肘关节因疾病、创伤无法完成所需运动弧时，就会给患者生活和工作造成困难，需要积极给予恰当治疗当其他治疗手段无法解决问题时，人工肘关节置换术能够有效解除肘关节活动疼痛、恢复活动稳定性和改善活动弧。

一、人工肘关节概述

人工肘关节发展至今已有百余年的漫长历程，最初，各种成形术及间隔物的置入，能在一定程度上减轻疼痛、改善运动弧和防止纤维性僵直，但术后普遍存在关节面不匹配、不稳定、关节半脱位和残余疼痛的弊病直到 20 世纪 40 年代，在对肘关节解剖和生物力学进行深入研究的基础上，才先后设计出多种不同类型的人工肘关节用于临床其早期随访效果满意，能缓解疼痛，改善功能，但远期效果却不甚满意，假体松动率很高：这种全限制型或部分限制型金属对金属的铰链型人工关节一直沿用到 20 世纪 70 年代。

20 世纪 70 年代早期，英国医师 Dee 首先设计并应用了一种完全限制型金属夹聚甲基丙烯酸甲酯部件的铰链人工肘关节，被称为人工肘关节：这种人工肘关节，以及随后诸多学者的改良型人工肘关节用于临床后，总体结果令人鼓舞，但仍存在松动、疼痛、肘关节僵直等问题。不过，Dee 人工肘关节应用金属夹聚甲基丙烯酸甲酯部件的设计理念大大推动了人工肘关节的发展。

1976 年至今普遍采用半限制型金属对聚乙烯铰链假体和无限制型金属对聚乙烯重建肘关节面的人工肘关节。特别值得提出的是，1978 年 Morrey 对这种类型的人工肘关节进行了改进。他在铰链部设有 5°～8°倾斜角，使屈肘时前臂可以像正常生理运动一样外倾和内倾；对关节柄则采用了骨水泥固定方式，增加了术后稳定性，明显提高了假体使用年限（5～10 年）。

近 20 年来，随着对肘关节的解剖和生物力学的认识不断提高，人工肘关节已有很大改进。从单轴铰链墙发展到复杂的非限制型解剖型假体：假体受制约越小，就越接近关节的生理运动，假体的长期稳定性就越持久半限制型假体和非限制型假体，被认为是当今肘关节假体的发展方向，作何选择，需根据病情而定。若年轻患者骨质量状况良好，关节稳定，肘关节活动明显受限，此时选用非限制型假体比较理想：若患者年龄较大，有明显的骨质破坏或严重的骨缺损，关节明显不稳时，则可选用半限制型肘关节假体。

与人工髋关节和膝关节相比，人工肘关节的研制仍感滞后。要获得一个无痛、稳定、活动弧满意、耐用的人工肘关节，尚有待进一步研究、开发和提高。

二、人工肘关节置换术

（一）人工肘关节置换术的适应证和禁忌证

1. 人工肘关节置换术的适应证　人工肘关节置换术的适应证虽然存在争议，但公认的适应证有：

(1)肘关节存在严重、不能忍受的疼痛,功能活动受限,X线影像显示有肘关节破坏表现,影响生活质量,且尚存足够放置假体的骨基是人工肘关节置换最重要的指征。

(2)双肘关节强直于非功能位,不能发挥手的功能,严重影响生活、工作,迫切要求改善功能者,可考虑行优势侧的人工肘关节置换。

(3)类风湿关节炎患者肘关节有严重疼痛和活动受限,为最常见的手术适应证。Mayo医院将类风湿关节炎的肘关节病变分为5期:①Ⅰ期:仅有滑膜炎表现,X线影像接近正常,仅行滑膜切除术即可获得较佳疗效。②Ⅱ期:关节间隙变窄,但关节结构完整。如果患者年龄小于40岁,多主张行滑膜切除术;如果年龄大于40岁,可行人工肘关节置换术。③Ⅲ期:关节结构轻度至中度改变。④Ⅳ期:关节结构严重改变。⑤Ⅴ期:关节强直。Ⅲ～Ⅴ期均应行人工肘关节置换术。

(4)创伤性关节炎:由于部分患者曾因创伤施行手术,潜在感染的可能性较大;肱骨远端或肱骨髁可能存在骨质缺损,使假体缺乏足够的骨组织支持。尽管如此,对经保守治疗无效,病变严重,年龄大于55岁者,人工肘关节置换作为一种补救性手术,多数患者仍可获得较为满意的疗效。

(5)老年退行性关节炎或创伤后的退行性关节炎,要求不高,且肘关节有足够骨量,韧带和关节囊尚好,关节大体上无对线不良者,可行人工肘关节置换术。

(6)严重的原发性骨性关节炎,经其他治疗无效者,可行人工肘关节置换术。

(7)肘关节成形术失败者可选用人工肘关节置换术。

(8)肘部肿瘤切除术后。

2.人工肘关节置换术的相对适应证

(1)曾施行桡骨头切除术或滑膜切除术的患者,可应用非限制型假体置换。

(2)严重肘关节韧带松弛导致的肘关节不稳。

(3)肱骨远端缺损超过2cm者需用特制假体。

3.人工肘关节置换术的禁忌证

(1)活动性感染或近期内有化脓性关节炎病史的患者(感染控制后至少稳定1年以上方可考虑手术)。

(2)神经性关节病变(Charcot肘关节病)。

(3)各种原因所致肘关节骨组织大块缺损,或严重骨质疏松,术后难以维持假体稳定者。

(4)肘部主要运动肌肌力差或肌肉肌腱等组织受到破坏,造成肘关节主动屈伸活动功能丧失者。

4.人工肘关节置换术的相对禁忌证

(1)营养不良。

(2)肘关节局部皮肤存在广泛瘢痕。

(3)肘关节周围存在严重异位骨化。

(4)期望术后能进行重体力活动或不能服从术后限制。

(二)人工肘关节的类型及选择

1.人工肘关节的类型　根据人工肘关节肱骨部件与尺骨部件组成的结构,假体可大致分为完全限制型、半限制型和非限制型三种类型。限制的概念是指关节面之间的顺应程度。这种分类方式有一定缺陷,严格上讲,并非所有非铰链式假体都一定是非限制型假体。例如非铰链式假体这一概念针对 Kudo 型假体和 Ewald 头髁假体是合适的,但对 Souter 型假体,并未能真实反映其内在限制程度较高的特性。因此,有些学者认为以铰链式和非铰链式来分类更为合理。不过本文仍采用目前通用的完全限制型、半限制型和非限制型三类分型法。

(1)完全限制型:即铰链式人工肘关节。为金属对金属单中心铰链假体,机械固定,后改为骨水泥固定,其功能仅为屈伸活动,无侧方活动,必须依靠假体自身保持关节的稳定性。欧洲国家早期应用较多,因骨-假体界面应力过于集中,假体松动率高,后经改良设计出了半限制型人工肘关节。其代表假体为 Dee 人工肘关节假体(1977)。

(2)半限制型:亦为铰链式人工肘关节。假体通常由 2～3 个部件组成,关节面为金属-高分子聚乙烯组合。通过锁定针或咬合式结构连接肱骨和尺骨部件。这种铰链式假体可以起到半限制假体的作用。允许假体在内外翻方向有一定活动度,以将应力转移到关节周围软组织。临床上又称为"松弛"的铰链。其代表假体为 Coonrad-Morrey 人工肘关节假体(1979)。

(3)非限制型:即表面置换式人工肘关节。肱骨部分和尺骨部分无轴向连接,主要依靠骨性支撑和侧副韧带来维持稳定,最接近肘关节的生理状态,能降低应力(骨-骨水泥界面),从而减小无菌性松动的发生率,但会增加不稳定的风险。此型假体的稳定性完全由完整的软组织提供,若有骨缺损、保持关节稳定的软组织体系不全者不宜使用。其代表假体为 Souter-Strathclyde;人工肘关节假体。

2. 人工肘关节的选择 选择何种人工肘关节类型取决于肘关节骨质条件,关节囊、韧带的稳定性,关节周围的肌肉条件,以及手术医师对使用假体的熟悉程度。一般认为,关节间隙消失,但骨质、关节囊、韧带结构良好,关节稳定,则非限制型假体是比较理想的选择。若有明显骨质缺损破坏、韧带松弛、关节稳定性差、肌肉萎缩,则可选用半限制型或限制型假体。

若肘关节侧副韧带基本稳定,类风湿关节炎或滑膜切除术、桡骨头切除术失败的病例,选用非限制型假体,而创伤后肘关节炎的病例常选用半限制型假体,其中尤以经 Mayo 医院改良的 Coonrad-Morrey 假体最为常用。

由于肘关节置换术的重要目标是消除关节疼痛,恢复关节活动功能。因此,假体的选择十分重要,可以根据假体特点和患者具体情况加以选择。若患者需要关节稳定,活动又良好的肘关节,则考虑选用半限制型假体或"松弛"铰链型假体;对于年轻患者,解决疼痛为主要目的,关节尚稳定者,可考虑选用非限制型假体。

(三)人工肘关节置换术

人工肘关节置换要根据患者的诊断、年龄、活动水平以及骨和韧带的不同情况,选择不同类型的假体,每一种假体安装方式各有不同,很难在有限篇幅中详尽说明。这里介绍一种在我国应用较为广泛的 Coonrad-Morrey 人工肘关节假体的安装方式。

Coonrad-Morrey 人工全肘关节假体由 Coonrad(1979)设计和应用,后经多次改进完善。Morrey(1988)对设计提出进一步改良意见,并与 Coonrad 一联合发表著文,使技术更为成熟,疗效也有明显提高。Mayo 医院改良设计的 Coonard-Morrey 全肘假体为半限制铰链型,由高分子聚乙烯假体衬垫和钛合金假体两类部件组成,允许有 8°的内外翻松弛度和 8°的内外旋松弛度。肱骨假体柄和尺骨假体柄的形状更贴近各自的髓腔形状,插入后的稳定性更为可靠。肱骨假体下前方有一指向肱骨近端的钩状凸起,此处可植入骨块以加强固定效果,防止肱骨柄向后移位和轴向旋转。柄体靠近关节部分有多孔层覆盖。假体分左右,均有标准号和小号两种基本型号。每种型号的肱骨假体柄有 10cm、15cm 和 20cm 三种。15cm 柄在治疗类风湿肘关节炎中最为常用，它可获得足够骨质支撑来对抗扭转。20cm 柄常用于翻修术。

1. 术前准备

（1）患者应满足的三条标准：①有足够的骨基以支撑假体，即肱骨髁上以及髁上嵴必须存在；②破坏后的尺骨鹰嘴要有足够骨量支撑和固定假体；③术前肘关节必须是基本稳定的。

由于人工肘关节置换术后需要避免重复提重物或长时间用拐杖，若患者尚需做髋关节或膝关节置换，就必须在肘关节置换前进行。

（2）常规准备：①详细的体格检查，肘关节屈伸活动度，前臂的旋转度，肌力神经有无损伤，尤其是尺神经的检查，肩关节及手的功能活动情况；②常规术前化验检查，对化验结果进行评估；③放射学评价：拍摄肘关节 X 线片和 CT 加三维成像检查，了解骨质情况，有无严重骨质缺损，供各种型号假体模板的术前测量，估计肱骨及其假体的大小。不过假体型号大小的选择最终需在术中决定。

2. 麻醉及体位

（1）全身麻醉或锁骨上阻滞麻醉。

（2）依术者习惯，摆好患者体位。推荐采用仰卧位，用一个沙袋垫在肩胛骨下，并且将手臂放置胸前。患肢上臂绑扎空气止血带，前臂用消毒手术巾包裹，便于自由屈伸和旋前、旋后。

（3）常规消毒铺巾后将空气止血带充气至 250～300mmHg。

3. 手术方法

（1）切口与显露：如果肱骨远端骨质条件良好，采用 Bryan—Morrey 内侧入路。在鹰嘴尖内侧与肱骨内上髁之间做直切口。切口从鹰嘴尖向远侧延 5cm，近侧 7cm（图 3-2-1）。当松解肱三头肌内侧皮下组织，显露其内侧缘和尺神经时，要找出并转移以前未转移的尺神经。近端在肱三头肌内侧缘游离尺神经，向远端解剖到达肘管筋膜，切开此筋膜，进一步向远端分离，到尺神经尺侧腕屈肌的第一个运动支。如果尺神经与关节囊粘连，分离后应注意止血。游离尺神经，并用橡皮引流管牵开保护后，远侧在屈肌、旋前肌筋膜表面，近侧在肱三头肌前方形成一皮下组织袋，准备接纳前置的尺神经（图 3-2-2）。继续解剖肱三头肌的内侧，将其自内侧肌间隔和肱骨远端的后面掀起。在远端则向尺骨方向切开尺侧腕屈肌筋膜（图 3-2-3）。然后即可将肱三头肌止点从尺骨上直接锐性剥离并翻开（图 3-2-4）。反之，如果肱骨远端严重骨缺损，则可采用 Bryan—Morrey"保留肱三头肌"入路。同上法解剖并前置尺神经。继续进行从内侧向外侧的解剖分离，直至肘肌和肱三头肌都可以从肱骨外髁上拉开为止。由于附于尺骨近端的筋膜菲薄，容易在剥离的过程中被穿破。因此，可用比较窄小的骨刀在掀开筋膜的同时带一小块骨质，有助于手术结束时肱三头肌止点的重建（恢复其正常长度）以及伸肘装置与尺骨近端的愈合。肱三头肌的止点通过骨孔用不吸收缝线与尺骨近端缝合修复（图 3-2-5）。将肱三头肌自肱骨后方分离，向内或外牵开，暴露关节囊。为扩大手术野，可自肱骨附着处，松解并保护内外侧侧副韧带，注意勿将其切断（图 3-2-6）。切除肱桡关节的关节囊及增生滑膜，显露桡骨头。在环状韧带近端切除桡骨头。注意不要残留骨赘，以免前臂旋转时影响尺骨活动。在肱骨滑车和尺骨之间切开内侧关节囊。游离部分尺侧腕屈肌止点，显露指浅屈肌止点及内侧侧副韧带并松解（图 3-2-7）。此时，可将尺骨自肱骨滑车上抬起，显露出滑车切迹和尺骨冠状突。如术前有屈肌畸形，可在尺骨近端松解一部分肱肌。为了显露肱骨,可切除鹰嘴和冠状突尖端,以防阻挡术后关节活动。外旋肱骨,完全屈曲前臂(图3-2-8)。

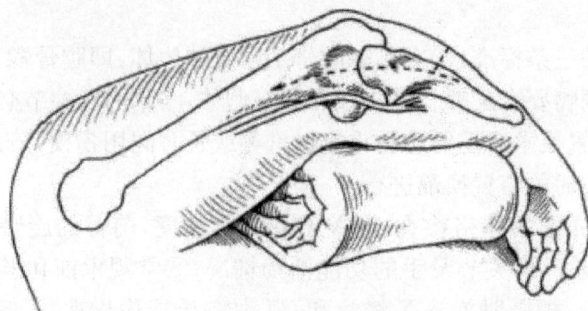

图3-2-1　肱骨内上髁和尺骨鹰嘴尖之间做直切口

患者仰卧于手术床上,上肢用消毒巾包裹,以利自由移动,放置胸前。在肱骨内上髁和尺骨鹰嘴尖之间做直切口

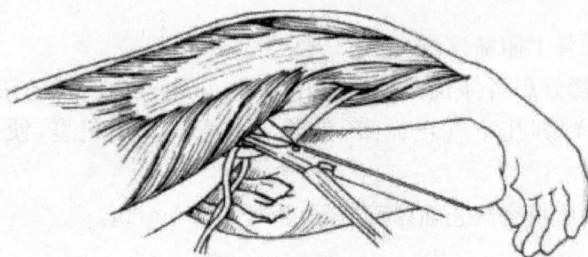

图3-2-2　前置的尺神经

在肱三头肌内侧缘找出尺神经。并将其分离到其第一运动支为止。小心将分离出来的尺神经向前移至皮下组织内

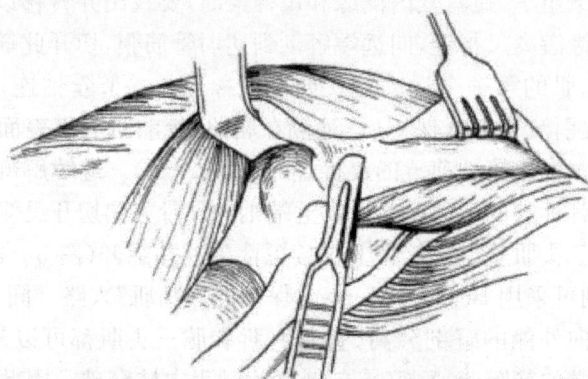

图3-2-3　切开尺侧腕屈肌筋膜

在整个手术过程中必须对尺神经加以保护。在尺骨内侧面做一切口将尺骨骨膜连同前臂筋膜一起掀起

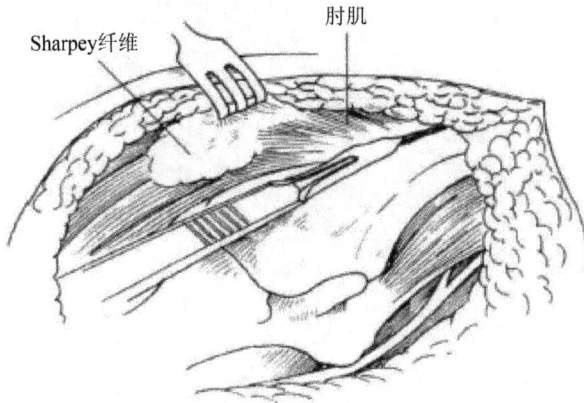

图 3－2－4 锐性剥离并翻开肱三头肌止点

将肱三头肌止点从尺骨上直接锐性剥离并翻开

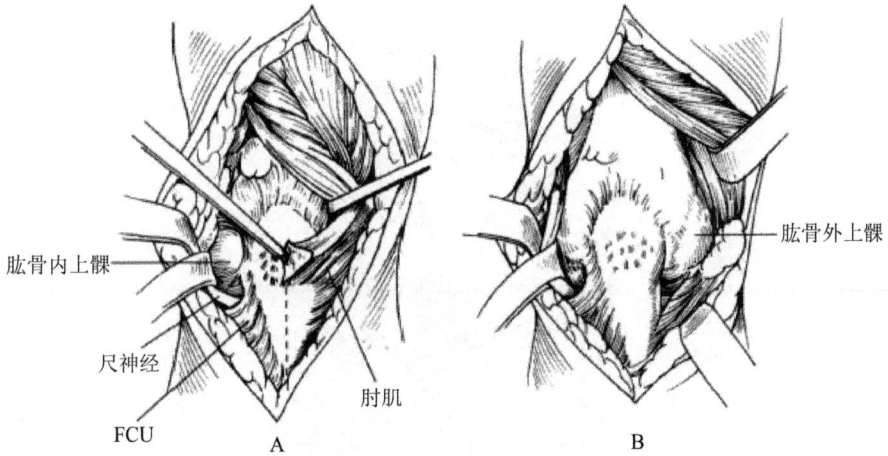

图 3－2－5 "保留肱三头肌"入路

Bryan－Morrey"保留肱三头肌"入路 A. 解剖剥离自内侧开始；B. 整个肱三头肌止点自尺侧近端剥离并翻开。注意这样即可显露肱骨远端的后面

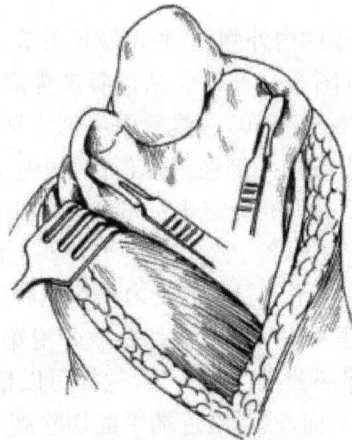

图 3－2－6 松解内、外侧侧副韧带

松解内、外侧侧副韧带，完全显现肱骨远端、尺骨近端和桡骨小头

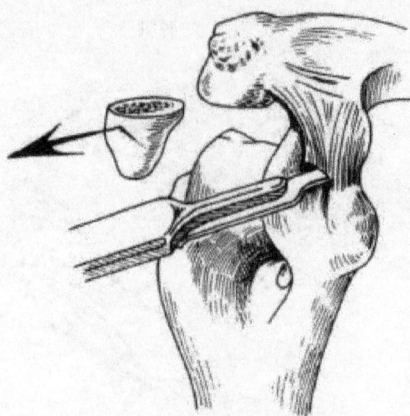

图 3－2－7　截除尺骨鹰嘴尖端

将整个伸肌装置向外侧半脱位。截除尺骨鹰嘴尖端,并将肘关节内外侧侧副韧带从肱骨附着部松开

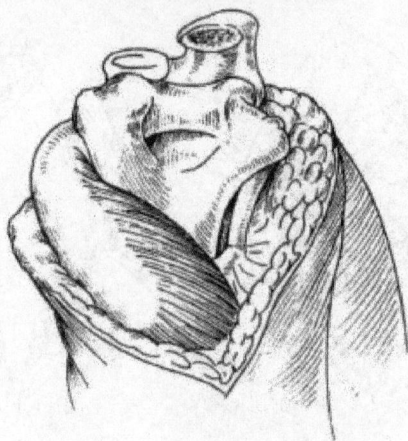

图 3－2－8　分开远端关节与肱骨

屈曲肘关节,将远端关节与肱骨分开。将前臂旋外,并进一步屈肘使其完全分开

　　(2)植入假体:Coonrad－Morrey人工肘关节假体有全套用于置换的器械,可按切模进行大部分操作。

　　1)准备肱骨端:显露肱骨远端的内外侧柱,脱出肱尺关节,用微型电锯或咬骨钳切除肱骨滑车中部骨质,进入尺骨鹰嘴窝(图3－2－9)。从尺骨鹰嘴窝顶部用圆头磨钻或咬骨钳去除一小部分骨皮质,显现骨髓脑图3－2－10)。然后用尖钻头钻入髓腔,肱骨髓腔宽大,容易进入(图3－2－11)。确定肱骨髁上的内外侧柱,显露备用的整个肱骨远端,确定排列和方向合适。将导向柄插入整个肱骨髓腔中可准确定出远端切割的中心。去掉手柄,安装切割模具,准确切出肱骨远侧关节面(图3－2－12)。支撑在肱骨小头上的侧臂是可以相互交换的,同一器械可用于左肘或右肘。切模的水平部要与肱骨内外侧柱后皮质保持于同一平面,确保准确地旋转定位(图3－2－13)。用摆锯按切模引导切除肱骨滑车及部分远端骨质。肱骨截骨模具的宽度与选择要截除肱骨的那部分尺寸一致,这样可以精确地移除肱骨的远端关节而。用摆锯首先沿着模具的内、外侧平面,然后沿近端平面切除剩余的滑车(图3－2－14)。不要紧靠切割模具切割,以免切出的空间太窄,插入假体时,会对肱骨内外侧柱产生过大的应力。要小心避免破坏髁上任何一侧的骨柱,否则可能会使局部应力增加,从而导致骨折。近端切割通常要离开导向器两侧完好的骨皮质。移除截骨模具和导向杆以完成尺骨鹰嘴窝顶部的切割。当横向切割时，摆动锯刀不要前后成角，而要斜向切割，这样可以减少在鹰嘴窝柱结合部形成缺门的可能性，这个缺口可产生应力增加，导致骨柱发生骨折。然后去除碎片，如果需要，可将合适尺寸的远端肱骨试模插入两侧柱之间以检查切除部分的精确程度（图3-2-15）。用一个小的薄锉再插入髓腔，要保证骨锉位于已完成切割的肱骨中心。如有必要，轻轻地旋转骨锉以进一步拓宽髓腔。然后，要根据髓腔的大小选择合适型号的骨锉（标准型号或更小型号的髓腔锉），采用由大到小尺寸的骨锉，逐级扩大肱骨远端髓腔呈三角形（图3-2-16）。最后选用与肱骨组件尺寸一致的髓腔锉，在尺骨鹰嘴窝顶部形成一个小于髓腔直径的开口。肱骨假体柄长通常为10cm，如果患者存在严重骨缺损或骨质疏松，可采用15cm柄，翻修或肱骨远端骨缺损要用20cm的长柄。为了安置假体翼，准备肱骨前缘和移植骨的位置、从肱骨远端前方松解前关节囊并用12~20mm带有弧度的骨剥器将肱肌掀开（图3-2-17）。如果已切除了足量的骨质，在切除的滑车间隙试行安放假体。

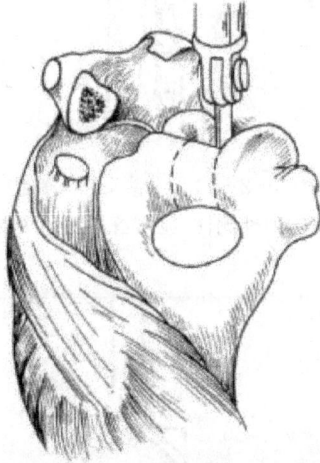

图3-2-9 切除肱骨滑车中部骨质
用咬骨钳或摆锯将滑车中部去除，以利于进入胜骨髓腔。能容下假体的宽度，则将假体插入髓腔

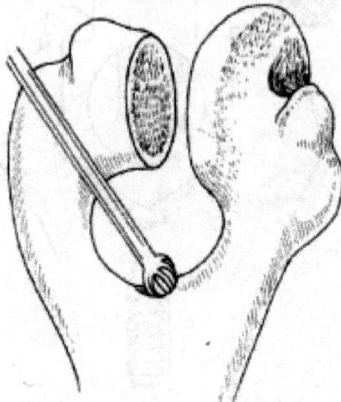

图3-2-10 显露骨髓腔
用圆头磨钻或咬骨钳从尺骨鹰嘴窝顶部去除一小部分骨皮质显露骨髓腔

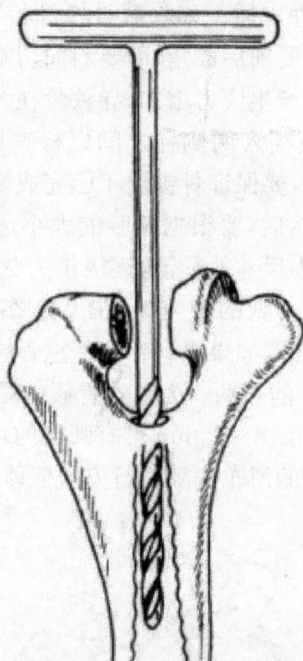

图 3—2—11　尖钻头钻入髓腔

　　用尖钻头钻入髓腔。确定肱骨髁上的内外侧柱,显露备用的整个肱骨远端,确定排列和合适方向。此钻有一活动的柄,柄去掉后可作为导向器

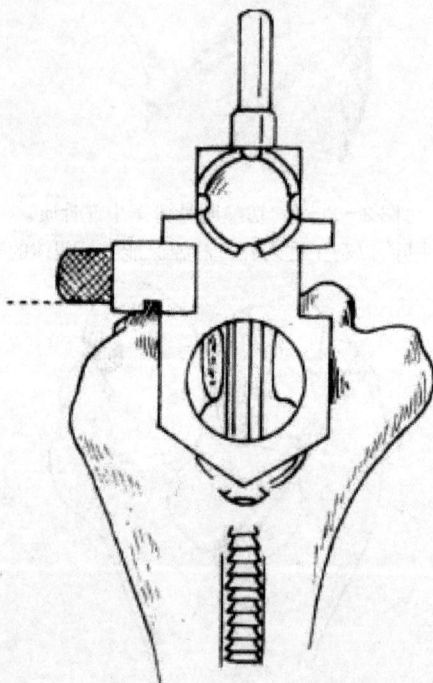

图 3—2—12　切出肱骨远侧关节面

　　将 T 型手柄接在肱骨校准导向器上,插入髓腔。侧臂接肱骨切割导向器桡侧,侧臂上"左右"标记靠近切割器上"左"/"右"标记。扭紧滚花旋钮,去掉 T 型手柄,滑动切割导向器直到与其后侧对准

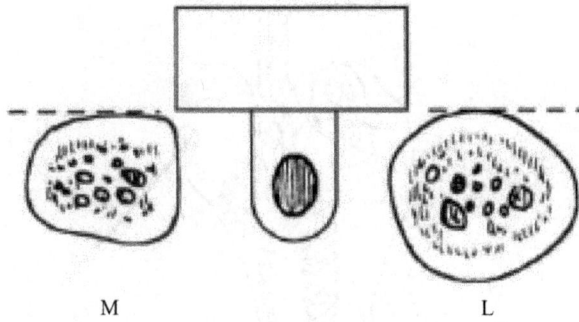

M L

图 3—2—13 切模平面

肱骨切割导向器定位时要与肱骨内外侧柱后皮质相平面,以决定肱骨切除的旋转方向。将导向器安置好后,将旋钮旋紧

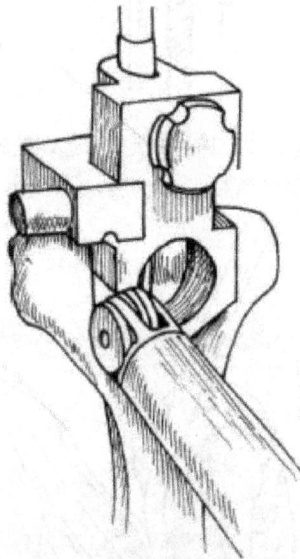

图 3—2—14 准确切骨

用摆锯准确切骨

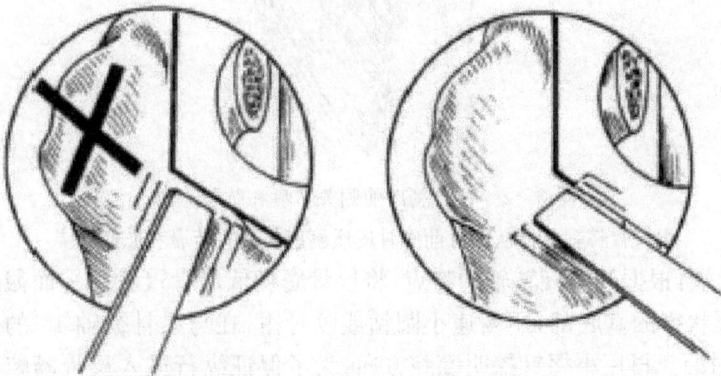

图 3—2—15 切除尺骨鹰嘴窝顶部

尺骨鹰嘴窝顶部的切除要以倾斜的角度放置摆锯,减少在鹰嘴窝柱结合部形成缺口,导致骨柱发生骨折的可能性

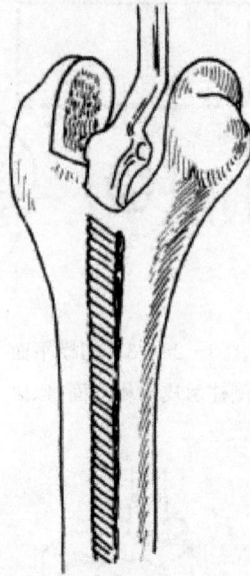

图 3—2—16 扩大肱骨远端髓腔

用肱骨髓腔锉将髓腔锉到合适大小

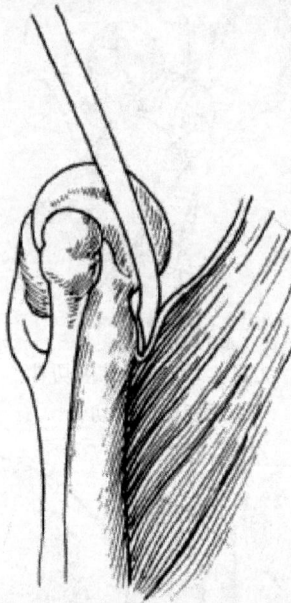

图 3—2—17 剥离前侧关节囊和肱肌止点

用弯骨膜剥离器从肱骨前侧骨皮质剥离前侧关节囊和肱肌止点

　　2)准备尺骨端:根据假体旋转轴的特点,将尺骨鹰嘴依尺骨冠状突平而截除,以单纯截除关节面在尺骨冠状突的基底部,用高速小圆钻或咬骨钳,在与尺骨纵轴45°的方向,钻孔打开髓腔(图3—2—18)。再用小探针探明髓腔方向,为了保证纵行进入尺骨髓腔,必要时可沿探针方向在尺骨鹰嘴尖端去除更多的骨质,或做成"凹槽"状,即可将逐渐增粗的髓腔钻轴向插入尺骨髓腔(图3—2—19)。用一导向锉以旋转方式进一步探明和扩大髓腔(图3—2—20),然后插入尺骨锉进一步扩髓,完全插入通常需要锤击。接着使用右侧或左侧的启动锉(starter rasp)。如果要置入最小的尺骨假体,可最后使用启动锉(starter rasp),使其完全到位,让最小假体插到合适的深度。如果置入小号或标准型号尺骨假体,可在合适的右侧或左侧构件中轻轻地旋转,插入小号或标准型号骨锉(图 3—2—21)。如果置入一个小号假体而髓腔宽大,可随着标准小号骨锉方向在假体柄周围注入更多骨水泥。用锤子去除冠状突基部软骨下骨和髓腔周围骨质,以准备好尺骨髓腔的最后几个毫米。若需要,而且髓腔又小,可选用合适的绞刀准备髓腔(图 3—2—22)。将髓腔锉旋转手柄垂直于尺骨鹰嘴的平面放入髓腔,在尺骨细小时,先用试验骨锉,如果髓腔允许,可插入更大的骨锉。确定置入假体最终的方向(图 3—2—23)。

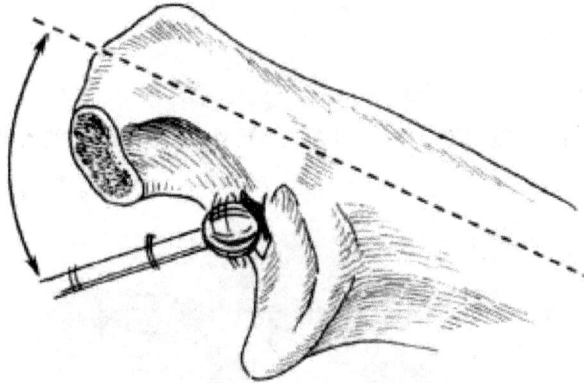

图 3—2—18 去除尺骨冠状突基部的软骨下骨
用高速圆头磨钻去除尺骨冠状突基部的软骨下骨以辨别尺骨髓腔,如果骨质疏松,可用咬骨绀

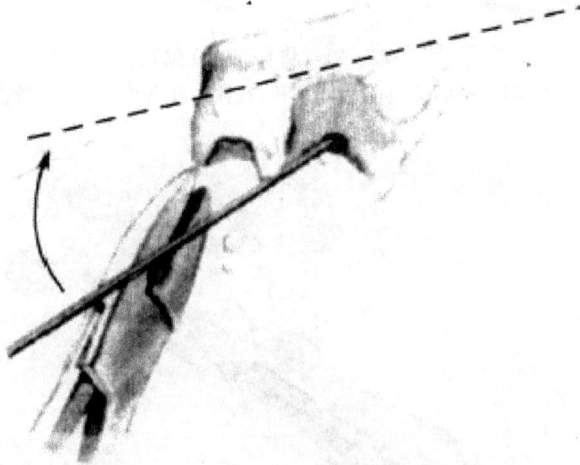

图 3—2—19 "凹槽"
为了适当对线,可沿探针方向在鹰嘴上做一骨槽

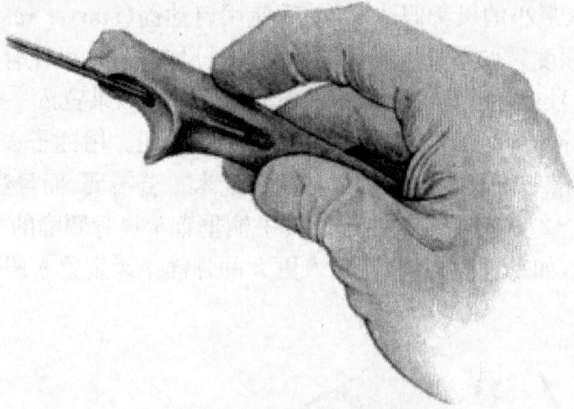

图 3—2—20 旋转导向锉

转动髓腔钻进一步探查及拓宽髓腔。将一个手指放在尺骨近端骨干的外侧有助于防止因过度扩髓而致骨折

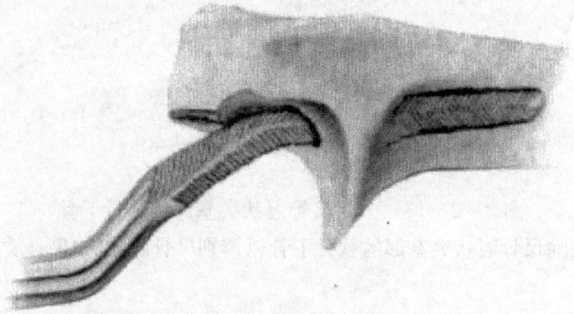

图 3—2—21 将骨锉插入髓腔

将合适大小的骨锉插入髓腔，有时需要圆头锉开孔，在这一步骤中，为了让骨锉插入，需用锤敲击

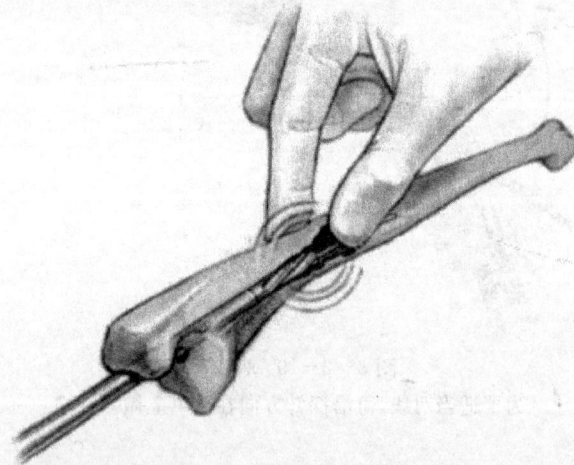

图 3—2—22 选用绞刀准备髓腔

在准备尺骨腔髓最后几毫米时，若需要，而且髓腔又小，可选用合适的绞刀准备髓腔

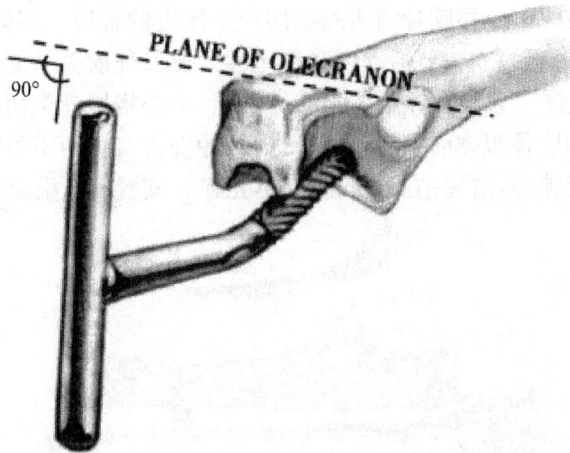

图 3—2—23 骨锉把柄与尺骨近端平面垂直

将骨锉把柄与尺骨近端平面垂直放入才能达到合适方位

3）假体试模插入：切骨和扩髓完成后，分别将合适大小的肱、尺骨假体试模插入，以略有 2~3mm 间隙为度。置入螺栓拧紧，将两个部件连接起来。检查假体位置、大小适当与否，并作调整；屈伸肘关节，检查关节活动度和稳定性，注意活动范围和活动过程中是否存在鹰嘴、冠状突、桡骨头与假体之间的撞击现象。如桡骨头有病变或与假体撞击，顶压过紧，应将其切除。然后去除试模。

4）假体置入：使用脉冲冲洗系统，彻底清洁和擦干尺骨和肱骨髓腔。使用即使最小尺骨髓腔也可以插入的骨水泥注入系统，将骨水泥注入尺骨髓腔，或同时注入尺骨与肱骨髓腔。不过对于那些经验少的医师，最安全的方法是分别注入骨水泥和置入假体。注入软管要修剪到适合肱骨或者尺骨假体的长度。由于阻力高，骨水泥要在聚合过程的早期注入（图 3—2—24）。注入骨水泥前向尺骨髓腔内塞入骨栓一枚，推至比扩大的髓腔还深 2cm 处，注入骨水泥至溢出。尽量远离冠状突插入尺骨假体。尺骨假体的中心应与尺骨鹰嘴半月切迹中心一致，尺骨假体的平面应平行于尺骨鹰嘴平面。固定尺骨假体柄，骨水泥硬化后，将尺骨假体周围过量的骨水泥清除（图 3—2—25）。同法将骨水泥注入肱骨髓腔。切记，肱骨开口比髓腔小。需要时，可用一个特殊设计的塞子或几块移植骨塞住髓腔底部，防止骨水泥注入髓腔深部。将注射管修剪到合适长度，按常规方式把水泥注入髓腔（图 3—2—26）。插入肱骨假体前，在肱骨残端前方与假体翼之间植骨。从切除的滑车上获取移植骨块，也可由供修补手术用的髂嵴或骨库获取移植骨块。移植骨厚 2~3mm，长约 1.5cm，宽约 1cm。将约 1/2 移植骨放在肱骨远端皮质前，而将另一半穿过切除的滑车露在外面。将肱骨假体插到髓腔内一个可以使它能与尺骨假体相关节的点上。在此位置植骨块可被肱骨假体翼压住（图 3—2—27）。将尺骨和肱骨假体进行连接，并置入内销中空螺栓将假体连接在一起，再用外销螺钉越过假体旋紧，确保能与内销钉牢固结合（图 3—2—28）。两枚螺栓结合时可以听到咔哒声，如果没有，可能有软组织夹在两个螺栓之间，从而导致螺栓难以正常结合。假体连接完成后，将尺骨屈曲 90°，使用肱骨打击器敲击肱骨假体进入髓腔，假体远端位于肱骨小头水平或稍低于肱骨小头水平（1~2mm），实际插入深度由假体翼与尺骨鹰嘴窝顶相关节的深度所决定，植骨块位于肱骨骨皮质前方，假体翼后方（图 3—2—29）。通常假体组件应该能插入，其旋转轴应位于正常解剖旋转轴平面上。这样可使肱骨假体前方假体翼底部与尺骨冠状突窝的前方相平齐。屈伸肘关节,检查撞击存在部位,用咬骨钳去除任何产生撞击的骨质。假体安装完成后,伸肘位固定,直至骨水泥凝固。再检查关节活动度和稳定性。要保证肘关节能完全屈伸。术中通常可获 0°～140°的活动范围。为了发挥假体的最佳功能,不必将桡骨头切除,但如有病变,应予切除。仔细清理肱骨和肱骨假体前方多余的骨水泥,冲洗伤口。用不可吸收缝线将三头肌断端缝回到鹰嘴。前置尺神经,清理创面,松止血带,止血。安置负压引流管,仔细缝合切口。

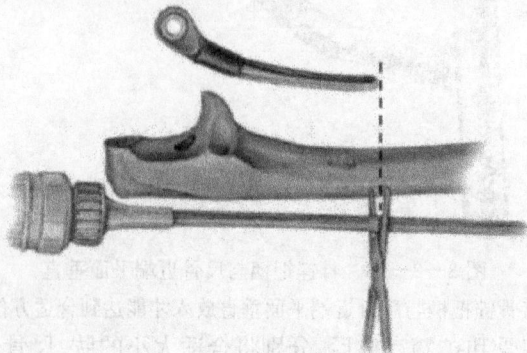

图 3－2－24　修剪注入软管长度

使用脉冲冲洗系统,彻底清洁并干燥尺骨和肱骨髓腔。使用最小尺骨髓腔也能用的注入系统将水泥注入尺骨髓腔,或同时注入尺骨与肱骨髓腔。将注入软管修剪到适合肱骨或者尺骨假体的长度

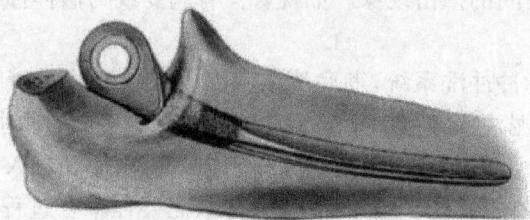

图 3－2－25　插入尺骨假体

尽量远离冠状突插入尺骨假体。尺骨假体的中心应与尺骨鹰嘴大半月切迹中心一致。尺骨假体的平面应平行于尺骨鹰嘴平面

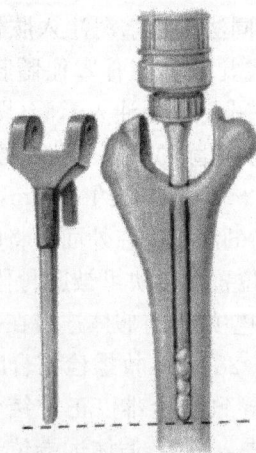

图 3－2－26　水泥注入肱骨髓腔
按常规方式把水泥注入到肱骨髓腔

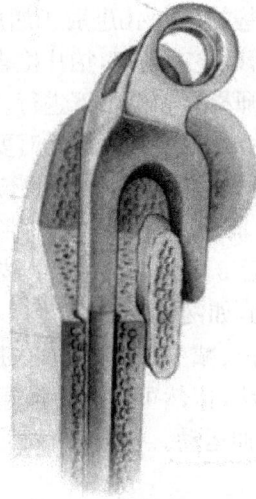

图 3-2-27 植骨块与肱骨假体翼相嵌合

尺骨假体牢固固定后,将适宜大小的植骨块与插入的肱骨假体翼相嵌合

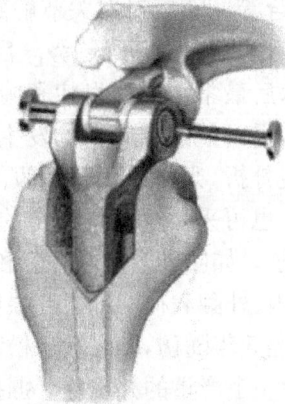

图 3-2-28 组装假体

组装假体。将尺骨和肱骨假体进行连接,用内销中空螺栓和外销螺钉旋紧

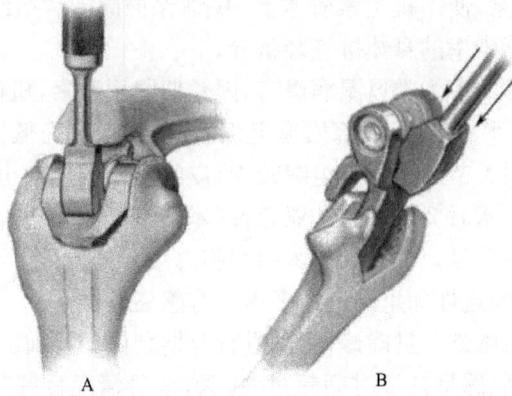

A   B

图 3-2-9 骨锉把柄与尺骨近端平面垂直

A. 确保两个螺栓完全咬合,假体连接完成后,使用肱骨打击器敲击肱骨假体进入髓腔;B. 使肱骨假体前方假体翼的底部与尺骨冠状突窝的前方相平齐,完成假体安装

4.术后治疗 用弹力绷带厚棉垫加压包扎患肘于屈肘 90°位,石膏托固定,腕颈带悬吊,休息时抬高患肢。两天后拔出引流管,检查创口,拍片检查假体位置情况。如果位置满意,可以开始早期活动。活动应在康复医师指导和监督下进行。可取下石膏托和吊带,换轻型敷料包扎,初期只做肘关节屈伸被动运动,每日 2 次。运动时要保持前臂完全旋前位 6 周,以保护外侧侧副韧带的修复。为防止肘关节后侧半脱位或脱位,术后前 3~4 周内伸直不能超过 30°。主动辅助屈肘运动和被动引力辅助练习,可以保护肱三头肌愈合。术后 2 周拆除缝线,4 周后可停用石膏托和腕颈带。术后 6 周内,避免用患肢捡拾任何物品,不举超过 5kg 的重物,不参加引起上肢冲击应力的运动,如网球、高尔夫等。

有学者为了防止术后肘关节脱位、减少住院时间,采用肘关节屈曲 90°,前臂中立位石膏托固定 4 周后再开始功能锻炼的办法,依然可以获得满意功能。也有学者主张,从术后三天起,用肘关节 CPM 作肘关节被动屈伸运动。初起 0°~45°,第二周 0°~90°,第三周 0°~130°,每日 2 次,每次 30 分钟。

(四)人工肘关节置换术术后并发症及其处理

人工肘关节置换术术后并发症的发生率为 20%~45%。主要有假体松动、感染、脱位、半脱位、骨折、神经损伤、伤口延迟愈合等。随着对肘关节解剖功能的进一步了解、手术技术的提高、假体设计不断更新、合理,术后并发症呈下降趋势。目前假体松动率已下降至 5%以下。

1.松动 是人工肘关节置换术后最常见的并发症和施行翻修的原因。翻修时要取出松动的假体,并清除髓腔内的骨水泥,尽可能避免骨折的发生。取出困难时,可在皮质部开窗,协助取出假体。假体取出时若发生骨折,则需采用长柄假体,假体长度应超过骨折处骨干直径的 2~3 倍,此种假体常需定制。也可采用生物学固定的假体。如骨干裂开处较大或干骺端有较大骨缺损,可利用自体骨移植。如肱骨内髁或外髁和骨干分离,手术时应重建肱骨髁,由于恢复了韧带的附着点,可改善内、外翻载荷的动力性限制。如尺侧侧副韧带遭到破坏,必须选用内在限制型假体以防脱位,经 5 年随访,85%无菌松动翻修术的患者效果满意。

2.感染 是人工肘关节置换后一个严重的并发症。据报道,感染发生率为约有 50%为浅表感染,另 50%为深部感染危险因素包括使用了免疫抑制剂治疗或免疫功能障碍、糖尿病、营养不良、肥胖,既往多次手术,曾有过感染病史以及长期伤口引流。通过适当预防措施可降低感染率,如静脉使用抗生素,使用抗生素骨水泥,仔细保护周围软组织,在层流手术间手术以及医护人员身穿可降低感染率的身体排气装备等。

行人工肘关节置换术的多为类风湿病患者,因长期服用激素,机体免疫力较差,感染率较高,为 3%~9%。既往有手术史者,局部瘢痕组织血运差,抵抗力低,贫血、低蛋白、胶原缺乏更易使伤口难以愈合。肘关节周围皮下组织较少,皮肤浅层的外伤也容易累及关节。根据感染发生时间,可分为急性(术后 2 个月内)、亚急性(术后 3 个月至 1 年)和晚期感染(1 年后)。感染的临床表现一般比较明显。可同时化验白细胞总数与分类、血沉和 C 反应蛋白。X 线片有进行性透亮线,如出现渐进性加重的疼痛多提示有感染发生。

人工肘关节置换术后感染一旦确诊,可以进行分期翻修。目前的经验大多数来自下肢成功的经验。对于假体松动、感染持续时间超过 21 天,全身情况良好的患者,分期翻修是人工肘关节置换术后的一种挽救方法。先行彻底清创,清除所有异物(如假体、骨水泥、磨损碎屑、骨-水泥界面假膜等),做细菌培养和药敏试验。有时可能还需要进行尺骨和肱骨的截骨。然后,植入带抗生素的骨水泥阻隔物,选用合适抗生素静脉注入 6 周。待血沉、C 反应蛋白正常,组织培养无细菌生长,骨和软组织无明显破坏时再二期置入假体。如果肘关节区域软组织覆盖不良,将增加治疗难度。若有必要,可行局部皮瓣或游离组织瓣移植以获得良好的软组织覆盖。

发生深部感染时,必须考虑是否保留假体。制订治疗方案时,还须考虑到患者的个人因素、症状、持续时间、细菌学、假体固定的程度、是否存在窦道、既往是否曾有菌血症病史等。治疗方法包括:手术清创(更换聚乙烯衬垫)结合慢性抑制性抗生素治疗,或取出假体伴/不伴二期假体再植入。金黄色葡萄球菌感染可通过保留假体、反复清创进行治疗。表皮葡萄球菌毒性很低,但更易发生黏附和形成生物包膜,若试图保留假体,失败率很高。对于那些假体固定良好、症状持续不超过30天、低毒性细菌感染、全身情况良好的患者,可尝试保留假体,早期反复清创。据报道,清创灌洗的成功率为22%～70%。

对于人工肘关节置换术后的慢性深部感染患者,切除式关节成形术可能是唯一可行的方法。对于存在严重免疫力低下的患者,包括艾滋病患者,这也是一种可供选择的治疗方法。若肱骨远端内、外侧柱保留完整,其形状能包绕残留的尺骨近端,患者可能获得一个具有一定稳定性、无痛但活动受限的关节。对于患有多种全身疾病、假体固定良好、无明显症状且无感染的全身性症状的老年体弱患者,可不进行切除式关节成形。因为这类患者通常有窦道形成,对关节进行减压,此时可保留感染的假体,长期服用抑制性抗生素和进行局部伤口的处理。

3.脱位　多因软组织张力下降或假体位置异常所致。若骨量充足、前关节囊和侧副韧带完整,术中安放假体位置满意,可用非限制型假体。若既往有手术史,特别是滑膜切除或桡骨头切除,软组织张力受影响,可影响假体的稳定性,应用非限制型假体可能不稳时,建议采用半限制型假体以达到稳定关节的目的。此外,还可行尺侧侧副韧带紧缩或重建肱三头肌的张力,以稳定关节。一般术后肘关节需制动3～4周。

4.假体周围骨折　假体松动增加了发生假体周围各种骨折的危险性,根据骨折的不同部位,分为三型,若假体稳定,可采用钢丝环扎固定骨折。若假体松动,则更换长柄翻修假体,柄部应通过骨折端以远4cm左右,还应用同种异体骨皮质板固定。

5.神经麻痹,尺神经受压　多发生于术中过分牵拉神经、止血不彻底,血肿压迫,包扎过紧,手术创伤后肿胀,骨水泥热刺激等。因此术中操作应准确、轻柔、松解神经并彻底止血。

6.异位骨化　发生率较低,对功能影响不明显者,一般不需要特殊治疗。若妨碍功能,则需手术切除。为防止术后异位骨化的发生,手术时操作应轻柔细致,认真止血,减少不必要的损伤,手术结束时应用大量抗生素盐水冲洗,洗尽伤口内残留碎屑,放置引流,减少血肿发生。

(五)人工肘关节置换术术后翻修术

当人工肘关节置换手术失败时,有几种弥补方法可以考虑。在这些方法中,用半限制型假体重新置换的方法能提供最可预见的结果,但这有赖于手术方法和假体设计。

1.人工肘关节置换翻修术的适应证

(1)人工肘关节置换术后出现假体松动伴疼痛。

(2)人工肘关节置换术后虽无疼痛,但放射学上显示肱骨或尺骨假体松动的全肘置换者应严密随访。若发现假体磨损颗粒碎屑导致进行性骨吸收或机械性吸收严重,有骨折趋势,应在此严重并发症发生前进行干预和翻修。

(3)人工肘关节置换术后发生感染,如果感染菌是革兰阴性菌,呈耐药的慢性过程,建议取出假体,行切除式关节成形术。对于低毒性细菌造成的急性感染,可进行清创术。

(4)人工肘关节置换术后出现伴有假体松动的假体周围骨折。

(5)人工肘关节置换术后出现肘关节整体不稳定。

(6)由于前次手术失败造成的进行性尺神经病变,需重新手术以纠正失败的手术和神经病变。

2.人工肘关节置换后翻修术的禁忌证

(1)疼痛轻微的假体松动,无进展表现,放射学上无骨吸收表现。但对假体有松动的患者,必须仔细随访,防止发生进行性松动。如果失去随访,患者可能会发生因骨质明显吸收导致的病理性骨折,增加翻修的困难。

(2)急性和亚急性感染是一绝对禁忌证,重新进行清创或切除式关节成形术是主要的治疗方法。

(3)有急、慢性消耗性疾病者,可能不适合翻修松动的假体。

3.人工肘关节置换翻修术的术前计划　注意观测与髓腔及皮质有关的假体尖位置,可以预测皮质是否会被穿透以及是否发生骨折。单纯的肱骨和尺骨正、侧位片足以提供这些信息。注意:X线片要包括足够范围的关节近、远端骨质。

(1)置入假体:在临床实践中发现,翻修不需要用复杂的定制假体来替代肱骨假体。目前多采用 Coonrad—Morrey 半限制型假体,由于能将假体前翼固定到前侧骨皮质上,减少了可能来自松动假体后方的应力和旋转力矩。同时,这种假体有更大的长翼假体,可以提供更大的肱骨部位固定。当对肱骨远端明显骨缺失者行翻修术时,长翼可提供更大的屈曲度。关节为半限制型,允许 7°~10° 的松弛度。肱骨假体有 10cm、5cm,20cm 可供选择。选择的假体长度应超过骨折处骨干直径的 2~3 倍(图 3—2—30)。由于尺骨假体有灵活度的需要,对超小髓腔需要用超小假体。小直径假体也可以用在超长的情况下,它可以跨越由于松动或磨损造成的鹰嘴骨折以及有缺血改变或溶骨变化的区域(图 3—2—31)。术前周密评估放射学改变以决定是否需要特殊型号的假体。如有需要,术前应做好定制。不管是对肱骨假体还是尺骨假体进行翻修,或者两种假体都需要翻修,对于那些不可预见的病例,必须要有足够系列的假体供选择。

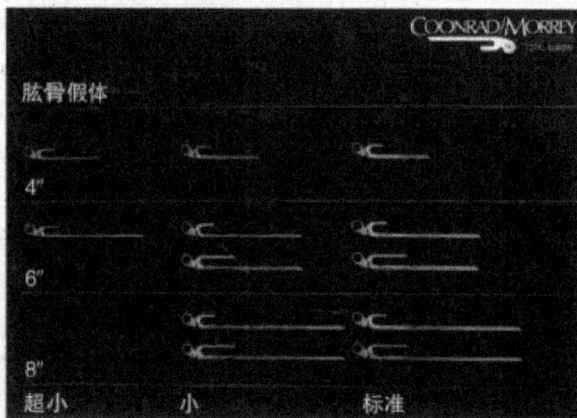

图 3—2—30　肱骨假体

肱骨标准假体有 10cm、15cm、20cm 长,小号、标准号,15cm、20cm 长假体有加长翼型号

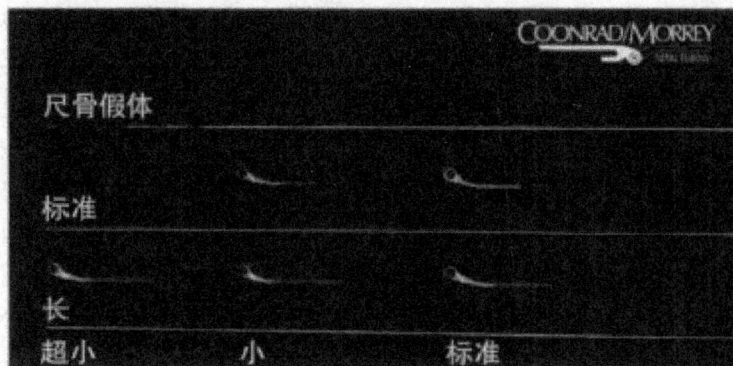

图 3-2-31 尺骨假体

对常规尺骨假体翻修可以应用小号和标准号。如前次手术已出现骨折或假体尖必须跨越此区,可以应用几种加长型假体

(2)植骨:除了假体,术前第二个要考虑的是有无足够的植骨。在第一次手术时通常局部尚有足够的骨可放在翼假体的后面。但在翻修手术时,可能需要有下列三种规格的植骨块。

1)如果可以用标准翼假体,而且患者骨质量允许,放置一块 1.5cm×2cm 皮质松质骨块就足够了。

2)嵌压性松质骨:同在髋关节为溶骨性缺损应用的一样,自体松质骨以一种嵌压的方式应用。所用骨块的体积必须接近同种骨材料。

3)支撑植骨:对假体周围骨折和过度骨缺失者若自体骨不足,可采用同种异体骨支撑。术前,必须做好相应准备,并与患者讨论这一重建骨的方式及可能。

(3)骨水泥注入系统:第三个要考虑的是一个满意的骨水泥注入系统。如果用一长柄假体,需用一种能将骨水泥注入 20cm 长路径的注入系统。在大多数情况下,骨水泥要快速搅拌,在不太黏时注入,以便能通过注入管满意到达髓腔。如果要行松质骨嵌塞,可以应用适合型号的骨水泥管导入。

(4)尺神经:对于以前有损伤或做过手术或神经功能缺失的患者,如要探查神经,则需要有神经刺激仪和手术显微镜。翻修前必须仔细了解病史,确定过去是否行过神经移位;进行细致的体格检查,尤其要进行触诊,查明问题是在肘的近端还是远端,并通过肌电图检查进一步确定尺神经目前的状况。

(5)骨水泥取出:如果假体断裂,翻修时需要去除已坚硬凝固的骨水泥。用长柄高速骨锉和超声骨水泥去除系统是非常有帮助的,尤其重要的是:在去除骨水泥时,应显露并保护尺神经,或术中分隔尺神经,保护其不被撕裂或损伤。

(6)假体取出:对那些固定很好的假体,要注意关节的设计或与相应厂商联系以决定假体取出的方法。在有些设计中,需要特殊的器械才能将假体取出。特别要注意观察的是两个假体是否都已失效,如果假体固定良好,应考虑是否将其保留。这通常需在术中方能决定,但必须在术前做好准备,准备好相匹配的肱、尺骨假体。

4.手术方式　虽经多年研究和实践,积累了许多经验,但翻修对于骨科医师来说,仍是一个较为棘手的问题。本教程重点讨论翻修术中的假体取出和重置新假体、支撑植骨及嵌压性植骨的手术方式。

(1)手术方法:取出假体,重置新假体。患者仰卧位,上肢消毒铺巾后允许自由移动,放于胸前(图3—2—32),通常应用消毒的充气止血带,以保证最大限度地向近侧显露。切口按需要或保证足够厚度的内、外侧皮下组织,避免在皮肤上形成"扣眼"。在肱三头肌内侧找到尺神经,尽可能向近侧显露,即使尺神经已移位,也要确认近端的结构,以确保尺神经移位后的位置。如果尺神经没有移位,需要游离到第一运动支。有时这步操作相当困难,如果存在畸形或致密的瘢痕,需要在手术显微镜和神经刺激仪的帮助下才能将尺神经安全显露、松解。对于多数尺骨翻修术,需要显露尺骨干,从鹰嘴尖上连同前臂筋膜和肱三头肌一起掀开。将肱三头肌掀开,使尺骨和肱骨内、外侧面显露充分后,从翻修假体的尖端作骨膜下广泛剥离,显露尺骨。为了将假体脱位,如果需要,可以将前髁的部分骨质切除,此种情况见于 Coonmd—Worrey 型假体(图3—2—33)。将假体脱位,如果尺骨需翻修,假体往往松动,容易取出(图3—2—34)。显露尺骨的皮下部分以便用手感觉变薄的皮质,这样在翻修准备髓腔时可以将穿破皮质或骨折的可能性降到最小(图3—2—35)。仔细冲洗髓腔,如果已发生异物反应,那么骨溶解的发生是很常见的。要完全切除含有碎屑的膜,用骨凿去除骨水泥,也可以用超声探测器清理髓腔。如果骨水泥仍固定牢靠,可以不用动它。只需扩大髓腔,插入新的假体,单纯用一长柄骨锉扩髓就可以了(图3—2—36)。可以用软的髓腔扩大器来清理和准备髓腔。为此,可以应用特殊设计的4.5~7mm空心软髓腔扩大器(图3—2—37)。如果髓腔已广泛变薄,或有穿透髓腔的可能,可将探针放入髓腔摄 X 线片,以确定探针是否在髓腔内,如髓腔穿透使骨水泥外渗,可引起有效压力的丧失,增加应力骨折的可能,而且可能引起机械性或热力性神经损伤(图3—2—38)。如果发生了中能量的骨质破坏,用长柄假体越过尺骨近侧质量差的骨段。如果骨质量不足以容纳骨水泥,则用嵌压性植骨技术。试行插入后,骨水泥充填髓腔,将假体插入到正确的深度。插入的深度如上次假体置换时所要求的一样,即旋转中心在大 S(半月)切迹的中心,然后重新附着肱三头肌,方法同第一次手术。在尺骨近端交叉、横行钻孔,用不吸收缝线固定肱三头肌。将针从尺骨内侧面的远端向近侧穿入,将肱三头肌牵拉回解剖位,第一针穿过肌腱,然后在肌腱内交叉缝合,从对侧的交叉孔穿出。将一横行缝线穿过肱三头肌和横行孔进一步加强修复,在屈肘90°位打结。

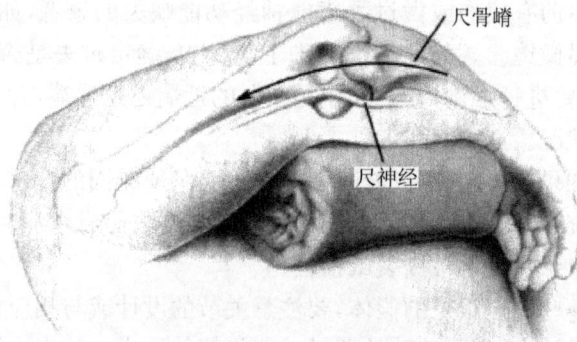

图3—2—32　患者仰卧位,看到鹰嘴尖和内上髁
患者仰卧位,上肢包裹后能自由活动,明显看到鹰嘴尖和内上髁

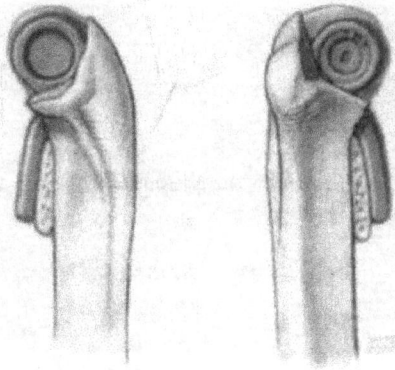

外　　　　　　　　内

图 3-2-33　使假体脱位

可从滑车或肱骨小头前面切除少量骨质使假体脱位

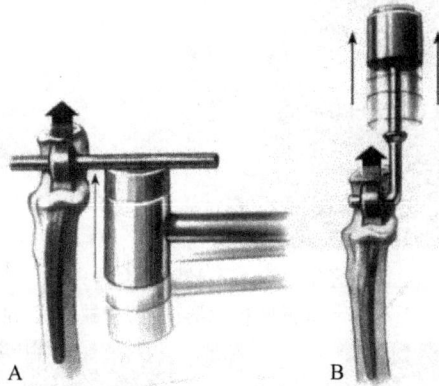

A　　　　　　　　B

图 3-2-34　取出假体

A 如果取出困难,可在关节处插入一横杆,直接锤击取出假体。或 B 用一个改良的股骨假体取出

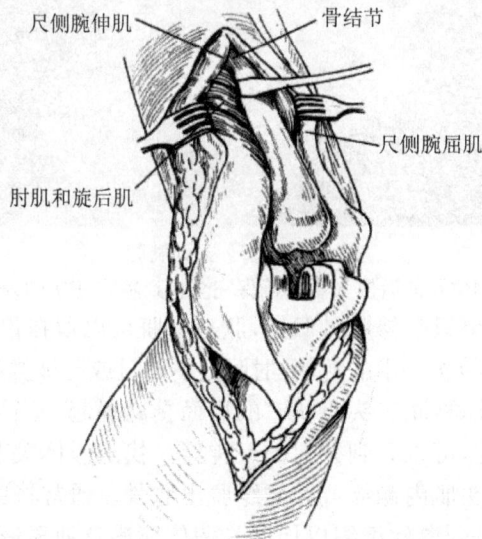

尺侧腕伸肌　　　　　　骨结节

　　　　　　　　　　尺侧腕屈肌

肘肌和旋后肌

图 3-2-35　显露尺骨的皮下部分

找出尺骨近端皮下部分,以避免穿透皮质

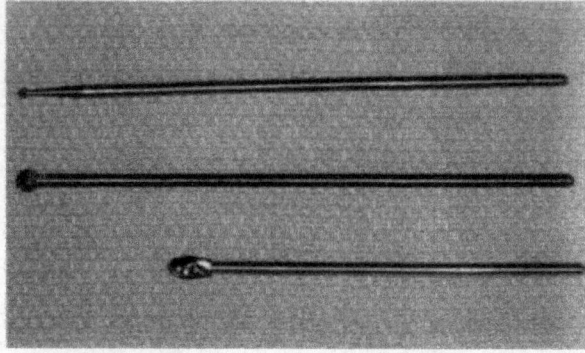

图 3—2—36　骨锉

用一小的头部直径为 2mm 的加长骨锉从完整假体边去除骨水泥,用大的 5mm 圆形锉扩髓

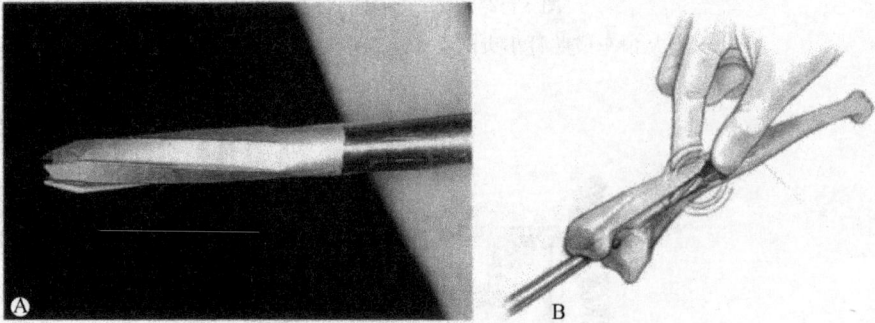

图 3—2—37　髓腔扩大器

A.用软的 4.5～7mm 髓腔扩大器;B.跨越缺损区,准备髓腔

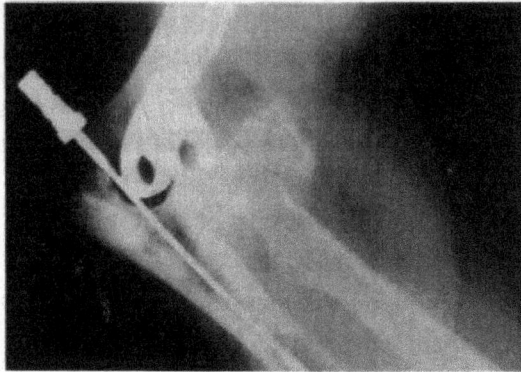

图 3—2—38　找到髓腔

拍侧位及前后位 X 线片确保完全找到髓腔,皮质未破坏

　　(2)翻修肱骨假体:如果只翻修肱骨假体,肱三头肌可以留在尺骨上。找到伸直装置,进入 Kocher 间隙,通常因为前次手术的解剖,肘肌已不明显或已被瘢痕组织所替代。在任何情况下,都要找出肱骨外侧柱,将肱三头肌从它的后面剥离提起。当从肱骨上剥离翻起肱三头肌内侧缘,进入假关节囊时,可以看到并保护尺神经。找出假体关节,并将其分开,使尺骨从肱骨上脱位。然后从肱三头肌内侧缘或外侧缘脱出肱骨。通常将肱骨远端从肱三头肌外侧缘脱出以保护尺神经,充分剥离软组织以使肱骨假体能满意地显露。如果整体松动,假体很容易取出,而假体不松动,取出就比较困难。如果假体仍牢固固定,需用一长柄小骨锉或类似器械从肱骨远端松动骨水泥。为了取出一个固定良好的假体,需要用特殊类型的拔出器,对

松动假体不需要这些。对固定良好的假体,拔出时需注意肱骨干的桡神经沟(图3－2－39)。有限的显露就可以在去除骨水泥时看到或摸到桡神经,术中始终保持警觉,避免损伤(图3－2－40)。一旦取出假体,要仔细清除骨水泥。多数情况可应用小薄骨凿、高速骨锉去除(图3－2－41),对于那些需要去除,但固定仍然牢固的骨水泥,用超声骨水泥去除器最为安全。要特别小心避免穿透皮质,尤其是在桡神经附近。留一固定良好的骨水泥界面,以及足够的空间,接受新的假体。去除骨水泥的基本技术与用在股骨上的相似。对于肱骨远端或尺骨近端的膨胀性或溶骨性病变区,如果骨质量不足以容纳骨水泥,则需应用松质骨嵌压植骨技术加以解决。应用松质骨嵌压植骨时,先要去除髓内所有软组织包括骨内膜,用Silastic器或松质骨块堵塞髓腔。将为股骨注入骨水泥的管剪成与溶骨区相应的长度,作为外管用。然后将肘关节骨水泥注入管插入外管中,末端需超过外管,进入宿主正常骨,到达深度必须要能固定所选假体的深度。将准备好的松质骨或植骨替代物围绕外管紧密嵌压,注意不要将外管弄弯。嵌压植骨完毕,在肘关节骨水泥注入系统的罐中搅拌骨水泥,接入内管,当内管退到外管水平的同时注入骨水泥。边注边退内外管,直至骨水泥充满管道退出留下的间隙。最后小心将假体插入到要求的深度,直到骨水泥完全凝固,此过程不要移动假体(图3－2－42)。对于有假体周围骨折,或某些情况下需要增加肱骨端长度的患者,要用长柄假体跨越骨折部,并需要用骨皮质支撑植骨块。在自体骨量不足的情况时可采用同种异体支撑骨。在肱骨前面按需要从骨膜下剥离肱肌,然后放入支撑植骨块。由于患者本身骨质量差,为了保证钢丝不切断患者的皮质骨,需用第二块植骨块,以利钢丝捆扎。对于骨质缺失者,后支撑骨要向远侧延伸,以补偿缺失的骨块。当应用支撑植骨时,在放置植骨块和用钢丝捆扎时要显露并保护桡神经。通常应用18号钢丝固定植骨块。对有骨折者至少用三道钢丝,而对简单加强者只需用两道钢丝。当用假体柄增加失去的肱骨远端的长度时,假体长翼插入的深度应当至少超过患者正常骨髓腔2cm。

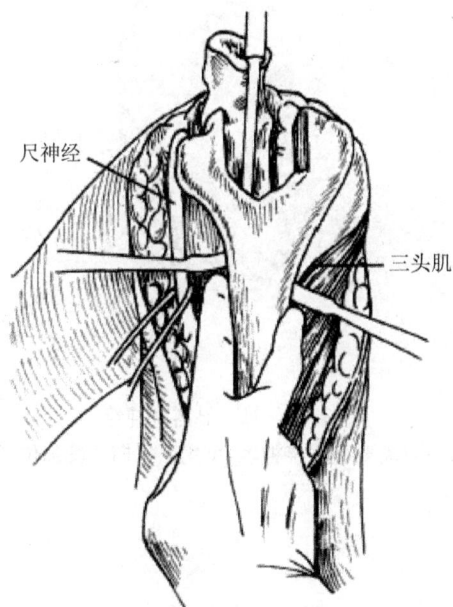

图3－2－39 用手摸住肱骨远端内、外侧

找到肱骨远端内、外侧,用手摸住以保证去除骨水泥的器械进入的方向恰当

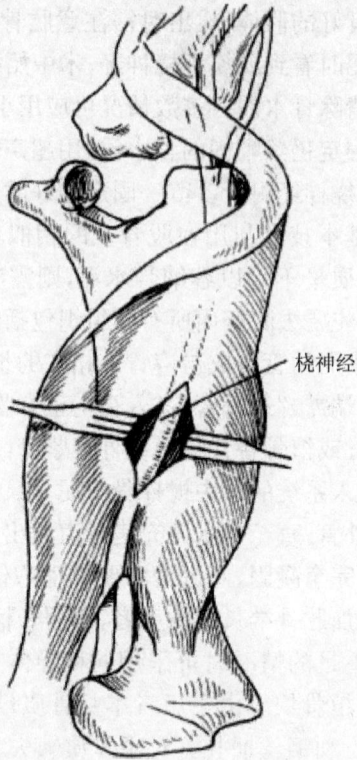

图 3—2—40　保护桡神经

如要取出肱骨中段的骨水泥,应将皮肤切口向近端延长,显露并注意保护桡神经

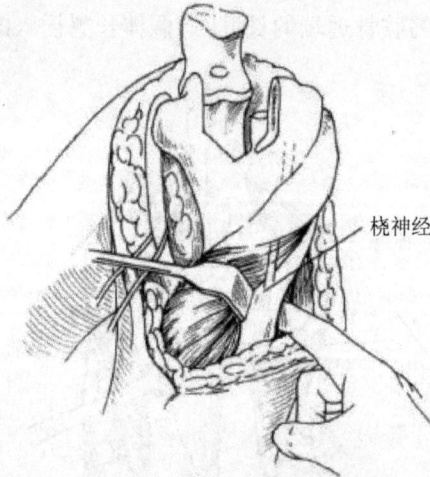

图 3—2—41　显露桡神经

有些病例在取出骨水泥时需要显露桡神经,可用手指扣及其部位,始终警惕,避免损伤

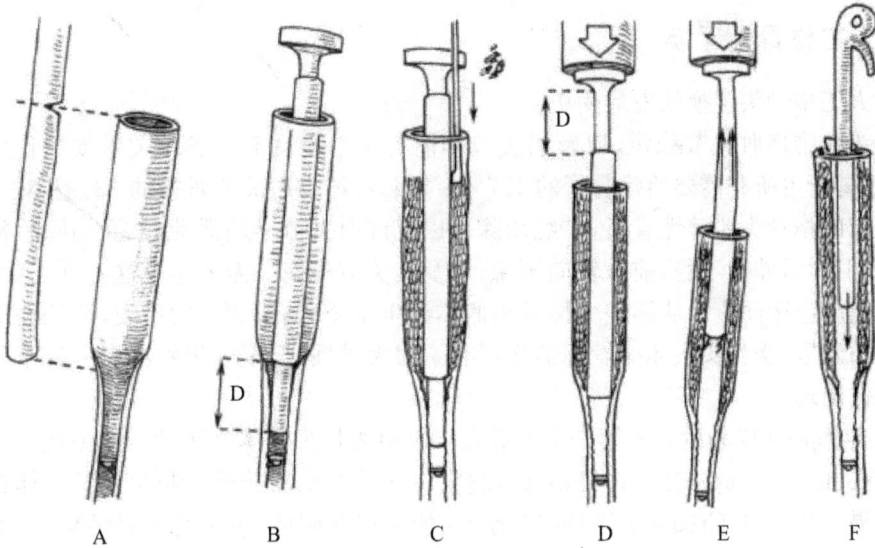

图 3-2-42 松植骨嵌压植骨技术

A. 修剪嵌压植骨的外管长度；B. 向外管中注入骨水泥；C. 植骨块紧密压在外管周围；D. 将内管退到外管水平时注入骨水泥；E. 边退内外管,边将骨水泥注入嵌压植骨所留的空隙中；F. 插入假体,直到骨水泥完全凝固

(3)在去除骨水泥和肱骨准备完毕后,找出尺骨假体。如果无问题,选择相匹配的假体,如果假体已松动,按前述的方法进行翻修。在用骨水泥固定新假体前,松止血带进行止血,然后再上止血带。对那些出血没有很好控制的病例放置引流。如果两个假体都要翻修,先用骨水泥固定尺骨假体,等待凝固。然后用骨水泥注入系统将骨水泥注入肱骨髓腔的合适位置。大多数情况下,用 15cm 或 20cm 肱骨假体柄。可能的话,为了改善骨水泥的注入,要用一个松质骨髓腔塞,如果已松解肱三头肌,以前述的交叉方式用不可吸收线重新缝合固定肱三头肌。逐层关闭切口,用 0 号可吸收线缝合筋膜。尺神经周围的深部组织要缝到内上髁的前方,将尺神经隔离到皮下组织袋中,按常规关闭其余组织。如果有屈曲挛缩或伤口愈合困难的问题,可将肘关节完全伸直,在肘前方用石膏夹板固定。

5.术后处理 对于无骨折的患者,术后抬高患肢 24 小时。如果伤口无问题,在能够忍受的情况下,可以活动患肢。5～7 天后出院,告知患者按功能需要应用患肢。3 周后拆线,检查伤口。如果一切良好,患者在可以忍受的情况下增加患肢活动,不需要正规的物理康复。术后对患者的要求是:一次不要提超过 4～5kg 的物体,或重复提超过 1kg 的物体。尺骨或肱骨的翻修要求是一样的。如果发生了骨折或需要骨愈合的患者,术后必须制动一段时间,一般加强固定 3 周,然后根据需要,可选用屈伸夹板。

6.并发症 翻修术的并发症与第一次置换术的并发症非常相似,据相关研究统计,只有20%的病例出现并发症。

(1)感染:发生率低。如果翻修术后发生感染,通常需要取出假体。即使患者成了"连枷肘",也不建议后期再做翻修。

(2)神经病变:发生率不到 5%,通常是由尺神经牵拉所致,典型的症状是感觉缺失。若术后恢复不佳,可行神经探查松解或修复术。

三、人工桡骨头置换

（一）人工桡骨头置换的发展简史

桡骨头在维持肘关节稳定，以及肘关节和前臂正常运动上起着至关重要的作用。桡骨头、桡骨颈骨折占所有需要治疗骨折的 1.7%～5.4%，约占肘关节骨折的 33%。对于那些无法复位固定的桡骨头粉碎性骨折，单纯切除可以允许肘关节早期活动，然而切除后常有可能发生肘外翻、肘后外侧不稳，前臂轴向不稳，以及腕关节疼痛。为了避免这些并发症，桡骨头假体置换也就应运而生。从第一个桡骨头假体诞生至今已有 72 年的历史，虽然经历了几十年的研究与发展，桡骨头假体能发挥的作用有了很大进展，但至今仍然没有一种十分理想的桡骨头假体出现。

1941 年 Speed 成为世界上第一个报道临床应用桡骨头假体的医师。第一代金属帽状的人工桡骨头（ferrule caps）是用钴铬钼合金制成，3 个桡骨头粉碎性骨折患者行假体置换后获得满意效果。1951 年 Creussel 和 De Morgues 使用尼龙假体，由于它的弹性更好，可以减少假体与肱骨小头之间的应力，故效果要优于 Spwd 假体。随后 Cherry 在 1953 又介绍了一种以丙烯酸为主要成分的桡骨头假体，也取得了一些早期治疗效果。1%8 年 Swanson 等开始在临床上使用一种用硅胶制作的人工桡骨头，他认为这种假体手术操作简单，具有良好的组织相容性及较低的成本，可取得良好的临床效果，可以推广应用。到 1981 年，他连续使用这种假体治疗了 18 个桡骨头粉碎性骨折和桡骨头切除失败的患者，效果满意。20 世纪 80 年代初，这种硅胶假体开始普及和流行。不过，随着时间推移，硅胶假体在使用后会出现诸如植入物易碎裂、导致肘关节外翻畸形，同时破裂的碎片引起继发性滑膜炎等并发症。Carn 等研究显示，硅胶桡骨头假体会在压力下变形，不能很好地承载轴向负荷。因此，从 20 世纪 90 年代初开始，硅胶桡骨头假体大多已不再使用。桡骨头假体开始采用陶瓷、钴铬钼和钛等更为坚硬的材料制作。

人体全髋关节金属假体和膝关节金属假体的改进，也促进了金属桡骨头假体的产生和发展。这种类型的桡骨头假体包括：钴铬钼合金假体（Howmedica，英国）、Judet 双极假体（Tornier，Saint－Ismier，法国）、Grewal 等模块金属假体等，虽然比硅胶假体优点更多，但同样存在大小不等的问题，有待改进。2012 年 Ioannis 等在他们的研究报告中认为，最近新研发的模块化高温石墨桡骨头假体（Bioprofile，Tornier，Saint－Ismier，法国）制作材料的生物相容性好，与人体骨骼有着儿乎相同的机械性能，弹性模量也与骨骼非常接近，因此不需要对骨骼或者移植物做任何处理，就能使得骨骼和植入物之间的机械力度得到有效传输。这种材料十分耐磨，而且磨光性能也优于其他材料，可使假体与肱骨小头之间进行不受磨损的滑移，对肱骨小头和尺骨桡侧切迹有很好的保护作用，早期效果良好。动物实验证实，使用高温石墨假体的关节软骨存活率为 92%，而使用其他材料制作（钴铬合金、钛）假体的关节软骨存活率只有 20%。

现有可供选择的桡骨头假体类型较多，包括单体和模块的、单极（Knits、Solar、Ascension）和双极的（Bipolar、Guepar、Kps），组配式（Avanla、Evolve、Mopye）以及定制假体（Bioclone）等，假体制作材料各不相同，并分为骨水泥型和非骨水泥型、压配式及柄长入式、直干型和带有解剖曲度干性的，以及双极陶瓷关节面的假体。不过在现有文献中尚缺乏一种类型的假体比另一种更为优越的证据。

由于人工桡骨头置换在减轻因桡骨头切除后所产生的疼痛,加强肘关节的稳定性,改善肘关节和前臂的活动度,防止肘关节畸形发生等方面起着极为重要的作用,临床上应用已较为广泛。在不同的国家、地区,人工桡骨头的制作材料和方式各有不同,临床疗效也高低不等,仍需不断进行深入研究和改进。

(二)人工桡骨头置换术的适应证和禁忌证

1. 人工桡骨头置换术的适应证

(1)凡因桡骨头切除、病损而引起的桡骨和肘关节不稳者。

(2)桡骨头发生无法重建的粉碎性骨折,特别是伴有其他骨骼损伤(尺骨冠突和鹰嘴骨折)和韧带断裂(外侧和内侧副韧带)构成所谓的"复杂性肘关节不稳"时。

(3)合并桡骨轴向不稳的桡骨头骨折(Essex－Lopresti 损伤)。

(4)作为重建的选择之一。

2. 人工桡骨头置换术的相对适应证

(1)骨折碎片小,不可能在安全区内固定,或在干骺端存在可修复重建的粉碎性骨折建议使用人工桡骨头置换术。

(2)骨折累及桡骨头大于 1/3 者。

3. 人工桡骨头置换术的禁忌证

(1)儿童骨骺未闭合者。

(2)上尺桡关节脱位者。

(3)伴有桡骨颈骨折难以重建者。

(4)关节内感染者。

(5)肱骨小头破坏者。

(三)人工桡骨头置换术

1. 术前准备

(1)患者应满足的三条标准:①有足够的骨基以支撑假体,即桡骨颈部应完整或能得以重建;②能够修复的肱骨小头和环状韧带;③术前肘关节必须是基本稳定的。

(2)常规准备:①详细的体格检查,肘关节屈伸活动度,前臂的旋转度,肌力,神经有无损伤,尤其是桡神经的检查,肩关节及手的功能活动情况;②常规术前化验检查,对检查结果进行评估;③放射学评价:拍摄肘关节 X 线片和 CT 加三维成像,了解骨质情况,有无严重骨质缺损,利用准备置换假体的模板进行术前测量,估计应选用假体的大小,通知供应商做好准备。假体的型号最终需在术中决定。

2. 麻醉及体位　全身麻醉或臂丛神经阻滞麻醉。仰卧或侧卧位,患肢向上。

3. 手术方法

(1)切口与显露:肘后外侧斜行切口(Kocher)进入。切口从肱骨外上髁开始,沿指伸肌群后缘向远侧延长 4～5cm 至尺骨近端外侧缘。切开皮肤、皮下组织和深筋膜,并将皮瓣适当向两侧游离,显露肱骨外髁、肘后肌及尺侧腕伸肌,于肘后肌外缘与尺侧腕伸肌内侧缘,上至肱骨外髁,下至尺骨上端外缘做切口。将肘后肌和尺侧腕伸肌向两侧牵开,显露关节囊。从外侧侧副韧带和环状韧带稍偏前方进入,切开关节囊并向前后方牵开显露桡骨头。必要时可从肱骨外上髁和肱骨前缘游离外侧侧副韧带的前半部和前关节囊一并牵开,以增加显露。术中应尽量保护外侧侧副韧带尺侧束(外尺侧副韧带,LUCL),但如果需要更大的显露,可以游离该韧带的肱骨侧止点,并在手术结束时仔细在原位重建。如果韧带已经断裂,可从断裂部位进入,显露肱桡关节,将指总伸肌、桡侧腕长伸肌起点连同前侧关节囊一起剥离,并牵开,以充分显露桡骨头前侧(图3-2-43)。

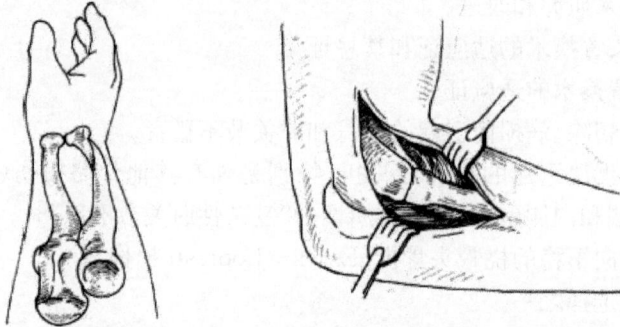

图3-2-43　切口和入路

切口和入路可选择多种显露方式。本法采用外上髁至 Lister 结节连线的 Kaplan 间隙,前臂旋转中立位,可保留侧副韧带的完整性。骨折脱位的患者,可通过创伤撕开的韧带复合体显露。在近端,将桡侧腕长伸肌起点连同前侧关节囊一起剥离,以直接显露桡骨头前侧

(2)桡骨头切除:手术前对照桡骨头模板以确定正确的切除平面。准确地截骨可使假体精确植入,保证假体的正确匹配。切除桡骨头时,要检查前臂旋转情况,确保截骨线垂直于前臂旋转轴。根据桡骨头骨折线和前次手术桡骨头切除部位决定截骨位置,注意截骨要尽可能少,既要便于假体植入,又要满足所用假体可重建桡骨的长度,以恢复肘关节功能。用微型摆锯在尽可能靠近外科颈平面切除桡骨头。桡骨被置换的最大长度为17mm。这17mm包括在第4步被扩孔器磨除桡骨的长度(图3-2-44)。准备髓腔,确定假体柄直径,修整桡骨截骨面,旋转前臂并施加内翻应力,便于显露髓腔,尤其是在肘关节不稳定时。如果这样不能充分显露桡骨近端,必须从外上髁仔细游离外侧侧副韧带的起点以充分显露髓腔。用5mm锥形钻给髓腔开口。再用直径最细的钻头(6mm)开始扩桡骨小头切除手术前对照桡骨小头模板以确定髓。用锤子轻敲扩髓钻头尾部,直到刚好钻到出屑槽上方用作标记的沟槽为止。同法逐次增大扩髓钻头直径,直到获得紧密结合为止。注意钻头直径要比假体柄小0.5mm以确保使假体柄压配紧密(图3-2-45)。

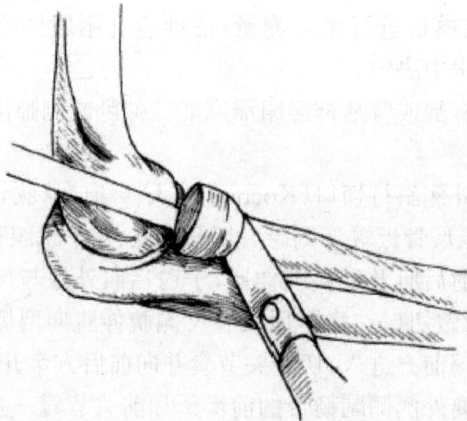

图3-2-44　确定切除平面

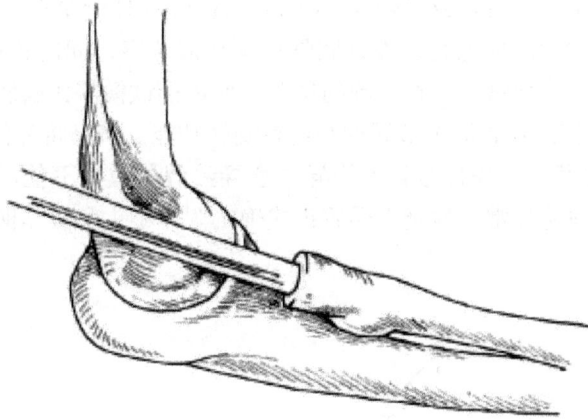

图 3—2—45　扩髓

假体柄直径用 5mm 锥形钻给髓腔开口。再由直径最细的钻头逐次增大钻头直径 6mm 扩髓

（3）选取与上一步骤用扩髓钻头扩出的假体柄直径相匹配的骨面打磨器，处理桡骨干截骨面。用电动或手动方式对截骨面进行打磨，直到打磨器与桡骨干的接触面积至少达到桡骨干面积的 60％ 为止。选择手动时，用 T 形手柄置于骨面打磨器上进行打磨。桡骨干打磨不要过度，骨质去除过多将造成桡骨头与肱骨小头难以准确对合（图 3—2—46）。

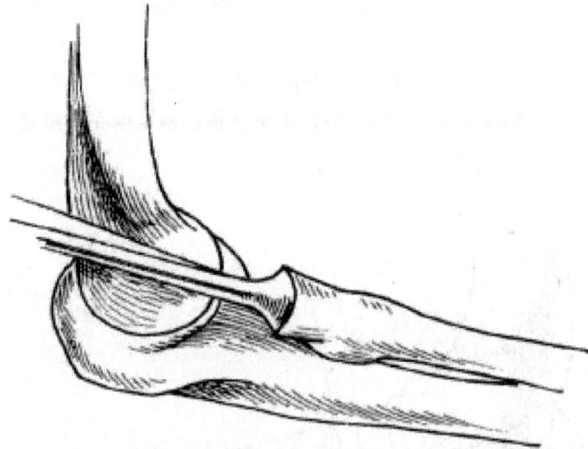

图 3—2—46　打磨桡骨干截骨面

用截骨面打磨器打磨桡骨干截骨面

（4）选择假体试模并组装：为选取合适的假体小头，可先将切下的桡骨头放入测量盘上的测量槽内，测出其直径。选取相同直径的假体小头。若测得直径在两种型号之间，则选用较小的型号。选好合适的假体头、柄后，按合适尺寸选择小头和柄的试模，将假体小头试模和柄试模组装起来。假体小头试模需与柄试模完全扣紧（图 3—2—47）。将组装好的假体柄试模插入骨髓腔。从 ＋0 号试模开始，逐渐增加装配假体小头试模下插入的测量器一端的厚度，将假体小头试模逐渐提高直到抵达肱骨小头。在此过程中，关键是冠状突和肱骨滑车始终要保持相接触状态，此时可确定假体领高度。若冠状突与滑车分开则提示假体领过高。试验试模上的数字应与假体柄上领的高度一致（图 3—2—48）。选好适合的假体小头和柄后，将头、柄上的激光标记对好，用手加压，将它们组装起来。假体柄上的激光标记用来指明左右方向。如果试验用的头、柄连接困难，可在组装前用盐水湿润。将合适的假体试模沿桡骨髓腔插入。

确保当前臂处于旋转中立位时,头和柄的激光标线与桡骨的外侧缘在一条直线上。Lister结节也可作为激光标记定向的标志物。检查肱骨小头和冠状突之间的正确对合关系。冠状矢需与肱骨滑车相接触以确保试模处在正确的位置。假体柄试模需比髓腔钻小0.5mm以方便置入(图3—2—49)。仔细检查肘关节屈伸和前臂旋转功能。若已将外侧侧副韧带游离,试模置入后,应模拟其功能状态。桡骨截骨力线异常会导致假体位置不佳,使肘关节屈伸活动和前臂旋转活动的运动轨迹异常。检查无误后正式确定假体小头和假体柄的最佳型号。

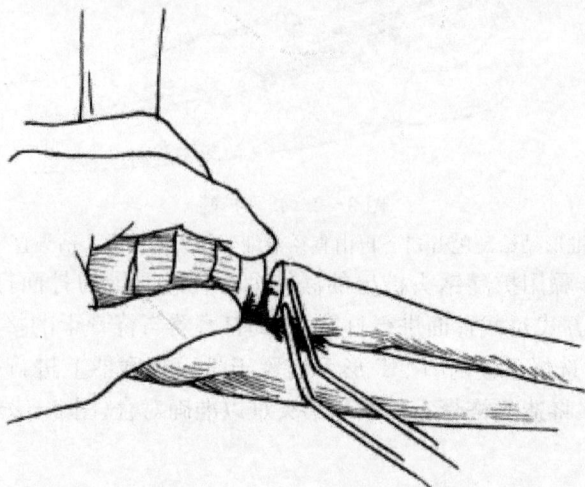

图3—2—47 装配假体头、柄试模
装配假体头、柄试模,使假体小头试模和柄试模完全扣紧

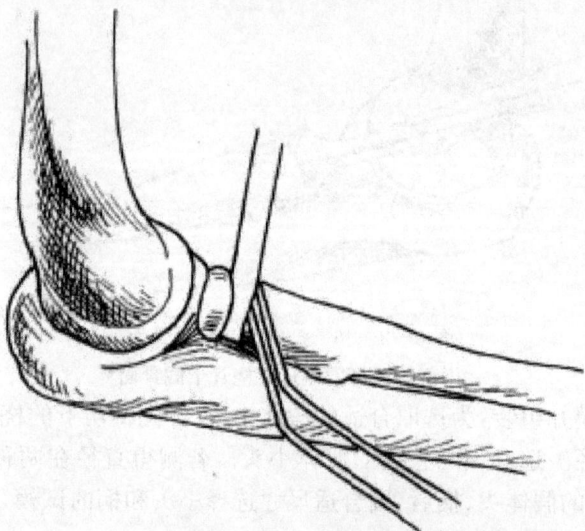

图3—2—48 确定领部高度
将组装好的假体柄试模插入骨髓腔以确定领部高度

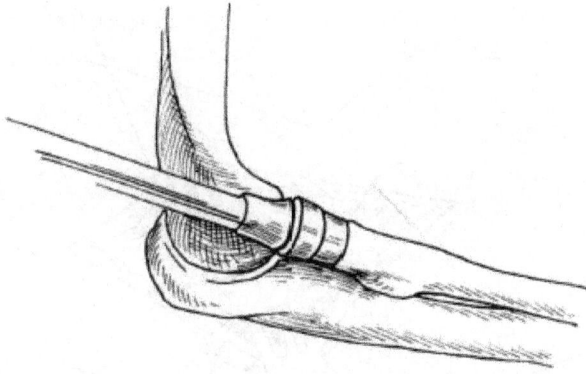

图 3－2－49　假体试模置入

假体试模置入桡骨内,确保前臂处于旋转中立位,使头、柄上的激光标线与桡骨的外侧缘在一条直线上

(5)假体置入:若已用试模确定了假体的最佳型号,可在插入前将桡骨头假体和假体柄装好。将假体柄插入测量盘底部合适大小的孔中。将头、柄上的激光标线对齐对合,然后用锤子和打击器将莫氏圆锥(Morse taper)锁死。用打击器和锤子将假体置入桡骨。确保当前臂处于旋转中立位时,假体头上的激光标线与桡骨外侧缘在一条直线上(图3－2－50)。Lister结节也可作为激光标定向的标志物。假体置入后,检查肘关节屈伸活动和前臂活动的运动轨迹,如无异常,方可关闭切口。如有必要,可利用本系统中的假体柄取出工具。

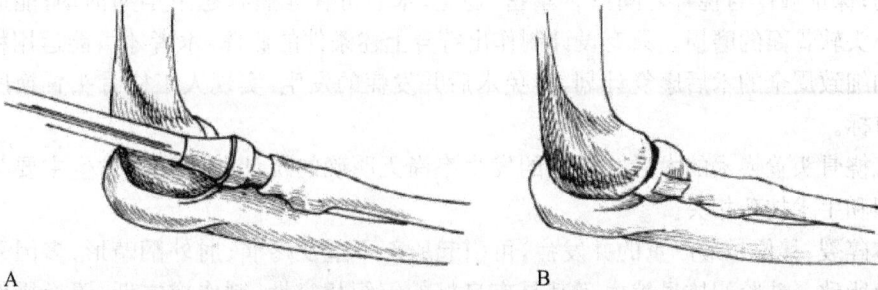

图 3－2－50　假体置入

A.前臂旋转中立位时将假体置入桡骨;B.并使假体小头上的激光标线与桡骨外侧缘在一条直线上

(6)关闭切口:在关闭切口时,必须重建外侧侧副韧带尺侧束。如果此韧带强度不够,应使用 5 号不吸收缝线以 Bunnell 或 Krakow 法加强,必要时应使用异体肌腱(掌长肌腱)或自体肌腱(跖肌腱)移植重建。逐层关闭切口。

4.术后处理　人工桡骨头置换和软组织的修复重建是为了恢复肘关节的稳定性(图3－2－51)。若肘关节稳定,术后第 2 天即可被动屈伸肘关节,维持前臂旋前位以保护外侧侧副韧带。使用 Mayo 肘关节支具辅助活动,并保护韧带的修复。第 5 天即允许无限制的屈伸运动,但在 3 周内应维持前臂于旋前位。对于那些手术修复韧带有不稳定因素的患者,要在肘关节屈曲、伸展时保持肩关节内收,肘关节在患者侧方注意保护关节免受内翻压力,术后 6 周解除此限制。同时进行肘关节活动的系列检查,行双上肢肘关节和腕关节的标准正位、旋转中立位的对比 X 线片。对于一些用 X 线片不能确诊的可行 CT 检查。通过放射影像检查获得尺肱关节间隙与桡骨近端的位移程度,以及假体柄在髓腔内的位置变化、有无透光带出现、异位骨化形成和肱桡、肱尺关节软骨下硬化表现。同其他人工关节置换一样,出院后需要长期随访。如果无植入物相关症状,且关节功能良好,则没有必要取出假体。

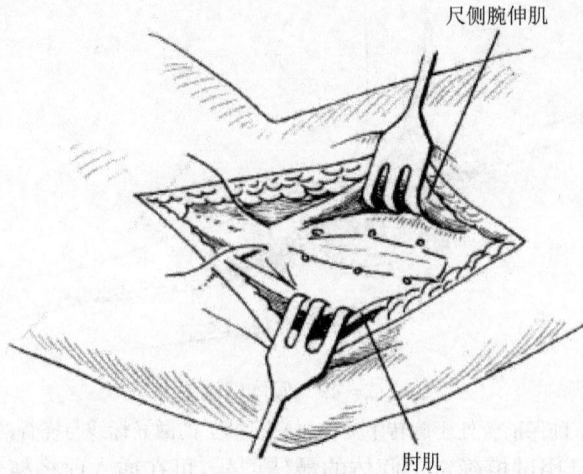

尺侧腕伸肌

肘肌

图 3—2—51　修复重建外侧侧副韧带

修复重建外侧侧副韧带尺侧束以恢复肘关节的稳定性

（四）人工桡骨头置换术术后并发症及其处理

人工桡骨头置换术有三个目标。首先，它必须恢复桡骨的长度来维持肘关节的稳定性；其次，允许前臂有良好的旋转；最后，限制桡骨向近端移位。因此，设计的假体必须复制骨性解剖结构；保证假体与桡骨之间嵌合紧密、稳定；术后可在无痛状态下早期活动；能避免后期对肱骨小头软骨面的磨损。只有设计制作出符合上述条件的假体，术者才可能运用精湛的手术技巧和细致周全的术后康复计划，避免术后并发症的发生，实现人工桡骨头置换所要达到的三个目标。

人工桡骨头置换术的术后并发症的发生率尚无明确的统计并发症的发生主要与使用假体的类型和手术技巧相关。

假体碎裂、移位是最严重的并发症，可引起肘部不适及疼痛、肘外翻畸形，多因采用硅胶假体置换所致。硅胶假体虽然由于其具有良好的组织相容性、制作成本低、置换操作简便一度获得广泛应用。但制作假体的硅胶材料承受压缩、剪切和扭转等一系列应力的能力欠佳。特别是当受到长时间血流的侵蚀下，结构发生变化，硬度增加，承受破坏载荷和抗疲劳载荷的能力降低，最后出现假体磨损，产生硅胶颗粒和碎块，乃至粉碎，引起异物反应，出现上述并发症。这些并发症一旦出现，会严重影响功能，应行翻修术，取出失效假体，更换新型假体。现已不再推荐使用硅胶假体。

假体力线不良、脱位和松动导致活动受限、疼痛、肘外翻和后外侧旋转不稳是置换各种类型人工桡骨头假体都有可能出现的并发症。力线不良往往导致肱骨小头退变和关节炎。力线不良和外侧侧副韧带修复不充分会导致肘关节不稳。假体安放位置正确可降低并发症的发生。如果假体位置过高，会使假体与肱骨小头接触压力增加，限制肘关节获得屈伸的最大角度；还会造成肱骨小头磨损，出现疼痛。相反，如果假体位置过低，则会导致肘关节不稳。因此，要求术者特别注意，避免假体位置过高或过低以及假体的旋转畸形造成的并发症。

（邓迎杰）

第三章　腕关节疾病

第一节　腕关节软组织疾病与损伤

腕关节的关节囊、韧带、三角软骨、腕骨间的正常排列是腕关节稳定的因素，无论是急性损伤还是劳损累积的慢性损伤，如果不能及时有效地治疗，都会影响腕关节的功能而难以修复对没有骨折或脱位的腕关节损伤，无论加用什么样的辅助治疗都应以腕关节固定的方式为治疗原则，创造稳定的环境让其修复。这里需要提出的是：腕关节急性软组织损伤容易忽略的是下尺桡关节半脱位，在检查腕关节活动的同时容易复位，以免后期难以修复。

一、功能解剖

腕关节连接前臂和手，是把灵巧、力量和承受力结合得最好的关节。骨性结构包括 15 块骨，包括桡骨和尺骨远端、两排腕骨以及掌骨基底部。腕关节包括 4 种特殊的关节类型：桡腕关节、桡尺远侧关节、腕中关节和腕掌关节。它们在结构上相互联系，运动时为一功能整体，故常将它们称为腕关节复合体，具有掌屈背伸、桡尺偏斜、前后旋转和环转运动。腕部骨关节损伤多为复合性损伤，以骨折、脱位及不稳定居多。同其他部位的骨关节系统相比，腕关节的解剖形态及生物力学、运动学机制相对复杂，容易发生漏诊、治疗效果欠佳等问题

1.桡腕关节的组成　桡腕关节为典型的双轴椭圆关节，由桡骨远端关节面和尺骨头下方的三角纤维软骨复合体(TFCC)形成的关节窝，与近侧列腕骨的舟骨、月骨和三角骨构成的关节头共同组成。桡骨远端有两个关节面，分别为舟骨关节面和月骨关节而。手部承担的重量主要通过舟骨和月骨传递至前臂。桡腕关节的关节囊薄而松弛，近端连于桡、尺骨的下端，远端附于近侧列腕骨。关节囊四周均有韧带加强。三角纤维软骨复合体由纤维软骨组成，位于尺骨头与三角骨之间的狭长区域内，其底连于桡骨下端内侧的尺骨切迹下缘，与桡骨远端关节面相移行，尖部附于尺骨茎突的桡侧及其底小窝，部分与尺侧副韧带相连。关节盘在腕骨与尺骨的远端之间起力学缓冲的作用，并有紧密连接桡、尺骨和限制其过度运动的作用。在极度过伸桡腕关节并旋前或极度屈曲并旋后，同时腕部又遭受阻力的情况下易发生关节盘撕裂。

桡腕关节的血供来自桡、尺动脉的腕掌支和腕背支、骨间前动脉、掌深弓返支及骨间后动脉共同构成的腕掌侧网和腕背侧网。正中神经的骨间前神经和尺神经深支分布于桡腕关节掌面，桡神经的骨间后神经及尺神经的背侧支分布于关节的背面、桡侧和尺侧。

桡腕关节是手部运动的关键性关节之一。背伸并外展时，各腕骨镶嵌紧密，在屈曲及内收时则宽松。桡腕关节运动幅度大，可与腕骨间关节同时运动，也可单独运动，能完成屈、伸、内收和外展 4 种运动。当与前臂旋转运动结合时，手能够调整到任何角度以抓握物体。前臂旋后时，内收比外展的活动范围更大；前臂在旋前位时，除内收外，桡腕关节的其他各方位运动范围均有不同程度地增加。在桡腕关节的活动中，舟骨的活动范围最大。

2.桡尺远侧关节组成　桡尺远侧关节由两部分组成，即垂直部和横部，前者由桡骨的尺切迹与尺骨头环状关节面构成，后者由尺骨头和三角纤维软骨复合体构成。关节有两条关节

囊韧带加强,一条位于关节的前面,叫桡尺掌侧韧带,旋后时该韧带紧张;另一条位于关节的后面,叫桡尺背侧韧带,旋前时该韧带紧张。桡尺远侧关节的血供来自骨间前、后动脉的分支及腕掌、背侧网的分支。神经来自骨间前、后神经的分支。

桡尺远侧关节运动时,尺骨不动,以桡骨的尺切迹围绕尺骨头作150°左右的弧形旋转,即作旋前、旋后运动。旋前或旋后运动的幅度可直接影响桡腕关节和腕骨间关节的运动幅度。

3.腕骨间关节组成　腕骨之间的连接,属于微动平面关节。可分为近侧列腕骨间关节、远侧列腕骨间关节和腕中关节3种。

(1)近侧列腕骨间关节:由舟骨、月骨、三角骨相互构成。相邻骨之间借韧带相连:腕骨间掌侧韧带、腕骨间背侧韧带、腕骨骨间韧带。

(2)远侧列腕骨间关节:由大多角骨与小多角骨、小多角骨与头状骨及头状骨与钩骨构成。相邻骨之间借韧带连结:腕骨间掌侧韧带、腕骨间背侧韧带、腕骨骨间韧带。

(3)腕中关节:位于近、远侧列腕骨之间,为滑膜关节。可分为内外两部,类似横行的S形:内侧部凸向近侧,由头状骨、钩骨的近侧面与舟骨、月骨和三角骨的远侧面构成,为变形的椭圆关节;外侧部凸向远侧,由大、小多角骨和舟骨的相邻面构成,为平面关节。关节囊附于关节面的周缘,关节囊的掌侧部有韧带加强,其中以三角头韧带和三角钩韧带较重要。关节囊的背侧有腕骨间背侧韧带,其纤维连于近、远侧列腕骨的背面。

腕中关节的运动范围较近、远侧列腕骨间关节的运动幅度大。在背伸时,腕骨间关节运动幅度甚至较桡腕关节大。从腕部活动的整体上分析,腕中关节的活动度在腕部屈伸运动中小于1/3,在腕中部有疾病时,只在运动极限时才发生疼痛。

二、三角纤维韧带复合体(TFCC)损伤

TFCC是稳定腕关节尺侧的复合软组织支持系统,由纤维软骨关节盘、掌侧和背侧桡尺间韧带以及尺侧腕伸肌腱腱鞘的底部构成。三角纤维韧带复合体损伤常伴有下桡尺关节损伤。

1.损伤机制　可分为急性损伤和慢性劳损两种。急性损伤是腕背伸位下前臂过度旋转,使尺、桡骨远端趋向分离,软骨盘被拉紧,如旋转力过大或发生超常范围的旋转时,软骨盘的附着处撕脱或本身撕裂,桡尺远侧关节将会发生不同程度的韧带损伤或脱位。此外,腕掌屈位受旋转应力也可致伤:慢性劳损多见反复旋转前臂和腕部,使软骨盘受到长期碾磨或牵扯,导致变性以致破裂。

2.症状与诊断　腕背尺侧部疼痛,做腕关节背伸支撑旋转时,出现疼痛或疼痛加重。腕部软弱无力,握力下降。肿胀多局限于尺骨小头远端背侧。桡尺远侧关节的背侧和掌侧、尺骨茎突的背面桡侧和掌面桡侧有压痛。腕关节运动受限,常有前臂旋转痛、腕关节背伸痛和尺侧偏时痛,有的患者尺骨小头隆起,远侧桡尺关节松弛或关节半脱位。主动旋转腕关节时常有响声。软骨盘挤压试验阳性,即先将患者腕关节极度掌屈并旋前和尺侧偏,然后旋转挤压,不断地向上顶撞尺骨小头,在尺骨小头远端有疼痛或出现响声。X线拍片可帮助排除骨折、脱位等其他损伤。桡腕关节碘油造影对诊断有一定的参考价值。该伤应与腕关节尺侧副韧带损伤相鉴别,前者在做悬垂动作时和腕关节被动桡侧偏时均不痛,而后者出现疼痛。必要时可用普鲁卡因痛点注射,观察腕关节桡偏角度有助于鉴别。

1989年,Palmer提出了一种TFCC损伤的分型系统。将损伤分为创伤性和退变性两个

基本类型。

(1)Ⅰ型:创伤性撕裂:①ⅠA型:中央穿孔。为TFC撕裂或穿孔。一般为背、掌侧1～2mm宽的撕裂,裂缝位于TFCC桡内侧2～3mm附着处,偶尔在裂缝的掌侧只有一软骨瓣附着。腕关节造影可发现TFCC靠近桡骨附着处的穿孔。②ⅠB型:尺侧撕脱,伴或不伴尺骨远端骨折。为TFCC在尺骨远端抵止点的创伤性撕脱,伴或不伴尺骨茎突骨折。一般伴有远侧桡尺关节不稳定。当桡腕关节注射对比剂时,可无异常发现;而从远侧桡尺关节注射时,可发现对比剂从尺侧渗漏至皮下。③ⅠC型:远端撕脱为TFCC周围撕裂,如:尺月韧带或尺三角韧带处撕脱。由于TFC无穿孔,从桡腕或腕中关节注射对比剂时可看到关节囊有裂缝。④ⅠD型:桡侧撕脱,伴或不伴乙状切迹骨折。为TFCC于桡骨乙状切迹远端附着处的撕脱从桡腕或远侧桡尺关节注射对比剂时均可看到桡腕与远侧桡尺关节间有交通。

(2)Ⅱ型:退化性撕裂:①ⅡA型:TFCC磨损。TFC的远端、近端或两者均有磨损而无穿孔。尺骨变化一般为中立(尺骨关节面与桡骨关节面在同一平面)或阳性(尺骨关节面超过桡骨关节面)。关节造影可看到TFC的近端和(或)远端凹凸不平。②ⅡB型:TFCC磨损伴月骨和(或)尺骨软骨软化。除TFC有磨损外,月骨尺侧或尺骨头桡侧或两者均有磨损或软骨变化。尺骨变化为中立或阳性,偶可见月骨或尺骨头的软骨下侵蚀。③ⅡC型:TFCC穿孔伴月骨和(或)尺骨软骨软化。TFC穿孔,一般呈卵圆形,位于TFCC无血管部分,比创伤性撕裂的位置偏尺侧。④ⅡD型:TFCC穿孔伴月骨和(或)尺骨软骨软化及月三角韧带穿孔。除与ⅡC的改变相同外,还表现为月三角韧带退化性松弛,变薄、变细,甚至撕裂。⑤ⅡE型:TFCC穿孔伴月骨和(或)尺骨软骨软化、月三角韧带穿孔及尺腕关节炎。为退化改变的最后期。尺腕关节偶尔有桡腕关节的退行性关节炎。一般TFC完全消失,月三角韧带亦完全撕裂。

3.治疗与伤后训练 急性损伤应固定3～4周,由旋前动作导致的损伤,主要损伤软骨盘背侧部分,应采用前臂旋后位长臂石膏固定。反之,采用前臂旋前位长臂石膏固定。这样可使受牵拉损伤的部分放松,以利愈合。对手法治疗无效果的可进行腕关节镜治疗,在复杂的损伤治疗中,关节镜评估是重要的辅助手段,尤其是在影像学检查正常且临床评估高度怀疑TFCC损伤的患者。目前文献报道可见,腕关节镜下TFCC病损的治疗能获得更好的预后,对于修复关节盘尺侧边缘性撕裂已获得良好的效果,随着关节镜技术的发展,必将进一步提高TFCC的治疗效果。

三、腕关节不稳

腕关节是一个链状关节,稳定源于韧带的制约和腕骨间的相互作用。腕关节不稳定(图3-3-1)主要是腕骨对应关系紊乱和关节功能障碍,多为韧带损伤所致,但也可是骨折,脱位的结果。病理基础是:韧带损伤,稳定关节的作用减退或消失;骨折或骨折畸形愈合,骨骼间的相互作用减弱或消失,腕骨之间的解剖结构发生变化。然而,至今对于腕关节不稳定,既没有被广泛接受的分类体系,也没有完全了解其发病的力学机制。

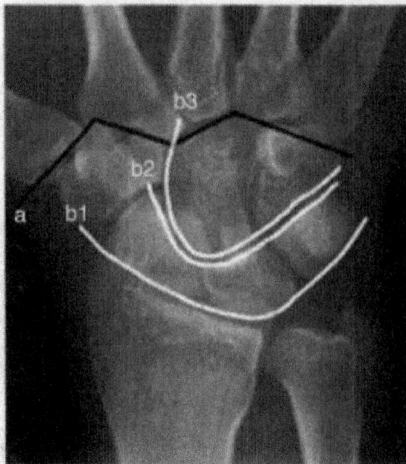

a. M形腕掌线　　b. 腕骨弧线

X线若显示腕骨弧线不连续或各弧线不平行，或腕掌线M形结构消失，应高度怀疑腕关节不稳或脱位

图3-3-1　腕关节不稳

1. 分类(Taleisnik分类)　腕关节不稳定分为动力型不稳定和静力型不稳定两种类型。

(1)动力型不稳定：常规X线片检查示腕关节正常，须加以外界压力才能在X线片上显示出腕关节各腕骨的位置异常。有时可通过手法或特殊检查，使腕骨排列发生异常。

(2)静力型不稳定：常规X线片检查即可显示出腕骨排列异常的腕不稳定。根据腕骨在腕关节中的位置分成三类：①外侧不稳定：即外侧腕骨列不稳定，包括舟骨与大多角骨分离、舟骨与头状骨分离、舟骨与月骨分离；②内侧不稳定：包括三角骨与钩骨分离、没有舟骨与月骨分离的DISI、VISI以及三角骨与月骨分离的静力型VISI；③近侧不稳定：即在近排腕骨列发生的不稳定，包括桡腕关节不稳定和腕中关节不稳定。前者有腕尺侧移位、背侧移位和掌侧移位。桡腕关节不稳定常发生在桡骨损伤或桡腕韧带损伤，腕中关节不稳定常发生在桡骨远端骨折畸形愈合后致腕中关节代偿性异常排列，产生没有舟-月分离的DISI。腕关节骨折合并韧带撕裂是造成腕关节不稳定的重要原因。临床上，舟月骨间韧带撕裂引起的不稳定最常见，月骨与三角骨间不稳定居第二位。

2. 治疗

(1)非手术治疗：首次诊断为腕关节不稳的患者应该给予非甾体抗炎药、制动及适当的夹板固定。表现为韧带松弛的患者，尤其是年轻女性患者，最好采取保守治疗。广泛韧带松弛的青少年患者随着年龄的增长，韧带会不断完善。

(2)手术治疗：适当的保守治疗无效则为手术治疗的指征。通过对软组织的处理，如韧带重建或者关节囊紧缩、有限的腕关节固定术等，关节的稳定性能够得到加强。软组织的处理通常适用于轻度且病变稳定的患者，常用方法有掌腱膜尺掌侧远端前移、背侧或掌侧桡腕关节囊固定术等。对于稳定性差的患者，更倾向于骨关节融合，特别是四角融合。所有术式的选择必须以重建正常腕骨的解剖位置为前提。

(郑永智)

第二节　腕关节骨折与脱位

一、骨折脱位的诊断

腕关节是人体使用最多的关节,解剖结构和生物力学都非常复杂。可分为急性损伤和慢性损伤,损伤机制比较复杂,多数都有明确的病史。

影像学:诊断腕关节骨折脱位,主要依靠 X 线的检查,当 X 片难以提供桡腕关节损伤和骨质缺损的细节时可以应用 CT 来描述,CT 三维重建在腕关节脱位或细微的骨折中有很好的显示效果。MRI 检查主要是显示韧带损伤和微骨折。MRI 常用于怀疑有韧带和 TFCC 损伤或怀疑有骨折但常规放射检查未发现的情况下。腕关节 X 线投照位置:投照的主要位置的用途:

1. 正侧位　观察腕关节的基本情况。

2. 后前斜位　用于显示舟骨细微骨折、大多角骨和第一掌指关节面。

3. 蝶式位　用于显示舟骨细微骨折。

4. 前后斜位　主要用于豆骨检查。

5. 轴位(腕管位)　主要用于观察豆骨、大多角骨、钩骨。

6. 腕中立用力握拳后前位　当舟月骨间韧带损伤时,可看到舟—月分离现象。

正常的腕部 X 线片(图 3-3-2)上,头、月骨间角正常为 $10°\sim15°$;舟、月骨间角为 $30°\sim60°$,平均 $47°$,大于 $80°$ 则为舟、月骨分离;桡、月骨间角不大于 $15°$。正常情况下桡骨、月骨、头状骨及第三掌骨的轴线在一条直线上。要注意尺骨变异。正常时尺、桡骨的关节面基本在同一水平,但有的尺骨比桡骨长些,称尺骨正量变异;有的短些,称尺骨负量变异。

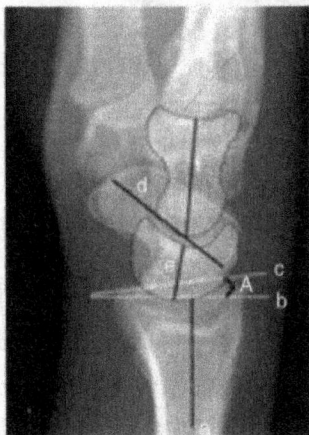

A. 正常为 $0°\sim20°$。若此角度改变,提示桡骨远端骨折。

① 桡月角($-15°\sim15°$);②桡舟角 ($30°\sim60°$);③舟月角 ($30°\sim60°$);④头月角 ($-15°\sim15°$)。在腕骨脱位、半脱位及腕关节失稳时,腕角表现异常。

图 3-3-2　腕关节解剖

a. 桡骨纵轴线;b. 桡骨纵轴线垂线;c. 桡骨远端关节面切线;d. 舟骨轴线;e. 月骨轴线;f. 头状骨轴线;A 桡骨前倾角

二、桡骨远端骨折

桡骨远端骨折(图 3-3-3)系指发生于旋前方肌近侧缘以远部位的骨折,桡骨远端骨是最常见的腕部骨折,多由间接暴力所致,其发病率约占急诊骨折患者的 17%。桡骨远端关节面以上 2～3cm 内的骨折位于松质骨和密质骨交界处,处于薄弱地带,最常见的损伤机制是跌倒时腕过伸或过屈支撑,其次是运动相关损伤和交通事故。骨质疏松是老年人桡骨远端骨折多发的重要因素。该部位是松质骨与密质骨的交界处,为解剖薄弱处,一旦遭受外力,容易骨折。常见的有 Colles 骨折、Smith 骨折、Barton 骨折、桡骨茎突骨折、Die－punch 骨折(月骨对应关节面垂直压缩损伤)、Chauffeur 损伤(单纯的桡骨垄突骨折);隆起骨折(Torus fracture)和青枝骨折,常见幼儿,该类骨折愈合速度较快。骨骺分离损伤;常是 Salter Harris Ⅱ型损伤,解剖复位是很重要的,以免造成发育障碍。

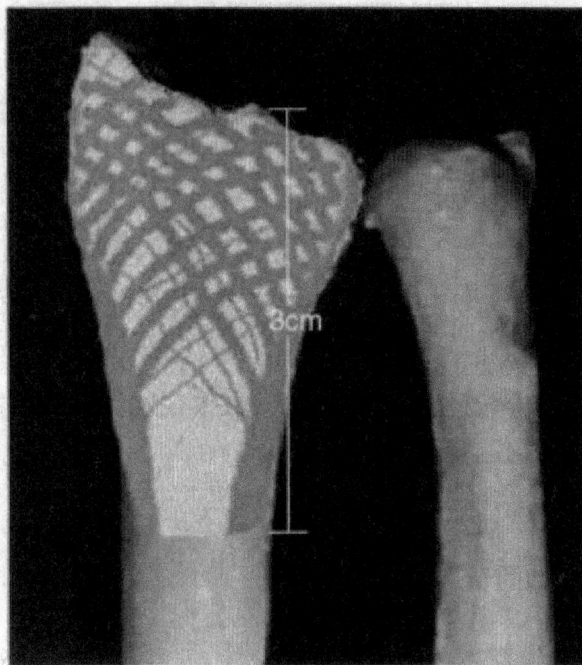

图 3－3－3　桡骨远端骨折

桡骨远端骨折指的是桡骨远端 3cm 内的骨折

　　这里需要提出的是:Barton 骨折在临床上诊断较混乱,问题是骨折伴有脱位中的脱位概念不清,最好是根据损伤机制和影像学检查来诊断和治疗,多数可归纳到 Colles 骨折或 Smith 骨折的范畴。

　　桡骨远端骨折主要发生在青少年和中老年两个年龄段。在青少年,与患者户外活动及骨骼发育有关,主要是高能量损伤引起;在中老年,女性患者明显多于男性,随着年龄增加,其发生率逐步上升,低能跌伤远比高能创伤多,其原因与骨质疏松相关。

　　尺桡骨远端的三柱理论(图 3－3－4):桡侧柱为桡骨远端外侧半,包括舟骨窝和桡骨茎突,对于桡侧的腕骨具有支撑作用。中柱为桡骨远端的内侧半,包括关节面的月状窝和乙状切迹。通常情况下,来自月骨的负荷经由月骨窝传递到桡骨。尺侧柱包括尺骨远端、三角纤维软骨和下尺桡关节,承载来自尺侧腕骨以及下尺桡关节的负荷。波及两柱以上的骨折稳定性更差,手法复位更容易失败,常常需要手术。在手术中需要更多地理解三柱理论。

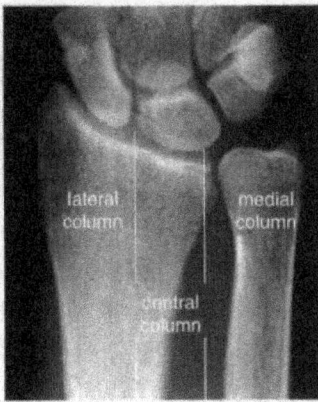

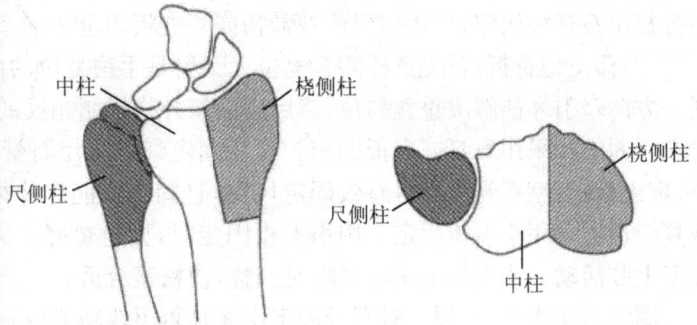

图3－3－4　尺桡骨远端的三柱理论示意图

1.诊断

(1)正常解剖:桡骨关节面向掌侧倾斜10°～15°,向尺侧倾斜20°～25°。桡骨茎突较尺骨茎突低1～1.5cm。

不稳定桡骨下端骨折的分类如下:①Ⅰ度:无畸形,背侧无成角,桡骨短缩不超过3mm;②Ⅱ度:轻度畸形,背侧成角1°～10°,桡骨短3～6mm;③Ⅲ度:中度畸形,背侧成角11°～15°,桡骨短7～12mm;④Ⅳ度:严重畸形,背侧成角大于15°,桡骨短12mm以上。

(2)关节面情况分四级:①0级:关节面平正,或有1mm塌陷;②Ⅰ级:关节面有1～2mm塌陷;③Ⅱ级:关节面有2～3mm塌陷;④Ⅲ级:关节面有3mm以上塌陷。

虽然有好几种分类方法可用来鉴别腕部骨折,但最常用的是AO/ASIF分型(图3－3－5)。AO/ASIF将桡骨远端骨折分为27类。将桡骨远端骨折分为关节外骨折(A型)、部分关节内骨折(B型)及复杂关节内骨折(C型)3种基本类型。每型再分成3组:A型关节外骨折:A1:孤立的尺骨远端骨折;A2:桡骨远端骨折、无粉碎、嵌插;A3:桡骨远端骨折、粉碎、嵌插。B型简单关节内骨折:B1:桡骨远端矢状面骨折;B2:桡骨远端背侧缘骨折;B3:桡骨远端掌侧缘骨折。C型复杂关节内骨折:C1:关节内简单骨折(2块),无干骺端粉碎;C2:节内简单骨折(2块),合并干骺端粉碎;C3粉碎的关节内骨折。附加尺骨损伤,可产生多种桡骨远端骨折的组合形式。AO分型是目前公认的较全面实用的分型方法,对选择手术入路和固定方式及判断预后具有重要指导意义。

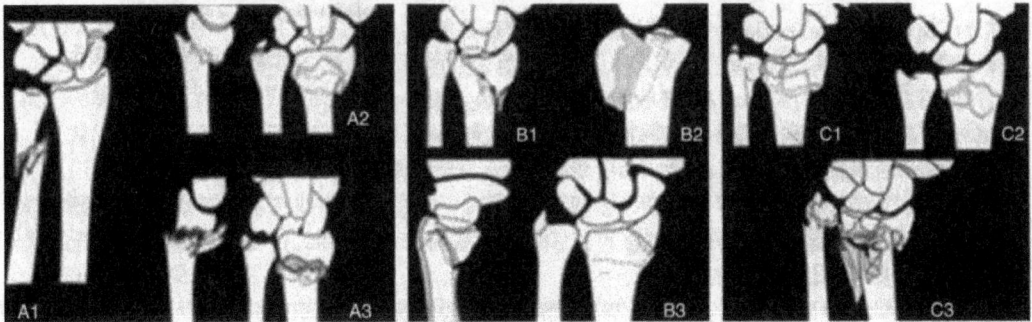

图3－3－5　AO/ASIF分型

2.治疗　大多数骨折首选的治疗是闭合复位外固定,在保守治疗无法获得满意复位的情况下则需要切开复位。治疗方法的选择取决于是否存在不稳定,X线检查常常是最重要的辅助检查。

(1)无移位型骨折：对于无移位的稳定骨折或有移位复位后容易维持稳定的骨折，宜采用闭合复位石膏外固定；可用功能位石膏托或小夹板固定 4～6 周。

(2)移位型骨折：首先选择闭合复位。牵引是手法复位的前提，牵引首先是按损伤机制沿同一方向牵引才能解决重叠移位，然后逐渐按外伤机制相反的方向牵引复位才能达到复位的要求。固定常采用石膏或夹板固定。石膏固定最好采用石膏管型固定并要求能活动掌指关节，理由是：管型石膏固定可有效固定尺偏，且固定后能作伸指及握拳活动，促进愈合和功能恢复。也可采用小夹板固定。用小夹板固定时，要衬垫好。夹板长度不可超过肘关节，以便练习上肢活动。小夹板的缚带要随时调整，使松紧合适。

固定时间为 4～6 周。对石膏固定中途是否更改功能位石膏固定，意见不一，可根据具体情况确定。固定时间延长有害无益，只会造成关节挛缩、僵直，加重失用性骨质脱钙。

多数骨折是能通过手法复位固定达到良好疗效的，即便是粉碎性骨折在外伤后立即复位仍可收到满意效果。对手法复位仍不稳定或不能恢复桡腕关节关系、桡骨高度不能恢复者，可手术治疗。

复位的最低影像学标准是：掌倾角>10°，尺偏角>15°，桡骨缩短<5mm，关节面骨折块的台阶或分离<2mm，桡骨远端乙状切迹和尺骨头基本完好，无腕骨异常排列。若能满足上述标准，即使后期畸形愈合，也不会出现明显的临床症状。

(3)手术标准：手法复位后不能达到复位的最低影像学标准，复位后再移位，关节内骨折伴关节面移位>2mm，尺桡骨远端三柱骨折伴明显移位(图 3-3-6)，应考虑手术治疗。

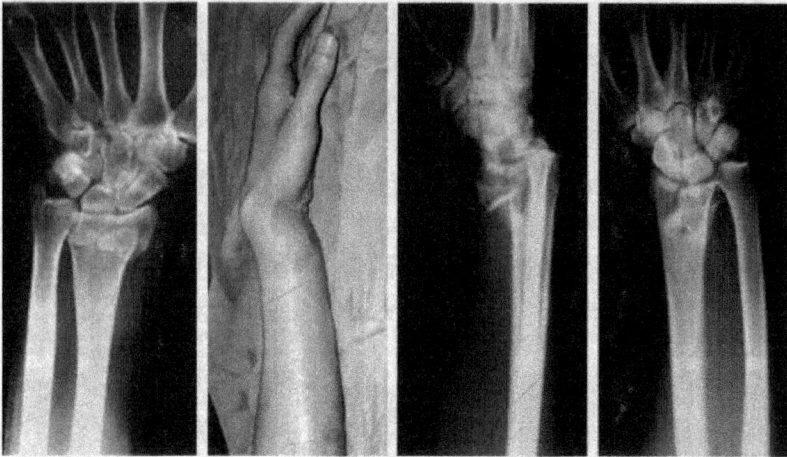

图 3-3-6　不稳定型桡骨远端骨折及临床表现

若从 AO 分类角度讲，A 型和 B1 型骨折首选闭合复位石膏外固定；对 B 型和 C1 型骨折在手法复位不满意的情况下首选切开复位内固定；对 C2 型和 C3 型骨折首选切开复位内固定，干骺端粉碎无法进行钢板板内固定时，采用切开(闭合)复位外固定架术，并视术中情况决定是否同时使用其他内固定。

(4)手术治疗方案：手术的目的是恢复解剖复位，恢复桡骨远端的高度、掌倾角、尺偏角，桡腕关节面和下尺桡关节面无台阶样移位和分离，若关节面不能解剖复位，关节面台阶样移位应<1mm。因为桡骨的短缩是影响腕关节功能的主要因素，关节面的不平整是形成创伤性关节炎的主要原因。由此可见，恢复桡骨远端关节面的完整性，纠正桡骨缩短是获得良好腕

关节功能的基础。

腕部手术切门主要有两种:掌侧切口和背侧切口。掌侧切口对肌腱及软组织影响小,较常使用;在桡侧腕屈肌和桡动脉之间进行显露,识别并牵开拇长屈肌后,可看到深面的旋前方肌,L形锐性分离即可见桡骨远端掌侧骨面。在复杂的骨折中,可以辅助背侧切口以使背侧骨块更好地复位。对于移位小的骨折类型,可以使用撬拨复位克氏针内固定;对青壮年患者可以选择普通支持钢板;对骨质疏松的老年患者采用锁定钢板内固定(图3-3-7),具体视骨折的骨缺损情况及骨质情况决定是否进行骨移植。对于骨质疏松患者,粉碎严重,或开放骨折,局部皮肤条件不好时,使用外固定架,在使用外固定架的同时可以使用钢板或克氏针行内固定。

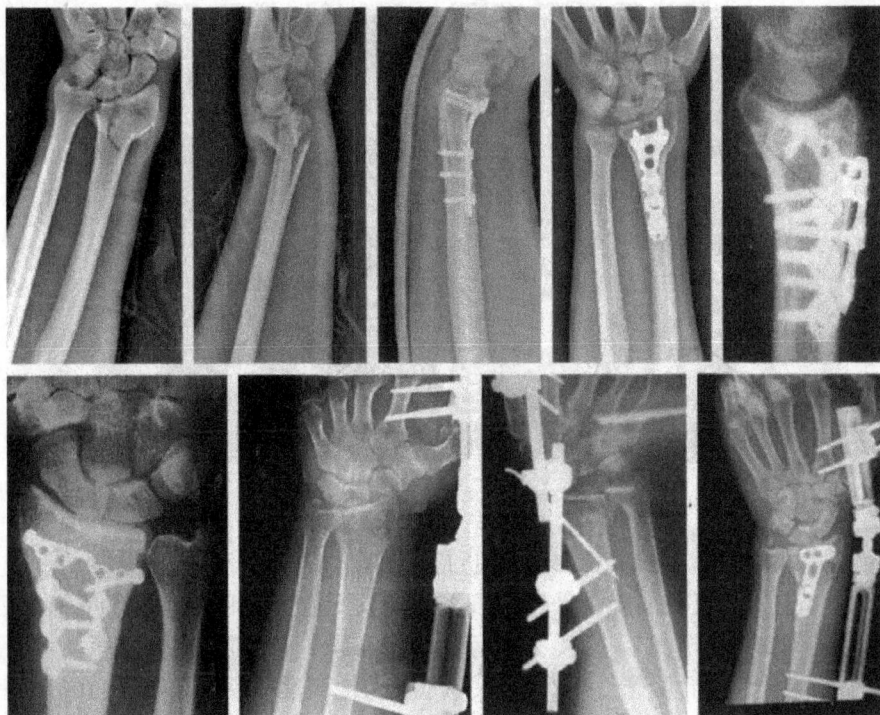

图3-3-7 桡骨远端骨折各种内固定

腕部陈旧性骨折造成的畸形较轻,对腕部功能影响不大者,不考虑手术治疗。畸形不太重仅有旋转障碍者,可作尺骨头切除术。畸形严重无前臂旋转障碍者,可做Campbell手术,即尺骨头部分切除及桡骨远端截骨术。

3.常见并发症 骨折畸形愈合、下尺桡关节脱位、腕管综合征、严重创伤性腕关节炎、前臂筋膜室综合征、关节僵硬、骨质疏松、压迫性溃疡、活动受限及手术并发症等。未准确复位和未可靠固定是造成骨折畸形愈合的主要原因。下尺桡关节脱位是桡骨远端骨折最容易忽略的并发症;关节僵硬、骨质疏松是最常见的并发症。其他并发症有背侧间室的伸肌腱炎和肌腱断裂、正中神经病变、反射性交感神经营养不良、关节强直和Volkmann挛缩。

三、尺骨头及尺骨茎突骨折

尺骨远端是腕关节及前臂关节负重的一个重要因素,尺骨远端的排列异常或者缺损会明显地影响抓握的力量和前臂的旋转。损伤机制常常是由于旋转暴力作用于腕关节,或者暴力直接作用于前臂远端尺骨表面导致的尺骨远端骨折。单独的尺骨茎突骨折往往损伤较轻，不需要手术治疗。单独出现在尺骨远端关节面的骨折较为少见，只有在关节面出现移位的情况下需要手术治疗尺骨远端骨折常常会伴有远尺桡关节韧带的损伤，伴有桡骨远端骨折，这种尺侧的损伤可以导致尺骨、尺骨茎突骨折以及桡骨、桡骨韧带的损伤，常合并三角纤维软骨复合体撕裂。这些损伤如果处理不当，会导致明显的功能障碍。

对于伴有桡骨远端不稳定骨折的尺骨茎突骨折，应该先行桡骨解剖复位稳定的内固定治疗，之后评估尺侧的损伤。对于难以获得良好复位的尺骨茎突骨折，同时又需要早期功能锻炼的患者，应该同时行尺骨茎突固定。对于不稳定的尺骨头骨折需要做内固定治疗，对于相对稳定的，处理方法和尺骨茎突一致(图3-3-8)。

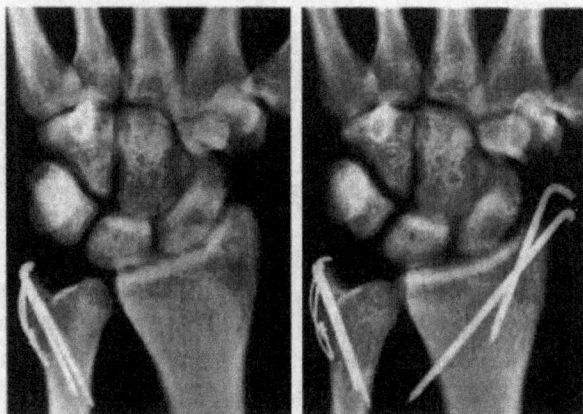

图3-3-8　单纯尺骨茎突骨折张力带固定和合并桡骨茎突骨折内固定

四、腕骨骨折

所有的腕骨均可出现骨折，但以舟骨骨折最常见，小多角骨骨折最少见。

1.舟骨骨折　是最常见的腕骨骨折，延迟愈合率、不愈合率和缺血坏死率都远远高于其他腕骨，常引发创伤性关节炎，导致腕关节运动功能障碍。多为腕背伸、桡偏暴力所致，如人体向前跌倒，手臂前伸以鱼际部最先着地，人体重量及地面反作用力致腕强力背伸桡偏，桡腕掌侧韧带紧张、牵住舟骨近端，桡骨茎突及远端背缘抵在舟骨桡背侧面，可致舟骨骨折(图3-3-9)。

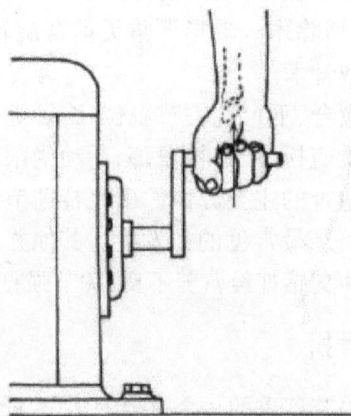

图3-3-9　舟状骨骨折典型外伤姿势

（1）分类：方法甚多。其中按骨折部位、稳定程度分类更具实用价值。

1）按骨折部位分类（图3－3－10）：①舟骨结节骨折：因有关节囊及韧带附着，多为撕脱骨折。结节处有滋养血管进入，供血至远侧1/4～1/3的舟骨，鲜有不愈合。②舟骨腰部骨折：最常见。滋养血管由腰部或其远侧入骨，供血至近侧2/3舟骨。血管入骨远侧骨折，愈合多无问题。近侧骨折，于骨内逆行至近端的血管必有损坏，骨折近端血液循环不良，愈合所需时间较长，且30%有骨折不愈合。③近侧1/3骨折：由腰部入骨的逆行血管随之断裂，舟骨近端没有血液供应，骨折不愈合或近端抽血坏死常见。

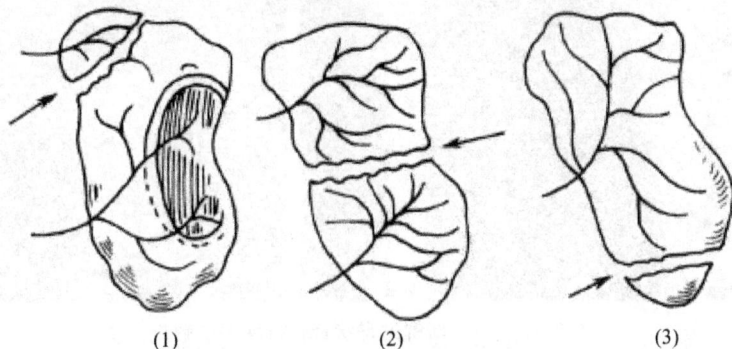

图3－3－10　舟状骨不同的骨折类型

2）按骨折稳定程度分类：①稳定骨折：无移位或仅有侧方移位但幅度＜1mm者；②不稳定骨折：侧方移位＞1mm，背向或桡向成角移位，伴发中间体背伸不稳定或腕骨脱位者。不稳定骨折以手术治疗为宜。

（2）诊断：患者多有手臂前伸跌倒致腕过伸的外伤史。腕桡背侧疼痛、活动受限，解剖"鼻烟壶部"肿胀和压痛（图3－3－11）。纵向挤压拇指时可诱发骨折部位疼痛。

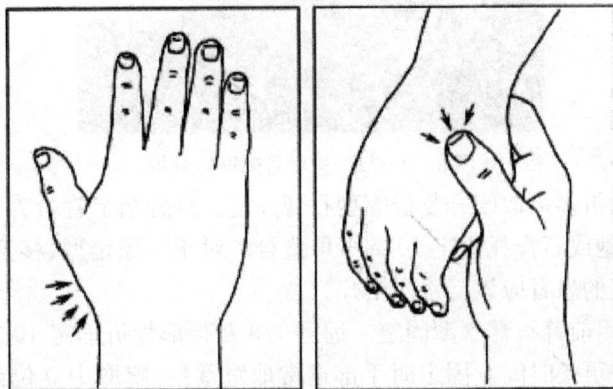

图3－3－11　鼻烟壶部肿胀和压痛

确认需靠放射影像学检查。其中，X线平片摄影检查最常用。舟骨位、腕标准正侧位和腕后前斜位为其常规投照体位。临床症状、体征明显而X线平片摄影未见骨折者，应行体层摄影、CT、MRI检查以明确诊断。暂时无法明确诊断的先按骨折处理，石膏托固定，外伤后第2周再复查舟骨位、腕标准正位平片或体层摄影、CT、MRI，此时断端骨质吸收，骨折线加宽，显示会较以前清楚。骨折一旦确认，即将石膏托换成管型，直到骨折愈合。

X线平片摄影检查发现舟骨骨折，还需判断骨折是新鲜的（图3－3－12）还是陈旧的。陈旧骨折（图3－3－13）并发腕急性损伤的病例并非少见，其治疗与新鲜骨折有很大不同。陈旧骨折特点为：①骨折断端间隙较宽，与周围腕骨关节间隙相近；②断端骨质有硬化；③舟骨周围关节有退行性变，以桡骨茎突为著；④变换投照体位，骨折线宽度有变化；⑤舟骨有囊变或宽度增加。

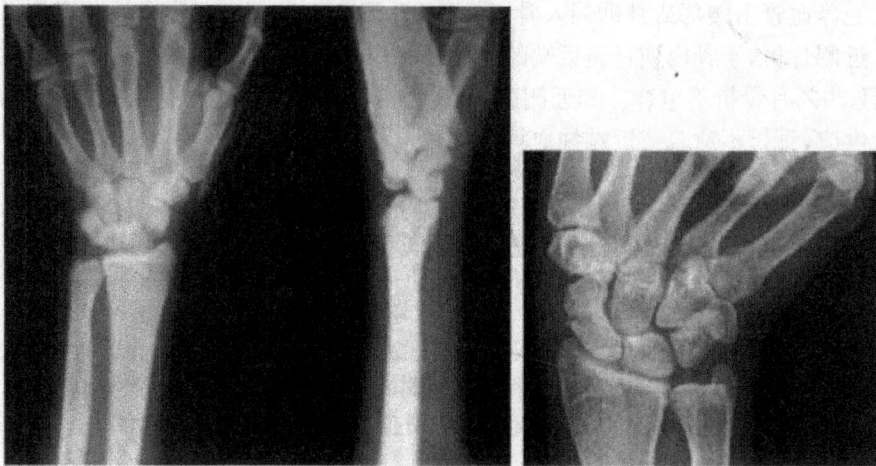

图 3—3—12　新鲜的舟状骨骨折腕关节解剖

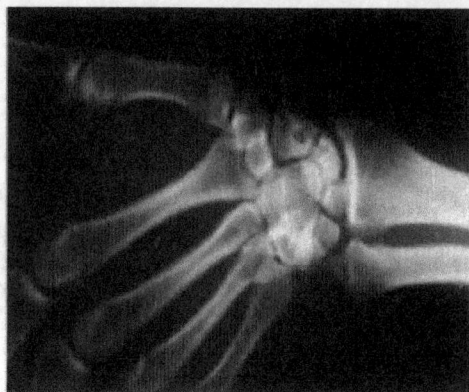

图 3—3—13　舟状骨陈旧性骨折

（3）治疗：新鲜骨折多采取闭合复位管型石膏固定。舟骨结节骨折为关节外骨折，移位多不明显，前臂石膏管型或石膏托固定 10 周多可愈合。对于不稳定型、移位显著、愈合慢、不能配合长时间石膏固定的患者应该行手术治疗。

1）石膏固定：采用前臂石膏管型固定。远侧 1/3 及腰部骨折固定 10 周多可临床愈合，近侧 1/3 骨折则要固定更长时间。固定时手部通常取对掌位，腕取中立位或轻度掌屈桡偏位，注意虎口尽量开大，防止虎口挛缩。伤手就诊较晚，或未经过正规治疗骨折线已有吸收，或骨折块有轻度囊性变，或有轻度硬化者，闭合复位长臂石膏管型固定，仍有愈合可能，但所需时间较长，有时长达一年，对这种骨折主张手术治疗。

2）手术治疗：最好选择闭合复位内固定的方法，以 Herbert 钉（图 3—3—14）、小空心钉为好。闭合复位失败者做切开复位，由于舟骨血液供应主要来自背侧滋养动脉，切开复位以掌侧入路为妥，以减少对舟骨血供的损伤。对于粉碎性骨折有缺损的，可以取自体髂骨植骨。固定牢靠者均可早期活动；反之，则要制动一段时间，视骨折碎裂、复位稳定程度而定。使用内固定不会缩短骨折愈合时间。早期活动并不代表负重活动，必要的保护性制动有时很重要。

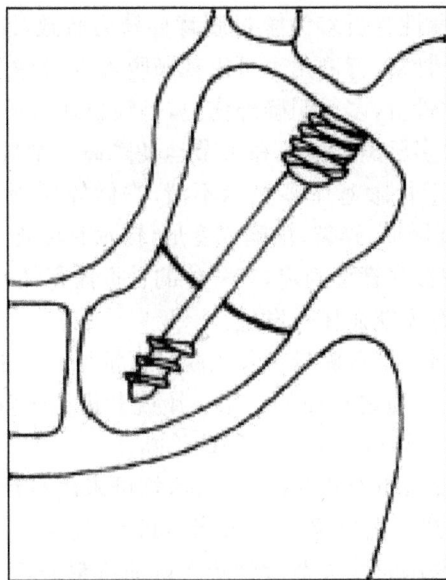

图 3—3—14　Herbert 钉固定舟状骨的示意图

　　手术入路：掌侧入路可从腕掌侧桡侧腕屈肌腱及桡动脉之间进入；也可行背侧入路，从背侧的"解剖鼻烟壶"处暴露。掌侧入路，对舟骨血液供应破坏较少，便于楔形骨块移植，填补掌侧皮质缺损，但观察复位及背向成角移位矫正却不方便。背侧方入路，舟骨位置较浅，显露较容易，术野也较大，但对背侧滋养血管的损伤也大。

　　3)骨折不愈合的处理：舟骨骨折不愈合，原因有三：①治疗延误；②骨块缺血；③治疗不当或操作粗暴。视患者年龄、健康状况、患者对腕部功能要求、不愈合时间的长短、腕关节活动度存留、血液供应、骨折块移位以及关节退行性改变的情况，决定治疗方式及方法。对没有症状的患者可以观察。应首先考虑采用促使骨折愈合的手术方法，植自体松质骨结合牢固固定的方法能治疗大多数舟骨骨折不愈合。当无法行舟骨固定，腕关节已有明显退行性关节炎时可考虑关节成形术、近排腕骨切除术、腕骨融合术。

　　舟骨骨折不愈合常用的植骨方法有：①髂骨做成骨栓，然后按预先钻好的跨越骨折线的孔道植骨，空隙处再植以碎骨块；②髂骨取骨，做成骨条，嵌入预先准备好的跨越骨折线的骨槽，空隙处再填以碎骨块；③撑开骨断端，去除硬化骨，桡骨茎突取骨，成碎屑状，置入骨内，然后复位或钉固定；④桡骨远端取带血管蒂的骨块做移植。

　　关节成形术最简单的就是桡骨茎突切除术，使茎突断面在腕关节桡偏时位于舟骨骨折线近侧 1mm，不与骨折线相接触。此术适用于桡骨茎突有退行性变、局限性腕关节融合或骨折不愈合做切开复位植骨内固定者。舟骨坏死、变形严重者，可做舟骨切除、月骨—三角骨—头状骨融合术。

　　近排腕骨切除术，使头状骨与桡骨远端成关节。但是当桡骨远端尺内侧凹状关节面及头状骨近端关节软骨有损伤时，禁用此方法。术后用石膏托将腕关节固定在中立位，4～6 周后去除石膏开始活动。

　　腕关节融合术包括局限性融合和全腕关节融合。前者只融合有病变的骨骼。如关节炎仅累及舟头、头月骨间关节时，可在桡骨茎突切除之后将舟头、舟月和头月骨间关节融合，以消除疼痛症状。

2. 月骨骨折　较少见,急性骨折多为腕过度背伸暴力所致,即月骨侧角与桡骨远端关节在背侧缘相撞导致骨折。月骨掌、背侧角也可出现撕脱骨折,为关节过度伸屈、韧带紧张和牵拉所致。慢性骨折为疲劳性骨折,多无明确外伤史,是轻微外力长期和反复作用的结果,症状轻微,常被患者忽视,就诊时多已出现坏死和关节运动障碍。常规体位 X 线平片检查可见月骨背侧角骨折,体部骨折由于骨影遮掩多显示不清,需做体层摄影或 CT、MRI 检查方能确诊。如果在 X 线上月骨密度增加、碎裂、塌陷或变形,提示有坏死。

无移位的月骨骨折可用石膏管型固定,有移位的骨折需行切开复位内固定。无论骨折类型如何,重要的是需要了解有无缺血坏死发生。

3. 三角骨骨折　以横行骨折、背侧骨折及撕脱骨折常见。其中,背侧骨折最常见,系腕过度背伸尺偏时钩骨或尺骨茎突与之相撞的结果。撕脱骨折源于背侧韧带的牵拉。骨折可为 X 片所显示,显示不良者,CT、MRI 检查即可明确诊断。

无移位的横行骨折、背侧骨折及背侧撕脱骨折,均可采用石膏托固定,腕背伸于功能位 4 周;关节面骨折移位>1mm 或分离移位>2mm 者,可行经皮穿针内固定或切开复位内固定。

4. 豌豆骨骨折、脱位　跌倒时腕关节背伸小鱼际肌部最先着地,作用在豌豆骨上的地面反作用力可导致豌豆骨脱位、骨软骨压缩骨折或尺侧腕屈肌附着处的撕脱骨折。腕关节旋后 $20°\sim45°$ 的前后斜位或腕管位 X 线平片,可清楚地显示豌豆骨。

有下列情况者可诊断为豌豆骨半脱位:①豌豆骨关节间隙大于 4mm;②豌豆骨、三角骨关节面不平行,成角大于 20°;③豌豆骨远侧部或近侧部与三角骨重叠区超过关节面的 15%。摄影时腕关节应保持在中立位,因为腕关节屈伸活动可使豌豆骨出现大幅度位移,影响诊断的准确性。

治疗多为石膏托固定。粉碎性骨折、骨折愈合后遗留疼痛或引发尺神经功能障碍者,做豌豆骨切除。

5. 大多角骨骨折　拇内收位,暴力沿第一掌骨纵轴向近侧传导,可致大多角骨关节面骨折。作用在腕骨弓上的直接外力,可致屈肌支持带在大多角骨结节止点处的撕脱骨折。手后前斜位平片可清楚地显示大多角骨及第一掌骨基底。如有大多角骨结节骨折,需摄腕管位 X 线平片或做 CT 检查。关节面移位>1mm 须做切开复位内固定;没有移位的骨折闭合复位石膏托固定 4 周即可。

6. 头状骨骨折　头状骨位于诸腕骨中央,很少单独发生骨折脱位,多与掌骨或其他腕骨合并损伤,如头舟骨综合征。当腕关节受到过度背伸暴力作用时,头状骨可能与桡骨远端关节面背侧缘相撞击,发生头状骨颈部骨折,近侧骨折段可旋转 90°或 180°,腕过度掌屈也可导致头状骨骨折。头状骨骨折后近侧段可能会出现缺血坏死,治疗时应予以注意。临床高度怀疑骨折而 X 线平片无异常发现者,可做 CT 检查,以减少漏诊。无移位者可石膏固定 4 周;有移位的可行切开复位内固定。

7. 钩骨骨折　跌倒时小鱼际着地所遇到地面反作用力,或经第五掌骨折纵向传导的间接外力,均可致钩骨骨折,有时甚至还有脱位。腕正位平片可显示钩骨骨折及脱位。腕管位,旋后 20°前后斜位 X 线平片或 CT,观察钩骨骨折更清楚。关节面平整的骨折行闭合复位石膏固定;有移位的可切开复位内固定;陈旧性有明显症状的可以切除。

五、腕骨脱位

在判断腕骨脱位时,月骨的位置最为重要,以围绕月骨的脱位常见,如月骨周围脱位及月骨脱位。

1. 月骨周围脱位 月骨的解剖位置不变,与桡骨关系正常,其他腕骨及整个手骨脱向背侧。此种损伤若并发骨折,则称经某某月骨周围骨折－背侧脱位,如经舟骨月骨周围骨折－背侧脱位、经桡骨茎突月骨周围骨折－背侧脱位等。

摔倒时手背伸、尺偏和旋前位着地,发生月骨周围脱位(图3－3－15)。在腕背伸、尺偏暴力作用下周围韧带断裂,月骨周围腕骨与月骨分离,向背侧脱位。经舟骨月骨周围骨折－背脱位的机制与上述略有不同,它发生于舟骨骨折之后,为背伸、桡偏暴力作用的延续。

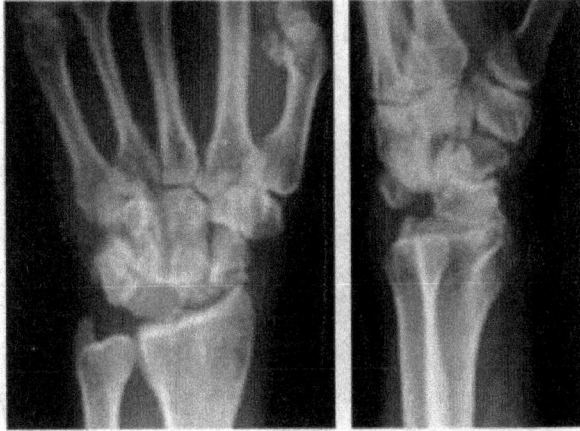

图3－3－15 月骨周围脱位

(1)临床表现:常有明确的腕背伸外伤史。关节疼痛、肿胀及压痛的范围较单独的骨折广泛,但是晚期也可局限于一个较小的区域,运动幅度及握力明显下降。X线正位片头状骨与月骨有轻度重叠、月骨外形呈三角形。侧位片月骨呈不同程度地向掌侧倾斜,月骨远端凹状关节窝内空虚,头状骨与其他腕骨一起向背侧、近侧移位,头状骨的纵轴在桡骨纵轴的背侧。月骨周围腕骨如有骨折,远侧段常脱向背侧,而近侧段仍滞留在原位。

(2)诊断要点:腕部肿胀向背侧突出,屈伸活动受限,局部疼痛、压痛。①正位片上头月骨重叠,关节间隙出现消失或变窄;②侧位片上月骨原位不动,桡月关节正常,月骨上关节面空虚;③头状骨位于月骨背侧缘的后上方;④舟骨向背侧脱位;⑤可伴有桡骨背缘骨折。

(3)治疗:在关节明显肿胀之前闭合复位容易获得成功,尤其是在神经阻滞麻醉、肌肉松弛之后。复位后如无舟月骨、月三角骨分离,可用长臂石膏托将腕关节固定于30°屈曲位、前臂和手旋前位,以利掌侧韧带愈合。4~6周后拆除石膏,开始功能锻炼。如有舟骨骨折,2周时将腕关节转为中立位固定,4周时将长臂石膏托更换为前臂石膏管型直至骨折愈合。复位之后腕有不稳定者,即使外固定也不能彻底消除舟月分离及骨折移位复发的危险,最好在复位之后克氏针内固定。闭合复位失败,可行切开复位、韧带修复及铆钉、克氏针内固定。陈旧性脱位,尽可能切开复位内固定,在复位后无法稳定的情况下,可以行腕骨间的克氏针内固定以维持复位。如果经切开仍然不能复位的,相当一部分因为韧带趋于愈合或者已经愈合、周围软组织挛缩,或者骨损伤严重不宜复位。此时可做腕中关节融合术,近排腕骨切除术或全腕关节融合术。

2.月骨脱位　在背伸及尺偏暴力的作用下,月骨周围韧带相继断裂,周围腕骨在其背侧与桡骨远端一起挤压月骨,使其脱离桡腕背侧韧带束缚,出现掌侧脱位。

(1)临床表现:腕关节肿痛,有压痛,运动明显受限,握力下降。脱位的月骨压迫腕管内指屈肌腱及正中神经,使手指伸直困难,桡侧三指感觉障碍。正常位置的月骨,在正位 X 线片上应为四方形,脱位后呈三角形,且与头状骨下端重叠。侧位片可见月骨脱向掌侧,半月凹面也转向掌面。头状骨脱离月骨远侧凹面与其背侧极相对。

(2)诊断:①正位片(图 3-3-16)上月骨旋转与头状骨重叠,头月关节、桡月关节间隙可消失;②侧位片(图 3-3-17)上月骨向掌侧脱位为特征性表现;③舟骨、头状骨与桡骨关系保持原位不变。

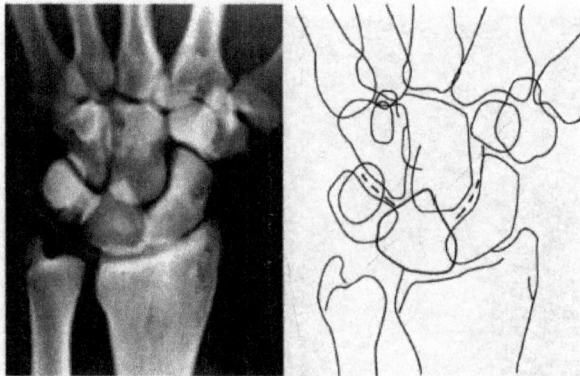

图 3-3-16　月骨脱位正位:月骨形态变为三角形

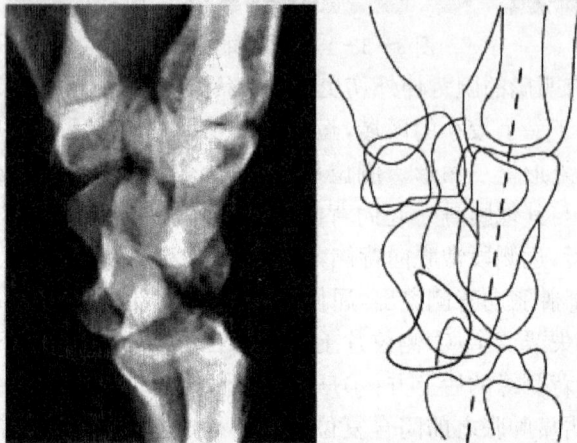

图 3-3-17　月骨脱位侧位征象:茶杯翻倒征

(3)治疗:闭合复位的原则及方法与月骨周围脱位相同,即先完成复位,恢复月骨与桡骨及周围腕骨的对应关系,然后再矫正腕骨分离。完全复位失败、陈旧性脱位、有正中神经压嵌、肌腱断裂者,需切开复位。正中神经充血严重者,需做外膜松解;复位后需用克氏针固定,并修复关节囊及韧带。术后再用石膏托外固定,体位及时限与月骨周围脱位相同,6~8 周后开始主动活动。月骨脱位严重者无韧带附着,可行月骨切除肌腱充填术。关节若有不稳定,应加做舟大小多角骨间关节融合,以矫正舟骨旋转半脱位、恢复正常的负荷传导及运动功能。

3.经舟骨月骨周围脱位(图 3-3-18)　舟骨骨折,舟骨近侧骨折块、月骨与桡骨的关系正常,即舟月骨间韧带未损伤,而舟骨远侧块及其他腕骨向背侧脱位。舟骨近侧块与月骨可有不同程度的向掌侧旋转倾斜。

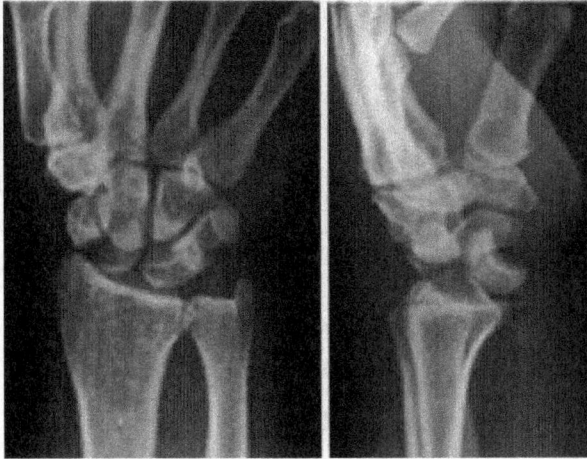

图3-3-18　经舟骨月骨周围脱位

诊断要点:①舟骨骨折;②正位片上头月关节间隙异常;③侧位片上月骨原位不动,舟骨近侧骨折块和月骨与桡骨的关系正常,月骨上关节面空虚;④头状骨位于月骨背侧缘的后上方。闭合复位的原则及方法与月骨周围脱位相同,复位后舟骨骨折按骨折处理。

4.其他少见的脱位　当三角骨骨折,三角骨桡侧块、月骨与桡骨关系正常,即月三角韧带完整,而三角骨的尺、远侧块与其他腕骨与月骨之间脱位,则称为经三角骨月骨周围脱位;当舟骨骨折,三角骨骨折,舟骨近侧块、月骨、三角骨桡侧块与桡骨关系正常,而骨折线以远的腕骨与月骨之间脱位时,称为经舟骨、三角骨月骨周围脱位。舟骨旋转伴脱位:舟骨向掌侧旋转伴脱位。正位片舟骨变短,有结节呈环状,舟骨间隙>2mm。侧位片舟骨的纵轴与桡骨的纵轴接近于90°。这些骨折由于体积较小,手法复位有时候很困难,但是闭合复位一般较为简单,复位后如果位置无法维持,可以缝合固定或用克氏针、小螺钉固定(图3-3-19)。

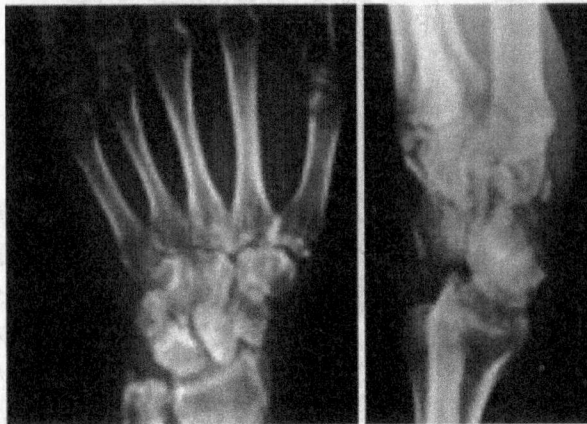

图3-3-19　经舟骨、茎突月骨周围脱位

六、下尺桡关节脱位

下尺桡关节由尺骨头侧方的环状关节面及桡骨的尺骨切迹组成,切迹的远侧缘有三角纤

维软骨盘附着,止于尺骨茎突的基底部。当腕关节在极度旋前和背伸位置时,尺骨远端关节有分离倾向。如果这时腕部遭受外来阻力如扣球、跳马、用力旋螺丝时,都易发生下尺桡关节损伤。旋前暴力造成背侧尺桡韧带断裂和尺骨向背侧移位;旋后暴力造成掌侧韧带断裂使掌侧分离。

1.诊断　急性损伤外伤史明确,腕部下尺桡关节肿胀,压痛,可伴弹响。慢性损伤可无明显腕部外伤史,患者多有职业特点,工作姿势可提供诊断线索。腕部尺侧有酸胀和疼痛,腕无力,用力握拳和提重物时疼痛明显。主动活动时远侧尺桡关节松弛,尺骨小头比正常人向背侧隆起,特别在前臂极度旋前时,尺骨小头的背侧隆起更明显,但可压回原位,有弹跳感。下尺桡关节摩擦痛。关节盘挤压试验(＋):即腕部极度掌屈,旋前和尺偏时,加挤压旋转力量,可在尺骨小头远端引起压痛。

2.辅助检查

(1)X线检查:旋前位时正位片:尺桡间隙＞2mm;旋后位时侧位片:尺骨向背侧明显突出。

(2)关节造影检查。

(3)腕关节镜。

(4)CT。

3.治疗

(1)保守治疗:局部制动3～4周,可用石膏外固定。旋前位损伤固定于旋后位,旋后位损伤固定于旋前位或中立位。

(2)手术治疗:常用的方案有:背侧关节囊和腕背侧横韧带作修补缝合术(Lippman);尺侧腕屈肌腱劈开一半后穿过尺骨远端的钻孔进行固定;尺骨小头或部分尺骨远端及关节软骨盘切除术;尺骨缩短术;关节镜术。

(郑永智)

第三节　腕关节结核与感染

一、腕关节化脓性关节炎

腕关节化脓性关节炎较为少见,主要由开放性外伤或医源性造成。

1.化脓性关节炎的一般表现　化脓性关节炎是一种由化脓性细菌直接感染,并引起关节破坏及功能丧失的关节炎,又称细菌性关节炎或败血症性关节炎。任何年龄均可发病,但好发于儿童、老年体弱和慢性关节疾患者。最常见的致病菌为金黄色葡萄球菌。细菌侵入关节后,先有滑膜炎,关节渗液,关节有肿胀及疼痛。病情发展后,积液由浆液性转为浆液纤维蛋白性,最后则为脓性。当关节受累后,病变逐渐侵入软骨及骨质,最后发生关节僵硬。关节化脓后,可穿破关节囊及皮肤流出,形成窦道,或蔓延至邻近骨质,引起化脓性骨髓炎。此外,由于关节囊的松弛及肌肉痉挛,亦可引起病理性脱臼,关节呈畸形,丧失功能。

2.临床症状　腕关节化脓性关节炎急性期主要症状为局部症状和全身中毒的表现。关节红、肿、热、痛,压痛明显,活动受限。多数患者起病急骤,有畏寒、发热、乏力、食欲缺乏等全身中毒症状。

3.实验室检查

(1)血常规：白细胞总数升高,中性粒细胞增多。

(2)ESR、CRP 增快。

(3)血培养可阳性。

(4)关节滑液检查：是诊断的关键,宜尽早进行。①滑液为浆液性或脓性,白细胞总数常大于 $50×10^9/L$,甚至高达 $(100\sim200)×10^9/L$,中性粒细胞大于 80%;②革兰染色可找到细菌,细菌培养阳性,如为阴性,应重作并行厌氧菌培养,同时作药敏试验。

4.影像学检查

(1)X 线表现：早期可见关节肿胀、积液,关节间隙增宽。以后关节间隙变窄,软骨下骨质疏松破坏,晚期有增生和硬化。关节间隙消失,发生纤维性或骨性强直,有时尚可见骨骺滑脱或病理性关节脱位。①最初的 $7\sim10$ 天内,用软组织摄影,常可见到邻近的肌肉肿胀,其脂肪间隙模糊或消失;②发病 2 周左右时,即可见到骨质的早期 X 线表现：干骺端松质骨开始显示骨质稀疏、密度减低、骨小梁模糊不清,甚至消失而形成边缘模糊的斑点状透亮区。

(2)CT,MRI 及超声检查,可及早发现关节腔渗液,较 X 线片更为敏感。

1)CT 表现：急性化脓性骨髓炎早期的髓内和周围软组织的充血水肿,CT 表现为骨髓密度的减低,肌肉密度下降,肌间脂肪变薄和移位。对及早发现软组织和骨膜下脓肿作用较大,表现为边界较清楚的囊状低密度区,增强后脓肿壁明显强化,而脓腔不强化,使脓肿范围更清楚。此外,对死骨的显示,CT 比平片优越。

2)MRI 表现：早期骨髓的炎性渗出与水肿,MRI 尤其敏感,表现为 T_1WI 骨髓正常的高信号被低信号取代,T_2WI 病变的骨髓信号比正常更高。MRI 能够全方位显示早期的骨膜下和软组织脓肿的范围,脓肿在 T_1WI 为低信号,在 T_2WI 呈均匀高信号影,增强见脓肿壁明显强化。正常皮质骨在 T_1WI 和 T_2WI 均呈低信号,骨破坏表现为低信号的骨皮质变薄、不规则或消失,被高信号取代。MRI 对死骨的发现不如平片和 CT 敏感。

5.治疗原则

(1)早期大量应用有效抗生素治疗(可以药敏试验选择为主)。

(2)全身支持疗法：补充营养、输液、输血等。补液,纠正水、电解质紊乱,必要时少量多次输新鲜血。增加高蛋白质、高维生素饮食。高热时行物理降温。

(3)局部制动和固定：抬高患肢与制动,以减小关节面压力,解除肌肉痉挛、减轻疼痛。常采用皮肤牵引或石膏托板将患肢固定于功能位。

(4)腕关节关节引流：可减少关节腔的压力和破坏,减轻毒血症反应。可以分为闭式灌洗引流和单纯闭式引流。可在关节腔内直接注入抗生素。腕关节常用的穿刺部位为腕背侧,进针点在桡骨远端示指伸肌腱与拇长伸肌腱之间的间隙处。

(5)关节切开引流手术：若关节穿刺不能控制症状,或关节位置难以作穿刺术,这时应及时建立切开引流。可在腕尺、桡侧或背侧切开引流。注意采用任何切开引流途径时均不可损伤或切开腱鞘,以防发生腱鞘炎。

1)腕背尺侧切开引流术：以尺骨茎突为中心,沿尺侧腕伸肌腱与小指固有伸肌腱之间纵行切开 $3\sim4cm$。在尺骨茎突下方纵行切开关节囊,不要损及附着在茎突的三角纤维软骨,吸出脓液,放入橡皮引流条。

2)腕背桡侧切开引流术：以桡骨茎突为中心,沿拇长伸肌和示指固有伸肌腱之间纵行切开 3～4cm。沿切口方向切开桡侧韧带和关节囊;吸出脓液,放入橡皮引流条。

(6)晚期关节功能恢复治疗与关节功能畸形矫正手术治疗。急性炎症消退后 2～3 周,应鼓励患者加强功能锻炼。可配合理疗。

二、腕关节结核(图 3－3－20)

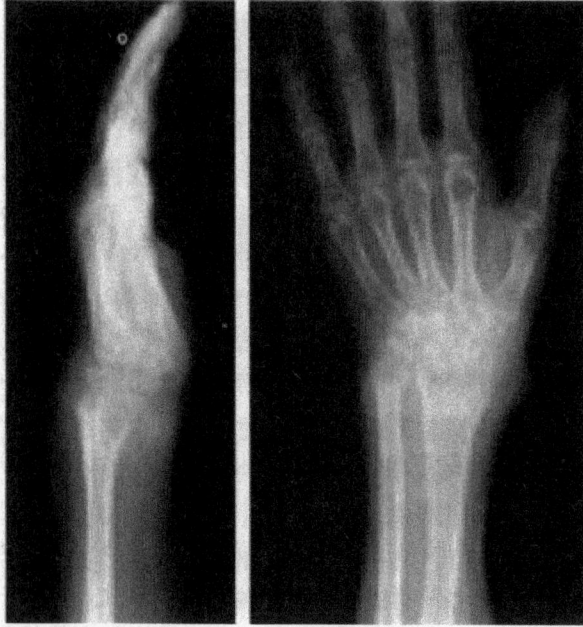

图 3－3－20 腕关节结核

1.病理 腕关节结核发病率较低,可分为骨结核、滑膜结核和全关节结核三个病理类型。临床工作中单纯滑膜结核却十分罕见,原因是腕关节滑膜很少,因而发病率极低。临床单纯骨结核也较少见,主要见于年幼儿童。幼儿因其腕部诸骨骨化中心尚未出齐,已出现骨化中心的腕骨周围有一层软骨组织包绕,当结核分枝杆菌感染后常为孤立性单纯骨结核。随着腕部诸骨骨化完全后,诸腕骨之间相互紧密接触,又缺少滑膜组织,此时孤立性骨病变几乎见不到,病变通常波及数块腕骨及整个腕关节。单纯骨结核原发骨病灶多位于桡骨尺骨下端和近排腕骨。腕骨最常见的是头状骨和钩骨。因此二骨较其他骨早出现骨化中心,亦较其他腕骨更早持重,因此发病率较高。单纯骨结核常迅速转变为全关节结核。腕关节全关节结核病变进展快,常波及全部腕骨及掌骨基底,因局部血运不丰富常形成死骨,又因腕关节周围缺乏肌肉保护及软组织较少。病变涉及骨多、病变复杂不易吸收、病程较长,因此常破溃形成多个瘘管。病变晚期常发生关节纤维强直,并有前臂旋前、腕下垂尺偏等畸形。在儿童若桡骨下端骨骺板破坏,日后可发生明显的桡骨短缩桡偏畸形。

2.临床表现及体征 通常全身症状多不明显。局部症状主要为疼痛、肿胀、脓肿、瘘管形成及关节功能障碍和畸形的发生。疼痛开始多不明显,随病情进展,疼痛逐渐明显但大多不甚剧烈。一般全关节结核疼痛较单纯骨型结核为重,滑膜结核较单纯骨型结核为重且广泛因疼痛患者多姑息使用患手,使用患手时常觉无力,随病情进展,手呈屈曲位,不能握拳,手指活动受限及持物无力腕关节因关节较表浅,且周围软组织少而肿胀较显著。一般早期全关节结核和滑膜型结核肿胀较明显,而单纯骨型结核肿胀较轻脓肿于腕背侧或掌侧均可发生,因腕关节表浅故较易破溃形成瘘管。因腕关节全关节结核受累骨较多,病程较长,瘘管常合并混合感染。若经久不愈,单一瘘管常演变为数个瘘管,手部及前臂肌肉明显萎缩,局部皮肤青紫,上有多个瘘管瘢痕。随病变静止与治愈,腕关节因骨质破坏缺损、纤维粘连及瘘管愈合的瘢痕等因素,后期常易形成掌屈尺偏畸形 X 线表现:单纯滑膜结核主要表现为软组织肿胀、骨质疏松、单纯骨型结核,病区内有透亮区或死骨形成,全关节结核除上述改变外,尚有关节间隙狭窄,骨质破坏广泛,常可涉及全部腕骨和桡骨下端及掌骨基底,并可有部分腕骨破坏缺如,腕骨间排列紊乱,骨质密度模糊和增高掺杂。

3.诊断　根据典型的病史和体征及 X 线表现,诊断一般不困难。但对于早期腕关节结核需与腕关节类风湿关节炎相鉴别。腕关节为类风湿关节炎的好发部位,患者多为成年女性,多为双侧性且多同时有其他关节病变存在。但单发的腕关节类风湿关节炎则很难与腕关节滑膜结核相鉴别。常需做滑膜活检和结核分枝杆菌培养确诊。

4.治疗　腕关节结核全身治疗与其他关节结核治疗一样需抗结核药物治疗和全身支持疗法。对于腕关节结核的局部治疗同样也可分为保守治疗与手术治疗。保守治疗主要适用于腕关节结核的早期,即单纯骨结核或滑膜结核以及不适于手术的老弱患者。

保守治疗主要是制动,通常是采用包括前臂、腕及掌指关节在内的管型石膏或前后石膏托,将腕关节固定于背伸、腕处于旋前旋后中间位、拇指向上的腕关节功能位上。对于有窦道、病变广泛、死骨较多,保守治疗时间较长而无效者应考虑手术治疗。手术治疗通常在臂丛麻醉下进行,切口多采用腕背侧 S 形切口,单纯滑膜结核保守治疗无效者可行腕关节滑膜切除术,术后前臂腕掌石膏固定,三周后拆石膏练习活动。单纯骨结核做病灶清除术。术毕做前臂腕掌石膏固定,一周后拆石膏练习活动。

全关节结核彻底清除关节滑膜及干酪、肉芽、脓肿及死骨等,术后处理同单纯骨结核。晚期全关节结核手术除同早期全关节结核一样彻底切除病变滑膜和搔刮骨病灶外,还可根据情况切除一排或两排腕骨、桡骨下端及部分掌骨基底。腕骨切除后所遗留的缺损有两种处理方法,其一是髂骨植骨融合法,此法适用于缺损较大且无混合感染者。术中病灶清除干净后,行腕关节融合手术。Sauve－Kapandji 手术保留了腕关节尺侧支撑,因为远端尺桡韧带和尺腕韧带维持完整,手外观比较好。在融合部位近侧形成尺骨假关节,所以前臂旋转功能比较好。腕关节骨性或纤维强直,有明显手下垂及尺偏畸形者可将桡骨下端做楔形切除,矫正尺偏,并用交叉克氏针固定,同时将尺骨头切除。术毕石膏托外固定。单纯前臂旋转障碍者可仅做尺骨头切除即可,不需要外固定。

(郑永智)

第四节　其他腕关节疾病

一、腕关节类风湿关节炎

1.定义　类风湿关节炎又称类风湿病,以慢性、对称性、多滑膜关节炎和关节外病变为主要临床表现,属于自身免疫炎性疾病。类风湿关节炎侵犯腕关节的临床表现:早期,因腕关节的腕骨之间、腕骨与桡骨之间、腕骨与尺骨之间滑膜炎症,临床表现有腕关节肿胀、疼痛与屈伸受限。经多次反复发作后,可引起关节四周肌肉炎症或韧带松弛,表现有尺骨偏斜,进而韧带、肌腱、关节盘被破坏，尺副韧带被拉长，使尺骨头向背侧突出。腕关节掌侧滑膜膨出时，可见有囊肿形成。疾病晚期，由于关节软骨与软骨下骨破坏，关节腔可完全消失。甚至出现腕关节强直。在腕关节软组织肿胀，滑膜增厚过程中，如压迫正中神经，可出现腕管综合征。

2. 治疗

（1）一般治疗：强调患者教育及整体和规范治疗的理念。适当的休息、理疗、体疗、外用药、正确的关节活动和肌肉锻炼等对于缓解症状、改善关节功能具有重要作用。

（2）药物治疗：①非甾体抗炎药（NSAIDs）：这类药物主要通过抑制环氧合酶（COX）活性，减少前列腺素合成而具有抗炎、止痛、退热及减轻关节肿胀的作用，是临床最常用的类风湿关节炎治疗药物。非甾体抗炎药对缓解患者的关节肿痛，改善全身症状有重要作用。其主要不良反应包括胃肠道症状、肝和肾功能损害以及可能增加的心血管不良事件。②改善病情抗风湿药（DMARDs）：该类药物较非甾体抗炎药发挥作用慢，需1~6个月，故又称慢作用抗风湿药（SAARDs），这些药物可延缓或控制病情的进展。常用于治疗类风湿关节炎的改善，抗风湿药包括如下几种：甲氨蝶呤（methotrexate，MTX）、来氟米特（leflunomide，LEF）、柳氮磺吡啶（salicylazosulfapyriding，SASP）、羟氯喹（hydroxychloroquine，HCQ）。③生物制剂：是目前积极有效控制炎症的主要药物，减少骨破坏，减少激素的用量和骨质疏松。治疗类风湿关节炎的生物制剂主要包括肿瘤坏死因子（TNF）－α 拮抗剂、白介素（IL）－1 和 IL－6 拮抗剂、抗 CD20 单抗以及 T 细胞共刺激信号抑制剂等。④糖皮质激素：糖皮质激素能迅速改善关节肿痛和全身症状。在重症类风湿关节炎伴有心、肺或神经系统等受累的患者，可给予短效激素，其剂量依病情严重程度而定。针对关节病变，如需使用，通常为小剂量激素（泼尼松≤7.5mg/d），仅适用于少数类风湿关节炎患者。⑤植物药制剂：如雷公藤、白芍总苷等。

（3）外科治疗：类风湿关节炎患者经过积极内科正规治疗，病情仍不能控制，为纠正畸形，改善生活质量可考虑手术治疗。但手术并不能根治类风湿关节炎，故术后仍需药物治疗。腕关节滑膜切除术适用于滑膜肥厚、肿胀，经药物治疗半年以上无明显效果而未见明显骨质破坏或畸形的病例。一般可以行腕关节人工关节置换术、关节融合术以及软组织修复术。

二、腕管综合征

1. 定义　腕管综合征（carpal tunnel syndrome）是由于腕管内容积减少或压力增高，使正中神经在管内受压，以桡侧3~4个手指麻木、疼痛，夜间或清晨较明显，疼痛有时放射到肘；有时拇指外展、对掌无力，动作不灵活为主要表现而形成的综合征。

2. 临床表现　腕部、手掌面桡侧、拇指、示指、中指和环指桡侧麻、痛，可放射到肘、肩部。症状夜间或清晨加重；活动及甩手后减轻。上述区域感觉减弱或消失。拇外展、屈曲和对掌肌力减弱。压迫腕掌侧可加重症状。病程久者，可见鱼际肌萎缩、瘫痪。屈腕试验和神经干叩击试验（Tinal 征）均阳性。

3. 治疗原则

（1）保守治疗：症状明显者，用石膏托或夹板固定腕部于轻度背伸位1~2周。同时口服非甾体抗炎药（NSAIDs）。

（2）腕管封闭：用1%普鲁卡因2ml 和泼尼松龙12.5mg 作腕管内注射，每周1次，共3~4次。

（3）手术治疗：非手术治疗无效或症状加重或有鱼际肌萎缩者，应及早行手术治疗。切断腕横韧带,解除对正中神经的压迫。有时需同时进行正中神经束间松解术。

三、月骨坏死

1. 定义　又称为 Kienbock's disease。和尺骨短、慢性创伤、骨折后血供破坏有关,损伤导致月骨滋养动脉闭锁,进一步发展为月骨缺血。

根据坏死的演变过程,Lichtmann 将月骨缺血性坏死分成 4 期。Ⅰ期:腕关节可有疼痛、乏力、运动受限、背侧压痛和肿胀等症状和体征,平片检查多无异常发现。Ⅱ期:月骨密度增大,有碎裂,但体积、形状以及与相邻骨骼的解剖关系无明显的变更。后期,月骨桡侧半的高度会有所降低。关节背侧肿胀程度也会有所增加。Ⅲ期:在Ⅱ期的基础上,月骨出现塌陷,侧位平片可见月骨前后径加大,头骨向近侧移位。Ⅲa:舟骨与周围腕骨的对应关系正常;Ⅲb:舟月骨间关节间隙变宽,舟骨掌曲度加大,三角骨尺侧偏移。关节较Ⅱ期僵硬。Ⅳ期:除了月骨塌陷、碎裂和头状骨近侧移位之外,月骨周围关节出现骨性关节炎表现—关节面粗糙不平、关节间隙变窄、骨赘形成、骨骼硬化和囊变。月骨塌陷一旦发生,如不予以治疗,便进行性发展,直至腕关节正常结构完全被破坏为止。

2. 诊断　病史:腕背部压痛、肿胀、活动受限、握力下降。本病的辅助检查方法主要是 X 线检查、核素骨扫描检查和 MRI 检查。

(1)X 线表现:在初期无阳性发现。数周至数月后,月骨密度增加,在其中央逐渐出现圆形或卵圆形的透光区。随后发生不规则碎裂状。月骨的纵径缩短,前后径增大。在后期可见月骨近侧端边缘不规则,断裂甚至消失。关节间隙增大,邻近诸骨骨质稀疏。晚期可见骨关节炎的变化(图 3—3—21)。

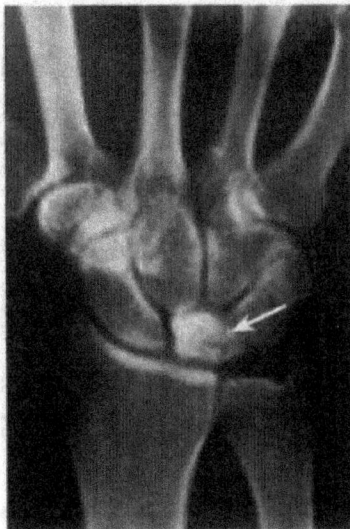

图 3—3—21　月骨坏死 X 线表现

(2)核素骨扫描:骨扫描对月骨无菌性坏死各期均是一种有效的诊断方法,尤其在Ⅰ期 X 线片诊断不明确时,核素骨扫描表现为月骨区出现核浓聚现象,这种高敏感性的特点对于早期月骨无菌性坏死的诊断具有重要意义。但这种特点无特异性,在腕骨骨折、尺骨腕骨撞击综合征、三角纤维软骨损伤和滑膜炎时,也均可出现核浓聚现象,故应结合其他检查才能作出明确诊断。

(3)磁共振成像(MRI):对腕骨的缺血性改变最敏感,在T_1和T_2加权像上表现为低信号,其特点是在早期X线片不能判断时,MRI能明确显示出缺血性改变。因此,对于月骨无菌性坏死的早期诊断具有重要意义。同时,MRI又可用于判断治疗效果和病程的转归,如在T_2加权像上低信号区出现点状的高信号区或等信号区,则表示月骨血运有恢复的倾向(图3—3—22)。

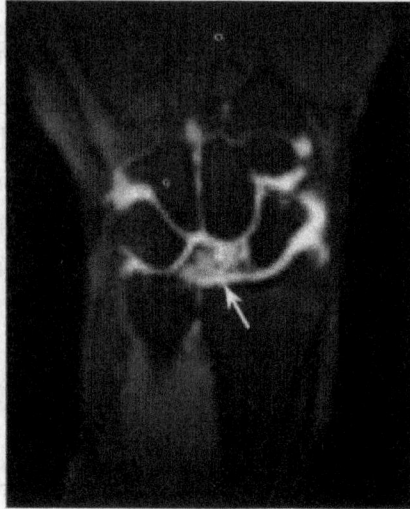

图3—3—22　月骨坏死MRI表现

3.治疗

(1)保守治疗:保守治疗以综合疗法为好,即腕关节制动固定的同时,配合理疗、中药熏洗、内服等。

(2)手术治疗:腕关节镜可以很好地评估关节面和腕骨间韧带的情况。在关节镜检查中会有很多特异性的识别标记,其中包括滑膜炎的存在和月骨关节面的外观。看是否存在正常硬度的完整的软骨下骨,或是否有因为软骨下骨折而出现的漂浮的关节面。关节镜的使用使外科医师能够鉴别腕关节的功能并选择适合的外科手术方法。在多数情况下可以使用月骨血运重建的方法。主要有:①带血管蒂的桡骨骨膜、骨瓣植骨术。即以旋前方肌远侧部分肌肉及肌筋膜为蒂,携带部分桡骨皮质块植入月骨内;桡动脉在桡腕关节平面发出一升支至桡骨茎突附近骨膜,此血管较恒定。切取带血管蒂的桡骨远端骨膜瓣或包含部分桡骨茎突以植骨。带蒂掌骨基底骨瓣植骨法,即以腕背动脉—第2(或第3)掌背动脉为蒂,携带第2(或第3)掌骨基底骨片嵌入月骨,重建血运。如果坏死严重,月骨形态丧失,行月骨摘除后掌长肌腱球填塞的方法也有效。②腕骨间融合术,中立位融合固定舟骨与大、小多角骨,降低月骨的受力。③近排腕骨切除术。

四、腕舟骨坏死

1.定义　腕舟骨坏死同月骨坏死一样,在临床上并不少见,自发性坏死好发于青壮年劳动者,男多于女,右侧多见;继发性舟骨坏死好发于舟骨骨折的患者。本病发病缓慢,表现为腕关节胀痛、乏力,活动时加重,休息后缓解。随疼痛加重,腕部渐肿胀、活动受限而影响工作。体检时见腕背轻度肿胀,舟骨区有明显压痛。腕关节各方向活动均可受限,以背伸最明显。X线片早期无异常,数月后可见舟骨密度增加,形态不规则。骨中心有点状吸收。周围腕骨有骨质疏松。放射性核素骨显像可早期发现舟骨处的异常放射性浓聚。

2.治疗 早期治疗腕关节制动。如保守治疗无效,坏死区域较小可以行死骨刮除加植骨术,带血管蒂的骨膜、骨瓣移植也是很好的方法。血管束植入术。晚期可以行腕关节融合术。

五、尺骨撞击综合征

1.定义 是指尺骨小头撞击月骨、三角骨而发生的骨坏死。其首发症状是尺侧腕痛。Milch 于 1941 年首次描述了桡骨远端骨折后长度短缩产生尺骨撞击综合征,并提出了恢复正常下尺桡关节关系的治疗思路。尺骨撞击综合征在临床上并非罕见,主要是临床医师、影像科医师对此类疾病较为陌生,易造成误诊、漏诊。患者有桡骨骨折史或腕部慢性受损史(如长期从事木匠、建筑操作、机械钻孔等职业),当其出现疼痛并持续存在,腕部 X 线平片即使未见明显异常,仍应考虑尺骨撞击综合征的可能,经 MRI 检查确诊后,应及时采取有效治疗,可有效防止月骨、三角骨坏死的发生或降低其发生率。

2.发生机制 腕关节长期受力、支撑、推挤、撞击,月骨小头与月骨、三角骨相互碰撞,三角纤维软骨可发生退变、坏死、囊变或穿孔,继而月骨和三角骨的关节软骨可发生退变、坏死,形成囊变和骨硬化特别是很薄的三角纤维软骨变异更易发生尺骨撞击综合征。正常情况下,远端尺桡关节处的尺、桡骨基本处于同一平面,如果尺骨(相对于桡骨)长出 2mm 以上,则会使原来桡骨和尺骨按正常比例分担的腕部力量过分集中于尺骨,运动时发生撞击、活动范围受限及腕关节韧带松弛等现象,使腕尺侧的软组织血供和滑液营养障碍,韧带和三角纤维软骨易于磨损,进而使腕骨和尺侧的软组织发生退变。

3.诊断 X 线:尺骨阳性变异(尺骨远端伸长)或处于中立位;月骨、三角骨坏死呈低密度小囊状改变以及月骨、三角骨关节面下软骨硬化,病变部位位于月骨尺侧近端和三角骨的腰部;尺骨小头相对关节面下软骨硬化或小囊性变。其他 X 线表现包括桡骨远端骨折畸形愈合,桡骨远端异常背倾畸形和桡骨近端骨折畸形愈合导致桡骨缩短,尺桡远侧关节脱位。因为尺骨头与月骨解剖位置邻近,易发生撞击且易形成桥连状态(尺骨头与月骨连接)而产生持久性压迫,因此在尺骨阳性变异的患者中月骨发病率明显大于三角骨。

4.治疗 常用的是尺骨短缩术,治疗关键在于解决尺骨相对过长所致的尺腕关节面纵轴挤压过度,以此缓解尺腕关节疼痛及功能受限。采用尺骨缩短术从根本上纠正尺骨阳性变异,恢复下尺桡解剖关系,而且保持了下尺桡关节及尺腕关节组成要素的解剖学完整性及力学稳定性。

六、桡骨远端骨肿瘤

桡骨远端是骨肿瘤常见的易发部位,较股骨远端和胫骨近端要少见一些,常见的有骨巨细胞瘤。

骨巨细胞瘤(giant cell tumor,GCT)是临床常见的骨肿瘤,具有潜在恶性和较强的局部侵袭性。该病好发于 20~40 岁的青年人,男女发病比例为 1:2;好发于长骨干骺端的骨骺段,其复发率高达 40%。骨巨细胞瘤全身化疗效果较差,放疗只起到抑制肿瘤生长的作用,并呈中度敏感性,仅作为对不能手术者及术后的辅助治疗。桡骨远端骨巨细胞瘤(图 3−3−23)外科治疗目标为清除肿瘤,有效地减少局部复发,最大限度地保留腕关节的功能。

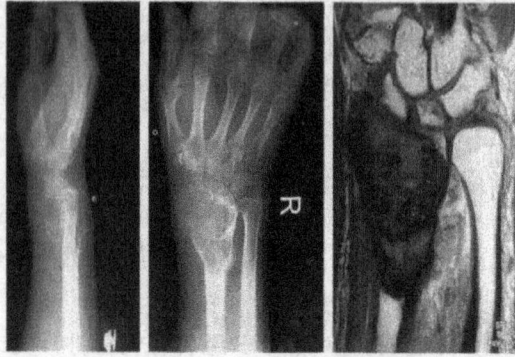

图 3—3—23 桡骨远端骨巨细胞瘤影像学表现

骨巨细胞瘤根据 Campanacci 的 X 线片分类标准：①Ⅰ级：显示骨内病损，病灶内清晰的皂泡样征或囊状，无软组织块影；②Ⅱ级：仍为骨内病损，但骨壳菲薄，病灶内皂泡样间隔部分模糊，出现溶解、断裂等现象，有时可出现软组织块影，但边界清晰；③Ⅲ级：肿瘤扩散至骨外软组织，病灶内大片溶骨性破坏，有时残留皂泡样间隔，常见破壳征及边缘模糊的软组织块影。骨巨细胞瘤的组织学表现分为Ⅰ、Ⅱ、Ⅲ级：①Ⅰ级：单核间质细胞梭形，卵圆形，大小一致，无异型性，多核巨细胞量多、体积大，核数多；②Ⅱ级：单核细胞轻度异型性，细胞丰富，偶见核分裂象，多核巨细胞较小，量少，可见异型性；③Ⅲ级：单核细胞大且有明显异型性，核分裂象多，单核巨细胞少而小，分布不均，细胞核常有异型性。目前，有一个共识，认为骨巨细胞瘤属于潜在恶性肿瘤，具有局部侵袭与复发倾向。骨巨细胞瘤多发生在骨端，处理不完善不仅会导致肿瘤复发，也会严重影响关节功能。桡骨远端骨巨细胞瘤外科治疗有其特殊性，治疗方法主要包括刮除植骨和瘤段切除重建（图 3—3—24）。传统的刮除植骨方法虽能较好地保留关节功能，但局部复发率较高。临床研究表明肿瘤切除的彻底性关系到肿瘤局部复发率的高低。由此，许多学者更倾向于采用瘤段切除与重建的方法治疗桡骨远端骨巨细胞瘤。目前，桡骨远端骨巨细胞瘤瘤段切除与重建的方法有瘤段切除加自体腓骨游离移植、异体半关节置换和异体骨复合人工腕关节假体。

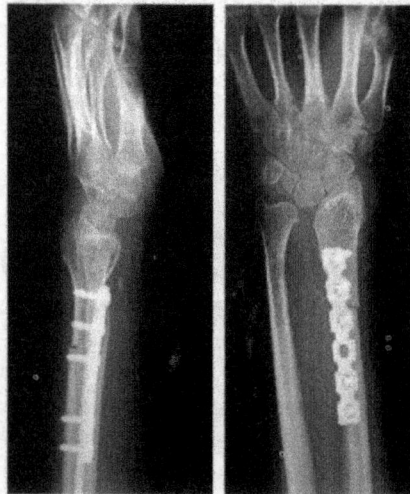

图 3—3—24 桡骨远端瘤段切除腓骨小头替代手术

（郑永智）

第五节 腕关节融合术与置换术

腕关节是人体最灵活的关节,其构成最复杂,是人类进行手部活动的重要组成部分。炎症、肿瘤、复杂创伤等许多疾病均可以导致腕关节的功能障碍以及疼痛。目前其治疗手段常用的包括腕关节融合术及人工腕关节置换术等。随着关节外科人工腕关节置换术的发展,腕关节融合术虽然较以前数量明显减少,但作为腕关节问题解决的最终手段,在腕关节疾病的治疗中仍然处于重要地位。相信伴随人工腕关节置换在材料学、器械设计的不断进展以及人们生活理念的改变,腕关节融合术最终会被腕关节置换术替代。以下就近年来腕关节融合术和人工腕关节置换术的进展作一简要介绍。

一、腕关节融合术

腕关节融合术包括桡腕关节融合术(又称全腕关节融合术)和部分腕关节融合术。要根据疾病种类、病变程度及范围选择相适宜的融合术式。经典的桡腕关节融合术虽然稳定性好,对腕关节疼痛缓解效果明显,但其优点恰恰为该术式的缺憾,即腕关节活动范围牺牲过多,尤其影响手指的灵巧和握力,特别是会阴部护理和狭小空间的手部操作。部分腕关节融合术的理念就是兼顾稳定性以减轻疼痛和最大限度地保留腕关节的活动范围,同时如果部分腕关节融合失败后仍然可以采取全腕关节融合术来补救,减轻患者腕关节慢性疼痛。

(一)桡腕关节融合术

早期的桡腕关节融合术用皮质骨或松质骨结合克氏针和螺钉有限内固定。Campbell 等在 1964 年介绍了这种镶嵌植骨的腕关节融合手术。目前这种术式的进展在于许多不同固定材料的应用,如不同类型的接骨板。在生物力学的实验室数据支持下,接骨板内固定较克氏针有优势,但有学者研究认为,用克氏针和接骨板内固定在患者满意度方而没有差异。虽然如此,不同类型的接骨板在桡腕关节融合的应用越来越多。还有学者研究报道,仅采用 AO 动力加压接骨板固定而不植骨也获得了满意的融合效果。

1.桡腕关节融合术的适应证与禁忌证 桡腕关节融合术的适应证取决于病变的程度以及患者的功能要求。目前学者公认的适应证最常见的:①对劳动能力有要求的伴有关节破坏的腕创伤性关节炎,此类患者对腕关节的稳定性要求较高;②腕关节感染;③肿瘤破坏;④累及腕关节的瘫痪;⑤部分腕关节融合失败;⑥腕关节置换失败。腕关节融合术的禁忌证:儿童及老年人,尤其对于可以行腕关节置换的老年人不要进行融合。

2.桡腕关节融合的手术方法 桡腕关节融合的手术方法很多,研究者们争论不一。就自体植骨而言,为大部分学者公认。相对而言,同种异体骨以及人工骨移植材料应用较少。另外就融合范围而言,众多学者争论颇多,理论上讲,植骨块从桡骨远端跨越腕骨,延伸至第 2 掌骨基底处更为合适,避免腕掌关节炎以及慢性疼痛更为彻底(图 3—3—25)。但目前缺乏大样本的临床病例观察,所以仅融合桡骨远端与近排腕骨并非违背原则。由于接骨板在腕关节融合时提供良好的稳定性,越来越成为融合术的首选。除普通的动力加压或重建接骨板外,AO 组织根据不同的腕关节病种设计出 3 种腕关节融合专用接骨板(图 3—3—26)。直接骨板适用于需要较大植骨块的腕关节病变,如肿瘤。短曲接骨板适用于较小的腕关节和近排腕骨切除者。长曲接骨板适用于大的腕关节融合。虽然目前固定材料的发展趋势是首选接骨板,但结合我国的实际国情,在基层医院利用克氏针作为腕关节融合的固定材料不失为一种有效、实际的融合手段(图3-3-27)。腕关节融合的手术入路目前有两种,经典的腕背正中入路以及腕关节侧方入路。采用侧方入路的学者认为侧方入路可以减少对伸肌腱滑动的干扰,但其暴露术野不如腕关节背侧正中入路彻底,而且需要结扎桡动脉的背侧支,对腕关节的血运有所破坏。此外,当下尺桡关节有病变时,有学者采取腕关节尺侧入路,并且将尺骨头切除作为桡腕关节融合的植骨材料。手术注意事项:常规需要融合示指和中指腕掌关节,舟-头关节、头-月关节、桡-舟关节和桡-月关节(图3-3-28);头状骨和大多角骨的背侧需要切除以显露腕掌关节的基底部(图3-3-29)。

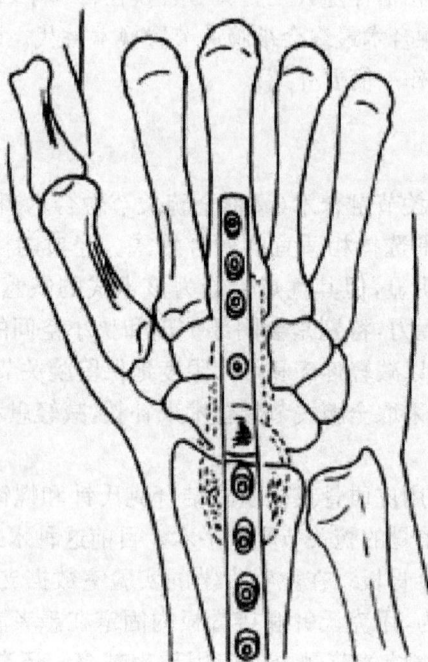

图3-3-25 桡腕关节置换术融合范围
桡腕关节置换术融合范围从桡骨远端跨越腕骨延伸至第2、3掌骨基底处

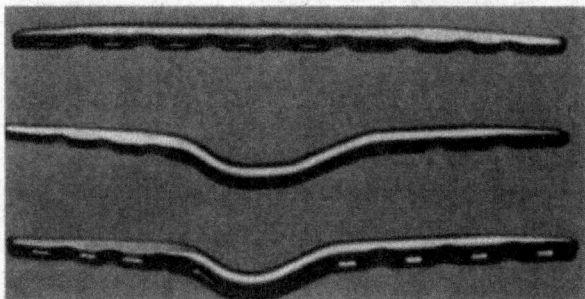

图3-3-26 三种腕关节融合专用钢板
AO组织设计的三种腕关节融合专用钢板:直钢板,适用于需要较大植骨块的腕关节病变,如肿瘤。短曲钢板适用于较小的腕关节和近排腕骨切除者。长曲钢板适用于大的腕关节融合

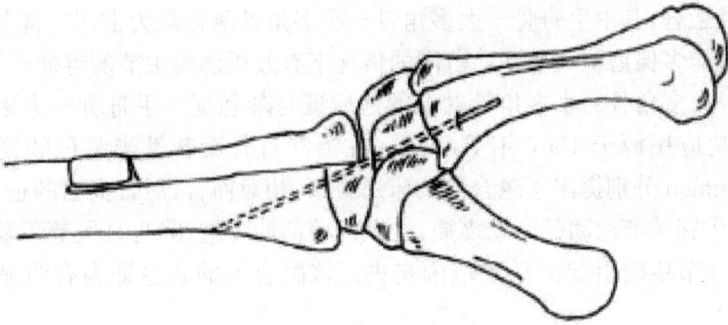

图 3－3－27　克氏针融合固定
克氏针融合固定示意图,利用桡骨远端滑动骨块融合

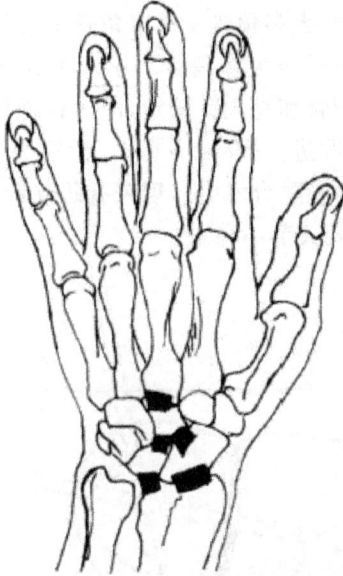

图 3－3－28　桡腕关节融合术常规需要融合关节
桡腕关节融合术常规需要融合食指和中指腕掌关节,舟头关节、头月关节、桡周关节和桡月关节

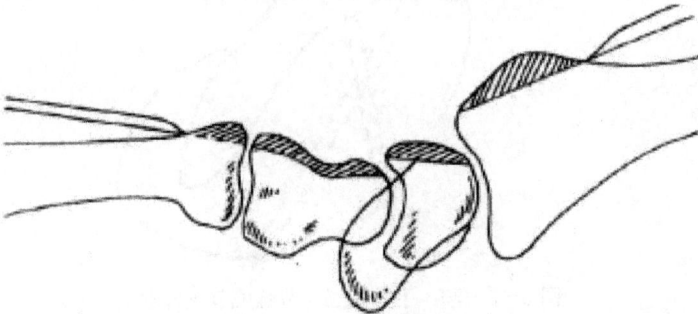

图 3－3－29　截骨范围
沿桡骨干骺端、周骨、月骨和头状骨背侧面截骨

(二)部分腕关节融合术

某些部分腕骨先天性融合的人们腕关节功能很正常,这启发了医师们对腕关节进行部分融合以保留更大的腕关节活动度。该种术式多种多样,包括:手舟骨－大多角骨－小多角骨融合、手舟骨－月骨－头状骨融合、桡骨－月骨融合、头状骨－月骨融合以及头状骨－钩骨－

月骨—大多角骨融合,其中手舟骨—大多角骨—小多角骨融合最为常用。部分腕关节融合术的目的是在尽可能多保留腕关节活动范围的情况下有效缓解腕关节的疼痛。

1.手舟骨—大多角骨—小多角骨融合的适应证与禁忌证 手舟骨—大多角骨—小多角骨融合术的成功应用源于1967年Peterson在治疗舟骨旋转性半脱位的详细介绍。随后Watson和Kleinman分别提出了融合的临床适应证,相对而言,后者提出的适应证更为广泛。该适应证包括:①腕关节运动弧末端疼痛,尤以桡偏活动为重;②舟月关节不稳定导致腕关节力量减弱;③腕关节疼痛引起的活动范围丧失。该融合术的禁忌证为有明显的桡—舟骨关节炎。

2.手舟骨—大多角骨—小多角骨融合的手术方法 Watson采用腕关节背侧横切口,在桡侧腕长、短伸肌腱之间进入腕关节,复位后采用克氏针固定植骨融合(图3-3-30)。在20世纪90年代有学者提出手舟骨—大多角骨—小多角骨融合仅固定而不植骨取得成功。2002年有学者报道在关节镜下对手舟骨—大多角骨—小多角骨进行融合。早期的手舟骨—大多角骨—小多角骨融合术仅仅是植骨和克氏针固定,但随着研究者们临床病例治疗结果转归的不断积累,对该手术方式提出了改进。Watson在20世纪80年代末将桡骨茎突部分切除加入到手舟骨—大多角骨—小多角骨融合术中。后来有研究者经过实验研究,提出桡骨茎突切除须小于3~4mm,以避免发生腕关节不稳定。

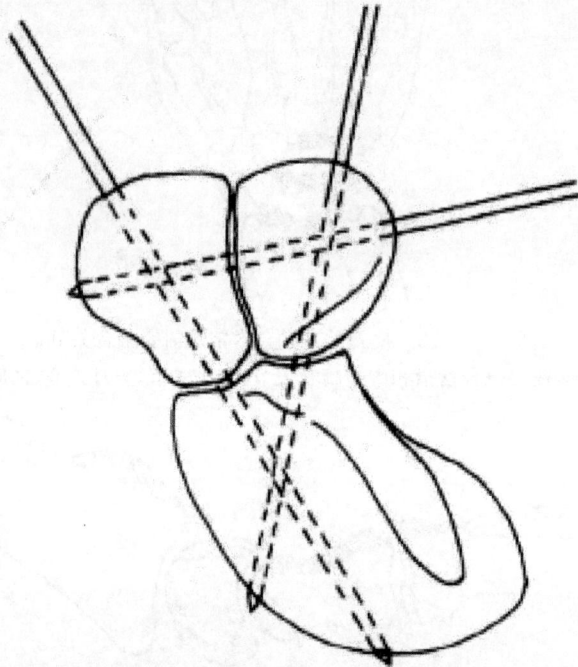

图3-3-30 手舟骨三关节腕关节融合术

部分(手舟骨三关节)腕关节融合术松质骨植于骨之间,克氏针穿过融合关节

最初的手舟骨—大多角骨—小多角骨融合术仅使用克氏针作为固定材料,由于稳定性差,必须辅以管型石膏外固定。经过几十年的固定材料的发展,尤其近十多年,该融合术可选用的固定材料越来越多。Herbert螺钉最初用于舟骨骨折的治疗,由于该螺钉对骨块的优异的加压固定作用以及可以埋入骨面不需要二次取出的优点,促使学者们在手舟骨—大多角骨—小多角骨融合术中的成功应用。由于该螺钉的空心设计,可以利用克氏针导引,从而减少

了使用钻头导致的医源性骨折。由于该螺钉优异的生物力学特性,允许融合的腕关节进行早期的功能锻炼。Herbert 螺钉的缺点就是操作复杂、精细,要求临床医师有一定的学习曲线。有学者用 U 形钉对手舟骨－大多角骨－小多角骨进行融合,虽然加压固定的力学特性不如 Herbert 螺钉,但不易松动的特点使其适合于骨质疏松患者的融合。局限性腕关节融合接骨板的出现,使部分腕关节融合更牢靠、并发症更少。代表性的如美国制造 Spider 接骨板,该接骨板有 6 个孔,融合时通过松质骨螺钉固定于腕背侧,可以提供三维固定。该接骨板薄,对周围软组织干扰小,但不太适合我国应用,这是因为国人腕骨的解剖特点所造成的。好在国内的学者通过对国人腕骨的解剖学研究,设计制造出了适合国人的微型接骨板,并且投入了临床使用。

二、人工腕关节置换术

(一)人工腕关节置换术的历史

第一代腕关节假体为 1967 年美国医师 Swanson 研制出的硅胶腕关节(桡腕关节)。这种人工硅胶腕关节有两个柄和柔韧铰链,中央是桶形的,掌背侧稍微有一些扁,关节的核心有涤纶加强以提供轴向的稳定性和对抗扭转力,但它仅允许 $60°$ 的被动屈伸和 $10°$ 的桡、尺偏,过度的活动范围容易引起关节的失败。因此硅胶腕关节的近期效果较好,但远期效果不理想,主要原因是桡骨和头状骨残端经常反复与硅胶腕关节的中央结合部产生摩擦,将中央部切断。

第二代腕关节假体为 Meuli 和 Voltz 全腕关节假体,其相对关节面分别以金属和聚乙烯组成。Meuli 型假体为非限制型的球窝人工腕关节,这种人工关节的远近端是用金属制成的两个柄,分别插入第二、三掌骨的髓腔内,近端金属柄插入桡骨的髓腔内,关节柄需要用骨水泥固定。这种非限制型的球窝关节可以做任何方向的运动,理论上的限制为掌屈 $50°$,背伸 $80°$,桡偏 $70°$,尺偏 $70°$。1973 年,美国医师 Volz 设计了一种半环型不全限制型人工腕关节。该假体关节稳定性较好,可在屈伸和桡、尺偏方向作有限的活动。这两类假体存在的主要问题为腕关节平衡性差和远端假体松动。

第三代腕关节假体具代表性的有 Tripherical、Biaxial 等假体。该类假体精确模拟了正常腕关节的运动力学,采用偏置设计,使假体在屈伸和桡、尺活动平面接近于正常的腕活动中心,减少了手在休息位时尺偏及假体脱位的发生率。Tripherical 假体的两个柄分别插入第二、三掌骨,基底部加宽以防止骨水泥溢出。Biaxial 关节成类椭圆形,柄部喷以带微孔的涂层,手术时不需骨水泥固定。桡骨部分偏置于背侧及桡侧,使腕关节旋转中心向掌侧及尺侧偏移。其远端有 1 个很小的柄,1 个小螺钉,将柄部固定在椭圆形的关节面上。

第四代腕关节假体具代表性的有 Universal 假体(图 3－3－31)。该假体有扁平状的远端,通过短翼插入头状骨,两枚松质骨螺钉将假体远端固定于远端腕骨上,使假体的骨性支持非常可靠,近端部分更接近正常的桡骨远端。通过选用不同的聚乙烯假体型号来调节软组织平衡。这种设计可提供更好的软组织平衡和更接近自然的载荷传递。2 代的 Universal 假体投入临床使用也近 10 年了,该假体通过计算机辅助设计,与正常腕关节更接近,并发症更少。

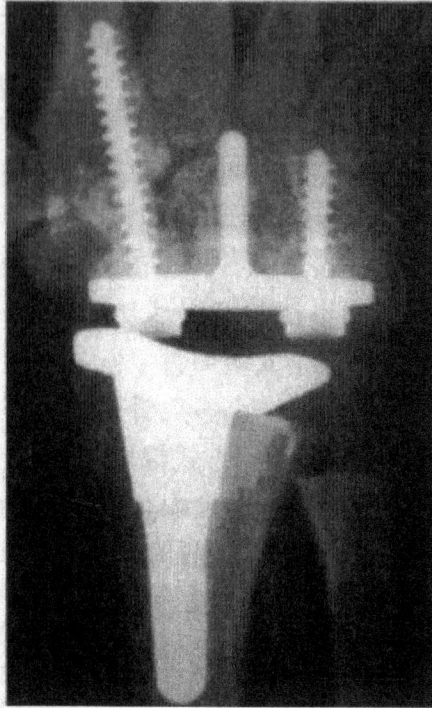

图 3—3—31　Universal 型人工腕关节假体

（二）人工腕关节置换术的适应证和禁忌证

人工腕关节置换术通过切除病变的关节面，重建一个功能基本正常的腕关节，国外自 20 世纪 70 年代开始广泛开展此手术，只要手术成功，其效果肯定优于腕关节融合术。国内北大人民医院提出的手术适应证：①手的功能尚好，或有手术恢复的可能；②X 线片上腕骨广泛破坏；③肘关节功能基本良好；④背侧伸腕肌功能基本良好；⑤腕背部皮肤完好无损，最好有一些皮下脂肪；⑥患者愿意合作；⑦术后不从事重体力劳动，最好是多关节受累的 RA 或创伤后继发的骨性关节炎，术后不需要进行重体力劳动者。一般认为，Meuli 型人工腕关节置换术的指征可适当放宽，原因是即使假体松动，再次置换术或关节融合术也不困难。手术的禁忌证有：①伸肌腱功能（尤其是桡侧腕长、短伸肌腱）很差；②局部骨质破坏严重，假体无法置入；③活动期的腕关节感染。

（三）人工腕关节置换术的手术方法

就国内而言，Meuli 型人工腕关节应用较多。术前拍腕关节正侧位片，以确定在第三掌骨基底和桡骨远端皮质之间适合放置的假体一般来讲，应该保留远排腕骨的一半，如果病变骨质破坏严重，可以将远端假体直接插入第三掌骨基底国外有学者提出，假体远端柄的尖部放置于腕掌关节处，可以减少远端假体的松动以及背侧位移；所有的腕关节置换均需要切除尺骨远端，以避免桡骨假体的撞击。桡骨假体国内外均采用生物固定，远端假体也可以采用骨水泥固定，视具体情况而定。

手术在止血带绑扎下进行，患者取仰卧位，前臂置于腹部进行，这是因为这类患者的肩、肘关节功能往往外展受限。取腕背侧纵行直切口，切开皮肤及皮下组织，尽可能保留较厚皮瓣，在腕背第四间隔纵行切开伸肌支持带，从伸肌支持带上分离小指固有伸肌腱，牵开尺侧腕伸肌腱，锐性骨膜下暴露尺骨远端，从桡骨切迹近端平面截除尺骨远端，此平面也是桡骨远端截骨平面。向桡侧分离游离拇长伸肌腱,暴露桡侧腕伸肌,骨膜下分离桡骨远端,向桡侧牵开伸肌腱及肌间隔暴露腕关节囊背侧,T形切开腕背关节囊,沿第三掌骨基底纵行越过桡腕关节平面暴露腕骨背侧,切除桡骨远端关节面,在远排腕骨中外 1/3 截骨,锐性切除腕骨,保留掌侧关节囊完整。接下来进行第三掌骨骨质准备,首先进行第三掌骨髓腔定位,将皮肤切口适当延长,在直视下细钻头定位第三掌骨髓腔是个很好的方法,反复用扩髓器修整远端,以使假体和髓腔达到密实的嵌合,密切注意在扩髓过程中不要穿透骨皮质。安放远端假体试模。同样的方法准备桡骨远端的骨质,安放假体试模,测试假体的紧张度,如果软组织张力太大,关节试模匹配太紧,活动不灵,可以在植入假体前再行桡骨远端截骨 1~2mm 假体安放完毕后,须进行腕关节活动范围测试,桡偏或尺偏活动时注意腕骨有无碰撞的骨块,如果有骨块就将其切除。腕关节置换的软组织修复很重要,尤其是腕背伸肌支持带的修复。术后在前臂旋后位、腕关节轻度背伸位长臂管型固定 2 周。如果术中发现腕关节松弛,可以应用管型石膏固定 8 周。一般来讲,术后 3 个月患者已经能够进行日常的活动。

(四)人工腕关节置换的并发症

目前人工腕关节的远期并发症主要是远端假体松动国外有学者经过 5 年的随诊,发现远端假体松动失败率达到 20%,故极力主张在远端假体植入时采用骨水泥固定,并且特别设计了长的远端假体,以期减少松动率。如果假体发生了松动,可以用腕关节的翻修型假体,但更常见的是改行腕关节融合术,还有学者用异体股骨头配合髓内针翻修术,假体脱位发生率较低,如果发生了假体脱位,复位后可以用管型石膏固定 6 周,等待关节囊结构恢复稳定假体。吕厚山等学者认为发生并发症的危险因素主要有:①类风湿关节炎;②假关节的旋转中心位置不当;③假体的固定不够确切;④软组织不平衡;⑤术后康复不利。

由于腕关节解剖和功能的复杂性,人工腕关节置换术远远落后于髋、膝关节置换术,国内报道的病例数也不多。相信随着假体设计和研究的不断进展,人工腕关节置换术在临床将会有较大的进步。

(孙敏)

第四章 髋关节疾病

第一节 髋关节外伤性脱位

一、概述

随着社会的发展及汽车等交通工具的普及,车祸日益增多,外伤性髋关节脱位的发病率也明显增高,占全身四大关节(肘、肩、髋、膝)脱位的第3位,且青壮年男性多见,常由挤压、车祸及塌方等强大暴力所致,且往往合并相关部位的多发损伤。在严重复合伤患者中,如合并同侧股骨干骨折时,因髋关节脱位的畸形变得不明显,髋关节脱位常被漏诊。因此,在临床上对上述外伤必须进行全面检查,包括详细的物理检查及全面的X线分析,必要时行计算机断层(CT)检查。以免造成对髋关节脱位的漏诊或误诊。

髋关节外伤性脱位应尽早复位,恢复髋关节正常解剖关系,从而减少创伤性关节炎、缺血性股骨头坏死等并发症的发生。根据股骨头与髋臼的关系,一般可分为三种类型。股骨头停留在髂坐骨结节连线(Nelaton线)的前方者为前脱位;停留在该线后方者为后脱位;股骨头被挤向中线,冲破髋臼底部或穿过髋臼底而进入盆腔者为中心脱位,其中后脱位最常见(图3-4-1A)。也有学者将髋关节脱位分为三度六型(图3-4-2):Ⅰ度脱位:为无骨折的单纯脱位;又分为两种亚型:Ⅰa型:为股骨头后脱位,可位于髂骨后或坐骨前;Ⅰb型:为股骨头前脱位,位于闭孔前或达耻骨支水平(图3-4-1A)。Ⅱ度脱位:为伴有股骨头、颈或髋臼缘骨折的脱位:也分为两种亚型:Ⅱa型:为伴有髋臼后缘或髋臼前缘骨折的脱位;Ⅱb型:为伴有股骨头、颈部骨折的脱位;Ⅲ度脱位:为伴有髋臼底部骨折的脱位;包括Ⅲa型:为伴有髋臼底部骨折的部分股骨头脱位;Ⅲb型:为伴有髋臼底部粉碎性骨折的股骨头完全脱位(图3-4-1C)。

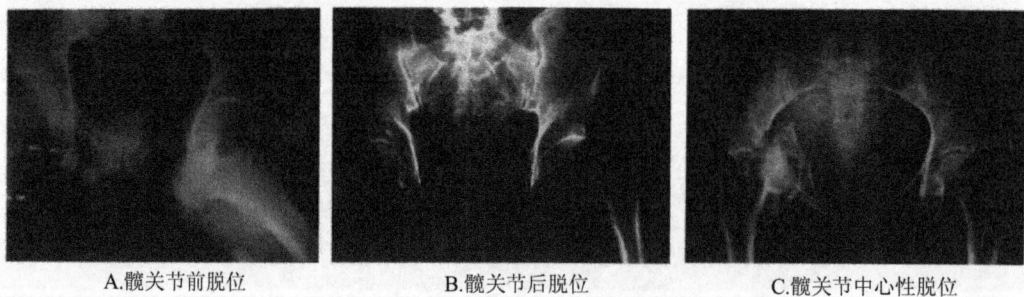

A.髋关节前脱位　　　　　B.髋关节后脱位　　　　　C.髋关节中心性脱位

图3-4-1　根据头、臼关系分型

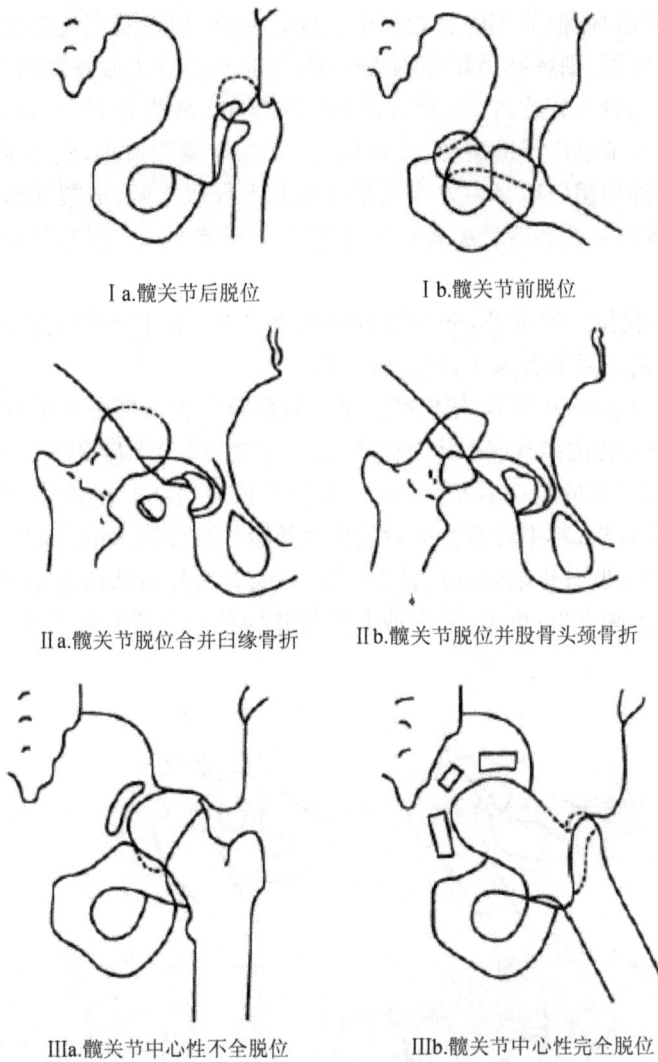

Ⅰa.髋关节后脱位　　　　　　Ⅰb.髋关节前脱位

Ⅱa.髋关节脱位合并臼缘骨折　　　　Ⅱb.髋关节脱位并股骨头颈骨折

Ⅲa.髋关节中心性不全脱位　　　　Ⅲb.髋关节中心性完全脱位

图3－4－2　三度六分法分型

二、髋关节后脱位

（一）病因

多由间接暴力所致，当髋关节屈曲90°同时在内收内旋位时，此时股骨头已超越髋臼边缘，不再抵触髋臼骨面而抵在关节棄上，股骨颈前缘被髋臼前内缘挡住，形成以此点为支点的杠杆，如外力继续作用，薄弱的后关节囊壁即发生破裂。暴力来自膝部向骨盆或骨盆推向股部即可发生后脱位。且髋关节屈曲度数越大，越容易引起单纯性后脱位。如坐在公共汽车上，髋、膝屈曲各90°并内收位（即一腿搭在另一腿上，即所谓二郎腿），骨盆固定暴力经膝部向后即可发生后脱位；或者膝部顶住前面靠背，当急刹车或撞车时，暴力经躯干骨盆推向前方也同样可引起髋关节后脱位。若下肢内收较少，股骨头撞击髋臼后缘，可合并髋臼后唇撕裂或后壁骨折，或股骨颈骨折，同时，撞击或牵拉坐骨神经而产生神经挫伤。

（二）创伤病理学

主要病理变化为股骨头向后冲击突破关节囊时，造成关节囊后下部广泛损伤，圆韧带断裂,股骨头血运遭到破坏,但前侧的髂股韧带仍保持完整,使患肢产生屈曲、内收、内旋畸形。偶尔髂股韧带同时断裂,则患肢呈短缩内旋畸形,此时易误诊为股骨或转子间骨折。髋关节后脱位并发髋臼后缘骨折者约占 32.5%,合并股骨头骨折者约为 7%~21%。

髋关节后脱位关节囊广泛破裂者,容易整复。若关节囊裂口小,则易卡住股骨颈,使复位困难。有时股骨头冲出髋臼后缘后方穿入梨状肌和上孖肌之间,被梨状肌缠绕或卡勒,影响复位。另外,或因髋臼后缘和股骨头骨折片、髋臼内圆韧带阻塞、充填,均可妨碍股骨头复位。

(三)分型

1. 根据股骨头脱位后的部位,分为髂骨型和坐骨型。股骨头脱向髋臼后上方者为髂骨型,比较多见;脱向髋臼后下者为坐骨型,较少见。

2. Thompson—Epstein(1951)依据髋关节后脱位合并关节面骨折的程度,分为Ⅰ~Ⅳ型(图3-4-3)。Ⅰ型:脱位伴有或不伴有微小骨折;Ⅱ型:脱位伴有髋臼后缘的孤立大骨折块;Ⅲ型:脱位伴有髋臼后缘的粉碎骨折,有或无大的骨折块;Ⅳ型:脱位伴有髋臼底部骨折;Ⅴ型:脱位伴有股骨头骨折;其中对髋关节后脱位合并股骨头骨折,Pipkin(1975)又分Ⅰ~Ⅳ型。Ⅰ型:髋关节脱位合并股骨头陷窝近端骨折(即股骨头骨折片与圆韧带相连);Ⅱ型:髋关节脱位合并股骨头陷窝远端骨折;Ⅲ型:Ⅰ型或Ⅱ型骨折脱位合并股骨颈骨折;Ⅳ型:上述任一型合并髋臼骨折。

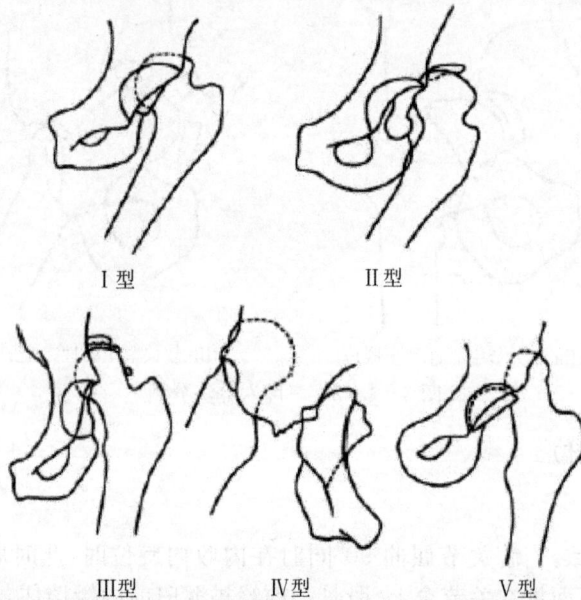

图3-4-3 髋关节后脱位 Thompson 分类

(四)诊断

根据患者有强大的暴力史,伤后髋部疼痛,明显肿胀,髋关节功能完全丧失,并呈现屈曲、内收、内旋及下肢短缩的典型畸形,大转子向后上移位,患侧臀部隆起,并可触及股骨头,被动活动髋关节时疼痛加重,并引起保护性肌肉痉挛,同时应注意有无坐骨神经损伤,使膝以下感觉运动丧失呈瘫痪状态。

X线片上可见股骨头脱出髋臼之外,与髋臼上部重叠。股骨内收,明显内旋,大转子突出,小转子消失,内旋越明显,股骨颈越短,髋关节前后位 X 线片示 Shenton 线中断。髋臼后缘骨折,骨折片常被脱位的股骨头推向上方,顶在股骨头之上。股骨头骨折多发生在股骨头内侧一半,骨块呈刀切状,股骨头脱出髋臼外,骨块留在髋臼内。合并髋臼骨折、股骨头骨折及股骨颈骨折时,宜加照髋关节旋前位照片。Urist 主张照后斜位 X 线片,即髋关节旋后 60°,可显示髋臼后缘。复位前必须仔细观察 X 线片上的三个解剖部位:①股骨头骨折;②髋臼骨折的位置及骨折块的大小;③无移位的股骨颈骨折,闭合复位时可能发生移位。

(五)治疗

1.新鲜髋关节后脱位治疗 应尽早复位,减少或避免后期并发症,减少股骨头坏死风险,且经过时间越久复位越困难,一般不应超过 24 小时。若患者一般情况差,应积极改善病情,待休克纠正后,再行整复。根据 Thompson 及 Epstein 分类法,对不同类型的脱位应采取合适的治疗方法。单纯髋关节后脱位(Ⅰ型)应在全身麻醉或腰麻下手法整复,合并骨折(Ⅱ~Ⅴ型)或有其他并发症时,则应早期手术治疗。

(1)手法整复:手法复位忌粗暴,应遵循轻、柔、慢手法。复位时应在充分麻醉下进行,保证患者肌肉松弛,无疼痛,以免引起肌肉痉挛,并注意分析患者受伤机制,采用合适方式方法复位。

1)Allis 法:患者仰卧位,助手用两手按压双侧髂嵴固定骨盆,术者一手握住患肢踝部,另一前臂置于患肢膝后窝处沿畸形方向牵引,屈髋屈膝至 90°,内外旋转股骨,使缠绕在股骨颈上的关节囊和肌肉解脱,当感到股骨头纳入髋臼的弹响时,示复位成功(图 3-4-4)

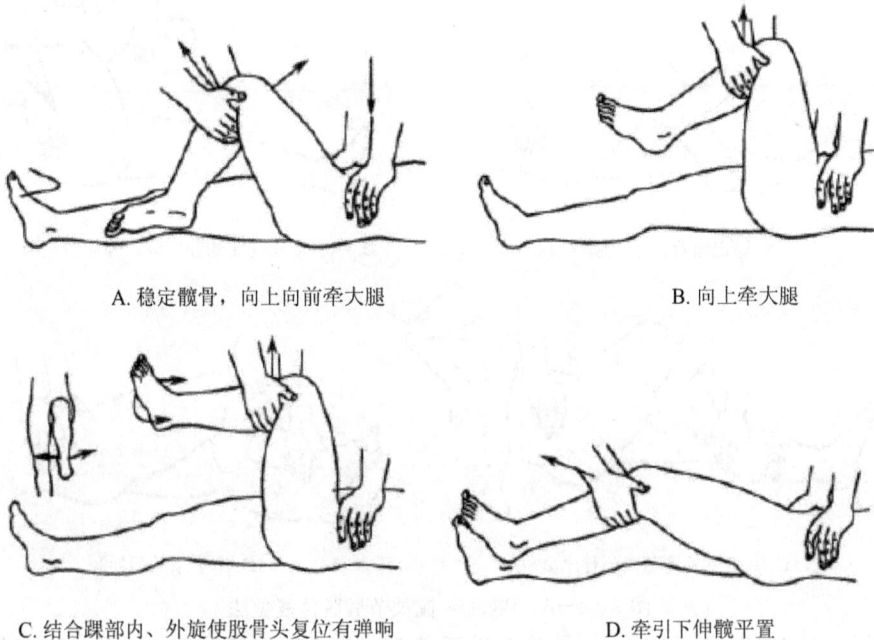

A.稳定髋骨,向上向前牵大腿   B.向上牵大腿

C.结合踝部内、外旋使股骨头复位有弹响   D.牵引下伸髋平置

图 3-4-4 Allis 髋关节后脱位复位法

2)Stimson 法:患者俯卧于检查台末端(图 3-4-5),患肢屈髋屈膝 90°,助手固定骨盆或健侧下肢,术者用手下压小腿近端,同时内旋股骨头,使脱位的股骨头滑向髋臼,复位成功。本法创伤最小,年老体弱病例可以采用此法整复。

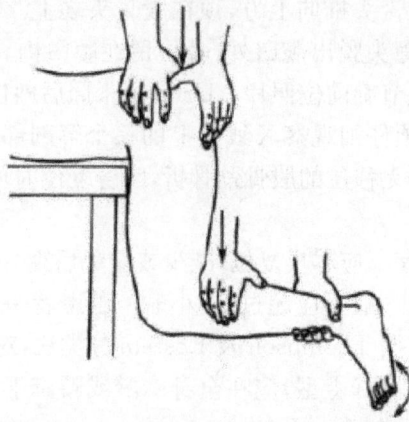

图 3－4－5　Stimson 髋关节后脱位复位法

3)Bigelow 法:患者仰卧位,助手按住两侧髂前上棘固定骨盆,术者一手握住患肢踝部,另侧前臂置于患肢腘窝部,沿大腿纵轴方向牵引,同时屈髋屈膝并内收、内旋髋关节,使膝部贴近对侧腹壁。此时由于 Y 形韧带松弛,股骨头贴近髋臼前下缘。在继续牵引下,股骨头可通过外展、外旋、伸直进入髋臼。此法复位用力较大,可能引起骨折或增加髋关节软组织的损伤,因此操作切忌暴力(图 3－4－6)。

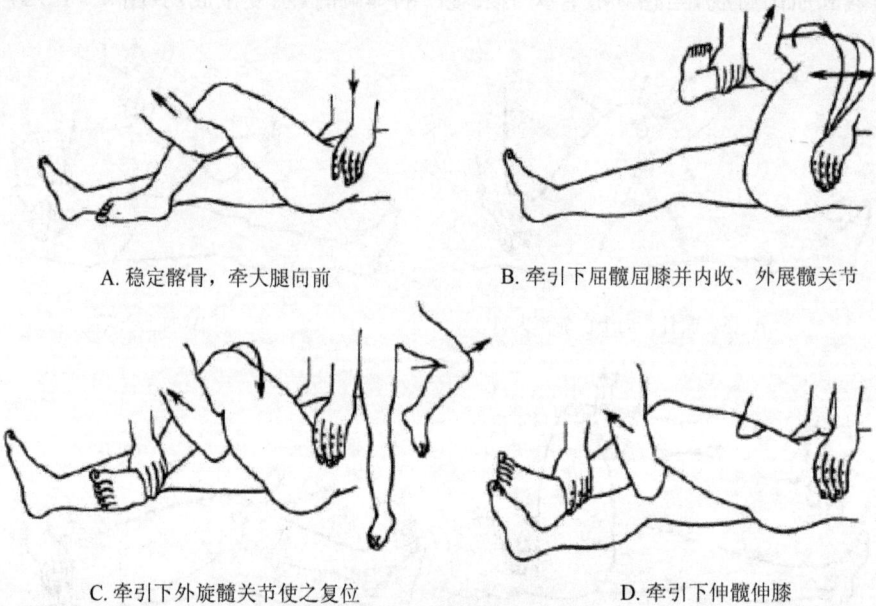

A. 稳定髂骨,牵大腿向前

B. 牵引下屈髋屈膝并内收、外展髋关节

C. 牵引下外旋髋关节使之复位

D. 牵引下伸髋伸膝

图 3－4－6　Bigelow 髋关节后脱位复位法

4)Bihler 法:患者卧于垫子上,骨盆由助手稳住,患肢膝髋各屈曲 90°用一宽布带结成一圈,套在患肢腘窝下,术者一膝跪于患侧地面,另一脚立于地面,膝关节屈曲成直角置于患肢腘窝下(右髋关节脱位时术者用右膝,左髋关节脱位时,术者用左膝)将布带圈扭转成 8 字形。术者弯腰,然后将 8 字形上圈套于术者颈部。术者以一手握住患肢踝关节之上前方(右髋关节脱位时术者用右手,左髋关节脱位时术者用左手)另一手扶住患肢之膝部。然后术者伸直躯干和颈部,使布带圈向上牵引患肢,同时以紧握踝部的手向下施加压力,牵引力应缓慢而有力,不可使用冲击性力量。牵引时将患肢膝部作不同方向旋转可帮助复位。此时可听到响声复位即已成功,髋部畸形消失,并可做全面的被动运动。

复位后的处理:经上述手法复位成功后,可将患肢伸直,见畸形消失,做内收、外展等被动活动不受限,以进一步证实复位成功。复位后为使关节囊得到良好的修复,可用皮肤牵引固定于轻度外展位 3 周。为防止再脱位,应避免髋关节屈曲、内收内旋动作。3 周后扶双拐下地活动,但 2～3 个月内患肢不负重,以免缺血的股骨头因受压而塌陷,以后每隔 2 个月拍髋关节 X 线片一次,证明股骨头血运供给良好,无股骨头坏死方可弃拐,逐渐恢复正常活动。

(2)切开复位

1)适应证

①因软组织嵌入影响复位,手法复位失败者;

②合并髋臼或股骨头负重区骨折者;

③合并同侧股骨颈或转子间骨折者;

④伴有骨盆耻骨体骨折或耻骨联合分离者;

⑤合并坐骨神经损伤,需探查坐骨神经者。

2)麻醉和体位:硬膜外麻醉,或全麻,患者取平卧位或侧卧位。

3)手术步骤

①切口:一般采用髋后外侧(Gibson)切口,若合并坐骨神经损伤或髋臼骨折需手术处理者,应做髋后侧(Moore)切口。

②显露股骨头和髋臼,清除髋臼内的血块和碎骨片。股骨头可穿过外展肌或外旋诸肌,有时发现坐骨神经处于股骨头、颈的前面。为避免损伤坐骨神经,必须仔细从股骨头上切除或分离阻挡股骨头复位的肌肉、关节囊和韧带,扩大关节囊裂口,使股骨头复位。

③合并髋臼骨折(Ⅱ～Ⅳ型)可将直角拉钩插入骨盆与大转子之间作牵引,骨膜下向上剥离臀小肌,可见髋臼后上缘大的三角形骨折块,并有旋转或向前、向后移位。将骨折块复位,并用 1～2 枚螺丝钉固定。

④合并股骨头骨折(Ⅴ型),股骨头凹下方的骨折片不应切除。如骨块是从股骨头负重面而来的,可用螺丝钉作内固定,切除部分软骨,使钉帽略低于关节软骨面。如股骨头、颈均有骨折,除行两处内固定外,股骨颈后侧有缺损者宜做带股方肌蒂骨瓣植骨术。股骨头、髋臼均有骨折,同时行复位内固定,高龄患者可行人工股骨头或全髋关节置换术。

4)术后处理:皮肤牵引 4～6 周后,扶双拐下地活动。

2.陈旧性髋关节后脱位治疗

(1)脱位在 1 个月内,股骨头尚有活动者,可试行手法整复或持续骨牵引复位。

(2)脱位 2～6 个月者,应切开复位,术前应先骨牵引 2～3 周,使股骨头下降至髋臼水平,手术取 Smith－Petersen 切口,从阔筋膜张肌和缝匠肌间进入,切断股直肌腱,切开关节囊,清理瘢痕,牵引使股骨头复位,术后用石膏托固定或牵引 3 周,如发现股骨头或髋臼关节面有破坏,应行人工髋关节置换术或关节融合术。

(3)脱位时间过久(1 年以上),有剧痛或行走困难者,应做转子下截骨术,如复位后发现股骨头缺血性坏死,宜行人工全髋置换。

三、髋关节前脱位

(一)病因

髋关节外伤性脱位中,前脱位占 10%～15%。其发生机制主要有 2 种:最常见的一种是当股骨过度外展、外旋,达到一定程度时,大转子与髋臼上缘相顶撞,此时遭到一个突然的外展暴力或大腿后方受到向前的暴力,即可使前关节囊撕裂,致股骨头前脱位。如从高处坠落或足球运动员捕捉足球时;另一种是当股骨外展外旋时,由大腿外侧向前内作用的暴力也可产生髋关节的前脱位,甚至当仰卧时,作用于大腿的强大压力,股骨头通过髋关节的髂骨和耻骨囊韧带(以上构成的"丫"字韧带)的杠杆作用而向前,造成前脱位。如机械工仰卧机车下操作突然塌落砸伤双下肢,引起前脱位,双侧前脱位是一种意外的少见类型。根据髋关节屈曲的程度决定是前下脱位或前上脱位。Pringle 等认为前下脱位是髋关节同时外展、外旋屈曲的结果。髋关节外展外旋、伸直则造成髋关节前上脱位。

（二）创伤病理学

髋关节前脱位,指股骨头位于髋臼冠状面的前方。髋关节赛前下方有裂口,髂股韧带一般保持完整。髋关节前脱位常常与股骨头骨折同时发生,当股骨头通过髋臼前下缘时可发生股骨头切线骨折。同时可引起大转子骨折,常规 X 线照片可以发现。髋关节前下脱位时,闭孔的前外侧顶端可使股骨头的前上方造成锯齿状骨折,可经断层照片或 CT 确定诊断。

（三）分型

根据股骨头所处的位置分为:

1.闭孔型　股骨头停留在闭孔前,压迫闭孔神经。此型多见。

2.耻骨型　股骨头脱位后,位于前上方,达耻骨水平支,可压迫股动脉、静脉。此型少见。

（四）诊断

患者受伤后,髋部疼痛、肿胀。患肢呈外展外旋和轻度屈曲畸形,并较健肢长,在闭孔或腹股沟附近可见局部隆起或触到脱位的股骨头,髋关节功能丧失被动活动时可引起疼痛和肌肉痉挛。X 线片可见股骨头在闭孔内或耻骨上支附近。

（五）治疗

新鲜髋关节前脱位应立即在全身麻醉或蛛网膜下腔阻滞下行手法复位。

1. Addis 法　患者仰卧位,屈膝屈髋使腘绳肌放松,助手固定骨盆,另一助手握住小腿上部,将患肢在股骨的轴线上向外方牵引,并逐渐屈髋、外展、内旋患肢。术者用手向髋臼方向推挤股骨头,牵引下内收患肢,畸形消失,复位成功。这是一种安全有效的复位方法。

2. Bigelow 法　患者仰卧位,髋关节部分屈曲、外展。Bigelow 提示两种复位方法,首先是上举法,牵引下用力屈曲髋关节,除耻骨型脱位外,这种方法容易复位。假如上举法失败,可沿畸形方向牵引,使髋关节外展,突然地内旋、伸髋,达到复位。术者应用这种方法要慎重,因为突然的内旋可能导致股骨颈骨折。Polesky 报道了前脱位复位后发生移位的股骨颈骨折。复位前要仔细观察 X 线片,注意是否存在无移位的股骨颈骨折。为防止这种并发症,复位操作应轻柔,切忌粗暴手法。

3. Stimson 法　这种方法首先用于急性髋关节后脱位,有时亦可用于前脱位。患者俯卧手术台上,患肢下垂,助手固定骨盆,髋、膝关节屈曲 90°,术者握住小腿并向下持续牵引,同时旋转患肢,可使其复位。

复位后的处理:复位后行皮肤牵引 3 周,下肢置中立位。为预防再脱位,应避免患肢外展及外旋。

少数闭合复位失败者,股骨头嵌入髂腰肌及前关节囊中,应行切开复位。手术时采用腰麻、硬膜外麻醉或全麻。取仰卧位，术侧骨盆用扁枕垫高。①切口：采用改良 Smith－Petersen 前外侧切口。②手术操作：自髂嵴中部开始，沿髂嵴向内下斜行切开，到髂前上棘。再直向髋骨方向推进 15～18cm，然后转向外后方，达到髂胫束水平为止。由骨膜下剥离髂翼内、外板所附着的肌群。内侧为腹内、外斜肌和髂肌，外侧为阔筋膜张肌和臀中、小肌。将剥离后的间隙用纱布充填止血。在髂前上棘的下方找到股外侧皮神经并将其向内牵开在靠近髂前上棘约 1cm 处切断缝匠肌深入，游离股直肌上部，并暴露附着在髂前下棘及髋臼上缘的直头和反折头。在距起点约 1cm 处剪断股直肌及其反折部，再将股直肌上部深层游离，注意保留股神经进入股直肌的分支，遂即将已充分游离的股直肌上部反转缝合在切口远端的筋膜上，在股直肌的深层为一层筋膜脂肪组织，其中有旋外动、静脉的分支。游离并结扎旋股外动、静脉的升支和横支，将切断的肌肉翻向下方，并向内侧牵开耻骨肌，即可露出脱位于闭孔或耻骨上支附近的股骨头，及保持完整的髂股韧带和关节囊裂口等，如为陈旧性脱位的患者，局部已被瘢痕、肉芽组织等所充填，股骨头已被瘢痕组织所包埋，髋臼内已有肉芽组织，关节囊已增厚不清，清除这些瘢痕与肉芽组织，切除一部分关节囊，以使股骨头容易复位。先将大腿慢慢内收，使股骨头与闭孔或耻骨上支分离，此时用手按压股骨头并向髋臼内推动或以骨挺子进行撬动，使股骨头复位。如股骨头已发生缺血性坏死，应行关节融合术或成形术。用生理盐水冲洗切口，彻底止血，缝合切断的肌肉、皮下组织及皮肤。③术后处理：术后用皮肤牵引 3～4 周，但应避免患肢外展引起再脱位。去掉牵引后的处理，与后脱位切开复位术相同。

四、髋关节中心性脱位

(一)病因

多为暴力作用于大转子外侧，使股骨头冲击髋臼底部，引起髋臼底部骨折。如外力继续作用，股骨头可连同髋臼骨折片一起向盆腔内移位，形成中心性脱位。髋关节中心脱位常合并腹腔脏器、股骨干及膝部损伤。临床可因此造成髋关节中心性脱位漏诊，应引起注意。

(二)创伤病理学

髋关节中心脱位同时合并髋臼骨折，骨折多呈星状或粉碎型，股骨头可突入盆腔。如髋臼骨折片夹住股骨颈，复位困难(图 3－4－7)。由于此型脱位首先涉及关节面，故晚期最易并发创伤性髋关节炎。

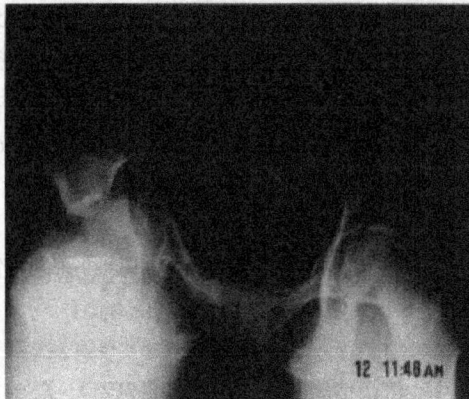

图 3－4－7 髋关节中心性脱位并髋臼骨折

(三)分型

Ⅰ型:髋臼底部横形或纵形骨折,股骨头无移位,此型损伤轻,比较多见。

Ⅱ型:髋臼底部有骨折,股骨头呈半脱位进入盆腔,此型损伤较重,也比较多见。

Ⅲ型:髋臼底部粉碎骨折,股骨头完全脱位于盆腔,并嵌入于髋臼底部骨折间(图3-4-8),该型损伤严重,比较少见。

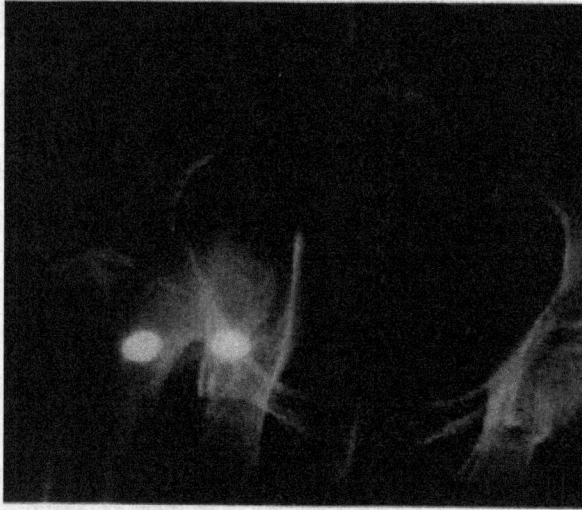

图3-4-8　Ⅲ型髋关节中心脱位

臼底粉碎骨折,股骨头进入盆腔

Ⅳ型:髋臼底骨折并有髋臼缘骨折或同侧髂骨纵形劈裂骨折,骨折线达臼顶。股骨头完全脱位于盆腔,该型损伤严重,很少见。

(四)诊断

Ⅰ、Ⅱ型脱位:局部有肿胀和疼痛,关节活动受限,患肢无明显短缩畸形。

Ⅲ型脱位:局部肿胀和疼痛严重,关节活动受限,检查时可触(听)及骨擦感(音),患肢短缩,大转子内移。

Ⅳ型脱位:除上述症状外,臀部、腹股沟可出现广泛血肿,局部软组织挫伤严重。

根据体征确定髋关节中心脱位比较困难。患者常合并头部、胸腹部及坐骨神经损伤,应引起注意。X线检查可以确定诊断。骨盆前后位X线照片可明确股骨头和髋臼关节的改变。骨盆内、外旋斜位片可清楚地显示髋臼骨折线及骨折移位。Pearson指出骨盆骨折1/3以上的患者有髋臼损伤,从X线片上不容易显示。如果耻骨上、下支骨折,髋臼多有损伤。X线断层摄片及CT扫描可用于髋臼中心粉碎性骨折,确定骨折片大小、移位程度。Stewait和Milford提出股骨头软骨的损伤及暴力导致细胞内分子的变化,将造成不良后果,常规X线检查不能显示,有待进一步研究。

(五)治疗

大多数髋关节中心脱位需用闭合牵引治疗,只有少数严重的中心脱位才考虑行手术治疗。

1.牵引治疗

(1)Ⅰ型脱位:采用皮牵引,对Ⅱ型宜选用胫骨结节牵引。牵引重量为3~4kg。牵引1周后开始髋关节功能锻炼,2~3周后,逐步减少牵引重量,4~5周去掉牵引扶拐下地,待3个月后可逐渐负重,先从1/4体重开始,1年后恢复重体力劳动。若负重过早易引致股骨头缺血坏死等并发症。

(2)Ⅲ、Ⅳ型骨折:宜用纵向及侧方双牵引。纵向牵引可选用股骨髁上或胫骨结节牵引,侧方牵引在股骨大转子外侧钻入 1~2 枚长螺钉,由前向后穿透对侧皮质,牵引方向与纵轴牵引成直角,二者牵引重量相等,一般为 6~12kg,定期照片检查,调整牵引重量,争取在 3~4 周内使股骨头复位。维持骨牵引 8~12 周。牵引下即开始进行髋关节的活动,模造关节,使髋臼内壁骨折部位充满瘢痕组织,表面形成一层纤维软骨。去牵引后不负重活动,3 个月后待髋臼牢固逐步负重行走。即使 X 线显示髋臼骨折对位不满意,有时髋关节仍可获得较好的功能。

2.手术治疗

(1)适应证:Freeman 等认为对年轻患者若能耐受手术,当出现下述情况可考虑采用手术治疗。

1)股骨头在骨盆内,被髋臼碎骨片嵌顿,闭合复位失败。

2)在穹隆部或髋臼盂和股骨头之间存在碎骨片,使股骨头无法复位(图 3-4-9)。

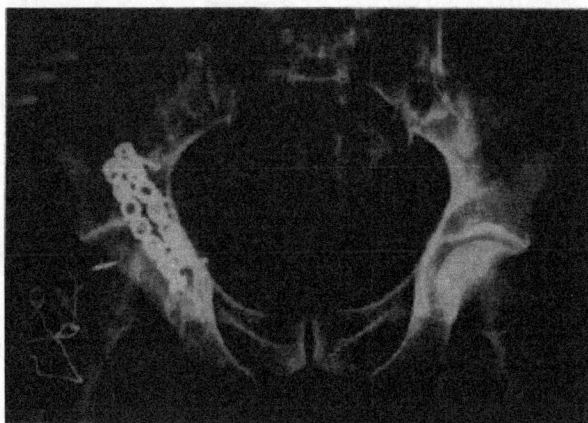

图 3-4-9 存在碎片无法复位

3)股骨头或穹隆部有一块或数块较大的碎骨片,用牵引方法无法复位。

4)在同侧同时存在股骨干骨折,不能用牵引治疗。

手术入路的选择可用髂腹股沟进路修复髋臼或股骨头的骨折,后侧进路显露后面髋臼的骨折。经髂腹股沟切口(髋关节前外侧切口)。

(2)麻醉和体位:可选用全身麻醉或硬膜外阻滞麻醉。患者仰卧,患侧臀部垫高 45°。

(3)手术步骤

1)切口:起自髂嵴后上棘,向外下方弧形延伸到大转子基部,沿大腿外侧向远端延伸 15~20cm。

2)显露坐骨支及髋臼后缘:切开阔筋膜与臀肌筋膜,分开臀大肌纤维到髂胫束后部,再沿大转子外侧将臀大肌筋膜切开。显露坐骨神经予以保护。切断短外旋肌肌止点,将其向内翻转,显露髋臼后缘,坐骨支,切断臀中肌肌腱,即可暴露髂骨翼下部。骨折复位后,以钢板固定髂骨与坐骨支,手术完毕,分层缝合切口。

(4)术后处理:同髋关节后脱位合并髋臼骨折切开复位术后。

(唐洪涛)

第二节　髋关节脱位并骨折及其并发症

髋关节脱位并骨折系指髋关节脱位与髋部骨折同时并存的髋部严重复合损伤。在临床上,髋关节同时发生骨折与脱位的损伤并不多见,因髋关节是全身最稳定的杵臼关节,其关节囊厚实而坚韧,关节周围肌群肥厚,一般外伤不容易导致髋关节骨折和脱位。髋关节脱位并骨折多在致伤暴力过于强大时发生。此类损伤导致髋关节结构破坏严重,除骨折移位和关节脱位外,常伴关节囊、邻近肌肉的广泛损伤,并导致营养股骨头的动静脉严重破坏,并发症发生率极高。

Brand(1987)指出 80％的髋关节骨折脱位发生于机动车车祸,多数由车挡板致伤,其他原因多为运动损伤。髋关节脱位并骨折常同时合并身体其他器官或部位的损伤。有时因注重这些并发症,导致髋部骨折脱位的漏诊,从而延误治疗。由于髋部骨折脱位的处理较为困难,并发症多,在临床上应高度重视。

一、髋关节骨折脱位的类型

髋部骨折伴脱位的类型繁多,至今尚无统一的分型。下面介绍几种分型,每种分型的侧重点各不相同。

1. Thompson－Epstein 分型　Thompson 和 Epstein 两人根据髋关节后脱位合并骨折的程度,将髋关节后脱位分为五型:

Ⅰ型　髋关节后脱位伴有或不伴有髋臼后缘小骨折片。

Ⅱ型　髋关节后脱位伴有髋臼后缘较大单一骨折片。

Ⅲ型　髋关节后脱位伴有髋臼后缘粉碎骨折,伴有或不伴有大的骨折块。

Ⅳ型　髋关节后脱位伴有髋臼后缘及髋臼顶骨折。

Ⅴ型　髋关节后脱位伴股骨头骨折。Thompson－Epstein 分型仅适用于髋关节后脱位,并缺少髋关节后脱位合并股骨颈骨折的类型。

2. Stewart 分型　Stewart 和 Milford 于 1954 年根据脱位后造成骨折的程度及关节的稳定性情况,将髋部骨折脱位分为四型:

Ⅰ型　无髋臼骨折或仅有髋臼微小骨折。

Ⅱ型　髋臼后缘骨折,但关节复位稳定。

Ⅲ型　髋臼后缘骨折,关节复位后不稳定。

Ⅳ型　脱位伴股骨头或股骨颈骨折。

1995 年杨立民等对 Stewart 分型进行改良,分为五型:

Ⅰ型　股骨头脱位合并髋臼小骨折。

Ⅱ型　股骨头脱位合并髋臼大骨折。

Ⅲ型　股骨头脱位合并髋臼粉碎骨折。

Ⅳ型　股骨头脱位并骨折。

Ⅴ型　股骨头脱位并髋臼、股骨头骨折。

3. Pipkin 分型　1957 年 Pipkin 将髋关节脱位伴股骨头骨折分为以下四型(图 3－4－10):

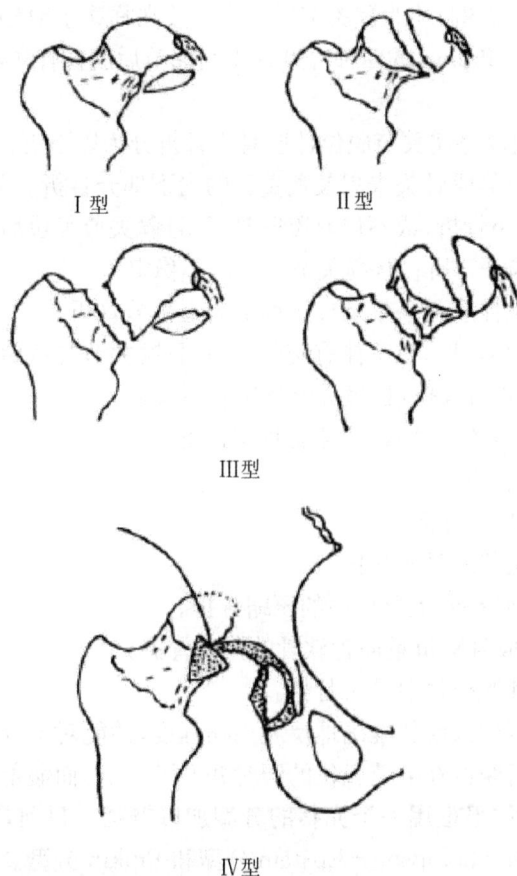

I 型   II 型

III 型

IV 型

图 3—4—10   髋关节后脱位伴股骨头骨折 Pipkin 分型

I 型   髋脱位伴股骨头凹尾侧的股骨头骨折。

II 型   髋脱位伴股骨头凹头侧的股骨头骨折(图 3—4—11)。

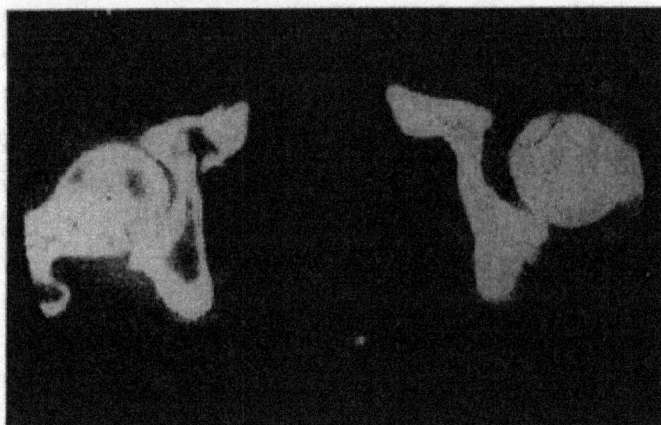

图 3—4—11   左髋关节脱位(复位后)伴股骨头骨折

III 型   I 型或 II 型伴股骨颈骨折。

IV 型   I 型或 II 型伴髋臼骨折。

Pipkin 在描述股骨头骨折这四种分型时,没有指定髋关节脱位的类型,但他所报道的所有髋脱位伴股骨头骨折的病例,均为髋关节后脱位。故在临床上对髋关节后脱位伴股骨头骨折通常采用 Pipkin 分型。Pipkin 的四种分型缺少髋关节后脱位伴单纯股骨颈骨折,或伴单纯髋臼骨折的类型。

4. Brand 等(1987)建议将髋关节脱位伴股骨头骨折分为以下五大类型:

Ⅰ型　髋关节后脱位伴股骨头未累及负重面的内下部分骨折。

ⅠA 型:伴有髋臼微小骨折,或不伴有髋臼骨折,且髋关节复位后稳定。

ⅠB 型:伴有明显的髋臼骨折,且髋关节复位后不稳定。

Ⅱ型　髋关节后脱位伴股骨头累及负重面的内上部分骨折。

ⅡA 型:伴有髋臼微小骨折,或不伴有髋臼骨折,且髋关节复位后稳定。

ⅡB 型:伴有明显的髋臼骨折,且髋关节复位后不稳定

Ⅲ型　髋关节脱位(包括三种脱位)伴股骨颈骨折。

ⅢA 型:没有股骨头骨折。

ⅢB 型:同时伴有股骨头骨折。

Ⅳ型　髋关节前脱位伴股骨头骨折。

ⅣA 型:(凹陷型)股骨头外上负重面的压缩骨折。

ⅣB 型:(经软骨型)股骨头负重面骨软骨的分离骨折。

Ⅴ型　髋关节中心性脱位伴股骨头骨折。

一种良好的创伤分型应该能较准确地反映损伤程度,并能对治疗选择和临床预后提供指导和帮助。由于髋部骨折脱位在关节脱位的同时并发了骨折,而髋部骨折的范围及程度又变化多样,故对髋部骨折脱位很难用一个完整的分型加以概括。目前,在临床上较为常用的有关髋部骨折脱位的分型为 Thompson—Epstein 分型和 Pipkin 分型。为了较为全面地概述髋部骨折脱位,我们将髋部骨折脱位分为髋关节脱位伴关节内骨折和髋关节脱位伴关节外骨折。髋关节脱位包括髋关节前脱位、后脱位、中心性脱位、下方脱位以及闭孔外脱位,以髋关节后脱位多见。髋关节内骨折包括股骨头骨折、股骨颈骨折和髋臼骨折;髋关节外骨折包括转子部骨折与髋骨骨折等。

(一)髋关节脱位伴髋关节内骨折

1. 髋关节脱位伴股骨头骨折　股骨头骨折在髋关节几种脱位中均可发生,临床上以髋关节后脱位伴股骨头骨折多见。主要是髋关节后脱位股骨头球面受到髋臼边缘卡压造成压缩性骨折,髋关节脱位伴股骨头骨折多见于青壮年,老年人发生率偏低。在导致青年人髋关节脱位伴股骨头骨折的相同条件下,老年人更易造成股骨颈骨折。青少年股骨头骨骺未愈合前很易引起骨骺分离。

关节脱位很易诊断,由于股骨头骨折块常与髋臼或股骨头颈的阴影重叠,有时易发生误诊、漏诊。对于股骨头骨折的诊断应注意以下两点:①医务人员思想上要重视,股骨头骨折基本上与髋关节后脱位并存,且受伤时有坐位屈髋的特殊体位,因此对于上述受伤机制,需给予高度重视,仔细阅读 X 线片,必要时行 CT 扫描检查;②普通 X 线片对股骨头重叠、移位的骨折块有时显示欠佳,对骨折块的前后位置关系及关节腔内是否有骨折片等情况难以显示,CT 扫描具有显著的优势,为临床诊断及指导治疗方案提供确切的资料。经电子计算机软件处理的三维 CT 重建图像,能更加直观、清楚地显示传统 X 线片所不能直接显示的变化,基于股骨头骨折的特殊性,CT 扫描应作为常规检查手段。

(1)髋关节后脱位伴股骨头骨折：髋关节后脱位合并股骨头骨折为高能量损伤所致，常见于交通伤。髋关节后脱位中，约 7％合并股骨头骨折。当人体坐位屈髋时，突发强大的暴力从膝部传递至髋关节集中于股骨头部，创伤发生的瞬间，若屈髋小于 60°，股骨头与髋臼后壁接触较多，股骨头与髋臼撞击，发生髋关节后脱位和股骨头骨折，髋也发生骨折（Ⅳ型）；若屈髋大于 60°，股骨头与髋臼后壁接触较少，发生髋关节后脱位和股骨头骨折（Ⅰ型、Ⅱ型）；若暴力过大，股骨头可发生粉碎性骨折，股骨颈也同时骨折（Ⅲ型）。

髋关节后脱位伴股骨头骨折多发生于股骨头的前内下部位，一般很少累及股骨头的负重区。股骨头前内下方骨折块多保留在髋臼内，并不随同股骨头脱向关节外，且有滑膜、关节囊、圆韧带与其相连。

髋关节后脱位伴股骨头骨折的分型一般采用 Pipkin 分型，其各型的特征如下：

Ⅰ型：髋关节后脱位合并股骨头凹下方的股骨头骨折。骨折块较小，一般小于股骨头的 1/3，骨折块在股骨头的内下方。如果圆韧带撕裂，骨折块只残留部分附着点，骨折块可因股骨头脱位而旋转。

Ⅱ型：髋关节后脱位合并股骨头凹上方的股骨头骨折。骨折块较大，骨折线位于股骨头凹上方。由于圆韧带没有撕裂，骨折块旋转较少。

Ⅲ型：Ⅰ型或Ⅱ型股骨头骨折同时合并股骨颈骨折。股骨颈骨折可为原发或手法复位所致。

Ⅳ型：Ⅰ型或Ⅱ型股骨头骨折合并髋臼骨折。其髋臼骨折多在臼后上缘，骨折块向后上方移位。往往随着股骨头的复位而复位。

Brand(1987)统计 149 例髋关节后脱位伴股骨头骨折的患者，按 Pipkin 分型：Ⅰ型 29 例，占 20％；Ⅱ型 67 例，占 47％；Ⅲ型 23 例，占 16％；Ⅳ型 25 例，占 17％。

(2)髋关节前脱位伴股骨头骨折：由于髋关节前脱位的发生率（10％～20％）比髋关节后脱位的发生率（约 80％）低很多，故在临床上髋关节前脱位伴股骨头骨折的病例少见。Brand(1987)在所统计的 238 例髋关节脱位伴股骨头骨折的病例中，前脱位伴股骨头骨折为 24 例，约占 10％。但 Delee(1980)指出前脱位一旦发生，其并发股骨头骨折的几率比后脱位时大得多。在他报道的 22 例髋关节前脱位中，有 12 例伴股骨头的凹陷骨折。

髋关节前脱位伴股骨头骨折，其骨折多发生于股骨头的负重区，常位于股骨头的外上部，这一点与髋关节后脱位伴股骨头骨折明显不同。由于髋关节前脱位伴股骨头骨折多累及股骨头的负重区，故其创伤性关节炎等并发症发生率较高。Delee 等(1980)随访 9 例髋关节前脱位伴股骨头骨折的患者，其中 6 例在伤后 2 年内已具有创伤性关节炎的表现。

髋关节前脱位伴股骨头骨折是在下肢处于过度外展、外旋位，髋关节受外展暴力或后向前的撞击力作用下发生的。在此受伤体位时，股骨头外上负重区与髋臼前下面正好相对，故易导致股骨头外上部骨折。当股骨头造成闭孔型前脱位时，股骨头的负重区可因锐利的闭孔前外侧缘造成压缩骨折。

髋关节前脱位伴股骨头骨折依据股骨头骨折的形态，分为两种类型（图 3—4—12）：

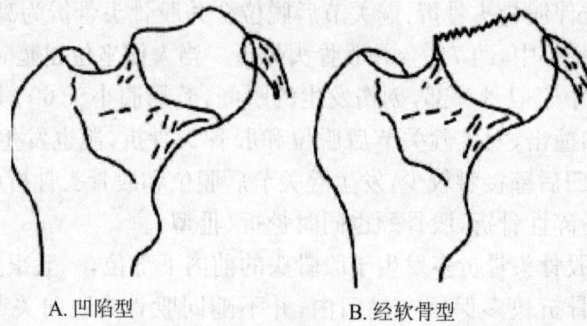

A. 凹陷型　　　　　　B. 经软骨型

图 3—4—12　髋关节前脱位伴股骨头骨折分型

凹陷骨折型：此型最早由 Funsten 等（1938）报道，多为前脱位的股骨头与闭孔前外侧缘撞击而造成股骨头负重区的压缩性凹陷型骨折。若凹陷深度超过 4mm，其临床预后较差。

经软骨骨折型：此型由 Scham 和 Fry（1969）首先报道，多表现为股骨头负重区的骨软骨骨折碎片，或关节软骨的缺损。临床预后较差，其发生多由股骨头与髋臼下缘撞击引起。

髋关节前脱位伴股骨头骨折尽管在临床上少见，但由于骨折多位于股骨头的负重区，故其临床预后较差。Delee（1980）指出全部经软骨骨折或凹陷骨折型的凹陷深度大于 4～6mm 者，其髋关节均较早出现退行性变，导致关节功能受限。

股骨头骨软骨损害在髋关节脱位中发生率并不低，有些因骨软骨损伤较轻微或采用常规 X 线片不易发现。通过检查设备的更新和诊疗水平的提高，会有更多的股骨头骨软骨骨折在髋关节脱位中得到及时诊断。Tehranzadeh（1990）报告过有关髋关节脱位后，股骨头骨软骨的损伤情况，通过对 35 例髋关节脱位（其中 32 例为后脱位，3 例为前脱位）的 CT 片分析发现，在 32 例后脱位患者中有 20 例（占 63％）发现股骨头骨软骨有骨折，其中 3 例前脱位患者均有股骨头骨软骨骨折。后脱位患者，骨软骨损害发生于股骨头前面 11～1 点位置处。前脱位时股骨头骨软骨损害发生于股骨头的后外侧面的 4～5 点处。并指出股骨头骨软骨骨折在髋关节脱位中发生率较高。在髋关节脱位中通过观察股骨头骨软骨损害的位置可以判定其原发脱位的类型，通过原发脱位的类型也可预测股骨头易受损伤的部位。

（3）髋关节中心性脱位伴股骨头骨折：当暴力作用于大转子外侧，使股骨头冲击髋臼底部，在引起髋臼骨折和股骨头中心性脱位的同时，股骨头亦可发生骨折（图 3—4—13）。但有关髋关节中心性脱位伴股骨头骨折的报道较少，国外 Stewart（1954）报道过一例，国内刘沂（1989）在报道髋关节中心性骨折脱位 40 例中，只有 1 例为髋臼内壁骨折合并髋关节中心性脱位，同时伴股骨头压缩性凹陷骨折。导致髋关节中心性脱位伴股骨头骨折发生率低的原因，与大部分髋关节中心性脱位采用闭合复位有关。随着对髋关节中心性脱位伴股骨头骨折的认识加深以及诊断水平的提高，其临床诊断率会较前提高。

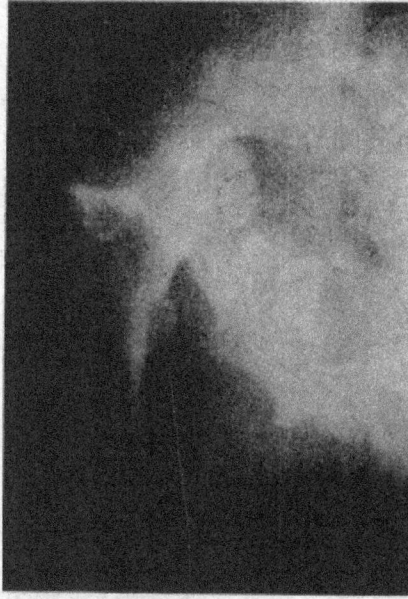

图 3—4—13　髋中心性脱位伴股骨头骨折（手术证实）

2.髋关节脱位伴股骨颈骨折　在临床上以髋关节后脱位伴股骨颈骨折相对多见（图 3—4—14），其发生率低于髋关节后脱位伴股骨头骨折。髋关节后脱位伴股骨颈骨折，常常同时合并股骨头骨折。赵文宽(1983)曾经报道 15 例髋关节后脱位合并股骨头骨折病例，其中只有 1 例伴有股骨颈骨折，术中见股骨颈骨折为头下型骨折，股骨头内下方有两个骨折块。桂华(1983)报道 15 例髋关节后脱位合并股骨头骨折病例，其中 1 例为股骨颈骨折合并股骨头骨折脱位，股骨头纵裂为两半球状。Epstein(1974)报道 39 例髋关节后脱位合并股骨头骨折病例，其中 4 例合并股骨颈骨折，这 4 例行内固定治疗，其中 2 例同时植骨，结果满意。

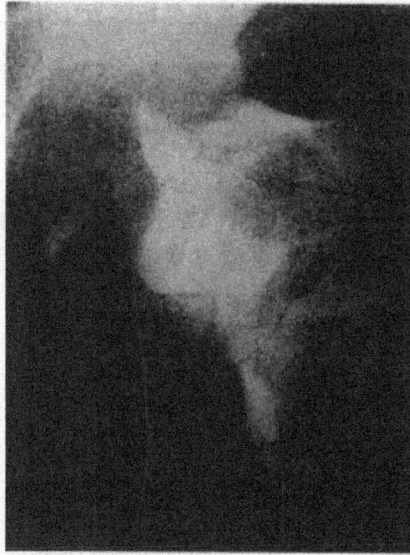

图 3—4—14　左髋脱位伴股骨颈骨折

髋关节后脱位伴股骨颈骨折在临床上多为直接伤，且暴力强大，但亦有在髋关节复位过程中，因手法错误或粗暴复位，而造成医源性股骨颈骨折。故在髋关节复位中，强调在良好麻醉下沿股骨纵轴充分牵引。对伤后发现髋关节脱位伴股骨颈骨折者,禁忌闭合复位,应早期行切开复位内固定术。

3.髋关节脱位伴髋臼骨折　髋臼骨折是暴力传递到股骨头,股骨头撞击髋臼而造成的较严重的损伤,常合并髋关节脱位。髋臼位置深在,周围结构复杂,显露困难,手术创伤大,并发症多等问题,髋臼骨折是创伤骨科中较难解决的问题。在髋关节脱位中以髋关节中心脱位、后脱位合并髋臼骨折多见(图3-4-15),髋关节前脱位较少发生髋臼骨折。髋关节前脱位合并髋臼骨折多发生于髋臼前上缘或下缘,有时髋臼前柱亦可发生骨折,髋臼后柱一般不发生骨折。

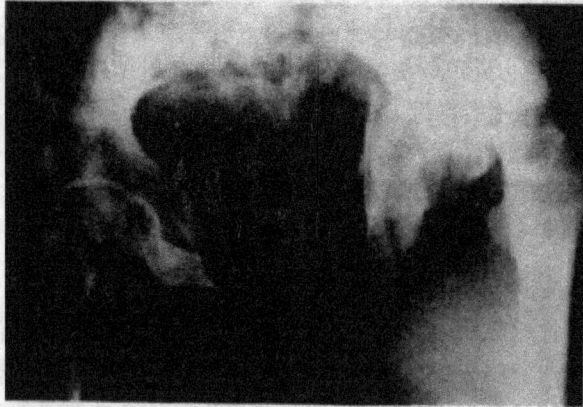

图3-4-15　左髋关节脱位伴髋臼粉碎性骨折,左骶髂关节脱位及耻骨联合分离

(1)髋关节脱位伴髋臼内壁骨折:髋臼内壁较薄弱,不太大的暴力作用在股骨大转子外侧即可造成骨折,髂耻线断裂,髋臼内壁(图3-4-16)和耻骨上支向前、向内移位。重者股骨头突入盆腔,形成髋关节中心性脱位作髋臼内壁骨折。由于脱位股骨头的推压,髋臼内壁骨折块移位较大,一般不能随着股骨头之复位而完全复位。Westerbon等(1954)在术中也证实髋臼内壁骨折块复位困难。髋臼内壁不是髋关节的负重点,髋臼内壁骨折即使未完全复位,髋关节功能的优良率亦可达80%以上。因此,对髋臼内壁骨折块的复位不必勉强,以免加重髋关节的损伤。赵文宽(1984)报告17例髋臼内壁骨折,均为车辆挤压伤或高处坠落髋部受力所致。其中4例合并髋关节中心脱位。

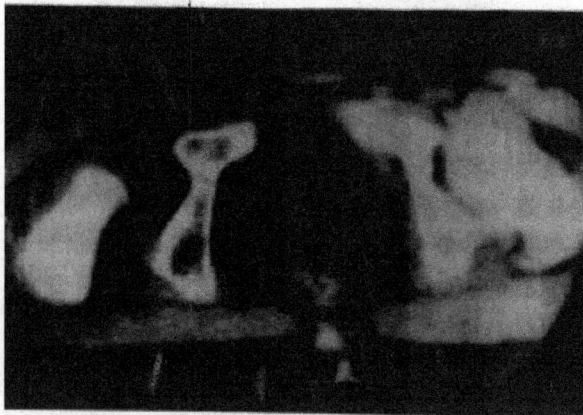

图3-4-16　右髋脱位伴髋臼内壁骨折

(2)髋关节脱位伴髋臼后缘骨折:髋臼后缘比较坚韧,且向前倾,可防止股骨头后脱位。

当髋与膝关节处于屈曲位,暴力经股骨干传达到髋臼后缘可造成骨折,同时股骨头向后脱位。Judet 等(1964)认为屈髋程度与髋臼后缘骨折部位密切相关:屈髋 90°时可造成髋臼后缘或后壁骨折(图 3—4—17,图 3—4—18),屈髋 60°时可造成髋臼后上缘骨折。因此,髋臼后缘骨折是髋关节后脱位股骨头撞击造成的。髋关节脱位伴髋臼后缘骨折主要涉及 Thompson—Epstein 的Ⅱ、Ⅲ、Ⅳ型。Epstein(1980)曾报告 470 例经长期观察的髋关节后脱位患者,Ⅰ型髋关节后脱位 172 例,Ⅱ型髋关节后脱位 43 例,Ⅲ型髋关节后脱位 137 例,Ⅳ型髋关节后脱位 71 例,Ⅴ型髋关节后脱位 47 例。Ⅴ型髋关节后脱位中有 6 例伴有股骨颈骨折,有 1 例为髋臼后缘和股骨头同时合并骨折。470 例髋关节后脱位中,髋部骨折脱位型占 63%。

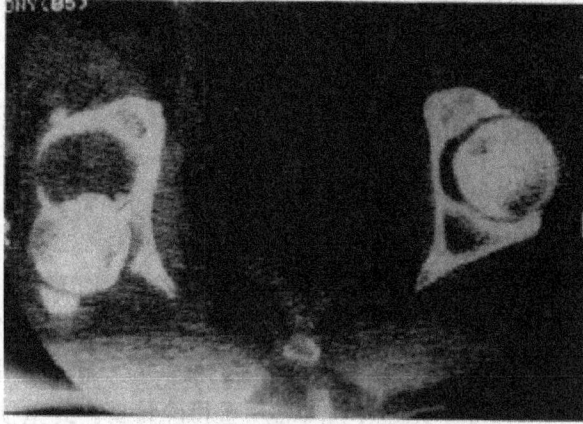

图 3—4—17　右髋后脱位伴髋臼后壁后柱骨折

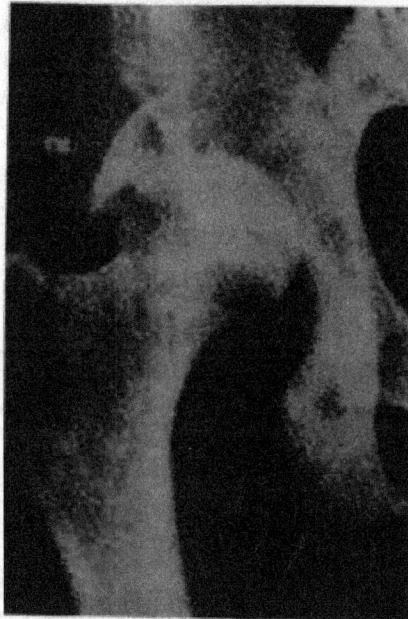

图 3—4—18　髋关节后脱位伴髋臼后壁骨折

　　Ⅱ型髋关节后脱位是指髋关节后脱位伴有髋臼后缘较大的单一骨折块。此型髋臼后缘骨折块较大,其大小为 1cm×0.75cm～9cm×3cm 之间(图 3—4—19)。

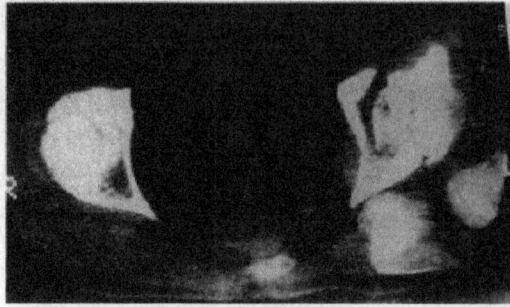

图 3—4—19　左髋关节后脱位(复位后),CT 扫描示髋臼后柱骨折、股骨头骨折

Ⅲ型髋关节后脱位为髋关节后脱位合并髋臼后缘粉碎性骨折,此型对髋关节的稳定性影响较大,且关节腔多有游离的骨或关节软骨碎片。Epstein(1980)曾报道 43 例 111 型髋关节后脱位的患者,手术中发现有 37 例关节腔中有游离骨或软骨碎片。如不及时清除这些游离骨或软骨碎片,将会导致髋关节复位欠佳,促进创伤性关节炎的发生。

Ⅳ型髋关节后脱位系指后脱位同时伴有髋臼后缘及髋臼顶骨折,此型由于髋臼负重面破坏,髋关节的稳定性破坏严重,临床治疗效果较差。

(3)髋关节脱位伴髋臼顶部骨折:髋臼顶部皮质坚厚,是髋关节的承重点。当致伤暴力强大,髋部骨折可由髂骨翼纵行的移位骨折延及臼顶,髋臼顶部骨折片可发生向内或向内旋转移位。髋臼顶部骨折可伴有股骨头上移、中心脱位或后脱位。髋关节脱位伴有髋臼顶部骨折,其骨折一般移位较大或出现臼顶部关节面的严重粉碎骨折。此型损伤常需要手术治疗,才能使骨折较好地复位。

(4)髋关节脱位伴髋臼横断或粉碎性骨折:此类损伤多由强大的暴力使股骨头撞击髋臼的内、上方,致髋臼横断或臼窝完全破裂,常合并股骨头中心性脱位、后脱位以及骨盆环多发骨折(图 3—4—20)。髋臼横断骨折以合并髋关节后脱位或中心性脱位多见,其骨折线基本是水平的,从坐骨大切迹开始,横行越过髋臼后壁,上面为髂骨,下面为耻骨和坐骨。髋臼粉碎性骨折常合并髋关节中心性脱位,此类损伤髋臼关节面破坏严重,容易并发创伤性关节炎。Carnesale(1975)和赵文宽(1984)建议此类损伤用骨牵引治疗,且维持牵引 12 周,骨牵引 2 周后开始进行髋及膝关节功能锻炼,促进关节自身活动。Kelly(1958)等对这种骨折脱位推荐早期进行关节成形术。

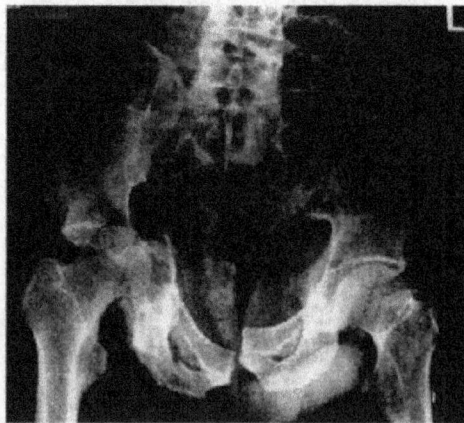

图 3—4—20　髋关节中心性脱位伴耻骨联合分离

(二)髋关节脱位伴髋部关节外骨折

此类损伤包括髋关节脱位伴股骨转子部骨折和髋关节脱位伴髋骨骨折。髋关节脱位伴髋部关节外骨折的发生率低于髋关节脱位伴髋关节内骨折。Epstein(1980)报道一例 16 岁男性患者,在摩托车事故中损伤左髋,见股骨头前脱位于会阴部,股骨大转子撕脱骨折(图 3—4—21)。伤后在全麻下进行闭合复位,先将股骨头牵引至闭口部,再次牵引使髋关节完全复位,拍片见大转子复位良好。复位 11 个月后,拍片见左髋关节无异常变化,大转子愈合良好。复位 16 月后,拍片见股骨头缺血坏死。髋脱位伴转子间骨折在临床上少见,其外伤多为强大暴力的直接损伤,但亦有因髋关节脱位暴力强行复位造成,常合并有髋臼、股骨头或股骨颈骨折,此类损伤对患者损伤大,多合并创伤性休克。应在想者一般情况改善稳定后及时切开复位内固定。

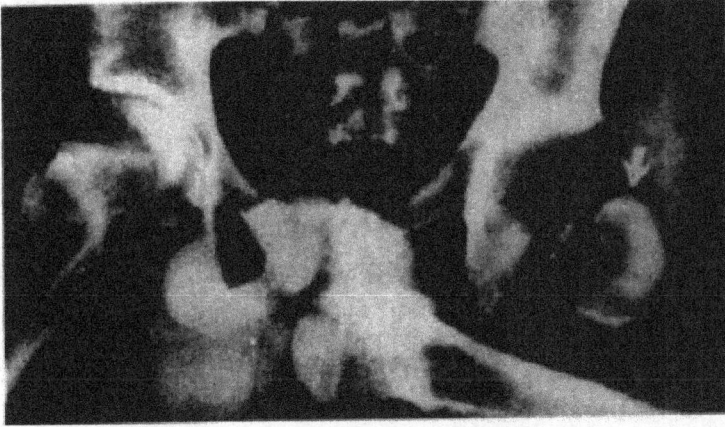

图 3—4—21　左髋前脱位伴大转子撕脱骨折

髋关节脱位伴髋骨骨折,多因暴力强大,使脱位的股骨头过度移位致髂骨、耻骨或坐骨骨折,常合并髋臼骨折。髋关节前脱位的耻骨型容易合并耻骨支骨折(图 3—4—22),髋关节后脱位当合并后柱骨折时,骨折可以从坐骨大切迹通过髋臼后部,使坐骨下支骨折。髋关节中心性脱位或后脱位合并髋臼顶部骨折时,骨折可延及髂骨翼使之纵行骨折并移位。

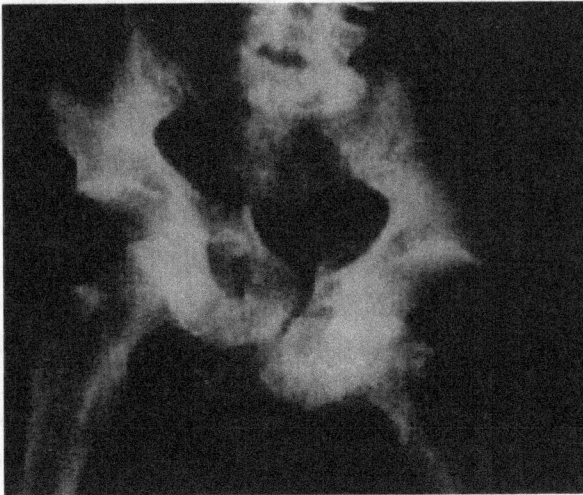

图 3—4—22　双侧髋关节前脱位伴耻骨坐骨支骨折

二、髋关节骨折脱位的处理

髋关节脱位合并骨折，是髋部严重的复合性损伤，对其治疗方法仍有争议。早期处理、理想复位、坚强固定及早期功能锻炼是治疗的关键。它可以降低创伤性关节炎、关节周围骨化及股骨头缺血坏死等并发症的发生率。

（一）处理时机

髋关节脱位合并骨折强调伤后尽早处理。一般要求伤后 24 小时内复位，超过 24 小时再复位，其疗效明显下降。Hougarrd 等（1987 年）报道髋部外伤后超过 16 小时再复位者，容易并发股骨头缺血坏死。Epistein（1980）强调对创伤性髋关节脱位必须按急症处理，若能及时诊断并在伤后 24 小时内复位，其疗效明显提高。对髋部骨折髋关节脱位拖延处理的一个重要原因是未能及时做出诊断。患者昏迷、伴有同侧股骨干骨折或伴有对侧髋关节脱位是造成髋关节骨折脱位漏诊的常见原因。因此，对这类损伤的患者应将骨盆 X 线片检查列为常规，以便及时发现及处理。

（二）处理方法

髋关节骨折脱位的治疗方法包括两大类，即闭合复位和切开复位。在髋部骨折脱位中，髋部骨折复杂多样，其临床疗效明显低于单纯性髋关节脱位。在其治疗方法的选择及治疗评定上有不少争议。一般认为关节内骨折的治疗原则要求解剖复位，尤其涉及髋臼顶及股骨头负重区的骨折更应如此。

1. 髋关节前、后脱位伴髋部骨折

（1）一般治疗原则：髋关节前脱位伴髋部骨折与髋关节后脱位伴髋部骨折在治疗原则上基本一致。

闭合复位适用于髋关节前脱位或后脱位伴股骨头或髋臼非负重区骨折，且骨折块小于骨折部位 1/3。闭合复位应在全身麻醉或蛛网膜下腔阻滞麻醉下进行，复位后骨牵引或皮牵引 6～8 周。

切开复位的指征：①脱位伴股骨颈或转子间骨折；②股骨头或髋臼骨折块较大，复位后关节稳定性差，或骨折块复位不理想，影响今后关节功能；③关节内游离较大骨折片；④脱位复位后再次脱位，或闭合复位失败者。在闭合复位中，禁止试图多次复位。若在充分麻醉下，复位方法正确，伤后 1～2 次闭合复位仍不成功者，应行切开复位，不能强行闭合复位，以免加重髋关节的损伤。

髋关节后脱位伴髋部骨折的处理，尚有不同的看法。Urist（1948）建议脱位伴髋臼严重粉碎骨折时，应首选切开复位。Stewart 等（1954）指出切开复位适用于：①闭合复位失败者；②X 线片提示关节内有游离骨折片；③髋关节复位不稳定者。Epstein（1974）通过对 242 例髋关节后脱位并骨折患者的长期随访，指出早期切开复位，预后最佳，其效果优于闭合复位后再行切开复位，更优于单纯闭合复位者。早期切开复位的关键在于关节复位前，牢固固定骨折块并清除关节腔内的游离骨片，尤其清除在 X 线片上不显示的骨与软骨碎片。当关节内游离骨片小于 0.25cm 时，通过 X 线片不易发现。Epstein 在切开复位的 176 例髋关节后脱位伴髋部骨折病例中，有 91% 的病例关节腔内有游离的骨碎片或碎关节腔内有游离的骨片，易导致创伤性关节炎的发生。在 Epstein 的病例中，临床疗效无一例属优等，切开复位的良好率最高，也不过 60%。这些数字表明髋部骨折的预后，主要在于髋部骨折及脱位的严重程度，而不完全取决于治疗方法。

闭合复位或切开复位后,应立即拍双髋关节正位和侧位 X 线片,重点观察比较双侧髋关节间隙是否一致。若双侧关节间隙一致,证明关节复位良好。若患侧髋关节间隙变宽,常见原因有:关节未完全复位;关节腔内有游离骨片;固定髋臼骨折的螺丝钉过长或松动外露,与股骨头相顶。遇到这些情况,应尽快找出原因,予以相应处理。

(2)手术入路:髋关节前脱位伴髋部骨折,其股骨头及骨折复位,一般比髋关节后脱位伴髋部骨折复位容易。若需切开复位,可选髋关节前侧或前外侧入路。

髋关节后脱位伴髋部骨折切开复位有两种入路,即后外侧入路(Gibson)和后方入路(Moore),前方入路一般应视为禁忌。入路的选择应根据创伤病理和手术的要求而定。髋关节后脱位合并股骨头骨折时,股骨头骨折多发生于其前内下部位。采用髋后方入路时,需内旋股骨,以使股骨头脱位并显露髋臼。此时,脱位的股骨头骨折面正对着髋臼方向,不便于骨折块复位及固定,但后方入路便于髋臼骨折的处理。前方入路虽便于股骨头骨折的处理,此切口因需结扎旋股外侧动脉升支而损伤关节前方血供,且不能行髋后方的探查。由于髋后外侧入路(Gibson)具有使股骨头骨折复位及内固定方便,又同时便于髋臼后缘骨折的处理,且不损伤关节前方血运等优点,故凡伴有股骨头骨折的髋关节后脱位,在切开复位时应选择 Gibson 切口。对髋关节后脱位合并髋臼骨折可选用 Moore 切口或 Gibson 切口。Kelly 和 Yarbrough(1971)建议对髋关节后脱位合并股骨头骨折(即 V 型髋关节后脱位),先行闭合整复髋脱位,然后采用髋内侧入路(Ludloff),在髋关节的内下方进入髋关节,可在直视下复位、固定股骨头骨折块,不必切断与股骨头骨折块相连的滑膜及关节囊。

(3)患肢牵引:无论闭合还是切开复位,关节复位后都应行患肢骨牵引或皮牵引,牵引时间为 6～8 周。Brav(1962)建议髋关节复位后完全伸直位牵引。Epstein(1980)报告 830 例创伤性髋关节脱位复位后采用屈髋 20°～30°位牵引。我们赞成患肢外展 10°～20°、伸直及足中立位牵引,在牵引过程中要求加强髋和膝关节的功能锻炼。解除牵引后,若患肢无明显疼痛或肌肉痉挛,可借助于拐杖下床活动。开始下地时患肢负重从体重的 1/4 开始,逐渐加大至不用拐杖恢复正常负重。

(4)随访时间:关节复位后应随访至少 5 年,大多数患者复位后第一年无明显变化,髋关节创伤性改变多发生于伤后 1～5 年内,有的则需更长时间。Epstein(1980)报道 75 例髋关节脱位复位后,经 10 以上长期随访,发现有 11 例 10 年后才开始出现创伤性改变。其中包括 2 例 V 型髋关节骨折后脱位,分别在伤后 15 个月和 5 年时,关节功能及 X 线片表现均属良好,而 10 年后出现严重的创伤性改变,使关节功能受限。因此,他建议此类损伤复位后第 1 年,每 3 个月拍正、侧双髋 X 线片复查一次,1～5 年中每 6 个月拍片一次,5 年后可每年拍一次。

2.髋关节中心性骨折脱位 此型多采用牵引治疗,治疗关键在于恢复股骨头与髋臼顶负重面之间的正常位置关系,并能保持此位置至松质骨达到坚固愈合。通常需牵引 12 周左右。若在髋关节松质骨愈合之前去除牵引,由于髋关节周围肌肉的收缩而发生再移位和松质骨的压缩而影响预后。Tipton(1975)认为 75％的髋关节中心性骨折脱位,通过保守治疗可获得满意效果。刘沂(1989)报道 34 例新鲜损伤经牵引治疗,优良率为 70.6％。牵引治疗的优点是简单易行,虽不能使髋臼骨折达到解剖复位,但髋臼面凹凸不平的部分,可由骨折部位血肿机化和组织细胞化生所形成的结缔组织、纤维软骨和透明软骨填充,使髋臼关节面依然平滑,并能适应股骨头的弧度与活动。牵引下患者能尽早进行髋关节屈伸功能锻炼,可防止肌肉萎缩和关节内的粘连，并由于股骨头与髋臼关节面的相互摩擦，使关节面重新塑形。因此，牵引治疗若能使股骨头获得解剖复位并维持其与髋臼顶的正常关系，直至髋臼松质骨坚固愈合，即可达到较好效果。

髋关节中心性骨折脱位的手术指征，是股骨头与髋臼不能达到解剖复位者。在髋关节脱位合并髋臼骨折中，伴髋臼前壁骨折的预后最好，伴后柱骨折的次之，伴臼顶骨折的预后最差。这是因为髋臼顶是负重区，髋臼后柱具有稳定髋关节的重要作用，这两个部位的骨折对髋关节的稳定性破坏最大。在临床上，合并这两个部位的髋关节脱位及骨折处理较困难，其骨折一般不容易达到解剖复位，处理后常致关节面参差不齐，晚期易发生创伤性关节炎或股骨头缺血坏死。因此，对髋关节中心性脱位伴髋臼顶或后柱骨折应行切开复位内固定术，以尽可能恢复髋臼关节面的正常解剖关系。Matta(1976)指出骨折的复位应使移位小于 3mm，股骨头与髋臼顶负重区的对合一致最为重要。牵引治疗复位不满意的髋关节中心性骨折脱位合并髋臼顶或后柱骨折者，可采用髋关节后方入路(Moore)或髋关节后外侧入路(Gibson)；合并髋臼前壁或前柱骨折的髋关节中心性脱位应采用髋关节前侧入路。

3.陈旧性髋关节骨折脱位　髋部骨折脱位超过 3 周为陈旧性髋关节骨折脱位。通常发生于昏迷患者、伴同侧股骨干骨折或伴对侧髋关节脱位的患者。陈旧性髋关节前、后脱位合并髋部骨折的主要病理改变为：关节周围肌肉及神经血管束挛缩，关节囊破裂处与股骨颈基部粘连，髋臼由骨痂及血肿机化并演变成的瘢痕组织充填，股骨颈、转子部及股骨干因长期卧床骨质疏松。

新鲜髋关节骨折脱位强调恢复髋关节的正常解剖关系，而陈旧性髋关节骨折脱位不一定达到上述要求，关键要看骨折脱位的时间长短和髋关节周围软组织挛缩情况，特别是前方神经血管束的挛缩。如果骨折脱位时间在 3 个月以内，髋臼填塞组织可以清除，挛缩的软组织通过持续牵引尚可矫正，可采用不同术式恢复髋关节的基本解剖关系。如果骨折脱位超过 3～6 月，髋关节的屈曲挛缩不易得到矫正，可行异位手术处理。

陈旧性髋关节脱位合并髋部骨折不论原位手术或异位手术，要根据具体情况选择术式。脱位时间短，关节负重面尚好者，可争取保存原关节功能，否则可根据职业和工作性质采用原位或异位髋关节融合、关节成形以及人工髋关节置换术。

三、髋关节骨折脱位的并发症

(一)股骨头缺血坏死

髋关节骨折脱位后，继发股骨头缺血坏死，常导致髋关节功能严重障碍或丧失。股骨头是否发生缺血坏死，主要取决于其营养血管的损伤程度。营养血管的损伤程度取决于骨折部位及程度、脱位的移位程度及时间。单纯股骨颈骨折后，股骨头缺血坏死率为 15%～40%，单纯髋关节脱位为 10%～20%。髋关节骨折脱位 Ficat(1977)报告有 54.6%的股骨头坏死率。髋关节骨折脱位后，股骨头坏死多发生于伤后 2～3 年，与损伤程度、延迟复位、重复多次复位有关。

髋关节骨折脱位多发生于青壮年，多由强大暴力所致。髋关节骨折脱位以髋关节后脱位并关节内骨折多见。其中 PipkinⅢ型骨折脱位，髋关节后脱位伴股骨头骨折及股骨颈骨折最易发生股骨头缺血坏死。髋关节脱位常引起圆韧带撕脱，关节囊广泛撕裂，不但引起下干骺端动脉完全断裂，上干骺端动脉也受到不同程度的损伤导致股骨头缺血。若脱位再合并股骨头骨折,股骨头血供会进一步减弱或中断。至于 PipkinⅢ型损伤,因伴有股骨颈骨折,股骨头既有骨折又伴有脱位,故股骨头几乎完全失去血液供应. 因此,最易发生缺血坏死。Fina(1970)报告髋关节脱位合并股骨颈骨折 5 例,合并转子间骨折 4 例,其全部发生股骨头缺血坏死。髋关节后脱位并髋臼骨折,虽经闭合复位,骨折愈合良好,但有的于第六年发现股骨头缺血坏死(图 3—4-23)。

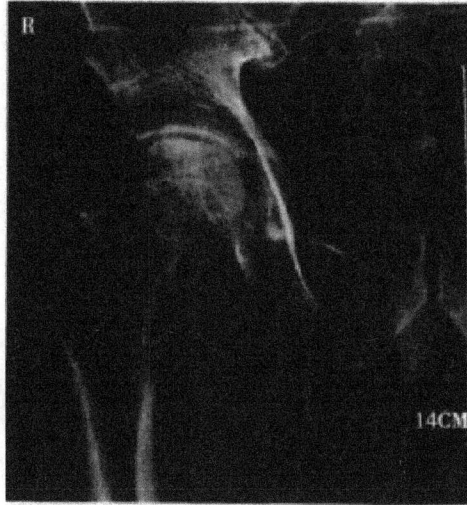

图 3—4—23　髋关节后脱位和髋臼骨折
复位后 6 年,股骨头坏死

　　髋关节骨折脱位绝大多数病例远期效果不理想。吴振东(1909)报告 42 例复合损伤性髋脱位,疗效评定优 40.5%,可 30.9%,差 28.6%。并指出随着时间的增加,晚期并发症日趋增多和严重,尤其股骨头缺血坏死和创伤性髋关节炎的发生更为突出。髋关节骨折脱位并发股骨头缺血坏死,虽主要取决于原始损伤暴力对髋关节结构的破坏程度,但与伤后及时处理及合理的治疗方法也有密切关系。髋关节脱位后处理时机选择至关重要,新鲜髋脱位早期处理最为理想,伴发髋关节骨折亦是如此。一般认为髋脱位超过 24 小时再复位,其预后较差。Ficat(1977)指出髋脱位超过 24 小时再复位,股骨头坏死率接近 100%,如果在伤后最初几小时内复位,则坏死率仅为 20%~30%。Hougaard(1987)指出髋关节脱位后,发生股骨头缺血坏死最常见的原因是拖延复位时间超过 16 小时。对单纯股骨颈骨折,也应早期进行手术。吴振东(1988)报告 96 例股骨颈骨折,2 周内手术者其股骨头坏死率为 17%,2 周以后手术者为 25%。由于单纯髋脱位或单纯股骨颈骨折都强调早期处理,因此对髋关节骨折脱位的复合性损伤更不能忽视尽早处理的重要性。早期处理有利于髋关节周围血运的早期恢复与建立,也有利于恢复关节面的正常对合与刺激,防止关节结构的退变与破坏。由于导致髋关节骨折脱位的暴力强大,常引起患者严重的全身创伤反应,应在病情稳定后,尽早采取闭合复位或手术治疗。

　　髋关节损伤后,何时出现股骨头缺血坏死,不仅与创伤机制和处理措施有关,而且与早期检测手段亦有关系。目前诊断股骨头缺血坏死主要依靠临床症状及 X 线片。^{99m}Tc 闪烁照相、骨内压测定、髓内静脉造影、X 线片彩色化技术,以及数字图像处理技术等,均有助于早期诊断。文献报告,股骨颈骨折发生股骨头缺血坏死的早期时间为伤后 1.5 个月,最晚为伤后 17

年,其中 80%～90%发生在伤后 3 年以内。单纯髋关节脱位发生股骨头缺血坏死的平均时间为伤后 17 个月。髋部骨折并脱位患者引起股骨头坏死的时间尚无确切记载,但短于这二者是完全可能的(图 3－4－24)。因此,在髋关节骨折与脱位兼有的情况下,判断是否并发股骨头缺血坏死,应至少随访 2～3 年,一般为 5 年。因为,在临床上许多患者在股骨颈骨折愈合后,再出现股骨头缺血坏死。Meyers(1973)报告骨折愈合后存在缺血坏死率为 25%～30%,Colomel(1976)的资料为 30%。这是因为股骨头、颈的血运依靠骨内的血管网,而无骨膜下血流供应,股骨颈部由关节囊包裹缺乏骨膜之故。其骨折愈合过程缺乏像四肢长管骨通过新生骨痂再骨化的过程,而是通过坏死区重新获得血供后的爬行替代。对于髋关节骨折脱位来说,由于股骨头的血供破坏严重,故其爬行替代时间更长、股骨头组织的重新血管化更慢。如在处理后行走过早,负重不当,常使脆弱的新生血管组织长入坏死区的过程受阻,以致骨折连接后仍有一部分病例的股骨头保持原来的缺血坏死状态,不能继续替代再生。因此,对髋关节骨折脱位的随访时间要足够长,才能更正确判定其预后。现已证明 CT 比 X 线片发现骨坏死早 6 个月,MRI 又比 CT 发现骨坏死早 3 个月。

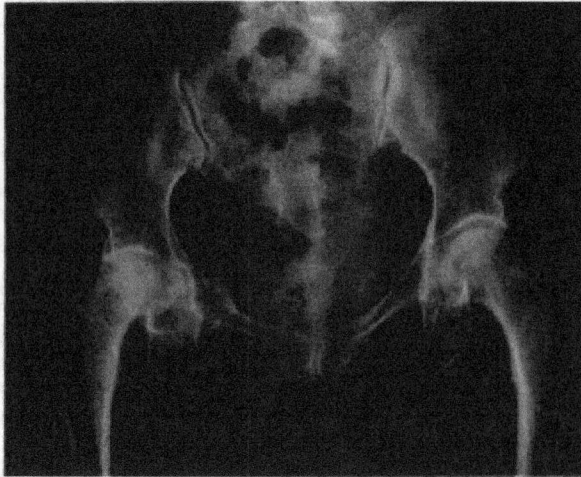

图 3－4－24　髋关节前脱位伴耻坐骨支骨折,1 年后股骨头坏死(右)

(二)髋关节周围骨化性肌炎

髋关节周围骨化性肌炎系指髋关节周围正常软组织发生新骨形成,为纤维组织对外伤的异常反应。骨组织主要由局部间叶组织化生而成。创伤后新骨形成来源于两种不同的细胞群:一来自骨外膜、骨内膜及间质的结缔组织细胞;另一种来自受伤的肌纤维的间质细胞。髋关节骨化性肌炎多见于髋严重挫伤,尤见于髋关节脱位并股骨上段骨折,或骨盆、髋臼骨折的严重病例。髋部外伤后行开放性手术,会因切割与分离软组织而增加骨化性肌炎的发生率。Row(1961)报告髋部外伤保守疗法组骨化性肌炎的发生率为 5%,开放手术组骨化性肌炎的发生率为 34%。因此,髋部手术也应强调精细操作,保护组织以降低骨化性肌炎的发生率。

骨化多发生于髋关节周围的关节囊及肌肉内。X 线片多显示骨化位于髋臼上方及股骨头颈前下方。髋关节骨折脱位时,关节囊、韧带常常广泛挫伤,关节周围肌肉挫伤并形成血肿。这些损伤可刺激膜下成骨加速,滑膜下未分化的间叶细胞增殖形成软骨,韧带附着处的纤维软骨增生分化形成韧带骨化。肌肉内血肿机化并逐步通过软骨性骨发生而导致骨化。

骨化性肌炎在活动期,边缘首先骨化,镜检出现特征性的分带情况:中心带纤维细胞增生:中间带骨样组织和成骨细胞增生,以内膜化骨为主,少数以软骨骨化为主,可见软骨岛;边缘带为成熟的骨小梁。X线片显示骨化影成条状、团块,亦可顺肌肉及韧带走行呈月芽状,边缘光滑,周围硬化。轻者活动时髋部有响声,重者髋关节僵硬活动受阻。

目前,对骨化性肌炎尚无有效的预防及治疗方法,一旦发生,阻止其发展较困难。在预防方面,我们认为早期加强患肢的主、被动运动,是防止本类并发症的主要手段。早期适当的锻炼可促进血肿吸收及加强软组织的自身修复能力。

髋关节周围骨化性肌炎的临床治疗方法有非手术治疗与手术治疗。非手术治疗包括ACTH,低钙和低维生素D饮食,并配合理疗或放疗等方法。但疗效均不理想。对于骨化性肌炎造成关节僵直,关节功能明显受限者,应给予手术治疗。手术应等到异位骨化成熟后施行。一般认为伤后至少18个月后,异位骨化才能趋于成熟。

(三)创伤性髋关节炎

髋部骨折与脱位晚期可并发创伤性关节炎,其发生率为 25%~30%。Esptein(1980)报告创伤性关节炎的发病率在髋关节前、后脱位相似。Pennal(1980)报告髋臼骨折如果没有骨盆移位及臼顶损伤,继发创伤性关节炎发生率约为 30%,而髋臼的粉碎骨折或移位骨折,其发生率增加 2 倍。赵文宽(1983)报告 15 例髋关节后脱位合并股骨头骨折,共 3 例并发了创伤性关节炎,这 3 例均属 Pipkin 分型的第Ⅱ型,即股骨头后脱位合并圆韧带窝以上部位的股骨头骨折,骨折块较大。Armstrong 报告髋关节脱位无骨折,髋关节创伤性关节炎的发病率为 15%,伴有髋臼骨折时为 25%,伴有股骨头骨折时高达 80%。可见此并发症与股骨头及髋臼关节面损伤程度有关。

引起髋关节创伤性关节炎的主要原因是髋臼或股骨头关节面破坏,导致关节软骨变性坏死,引起关节面不平滑。髋关节骨折脱位时,常致髋关节面严重损害,并影响髋关节的稳定性。当损伤涉及关节负重面或关节间隙有游离骨折块时,容易引起创伤性关节炎的发生(图 3—4—25,图 3—4—26)。其中以髋部骨折中心性脱位并发创伤性关节炎的发病率最高。

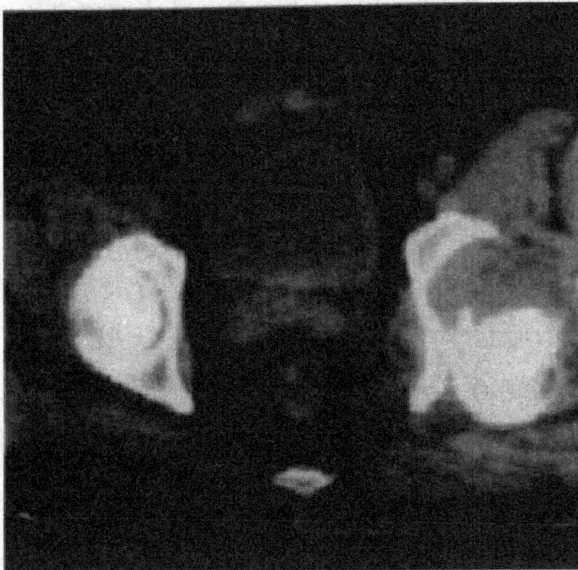

图 3—4—25 关节脱位 CT 扫描关节内无游离体

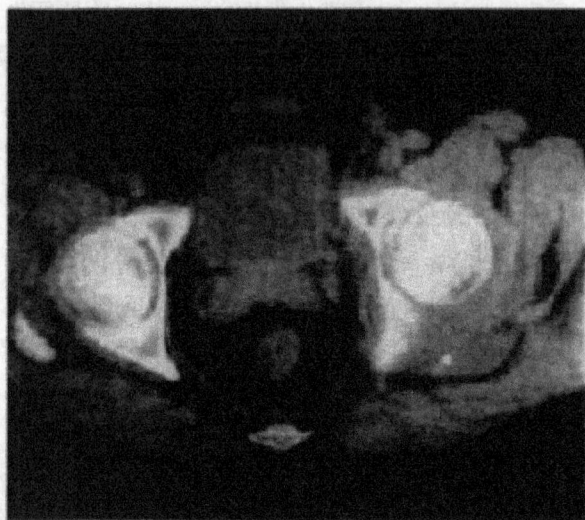

图 3—4—26　关节脱位复位后 CT 扫描示关节内游离体(左)

髋关节中心性骨折脱位并发创伤性关节炎的发病率与损伤分型有关,股骨头与髋臼负重面破坏越重,创伤性关节炎的发生率就越高。在髋关节中心脱位并髋臼骨折中,伴髋臼前壁骨折的预后最好,臼顶骨折的预后最差,伴后关节面骨折者其预后居二者之间。从解剖结构上看,髋臼前壁不是负重点;髋臼后柱呈三角形,其后缘向前倾,具有稳定髋关节的作用;髋臼顶部皮质坚厚,是负重区。臼顶部及后关节面的骨折对髋关节的稳定性影响大,而临床处理又较困难,处理后髋臼关节面往往遗留不同程度的畸形,导致关节面不平滑。故在外伤后数月或数年,易发生创伤性关节炎。

髋关节骨折脱位并发创伤性关节炎的发生率,虽主要取决于关节面负重区损伤的程度,但与损伤的处理时间及方法亦有关系。新鲜骨折脱位强调早期处理,以伤后 24 小时内处理娘佳。早期处理有利于恢复血供,减少关节面的异常刺激,恢复关节面间的正常应力,防止关节软骨退变及塌陷。

许多临床资料证实,髋关节骨折脱位的处理方法对远期疗效影响较大。一般认为关节内骨折的治疗原则要求解剖复位。Depalma(1959)认为若能恢复髋关节正常结构,减少髋关节面不平整程度,即能减少创伤性关节炎的发生。新鲜髋脱位合并严重的髋臼骨折、股骨头或股骨颈骨折、陈旧性髋关节骨折脱位应尽早手术,切开复位骨折内固定,并清除小的游离骨片及关节内破损的软骨碎屑。对股骨头或髋臼较大骨折块不应切除,骨折块切除可造成大块骨缺损而影响关节稳定,早期易出现创伤性关节炎。

创伤性髋关节炎的 X 线表现为骨性关节面模糊、中断、消失及硬化。关节间隙多表现变窄,此为关节软骨退变坏死所致。有时关节软骨增生或滑膜嵌入,也可引起关节间隙增宽,关节间隙宽窄不匀多示既有关节软骨的坏死,又有增生。此外关节奖可见肥厚,关节内游离体形成。

(四)下肢深静脉血栓及肺栓塞

静脉血栓多发生于下肢深静脉。内、外科卧床患者中 30%～40% 有下肢深静脉血栓,其中 40 岁以上占 30%。对于髋部骨折及手术的患者,由于局部肿胀,下肢活动受限,静脉血流多处于缓慢状态。老年患者高脂状态,外伤及手术后组织释放凝血活酶等都是使血液呈高凝状态的原因，从而易引致深静脉血栓的形成。

Cronan(1990)报告采用超声手段检测 76 例髋部骨折患者深部静脉血栓的形成情况，发现髋部骨折易发下肢深静脉（股静脉、腘静脉）血栓，其检出率为 16％。Roberts(1990)报告利用静脉造影术检测髋部骨折患者，发现深静脉血栓发生率术前为 9％(15/176)，术后为 11％(12/108)，其中股骨颈骨折较转子间骨折血栓发生率明显增高。在髋部手术中，人工髋关节置换术后深静脉血栓形成的发病率较高。

在髋部骨折脱位中，髋部骨折前脱位虽发生率偏低，便并发下肢深静脉血栓的发生率则较高。因为髋部骨折前脱位，股骨头向前移位的程度过大，常直接压迫或部分挫伤股静脉。对髋部骨折前脱位的患者更应警惕其下肢静脉血栓的形成。

静脉血栓形成后，患者以患肢肿胀、疼痛为主，肿胀呈凹陷性水肿，由足踝部开始，逐渐向近端发展。小腿腓肠肌明显挤压痛。伤后有关静脉血栓形成的时间尚无定论。于仁义(1989)曾统计 216 例股骨颈骨折，术后 10 天并发下肢深静脉血栓 3 例，术后 10～20 天为 27 例，术后 20～30 天为 6 例，术后 30 天以上者 2 例，共计 38 例。静脉血栓形成后，其最常见也是最危险的并发症是肺栓塞。肺栓塞在美国居最常见死因中的第三位。在我国亦非罕见，近年来也多有报道，只可惜本病诊断较困难，症状及检查无特征性，从而导致对本并发症认识不足。Steven(1979)报告静脉血栓合并肺栓塞占 1％，而发生于髋部骨折者则高达 7％。国内张宏惠(1991)报告髋部损伤合并肺栓塞共 6 例，其中股骨颈骨折并发肺栓塞占 3 例，人工全髋置换术 2 例。尸检一例发现两侧肺动脉主支栓塞，血栓最大 4.0mm×0.6mm，右下肺梗死区 7cm×4cm。

肺栓塞临床诊断较困难，其症状特征多无特异性，具有诊断意义的症状与体征为：在手术或外伤后 2～3 周突然发病；胸痛、咳嗽、血痰、胸膜摩擦音，X 线检查可无变化，PO_2 降至 12kPa 以下。

肺栓塞死亡率很高，Sharma(1979)指出，未经治疗的肺栓塞死亡率高达 18％～38％。张宏惠(1991)报告一旦诊断肺栓塞，应立即给予吸氧（吸氧前做血气分析），给吗啡 10～15mg 或哌替啶 50～100mg，减轻疼痛及镇静，迅速给予抗凝及溶栓治疗，静脉给予肝素化，并延续 7～10 天，应严密监测，必要时可同时并用口服抗凝剂，持续 4～6 周，或加用 12 小时尿激酶治疗。

预防静脉血栓的发生尤为重要，对于髋部或下肢外伤患者，为避免下肢血液淤滞，应让患者做肌肉主动收缩运动或被动肌肉挤压及按摩活动。术前应积极纠正脱水及酸中毒，稀释血液，调整内环境。手术操作要仔细轻巧，尽力减少创伤，以防止大量的组织因子进入血液。术后尽量少用或不用止血剂，这一点对老年髋部手术尤为重要，若患者处于血液高凝状态，可使用双嘧达莫及阿司匹林，并每日输入 500～1000ml 低分子右旋糖酐。这些方法可使静脉血栓形成率降低 63％～97％。右旋糖酐有较好的预防静脉血栓形成的作用，其预防作用在于降低血小板的黏附性和聚集力，减弱其活力；有扩容作用，能改善血循环；改变纤维凝块的结构，提高血栓的易溶性。据 Evarts 报道，36 例髋关节手术后并发静脉血栓形成者占 55.6％，而 31 例曾使用右旋糖酐预防的发病率仅为 6.4％。其用法为术中静脉滴注 500ml，术后隔日 500ml，总量为 1500ml。但 Donaldson(1980)指出即使在全剂量肝素充分抗凝治疗下，髋部伤后静脉血栓形成率仍达 2.4％，肺栓塞可达 6％。对这类患者不能仅仅满足于药物的预防，应药物治疗与密切观察相结合，及时发现与处理，降低本并发症的死亡率。

（五）脂肪栓塞综合征

脂肪栓塞综合征是骨折患者早期严重的并发症之一，多见于脂肪含量丰富的长骨干骨折，以股骨干为主的多发性骨折脱位发生率高。骨折后，骨髓脂肪由破损的骨髓静脉壁进入血液，形成组织及器官的脂肪栓塞。临床上以呼吸困难，皮肤、黏膜出血点以及神经系统症状为主要表现。

创伤患者脂肪栓塞综合征发病率国外报告为 11.6%，Chow 等报告下肢长骨骨折本综合征发病率为 7%。张如明(1990)统计住院治疗的下肢长骨骨折 216 例，有 5 例合并多发骨折者并发脂肪栓塞综合征。脂肪栓塞综合征临床发生率偏低，与多见的亚临床型脂肪栓塞综合征易被忽略有关。

骨折局部破裂的脂肪细胞和脂肪滴，是脂肪栓子的重要来源。骨折处出血，血肿形成使局部压力增高，可促使脂肪滴侵入开放的静脉进入血流。进入血流的脂肪滴首先栓塞于肺循环(脂肪栓子常为 $20\sim40\mu m$)，因此临床肺脂肪栓塞综合征最多见，约占 3/4。肺血管中脂肪栓子是由甘油三酯和以油酸为主的脂肪酸组成。经脂酶水解析出的游离脂肪酸可引起化学性及出血性肺炎，肺功能进行性衰竭。只有直径小于 $7\sim20\mu m$ 的脂栓，可通过肺毛细血管进入体循环，故全身性脂肪栓塞综合征少见，约占 1/4。有重要临床意义的是脑、脊髓脂肪栓塞综合征。

脂肪栓塞综合征临床表现差异甚大，可能与进入血流的脂肪栓子的量、大小及速度有关。可表现为部分症状的亚临床型，或暴发性，或是典型经过。典型脂肪栓塞综合征，于伤后至发病时间具有明确的潜伏期，通常为 12 小时～6 天，早的伤后 4 小时即可发病，85% 的病例在伤后 48 小时内发病，表现为呼吸加快，呼吸困难。发热，脑部神经系统症状如神志不清、昏睡、复视，瞳孔大小不等，躁动等多种症状。有 20%～50% 的患者皮肤、黏膜出现出血点。血小板呈显著进行性下降，血红蛋白降低，低氧血症，肺部呈现"暴风雪"样影像。亚临床脂肪栓塞综合征发病潜隐，症状与体征不典型。常表现为发热、呼吸次数增加以及轻度低氧血症。此种类型为数最多，也最易被忽视。暴发型脂肪栓塞综合征通常于伤后 24 小时内突然发病，类似急性右心衰竭或肺栓塞表现，即迅速呼吸困难、昏迷、全身衰竭、死亡。

所有下肢长骨骨折，均有不同程度的低氧血症，约 90% 长骨骨折患者血中有不同程度的脂肪球和低血氧。故此类外伤患者，潜在发生脂肪栓塞综合征的危险性较大。因此，当骨折患者纠正休克后，突然出现外伤无法解释的脑神经症状，呼吸及脉搏加快，短时间高热达 $38\sim42℃$ 时，应想到发生脂肪栓塞综合征的可能。

脂肪栓塞综合征的治疗，强调早期诊断和以支持肺功能为主的综合治疗，轻者可面罩给氧，将 PaO_2 保持在 $9.3\sim10.6kPa$。重者需气管切开，吸入 40% 氧，必要时用呼吸终末正压法或高压氧治疗。利尿剂可改变血渗透压，促使水肿液吸收；肾上腺糖皮质激素具有维持血小板膜的稳定性，减轻游离脂肪酸的毒性和降低毛细血管通透性的作用。由于下肢骨多发骨折患者的脂肪栓塞综合征发病率高，临床处理困难，预后较差。因此，只有早期诊断，及时处理才能降低死亡率。对此类创伤患者需加强临床监护，一般监护 3～6 天才能使患者度过危险期。

(六)坐骨神经损伤

坐骨神经来自腰$_{4,5}$和骶$_{1,2,3}$脊神经，膝上分为胫神经和腓总神经至小腿。形成坐骨神经的骶丛与骶髂关节和骶骨盆面贴近，坐骨神经干经梨状肌下孔离开骨盆。由于坐骨神经上述的解剖特点，故髋部骨折脱位易致坐骨神经损伤。骶骨骨折，半侧骨盆脱位时，易致坐骨神经的骶丛牵拉伤,骨盆骨折时并发坐骨神经损伤约为1‰。髋臼后柱骨折,常因骨折块向上方移位,致坐骨大孔变小,损伤坐骨神经。髋关节后脱位合并坐骨神经损伤较为多见,约为10%,尤其当合并髋臼上缘骨折时更易发生。坐骨神经损伤发生于髋部骨折脱位的要比髋单纯脱位多1～3倍。

髋关节骨折脱位所致坐骨神经损伤多为牵拉及压迫伤,临床多表现为不完全损伤,以腓总神经损伤表现为主。这与该神经来自腰$_{4,5}$和骶$_1$的神经纤维最多并贴近骨面,其排列位于坐骨神经外侧且表浅,腓侧面血供相对差有关。此类损伤常采取非手术疗法,经保守治疗2～3个月多能恢复。若未见好转,应及时手术探查。对髋关节骨折脱位合并坐骨神经损伤的处理主要是骨折与脱位,而不是神经损伤。当疑有坐骨神经嵌入骨折片之间,或髋部骨折脱位需手术治疗时,才可探查受损的坐骨神经。

髋部骨折脱位并发坐骨神经损伤多发生于髋部骨折后脱位的患者,髋关节骨折前脱位一般不发生坐骨神经损伤,髋关节骨折前脱位有时损伤股神经。Epstein(1980)介绍308例髋关节骨折后脱位患者,有47例合并坐骨神经损伤,约占13%,术中证实坐骨神经挫伤、股骨头压迫和骨片压迫三种损伤。其中以Ⅲ型髋关节后脱位并发神经损伤发生率最高,Ⅳ型次之,Ⅱ型与Ⅴ型髋关节后脱位最低,二者发生率相近。在47例骨折脱位合并神经损伤中,31例行手术探查,其余保守治疗。处理后有43%的患者在伤后3～30个月内恢复正常。

(七)股骨头骨骺分离

股骨头骨骺于14～19岁开始闭合,因此,在骨骺闭合以前的髋部骨折脱位,可合并股骨头骨骺分离(图3-4-27)。股骨头骨骺分离可用可吸收螺钉固定,也可用空心拉力螺钉固定(图3-4-28)。股骨头骨骺分离可与髋关节脱位同时发生,也可发生于髋脱位后行暴力强行复位过程中。目前,有关此类合并伤报道甚少。Fiddian(1983)报告2例青春早期外伤性髋关节后脱位,做闭合性复位后伴股骨头骨骺骨折分离和缺血坏死。

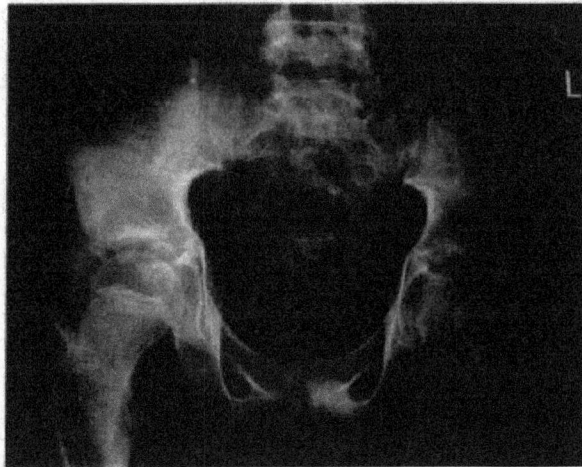

图3-4-27 股骨头骨骺滑脱(左)

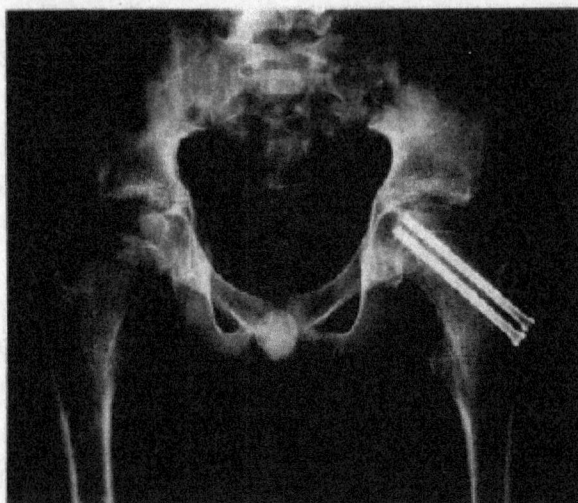

图 3-4-28　股骨头骨骺滑脱拉力螺钉固定(左)

髋部骨折脱位并发股骨头骺离骨折,易导致股骨头缺血坏死,或骨骺早期闭合。骨骺闭合在儿童期尤为常见,发生率为 9%～62%。从 4 岁至生长成熟,正常下肢的股骨平均每年增长 2cm,股骨上端骨骺占 30%。因此骨骺早期闭合常致下肢短缩 0.5～5cm,平均短缩 2.1cm。

(八)股动脉损伤

股动脉损伤多见于髋部开放性损伤,股动脉常出现断裂或撕裂。髋部闭合性损伤中,有时亦可累及股动脉,股动脉可出现扭曲受压,血管内膜撕裂,血栓形成。在髋部骨折脱位中,以髋部骨折前脱位易并发股动脉损伤,股骨头脱出后,可直接压迫、挫伤股动脉,引起股动脉内膜损伤,促进血栓形成。髋部手术时,有时损伤股动脉,尤其对髋关节屈曲挛缩较重(>30°)做髋关节软组织松解,并行肢体牵引后,可致股动脉痉挛,出现血管危象。因此,对陈旧性髋部骨折后脱位的患者,由于股血管有不同程度挛缩,当切开复位或矫正畸形时,有可能导致血管危象的发生。

动脉损伤的临床症状主要有两方面:其一为内出血表现,患者呈贫血、低血压、脉搏快等休克状态;其二为损伤肢体远端出现麻木、麻痹、无脉、苍白、发凉、疼痛等症状。Spencer(1962)指出单凭临床症状及体征不能完全确诊动脉损伤,10%～30%的动脉损伤未表现缺血临床体征,约 76%的动脉损伤患者出现无脉及肢体缺血体征。因此,肢体远端动脉搏动存在,不能排除动脉损伤。

血管损伤和可疑血管损伤的诊断一经成立,应及时手术探查并处理。寇用礼(1990)报告 39 例急性动脉损伤的处理,并指出早期手术探查适应于动脉损伤有明显体征的患者,对于可疑损伤而体征不典型者可借助于动脉造影来判断伤情。Mccokmick(1979)报告血管造影对早期诊断动脉损伤,其失败率为 2.7%。对于肢体血管损伤,多普勒超声检查和利用多普勒测定远端动脉收缩压,以及各种体积描记技术都有诊断意义。但这些检查缺乏特异性,具有决定性诊断意义的是血管造影,它能准确提供损伤部位及受损程度。

(九)应激性溃疡

应激性溃疡是指在多种内外严重刺激性因素作用下,胃肠道黏膜发生急性损伤,包括胃肠道黏膜由糜烂到坏死的病理变化过程。髋部严重损伤引致应激性溃疡偶可见到。刘桂林 (1988)曾报告2例老年人股骨颈骨折后发生应激性溃疡。

应激性溃疡发生机制尚无完全定论,一般认为与自主神经、体液(肾上腺皮质激素、组织胺、5—羟色胺等)作用于胃肠道黏膜有关。应激性溃疡的发生与休克的程度相一致,没有休克的外伤罕有发生应激性溃疡,伴有休克的外伤,不论治疗反应是否良好,发生应急性溃疡的可能性会显著增加。因此,对髋关节骨折脱位的患者,由于其损伤暴力大,同时容易导致创伤性休克,更应警惕应急性溃疡的发生。应急性溃疡主要表现为消化道出血,其次为穿孔,其死亡率较高,为40%～60%。因此,预防工作尤为重要。预防首先在于积极治疗休克及原发创伤,纠正缺水及凝血机制紊乱,输新鲜血,必要时给予甲氰咪呱来抑制胃酸分泌,并避免服用诱发应激性溃疡的药物,如阿司匹林、肾上腺皮质激素等。一旦发生胃肠道出血,应先采取非手术治疗:输血、持续胃肠减压、给予甲氰咪呱和止血药、冰盐水洗胃等。若非手术疗法不能奏效,应立即采取手术治疗。

（十）盆腔脏器损伤

髋部骨折脱位尤其是髋关节中心性骨折脱位或髋关节脱位并髋臼骨折移位,髋臼骨折片可刺入盆腔内引起膀胱或直肠等盆腔内脏器的损伤。合并盆腔内脏器损伤后,患者常首先表现有腹膜刺激症状,故对严重髋关节骨折脱位患者要重视腹部检查,以免造成盆腔脏器损伤的漏诊。至今临床上,仅见有合并膀胱破裂的报道。

膀胱在充盈尿液和空虚状态下,对外伤应激性反应不同,其损伤亦不尽相同。特别在膀胱充盈或半充盈状态下,髋臼骨折块刺伤膀胱的可能性较大。当髋关节中心性脱位时,必定有髋臼骨折块突入盆腔内,若同时有腹膜刺激症状,血尿或尿液外渗体征时,应想到膀胱破裂的可能。

（十一）骨折不连接

髋部骨折脱位并发骨折不连续畸形,多见于伴有股骨颈骨折或股骨头骨折的髋关节脱位,此并发症的发生与以下因素有关:

1.引起髋部骨折脱位的致伤暴力强大,导致髋部软组织及血供广泛损伤。

2.髋部骨折脱位后,拖延处理时间,尤其在伤后24小时内得不到合理处理,其并发骨折不连接的几率明显增大。

3.股骨颈表面覆盖有支持带,缺乏骨膜,股骨头颈的血供依赖于骨内毛细血管网,无骨膜下血流供应。股骨颈骨折后,仅靠髓内骨痂相连,缺乏外骨痂形成,骨折愈合时间长,一般需要2年时间,坏死的股骨头颈骨小梁才被新生骨小梁逐步完全替代。

基于上述骨不连接的诱发因素,对髋部骨折脱位患者应在积极改善患者一般情况下,尽早复位,并根据伤情给予合理的内固定。若内固定不牢,术后负重过早常导致骨折端活动,促使纤维组织长入骨折端,日久骨折端部分吸收导致骨折不连接,甚至骨折端硬化,形成假关节。

（十二）股骨头复位障碍

此并发症系指陈旧性髋关节骨折脱位,因软组织与脱位的股骨头颈广泛粘连愈合,导致股骨头复位障碍。伤后未及时发现髋部骨折脱位,是造成此并发症的重要原因。导致股骨头复位障碍的病理因素有:

1.关节囊破裂处与股骨颈广泛粘连。

2. 髋臼被骨痂及纤维组织充填。

3. 关节周围肌肉及血管神经挛缩。

对陈旧性髋关节骨折脱位，因股骨广泛骨质疏松，不能强行或急于复位，以免造成医源性骨折。在切开复位前，采用足够重量及时间进行骨牵引，以松解挛缩的软组织，具体处理原则见髋部骨折脱位的处理部分。

（牛云峰）

第五章　膝关节疾病

第一节　复合伤患者的膝关节损伤

对于下肢骨骨折或者多发性创伤的患者都应考虑膝关节损伤，有脑外伤时也要排除膝关节损伤。在这些情况下对膝关节损伤的急性处理相对其他损伤是次要的，除非合并血管损伤。但是如果缺乏充分的认识，膝关节损伤往往造成长期功能障碍。对于多发性创伤，急救和骨折内固定是首要处理措施。在患者身体条件允许的情况下，可在受伤后 10 天内处理膝关节损伤，但通常在伤后 3 周更好。在尚未决定是否手术前，可使用合适的夹板制动患膝，或使用不影响关节活动的支具。

对于长骨骨折患者，如果同侧膝关节出现瘀斑、压痛或肿胀，则应该考虑有膝关节损伤。怀疑股骨或胫骨骨折时，拍摄 X 线平片应将膝关节包括在内。在骨折不稳定的情况下，通常不可能对膝关节及其韧带进行充分的体格检查。如果长骨骨折得到坚强的固定，就可以在麻醉下立刻进行膝关节检查。韧带损伤可以一期治疗或者延期治疗，取决于患者的全身情况和医师的治疗能力及经验。如果怀疑膝关节韧带撕裂，则应避免胫骨结节牵引。如果存在漂浮膝或者同侧股骨和胫骨骨折，有必要先对骨折进行坚强的固定。

如果存在威胁下肢存活的缺血，则应当紧急处理血管损伤，而且应该在患者复苏后立即进行。如果腘动脉损伤，应尽快恢复血液灌注以避免截肢。固定骨折方法和时机取决于血管情况和医师的技术能力。暂时的动脉吻合术，联合应用简单的支架外固定有助于保全患肢。在不存在缺血的情况下，尽快固定骨折可简化血管修复。

除非直接的开放伤，神经损伤一般为牵拉伤，通常不主张急性修复，建议延期行神经探查术。如果明确诊断为神经切断伤，需要一期进行修补。

软组织损伤的清创原则为：清除失活组织、大量冲洗、关闭关节囊以防止软骨干燥、保持充分的软组织覆盖。

对于股骨或胫骨骨折，应考虑骨折合并损伤膝关节韧带的可能性。实际上，33％的单纯股骨骨折患者和 22％的胫骨干骨折患者合并不同程度的膝关节韧带损伤。

（郑永智）

第二节　开放性膝关节损伤

一、概述

膝关节最容易受到穿透性或开放性损伤。膝关节穿透伤可以是直接损伤，如枪弹伤或刺伤；也可以是间接损伤，如开放性关节周围骨折由内向外刺穿关节。其中 20％～30％的病例伴有膝关节脱位。对关节周围软组织损伤，要充分认识并治疗合并的关节囊韧带损伤和关节内病理变化，这对于恢复膝关节功能是非常必要的。

二、分类

Patzakis 等将开放性关节损伤分为合并骨折、不合并骨折和枪弹伤三类。他们对 140 例患者的回顾性研究显示,关节周围软组织的损伤程度是与术后效果及伤口是否感染关系最密切的因素。Collins 和 Temple 根据关节周围软组织损伤程度提出了一个分级系统。Ⅰ级损伤:单纯撕裂伤,没有广泛的软组织损伤;Ⅱ级损伤:单纯或多发撕裂伤,合并广泛的软组织损伤或缺损;Ⅲ级损伤:广泛软组织损伤,合并广泛的关节周围骨折。每一级再根据关节面和半月板韧带损伤的程度细分。Ⅳ级损伤包括开放性关节脱位,合并急需修复的神经或血管损伤。这个分级系统相比 Patzakis 等的分类更为实用,因为它包含了影响早期效果的软组织损伤程度和影响长期预后的关节面损伤程度。

三、诊断

开放性膝关节损伤从肉眼可见的膝关节与外界贯通至细微的穿刺伤不等,尤其屈膝位受到的膝前穿刺伤,在检查时因为皮肤和关节囊伤口错开,不一定呈现直接穿通性质。被动屈曲膝关节会出现创口摆动,引起特征性的吮吸声。对所有可疑开放性膝关节损伤的患者都应行 X 线摄片,一旦发现关节内存在气体,即可作出关节开放性损伤的明确诊断。使用生理盐水灌注试验可确定关节有否液体外渗,当皮肤和关节囊在不同平面撕裂时有助于诊断。在无菌条件下从正常皮肤注入 30～50ml 无菌生理盐水,观察伤口处有无液体渗出。其他影像学技术如关节造影、CT 扫描和 MRI 检查可帮助诊断游离体或气体,但可能延误手术治疗。不主张行创口探查术,因为探查术结果并不可靠,可能将额外的污染物带入关节,另外探查术会对患者造成疼痛。

四、治疗

治疗开放性膝关节损伤的原则是抗炎、彻底清创、关节灌洗和关闭关节费。急诊处理措施包括探查伤口、清除可及的异物和无菌包扎。由于伤口是污染的,所以作为治疗的一部分可使用抗生素,这里抗生素的应用是治疗性的,而非预防性的。只要有适应证,即应做预防破伤风的处理。静脉内使用广谱头孢菌素或同类抗生素,抗生素可持续使用 48～72 小时。

接下来用温水对膝关节进行脉冲灌洗,然后清除失活的软组织。清创后再次做伤口的厌氧菌和需氧菌培养。清洁伤口无论大小都应一期闭合,而是否需要延期关闭伤口、是否采用中厚皮片移植、软组织旋转皮瓣移植或其他措施,取决于创伤的严重程度。如果存在广泛的软组织缺损,应保持膝关节开放并包扎,在临床条件允许的情况下尽快再次清创并覆盖,以避免关节软骨干燥。将开放性膝关节损伤转化为闭合性膝关节损伤后,可开始处理涉及关节面的损伤,包括通过手术固定关节周围和关节内骨折。在多数情况下应延期处理合并的韧带损伤,推迟至感染风险消退和软组织条件恢复到能进一步手术后进行。这样限制了因切开软组织而对膝关节造成的进一步损伤,因为修复韧带通常需要另作切口。但是,如遇到开放伤口中的单纯韧带损伤,如直接撕裂或止点撕脱等,建议一期处理。

可能的话,引流管应从关节囊闭合区域以外的部位放入。Patakis 等认为使用吸引—灌洗系统是产生医源性关节感染的原因。机械性液体灌洗有何益处尚不清楚,或许可以忽略不计。使用闭式关节腔灌洗系统可能会引起关节感染,长期接触灌洗液可能引起关节基质紊乱。建议在 24～48 小时内拔除引流管。

关节镜在开放性膝关节损伤治疗中的作用有限,但对于特定的病例很有价值。当软组织损伤范围很小时(一般仅正常关节镜入路大小),液体外渗被限制,在这种情况下发现并清除诸如枪弹等异物是关节镜的主要优势:关节镜下可以清创、灌洗、清除游离体或异物、处理关节表面损伤。关节镜还可以在不注水的情况下从开放性伤口或另外的切口进入关节进行检查。如果关节镜下无法充分清创,则必须行开放性关节清创术。关节镜手术和切开手术在造成的软组织损伤方面尽管有一定的区别,但是这些区别对于远期预后的影响并不重要,采用最合适的方法进行彻底的清创是最重要的选择。

膝关节开放性损伤时对血管断裂应给予足够的重视。血管及其分支损伤的处理应放在治疗的第一位,然后才是应用上述原则治疗关节损伤。

开放性膝关节损伤术后的康复取决于软组织损伤的程度。成功闭合伤口并清除渗出液后可开始控制下的被动和主动关节活动。早期被动关节活动有助于防止关节纤维化,促进软骨代谢。康复的进度和强度取决于关节和关节囊韧带的完整性。

（许晓琳）

第三节　创伤性膝关节脱位

创伤性膝关节脱位并不常见,但可能因腘血管断裂而威胁下肢,因此被认为是一种外科急症。

一、分类

交通事故是创伤性膝关节脱位最常见的原因,表现为典型的高能量损伤。膝关节脱位还可因高处坠落和运动引起,通常表现为低能量损伤。

膝关节脱位可根据应力导致胫骨相对股骨的位置关系变化进行分类。①前向脱位:Kennedy 认为前向脱位由向后的应力作用于支撑腿的大腿前方导致膝关节过伸,结果后侧关节囊、后十字韧带和前十字韧带撕裂所引起的。在尸体标本中膝关节平均过伸至 50° 导致腘动脉断裂。②后向脱位:后向脱位的典型原因是所谓的"仪表板损伤",即在屈膝位时胫骨前方受到向后的应力造成。③外侧脱位:由胫骨固定而大腿内收位时受到外翻应力引起。④内侧脱位:由作用于大腿的内翻应力引起,通常包含旋转的作用在内。⑤旋转脱位:旋转脱位可发生在膝关节的任一个象限,以后外侧象限最常见。前向和后向脱位在所有脱位分类中占 50%～75%,而 20%～30% 的脱位由于受到高能量损伤而表现为开放性损伤。膝关节脱位也可能合并胫骨平台或股骨髁的关节内骨折。

膝关节脱位也可根据关节囊韧带结构的完整性分类。几乎所有的膝关节脱位病例存在前后十字韧带同时断裂。此外还可合并单侧或双侧副韧带断裂。

二、诊断

膝关节脱位可能因为一些原因漏诊。脱位的膝关节可能在事故现场已自行复位。因为关节囊完全撕裂,一般没有高张力的关节积血和明显膝关节损伤的体征,尤其合并不稳定的骨折或多发伤时更难以发现。诊断已复位的关节脱位的一个线索是存在合并伸膝位内翻或外翻不稳,提示前、后十字韧带同时撕裂。膝关节过度的过伸和反屈同样表示有十字韧带和后侧关节囊撕裂。膝关节弥漫性压痛、无关节积血体征,以及腘窝瘀斑都是可能出现的体征。膝关节闭合性损伤后出现供血不足提示有严重的关节不稳,合并腓神经损伤表现也提示膝关节脱位。

检查膝关节不稳的主要方法是充分检查韧带,而对于同侧长骨骨折的患者韧带检查通常需要在骨折固定后进行。韧带检查对于明确诊断、分类和治疗膝关节脱位是必需的。如果韧带断裂已明确,相对禁忌进行诊断性关节镜检查,因为关节镜检查使关节腔压力增高,可能引起灌注液体外渗。全面的临床检查应包括普通 X 线片、应力位 X 线片、MRI 等。必须拍摄 X 线平片以发现可能的撕脱骨折,这有助于韧带损伤的诊断。膝关节脱位并发的损伤包括髌骨骨折、胫骨嵴骨折、胫骨平台骨折、腓骨头及股骨髁骨折。对于存在撕脱性骨折或胫骨平台骨折的患者,必要时可以拍摄应力位 X 线照片,以区别骨性不稳定或者韧带性不稳定。MRI 有助于术前发现合并的半月板损伤,判断韧带损伤的病理解剖特性(实质部损伤或撕脱性骨折)。

三、复位

对于膝关节脱位患者,必须评价下肢的神经血管情况。一般可在急诊能够采取的麻醉下闭合复位脱位的膝关节。前向脱位通过牵引下肢并抬高股骨远端而复位;后向脱位通过伸膝位胫骨牵引并向前方抬高胫骨近端而复位。一个重要原则就是避免直接应力作用于腘窝血管分布区。内侧和外侧脱位通过纵向牵引并适当推移股骨和胫骨而复位。旋转脱位可通过牵引并适当消除胫骨旋转达到复位。后外侧脱位被称为"无法复位的脱位",此类脱位通常在内侧关节线出现"酒窝征",这是由于股骨内侧髁穿过软组织裂隙的钮孔使内侧关节囊和副韧带在此处出现折叠。由于使用上述常规手法无法复位此类脱位,需要在全麻下尝试复位。少数病例需要切开复位。复位过程中,在每一项尝试前后都必须评价神经血管情况。复位后应将膝关节制动于屈曲 20°～30°,以备进一步处理。不应使用任何管型石膏或其他压迫性包扎。

四、血管损伤

膝关节脱位最大的危害在于可能出现血管损伤。研究显示 5%～30% 的脱位病例合并腘动脉损伤。因为腘动脉在腘窝入口—收肌裂孔和出口—比目鱼肌腱弓被固定,所以腘动脉损伤最常见于前向和后向脱位。当胫骨严重移位时,腘动脉由于近端和远端固定较牢,易发生断裂。对于这一水平的血管损伤应注意:①如果腘动脉断裂,膝关节的侧支循环不足以维持下肢的存活;②存在足动脉搏动并不能排除血管损伤的可能。多数复位前下肢血供不足的患者在复位后仍存在缺血。Green 和 Allen 报道 56 例足动脉搏动消失的患者中仅 5 例在膝关节闭合性复位后恢复搏动。因此,任何膝关节脱位远侧的血供不足表现都提示存在腘动脉损伤。动脉搏动减弱不可解释为"血管痉挛"。

缩短缺血时间是膝关节脱位后保全无血供下肢的关键。有报道指出,血管损伤后截肢率高达 86%。另有报道提示,如果下肢在伤后 6～8 小时内未能恢复血供,则截肢率显著升高。

膝关节脱位复位后,即使下肢血管充盈看似满意,也有指征行动脉造影检查。因为可能出现动脉内膜撕裂造成血栓形成,进而导致动脉闭塞。

如果复位后膝关节远侧存在缺血,则应立即行手术探查恢复血流灌注,不能等待动脉造影而延误手术时机。必要的话可在手术室内探查前行动脉造影。当然时间是最关键的,而且在单纯膝关节脱位合并血管损伤的病例中动脉造影对诊断和确定治疗计划的帮助有限。修复受损腘动脉后,有必要作彻底的筋膜切开术,以防止再灌注肿胀和骨筋膜室综合征的发生。

在受伤几天后再行造影检查对膝关节脱位时血管损伤风险的评价意义不大。在受伤 5～7 天后,内膜损伤发展为血栓的风险很低。如果膝关节脱位合并血管内膜损伤,通常可以先抗凝治疗 1 周,再手术修复韧带。

五、神经损伤

据报道,腓神经损伤在膝关节脱位病例中的发生率为 14%～35%,通常是程度较重的轴突断裂,并且受伤段较长,预后较差。主张进行一期手术探查做神经修复或移植,但效果较差。对于神经完全断裂,受伤 3 个月后期探查神经移植的效果也不理想。腓神经损伤常导致肌肉功能不全,通常需要行支架固定或肌腱移植,以改善足的姿势和步态。

六、治疗

对于膝关节脱位引起的韧带损伤,其治疗方法一直备受争议。多数学者主张积极手术,修复所有的损伤韧带,并进行早期活动和功能锻炼,促进膝关节功能恢复。多数膝关节脱位病例同时有前后十字韧带断裂,以及侧副韧带、关节囊和半月板撕裂。韧带修复的时机取决于患者和患肢的条件。修复的步骤是先修复血管,再固定骨骼,最后修复韧带。如果已修复血管,则韧带的修复可延期至伤后 2～3 周,待血管稳定且软组织初步愈合后进行。手术方案的制订取决于准确的韧带检查和膝关节不稳定的类型。垂直的前内侧切口可暴露十字韧带、内侧半月板和内侧关节囊韧带复合体。如果后外侧角也有断裂,则需要在外侧副韧带处再作一条切口。由于关节囊和韧带完全断裂,手术暴露一般不是问题,且一期修复通常比单独行韧带修复更容易。半月板、十字韧带、侧副韧带需要依次修复或重建。

总的策略是先重新复位或重建十字韧带,但不做最后的固定。通常后十字韧带从股骨附着处撕脱,可使用缝线将韧带编织后重新附着固定于股骨上。前十字韧带通常需要使用自体或同种异体移植物进行重建。当完成十字韧带的修复后,暂不固定直至其他损伤结构都得到修复。一般的修复顺序是确认所有损伤结构,并由深到浅、由后到前进行修复。缝合撕裂的半月板,切除无法修补的部分。如果后内侧和后外侧关节囊从胫骨上撕脱,可使用缝线铆钉将其重新附着并固定于胫骨上。侧副韧带同样可以缝合或重新附着于骨骼上。应检查髂胫束、股四头肌腱和髌韧带有否部分或完全撕裂,有撕裂则进行修复。

如果软组织修复后很稳定,一般不必用贯穿关节的钢针维持复位。术后使用带铰链的支具,能同时获得基本的制动,允许检查伤口情况,能够进行早期控制性活动。活动的进度取决于修复是否充分,但有必要在术后 6～8 周内达到完全的活动度。4～6 周后可开始保护下的负重锻炼。

(许晓琳)

第四节　前十字韧带损伤

前十字韧带对于膝关节运动和稳定的重要性勿庸置疑,但前十字韧带的治疗存在争议。采用最好的方法、最大限度上恢复患膝的功能是共同的目标。由于造成功能障碍因素很多,且不同患者对功能障碍的反应也不同,前十字韧带损伤的治疗方案在制订时存在一定困难。两类主要的影响因素与损伤的病理解剖及患者本身相关。前十字韧带损伤可表现为部分或完全损伤,也可表现为单独损伤或合并其他韧带或半月板损伤,病程可表现为急性或陈旧性。患者相关的影响因素包括年龄、运动水平及个体特性。正因为前十字韧带损伤有着不同的表现,所以必须在对这些影响因素详细分析的基础上制订合适的治疗方法(非手术治疗或手术治疗)。了解这些影响因素及其对手术和非手术治疗的作用是非常重要的。

准确的诊断是治疗任何损伤的基础。前十字韧带损伤的典型病是骤然减速、过伸或旋转损伤,通常伴有爆裂声,迅速出现功能障碍、疼痛和肿胀。

如果急性肿胀和肌肉痉挛妨碍医师进行准确的体检,则可在关节抽吸和局部浸润麻醉后进行。所有病例都应拍摄 X 线平片,以了解是否存在撕脱性骨折。对于急性损伤的患者,当怀疑韧带损伤但是不能明确诊断时,应在麻醉下进行体检。这样可使肌肉彻底松弛,允许在所有平面评价膝关节稳定性,并与对侧膝关节对比。不稳定程度的判断主观性较强,在不同的检查者之间会有差异较大的检查结果,所以应和对侧膝关节进行对比。膝关节韧带测量仪能提供更客观的前向不稳的量化指标,有助于准确诊断。旋转不稳(轴移)的存在与"高运动要求"膝关节的功能障碍密切相关。关节镜技术在膝前损伤诊断和处理中的重要性已得到普遍的肯定。通过视诊和触诊可了解前十字韧带损伤的类型。半月板和软骨损伤情况也可以得到了解,这将直接影响治疗方案的选择。需要再次强调的是,准确的诊断是正确处理的关键和前提。

一旦确定了损伤的病理解剖特点,可开始了解其他影响因素。患者本身的影响因素同样对制订治疗方案至关重要。一个高运动要求的年轻患者比一个低运动要求的老年患者来讲更适合进行手术干预。在膝关节功能方面,高要求运动包括接触性运动以及那些有跳跃、旋转和急停动作的运动(如橄榄球、足球、篮球和摔跤);低要求运动包括拍球类项目、滑雪和跑步。运动竞技的水平也是一个重要的因素。医师可能建议业余运动员从高要求运动转为低要求运动项目,但专业运动员不可能接受这样的建议。预计的误工时间也是一个应该考虑的因素。作为经济上的考虑,患者可能不希望因为手术而限制其工作能力。有种患者可能不愿意为了得到"可能的最佳效果"而误工过长时间;而专业运动员则希望手术干预能达到最佳功能效果,恢复原来的运动水平。那些选择非手术治疗的病例结合康复锻炼、功能性支具固定和改变运动方式,在功能件稳定方面有机会获得满意的疗效,尤其对单纯的前十字韧带部分损伤的患者更适用。对于低要求运动患者,可以在关节镜下处理的关节内损伤,然后同样采用康复锻炼、功能性支具固定以及改变运动方式进行治疗。对于竞技性运动员和体力劳动者,最理想的是在关节镜下处理关节内损伤并重建前十字韧带,恢复膝关节的解剖功能。医师必须选择的是,应当建议患者接受修补手术、韧带增强手术或是重建手术。修复并增强前十字韧带的效果优于单纯修复手术。随着移植物等长点放置和固定技术的进展,在急诊进行关节镜下前十字韧带重建越发流行。合适的康复计划以及患者对康复计划绝对的遵守是手术治疗成功的关键。

值得注意的是单纯的前十字韧带损伤并不是静力性损伤。前十字韧带功能不全的综合症状已被证实。反复发作打软腿会提高半月板撕裂的风险,辅助稳定结构的松弛会加重功能障碍。对于前十字韧带损伤合并可修复半月板损伤的病例,仅仅修复半月板是不够的。如果修复了半月板,建议行前十字韧带重建术以获得关节的稳定。如果患者不愿意重建韧带,应切除损伤的半月板。

从治疗方面讲,肌肉的"再教育"和肌力的增强训练应包括所有作用于膝关节的肌群。要重点强调前十字韧带的协同肌-腘绳肌的康复。然而也不能忘记最大限度增加股四头肌和腓肠肌肌群的肌力。康复计划包括恢复关节活动度,消除患者的疼痛,无论患者采用的是非手术或手术治疗。恢复完全的活动度是康复目标之一。屈曲挛缩导致髌股关节压力过高,是那些活动度未完全恢复的患者出现疼痛的主要原因。有证据显示,这一项康复计划对低运动水平的老年患者尤其有效。患者的理解和服从是决定康复计划成败的关键,且锻炼必须坚持进行。

在前十字韧带功能不全患者中,功能性膝关节支具的应用至今仍然是一个需要讨论和研究的话题,该支具通常被用来提高手术或保守治疗患者的安全系数。相对于制旋转不稳,支具在控制单一平面的前向不稳方面更有效。重要的一点是必须让患者知道支具并不能代替肌力和本体感受训练。

某些特定的个体需选择手术治疗。如果前十字韧带断裂合并明确的辅助性稳定结构损伤或其他韧带的完全损伤,通过于手术干预恢复稳定是最好的方法。对于急性前十字韧带损伤合并其他韧带损伤的患者,非手术治疗的效果尤其较差,保守治疗关节功能会严重受限。合并移位的撕脱性骨折时最佳治疗方法同样是手术固定,且由于固定撕脱骨块能形成骨-骨愈合,存在结构完整的韧带,往往能取得最好的效果。

概括来说,治疗方案的选择取决于对前十字韧带损伤类型以及合并的关节内和其他韧带损伤的准确诊断。一旦明确诊断,就能根据患者的年龄、职业、运动水平和运动类型,以及接受治疗的能力和意愿制订治疗计划。

(郑永智)

第五节　后十字韧带损伤

后十字韧带的主要功能是防止胫骨相对于股骨向后移位,同时也起到控制膝关节旋转稳定的中心轴作用。相比前十字韧带,后十字韧带损伤较少见,且存在不低的漏诊率。

后十字韧带损伤经常由屈膝位时受到作用于胫骨近端前方的创伤造成,如坠落或仪表板损伤;也可以由于膝关节极度过伸或旋转,或受到内外翻应力引起。后十字韧带可单独损伤,或合并其他关节囊韧带损伤。对于急性损伤病例,疼痛会显著降低韧带检查的准确性,所以有必要在麻醉下进行检查。

一、单纯后十字韧带损伤

由于后十字韧带位于较后方的位置,一般无肿胀和瘀斑,少有爆裂声和撕裂感病史,所以单纯后十字韧带损伤的临床表现不明显,通常在非特异性扭伤后进行对症治疗时得到诊断。

当运动员后十字韧带损伤而没有功能不全表现时,很难通过常规筛选发现其后向不稳。在单个平面的后向不稳中,后角的次要性阻滞结构有防止旋转不稳的功能。诊断单纯后十字韧带不稳的试验包括胫骨后坠和后抽屉试验。后抽屉试验中胫骨内旋位后坠减少,提示后十字韧带仍然存在一定的功能(Ⅰ度或Ⅱ度撕裂),或者板股韧带完整。

急性后十字韧带损伤应拍摄X线照片以排除撕脱性骨折。撕脱性骨折通常发生于后十字韧带的胫骨止点处,发生率高于前十字韧带的撕脱性骨折,尤其高发于骨骼未成熟患者。从生物力学的角度分析,这可能是因为后十字韧带强度高、骨骼附着处面积大,以及不与髁间凹发生撞击。后十字韧带撕脱性骨折导致Ⅲ度不稳(胫骨后坠和后抽屉试验强阳性),是一期修复的适应证,进行骨—骨固定,效果较好。

回顾相关文献,一般支持对单纯后十字韧带撕裂行非手术治疗。股四头肌是后十字韧带的协同肌,所以具有较强股四头肌肌力的患者疗效最好。对专业运动员的病例研究显示,在步态周期的早期会出现股四头肌的反射性收缩,限制了胫骨向后移位。膝关节内侧室的退行性改变和单纯后十字韧带不稳无统计学关联。

二、后十字韧带合并损伤

检查是否合并关节囊韧带损伤是评价后十字韧带损伤的关键。后十字韧带合并侧副韧带或关节囊的撕裂会导致多个平面不稳和旋转不稳,引起功能障碍,且和内侧关节间室骨关节炎相关。复合损伤使腘血管损伤的可能性更大,所以血管检查是必须的。

松弛度检查可发现单向的侧方不稳及旋转不稳。伸膝位侧方不稳提示侧副韧带完全撕裂合并关节囊结构和十字韧带损伤。在后十字韧带功能不全的前提下,后外侧角松弛度增高会增加胫骨外旋角度,这可通过反向轴移试验和外旋反屈试验证实。对后十字韧带和其他韧带的复合损伤建议一期手术修复或增强。有报道后十字韧带功能不全患者中48%出现内侧关节间室关节炎,且发生率随损伤时间的延长而增高。

(郑永智)

第六节　韧带手术的原则

韧带的基本功能是抵抗或分散膝关节受到的应力。韧带损伤可导致其功能丧失,适当的治疗又能恢复功能。治疗膝关节韧带损伤的目的是恢复功能性稳定和正常的运动学特性,且制订治疗方案时必须考虑韧带损伤和修复的生物学特性。手术干预、制动的类型和时间,以及康复锻炼能使损伤后韧带经历炎症期(损伤至48小时)、增殖期(48小时至6周)、重塑期、成熟期(12个月以上)向有利或不利的方向转变。

Ⅰ度或Ⅱ度侧副韧带损伤是非手术治疗的适应证。不合并任何其他韧带损伤的Ⅲ度侧副韧带损伤也可采用保守治疗,但是这种情况很少见。前十字韧带或后十字韧带损伤在表现和不稳定模式方面变化较大。治疗方法的对变性已于上文阐述。韧带撕脱性骨折和侧副韧带、十字韧带、关节囊等结构的复合损伤是手术修复的适应证。

韧带修复方法包括:①韧带端—端缝合;②韧带—骨固定;③骨—骨固定。

侧副韧带实质部断裂可能不需要进行端—端吻合。支持缝合的学者认为在增殖期通过将断裂韧带复位对合,减少中间的瘢痕形成量,有助于增加韧带的总体抗拉强度。然而在内侧副韧带损伤模型中,非手术治疗反而较上述手术修补能显著提高韧带的总体抗拉强度,并能避免因手术切开而引起的并发症。临床经验已证实了这一点。但是,对于复合损伤尤其是膝关节脱位的病例,修补侧副韧带及其相关结构能提高膝关节的整体稳定性。

端—端缝线固定可用于十字韧带修补,同时需要行关节内增强术作补充。为了对合固定韧带末端,可采用多环缝合、Bunnell 缝合和带锁环形缝合技术。建议使用较粗的不可吸收缝线。将缝线从骨隧道内拉出时不应将其系在骨桥上,因为这样缝线存在被骨桥割断的风险,使绳结的张力降低。将绳结绕在光滑的螺钉近端主干上是一种有效的固定方法,并可通过逆缝线缠绕的方向旋转螺钉来增加张力。然而,使用关节内组织移植的方法重建十字韧带在远期效果上比韧带修补更可靠。

韧带—骨固定保留了原来的韧带结构,对于侧副韧带和后十字韧带效果较好。Robertson 等报道了软组织固定技术。U 形钉固定抗拉强度不佳,植入物下方组织坏死量较大。使用带短刺塑料垫圈或带短刺韧带微型钢板的螺钉效果最好。短刺的设计促进了垫圈或微型钢板下微循环的产生和多固定点的建立。将螺钉直接穿在组织块中固定的强度更大,而将螺钉从侧方固定组织块效果稍差,因为只有部分组织被拉住。后十字韧带撕脱性骨折通常发生在股骨端。可将韧带末端的缝线穿过骨骼并系在股骨内侧髁上,将韧带向止点处牵拉,在复位固定之前清理骨床露出渗血的骨松质。

韧带撕脱性骨折的骨—骨固定取决于撕脱骨块的尺寸、螺钉或缝线技术。十字韧带和侧副韧带的撕脱性骨折可发生于韧带的任一端。较大的骨块可使用螺钉固定;较小的骨块可使用缝线技术固定,包括张力带固定或将缝线穿过骨骼进行固定。可靠的骨—骨固定允许关节早期活动,是韧带修复的理想方法。

进行可靠软组织固定的目的是在韧带修复后可进行控制下的关节被动活动。关节制动引起的问题(原始胶原纤维缺乏、刚度增加、韧带—骨交界面软骨下层重吸收)可通过关节活动和逐渐对修复后韧带施加应力来解决。

(郑永智)

第七节　半月板损伤

半月板对于膝关节的功能和寿命非常重要。尽管半月板曾被认为是一种退化的结构,但现在半月板的重要性已得到公认。半月板能分散超过 50% 的作用于膝关节的应力,协助吸收冲击,提供关节的稳定性,尤其在韧带功能不全的膝关节中作用更为明显。半月板缺失后其分散应力和缓冲震荡的功能丧失,使关节表面单位面积承受的负荷增加,导致关节的退行性改变。

半月板撕裂通常是因为同时受到轴向负荷及旋转应力引起,将半月板从股骨和胫骨髁之间撕裂。创伤性撕裂通常伴有膝关节的损伤,可表现为单纯性半月板损伤或合并韧带或关节软骨损伤。创伤性撕裂多发于运动量大的年轻患者。退行性撕裂反映半月板受到累积的应力作用,合并软骨软化。半月板撕裂的常见症状包括关节交锁、弹响、打软腿。症状发生的频率和程度取决于半月板撕裂的尺寸和严重程度。不同病例的疼痛和肿胀也有差异。半月板本身没有神经分布,引起疼痛的原因一般包括半月板—关节囊结合部或板股韧带(已退化)的异常牵拉、异常的应力分布或局部炎症。

通过对膝关节施加轴向和旋转应力,进行半月板挤压试验(如 McMurray 试验、Apley 试验、Steinmann 试验),引起疼痛和爆裂声,以诊断半月板损伤。嘱患者走"鸭步"是一种非常好的功能检查方法,患者在半月板出现尤其涉及后角的不稳定撕裂时出现不适和疼痛。进行体检时应检查是否存在特异性关节线压痛。关节的主动或被动活动度可由于移位的半月板碎片而受到限制。没有一项单独的试验能特异性表明半月板撕裂的存在。然而结合病史和临床影像学检查通常能获得初步诊断。同时应进行广泛的韧带检查确定是否合并韧带损伤和不稳定,这将影响半月板损伤的治疗方案。

对于任何可疑的半月板撕裂病例都应摄 X 线平片,因为其他关节异常,如游离体、剥脱性骨软骨炎、撕脱性骨折、肿瘤都可能引起类似症状。MRI 已代替关节造影术成为半月板损伤的常用诊断工具,它的优势在于无创、能显示半月板病理解剖细节、高敏感性和特异性。MRI 在评价半月板损伤时的确诊依据正在不断发展。当诊断不明确、排除鉴别诊断、计划行半月板修补或部分切除时,MRI 能提供有帮助的信息。在急性膝关节损伤尤其当合并前十字韧带损伤时,临床检查往往无法证实半月板损伤的存在。在这种情况下如果医师计划采用非手术治疗,MRI 就能提供很大的帮助。对于合并韧带损伤的半月板损伤应行关节镜检查并做相应处理。

半月板撕裂至今还没有被普遍接受的分类方法。根据损伤机制可大体分为创伤性或退行性。撕裂一般从位置和方向进行分类。根据撕裂位于半月板圆周的位置可分为后 1/3、中 1/3 和前 1/3。根据撕裂位于半月板横断面的位置可分为内 1/3、中 1/3、外周 1/3 或穿过 2 个以上区域。横断面的位置提示撕裂愈合的可能,外周 1/3 有血管分布,可能出现撕裂自行愈合,而内 2/3 不可能自愈。外周撕裂也可能出现在半月板关节囊结合部。根据撕裂平面的方向可分为垂直和水平撕裂。垂直撕裂可分为纵向(如桶柄样)、放射状或斜形(瓣状或鹦鹉喙状)。复合撕裂表示原发和继发撕裂及多平面撕裂。内侧半月板后 1/3 撕裂是最常见的垂直纵向撕裂。外侧半月板中 1/3 撕裂是最常见的单纯放射状撕裂。手术记录中应精确描述半月板撕裂的位置和方向。

对出现症状的半月板损伤应行关节镜手术治疗,尽量保留半月板是治疗的原则。半月板的血供来自半月板周围毛细血管丛的关节内动脉,穿经内侧半月板的外周 10%～30% 和外侧半月板的外周 10%～25%。位于此血供区的单纯性撕裂具有很好的自愈潜能。对于无症状的、稳定的、位于血供区的垂直纵向撕裂可采用"技术性忽略"的保守方法治疗,效果较好。决定行半月板修补还是切除的因素包括是否合并韧带损伤、患者的年龄、职业以及运动水平。如果对一名超过 40 岁合并韧带不稳的半月板撕裂患者行修补术,效果不大会满意。关节镜下或关节镜辅助下修补半月板是一项技术要求很高的手术,其周围血管神经损伤、感染和关节纤维化等并发症相比单纯关节镜下半月板部分切除术更常见。一般而言,对于在无血管分布的内 2/3 处的撕裂、瓣状撕裂、放射状撕裂和复合撕裂,建议行关节镜下半月板部分切除。理想的可修复半月板撕裂仅指位于半月板体部外 1/3 处的撕裂,或是半月板关节囊结合部长度超过 1cm 的垂直撕裂。撕裂的慢性进展不会对其愈合潜能造成负面的影响。半月板部分切除相比半月板修补的优势在于并发症少,恢复运动快。而保留半月板能恢复膝关节的最佳功能,防止关节的退行性改变。

半月板修补的原则包括清除松动或磨损的纤维软骨、处理半月板表面以促进血管增生、使用可吸收缝线修补半月板。在修补表面附加血纤维蛋白凝块被证实可促进愈合。半月板修补技术又可细分为关节镜下修补、关节镜辅助下修补，以及开放修补手术。关节镜辅助下修补可能是最常用也是最安全的方法，因为此术式保护了后外侧或后内侧的重要结构。具体采用由内到外或是由外到内的缝线技术取决于手术者的经验。重建合并的不稳定韧带能增加半月板修补的寿命，通常是合并的前十字韧带损伤。

单纯半月板修补术后的康复锻炼一般包括，佩戴带铰链支具，进行有控制的关节活动，同时要避免完全屈膝，限制负重 4～8 周、逐渐过渡至完全负重。修补术后 6 个月内禁止跑步、下蹲或跳跃运动。合并韧带重建的半月板修补术后的康复同韧带重建康复计划，对于单纯的垂直、纵形或瓣状撕裂行半月板部分切除术，预后较好；而合并软骨软化、退行性改变或复合撕裂、韧带不稳以及曾行手术治疗的病例预后较差。经适当筛选，半月板修补同时行韧带重建术的病例治疗结果和部分切除者相似。治疗时保留半月板的目标促进了有关血管增生和同种异体移植物的研究。

（郑永智）

第八节　急性膝关节损伤的手术入路

急性膝关节损伤手术入路的原则是切口实用且可延长。切口一般为直切口或轻微弯曲，避免横向移位。暴露深层关节囊韧带结构的第二切口应与所暴露的结构平行（避免横行越过关节囊或韧带导致手术造成进一步损伤）。明显的Ⅲ度横形或斜形断裂例外，允许直视下修补。治疗急性膝关节软组织损伤最常用的四种基本切口是：前侧、内侧、外侧、后侧切口。医师应密切注意伤后第一天内经过挫伤组织的切口情况，可能出现严重的皮瓣坏死。

一、前侧切口

急性膝关节损伤的前正中线切口最常用于治疗伸膝装置紊乱。前正中线切口还可用于急性前十字韧带损伤，但除外穿过髌韧带的入路，前正中线切口都需延长至股四头肌装置并造成髌骨脱位。对于曾采用中 1/3 髌韧带策建前十字韧带的病例，可在术中分开脂肪垫显露切取髌韧带移植物时形成的缺损，暴露髁间凹。然而随着关节镜下辅助技术的发展，这个额外的损伤可以避免，必须将前侧皮肤切口翻起并牵拉至后内侧角。如果在膝关节脱位的手术中同时修补十字韧带和内侧副韧带，需作纵行的前内侧皮肤切口（见内侧切口）。

二、内侧切口

内侧切口用于暴露内侧副韧带、相连的关节囊结构和十字韧带。切口一般为直切口或轻微弯曲，跨过股骨内侧髁的内收肌结节，沿髌骨内侧走行至胫骨结节内侧缘。作前侧或后侧全厚皮瓣，于髌骨内侧切开关节囊可以显露关节，向后翻皮瓣可以暴露后内侧角。以近端止点为蒂翻起髌骨内侧支持带有助于暴露内侧副韧带。于内侧副韧带后方、半膜肌上方、腓肠肌内侧头前方作垂直切口，通过此切口可暴露后内侧结构，包括半月板、关节囊或后十字韧带。

三、外侧切口

外侧切口用于暴露外侧副韧带和相连的关节囊结构，包括弓状复合体。外侧切口从股骨外侧髁中央开始,直形或轻微弯曲走行至外侧副韧带稍前方的 Gerdy 结节。作全厚皮瓣有助于切开髌骨外侧关节囊暴露后外侧角。于外侧副韧带后方作平行的垂直切口可暴露后外侧角。若需要进一步暴露,可将 Gerdy 结节切断并向近侧牵拉以暴露外侧关节囊韧带结构。同样可保留其远侧的附着、劈开髂胫束向后近侧牵拉帮助暴露。必须注意确认并保护股二头肌下方的腓总神经。

如果除暴露十字韧带和内侧结构外另需暴露后外侧角,可将外侧入路和内侧入路结合使用。两个皮肤切口应位于膝关节相对的位置,保留前方宽厚的皮桥。

四、后侧切口

在急性膝关节损伤中除了膝关节后方的穿透性损伤和单纯后十字韧带撕脱性骨折需在直视下行骨一骨固定的两种情况外很少使用。后侧切口的最佳体位是俯卧位,涉及确认小腿近端筋膜正中位置的腓神经和小隐静脉以及腘窝内的血管神经结构。可将腓肠肌两个头分开并向近端牵拉以暴露后内侧角或后外侧角。

(郑永智)

第四篇　骨科疾病康复医学

第一章　颈肩痛的康复

第一节　概述

颈肩痛为颈部和(或)肩部的疼痛,是多种疾病共有的症状或症候群,不是单一的疾病或某一类疾病的名称,其病因相当繁杂。按产生疼痛的来源,大致可归纳为肌肉、韧带等软组织受累,神经组织受累,骨关节受累,以及由其他疾病所引起者。

在处理颈肩痛患者时,应该首先尽可能明确疾病诊断。通常要着重鉴别是软组织伤病还是骨关节疾病,是椎管内疾患还是椎管外疾患。要判断疼痛性质是局部伤病组织所表现的局部疼痛,或者是脊神经根受刺激所引起的放射痛,还是内脏器官疾病所致的牵涉痛。要通过详细询问病史和工作、生活等有关情况,进行细致而且具有针对性的体检,必要时辅以化验、X线摄片、肌电图检查以及其他特殊检查,综合分析做出判断。

颈肩痛的康复治疗包括病因治疗与对症治疗。对病因明确者,应尽可能消除致病因素;对疼痛明显者,则常需进行及时和有效的对症治疗;对于慢性疼痛患者,还要处理好休息制动与活动锻炼的关系,注意区分躯体因素与精神心理因素的作用与相互影响,合理应用各种康复治疗措施与卫生宣教手段。

一、颈肩痛的病变分类

(一)以颈部为主的病变

1. 颈椎病。

2. 前纵韧带综合征。

3. 后纵韧带钙化症。

4. 先天性畸形。

5. 颈椎序列改变。

6. 颈椎小关节紊乱症。

7. 颈椎间盘突出症。

8. 颈椎钩突增生症。

9. 颈椎骨质疏松症。

10. 其他　如"落枕"(斜方肌炎),枕大、小神经炎,颈项背筋膜炎,项韧带钙化症,肩胛内上角滑囊炎等。

(二)以肩部为主的病变

1. 肩周炎。

2. 弹响肩。

3.肩部筋膜炎。

4.肩锁关节炎。

5.肩峰无菌性坏死。

6.冈上肌炎。

7.肩袖腱损伤。

8.肩部滑囊炎。

9.肱二头肌肌腱炎。

10.冈下肌炎。

11.肩胛冈无菌性坏死

12.三角肌炎。

二、颈动脉或神经受压与颈肩痛

在左、右椎动脉联合部附近有分支供应脊髓前动脉；颈椎不同平面均有小分支，由椎动脉发出供脊髓形成血管网。因此，椎动脉供血不足会使脊髓及相应神经根的营养受到一定障碍。直接受到骨赘等硬性物质压迫，或由于供血不足致神经根营养障碍均可作为颈肩疼痛的基础。颈部神经根受压，其支配区组织发生变性，变性的肌肉与肌腱抵抗力低下，遭受风寒及慢性持久单一的反复创伤和刺激，会引起肌肉痉挛或形成肿块，出现疼痛不适。

（朱建周）

第二节　颈椎病的康复

颈椎病（cervical spondylosis）即颈椎椎间盘退行性改变及其继发病理改变累及其周围组织结构（神经根、脊髓、椎动脉、交感神经等），出现相应的临床表现。仅有颈椎的退行性改变而无临床表现者则称为颈椎退行性改变。

一、分型

根据受累组织和结构的不同，颈椎病分为颈型（又称软组织型）、神经根型、脊髓型、交感型、椎动脉型、其他型（目前主要指食道压迫型）。如果两种以上类型同时存在，称为"混合型"。

（一）颈型

颈型颈椎病是在颈部肌肉、韧带、关节囊急、慢性损伤，椎间盘退化变性，椎体不稳，小关节错位等的基础上，机体受风寒侵袭、感冒、疲劳、睡眠姿势不当或枕高不适宜，使颈椎过伸或过屈，颈项部某些肌肉、韧带、神经受到牵张或压迫所致；多在夜间或晨起时发病，有自然缓解和反复发作的倾向。30～40岁女性多见。

（二）神经根型

神经根型颈椎病是由于椎间盘退变、突出、节段性不稳定、骨质增生或骨赘形成等原因在椎管内或椎间孔处刺激和压迫颈神经根所致。在各型中发病率最高，占60%～70%，是临床上最常见的类型。多为单侧、单根发病，但是也有双侧、多根发病者。多见于30～50岁者，一般起病缓慢，但是也有急性发病者。男性多于女性1倍。

（三）脊髓型

此型多为颈椎间盘突出或椎体后缘骨赘压迫脊髓所致，也可因各种原因造成的椎管狭窄使脊髓受到反复磨损或发生脊髓血供障碍而发病。脊髓型颈椎病的发病率占颈椎病的12%～20%，由于可造成肢体瘫痪，因而致残率高。通常起病缓慢，以40～60岁的中年人为多。合并发育性颈椎管狭窄时，患者的平均发病年龄比无椎管狭窄者小。多数患者无颈部外伤史。

（四）椎动脉型

此型为椎动脉受到骨刺压迫或受到刺激而发生痉挛，造成瞬间或长期血管腔变窄，因而供血不足所致。

（五）交感神经型

此型为颈部交感神经受到激惹所致，可表现为交感神经兴奋症状或抑制症状，而且涉及多系统、多器官。

（六）混合型

两种以上类型同时存在。

二、临床表现与诊断

（一）颈型

颈项强直、疼痛，可有整个肩背疼痛发僵，不能做点头、仰头、及转头活动，呈斜颈姿势。需要转颈时，躯干必须同时转动，也可出现头晕的症状。少数患者可出现反射性肩臂手疼痛、胀麻，咳嗽或打喷嚏时症状不加重。具有典型的落枕史及上述颈项部症状体征；影像学检查可正常或仅有生理曲度改变或轻度椎间隙狭窄，少有骨赘形成，对明确诊断有重要意义。

（二）神经根型

主要表现为颈背肩痛，但疼痛程度与头颈活动受限轻重不一；常伴有上肢麻木和感觉障碍；可有上肢无力和肌肉萎缩，肱二头肌或肱三头肌腱反射异常（活跃、减退或消失）；臂丛牵拉试验与压头试验或椎间孔压缩试验阳性。由于神经受累部位可能以脊神经前根或后根为主或位于脊神经汇合处，故临床表现上可以运动受累或感觉受累为主，或运动与感觉均受累，从而呈现出明显的个体差异。此型患者的颈椎X线片所见异常比较典型，侧位片可见颈椎生理曲度或序列发生改变，椎间隙狭窄，椎体后缘骨质增生；斜位片可见椎间孔狭窄变形，钩椎关节或后关节骨质增生。肌电图检查时，受累神经根所支配的肢体肌和棘旁肌可显示纤颤电位和正锋电位，对明确诊断与定位有重要参考价值。

（三）脊髓型

主要表现为一侧或双侧下肢发麻无力，抬步沉重，渐至跛行，步态笨拙，行走困难。一侧或双侧上肢也可出现麻木或无力，手持物易坠落。躯干部出现感觉异常，患者常感觉在胸部、腹部或双下肢有如皮带样的捆绑感，称为"束带感"。同时下肢可有烧灼感、冰凉感。后期甚至出现排尿、排便功能障碍。由于脊髓受损的部位与程度不一，临床表现复杂。影像学显示颈椎退行性改变、颈椎管狭窄，并证实存在与临床表现相符合的颈脊髓压迫；对出现脊髓束受累症状和体征的患者进行脊髓造影或计算机断层扫描检查可助确诊。应除外进行性肌萎缩性脊髓侧索硬化症、脊髓肿瘤、脊髓损伤、继发性粘连性蛛网膜炎、多发性末梢神经炎等。

（四）椎动脉型

主要表现为头痛、头晕；于头部转动时易出现发作性眩晕，甚至恶心、呕吐；可发生猝倒；还可伴有眼震、视物不清、耳鸣、听力减退等表现。曾有猝倒发作并伴有颈性眩晕；旋颈试验阳性；影像学显示节段性不稳定或钩椎关节增生；除外其他原因导致的眩晕；颈部运动试验阳性。脑血流图检查提示椎动脉供血不足有参考意义。椎动脉造影可助确诊。部分患者做计算机断层扫描可能发现一侧横突孔狭小，对判断椎动脉左、右发育不对称也有帮助。

（五）交感神经型

常见症状有头痛或偏头痛、头晕、枕部痛或颈后痛等头部症状；视物模糊，眼窝胀痛，眼球鼓出或凹陷感，瞳孔散大或缩小，眼裂增大或眼睑下垂等眼部症状；心跳加快或心动徐缓，心前区疼痛等心脏症状；肢体发凉、怕冷，局部温度偏低，或肢体发红、怕热，甚至疼痛过敏等周围血管症状；血压亦可偏高或偏低。诊断较难，目前尚缺乏客观的诊断指标。出现交感神经功能紊乱的临床表现、影像学显示颈椎节段性不稳定。对部分症状不典型的患者，如果行星状神经节结封闭或颈椎高位硬膜外封闭后，症状有所减轻，则有助于诊断。

（六）混合型

具有两型或两型以上的临床表现。

颈椎病的临床表现差异很大，以上各型常同时存在，临床上较难截然分开。诊断颈椎病应注意与神经科疾病（如神经根炎、脊髓炎、椎管内肿瘤等）鉴别。

（七）一些特殊的物理检查

颈椎病时常需要进行的检查如下：

1. 压顶试验　即 Spurling 试验，又称压轴试验或椎间孔挤压试验。患者坐位，全身放松，头向患侧倾斜，检查者双手重叠在患者头顶，向下加压。出现颈肩臂放射性疼痛或麻木感者为阳性。

2. 臂丛牵拉试验　即 Eaten 试验。患者坐位，检查者一手将患者头推向健侧，另一手握住患者手腕向外下方牵拉，注意检查者两手要同时向相反方向用力。出现放射性疼痛或麻木者为阳性。

3. 引颈试验　即椎间孔分离试验。患者端坐，检查者立于患者身后，双手分别托住患者枕颌，向上用力牵拉颈椎。上肢麻痛症状减轻为阳性。

以上试验用于神经根型颈椎病。

4. 前屈旋颈试验　即 Fenz 征。令患者头部前屈做左、右旋转活动，颈椎处出现疼痛为阳性。提示有颈椎小关节退行性变的可能。

5. 椎动脉扭曲试验　患者坐位，头颈放松。检查者站在患者身后，双手抱住患者头部两侧，把头后仰并转向一侧，使椎动脉突然发生扭曲，出现头晕、恶心、欲倒为阳性。

6. 屈颈试验　患者直立，双手自然下垂，双足并拢，低头看自己足尖 1 分钟。出现头痛、手麻、头晕、耳鸣、下肢无力、手出汗等症状为阳性。

7. 伸颈试验　姿势与屈颈试验相同，只是低头看足尖改为仰头看屋顶 1 分钟，出现同屈颈试验所述的各种症状为阳性，不同类型的颈椎病，在屈、伸颈试验时会出现不同的症状，因此这两种试验对不同类型颈椎病的诊断是很有意义的。

（八）鉴别诊断

颈椎病的主要鉴别诊断见表4－1－1。

表4－1－1　颈椎病的主要鉴别诊断

病型	需要鉴别的病症	主要鉴别点
Ⅰ.神经根型	Ⅰ.颈肩肋膜炎	无影像学改变;无反射改变,感觉障碍不按神经根分布
	Ⅱ.胸廓出口综合征 i.前斜角肌综合征	Adson试验阳性;患者端坐,头稍后仰,头转向患侧,检查者用手从患者下颌向上稍加阻力,让患者深吸气后屏住气,桡动脉搏动消失或减弱
	ii.颈肋综合征	X线下可见颈肋
	iii.肋锁综合征	肋锁综合征试验阳性:患者立正挺胸,双肩向后伸,症状出现及桡动脉搏动减弱
Ⅱ.椎动脉型	Ⅰ.梅尼埃综合征	Romberg阳性.前庭功能检查异常,无影像学变化
	Ⅱ.椎基底动脉供血不足	无颈椎影像学变化,服尼莫地平等扩血管药可缓解
Ⅲ.交感神经型	Ⅰ.自主神经功能失调	无颈椎影像学检查异常星状神经节封闭不能缓解
	Ⅱ.更年期综合征	同上
病型	需要鉴别的病症	主要鉴别点
Ⅳ.脊髓型	Ⅰ.肌萎缩侧索硬化症	影像学检查无椎管矢状径变小,无感觉障碍,有肌萎缩、延髓性麻痹症状,发展快
	Ⅱ.脊髓空洞症	影像学检查无椎管矢状径变小,有痛温觉分离现象

三、康复治疗

（一）治疗目标和治疗原则

颈椎病康复治疗的目标是消除症状、体征,尽量恢复正常生理功能和工作能力,而不可能是消除颈椎间盘退变与颈椎骨质增生。

康复治疗的总原则是针对各型特点,采用适当的综合治疗,要求患者积极配合,坚持足够疗程,并注意消除工作和生活上可能加重病情的因素。所选用的疗法应有助于调整和改善颈椎节段与周围各种软组织的相互关系,从而减轻或消除对各种神经和血管组织的刺激和压迫,解除肌肉痉挛,消除炎性水肿,改善局部血供营养,恢复或改善颈椎的稳定性。康复治疗通常应以非手术疗法为主,但症状明显的脊髓型患者及病情较重久治无效或反复发作的其他类型患者需要考虑手术治疗。

（二）常用的康复治疗方法

1.颈椎牵引　为最常用而有效的方法,主要适用于神经根型患者,其他类型患者也可试用。对脊髓型患者,如为颈椎间盘突出或膨出压迫硬膜囊所致,可考虑牵引;若为椎体后缘增生、小关节或黄韧带病变导致椎管狭窄,则不宜牵引。

牵引可使椎间隙增宽、椎间孔增大、颈背部痉挛的肌肉放松,并改善局部血循环,促进水肿吸收、粘连松解,从而能缓解和消除对神经根的刺激和压迫,使症状逐渐减轻与消失。

2.运动疗法以外的物理治疗

（1）高频电疗原则:急性期,宜无热量、短时间;慢性期,微热量、相对长时间。①超短波疗法：电极并置颈后双侧或颈后与患肢前臂，无热量或者微热量，每次 10～15 分钟，每日一次，15～20 次为一个疗程。②短波：颈背部折叠极或颈侧后盘极斜对置，脉冲或连续波，Ⅰ～Ⅲ挡，每次 10～15 分钟，每日一次，15～20 次为一个疗程。③微波：颈部辐射，微热量，每次 15 分钟，每日一次，15～20 次为一个疗程。此法可改善局部循环，消退水肿，减轻神经刺激，有较好的止痛作用。

（2）热疗法：红外线、蜡疗、中药热敷等均可应用，常与颈椎牵引同时进行。

（3）低频调制中频电疗：颈后并置或颈后、肩背、患侧上肢斜对置，止痛或调节交感神经、促进血液循环、松解粘连、增强肌力处方，每次 20 分钟，每日一次，15～20 次为一个疗程。

（4）超声波治疗：于颈后及患侧肩背部，用接触移动法，剂量为 1.0～1.5W/cm²，每次 12～15 分钟，每日一次，15～20 次为一个疗程。可加药物导入，常用维生素 B 或氢化可的松。

（5）磁疗：①脉冲磁疗，颈部、颈侧三组法或颈部、患肢多组法，每次 20 分钟，每日一次。20 次为一个疗程。②磁热震，颈背部，40～53℃Ⅰ～Ⅲ，每次 20 分钟。

（6）直流电离子导入：可导入维生素 B 类药物、碘离子等。作用极置于颈背部，非作用极置于肩背、患侧上肢或腰骶部，电流密度为 0.05～0.1mA/cm²，每次 20 分钟，每日一次，20 次为一个疗程。

3. 传统治疗方法

（1）按摩推拿：也是应用相当普遍而且比较有效的疗法。按摩对消除肌肉紧张痉挛、改善血液循环、松解局部硬结作用显著。可采用推摩、揉捏等手法按摩颈背肩臂等部位，并配合穴位按摩，以舒筋活络，减轻疼痛。

应用推拿手法治疗颈椎病能使合适病例取得迅速和明显的效果，尤其适用于有后关节紊乱和颈椎椎节细微错位的患者。除循经取穴推拿外，可在坐位或仰卧位进行旋转复位手法，其操作必须掌握好"稳、准、轻"的原则，严禁暴力强行屈伸扭转，因手法不当造成颈椎骨折脱位损伤脊髓引起截瘫甚至猝死者已屡有报道，应吸取教训。对手法效果不明显者，也不应反复应用复位手法。

（2）针灸、火罐、中药外用均可应用。

4. 运动疗法　运动疗法是提高和巩固疗效的重要手段，于急性症状减轻后即可开始应用。锻炼内容应包括保持和恢复颈部和肩部活动范围的练习、应用抗阻等长收缩以增强颈部肌肉的练习以及牵伸颈部肌肉的练习。所有操作均应平稳地慢速进行，并在患者能耐受的情况下逐渐加大动作幅度或所用阻力，以保证达到锻炼目的。锻炼可在家中进行，每日 1～3 次，要持之以恒，长期坚持下去。

5. 颈部矫形器　围领与颈托可起到制动与保护作用，有助于缓解症状和组织修复，是一种辅助治疗措施。通常适用于急性发作期或症状较重，而疗效不巩固的患者，但戴用时间不宜过久，以免引起颈背部肌肉萎缩和关节僵硬等不良后果。

6. 手法治疗　颈椎病的关节松动手法，主要有拔伸牵引、旋转颈椎、松动棘突及横突等。具体操作要点及顺序如下：

（1）拔伸牵引：患者去枕仰卧，颈部置于床沿。治疗师双足取前后位立于床头，右手四指放在患者颈部左侧，拇指放在右耳后，使右手食指的掌指关节正好位于项线。左手放在患者下颌，左前臂贴在其面部左侧，双肘屈曲，借助自身重量向后牵引颈椎，每次持续 15～20 秒，休息 5 秒，共做 3～4 次。拔伸牵引常用于颈部肌肉紧张或痉挛时。上中段颈椎病变（C₃～

C_5)取中立位牵引,下段颈椎病变($C_5 \sim C_7$)取颈前屈 $20° \sim 30°$ 位牵引。

(2)旋转颈椎:患者去枕仰卧,颈部置于床沿。治疗师立于床头。一手四指分开放于患者健侧颈枕部,拇指放在患侧;另一侧手托住患者下颌,前臂放于耳前,使患者头部在治疗师的手掌、前臂及肩前。操作时保持躯干及双手不动,双前臂向健侧缓慢转动患者颈部。旋转应在颈椎正常活动范围内。对眩晕及颈部肌肉明显痉挛的患者应慎用此手法。

(3)松动棘突

1)垂直松动:患者去枕俯卧,双手五指交叉、掌心向上置于前额;如颈部后伸受限,也可将双前臂放在胸前,使胸部稍抬起。治疗师站在床头,双手拇指放在病变椎体棘突上,指尖相对,或者双手拇指重叠,其余四指放在颈部及头部两侧,借助上肢力量由背侧向腹侧垂直松动棘突。根据患者的疼痛部位及治疗反应,松动方向可以稍向头或足的方向倾斜施力时可以双手同时用力,或一手拇指固定,另一手拇指施力。此手法主要适用于症状局限在颈中部棘突、症状对称分布于头颈与上肢或躯干上段、因颈椎退行性病变引起的活动受限、颈部肌肉的紧张或痉挛等。

2)侧方松动:患者体位同前,下颌稍内收治疗师站在患者健侧,右手拇指放在要松动棘突的健侧,左手拇指紧靠右手拇指放在要松动棘突的健侧,指尖相触,其余四指放在颈部,稳定拇指。操作时右手拇指水平(与棘突垂直)向患侧松动棘突。

(4)松动横突

1)单侧松动:患者体位同前。治疗师站在床头,双手拇指放在颈椎患侧横突背侧,指背相触,其余四指自然放在颈部,前臂内收约 $30°$,以防拇指从横突上滑下。由背侧向腹侧垂直松动横突,疼痛明显时,松动方向可以稍偏向外侧;疼痛较轻而僵硬明显时,松动方向可以稍偏向内侧。

2)双侧松动:患者体位同前。治疗师双手虎口放在患者颈部,拇指分别在同一椎体两侧横突的背侧,其余四指放在颈椎两侧。操作时双手保持不动,借助上肢和躯干的力量向腹侧松动横突。此手法一般用于症状双侧分布的患者。

(5)松动椎间关节:患者去枕俯卧,双手五指交叉,掌心向上放于前额,头向患侧旋转约 $30°$。治疗师站在床头,双手拇指放在患者棘突与横突交界处,指尖相触,借助上肢力量由背侧向腹侧松动。根据疼痛部位,也可用拇指分别松动棘突或横突。

为提高和巩固颈椎病的康复疗效,患者尚应注意避免长时间低头位或仰头位,设法改善坐位阅读、书写和工作条件。睡眠不能用高枕。要经常注意颈背部保暖,避免过劳,长期坚持颈部锻炼。

(朱建周)

第三节 肩关节周围炎的康复

肩关节周围炎简称肩周炎,或称五十肩、冻结肩等,本病多发生在 50 岁以上的中老年人,病因未明。一般认为,随着年龄增长,软组织发生退行性变,加上反复微细损伤与肩部缺乏活动,可能是重要诱因。本病一般起病缓慢,病程长,可达数月或数年,主要病理变化是肩周围肌肉、肌腱、滑囊和关节囊等软组织发生慢性炎症,结果形成关节内外广泛粘连。

一、临床表现

本病病程较长,大多发病隐蔽,部分患者可有急性发作;依据病理变化可将病程分为三个阶段,即早期、冻结期和恢复期。早期患者以肩部疼痛为主,无明显肩关节活动障碍。随着病情的发展,肩周肌肉、肌腱、韧带、滑囊、关节囊等软组织相继受累,形成关节内外广泛粘连、水肿,肩部各方向活动逐渐受限,直至盂肱关节活动范围完全消失,形成冻结肩。此期肩痛持续存在,严重者难以入眠或半夜痛醒,稍触及肩部或上肢活动稍牵动肩部时可引起剧痛,检查时可见患侧上肢外展时肩耸起,肩胛骨随肱骨联动,肩部肌肉明显萎缩。数月至 2 年不等,进入恢复期肩痛逐渐减轻,盂肱关节逐渐"解冻"而使关节活动范围不断改善,多数患者最后可基本或完全恢复,仅有少数患者长期遗留有肩关节活动范围不同程度受限。

二、康复评定

本病的康复评定主要是动态观察肩部的功能。通常测定患肩外展位内旋和外旋、前屈、外展、后伸等功能的变化。也可按日常生活自理能力进行评定,选择能反映肩部功能的一些动作如以患肢手摸背、摸对侧耳、举手梳头等作为指标。

三、康复治疗

康复治疗的目的是止痛与恢复肩部的运动功能,采用综合治疗方法。对早期及疼痛较重的冻结期患者,以减轻疼痛为主,可应用镇痛药及理疗、按摩、针灸等疗法。对疼痛较轻的冻结期及恢复期患者,应着重恢复肩部功能,主要采用运动疗法,辅以按摩、理疗等。

(一)运动疗法

通过功能锻炼可促进血液循环和局部营养代谢,松解粘连,牵伸挛缩组织,增大肩部活动范围、增强肌力,防止肌肉萎缩。常用的训练方法包括:

1. 徒手操

(1)立位,腰前屈 90°,上肢放松下垂,患肢前后、左右摆动与画圈活动。

(2)立位,面向墙,足尖距墙 20~30cm,以患侧手指尖触墙,并做手指攀高运动。

(3)立位,双手在体后相握,伸肘,以健肢带动患肢后伸。

(4)立位,患手触摸腰背部并逐渐上移。

(5)立位,双手在体前相握,上举过头顶,然后屈肘,触摸枕部。

上述各动作各重复 10~20 次。

2. 器械操

(1)体操棒:双手持体操棒由健肢帮助患肢做肩各轴位的助力运动。

(2)肩关节活动器:患侧手握活动器手柄进行肩部的圆弧运动。

(3)吊环:双手握吊环,用健肢带动患肢进行外展、前屈、后伸等活动。

(二)物理疗法

理疗在肩周炎的康复中应用较为广泛,具有改善局部血液循环、解除肌肉痉挛、松解粘连及减轻疼痛等作用,常用理疗方法有:

1. 短波疗法　可止痛、改善局部血液循环、松解粘连。两个电极于肩关节前后对置,温热量,每次 20 分钟,每日 1~2 次,15~25 次为一个疗程。

2.超声波疗法 可消炎、松解粘连。肩部接触移动法治疗，$1.0 \sim 1.5W/cm^2$，每次 $8 \sim 10$ 分钟，每日 $1 \sim 2$ 次。

3.半导体激光 止痛。取穴以阿是穴为主，辅以肩贞、肩井、天穴等穴。每个靶穴位各照 3 分钟，每日一次，$3 \sim 5$ 次为一个疗程。

4.低频调制中频电疗 用以止痛。电极对置于肩部，电量以患者能耐受为度，每次 20 分钟，每日一次。

5.红外线疗法 患肩痛区照射，距离 30cm 左右，每次 $20 \sim 30$ 分钟，每日一次，$15 \sim 20$ 次为一个疗程，多用于冻结期。

（三）按摩与关节松动术

按摩常用于各期患者，多采用推、揉、捏、按、滚等手法作用于患部肌肉和痛点，以减轻疼痛、松解粘连、改善关节活动范围。

关节松动术具有缓解疼痛、防止关节退变、改善关节活动范围等作用。

（四）中草药湿热敷

用舒筋、活血中药置布袋，加热后贴敷局部。

（朱建周）

第二章　腰背痛的康复

第一节　概述

腰背痛为腰背部的疼痛,是多种疾病的共有症状,其病因相当复杂。腰背痛的发病率很高,可急性发作,多数为慢性或迁延不愈。腰背痛患者都有腰背部形态改变与功能障碍,影响日常生活、工作和劳动。为了解除患者的疾病痛苦和保护劳动力,近年来,国内外都十分重视腰背痛患者的康复。

在对腰背痛患者进行康复时,应明确病因与诊断,并应进行功能评定,根据不同的病情及功能状态,进行相应的康复治疗。

一、引起腰背痛的常见疾病

1.脊柱的骨和关节疾病　包括脊柱骨折、脊椎先天畸形、变形性脊椎病、强直性脊柱炎、增生性脊椎病、腰骶角增大、脊椎滑脱症、脊椎骨肿瘤.脊椎骨关节结核、骶髂关节变形性关节病。

2.脊椎管内疾病　包括椎间盘突出症、局限性脊髓膜炎、脊髓硬膜外静脉曲张症、椎管狭窄症、椎管内肿瘤。

3.脊椎管外疾病　包括腰背或腰臀部筋膜炎、腰背或腰臀部皮神经炎、第三腰椎横突区疼痛综合征、骶髂关节扭伤或错位、腰部韧带扭伤、腰部肌肉拉伤、腰部肌肉劳损、关节滑膜嵌顿症、棘突痛综合征、姿势性腰痛症。

4.其他　上、下肢疾患或形态异常(如平底足、膝关节损伤、先天性髋关节脱位、下肢畸形或瘫痪等)与某些内脏疾病(如慢性盆腔炎、妇女生殖器肿瘤,泌尿系结石、慢性前列腺炎、前列腺肿瘤、内脏下垂、胃十二指肠溃疡病、胆囊炎、胆石症等)有时也可引起腰背痛。

二、诊断

在处理腰背痛患者时,首先尽可能明确疾病诊断。一般通过详细询问病史和有关的工作与生活情况、进行细致的体格检查,可初步得出诊断必要时辅以化验、X线摄片、肌电图、CT扫描及磁共振成像(MRI)等检查,以帮助确定诊断。脊椎X线摄片对揭示骨性病变和先天变异有重要价值,但对椎间盘以及肌肉、韧带等软组织病损难以确定。如疑有椎管内占位性病变和腰椎间盘突出症、椎管狭窄症等疾病,必要时应做CT扫描或RMI检查,以明确诊断与病变节段和程度。

三、功能评定

腰背痛的各类疾病多会产生程度不等的功能障碍或功能下降。为了解功能状态和比较康复各个阶段的功能改变,指导和安排适当的工作和职业,必须进行功能评估。

(一)实用功能
即对各种日常生活活动的能力进行观测、估计和记录。

1.翻身　能主动正常翻身;能主动翻身但有困难;主动翻身能力不足,需旁人帮助;完全不能主动翻身。

2.起坐　能不用手支撑起坐并重复数次;能不用手支撑勉强起坐1～2次;需用手支撑才能起坐;需有人帮助才能起坐;完全无主动起坐能力;不能久坐;只能坐健侧臀部,患侧不能坐实。

3.站立　能正常站立和单脚支撑;单脚站立不稳;双脚站立平衡不稳;双脚站立;一脚不能负重支撑;必须扶持或旁人帮助才能站立;完全不能站立。

4.行走　能正常行走;只能行走100～200m;有跛行;只能勉强移步;行走蹒跚不稳;行走需用手杖;行走需用单拐;行走需用双拐;完全不能行走。

5.弯腰　能自由弯腰手指触地;能弯腰手摸到膝盖;弯腰不能大于70°;能略勉强弯腰;不能弯腰;腰反而后伸,挺腹僵直不能动。观测脊柱不能均匀屈曲而某段僵直。

(二)脊柱形态

1.外观形态　被检者立正站立,臀以上暴露。从身体背面和侧面观察,即可看出脊柱正常或异常的各种形态。

2.生理弧度测量　胸背有后凸、腰有前凸。生理弧度,一般可用自由曲线尺,对准每一棘突并按紧,自由曲线尺形成一弯度,用纸笔描下,并设一正中重心线,测量弯度离正中线的距离并记录其毫米数供以后对比。

3.侧弯的测量　于立正站立位时测量,一般也用自由曲线尺,对准每一棘突并按紧,如有侧弯,自由曲线尺形成一弯度,用纸笔描下,并设一正中重心线,测量离正中线的距离。脊柱侧弯记录时以凸向哪一方为准,并注明哪一棘突向左或右侧凸多少毫米,供以后对比。

4.腰骶角度的测量　第五腰椎与骶椎间形成一角度,称为腰骶角腰骶角正常为30°～40°。腰骶角的测量方法是摄站立位腰骶段X线侧位片,在骶椎上缘画一斜线和水平线,测量斜线与水平线交叉的角度。如引起骨盆上旋即耻骨联合处向前上方旋动,骶骨降低,腰椎生理弧度变小,腰骶角减小。如骨盆前倾即耻骨联合处向下降,腰椎前凸增大,腰骶角增大。

5.两侧肩、骨盆高低倾斜的测量　立正站立位,设脊柱正中垂直线,然后测两侧肩峰和两侧髂前上棘的高低倾斜度,下肢不等长、脊柱侧弯等都可引起肩和骨盆高低倾斜。

(三)脊柱活动度测定

脊柱有三个轴位运动,即前屈、后伸,左、右侧屈和旋转。所以需用三轴位运动测量器。测量器一般置于两侧肩胛骨之间的背部,贴紧胸椎棘突。然后让被检查者做脊柱最大可能的前屈、后伸、侧屈和左、右旋转,可依测量器的指针看到活动幅度并做记录。

(朱建周)

第二节　腰椎间盘突出症的康复

腰椎间盘突出症(herniation of lumbar disc,HLD)是因腰椎间盘变性,纤维环破裂,髓核突出刺激或压迫相应水平的一侧或双侧坐骨神经所引起的一系列症状和体征,是腰腿痛最常见的原因之一。年龄以20～50岁多发。发病部位以L_4～L_5和L_5～S_1椎间盘为最多见,占90%～96%,其他腰椎间盘也可发生,可以单节段或多节段发病。突出方向以向后外侧突出压迫神经根最为常见,也可向后方突出压迫硬膜囊甚至马尾神经。

一、临床表现及评定

(一)临床表现

腰椎间盘突出症的主要症状是腰腿痛。由于突出的节段、程度、方向以及受累的组织等不同,腰腿痛的表现也多种多样,一般先有腰骶部痛,以后出现坐骨神经痛,少数患者出现股神经痛。症状常反复发作,或呈慢性过程。有些病例仅有坐骨神经痛,甚至早期仅有小腿痛或臀部痛。腿痛多为单侧,也可双侧。脊柱承重,腹压增加时疼痛加重,卧床休息后减轻腰腿痛明显者床上翻身和下地行走都感困难。

不同部位腰椎间盘突出症及中央型腰椎间盘突出症的临床表现见表4-2-1与表4-2-2。

表4-2-1　不同部位腰椎间盘突出症的临床表现

项目	间盘突出部位受累神经		
	$L_3 \sim L_4$ 中	$L_4 \sim L_5$	$L_5 \sim S_1$ 中
	L_4 神经根	L_5 神经根	S_1 神经
疼痛部位	骶髂部,髋部,大腿前外侧小腿前侧	骶髂部,髋部,大腿和小腿后外侧	骶髂部,髋部,大腿、小腿及足跟外侧
麻木部位	小腿前内侧	小腿外侧或足背,包括趾	小腿及足外侧,包括外侧三足趾
肌力改变	伸膝无力	趾背伸无力	偶有足跖屈及屈趾无力
反射改变	膝反射减弱或消失	无改变	踝反射减弱或消失

表4-2-2　中央型腰椎间盘突出症的临床表现

突出部位	一般在 $L_4 \sim L_5$ 或 $L_5 \sim S_1$
受累神经	马尾神经
疼痛部位	腰背部,双侧大、小腿后侧
麻木部位	双侧大、小腿及足跟后侧,以及会阴部
肌力改变	膀胱或肛门括约肌无力
反射改变	踝反射消失或肛门反射消失

(二)特殊的物理检查

1. 坐骨神经受压征的检查　HLD后常压迫坐骨神经,因而引起该神经受压的症状,检查的方法有:

(1)直腿抬高(straight leg raising,SLR)试验:又称Laseque试验,患者仰卧,医师缓缓地上抬其伸直的患侧下肢,在70°以内即沿坐骨神经区出现疼痛为阳性。

(2)Bragard试验:在进行SLR时,在将要出现而尚未出现疼痛的阶段停住,附加足背屈,如出现Laseque试验中的疼痛为阳性。

(3)Sicard征:在进行SLR时,将患肢稍下降,待疼痛明显减弱或消失后,再背屈其趾或全部足趾,疼痛复出现为阳性。

(4)弓弦试验(bowstring test):又称窝加压征,先进行SLR,出现疼痛时轻度屈膝,待疼痛减轻,然后用手指压迫腘窝,疼痛复出现为阳性。

(5)Bradzinski征:患者仰卧或站立,用力向前屈颈,出现不自主的屈髋、膝和坐骨神经痛为阳性。

（6）Kering 征：患者仰卧，屈髋、屈膝 90°，然后被动伸膝，如不能伸以及腰腿痛为阳性。

（7）Linner 征：患者坐床上，下肢伸直，被动前屈其颈，坐骨神经区痛为阳性。

（8）Neri 征：患者站立，下肢伸直，被动前屈其颈，坐骨神经区痛为阳性。

（9）Naffziger 征：又称压颈试验。医师站立于其后方，双手四指握其前颈两侧，拇指放于颈椎棘突上，用力压迫颈内静脉，维持 1 分钟，坐骨神经区痛为阳性。

（10）Fajerztain 征：在健侧进行 SLR 时，患侧坐骨神经区也痛为阳性。

（11）Vanuetti 征：患者虽有脊柱侧弯，但骨盆仍保持水平位为阳性。

（12）Wassermaii 征：又称股神经牵拉试验，患者俯卧，屈膝 90°，医师握其踝部，向上提下肢伸其髋，如股前方痛为阳性。

（13）Strumpell 征：患者俯卧，医师屈其膝使踵触及臀，股前方痛为阳性。

在上述检查中 Laseque 试验、Bragard 试验、Sicard 征、Neri 怔、Wasserman 征、Strumpell 征是常需要进行的。

2. CT、MRI 检查　CT、MR1 检查往往可以确诊，尤其是在准备手术之前，这两种检查更有必要。

3. EMG 和 F 波、H 反射　治疗 1 个月后无改善，可考虑做此检查，以查明神经功能不全的状况及定位。

4. SEP　如考虑中央型突出压及脊髓，可考虑做此检查。

二、康复治疗

康复治疗的作用，主要是通过治疗，使椎间盘承受的压力减小，促进突出物缩小还纳，解除神经根受压或促进炎症水肿消退，松解粘连。后期在于增强脊柱的稳定性，恢复脊柱各轴位的运动功能，巩固疗效，减少复发：

（一）急性阶段

1. 卧硬板床休息和制动　卧位时椎间盘内压最低，可以去除体重对腰椎间盘的压力。制动可减轻肌肉收缩力与椎间诸韧带紧张力对椎间盘所制造的挤压，使椎间盘处于休息状态，有利于椎间盘的营养供应，使损伤纤维环得以修复，突出髓核回纳，通常疼痛也能缓解。卧床一般使用硬板床，取自由体位，需 3 周左右。离床时可用腰围保护。

2. 腰椎牵引　牵引治疗腰椎间盘突出症效果显著；通过牵引，能使下段椎体分开，椎间隙增大，从而产生负压，并使后纵韧带紧张，这些都有助于突出物的还纳，使痉挛肌肉放松。

3. 短波疗法　电极置于腰部前后对置或腰部与患侧小腿并置，温热量，每次 20 分钟，每日 1～2 次。

4. 中频电疗法　电极并置于下腰部，每次 20 分钟，每日 1～2 次。

5. 超声波疗法　下腰部及患肢后侧，接触移动法，0.8～1.5W/cm²，每次 10～20 分钟，每日一次。

6. 腰围的应用　症状减轻后，可允许起床活动，但时间不宜过长，也不适合长时间站或长距离行走戴用腰围保护腰部有助于减轻疼痛，以便于离床活动，可持续使用到症状明显减轻时才去除，不宜长期应用。

7. 推拿　推拿治疗腰椎间盘突出症能使不少病例取得优良效果。对其作用机制目前有三种看法：迫使突出物还纳；松解神经根粘连，使突出物移动位置与神经根脱离接触；将突出的髓核挤破弄碎,使其内容物逸出,进入硬脊膜外腔,因而解除了对神经根的压迫。

推拿方法有非麻醉下推拿和麻醉下推拿两类,所用手法种类繁多,各具特色。

康复治疗一般采用非麻醉下推拿手法,且准备和辅助手法与整复手法相结合。推拿时,患者先取俯卧位,在患侧腰腿部进行推、揉、滚等手法,并可配合穴位按摩,使肌肉放松后再进行手法对抗牵引或颤抖手法;然后改取健侧卧位,做斜搬和引伸手法;最后在俯卧位或仰卧位下做放松手法。每次推拿历时 15~20 分钟,每日或隔日进行一次。

8. McKenzie 疗法 腰椎病的治疗方法很多,如牵引、按摩、针灸、药物熏蒸等,但这些治疗方法都是被动治疗。与这些治疗方法相比,McKenzie 疗法更注重主动性,该疗法除需治疗师在必要时进行一些必要的手法外,还注重指导患者在日常生活中如何保持正确的姿势,教会其自我锻炼,再次出现症状后该如何应对。

McKenzie 诊疗方法是通过脊柱反复运动和维持体位的方法检查及治疗颈、胸、腰椎疾患。McKenzie 疗法有一整套的流程,它将颈、胸、腰椎病分为三种综合征(表 4-2-3),即姿势异常综合征、功能异常综合征、结构异常综合征(即椎间盘突出症)。当记住这三种综合征的区别之后,通过反复运动试验,可确定患者所患的颈、胸、腰椎病属于哪一种综合征。针对每一种综合征,McKenzie 诊疗方法有相应的处理原则。

表 4-2-3 McKenzie 三大综合征的特点

	姿势异常综合征	功能异常综合征	结构异常综合征
年龄	通常 30 岁以下	通常 30 岁以上,除非创伤或移位后	通常 20~55 岁
疼痛持续性部位	间断性,局部	间断性,局部,神经根粘连时有牵涉	持续性或间断性局部和(或)牵涉
病史	逐渐起病	逐渐起病	逐渐或突然起病
发病原因	无明显原因,坐位工作	创伤史,急性发作史	通常与持续性姿势或反复运动有关
负荷的类型	终点位静态负荷	终点位静态和(或)动态负荷	中间或终点位
时间规律好转	每日傍晚重,变换姿势,运动中	无时间变化规律,不引起短缩组织牵拉的姿势和运动	静态或动态负荷晨起、傍晚重,相反方向的姿势和运动
检查	运动不引起疼痛,ROM 正常,终点位维持最终起局部疼痛	仅在终点位出现疼痛,疼痛很快停止;疼痛的部位和强度不改变,仅在神经根粘连时有牵涉痛;检查后患者好转和加重均不维持	常见急性畸形,运动中出现疼痛;疼痛的部位和强度变化,可出现向心化或外周化;检查后患者好转或加重维持;出现快速曲度逆转
治疗	姿势矫正;宣教	反复进行产生终点疼痛的运动;姿势矫正;宣教	畸形矫正;反复进行产生向心化现象的运动;姿势矫正;宣教

McKenzie 疗法适用于以上三种综合征患者,而对以下脊柱器质性疾病患者该法无效:恶性病变或严重病变症状不典型.感染性疾病或急性炎症,中枢神经系统受累,骨质疏松,骨折,脱位,韧带断裂等。

9. 其他疗法 硬脊膜外注射类固醇有明显的抑制受压神经根炎症反应的作用,对缓解难以控制的疼痛可有帮助。近年陆续报道采用经皮闭式导管法进行椎间盘髓核切割术,效果优良,较适用于病程较短的 $L_{4~5}$ 椎间盘突出的青壮年患者。

(二)慢性阶段

1. 腰椎牵引与物理疗法 方法与急性阶段相同。

2. 推拿 需要较强的腰后伸手法。患者俯卧位,先用推、揉、滚等手法使腰部肌肉放松,然后治疗师用一臂托患者双下肢膝部,并抬起下半身,用另一只手的手掌按压骶骨部,一抬一按使腰部弹动性被动后伸,也可根据患者的情况选择旋转等手法治疗。

3.腰背肌训练

(1)昂胸:取俯卧位,用双手支撑在床上,先将头抬起,同时支撑手渐渐撑起上半身,并将头尽量后伸使胸昂起,尽量使下腹部贴近床面,必需时可借助外力固定骨盆做上述动作,每次动作之后平卧稍休息,重复10~20次。

(2)燕势:取俯卧位,两手和上臂后伸,躯干和下肢都同时用力后伸.膝不能屈曲,使之成反弓状,在此姿势下尽量多维持一会儿,平卧稍休息再做,重复3次。

(3)伸腰:取站位,两腿分开与肩等宽,两手扶腰,身体做后伸动作,并逐渐加大幅度,还原休息后再做,重复10~20次。

(朱建周)

第三节　腰背肌筋膜炎的康复

腰背肌筋膜炎是指背筋膜和腰骶膜发生无菌性炎症,筋膜水肿、充血、炎细胞浸润,少数发生组织变性,常与外伤、病毒感染、风湿、类风湿等因素有关。本病发病率较高,居各种腰背痛疾病的首位,往往转成慢性,较难治愈。

一、临床表现

主要症状为腰背酸痛、发胀、重压感等,活动后好转,劳累和阴雨天加重,严重者有发热,活动困难,影响工作。检查腰背部深筋膜处有定位压痛点,摸之有捻发感。X线摄片无明显异常。

二、康复治疗

(一)急性阶段

表现为发病急、病期短、受患面积广。

1.物理疗法

(1)超短波疗法:电极置于腰部,微热量,每次10~15分钟,每日1~2次,10次为一个疗程。

(2)超声波疗法:于腰背部,用接触移动法,剂量0.8~1.5W/cm²,每日1~2次,10次为一个疗程。

(3)调制中频电疗法:腰背部痛点并置电量大小以患者耐受为度,每次20分钟,每日1~2次,10次为一个疗程。

2.推拿　取俯卧位,用轻缓的推、揉、滚手法在患处推拿,作用力要达深筋膜,每次10~20分钟。用力不宜过强、过深,时间也不宜过长,以免使疼痛加剧。

3.药物治疗　一般服用消炎、止痛药物。

(二)慢性阶段

病期长,往往迁延不愈或发作性加重。

1.物理疗法　同急性期推拿疗法。

2.运动疗法　以腰背肌肌力训练为主。

（朱建周）

第四节　腰背臀部皮神经炎的康复

皮神经由脊神经后支的外侧支构成。$T_{10\sim12}$脊神经后外侧支最终分布于腰部皮肤，$L_{1\sim3}$脊神经后外侧支组成臀上皮神经，在股骨大粗隆与第三腰椎间连线交于髂嵴处平行穿出深筋膜，最终分布到臀部皮肤。皮神经主要司感觉，也有肌支，各支之间密切吻合。外伤、筋膜卡压等使神经本身及周围软组织发生无菌性炎症。本病常与筋膜炎同时发生，在腰腿痛患者有30%～40%是皮神经炎。

一、临床表现

主要症状为腰臀部刺痛、酸痛或撕裂样疼痛，可牵涉大腿后侧、膝后，甚至小腿，无下肢麻木症状。患者常诉起坐困难，需他人扶持或双手扶物方能起坐，对行走无明显影响。检查时，腰部沿横突外侧有压痛，但无放射痛，在骶棘肌外缘和髂嵴交叉点有压痛。直腿抬高试验和膝、跟反射无明显异常，X线摄片无异常征象，可与腰椎间盘突出症的腰腿痛相鉴别。

二、康复治疗

1.手法治疗　根据臀上皮神经的表面投影或压痛点行手法复位。方法是：患者端坐方凳上，两腿分开与肩同宽，双手扶膝上，医者正坐于患者之后，用拇指触诊法找到滚动或高起的"绳索样"物后，再触清原位的沟痕，一拇指将臀上皮神经向上牵拉，另一拇指将其按压回位，然后再按压几下镇痛，多数患者当即显效。

2.封闭疗法　找到压痛点，做好标记，常规皮肤消毒后，用1%普鲁卡因3～10ml加泼尼松龙0.5～1ml，在标记处先向皮内注射一皮丘，如无过敏反应，就将针插入，并逐渐深达疼痛或有酸胀处，将药物注入。

手法治疗前也可先做局部封闭，可减轻患者痛苦，治疗后嘱患者3日内勿做腰部剧烈旋转活动，以防复发。

3.推拿　患者俯卧位，先用推、揉、滚等法推拿两侧臀部，先推健侧，然后推患侧。待肌肉放松后，用指尖沿横突外缘由上向下推，以有酸胀觉为度，上、下反复推3～5遍，再在臀上皮神经的入臀点处找到痛点，由浅到深地反复推。最后揉滚臀部，如有腿部疼痛，再揉捏大腿与小腿。

4.物理疗法　此方法多以改善局部血循环，减轻局部炎症、水肿、粘连和止痛为目的，常用的方法有：

（1）超短波疗法：电极于患侧臀部前、后对置，无热量，每次10分钟，每日1～2次。

（2）短波疗法：电极于患侧臀部前、后对置，温热量，每次20分钟，每日1～2次。

（3）超声波疗法：于痛处，用接触移动法，剂量为0.8～1.5W/cm²，每次10～15分钟，每日1～2次。

（4）调制中频疗法：电极并置于患处，剂量以患者能耐受为度，每次20分钟，每日一次。

以上治疗均以15～20次为一个疗程。

5.手术治疗 对慢性患者,经上述治疗无效者,必要时可行松解术或臀上皮神经髂嵴段切除术。

(朱建周)

第五节 腰肌劳损的康复

腰肌劳损是指没有明显外伤史的腰部软组织损伤,或因急性腰部软组织损伤未全治愈遗留腰痛,或受轻微反复多次的损伤,是引起腰痛的最常见疾病;其主要病理改变是腰背部伸肌的无菌性炎症改变。常引起长时间、时轻时重的反复发作性疼痛。发病原因多为不适当的劳动体位引起的姿势性劳损,也可因老年体虚的骨关节与肌肉的老年性退行性变,且老年人活动减少、肌力下降所致。

一、临床表现

主要为腰部疼痛,弯腰工作时、劳累后或气候骤变时加重,休息后适当活动或改变体位时减轻。睡眠时用小枕头垫于腰部能减轻疼痛有时用拳叩击腰部也可使疼痛减轻,甚至有舒适感一般无肌肉紧张,也可无明显的固定压痛点,X线检查多正常。

二、康复治疗

康复治疗可以改善局部血液循环,增进组织代谢.排除新陈代谢产物,缓解肌肉痉挛,促进炎症吸收,松解粘连,增强腰腹肌力,调节脊柱的内外平衡;长期坚持康复治疗,还能预防复发。

1.物理疗法 物理疗法中的蜡疗、红外线、短波、调制中频、超声波疗法及水疗等均可应用。

2.运动疗法 以加强腰背肌及腹肌的训练为主,可采用俯卧位分别进行上半身、下肢以及四肢同时向后抬起的练习以发展腰背肌的力量,但也要采用仰卧做举腿、仰卧起坐等练习腹肌力量的动作。腰背肌和腹肌锻炼的比例应该是2∶1。动作节律宜慢,每次动作要充分,每节动作重复10～12次,每天可做2～3次,每次10～15分钟。

3.传统疗法

(1)推拿:俯卧位,腰部肌肉放松,先用推、揉、滚法,使肌肉进一步放松。然后反复用拇指尖或拇指侧推腰部疼痛处,由轻到重,由浅入深,在压痛明显处稍加用力。再用揉、滚手法使肌肉放松每次推拿20分钟左右,每日一次。

(2)针灸疗法:腰肌劳损主要表现为一种虚症,可选用肾俞、命门、殷门、承山、承筋、昆仑、太溪等穴,轮流选用2～3个穴位进行针刺,然后加艾灸,每日一次。

(朱建周)

第三章 关节炎的康复

第一节 类风湿关节炎的康复

一、概述

类风湿关节炎(rheumatoid arthritis,RA)是一种多发性炎症性对称性关节炎,为自身免疫性疾病,多数呈慢性长期过程,主要累及手、足等小关节,最终发展至不同程度的关节功能障碍。病因目前尚不清楚:它是一种常见病、多发病,虽病死率低,但致残率高。本病以女性偏多,女性与男性的比例约为 4∶1,好发年龄为 20~40 岁。本病发病急、临床表现复杂、病程长,一旦罹患终身延续,可反复出现一时性缓解或加重,逐渐转为慢性。

二、诊断要点

典型的类风湿关节炎呈现对称性关节病变,表现为关节疼痛、肿胀、触痛、晨僵,X 线片有关节侵蚀改变,类风湿因子阳性符合以下七项诊断标准中四项者,即可诊断为类风湿关节炎:

1. 关节晨僵持续至少 1 小时。

2.14 个关节群(左或右)中至少有 3 个关节有软组织肿胀:腕掌关节、近端指间关节、腕关节、肘关节、膝关节、踝关节、跖趾关节。

3. 手关节软组织肿胀(腕掌关节,近端指间关节或腕关节)。

4. 在一个关节区域对称性关节肿胀。

5. 类风湿结节

6. 类风湿因子。

7. 腕关节和(或)手关节 X 线改变:关节侵蚀,骨质疏松。

三、康复评定

(一)炎症活动性评定

1. Lansbury 全身指数法 本法为炎症活动性评价的常用方法。其方法主要是按表中项目的相应相加,以计算全身指数。项目包括有晨僵(持续时间),疲劳感(出现时间),疼痛程度(按阿司匹林需要量计算,先给以每日服药 6~12 片规定量,以后调节剂量以达到缓解疼痛所需要的片数来计算),肌力低下程度[主要测定手握力,其方法可用水银血压计,将袖带卷折充气,使汞柱保持于 30mmHg(4.0kPa)处,让患者用力握充气的袖带,握 2~3 次,取其平均值,注意在测量时患者前臂要悬空无支托],血细胞沉降率(1 小时值)。

2. 临床指标

(1)晨僵持续 1 小时以上。

(2)6 个关节以上有压痛或活动时有疼痛。

(3)3 个以上关节有肿胀。

(4)发热 1 周以上,体温高于 37.5℃。

（5）握力：男＜188mmHg（25.0kPa），女＜142mmHg（19.0kPa）。

3.检验室指标

（1）血细胞沉降率＞27mm/1h。

（2）类风湿因子测定：1∶40 以上（免疫乳胶法）。

上述临床指标中有 3 项及检验室检查有 1 项为阳性可确定活动期。

（二）肌肉关节运动功能的评定

1.肌肉萎缩的评定　肌肉萎缩的程度在肢体可用肢体周径的变化来表示。

2.肌力测定　患有单神经炎、多发性单神经炎时，肌力测定采用徒手肌力试验法。作为主要受累的手，肌力评定常用握力计。由于手指畸形，一般握力计难以准确显示。目前普遍采用血压计，将袖带卷折充气至 30mmHg（4.0kPa）。保持此压力，让患者左、右手分别紧握充气袖带。前臂不能依靠在桌面，读数减去 30mmHg（4.0kPa），即为所得握力。应测两次取平均值。

四、康复治疗

类风湿关节炎的治疗目前尚无特殊疗法。康复治疗的主要目的是缓解疼痛，消炎退肿，保持肌力及关节功能，预防及纠正畸形及改善生活自理能力。

为了最大限度恢复患者功能，达到功能的康复，康复治疗前要全面了解患者的病情，治疗措施与治疗程序应多种多样，并有完整的治疗计划：不同病期采用不同治疗及康复措施，并对患者及其家属进行有关宣教，以提高治疗信心，取得他们的信任，取得最大康复治疗效果。

（一）物理治疗

1.温热疗法　其作用为镇痛、消除肌痉挛、增加软组织伸展性及增加毛细血管通透性。急性期、有发热等不宜使用。

（1）局部温热疗法：如热袋、蜡疗、红外线、高频电疗法等。

（2）全身温热疗法：如湿包裹法、温泉疗法、蒸气浴、砂浴、泥疗等。

2.水疗法　常用矿泉浴、盐水浴、硫化氢浴等。急性期及发热者不宜做全身水疗。

3.低中频电疗　如 TENS、间动电疗法、干扰电疗法、调制中频正弦电疗法等。

4.冷疗法　用 20℃以下温度作用于人体。适用于急性炎症期，有镇痛、促进血液循环、减少渗出、消肿、改善关节功能等作用治疗时应注意避免引起冻伤。

5.关节活动范围练习　练习前先用热疗减轻肌肉痉挛，然后进行主动运动或主动助力运动。可以应用维持放松和收缩放松技术。练习活动应包括所有受累关节。随着病情的好转，可逐渐应用牵伸技术。

6.肌力练习　活动期仅进行等长练习，病情稳定后，可进行等张练习，并逐渐增加抗阻练习。

（二）作业治疗及日常生活活动能力训练

对日常生活自理能力较差的患者，鼓励其尽量完成日常生活活动训练，如进食、取物、倒水、饮水、梳洗、拧毛巾、穿脱上衣和裤子、解扣、开关抽屉、手表上弦、开关水龙头、坐、站、移动、下蹲、步行、上下楼梯、出入浴池等训练。

（三）夹板、拐校、助行器及轮椅的应用

夹板、拐杖、助行器及轮椅的应用能减轻关节畸形的发展，缓解疼痛，消肿，防止由于关节不稳定而进一步受损通常夹板用于腕、掌指关节及指间关节。固定夹板常用于急性期或手术后,应定期卸下做关节活动。

为了帮助下床活动,可用拐杖或助行器与轮椅以减轻下肢负荷,如装有把柄以减少对手、腕、肘、肩的负重。

(四)畸形的预防和矫正

类风湿关节炎患者畸形而致残者较为多见。急性期除注意姿势、加强病变关节的护理、加强关节活动范围练习、加强伸肌肌力练习外,还可以采用一些预防畸形发生的装具,如预防天鹅颈变型的装具、预防尺侧偏位的装具等。

关于手术治疗,必要时可做外科手术矫治,早期可做滑膜节除术、软组织松解术,晚期可做关节成形术,但其效果意见尚未一致。

(朱建周)

第二节　骨关节炎的康复

一、概述

骨关节炎(osteoarthritis,OA)又称增生性骨关节炎、肥大性关节炎、软骨软化性关节炎等,是一种常见的、缓慢发展的关节疾病,发病率随年龄的增长而上升。本病的主要病理变化为关节软骨纤维化、退行性变和新骨生成,导致骨端硬化和周围骨赘形成。其发病原因不清,可分为原发性与继发性两类。原发性骨关节炎包括周身性骨关节炎、侵蚀性骨关节炎;继发性骨关节炎包括机械性、炎症性、代谢性疾病等所致的骨关节炎。

二、诊断要点

患者诉有关节疼痛、僵硬、变形和功能障碍。X线表现与临床症状并不一定一致。例如,有明显的X线改变,但临床症状可能很轻微。一般来说,临床症状在若干年后有加重,但也偶见短短几个月中症状明显加重者。

(一)疼痛

常为受累关节疼痛,但也可为髋部病变而反射到膝部或大腿痛,多为钝痛或刺痛常在活动后、下肢负重和行走时加重。发病初期,每当休息后关节疼痛可减轻,但随病情的发展,即使休息时疼痛也较明显,甚至影响睡眠。

(二)僵硬

多发生在早晨或长时间休息以后,持续约15分钟,但僵硬的程度不如类风湿关节炎明显。

(三)肌肉萎缩、关节畸形与功能障碍

随着病情的进展,可出现受累关节邻近肌肉萎缩、关节畸形与功能障碍。

(四)X线表现

开始阶段,X线表现可能正常,继而可出现下列变化:关节间隙变窄;软骨囊骨组织变硬

（密度增加）；关节边缘骨赘形成，骨端部变宽；关节面不规则；关节畸形等。

根据流行病学特点、临床症状、X线变化，诊断本病一般并不困难，但手的骨关节炎应与类风湿关节炎鉴别。

（五）实验室检查

骨关节炎的实验室检查无特异性改变。

三、康复治疗

早期及时正确的康复治疗可以缓解疼痛，改善关节功能，避免或减少畸形，延缓病情的进一步恶化，有利于受损关节的修复。康复治疗主要采取综合康复治疗手段，包括残疾预防、药物治疗、物理治疗、支具和辅助器具的应用，必要时行手术治疗等。

（一）适当休息

早期阶段，休息可以减轻疼痛，应取关节功能位休息，但因过多休息会引起僵硬，而过多活动又会使症状加重，所以应尽量使休息与活动达到平衡。

（二）减轻体重

肥胖者应控制饮食，减轻体重以减少病变关节的负荷。

（三）关节保护措施

1. 在同一体位下避免长时间负荷。

2. 维持良好姿势，以减轻对某一关节的负荷。

3. 活动时不应加重或引起疼痛，疼痛严重时避免活动负荷；改变必要的工作程序，以减轻关节应激。

4. 维持关节足够的活动范围和肌力。

5. 使用适当的支具和辅助器具。

（四）药物的选用

一般应尽量少用药物或减少药物剂量。为消炎镇痛，可适当应用止痛药和非类固醇抗炎药。

1. 对乙酰氨基酸（扑热息痛）可作为治疗骨关节炎的首选药物，有良好的镇痛和解热作用。对胃肠、肝肾无明显不良反应，对有过敏史者较安全，且价格便宜。

2. 非甾体抗炎药（NSAID）在应用其他方法效果不佳时使用。可试行关节内注射治疗：①施沛特（玻璃酸钠）关节腔内注射，每次 2ml，每周一次，5 周为一个疗程。②曲安西龙 20mg 加 1％利多卡因 10ml 做关节内注射，每周一次，连续 2～3 周，如为小关节，注射的药量可适当减少。

（五）物理因子治疗

通过理疗可消肿、止痛，防止病变发展，改善关节活动功能。

1. 热疗法　可采用蜡疗法、热袋法、沙泥热包裹及红外线疗法等。

2. 水疗法　可采用 39～40℃的热水浴，具有镇痛作用。

3. 低中频电疗　如间动电疗法、音频电疗法、干扰电疗法、调制中频正弦电疗法等，以消炎，镇痛、促进局部血液循环。

4.高频电疗法　短波、超短波、微波疗法,用温热量以改善血液循环,解除痉挛,消除炎症。

5.超声波疗法　可缓解肌肉痉挛,加强组织代谢及镇痛等。

6.关节活动范围练习与肌力练习　练习可在床上、不负重的情况下进行,根据患者的具体情况确定运动量。

(六)日常生活活动能力的训练

骨关节炎患者出现严重功能障碍者少见。日常生活活动能力训练可参考类风湿关节炎的康复。

(朱建周)

第四章 骨折的康复

第一节 概述

骨或骨小梁的完整性或连续性发生断离称为骨折。骨折不仅使骨的完整性、连续性受到破坏,而且往往伴有肌肉、血管、神经、关节囊、滑囊、滑膜及皮肤等软组织损伤。骨折的原因有多种,损伤的程度差别很大。骨折的临床表现因其发生部位、损伤程度的不同和是否合并重要器官损伤可有较大差别,如颅骨凹陷性骨折,虽然范围不大,但可致脑损伤。四肢骨折局部的主要表现为肿、痛、压痛和轴心叩痛、摩擦音,重时有畸形和功能障碍。X线检查是骨折临床诊断的重要依据。骨折经过复位或手术处理后,达到临床愈合一般历时一至数月,其间需做固定或骨牵引,患者被迫长期卧床,患肢被迫制动。长期制动可导致失用性肌萎缩,关节挛缩、僵硬,骨质脱钙疏松,骨痂形成缓慢,骨折愈合延缓。长期卧床易引起肺部感染、尿路感染与结石、压疮及静脉血栓形成等。

康复治疗是使骨折患者康复的主要措施,其中功能训练是主要的康复治疗手段,在康复治疗之前、康复治疗过程中及康复治疗计划完成时,应进行有关的功能评定,尤其应进行关节活动范围测定、肌力测定、肢体围径测量等,以便为康复计划的制定、康复效果的评定提供可靠的客观依据。

除功能训练外,及时而适当地应用物理因子治疗可减轻肿胀与疼痛,改善血液循环,促进骨痂形成,减轻粘连,软化瘢痕,防止与减轻肌肉萎缩,改善患者全身状况,减少后遗症。在功能训练的基础上进行作业治疗,可以进一步改善生活自理能力及工作能力。

在康复治疗过程中或最后功能恢复不佳时,可配合使用各种辅助装置(如手杖、拐杖、轮椅、功能支架等),必要时需要进行后期矫形手术,以改善运动功能。同时还需要对患者进行健康教育和心理康复治疗,使患者充分了解病情,主动参与到康复治疗中,重建信心。

(朱建周)

第二节 四肢骨折后的康复

四肢骨折后的康复治疗可分为两个阶段进行。骨折未愈合、固定未解除时为第一阶段;骨折已愈合、固定解除后为第二阶段。

一、第一阶段

骨折经复位、固定或牵引3天左右,损伤反应开始消退,肿胀与疼痛减轻,如无其他不宜活动的情况,即可开始康复治疗。

(一)治疗作用

1.肌肉收缩能促进局部血液、淋巴循环,肌肉收缩所产生的生物电有助于钙离子沉积于骨骼,防止骨脱钙,促进骨愈合。

2.维持一定的肌肉运动,可防止失用性肌萎缩。

3.关节运动牵伸关节囊及韧带,防止其缩短,并能促进关节内滑液的分泌与循环,从而预防关节内粘连。

4.促进局部血肿及渗出液的吸收,减轻水肿与粘连。

5.改善患者情绪,增强其新陈代谢,改善呼吸、循环、消化系统功能,防止合并症的发生。

(二)治疗方法

1.伤肢未被固定关节进行各个轴位上的主动运动,必要时给以助力。上肢应注意肩关节的外展与外旋,掌指关节的屈曲;下肢应注意踝关节的背屈,以防止关节挛缩,老年患者更应注意。

2.在骨折复位基本稳定、肌肉组织基本愈合时,进行固定部位的肌肉有节奏的等长收缩练习,以防止失用性肌萎缩,并使骨折断端靠近而有利于骨愈合。例如,当股骨骨折后膝关节被固定时,应进行股四头肌的等长收缩练习。

3.累及关节面的骨折常遗留较显著的关节功能障碍,为减轻功能障碍的程度,在固定2～3周后,如有可能应每日短时取下固定物,进行受损关节不负重的主动运动练习,并逐步增加关节活动范围,运动后继续固定,这可促进关节软骨的生化修复,并使关节面有较好的塑形,同时也可防止或减轻关节内粘连。

4.对健肢与躯干应尽可能维持其正常活动,可能时应尽早起床。必须卧床的患者,尤其是年老体弱者,应每日做床上保健操,以改善全身状况,防止并发症的发生。

5.为改善血液循环、消炎、消肿、减轻疼痛、减少粘连、防止肌肉萎缩以及促进骨愈合,应及时、合理采取物理因子治疗,如用超短波疗法或低频磁疗,以使成骨再生区代谢过程加强,治疗后纤维细胞和成骨细胞出现早,对软组织较薄部位的骨折(如手、足的骨折)更适合用低频磁疗,而深部的骨折适于用超短波治疗。为防止肌肉萎缩,可用低中频电流刺激固定部位两端的肌肉。为减少瘢痕粘连,可采用音频或超短波疗法等治疗。

6.针对患者存在的焦虑、抑郁症状进行心理疏导、康复知识教育,改善患者心理状况、重建信心。

二、第二阶段

(一)治疗目的

康复治疗的目的是最大限度地恢复关节活动范围和肌力,并在此基础上恢复日常生活活动能力与工作能力。

(二)治疗方法

1.恢复关节活动范围　为恢复关节活动范围,要牵伸、松解关节内外粘连及挛缩的组织,增强血液循环,进行主动及被动的牵伸运动,并配合应用物理因子治疗及按摩等。

(1)主动运动:受累关节进行各运动轴方向的主动运动,以轻柔牵伸挛缩、粘连的组织。运动时以不引起明显疼痛为度,幅度应逐渐增大。每一动作重复多遍,每日练习多次。

(2)助力运动与被动运动:刚去除固定的患者可先采取助力运动,以后随着关节活动范围的增加而减少助力。对组织挛缩、粘连严重而用助力运动与主动运动难以奏效者,可使用被动运动,但运动方向与范围应符合解剖生理功能,动作应平稳、缓和,不应引起明显疼痛及肌肉痉挛,不可使用暴力,以免引起新的损伤与骨化性肌炎。

（3）关节功能牵引：对比较僵硬的关节，可加做关节功能牵引，即将受累关节近端固定，在远端按需要的方向（屈、伸、内收、外展、内旋、外旋）用适当的重量进行牵引。每次牵引的时间为 15 分钟左右，每日可进行数次。重量的大小以引起可耐受的酸痛感觉、不致产生肌肉痉挛为宜。

（4）夹板、石膏托及弹性支架：当关节挛缩较顽固时，可在运动与牵引的间歇期用夹板或石膏托固定患肢，以减少纤维组织的弹性回缩，加强牵引的效果。随着关节活动范围的逐渐增大，夹板或石膏托也做相应的更换。此外，也可用特别的弹性支架做关节的持续牵伸。

（5）关节松动术：对僵硬的关节，可应用关节松动术，即采用手法使组成关节的骨端能在关节囊和韧带等软组织的弹性所限范围内发生移动。关节松动术应与其他改善关节活动范围的技术（如牵伸技术、肌力训练等）结合起来应用，以提高治疗效果。

（6）理疗与按摩：为促进钙质沉着与镇痛，可行局部紫外线照射；为促进血液循环、改善关节活动功能，可采用蜡疗、红外线、短波、湿热敷等疗法；为软化瘢痕、松解粘连可用碘离子导入疗法；按摩对促进血液循环、松解粘连有较好的作用，治疗时手法宜较重，以作用到深部组织；漩涡浴水中运动兼有温热、按摩与运动的作用，尤适于采用。

2.恢复肌力　恢复肌力的唯一有效的方法是逐步增强肌肉的工作量，引起肌肉的适度疲劳。当肌力为 0～1 级时，可采用水疗及水中运动、按摩、低频脉冲电刺激、被动运动、助力运动等在做被动运动时进行传递冲动练习；当肌力为 2～3 级时，以主动运动为主，也可做助力运动、摆动运动、水中运动；做助力运动时助力应小，以防止用被动运动来替代助力运动；当肌力达到 4 级时，应进行抗阻运动，以争取肌力的最大恢复。通常采用渐进抗阻练习，也可采用等速练习仪进行练习，如关节活动范围恢复较快，而肌力增长较慢，可能导致关节不稳，在关节成形术后应加以注意。有关节损伤时，关节活动应以等长收缩练习为主，以免加重关节损伤性反应。

3.恢复日常生活活动能力及工作能力　可通过作业治疗及健身训练活动来改善动作技巧，发展身体素质，恢复日常生活活动能力及工作能力。

（朱建周）

第三节　脊柱骨折后的康复

脊柱骨折后，由于创伤及固定的影响，常出现脊柱周围肌肉失用性萎缩，使脊柱稳定性差，易引起劳损，遗留慢性腰痛。严重骨折或骨折脱位常导致脊髓损伤。

康复治疗的目的是恢复脊柱的稳定性，防止慢性腰痛，最大限度地恢复脊柱功能，消除长期卧床对机体的不利影响

单纯性椎体压缩骨折以 T_{12}～L_2 最为常见，且几乎均是屈曲型损伤，这类患者的康复医疗分两期进行。

一、愈合期

（一）无需石膏固定者

伤后患者应仰卧木板床，并在骨折部位垫约 10cm 高的枕头，使脊柱处于过伸位，以利用前纵韧带的张力，使骨折稳定。

1.3～5 天后开始卧位保健体操,包括四肢运动、呼吸练习、背肌练习等。练习中应避免脊柱前屈及旋转,注意保持脊柱稳定。可通过下肢直腿抬高来训练腹肌,以维持腰、腹平衡,增强脊柱的稳定性进行以上练习时,动作应平稳、缓慢,以不引起明显疼痛为度。

2.伤后 3～4 周,可增加翻身练习。翻身时,腰部应维持伸展位,注意使肩与骨盆同步旋转,避免脊柱屈曲与旋转。翻身后进行俯卧位的背肌练习。背肌练习时,负荷应逐渐增加。常用的方法为:①双臂支撑抬起上身与头,髋部不离床。②双下肢交替后伸,膝关节保持伸直。③不用上肢支撑,抬起上身与头。④双下肢同时后伸,上体保持不动。⑤"燕式"动作,即抬起上身与头,双臂及双下肢同时后伸,双肘、双膝伸直。

3.伤后 2～3 个月,指导患者俯卧位下床。其方法是:翻身俯卧后,一腿下地,然后用双手支撑抬起上半身,待躯干接近直立时,再将另一腿移下地,以避免脊柱屈曲。这期间患者可在直立位,匍匐位进行脊柱后伸、侧弯及旋转练习,但要避免脊柱前屈的动作与姿势。

(二)需石膏固定者

一般过伸位上石膏背心固定,待石膏干燥后可开始卧位下的背肌等长收缩练习。1～2 周后可离床下地行走,但应不觉疼痛,活动要适度。可增加颈部运动、上肢运动及腿后伸、足尖站立运动,并逐步增加背肌等长收缩练习。

二、恢复期

骨折愈合后,患者不再卧床,石膏背心也可拆除,为进一步改善脊柱的柔韧性与稳定性、恢复脊柱的活动范围,防止慢性腰痛,应进一步进行活动训练脊柱活动范围练习宜在体操凳上骑坐位进行,以防止髋关节代替腰部活动。增强背肌的练习宜与适当的腹肌练习配合进行。功能训练之前,先进行热疗或按摩,以减轻疼痛,防止肌肉痉挛,并增强训练效果。

陈旧性胸腰椎骨折伴有慢性腰痛者,可采用按摩、针灸、理疗,同时也应进行恢复脊柱活动范围及增强背肌的练习。伴有椎板骨折或关节突骨折的不稳定性骨折者,须待骨折愈合后方可开始脊柱的功能训练。

(朱建周)

第五章　截肢的康复

第一节　概述

截肢(amputation)是截除没有生机和功能的肢体或局部病损严重危及患者生命的肢体。截肢是一种破坏性手术,患者将终身失去部分肢体,造成残疾;但截肢又是一种建设性手术,手术时就应尽可能考虑到保留残肢的功能和假肢的安装等。现代假肢要求残肢有合理的长度,圆柱状外形,良好的肌力和功能要从安装假肢的角度选择截肢部位,除小腿截肢应以中下1/3 交界处为佳外,其他肢体的截肢一般尽量保留肢体长度为原则。

不同的国家和不同的历史时期有不同的截肢原因。在我国截肢的常见原因为严重损伤、恶性肿瘤、周围血管病变、感染、先天性肢体缺如等。截肢的原因对康复时间的长短有影响。截肢的康复是指从截肢手术前的评定、术后处理、康复训练、临时和永久假肢的安装、使用到重返社会的全过程。随着新材料、新工艺、新技术和新型假肢接受腔的应用,改变了传统的末端开放式接受腔为闭合的全面接触、全面承重式接受腔。为此,手术的设计和残端的处理将直接影响假肢的装配和功能.影响患者的康复。

(朱建周)

第二节　康复评定

在截肢的康复中,康复评定工作贯穿整个截肢康复的全过程,评定的内容和范围较广泛,在不同的阶段有其重点评定内容,参加评定人员有骨科医师或康复医师、护士、物理治疗师、作业治疗师、假肢技师、心理医师等,根据评定结果制定合适的康复计划和目标。评定的内容为:

一、残端的评定

残肢残端的评定对假肢的安装有着直接的影响。理想的残肢要有一定的长度,残肢无畸形,呈圆柱状外形,关节活动度、肌力和软组织条件良好,无疼痛,残肢端可以负重。

(一)残端的形状

残端应具有现代截肢术后留下的圆柱形而不是传统截肢术留下的圆锥形。因为圆锥形残肢残端不能负重,不符合全面接触、全面负重的假肢接受腔的要求。

(二)残端的长度

这对假肢的选择和安装非常重要,对假肢的悬吊能力、稳定性、步态和代偿功能有直接的影响。常用的测量残端长度的方法为:

1. 大腿膝上截肢　测量从坐骨结节至残肢末端的长度。在大腿截肢中,残肢长度是按照将股骨长度分为上、中、下各1/3 来区分的,在各范围内截肢分别为短、中、长残肢。

2. 小腿膝下截肢　测量从膝关节内侧间隙(胫骨平台内侧)至残肢末端的长度或从胫骨

结节至残肢末端的长度:在小腿截肢中,将在小腿 1/2 以下截肢称为长残肢,在小腿 1/4 以上截肢称为短残肢,介于两者之间部位的截肢为中残肢。

3.上臂截肢　测量从肩峰至残肢末端的长度。上臂短残肢是残肢长度小于上臂长度的50%,上臂中残肢是残肢长度为上臂长度的 50%～90%,上臂长残肢是残肢长度大于上臂长度的 90%。

4.前臂截肢　测量从尺骨鹰嘴至残肢末端的长度。前臂极短残肢是残肢长度小于前臂长度的 35%,前臂短残肢是残肢长度为前臂长度的 35%～55%,前臂中残肢是残肢长度为前臂长度的 55%～80%,前臂长残肢是残肢长度大于前臂长度的 80%。

(三)残端的皮肤

残端皮肤条件的好坏直接影响假肢的配戴,残端皮肤应无溃疡、感染、窦道、破损或皮肤病等,在假肢重点承重区的皮肤不宜有瘢痕,而且应当有神经支配和正常的感觉。

(四)残端关节的活动范围

对上肢截肢者主要评定上肢残端关节有无充分的关节活动范围,如肩关节有无充分的屈曲、伸展、内旋、外旋;对下肢截肢者主要评定髋关节有无充分的屈伸、内收、外展、内旋、外旋,小腿残端者,应评定膝关节的屈伸活动范围。对关节活动受限患者经治疗后要定期测量关节活动度。

(五)残端关节畸形

膝上截肢者主要评定有无髋关节屈曲、外展畸形;膝下截肢者有无膝关节屈曲畸形。髋、膝关节的畸形将直接影响假肢的安装。畸形严重者需要进行训练和矫正,否则无法穿戴假肢。

(六)残肢残存肌的肌力

按徒手肌力检查六级法评定残肢的主要肌群的肌力,只有肌力达三级以上才能配戴假肢。肌力不良配戴假肢后会出现异常步态,而且代偿功能不良。残肢良好的肌力将使假肢发挥良好的代偿功能,前臂截肢残肢良好的肌力是装配肌电假手的有利条件。

(七)残肢痛

截肢后患者仍然感觉到原有的肢体疼痛,甚至疼痛非常严重,称为幻肢痛。幻肢痛为残肢痛的常见原因;残端的骨突出处、残端皮肤紧张、残端血液循环不良、神经瘤等都能造成残肢痛。残肢痛对假肢的安装、配戴和使用都有十分明显的影响。

二、患者全身状况评定

全身状况评定包括一般项目,截肢日期,原因,截肢部位,水平,患者的心理状况,家庭经济情况,住院费用来源等。患者全身状况如心肺功能、是否有其他系统疾病也涉及患者能否装配假肢,能否承受假肢装配后的训练及其今后是否有利用假肢的能力。

三、假肢的评定

假肢制作人员在为假肢穿戴者装配假肢时,要进行对线检查,包括工作台对线、静态对线、动态对线。对临时假肢要评定假肢接受腔情况、假肢悬吊能力、穿戴假肢后的残端情况和步态。对永久假肢要从穿着感觉、功能、步态、外观和耐用性能等方面进行评定。

(一)上臂假肢

穿戴上臂假肢后,应评定接受腔是否合适:残肢肩的活动范围应达屈曲 90°、伸展 40°、外展 90°、旋转 45°,屈肘 135°,当肘完全屈曲伴肩屈曲 45°,对残肢施加 226N(23kgf)左右的力时,接受腔离残肢下移应小于 2.5cm,在接受腔表面施压时,无不适感或痛感等。

(二)前臂假肢

要求穿上和脱下时肘的屈曲度数相等,穿上时的旋转角度达到不穿时的 1/2,加 226N(23kgf)力时,接受腔下移离残端应小于 2.5cm,肩背带完好,在接受腔表面施压时,前臂无不适感和痛感。

对上肢假肢和肌电假手配戴后的日常生活活动能力进行评定,观察其辅助正常手动作时的功能。

(三)大腿假肢

评定穿戴后有无不适;站立时坐骨结节是否处在接受腔的坐骨支持面上;当双腿平均负重时,假肢的长度是否合适,足底内外侧是否完全与地面接触;穿脱是否方便;悬吊装置是否可靠,观察残肢残端负重与不负重时活塞运动距离是否<2cm,超过者为悬吊不良;坐位接受腔是否有脱出现象,屈膝 90°时小腿是否垂直;走路时步态是否异常。

(四)小腿假肢

要求穿脱方便;悬吊可靠;活塞运动<1cm,假肢与健肢等长;假足外展在 6°左右无不适感;承重点正确。

(朱建周)

第三节 康复治疗

一、健康教育

(一)心理教育

帮助及鼓励患者迅速渡过震惊、回避两个阶段,消除悲观、沮丧、自我孤立于社会的态度,正确认识自我的价值,重新确定自尊,采取面对现实的态度,积极主动地配合康复工作者进行康复治疗与训练。

(二)保持良好的体位

截肢后由于残肢主动肌与拮抗肌的肌力不平衡,如不注意正确地摆放残肢,易导致关节挛缩畸形。一旦发生关节挛缩畸形很难矫治,同时严重影响假肢的装配和使用。

(二)保持残端良好的形态

为保持残端良好的形态,改善静脉回流,减轻肿胀,使残肢皱缩及定型,拆线后常采用弹力绷带包扎法包扎残肢。包扎时需行对角线缠绕,不能水平缠绕,应呈"8"字形缠绕,开始紧,越向近端越放松,残肢末端的压力应最大。小腿绷带缠绕要求达 12~15cm,大腿要达 15~20cm。注意不应像止血带那样包扎过紧,以免出现血循环障碍,每 4 小时解缠绕一次,夜间持续包扎。可教会家属进行绷带包扎法。

(四)残端的护理

伤口愈合前医师及护理人员对残肢和伤口应进行检查和护理,指导截肢者在日常身体的护理中如何对残肢进行护理宜用专用的残肢护理液护理残肢皮肤,残端皮肤应保持清洁、干燥。残肢每晚应用水和肥皂清洗后擦干,注意防止擦伤、水疱、汗疹、感染等。此外,还应对套筒、衬垫及弹性绷带等进行清洁处理。

二、假肢配戴前的训练

截肢者在假肢装配前除需进行恢复关节活动范围、增强肌力等训练外,对上肢截肢者还涉及很多与日常生活活动相关的训练,对下肢截肢者还应进行站立平衡训练、拐杖的使用训练等。

（一）恢复体力的训练

截肢后由于患者活动量减少,体力下降明显,应要求患者尽早地活动,有助于提高心、肺功能,维持肌肉和关节的功能及患者体力的恢复。下肢截肢者的体力练习有腹肌与股四头肌的等长收缩,仰卧起坐,残肢髋屈曲、伸展、外展、内收及旋转等。上肢截肢者应进行双上肢肩关节屈曲、外展、伸展、内收、内旋、外旋的练习。

（二）残端的治疗与锻炼

应用综合的物理治疗措施,以改善皮肤的承重力和残肢对压力的适应。按截肢水平和皮肤情况,不同部位残肢皮肤的敏感性和承受力是不同的,应对残肢进行训练以使切断的肌肉和骨骼逐渐适应配戴假肢和行走时所承受的重量的要求。措施包括:

1. 不同皮肤情况使用不同材料搓、擦皮肤。

2. 动脉血供完好的地方可用冰擦残肢的皮肤。

3. 瘢痕按摩　必须及时进行,拆线后不久即可开始。

4. 肌肉按摩　肌肉按摩应从近端向远端。

5. 压力治疗　包括缠绕弹性绷带和充气夹板的应用。

这些方法不仅仅对残肢有用,它还有其他积极作用,如改善残肢血供,对伤口愈合及减轻疼痛有根本性作用。对残端肿胀、疼痛可采用体位处理、理疗、心理治疗等方法。对有幻肢痛的患者,应进行安慰、鼓励、局部封闭及超声治疗等处理;对残端超敏感者可用局部拍打,振动法以减轻残端的敏感度;对由残端瘢痕和皮下组织粘连引起的疼痛,可采用指尖推拿剥离粘连。

（三）增加关节活动范围的训练

无论是上肢截肢或下肢截肢者,都应尽早地进行关节活动范围练习,其方式有主动运动、主动助力运动、被动运动。训练以主动运动为主,对于不能主动运动或已经发生挛缩的关节,被动运动训练尤为重要。主要目的是保持正常的关节活动范围,防止关节挛缩,同时预防肌肉萎缩及肌力下降,恢复体力。运动量应由小到大,每日 1~2 次,做全范围的关节活动。对已出现关节挛缩的部位,可采取手法牵伸。进行手法牵伸时,勿用暴力,尤其在关节活动范围的终末端,应在患者能耐受的范围内进行,牵伸维持 10~20 秒,每日 1~2 次。大腿截肢后如果不注意,很快发生髋关节屈曲、外展畸形,早期进行髋关节的内收和伸展训练将有效地防止上述畸形的发生。小腿截肢伸膝运动训练能有效地防止膝关节屈曲畸形的发生。

（四）增强肌力的练习

在截肢者康复训练中,增强肌力练习十分重要。充足的肌肉力量是患者使用假肢完成功能活动的基础,只有良好肌力的残肢才能很好地带动和控制假肢,上肢假肢、假手的抓握及日常生活活动能力均与肩关节周围肌肉力量有明显关系。下肢截肢,残肢的悬吊能力、控制能力、步态和行走能力都与残肢的肌力密切相关,当臀大肌无力时,严重影响髋关节的稳定性,臀中肌无力影响单腿负重时骨盆的稳定性,股四头肌无力影响对小腿假肢的控制能力。

（五）站立与步行训练

下肢截肢者,在假肢配戴前,截肢者的主要活动是靠双拐或轮椅,故教会患者站立及如何使用双拐十分必要。

1.应用拐杖行走前,应增强上肢的肌力,以支撑起身体的重量。可应用沙袋、哑铃或弹簧等负荷以增强上肢肌力尤其是增强三角肌、肘伸肌的肌力;或坐在床沿,将腿放在椅上,手掌在床面用力支撑将臀部抬高或俯卧撑等练习。

2.拐杖的长度应合适,着常穿鞋站立,拐杖的长度＝身长－41cm;站立位时,大转子的高度即为拐杖把手的高度。

3.使用拐杖前,应协助患者靠床或墙进行站立平衡练习,练习正确的站立姿势。

4.使用拐杖行走常用的步法为三点支撑步法、摆动步法。

5.利用拐杖行走训练时,治疗者及患者的家属可陪在患者身旁,以防摔倒;当患者行走稳定后,再令其自己独立行走。

三、不同水平残肢的训练

（一）足部截肢后的训练

足部截肢时应考虑足底和距骨关节,因为残存的足底皮肤和距骨关节的本体感觉以及尽可能大的支撑面对今后患者的运动、站立、行走十分重要。

1.促进分泌物的引流 患者在术后期应仰卧,足部残端下垂,伤口引流不畅会造成感染,当足部残端的伤口水肿时,应将足每日下垂多次。根据病情,可坐在床边或利用斜板床站立。

2.下肢肌力训练 制动和不负重会使整个下肢肌力减弱,尤其是股四头肌、臀中肌萎缩较快,应着重训练股四头肌、臀大肌的肌力。

3.活动足部残存的关节 通过轻柔的肌肉牵拉技术、主动活动及手法治疗等措施,可增大其活动范围。

4.改善本体感觉 足底可通过按摩和不同材料的接触进行感觉刺激,借助触觉刺激进行本体感觉训练。

（二）小腿截肢后训练

小腿截肢后保留的膝关节对行走功能具有重大意义,可采取以下措施:

1.活动髌骨 术后制动有时会引起髌骨与深部组织粘连,早期进行髌骨的被动活动,可防止由此造成的运动受限。

2.活动膝关节 当伤口愈合后,有必要采用PNF方法或牵伸技术及主动运动来保持和增大膝关节活动范围,但通过短活动臂完成这些活动还存在一些问题。

3.牵拉短缩的肌肉 在床上或轮椅上制动以及疼痛保护体位会造成有关肌肉如髂腰肌、阔筋膜张肌、绳肌的短缩,相应牵拉技术辅助理疗措施(如热疗和按摩)可纠正对步态产生不利影响的不良姿位。

4.大腿和髋部肌肉的力量训练 为了尽可能减轻跛行,应加强大腿肌和髋部肌肉的肌力训练。

5.改善协调能力、耐力和运动感觉 为达到协调的步态,不仅要求力量,还要有良好的运动感觉,在不平或较软的平面上行走,尤其需要良好的协调能力。为了进行膝关节的控制训练,可采用 PNF 技术。

(三)膝部截肢后训练

膝关节离断术后具有极大的功能优势,根据残端长度可进行良好的假肢应用和控制,最大的功能优势在于残端完全的终末负荷,这将有利于步态的本体反馈,还能减少骨质疏松和加强残端供血,增强假肢的稳定性。

1.大腿和髋部肌肉力量训练　髋部肌肉在维持行走站立相时骨盆稳定性方面起重要作用,臀大肌及内收肌参与维持站立相时膝关节的稳定性,髋屈肌的肌力减弱影响假肢的行走,还可影响步态的摆动相。应着重对相关肌肉的肌力进行训练,通过治疗体位与治疗技术的转换来改善耐力和运动感觉。

2.骨盆运动训练　骨盆运动尤其是摆动相的向上运动对利用假肢行走至关重要,按照治疗计划在允许进行主动残端训练前就可进行骨盆的运动,重点是放松和运动感觉的训练,坐位或站位都是较好的训练体位。

3.步态训练　鼓励患者尽可能尽早行走,即使是暂时性的,对患者来说也是极大的动力,就康复角度而言则是一个大的进展,利用配有软垫的凳子作为负重面可前后"行走",对于双膝离断者甚至可进行"赤足行走"练习,它在适当的时机补充或代替利用假肢行走。

(四)大腿截肢后训练

大腿截肢后肌肉平衡受到明显破坏,残端越短则屈曲、外展和外旋倾向越明显,因为髋关节的负重是非生理性的,但它对维持站立相的稳定性和平衡具有重要作用。与膝离断术比较,大腿截肢后残留的仅仅是髋部和大腿部分肌肉,用来进行机械性膝关节控制和稳定骨盆,因而各肌群力量必须加强;由于终末负重受限,摆动相的长度和本体感觉减少,站立相稳定性难度加大。残端越短,越需要更多躯干肌的代偿,必须维持腹肌和腰背肌的力量;为减轻偏移运动,应尽可能增强肌力。

1.加强髋屈曲、外展和外旋肌以及躯干肌力量训练。

2.对髋屈曲、外展和外旋肌进行牵伸。

3.骨盆运动和肩胛带抗旋转训练。

(五)骨盆区截肢后的训练

髋离断或半骨盆切除术后不再残留残端可固定和使用假肢,通过骨盆座上的躯干可控制三个人工关节。应进行的训练如下:

1.增强躯干肌的力量。

2.骨盆倾斜和直立训练。

3.改善坐位稳定性。

4.运动转移训练。

四、假肢配戴后的训练

术后 1～2 周,可用临时假肢进行下列训练:

1.穿戴假肢　现代假肢要求患者穿戴及脱卸应尽可能简单。首先残端要套上一层或多层袜套,袜套可纵向伸展,以使残端末端软体部分在穿戴时不会向下滑脱;然后穿软壁体,它要与残端也包括其末端全面接触;接着在软体壁上再穿一层袜套,在这层袜套及外体之间的滑动面可通过使用粉剂来改善；套上假肢的过程与穿滑行鞋或马靴相同，在此过程中所有袜套都必须用手拉住。随着新材料，新工艺的不断应用，现代假肢越来越关注患者的舒适性，穿脱假肢尽可能简便。患者首先穿戴一个软性的硅胶内衬套，以使残肢与假肢接触时更柔和舒适，并能提高残肢与假肢的服帖度，防止滑脱；套上假肢的过程与穿滑行鞋或马靴相同，非常方便快捷；患者想脱下假肢时，只需按住假肢接受腔上的排气阀门，就可轻松脱下假肢。

2.站立平衡 一般开始在平行杠内练习站立平衡，先训练双下肢站立平衡，从双手扶杠到不用手扶杠站立，在平行杠内训练 3 级站立平衡，然后练习单腿站立平衡。

3.迈步练习 在平行杠内练习迈步，先健足向前迈步，将健肢后退半步，使健肢完全承重，再将体重转移到假肢侧，伸腰迈出健肢，尽量步幅大一些，再提起假肢跟部使足尖负重，屈曲假肢膝关节，借助身体冲力使假肢向前（注意步幅均匀和稳定）；练习横向跨步，以利于接近或离开轮椅、扶手椅等；练习后退。

4.步行训练 在平行杠外用拐杖练习行走，注意健肢步幅不应缩小，腰部应伸直，残肢应向正前方迈出，在假肢站立期，应让骨盆在假肢上方水平移动，注意保持骨盆水平；上、下斜坡。

5.上、下阶梯；越过障碍物；倒地后再站起等。一般膝下截肢需训练 12～15 次；膝上截肢需训练 18～22 次，每日一次，年龄大者可每周 3 次；双侧膝上截肢常需训练 6～8 周。

对于上肢假肢或假手也先进行穿戴训练，然后对上臂截肢者进行屈肘、开手和开启肘锁的训练；对前臂截肢者应进行机械手的控制训练，其训练远比下肢复杂且困难得多，肌电控制的假手是通过残肢肌肉收缩时的肌电信号来控制假手的抓握。为了使假手在患者日常生活中发挥作用，正确指导训练是非常必要的。为训练假手的操作，先让患者熟悉假手的控制系统原理，后训练粗大的抓握和放松，常用海绵块、纸杯作为最初的训练对象，稍后改为橡皮块、木块，然后再将块形换为圆形。抓握和放松熟练后，可进行穿脱衣服、洗漱修饰和日常生活活动的训练。

（朱建周）

第六章 关节置换的康复

第一节 全髋关节置换的康复

一、概述

中老年人如有严重的髋关节骨关节炎或有股骨颈骨折,或无论在什么年龄,患有严重的炎症性髋关节炎,并有明显疼痛、髋部运动丧失、功能障碍、不能行走一定距离时,往往要进行髋关节置换术。成功的手术及有效的康复治疗将会给患者带来非常满意的结果。

目前手术多采用前外侧切口,手术过程中,将肌肉从股骨大转子上剥离,以后再缝回到股骨干上。因此,保持髋部外展和避免内收直至髋关节和大转子周围的软组织愈合是非常重要的。

现在,许多骨科医师在股骨和人工髋之间不用骨水泥,这稍微延迟了术后康复时间,并且患肢开始的负重要有减少及使用拐杖的时间有所延长。当然对大部分患者来说,人工髋能够紧嵌在股骨干中,达到更稳定的结果。

尽管患者的恢复情况将随患者本身的状况和手术医师的术式而有所不同,但术后康复程序对所有患者都是一样的。

二、康复评定

(一)术前评定

1. 观察步态,确定步态类型,是否有跛行,是否需要助行器。

2. 观察姿势有否异常。

3. 检查脊柱活动性,记录腰椎曲度的变化。

4. 检查双髋关节活动范围,记录影响活动的因素,如疼痛或僵硬、其他关节情况。

5. 测定肌力,注意患肢肌萎缩情况。

6. 鉴别疼痛是在休息时发生,还是在负重时出现。

7. 注意是否有下肢不等长,在仰卧位,骨盆保持水平,两足稍分开时测量。

(二)术后评定

1. 术后 3～5 天

(1)测定肌力,粗略测定患肢肌力,观察等长收缩肌力。

(2)神经检查,检查患肢感觉。

(3)检查心肺功能,注意在休息时和直立位的情况。

2. 术后 6～10 天

(1)评定使用助行器时的步态。

(2)评定转移等活动功能。

(3)再评定下肢肌力。

(4)评定患髋在允许方向的活动范围。

3.门诊患者评定

(1)评定肌力。

(2)评定患肢髋、膝、踝关节活动范围。

(3)分析步态。

(4)评估功能性活动。

(5)下肢长度测量,观察 Trendelenburg 征。

三、康复治疗

(一)术前治疗

练习一:告诉患者有关全髋关节置换术后的注意事项。

目的:预防手术髋脱位。

练习二:指导患者进行患肢练习活动。

目的:使患者熟悉术后要进行的练习方法。

练习三:指导患者使用步行架或拐杖。

目的:使患者熟悉助行器。

(二)术后 3～5 天的治疗

练习一:复习有关全髋关节置换术后的注意事项。

目的:预防手术髋脱位。

练习二:指导患者深呼吸练习和咳嗽技巧。

目的:预防肺部疾患。

练习三:患者术后保持髋外展位(20°～30°),可在两大腿之间放置枕头保持两腿分开;帮助患肢做小范围屈髋、屈膝和髋外展活动。

目的:维持患髋在安全范围内的活动。

练习四:重点加强患侧髋外展肌、股四头肌等长收缩练习,以及踝背屈、跖屈及环转主动活动,每次收缩保持 10 秒,重复 10～15 次。

目的:为主动锻炼做准备。

练习五:加强健侧下肢各关节主动活动和肌力练习,包括直腿抬高,髋膝踝屈伸抗阻运动,练习次数视患者体力情况而定,每天练习 2～3 组。

练习六:逐渐半卧坐起(30°～40°),维持至少 5 分钟,逐渐增加至 15～20 分钟。后侧切口的患者不宜过早坐起。

目的:耐受直立位,为站立和行走做准备。

练习七:①在治疗人员帮助患髋外展的情况下,患者移向患侧床边。②双下肢轻轻摆出床边,治疗人员始终保持患肢外展和微屈,此时患者坐在床边。③治疗人员帮助患者从床上支撑扶步行架站起。

目的:安全地从半卧位到站立位。

(三)术后 6～10 天的治疗

练习一:站立练习后的步态训练,逐渐增加患肢负重的程度,从点地到部分负重直到完全负重,从用步行架过渡到用拐杖。非骨水泥型人工关节需点地负重 6～8 周后过渡到部分负重,12～16 周后才能开始完全负重。负重的多少必须征求骨科医师的意见。

目的:使用助行器走平地和上、下阶梯。

练习二:转移训练,包括从床到高厕座及还原,自我照顾训练。

目的:达到所有转移及自我照顾独立,强化对全髋关节置换术后注意事项的理解。

练习三:指导患者进一步加强患肢肌力练习。

目的:进一步增强患肢肌力,使其能独立进行练习活动。

练习四:指导患者按照注意事项进行患肢主动关节活动范围练习。

目的:在规定范围内进一步增加患肢关节活动范围。

(四)门诊治疗

练习一:针对肌力测定和关节活动范围测量结果进行训练,特别注意训练臀大肌和臀中肌,增强耐力训练。

目的:使患髋关节活动范围至少增加到80%;增强患肢肌力,使其接近健侧肌力;增加耐力。

练习二:与手术医师商量,并复查X线后,确定是否让患者完全负重;逐渐过渡到用手杖步行(一般至少要维持3个月持手杖步行)。

目的:达到用手杖独立行走。

练习三:逐渐加强功能性活动练习,如步行、娱乐等。

目的:恢复以前的功能活动水平。

以上各种练习,住院患者可每天进行2次,门诊患者可每周2~3次。

(五)全髋关节置换术后的注意事项

1.在3个月内应注意休息,特别是在出院后前几周。

2.在愈合过程中,应小心护理新髋,直至完全愈合。

3.必须避免屈髋超过90°,内收髋超过中立位,不能在髋部扭转身体。为了获得满意的愈合,可能使有些活动受到限制,患者应该:①避免向前过度屈髋,坐位时患肢膝部应低于髋部;不能前倾系鞋带;不能以交替步上、下阶梯。②坐位或卧位时,不能使两腿交叉;侧卧位时必须向患侧卧位。③当转身时,患者要用一系列小的步幅达到转身的目的,而不能直接扭转双足或身体。

(朱建周)

第二节　全膝关节置换的康复

一、概述

对有严重膝关节炎、关节疼痛明显、关节破坏、功能障碍、保守治疗无效者,可能需要进行膝关节置换术。手术固定方式分为骨水泥型和非骨水泥型固定。假体材料为钴合金和钛合金。

二、康复评定

术前和术后评定同全髋关节置换的康复。

三、康复治疗

在膝关节置换术成功实施后,对于骨水泥固定型假体或骨嵌合良好的非骨水泥型假体,在术后第一天就可以开始负重练习。当然,如果伴有股四头肌腱撕裂修复术,或侧副韧带修复术,或植骨术的情况,则必须推迟 2～4 个月进行完全负重训练。

膝关节置换术后最常见的问题是屈膝疼痛和伸膝肌乏力。

练习一:患者在术后第一天即可以开始做主动伸膝运动,治疗师帮助做被动屈膝运动,如果有股四头肌腱部分撕裂的情况出现,则必须由治疗师以控制的方式进行被动屈膝运动,其运动必须在有利于股四头肌腱撕裂或侧副韧带修复的范围内进行,然后让患者主动伸膝。

目的:改善膝关节的活动性,增强患者主动参与训练的意识和责任感。

练习二:健侧下肢各关节的主动活动和肌力练习,包括直腿抬高、髋膝踝屈伸抗阻运动,练习次数视患者体力情况而定,每天练习 2～3 组。

练习三:持续性被动运动(CPM):可于手术后立即开始,每天活动 10～12 小时,尽量在白天进行,因有些患者不能耐受晚上使用 CPM。

目的:减轻疼痛,帮助膝关节屈曲,减少软组织的粘连和瘢痕的形成。对较难增加膝屈曲活动的患者,可在股四头肌区域给予超声波治疗。

练习四:站立练习和步态训练:根据患者情况,术后几天即可以开始进行站立、患肢负重练习,从在双杠内训练到用对侧手拄手杖进行练习,继而进行步态训练。

(朱建周)

第七章 软组织损伤的康复

第一节 概述

软组织损伤通常是指皮肤、筋膜、肌肉、肌腱、韧带、滑囊、关节囊及周围神经、血管等组织的损伤，是临床常见病、多发病，种类众多，严重的软组织损伤常合并骨、软骨、关节的损伤，故在临床治疗过程中应重视合并损伤的治疗。

软组织损伤的原因很多，归纳起来有两类：一类是外力作用引起的损伤其特点是局部肿胀、疼痛、淤血、血肿及功能障碍比较明显其中外力直接作用于局部如撞击、碾压时，多引起软组织钝挫伤；若是通过力的传导间接引起的软组织损伤，则多为撕裂伤和扭伤。另一类损伤是积累性损伤，是指较小的力反复、持久地作用引起的组织损伤，多为不正确的姿势或其他原因使人体某一部位长时间处于过度用力的状态而引起的组织损伤，此类损伤在临床更为多见。根据受伤后皮肤是否破损，软组织损伤还可分为开发性损伤和闭合性损伤。软组织损伤在2周内为急性损伤，超过2周未愈转换为慢性损伤，慢性劳损也属于慢性损伤。

康复治疗之前、康复治疗过程中以及康复治疗计划完成时，均应进行有关的功能评定，尤其应进行关节活动范围测定，肌力测定、肢体围径测量等，以便为康复计划的制定、康复效果的评定提供可靠的客观依据。康复治疗是使软组织损伤患者康复的重要措施，其主要作用是消肿、止痛、消炎、预防及控制感染、促进组织愈合、减少粘连与瘢痕、促进功能恢复等。

（朱建周）

第二节 临床诊断及康复评定

一、诊断要点

（一）疼痛

急性损伤时疼痛较剧烈，表现为锐痛、绞痛、刺痛，慢性损伤常表现为酸痛、胀痛。皮肤及皮下组织损伤的疼痛较轻，肌肉、韧带损伤则疼痛明显。若出现放射痛、剧烈的灼痛或麻木感，表明有神经损伤。

（二）压痛

仔细检查压痛的位置、范围、程度、深度，以明确发生于何种组织。

（三）局部肿胀、畸形

局部肿胀、畸形的程度与局部损伤程度密切相关，可用于判断损伤与韧带、肌肉、腱鞘、骨骼、关节等组织的关系。诊断时必须结合病史和相关体格检查，必要时给予B超、X线片、CT、MRI等辅助检查。

二、康复评定

软组织损伤无论发生在四肢或是躯干，由于疼痛、肿胀都可能出现不同程度的运动功能障碍,常用的评定方法有疼痛评定、关节活动范围测定、肌力测定、肢体围径测量以及神经功能评定。

(朱建周)

第三节　康复治疗

一、损伤早期的常规治疗

软组织损伤的早期应实施"PRICE 常规",即:

"P"(protection)一保护(用弹力绷带,夹板或矫形器固定患部)。

"IT"(rest)一休息(局部制动、固定以利于患部休息)。

"I"(iCe)一冰敷(在损伤后 24～48 小时内,患部冰敷、冰水浸泡或冰按摩)。

"C"(compression)一加压(用弹力绷带加压包扎患部)。

"E"(elevation)一抬高患部。

二、物理因子治疗

(一)高频电疗法

伤后 24 小时开始,采用小剂量或中等剂量的超短波或微波治疗,每次 10～15 分钟,每日 1～2 次。

(二)温热疗法

一般在损伤后 48 小时开始,先采用低温、短时间,然后逐渐增加,每次应少于 30 分钟,每日 1～2 次。

(三)超声波疗法

在损伤后 24 小时开始采用,中等剂量,每次 8～12 分钟,每日 1～2 次。

(四)低、中频电疗法

干扰电、经皮神经电刺激、调制中频疗法等可选择运用,每次 20 分钟,每日 1 次。

(五)红外线疗法

一般用于慢性劳损,每次 20～30 分钟,每天 1 次。

(六)蜡疗法

用于损伤恢复期,每次 20～30 分钟,每天 1 次。

三、运动疗法

(一)治疗原则

既要避免损伤组织过早地承受不适当的应力负荷,而妨碍组织愈合,甚至转变成难治的慢性损伤;又要使患肢保持及时而必要的运动,恢复其运动功能,防止骨、关节及肌肉等组织发生废用性改变。

(二)方法

1.关节活动范围训练　根据病情采用被动运动、助力运动和主动运动来维持和扩大关节活动范围。一般每个关节每次活动 3～5 遍,一天 2 次。

2.肌力训练 伤后尽早开始固定肢体的等长训练,防止肌肉萎缩和恢复肌肉功能,根据病情逐渐增加运动量,并进行等张训练和抗阻训练。肢体未固定部分也应进行适当的等长训练、等张训练和抗阻训练。若训练时疼痛或训练后24小时后疼痛运动需减量。

3.牵伸、伸展训练 用以维持和恢复肌肉及韧带等组织的正常长度,分解组织粘连。

(三)按摩治疗

损伤早期即可开始局部轻手法按摩,促进静脉回流,预防水肿。

(四)局部封闭治疗

应用皮质类固醇激素加局部麻醉药的混合液行痛点注射,可注射3次,每次间隔1周。

(朱建周)

第四节 几种常见软组织损伤的康复

一、肩部软组织损伤的康复

肩部软组织损伤以肩袖损伤、肱二头肌腱腱鞘炎、神经损伤(肩胛上神经、胸长神经)、肩周炎为多见。

(一)肩袖损伤

肩袖肌群是由冈上肌(外展上臂)、肩胛下肌(内旋上臂)、冈下肌及小圆肌(外旋上臂)组成,肌腱止于肱骨大、小结节及部分外科颈部,为联合腱,似袖口,故称肩袖、腱袖或旋转袖。肩袖损伤又称肩袖创伤性肌腱炎或肩撞击综合征,系指肩袖肌腱炎、肩峰下滑囊炎而言。主要临床表现是肩痛、肩部外展受限、肌肉痉挛与肌肉萎缩。检查时可发现患臂坠落试验阳性。治疗方法为:

1.固定 急性炎症时疼痛剧烈,应卧床休息,并将上臂外展30°固定,减少肌肉活动以减轻疼痛。

2.局部封闭 用普鲁卡因与醋酸泼尼松龙混合液进行压痛点及滑囊内注射。

3.物理因子治疗

(1)超短波、微波疗法:均用温热量,每次15~20分钟,每日一次,可止痛、消炎。

(2)温热疗法加超声波疗法:先用太阳灯或红外线或蜡疗作用于患肩,再用超声波接触移动法治疗患处,剂量为0.8~1.5W/cm²,每次8~12分钟,每日一次,此综合疗法既止痛消炎,又可改善关节活动范围。

(3)碘离子导入疗法:电流强度为15~20mA,每次20~25分钟,每日一次,用于慢性期病例。

4.运动疗法 急性期过后应开始肩关节活动范围练习及肩袖肌群、三角肌肌力练习,以改善血液循环、恢复关节活动范围及肌力。练习应以不痛为原则。经上述治疗无效的病例,可考虑手术治疗。

(二)肱二头肌长头肌腱腱鞘炎

肱二头肌长头肌腱是人体中唯一在关节内穿行的肌腱,它从肱骨结节间沟上行至外科颈部进入盂肱关节,当其在结节间沟滑动过多时,即可受损而导致肌腱创伤性炎症、水肿,久之肌腱变性,最后与腱鞘粘连。临床表现为三角肌部疼痛,提物及前臂旋后时疼痛加重,相当于结节间沟处较明显压痛。治疗方法为：

1. 急性期用三角巾将上肢悬吊，以减少活动。

2. 局部封闭，用普鲁卡因或普鲁卡因与醋酸尼泼松龙混合液注入结节间沟及附近组织。

3. 物理治疗，可用超声波疗法、温热疗法（太阳灯、红外线、蜡疗等）、直流电碘离子导入疗法。

4. 运动疗法，急性期过后就应进行肩关节的回环运动练习。

二、肘部软组织损伤的康复

肘部软组织损伤包括韧带损伤、肱骨内上髁炎、肱骨外上髁炎及肘关节创伤性滑膜炎等，其中以肱骨外上髁炎（网球肘）及内上髁炎最常见。

肱骨外上髁炎及内上髁炎多因肘部肌肉附着区劳损变性所致，早期为局部疼痛与压痛，后期局部可触及肿胀硬结。治疗方法为：①局部封闭，用普鲁卡因或普鲁卡因与醋酸泼尼松龙混合液行痛点注射。②物理治疗，早期患者用蜡疗、间动电流疗法，病变处如肿胀明显，伴有炎性反应时，可采用超短波或微波疗法；后期患者可用超声波疗法、直流电碘离子导入疗法。③如非手术治疗无效可考虑手术治疗。

三、膝部软组织损伤的康复

膝部软组织的急性损伤以侧副韧带损伤较多，慢性损伤以脂肪垫损伤、膝关节创伤性滑囊炎较多。

（一）侧副韧带损伤

侧副韧带损伤可分为内侧副韧带损伤与外侧副韧带损伤。外侧副韧带损伤较内侧副韧带损伤少。因外力大小及方向的不同，常常出现不同程度的病理变化，有的是韧带的过度牵拉，有的是韧带的部分或全部断裂，有的甚至是韧带上、下两端附着点的撕脱骨折。在侧副韧带损伤的同时，也常发生半月板及十字韧带的撕裂，甚至产生胫骨内、外髁的骨折，形成复杂的联合损伤。侧副韧带损伤后，一般均有局限性疼痛及肿胀、局部压痛、股后肌群的保护性痉挛。

1. 内侧副韧带不完全性断裂的治疗　早期治疗主要是防止创伤部位的继续出血，加以适当固定，以防再伤。一般采用局部冷疗及弹力绷带压迫包扎固定，24~48 小时后或出血停止后，治疗目标应转向如何使出血吸收，可采用温热疗法（如蜡疗、红外线、短波、微波等），每次15~20 分钟，每日 1~2 次。恢复期可用碘离子导入疗法、超声波疗法、音频电疗法。运动疗法对一切膝关节损伤都很重要，尤以股四头肌与膝屈肌的练习更为重要，进行股四头肌练习时，应注意循序渐进，当损伤性炎症消除时，先做静力性收缩练习，然后做直抬腿，以后再逐次练习直抬腿运动及屈曲位抗阻伸膝运动。一旦创伤修复程度已足以允许患者站立时，就可在用粘膏支持带及弹力绷带固定的情况下练习行走。

2. 内侧副韧带完全断裂的治疗　目前国内外大多数学者认为手术修复断裂的韧带是最好的方法，术后将膝关节用长腿石膏夹板固定 6~8 周。如不能手术，则可用石膏固定 6~8周，但效果较差，易遗留膝关节侧方不稳。无论是否手术，固定期间均应进行股四头肌的静力性收缩练习。拆除固定后继续进行肌力练习，方法与内侧副韧带部分断裂相同。此外，还应配合应用物理治疗，如超声波疗法、直流电碘离子导入疗法、音频电疗法等。

（二）脂肪垫损伤

脂肪垫是髌腱后、胫股关节前的一种缓冲组织，当伸膝过度时，可致其损伤变性。主要临床表现是伸膝痛及髌腱两侧肿胀与压痛。可采用：

1. 微波、超短波、短波疗法 微热量或温热量，每次10～15分钟，每日一次，但均忌剂量过大，以免脂肪垫过热反而致脂肪变性坏死。

2. 直流电碘离子导入疗法 每次20～25分钟，每日一次。

3. 超声波疗法 移动接触法，0.8～1.2W/cm²，每部位3～5分钟，每日一次。治疗期间，应避免过度伸膝的动作。

如上述治疗无效，可行手术治疗，术后应加强股四头肌肌力练习及关节活动范围练习。

四、足踝部软组织损伤的康复

足踝部软组织损伤以踝关节韧带损伤及跟腱损伤较常见。

（一）踝关节韧带损伤

当踝关节过度地内翻、内收或过度地外翻、外展时，易致踝关节外侧或内侧韧带损伤，以外侧韧带损伤为最多，尤其以距腓前韧带损伤最常见。损伤后迅速出现局部疼痛、肿胀及明显压痛，伤后约12小时内出现皮下出血。伤后应立即进行冷疗以止血、防肿、镇痛，约半小时后可包扎固定，切忌揉捏伤区，以免出血与损伤加重。受伤24～48小时后，出血停止，可开始进行物理治疗，早期用蜡疗法，每次20～30分钟，每日1～2次，不便打开敷料者可行超短波疗法，微热量，每次10～15分钟，每日一次；恢复期用超声波疗法，接触移动法，0.8～1.2W/cm²，每次3～5分钟，每日一次；或用音频电疗法，中等强度，每次15～25分钟，每日一次。伤后2～3天开始按摩及踝关节活动，以消肿、止痛、防止粘连，并有助于踝关节功能早期恢复。

（二）跟腱损伤

1. 跟腱腱周炎 多数系跑跳过多导致的局部劳损所致，伤后在跑跳时跟腱部疼痛，跟腱梭形变粗，局部压痛。治疗原则是早期局部休息，方法为穿高跟鞋或用粘膏支持带将踝关节保持在稍跖屈的位置，同时，可辅以泼尼松龙腱周注射、物理治疗（如蜡疗、超声波疗法、间动电流疗法）及按摩。经上述处理无效时，可考虑手术治疗。

2. 跟腱断裂 分为开放性与闭合性断裂两种。多数学者认为跟腱断裂后以手术缝合为好，手术后以石膏托固定3周。固定拆除后进行蜡疗、水疗及踝关节功能练习，术后6周开始持重，3个月可恢复正常跑跳动作。

（朱建周）

第八章　手部病损的康复

第一节　概述

手是人类最为重要的劳动器官,其功能障碍将给患者工作和生活带来严重的不便。手部康复的目的,是使因伤、病或手术而下降的手部功能最大限度地得到恢复。要达到这一目的,必须有一个协调良好的康复小组,包括康复医师,受过手部康复专门训练的物理治疗师、作业治疗师、矫形器制作师以及社会工作者、心理治疗师、职业治疗师等。

一、适应范围

1.手部外伤　包括骨折、肌腱损伤、挤压伤、扭挫伤、关节错位或脱位、截肢等。

2.手部手术后　如腕管松解术后、指关节或腕关节置换成形术后、肌腱修补或移植术后、肿瘤切除和先天性缺陷再建术后等。此时手部康复治疗应作为术后治疗的一个基本要素,即使患者有石膏固定也不应忽略。

3.过度使用综合征和与反复的工作活动有关的损伤,如肌腱炎、肌筋膜痛综合征、腕管综合征等。

4.各种累及手部的疾患　如关节炎、肌营养不良、糖尿病性神经病、臂丛神经损伤等。

二、康复治疗的基本原则

1.早期介入,应在急性期就开始康复过程。

2.积极消肿,水肿是手外伤或手术后常见的现象,其预防与治疗为手功能尽早恢复的重要因素之一。

3.尽可能小范围地使用外固定,且固定时使手部各关节处于功能位。

4.重视皮肤损伤的处理,促进其早期愈合,避免其妨碍手功能恢复。

5.保持手指运动,维持关节活动范围。

三、康复的目标

在手部康复治疗中,首先应重建舒适、正常的运动模式和良好的体位姿势,随后应着眼于增大关节活动范围和手的功能性运动,并逐渐过渡到抗阻性肌力增强训练,直到恢复工作。由此,美国学者 Schutt 提出了手部康复的具体目标应为:预防和减轻水肿;促进组织愈合;缓解疼痛;协助患者放松;防止肌肉的误用、废用和过度使用;防止关节的僵硬和损伤;减轻感觉过敏和进行感觉再训练;重建运动与感觉功能。

此外,在治疗中还要注意手外伤的各种并发症的处理,包括水肿、疼痛、关节活动度下降、肌力下降、粘连、感觉过敏、肢体误用、废用和过度使用。

(朱建周)

第二节　手部功能评定

对手部的全面评定,是了解其功能状况和制订治疗计划所必不可少的先决条件,同时也可了解康复成效和协助对原有计划进行修订。

总的说来,手部功能评定包括以下几方面的内容:

一、一般情况的了解

通过望诊和触诊,对患者手进行大致的评估,了解其手是否完整;有无水肿、畸形和瘢痕;有无肌萎缩和肌肉瘫痪;大致的活动情况如何等。

二、水肿程度的评定

在有手部水肿时,可有两种方式进行测量:一是以特制的皮尺测量手指的周径;二是以体积测量计来测量手的水肿容积。

三、关节活动范围测量

使用专用的量角器测量手部各关节的主动和被动关节活动范围,包括指关节的屈、伸,拇指的屈、伸、对掌和对指,腕关节的屈、伸和前臂的旋前、旋后活动范围。此外,还应在必要时了解肩关节和肘关节的活动情况。

除测量角度外,有时还可使用皮尺来测量手指关节活动范围。例如,测量屈指时指腹尖端与掌横纹间的距离。

四、肌力测定

可使用测力计或徒手进行检查,检查的项目包括指尖捏力,指侧捏力和握力,分、并指力等。

五、感觉功能评定

感觉功能评定包括浅感觉(痛、温、触觉)、深感觉(运动觉、位置觉和震动觉)和复合感觉(两点辨别觉和实体觉)的检查。检查使用的器具有不同粗细的细丝、双脚规、针、音叉、震动器、试管和大小、形状与重量等各不相同的物体。

六、功能性活动能力的评定

设计一些功能性活动并要求患者具体实施,可了解其上肢与手的综合能力,包括活动的灵巧性、速度等。

七、职业和工作能力评定

由作业治疗师和职业康复师使用工作模拟器等进行。

Schutt 和 Opitz 认为,在治疗的初期阶段,对患者关节活动度和肌力的评定应至少每周进行一次,以便及时了解治疗的进展情况。另外,所有的评定方法均应严格进行界定和标准化,以确保测量结果的可重复性和可比性。

手部功能的评定项目在不同情况下应各有测重。腕管综合征术前评定中,腕、指的 ROM 评定是必不可少的。正中神经支配的所有肌肉的肌力评定也有十分重要的意义,EMG 检查有其特定作用,两点辨别觉在术前后结果的评定中有很大用处。

关节成形术后,ROM 的评定最为重要,应进行多次系列评定,肌力评定应在 3 个月后进行,以利于其愈合。

(朱建周)

第三节　康复治疗

一、水肿的控制

水肿是手部外伤或手术后的常见并发症,系由于制动和肌肉的泵作用的丧失所致的淋巴与静脉回流下降所引起。长期的水肿可导致关节、肌肉、血管和神经的纤维化,同时也易于发生感染,从而严重妨碍手功能的康复,因此应特别注意预防与控制。

(一)抬高患肢

最好能使患侧肘部抬高至肩以上,手抬高至肘平面以上,同时应尽量使肘关节处于相对伸展的体位。美国学者 Stillwell 的研究表明,该体位时,上肢的血液与淋巴循环量要较肘和上肢处于腰部时多 2/3。要告诉患者随时注意抬高患手。在手和上肢术后有水肿时,患肢一般至少要抬高 3～5 天。

(二)尽早进行关节活动训练

应在伤后或术后尽可能早期开始关节活动。即使是极为轻微的肌肉收缩活动,对于手和上肢的淋巴回流也会有很大的促进作用。

(三)弹力绷带包扎

在术后早期,当手和腕尚处于被固定状态时,可以大块敷料施加轻柔而均衡的压力以预防水肿。以后可用弹力绷带由手指远端向近端重叠包扎,包扎完毕并持续 5～15 分钟后拆除,每天可重复数次。在包扎过程中和包扎拆除后,可做主动关节活动,通过肌肉收缩的泵作用而减轻水肿,也可使用适当的弹力手套或袖套。

(四)按摩

由远端开始,逐渐移向近端,可协助水肿液向近端回流。

(五)间歇性充气加压装置治疗

将患侧手和上肢插入特制的充气袖套,袖套连接在间歇性充气加压装置上,由该装置使袖套间歇性地充气和放气,由此对患肢起到相当于按摩的加压作用,从而可达到控制水肿的目的。此法对软组织损伤和反射性交感性营养不良所致水肿非常有效。

(六)高压脉冲直流电刺激

研究证明,该疗法用于治疗肢体水肿可取得良好效果,特别是腕部骨折后石膏管型治疗期间产生的慢性水肿,也适用于机化的血肿或慢性纤维性水肿。该疗法可产生肌肉泵作用,促进肢体血液回流。通常与主动性运动治疗方案结合使用效果更好。

二、促进组织愈合

1.水疗　如冷热浴和漩涡浴均有助于清除伤口的分泌物和表层坏死物,可促进伤口愈合。

2.以弹力手套或弹力衣在伤疤表面施加均衡的压力,有助于结缔组织的重新排列,可软化和减少瘢痕的形成。

3.物理治疗　局部应用超短波、微波或紫外线等均可加快组织修复速度。

三、疼痛处理

疼痛是手康复中常见的问题之一,其可发生于术后、伤后、神经病变和关节炎病变中,导致患者的过度保护行为和运动的不协调其治疗方法有:

(一)水疗

有助于减轻水肿,缓解疼痛。可使用冷－热交替浴,按以下方式进行:热浴 10 分钟→冷浴 1 分钟→热浴 4 分钟→冷浴 1 分钟,如此反复,持续 30 分钟。热、冷浴的水温分别为 43.7℃和 18.3℃,也可使用漩涡浴。

(二)热疗

如热袋、蜡疗等,可缓解疼痛并使患者放松。治疗中,最好使患手处于抬高的体位。冰疗可用于急性扭伤中疼痛的缓解。

(三)经皮神经电刺激

可用于缓解疼痛和痛觉过敏。

(四)其他

如按摩可用于缓解疼痛,神经阻滞和非甾体类抗炎药等也可视情况选用。

四、肌肉再训练

在接受手康复治疗的患者中,因伤病所致,往往存在有异常的运动模式和肌肉误用、废用或过度使用的情况,因此应注意处理。

(一)异常运动模式处理

运动模式异常是手外伤和术后患者较常见的问题,其可严重妨碍 ROM 和功能性活动。可采用以下方法予以矫正并重建正常的运动模式:

1.告知患者正确的动作　通过治疗师示范和让患者观察自己健侧上肢的动作,有助于患者尽快理解。

2.通过本体感觉反馈法训练运动控制能力,如可用健侧手沿患侧肌肉和肌腱轻轻加压以学会肌肉收缩的自主控制。

3.电刺激和肌电反馈训练　以低频脉冲电流刺激要训练的肌肉,或以该肌肉收缩的肌电活动进行生物反馈训练,均有助于患者学会正确的动作方式。

(二)受累肌肉误用、废用和过度使用的处理

1.误用　包括肌肉的替代收缩、不当的共同收缩和保护性收缩,可致肌肉疲劳、疼痛和关节的肿、痛等,可通过教给患者正确的运动模式等神经肌肉再训练方法进行治疗。

2.废用　这是指受累肢体的使用不足,可导致肌肉的萎缩、无力。处理原则为:

(1)尽早在舒适、安全的限度内进行手部功能性活动。

(2)逐渐增加活动量。

(3)以正常的运动方式进行活动。

3.过度使用 常与误用相关联。有些患者急于恢复以前的功能水平,可能会过多地进行训练活动而导致此种现象发生。可出现局部疼痛、肿胀、ROM 受限等。应嘱咐患者要活动适度;活动量要逐渐从小到大;要有适当的休息时间;不运动时要保持上肢放松;晚间或白天休息时可用夹板进行固定。

五、关节活动范围训练

手外伤、关节炎、神经病、手术和肌肉严重的反复过度使用,常常导致手部关节活动范围的下降。因此,在上述情况下应早期进行关节活动范围的训练和采取有关措施以增加关节活动范围。前者包括被动关节活动范围练习、主动助力关节活动范围练习、主动关节活动范围练习;后者包括被动牵伸、按摩、漩涡浴、超声等。可根据患者的病情和治疗时机而选择应用。

六、矫形器的应用

矫形器的应用是手康复治疗的一个有机组成部分,可用于单关节,也可用于某一区域,如肘—腕—手。配戴时间应根据患者的情况而异,可为持续配戴,也可间歇配戴,配戴时间与频率应逐渐增加。

上肢矫形器可分为静力性的和动力性的两种基本类型。前者主要用于支持新近经手术修复的手指,防止过度牵伸和肌腱挛缩,防止不必要的关节运动的产生,促进骨折和软组织的愈合;后者则用于既需要运动又需给予适当保护的情况,而且由于这类矫形器具备有绞链或外关节且带有动力源,如弹力带、电动机等,因而可用于手部关节对位的校准,也可用于协助或刺激有关运动的产生。

七、肌力训练

在患者达到全范围关节活动后,应立即开始肌力训练。在肌力训练中,手法施加阻力具有重要作用。可让患者以健侧手施加阻力,这有利于患者本人动态监测自己患手的肌力,并据此相应地施加适当的阻力。抗阻训练应为渐进性的,可为等张,也可为等长或等速训练。后者需借助 Cybex 之类的等速训练仪方可达到。

逐渐地增加抗阻运动的阻力,可以增强肌力;而逐渐增加运动的次数,则可增加其耐力。需要注意的是,患者的训练应以不导致疼痛或不适为限度。

八、感觉障碍的处理

包括感觉过敏的治疗和感觉再训练。对于感觉过敏,只要没有开放性伤口或感染即可采用各种脱敏疗法进行治疗,如按摩、拍打、TENS、漩涡浴等。在感觉再训练中,首先应教会患者保护感觉缺失区域的进一步损伤,如避免被过热的水或烟头烫伤;然后可采用不同质地、不同形状的物体训练患者的感觉识别能力。

九、手部功能协调性训练

协调性是正确地且毫不费力地控制运动的能力。手部的协调性运动不仅有赖于正常的

ROM 和肌肉力量,而且需要有完好的本体感觉和神经肌肉控制能力。PNF 技术在帮助患者恢复对患肢的意识与控制上具有良好的作用,而有针对性的专项性粗大运动(如肩、肘、腕部运动)和精细运动(如手指运动)训练则有助于使患者改善或重获上肢运动的协调性,其要点在于对特别安排的适宜活动的多次反复的训练。运动应平滑、放松,直到感到疲劳或出现疼痛时为止,运动难度逐渐提高,运动量从小到大逐步增加。

常先进行粗大运动训练,如举手至头后抛球、从物品架上拿放物品、叠衣服等。精细运动包括指尖相触、以筷子夹持不同大小和形状的小物体、系鞋带等。

(朱建周)

参考文献

[1]王良意,周杰,曹前来,杨海涛,王健.颈前路椎体次全切除联合椎间隙减压融合内固定术治疗多节段颈椎病[J].中国脊柱脊髓杂志,2013(12):1092-1096.

[2]叶京兵,朱剑,叶峥.锁定钢板联合斯氏针内固定治疗移位跟骨关节内骨折[J].中国骨与关节损伤杂志,2013(04):387-388.

[3]郭卫.骨肿瘤[M].北京:中国医药科技出版社,2013.

[4]张伟,杨博贵,刘爱文.经前后路联合椎弓根钉内固定治疗67例颈椎骨折脱位的疗效评价[J].中国骨与关节损伤杂志,2014(07):645-647.

[5]陈仲强,刘忠军,党耕町.脊柱外科学[M].北京:人民卫生出版社,2013.

[6]张纯,姚聪,贺西京,李浩鹏,王国毓,臧全金.胸腰段脊柱骨折不同节段固定对手术疗效的影响[J].中国骨与关节损伤杂志,2013(03):207-209.

[7]张洪美.骨关节[M].北京:中国医药科技出版社,2013.

[8]张兵,杨绍银,黄德炜.后路减压植骨内固定治疗复发性腰椎间盘突出症[J].临床骨科杂志,2014(06):649-651.

[9]何吉亮,郝振海,周东生,许世宏,马玉鹏.开放性股骨髁上骨折28例手术治疗临床分析[J].中国骨与关节损伤杂志,2013(08):713-715.

[10]郭华,时宏.脊柱疾病[M].西安:第四军医大学出版社,2011.

[11]曹正霖,周守国,黄耀渠,付忠泉,王刚,陈志维.后路髓核摘除结合弹性棒内固定治疗腰椎间盘突出症的临床研究[J].中国骨与关节损伤杂志,2013(07):617-619.

[12]张发平,李玉桥,罗仕武,何罗彬,杨勇,尚庆,胡晓刚.手术治疗髋臼骨折的临床疗效[J].临床骨科杂志,2014(04):422-425.

[13](美)斯皮瓦克.脊柱外科学 第3版[M].北京:北京大学医学出版社,2013.

[14](美)金,(美)路德维格,(美)瓦卡罗.脊柱创伤[M].沈阳:辽宁科学技术出版社,2013.

[15]张青山,张蜀华.两种手术治疗Sanders Ⅱ型、Ⅲ型跟骨骨折的比较[J].实用骨科杂志,2014(06):515-519.

[16]钱秋海,倪青,姜山.骨关节病[M].北京:军事医学科学出版社,2012.

[17]周源,齐强,陈仲强.胸脊髓血供与胸椎间盘突出症患者术后神经症状加重关系的研究进展[J].中国脊柱脊髓杂志,2014(12):1120-1123.

[18]陈安民,李锋.骨科疾病诊疗指南[M].北京:科学出版社,2013.

[19]刘华,狄正林,章军辉,徐荣明.两种手术治疗Sanders Ⅱ型、Ⅲ型跟骨骨折的比较[J].中国骨与关节损伤杂志,2014(12):1227-1229.

[20]JamesP. Waddell.髋关节外科手术技术[M].北京:北京大学医学出版社,2011.

[21]张志平,郭昭庆,孙垂国,曾岩,李危石,齐强,陈仲强.退变性腰椎疾患后路减压术后脑脊液漏的相关因素分析及处理[J].中国脊柱脊髓杂志,2014(10):906-911.

[22]卢海燕,黄长明,唐聪,范华强,张少战,付仰攀,胡喜春,王建雄.锁骨钩钢板内固定

治疗肩锁关节脱位与锁骨外侧端骨折失败原因分析及对策[J].中国骨与关节损伤杂志,2014(05):445－447.

[23]郭华,时宏.脊柱疾病[M].西安:第四军医大学出版社,2011.

[24]倪斌,郭翔.对后路寰枢椎固定技术的评价及选择策略[J].中国脊柱脊髓杂志,2013(05):392－393.